LPN-San Österreich
Lehrbuch für präklinische Notfallmedizin

Für Rettungssanitäter, Betriebssanitäter und
Bundesheersanitäter in Österreich

Herausgeber: Peter Hansak
Berthold Petutschnigg

Markus Böbel
Hans-Peter Hündorf
Roland Lipp
Johannes Veith

Verlagsgesellschaft Stumpf & Kossendey · Edewecht · Wien · 2004

CIP-Titelaufnahme der Deutschen Bibliothek:

LPN-San Österreich: Lehrbuch für präklinische Notfallmedizin für Rettungssanitäter, Betriebssanitäter und Bundesheersanitäter in Österreich / Hrsg.: Peter Hansak ... - Edewecht ; Wien : Stumpf und Kossendey, 2004
ISBN 3-938179-00-7

© Copyright by Verlagsgesellschaft
Stumpf & Kossendey mbH, Edewecht
Satz: Weiß und Partner, Oldenburg
Druck: Media-Print, Paderborn

Inhalt

Inhalt		**III**
Vorwort zur 2. Auflage		**XII**
Vorwort		**XIII**
Abkürzungsverzeichnis		**XIV**

1	**Diagnostik**		**1**
1.1	Grundlagen		3
1.2	Allgemeine Anamnese		3
1.3	Klinische Untersuchung		4
	1.3.1	Inspektion	5
	1.3.2	Hautfarbe (Kolorit)	5
	1.3.3	Geruch (Foetor)	6
	1.3.4	Palpation	6
	1.3.5	Orientierende neurologische Untersuchung	8
1.4	Apparative Diagnostik und Monitoring		9
	1.4.1	Blutdruckmessverfahren	9
	1.4.2	Blutzuckermessung	11
	1.4.3	Pulsoxymetrie	12
	1.4.4	Elektrokardiogramm (EKG)	13
	1.4.5	Temperaturmessung	15
1.5	Dokumentation		16
2	**Standardmaßnahmen bei der Patientenversorgung**		**19**
2.1	Standardisierte Patientenversorgung		21
2.2	Elementarmaßnahmen		21
2.3	Standardmaßnahmen		22
	2.3.1	Lagerung	23
	2.3.2	Sauerstoffgabe	23
	2.3.3	Venöser Zugang	24
	2.3.4	Psychische Betreuung	24
	2.3.5	Überwachung und Dokumentation	24
2.4	Spezielle Maßnahmen		25
2.5	Fallbeispiel		25
3	**Störungen vitaler Funktionen und Regelkreise**		**27**
3.1	Störungen des Bewusstseins		29
	3.1.1	Definition	30
	3.1.2	Ursachen	30
	3.1.3	Gefahren	31
	3.1.4	Symptome	32
	3.1.5	Maßnahmen	34
3.2	Störungen der Atmung		37
	3.2.1	Definition	37
	3.2.2	Ursachen	37
	3.2.3	Gefahren	40
	3.2.4	Symptome	40
	3.2.5	Maßnahmen	44

3.3		Störungen des Herz-Kreislauf-Systems	59
	3.3.1	Kreislaufstillstand und Wiederbelebung	59
	3.3.2	Schock	65
	3.3.3	Vasovagale Synkope	72

4		**Defibrillation mit halbautomatischen Geräten**	**73**
4.1		Grundlagen	75
	4.1.1	Gerätebeschreibung	77
	4.1.2	Allgemeine Sicherheitshinweise	79
	4.1.3	Sonderfälle der Defibrillation	80
4.2		Biphasische Defibrillatoren	80
4.3		Advanced Cardiac Life Support	82

5		**Infusionen / Praktische Infusionslehre**	**91**
5.1		Grundlagen	93
5.2		Material	94
	5.2.1	Infusionsbehälter	94
	5.2.2	Infusionssystem	95
	5.2.3	Drei-Wege-Hahn	95
	5.2.4	Druckinfusionsmanschette	95
5.3		Technik	95
5.4		Vollelektrolytlösungen / kolloidale Infusionslösungen	97
5.5		Sonstige Infusionsarten im Rettungsdienst	98
	5.5.1	Druckinfusion	98
	5.5.2	Infusion mit Spritzenpumpen	98

6		**Der venöse Zugang**	**101**
6.1		Grundlagen	103
	6.1.1	Indikationen für einen venösen Zugang	103
	6.1.2	Peripherer und zentraler venöser Zugang	103
	6.1.3	Gefahren des venösen Zugangs	104
6.2		Materialien zur peripheren Venenpunktion	105
	6.2.1	Venenverweilkanülen	105
	6.2.2	Materialien und Technik der Stauung	105
	6.2.3	Fixiermaterial	106
	6.2.4	Weitere Materialien	107
6.3		Technik der peripheren Venenpunktion	107
	6.3.1	Geeignete Punktionsstellen	107
	6.3.2	Durchführung der Punktion	109

7		**Die Injektion**	**111**
7.1		Benötigtes Material	113
7.2		Aufziehen von Medikamenten	114
7.3		Technik der Injektion	116
7.4		Maßnahmen bei Komplikationen	116
7.5		Alternative Applikationsformen	117
	7.5.1	Endobronchiale / intratracheale Applikation	117
	7.5.2	Intraossäre Injektion	118

8		**Wunden, Blutstillung, Amputatversorgung**	**121**
8.1		Wundversorgung	123
	8.1.1	Grundlagen	123
	8.1.2	Primärversorgung von Wunden	124

8.2	Blutstillung		126
	8.2.1	Grundlagen	126
	8.2.2	Primärversorgung bei Blutungen	127
8.3	Versorgung von Amputationsverletzungen		130
	8.3.1	Grundlagen	130
	8.3.2	Versorgungsstrategie zur Blutstillung	131
	8.3.3	Maßnahmen zur Amputatversorgung	131
	8.3.4	Transport	132
9	**Ruhigstellungstechniken**		**133**
9.1	Das Armtragetuch / Dreiecktuch		135
9.2	Luftkammerschienen		136
9.3	Vakuumschienen		138
9.4	Extensionsschienen		139
9.5	Samsplint®-Schienen		140
9.6	HWS-Stützkragen		141
9.7	KED-System		142
9.8	Vakuummatratze		145
10	**Rettungs- und Transporttechniken**		**147**
10.1	Grundlagen der rückenschonenden Arbeitsweise		149
	10.1.1	Ursachen von Rückenbeschwerden	149
	10.1.2	Lösungsansätze	150
10.2	Rettungstechniken		151
	10.2.1	Rautek-Rettungsgriff	151
	10.2.2	Schultertragegriff nach Rautek	152
	10.2.3	Rückenschleiftrick nach Rautek	153
	10.2.4	Helmabnahme	153
	10.2.5	Die Schaufeltrage	154
	10.2.6	Spineboard	157
10.3	Transporttechniken		158
	10.3.1	Führen von Patienten	158
	10.3.2	Überheben von Patienten	159
	10.3.3	Tragen von Patienten	160
	10.3.4	Umlagern von Patienten	165
11	**Pflegerische Betreuung im Rettungsdienst**		**167**
11.1	Hilfe bei der Nahrungs- und Flüssigkeitsaufnahme		169
11.2	Verrichten der Notdurft		170
	11.2.1	Die Urinflasche	170
	11.2.2	Das Steckbecken	170
11.3	Spezielle pflegerische Maßnahmen		171
	11.3.1	Hilfestellung beim Erbrechen	171
	11.3.2	Prophylaxen	172
	11.3.3	Sonden, Katheter, Drainagen, künstliche Ausgänge	174
12	**Grundlagen der Pharmakologie**		**179**
12.1	Einführung		181
12.2	Applikationsarten		182
	12.2.1	Intravenöse Applikation	182
	12.2.2	Inhalation	183
	12.2.3	Endobronchiale Applikation	184
	12.2.4	Sublinguale Applikation	184

		12.2.5	Orale Applikation	185
		12.2.6	Rektale Applikation	185
	12.3		Umgang mit Arzneimitteln im Rettungsdienst	186
	12.4		Suchtmittelgesetz	187

13 Hygiene im Rettungsdienst ... 189

- 13.1 Einführung ... 191
- 13.2 Krankheitserreger ... 192
- 13.3 Übertragungswege ... 193
- 13.4 Infektionsketten ... 193
- 13.5 Eintrittspforten ... 194
- 13.6 Desinfektionsmaßnahmen ... 194
- 13.7 Individualhygiene ... 197
- 13.8 Gerätedesinfektion ... 199
- 13.9 Wäschedesinfektion ... 202
- 13.10 Ausscheidungen ... 203
- 13.11 Wasser im Rettungsmittel ... 204
- 13.12 Rettungsdienststellenhygiene ... 205
- 13.13 Der Infektionstransport ... 205
  - 13.13.1 Auftrag ... 205
  - 13.13.2 Maßnahmen vor dem Transport ... 205
  - 13.13.3 Maßnahmen während des Transports ... 206
  - 13.13.4 Schlussdesinfektion ... 206
- 13.14 Herstellen einer Desinfektionslösung ... 207
- 13.15 Anzeigepflichtige Krankheiten ... 207
- 13.16 Sterilisation ... 209
  - 13.16.1 Grundbegriffe der Sterilisation ... 209
  - 13.16.2 Gebräuchliche Sterilisationsmethoden ... 209

14 Innere Medizin ... 211

- 14.1 Anatomie und Physiologie von Zelle und Gewebe ... 213
  - 14.1.1 Zelle ... 213
  - 14.1.2 Gewebe ... 214
- 14.2 Herz-Kreislauf ... 217
  - 14.2.1 Anatomie und Physiologie: Herz-Kreislauf-System ... 217
  - 14.2.2 Ursachen für Herz-Kreislauf-Notfälle ... 234
- 14.3 Atmung ... 247
  - 14.3.1 Anatomie und Physiologie der Atmung ... 247
  - 14.3.2 Respiratorische Notfälle ... 258
- 14.4 Abdomen ... 267
  - 14.4.1 Verdauungs- und Bauchorgane ... 267
  - 14.4.2 Akutes Abdomen ... 276
  - 14.4.3 Gastrointestinale Blutungen ... 283
- 14.5 Stoffwechsel ... 285
  - 14.5.1 Biochemische Vorgänge ... 285
  - 14.5.2 Hypoglykämie ... 287
  - 14.5.3 Diabetes mellitus ... 289
- 14.6 Immunsystem ... 292
  - 14.6.1 Grundlagen ... 292
  - 14.6.2 Allergische Reaktionen ... 293
- 14.7 Wasser-Elektrolyt-Haushalt ... 297
  - 14.7.1 Wasserverteilung im menschlichen Körper ... 298
  - 14.7.2 Elektrolyte ... 300
  - 14.7.3 Dehydratation und Exsikkose ... 301
- 14.8 Säure-Basen-Haushalt ... 303

	14.8.1	Regulationsmechanismen ... 304
	14.8.2	Störungen des Säure-Basen-Haushalts ... 305
	14.8.3	Azidosen ... 306
	14.8.4	Alkalosen ... 308
	14.8.5	Hyperventilationssyndrom ... 308
14.9	Neurologie ... 309	
	14.9.1	Anatomie und Physiologie des Nervensystems ... 309
	14.9.2	Apoplexie ... 312
	14.9.3	Intrakranielle Raumforderungen ... 317
	14.9.4	Epilepsie ... 319
	14.9.5	Meningitis ... 322
14.10	Intoxikationen ... 323	
	14.10.1	Ursachen und Gefahren ... 324
	14.10.2	Symptome ... 324
	14.10.3	Maßnahmen ... 326
	14.10.4	Spezielle Vergiftungen ... 329

15 Traumatologie ... 335

15.1	Anatomie und Physiologie des Skeletts und der Muskulatur ... 337	
	15.1.1	Aufbau der Knochen ... 337
	15.1.2	Gelenke ... 338
	15.1.3	Aufbau und Funktion des Skeletts ... 340
	15.1.4	Aufbau und Funktion der Skelettmuskulatur ... 345
15.2	Schädel-Hirn-Trauma ... 348	
	15.2.1	Ursachen / Gefahren ... 348
	15.2.2	Symptome ... 350
	15.2.3	Maßnahmen ... 353
15.3	Wirbelsäulenverletzungen ... 355	
	15.3.1	Ursachen / Gefahren ... 355
	15.3.2	Symptome ... 359
	15.3.3	Maßnahmen ... 361
15.4	Thoraxverletzungen ... 363	
	15.4.1	Ursachen / Gefahren ... 363
	15.4.2	Symptome ... 363
	15.4.3	Maßnahmen ... 369
15.5	Bauchverletzungen ... 370	
	15.5.1	Ursachen / Gefahren ... 370
	15.5.2	Symptome ... 370
	15.5.3	Maßnahmen ... 375
15.6	Extremitätenverletzungen ... 376	
	15.6.1	Ursachen / Gefahren ... 376
	15.6.2	Symptome ... 378
	15.6.3	Maßnahmen ... 380
15.7	Polytrauma ... 385	
	15.7.1	Ursachen / Gefahren ... 386
	15.7.2	Symptome ... 387
	15.7.3	Maßnahmen ... 388

16 Thermische und chemische Schäden ... 391

16.1	Anatomie und Physiologie der Haut ... 393	
16.2	Temperaturregulation ... 395	
16.3	Zentrale Hitzeschäden ... 397	
	16.3.1	Hitzeohnmacht ... 397
	16.3.2	Hitzeerschöpfung ... 399
	16.3.3	Hitzschlag ... 400

		16.3.4	Sonnenstich	402
16.4			Verbrennungen / Verbrühungen	403
16.5			Kälteschäden	409
		16.5.1	Unterkühlung	409
		16.5.2	Erfrierungen	412
16.6			Verätzungen	414
		16.6.1	Allgemeines	414
		16.6.2	Häufige Sonderformen von Verätzungen	417
17			**Geburtshilfe und Gynäkologie**	**419**
17.1			Anatomie und Physiologie der weiblichen Geschlechtsorgane	421
17.2			Die Schwangerschaft	423
17.3			Geburtshilfliche Notfälle	424
		17.3.1	Fehlgeburt	424
		17.3.2	Eileiterschwangerschaft	425
		17.3.3	Fruchtwasserabgang	426
		17.3.4	Vorzeitige Plazentalösung	427
		17.3.5	Placenta praevia	428
		17.3.6	Vena-cava-Kompressionssyndrom	429
		17.3.7	EPH-Gestose (Präeklampsie) und Eklampsie	430
17.4			Die Geburt	432
		17.4.1	Der regelrechte Geburtsverlauf	432
		17.4.2	Die Geburt im Rettungsdienst	433
		17.4.3	Geburtskomplikationen	436
18			**Pädiatrie**	**441**
18.1			Besonderheiten des Kindesalters	443
		18.1.1	Umgang mit kleinen Patienten	443
		18.1.2	Umgang mit den Angehörigen	444
		18.1.3	Entwicklungsschritte im Kindesalter	444
		18.1.4	Anatomische und physiologische Besonderheiten	445
18.2			Atemstörungen	446
		18.2.1	Kruppsyndrom	448
		18.2.2	Epiglottitis	449
		18.2.3	Fremdkörperaspiration	450
18.3			Plötzlicher Säuglingstod / SIDS	451
18.4			Krampfanfälle	452
		18.4.1	Grand-mal-Krampfanfall	452
		18.4.2	Fieberkrampf	452
		18.4.3	Affektkrampf	453
18.5			Kindesmisshandlung	453
18.6			Reanimation im Kindesalter	454
		18.6.1	Reanimation von Säuglingen	455
		18.6.2	Maßnahmen bei Verlegung der Atemwege	456
		18.6.3	Reanimation von Klein- und Schulkindern	456
		18.6.4	Erweiterte Kinderreanimation	456
19			**Sonstige Notfälle**	**459**
19.1			Elektrounfälle	461
		19.1.1	Grundlagen	461
		19.1.2	Niederspannungsunfälle	464
		19.1.3	Hochspannungsunfälle	465
		19.1.4	Maßnahmen	466

19.2	Ertrinkungsunfälle / Beinahe-Ertrinken	468
19.3	Gynäkologische und urologische Erkrankungen	472
	19.3.1 Gynäkologische Notfälle	472
	19.3.2 Urologische Erkrankungen	473

20 Rettungswesen 475
20.1	Rettungsdienst zu Lande, in der Luft und auf See	477
20.2	Aufgaben des Rettungsdienstes	477
20.3	Historische Entwicklung	478
20.4	Fakten und Zahlen über den Rettungsdienst	478
20.5	Notfallrettung und Krankentransport	479
20.6	Definition des Notfalls	479
20.7	Die Rettungskette	480
20.8	Die Hilfsfristen	481
20.9	Bausteine des Rettungsdienstes	481
	20.9.1 Das Personal im Rettungsdienst	481
	20.9.2 Die Rettungsleitstelle	482
	20.9.3 Die Rettungsmittel	483
	20.9.4 Die Rettungsdienststelle	485
	20.9.5 Integriertes Hilfeleistungssystem	486
20.10	Normen im Rettungsdienst	486

21 Berufsspezifische und rechtliche Grundlagen 489
21.1	Das Medizinproduktegesetz	491
21.2	Strafrecht	493
	21.2.1 Rechtfertigungsgründe	493
	21.2.2 Unterlassungsdelikte	495
	21.2.3 Schweigepflicht	495
21.3	Zivilrecht	497
	21.3.1 Haftung	497
	21.3.2 Die zwangsweise Unterbringung	498
	21.3.3 Transportverweigerung	499
21.4	Straßenverkehrsordnung	500
	21.4.1 Bevorzugte Straßenbenutzer	500
	21.4.2 Anschnallpflicht	501
	21.4.3 Fahrerflucht	501
	21.4.4 Mitnahme von Dritten	502
	21.4.5 Führerscheingesetz (FSG)	502
21.5	Dienstvorschriften	502
21.6	Allgemeine Rechtskunde	503
	21.6.1 Ärztliches Weisungsrecht	503
	21.6.2 Transportzielhierarchie	504
	21.6.3 Behandlungs- und Aufnahmepflicht	504
	21.6.4 Todesfeststellung / Leichentransport	505
	21.6.5 Betreuungspflicht	505
	21.6.6 Patientenverfügung und Stellvertretung	505
	21.6.7 Das Sanitätergesetz - SanG	507
21.7	Gefahren an der Einsatzstelle	511
	21.7.1 Das Gefahrenschema 4A - 1C - 4E	511
	21.7.2 Sicherheitsregeln für das Rettungsdienstpersonal	518
	21.7.3 Spezielle Gefahrensituationen	519
21.8	Einsatzkleidung und persönliche Schutzausrüstung	524
	21.8.1 Dienstbekleidung	524

	21.8.2	Spezielle Schutzausrüstung	527
	21.8.3	Zusammenfassung	527

22 Angewandte Psychologie und Stressbewältigung ... 529
- 22.1 Grundlagen ... 531
- 22.2 Stressbelastungen im Rettungsdienst ... 532
- 22.3 Umgang mit Patienten ... 535
- 22.4 Umgang mit Sterbenden ... 537
- 22.5 Umgang mit Dritten ... 538
- 22.6 Psychiatrie ... 539
  - 22.6.1 Angsterkrankungen ... 539
  - 22.6.2 Depression / Manie ... 540
  - 22.6.3 Psychosen ... 542
  - 22.6.4 Suizidalität ... 543
  - 22.6.5 Suchterkrankungen ... 545

23 Rettungswesen - Funk ... 549
- 23.1 Gesprächsabwicklung ... 551
- 23.2 Allgemeine Gesprächsregeln ... 552
- 23.3 Datenfunk ... 553
- 23.4 Funkmeldesystem ... 554

24 Katastrophen und Großschadensereignisse ... 557
- 24.1 Rechtliche Grundlagen ... 559
- 24.2 Behördliches Krisenmanagement ... 559
- 24.3 Definitionen ... 559
- 24.4 Die Katastrophe ... 560
- 24.5 Der Großunfall ... 561
  - 24.5.1 Einsatzführung ... 561
  - 24.5.2 Räumliche Gliederung im Großunfall ... 564
  - 24.5.3 Ablauf ... 568
- 24.6 Triage ... 569
  - 24.6.1 Die Triagegruppen ... 569
  - 24.6.2 Transportpriorität ... 571
- 24.7 Das Patientenleitsystem ... 572
  - 24.7.1 Der Einsatz des Patientenleitsystems ... 572
  - 24.7.2 Nummerierung der Patientenleittaschen ... 574
  - 24.7.3 Kennzeichnung kontaminierter Patienten ... 574
  - 24.7.4 Das PLS im Rettungsdienst ... 575
  - 24.7.5 Das PLS im Krankenhaus ... 575

25 Berufsmodul ... 577
- 25.1 Strukturen des österreichischen Gesundheitswesens ... 579
  - 25.1.1 Bundesministerium für soziale Sicherheit und Generationen (BMSG) ... 580
  - 25.1.2 Bundesministerium für Bildung, Wissenschaft und Kultur ... 581
  - 25.1.3 Bundesministerium für Landesverteidigung und Bundesministerium für Justiz ... 581
  - 25.1.4 Länder und Gemeinden ... 581
  - 25.1.5 Sozialversicherung ... 582
  - 25.1.6 Berufsvertretungen ... 583
  - 25.1.7 Gesetzliche Vertretungen ... 583
  - 25.1.8 Öffentliche Krankenanstalten ... 583
  - 25.1.9. Private Krankenanstalten ... 584
  - 25.1.10 Private Krankenversicherung ... 584
  - 25.1.11 Wohlfahrtsorganisationen / Soziale Dienste / Selbsthilfegruppen ... 584
  - 25.1.12 Finanzierung des Gesundheitssystems ... 585

Inhalt

		25.1.13	Krankenversicherungsschutz	586
		25.1.14	Pflegevorsorge	586
		25.1.15	Finanzierungsströme im Gesundheitswesen	587
	25.2	Sanitätsrecht		588
		25.2.1	Grundbegriffe	588
		25.2.2	Gesundheitsberufe	589
		25.2.3	Krankenanstalten	590
		25.2.4	Organentnahme	592
		25.2.5	Übertragbare Krankheiten	592
		25.2.6	Besondere Bestimmungen über den Giftverkehr	593
		25.2.7	Suchtmittelgesetz	593
	25.3	Arbeitsrecht		594
		25.3.1	Allgemeines	594
		25.3.2	Rechtliche Grundlagen	595
		25.3.3	Arten von Arbeitnehmern	595
		25.3.4	Arbeitsvertrag und Werkvertrag	596
		25.3.5	Der Dienstzettel	597
		25.3.6	Arbeitsverhältnis auf Probe	597
		25.3.7	Der Kollektivvertrag	597
		25.3.8	Entgelt	598
		25.3.9	Arbeitszeit	599
		25.3.10	Urlaub	599
		25.3.11	Beendigung von Arbeitsverhältnissen	600
		25.3.12	Schaden und Haftung im Arbeitsverhältnis	601
	25.4	Sozialversicherungsrecht		602
	25.5	Dokumentation und Datenschutz		604
		25.5.1	Das ABGB (Allgemeine Bürgerliche Gesetzbuch) und das Datenschutzgesetz	605
		25.5.2	Das Sanitätergesetz	605
		25.5.3	Das Ärztegesetz und das Krankenanstaltengesetz	606
		25.5.4	Das Strafgesetzbuch	606
		25.5.5	Dienstvorschriften	607
		25.5.6	Strafbestimmungen	607

26	**Anatomie und Physiologie des Menschen in der Übersicht**	**609**
26.1	Grundlagen	611
26.2	Atmung	614
26.3	Herz-Kreislauf-System	618
26.4	Bauchraum	622
26.5	Skelett	627
26.6	Kopfregion	631

27	**Fachbegriffe**	**635**

28	**SanG – Programm mit Querverweisen**	**659**
28.1	Theoretische Ausbildung lt. Verordnung zum SanG	661
28.2	Berufsmodul	669

Anhang		**671**
Literatur		673
Abbildungsnachweis		683
Herausgeber, Autoren und Paten		686
Register		690

Vorwort zur 2. Auflage

Mit der 2. Auflage des erfolgreichen LPN-San Österreich wird das bisher einzige kompakte Lehrbuch für die Ausbildung zum Rettungssanitäter in Österreich in überarbeiteter Form neu aufgelegt.

In die Neuauflage eingeflossen sind die Anregungen vieler Leser der ersten Auflage und von Lehrkräften, die mit diesem Buch ihren Unterricht gestalten.

Absichtlich verzichtet wurde auf das Unterrichtsfach „Erste Hilfe und erweiterte Erste Hilfe", da für dieses mit der Ersten Hilfe Fibel der AUVA ein ständig auf dem letzten Wissensstand gehaltenes Lehrmittel vorliegt und in manchen Bundesländern der EH-Grundkurs auf die Ausbildung zum Sanitäter angerechnet wird. Auf wichtige Basismaßnahmen der Ersten Hilfe wird jedoch im jeweiligen Kapitel des Lehrbuchs immer wieder eingegangen.

Zur Erleichterung für den Lehrsanitäter und zur besseren Vorbereitung auf die Abschlussprüfung wurde dem Buch ein Stundenplan gemäß der Verordnung zum SanG mit Verweisen auf die jeweiligen Kapitel und Seiten beigefügt.

Wir wünschen auch mit dieser Ausgabe des LPN-San allen zukünftigen Rettungs- und Lehrsanitätern viel Erfolg und freuen uns auf Anregungen zur 3. Auflage!

Peter Hansak, Berthold Petutschnigg

Vorwort

Das vorliegende Buch richtet sich vor allem an ehrenamtliche und angestellte Rettungssanitäter im Rettungsdienst, außerdem an Betriebssanitäter und Sanitäter des österreichischen Bundesheeres. Es entspricht in Inhalt und Umfang dem österreichischen Sanitätergesetz, der Ausbildungsverordnung 2003, und berücksichtigt auch den Inhalt des für die Berufsausübung des angestellten Sanitäters vorgesehenen „Berufsmoduls". Freiwillige Mitarbeiter der Einsatzorganisationen, die vor dem In-Kraft-Treten des Sanitätergesetzes die Ausbildung zum Sanitätshelfer absolviert haben, können sich mit diesem Buch über den aktuellen Stand der Sanitäterausbildung und des Rettungswesens in Österreich informieren.

Bereits bei der Auswahl der Autoren wurde darauf geachtet, dass das Thema zum Beispiel von einem Sanitäter oder von einem in der Notfallmedizin kundigen Arzt geschrieben wurde. Auch wurde darauf geachtet, dass keine komplizierten wissenschaftlichen Abhandlungen entstehen, sondern dass der Text nach pädagogischen Gesichtspunkten an die Adressaten angepasst wurde. Bei den Themen, bei denen es erforderlich erschien, wurde dem Autor noch ein Pate zur Seite gestellt, der seinen zusätzlichen Sachverstand mit einfließen lassen konnte. Besonderer Wert wurde auf die bei der Versorgung von Patienten erforderliche praktische Verwendbarkeit der Ausführungen gelegt. Da Tätigkeiten des Rettungssanitäters und ärztliche Maßnahmen für die optimale Versorgung des Patienten ein Ganzes darstellen, werden in diesem Buch im Sinne einer ganzheitlichen Lehre auch wichtige Handlungen beschrieben, die nicht vom Rettungssanitäter durchgeführt werden dürfen, diesem jedoch bekannt sein müssen. Auf spezielle notärztliche Maßnahmen wird, wenn notwendig, hingewiesen, insbesondere unter dem Gesichtspunkt, dass Sanitäter gemäß dem Sanitätergesetz (SanG) verpflichtet sind, einen Arzt anzufordern.

Die für die Zielgruppe wichtigen Maßnahmen wurden in die Elementar-, Standard- und spezielle Therapie gegliedert, um auf diese Weise dem Lernenden eine gut strukturierte Handlungsanweisung an die Hand zu geben.

Besonderer Dank gilt allen Autoren und Paten für ihre hervorragende Arbeit bei der Erstellung der Texte. Den Mitherausgebern sei Dank für die konstruktive und stets vertrauensvolle Zusammenarbeit. Nicht zuletzt gilt unser aller Dank dem Team der Verlagsgesellschaft Stumpf + Kossendey, das uns stets mit Rat und Tat zur Verfügung stand und bei der zum Teil beschwerlichen Arbeit immer wieder aufmunterte.

Die Leser werden gebeten, das Buch kritisch zu lesen und, falls sie mit den einen oder anderen Ausführungen nicht einverstanden sind, uns darüber zu informieren.

Peter Hansak, Berthold Petutschnigg

Abkürzungsverzeichnis

A	Ampere (Einheit für elektrische Stromstärke); auch: Fläche	Ca	Kalzium
A., Aa.	Arterie, Arterien (lat. Arteria/Arteriae)	CCT	Craniale Computertomographie
		CE	Conformité Européenne (Europäisches Warensiegel)
ABGB	Allgemeines Bürgerliches Gesetzbuch	Cl, Cl_2	Chlor
		cm	Zentimeter
ACLS	Advanced Cardiac Life Support (erweiterte Reanimationsmaßnahmen)	CO	Kohlenmonoxid
		CO_2	Kohlendioxid
		CO-Hb	Carboxy-Hämoglobin (mit Kohlenmonoxid belagertes Hämoglobin)
AED	Automated External Defibrillator (halbautomatischer externer Defibrillator)		
		COLD	Chronic Obstructive Lung Disease (chronisch obstruktive Lungenerkrankung)
AF	Atemfrequenz		
AG	Aktiengesellschaft; auch: Arbeitsgemeinschaft		
		$COOH^-$	Säuregruppe
AHA	American Heart Association	CPPV	Continuous Positive Pressure Ventilation
AIDS	Acquired Immune Deficiency Syndrome (erworbenes Immunschwächesyndrom)		
		CPR	Kardiopulmonale Reanimation
		CT	Computertomographie
ALS	Advanced Life Support (erweiterte lebensrettende Maßnahmen, vgl. ACLS)	DHG	Dienstnehmerhaftpflichtgesetz
		DIN	Deutsches Institut für Normung e.V.; auch: Deutsche Industrie-Norm(en)
AMV	Atemminutenvolumen		
APGAR	Atmung, Puls, Grundtonus, Aussehen, Reflexe (Schema, nach welchem Neugeborene beurteilt werden)	DIVI	Deutsche Interdisziplinäre Vereinigung für Intensiv- und Notfallmedizin
		dl	Deziliter
ASB	Arbeiter-Samariter-Bund	DNS, DNA	Desoxyribonukleinsäure, Desoxyribonucleid Acid (Träger der genetischen Information)
AschG	ArbeitnehmerInnenschutzgesetz		
ATP	Adenosintriphosphat	DRK	Deutsches Rotes Kreuz
AV	Atrioventrikulär (auf Vorhof und Herzkammer bezogen)	EKG	Elektrokardiogramm
		EL	Einsatzleiter
AZV	Atemzugvolumen	EMD	Elektromechanische Dissoziation, elektromechanische Entkopplung
bar	Bar (Einheit des (Luft-)Drucks, veraltet)		
BLS	Basic Life Support (Basismaßnahmen der Wiederbelebung)	EN	Euro-Norm
		EPH	Edema (Ödem), Proteinurie, Hypertonie (Leitsymptome der EPH-Gestose)
BMSG	Bundesministerium für soziale Sicherheit und Generationen		
B-VG	Bundes-Verfassungsgesetz	EpidemieG	Epidemiegesetz
BWK	Brustwirbelkörper	ER	Endoplasmatisches Retikulum
BWS	Brustwirbelsäule	ERC	European Resuscitation Council
BZ	Blutzucker	ERV	Exspiratorisches Reservevolumen (Lungenfunktion)
°C	Grad Celsius		
C1 - C8	Kurzbezeichnungen für die Halswirbel	EZR	Extrazellulärraum (außerhalb der Zelle)
CI - CVIII	Kurzbezeichnungen für die Spinalnerven im Halswirbelbereich	FeV	Fahrerlaubnis-Verordnung
		FiO_2	Inspiratorische Sauerstoffkonzentration

Abkürzungen

FSG	Führerscheingesetz	KOF	Körperoberfläche
FSH	Follikelstimulierendes Hormon	KTW	Krankentransportwagen, Krankenwagen
G	Gauge (Maßeinheit für den Durchmesser von Kanülen)	l	Liter
g	Gramm; auch: Gravitation (Erdanziehungskraft)	L1 - L5	Kurzbezeichnungen für die Lumbalwirbel (Lendenwirbel, = LWK)
GCS	Glasgow Coma Scale (Trauma Score)	LI - LV	Kurzbezeichnungen für die Spinalnerven im Lendenwirbelbereich
GEPS	Gesellschaft zur Erforschung des Plötzlichen Säuglingstodes		
GPS	Global Positioning System	LH	Luteinisierendes Hormon
H	Wasserstoff	LNA	Leitende/r Notarzt/Notärztin
H_2O	Wasser	LTB	Laryngotracheobronchitis (= Kruppsyndrom)
HCG	Human Chorionic Gonadotropine (Hormon)	LWK	Lendenwirbelkörper
HCl	Salzsäure	LWS	Lendenwirbelsäule
HCN	Blausäure	M	Mega-
HCO_3^-	Standard-Bikarbonat (Blutgasanalyse)	µ	Mikro-
		m	Meter (Längenmaß); auch: Masse
HF	Herzfrequenz; auch: Hochfrequenz	m^2	Quadratmeter (Flächenmaß)
HIV	Human Immunodeficiency Virus	mA	Milliampere (vgl. A)
		MANV	Massenanfall von Verletzten
HMV	Herzminutenvolumen	mbar	Millibar (vgl. bar)
HWK	Halswirbelkörper	MDS	Motorik, Durchblutung, Sensibilität
HWS	Halswirbelsäule		
Hz	Hertz (Maßeinheit der Frequenz)	med.	Medizinisch
		Met-Hb	Methämoglobin
HZV	Herzzeitvolumen	Mg	Magnesium
ID	Innendurchmesser	mg	Milligramm
I.E.	Internationale Einheit; auch: Immunitätseinheit	MHD	Malteser-Hilfsdienst
		min	Minute
i.m.	Intramuskulär (in den Muskel)	Mio.	Million(en)
i.o.	Intraossär (innerhalb des Knochens)	ml	Milliliter
		µm	Mikrometer
IRV	Inspiratorisches Reservevolumen (Lungenfunktion)	mm	Millimeter
		mmHg	Millimeter Quecksilbersäule
ITF	Intensivtransportflugzeug	mmol	Millimol (vgl. mol)
ITH	Intensivtransporthubschrauber	mol	Mol (Einheit der Stoffmenge)
i.v.	Intravenös (in die Vene)	MPG	Medizinproduktegesetz
IZR	Intrazellullärraum (innerhalb der Zelle)	MTD	Medizinisch-technische Dienste
J	Jod; auch: Joule (Maßeinheit für Energie, vgl. kJ)	MV	Megavolt (vgl. V)
		N, N_2	Stickstoff
JUH	Johanniter-Unfall-Hilfe	N., Nn.	Nerv, Nerven (lat. Nervus/Nervi)
K	Kalium; auch: Kelvin (Maßeinheit der absoluten Temperaturskala)	NACA	National Advisory Committee for Aeronautics
		NaCl	Natriumchlorid (Kochsalz)
KED	Kendrick Extrication Device® (Rettungskorsett)	NAH	Notarzthubschrauber
		NAW	Notarztwagen
Kfz	Kraftfahrzeug	NEF	Notarzteinsatzfahrzeug
kg KG	Kilogramm Körpergewicht	NH_2	Aminogruppe (Baustein der Aminosäuren)
KHK	Koronare Herzkrankheit		

Abkürzungen

NH_3	Ammoniak	s	Sekunde (Zeitmaß)
nm	Nanometer	S1 - S5	Kurzbezeichnungen für die Sakralwirbel (Kreuzwirbel)
NMR	Kernspintomographie		
NO_2	Stickstoffdioxid	SI - SV	Kurzbezeichnungen für die Spinalnerven im Kreuzbeinbereich
O, O_2	Sauerstoff		
o.a.	Oben angeführt	S_aO_2	Arterielle Sauerstoffsättigung
ÖAMTC	Österreichischer Automobil-, Motorrad- und Touring-Club	SanG	Sanitätergesetz
		SanHiSt	Sanitätshilfsstelle
ÖBB	Österreichische Bundesbahnen	SAR	Search and Rescue (Such- und Rettungsdienst der Bundeswehr)
o.g.	Oben genannt	SBS	Steckbeckenspülanlage
ÖGB	Österreichischer Gewerkschaftsbund	s.c.	Subkutan (unter die Haut)
		SEG	Schnell-Einsatz-Gruppe (auch: Sonder-Einsatz-Gruppe)
ÖGHMP	Österreichische Gesellschaft für Hygiene, Mikrobiologie und Präventivmedizin	SHT	Schädel-Hirn-Trauma
		SIDS	Sudden Infant Death Syndrome (= Plötzlicher Säuglings- oder Krippentod)
OH^-	basische Ionengruppe		
ON	Österreichisches Normungsinstitut	SMG	Suchtmittelgesetz
Önorm	Österreichische Norm	S_pO_2	Partielle Sauerstoffsättigung
ÖRK	Österreichisches Rotes Kreuz	SSW	Schwangerschaftswoche
PAD	Public Access Defibrillation	StGB	Strafgesetzbuch
PEEP	Positive Endexpiratory Pressure (positiver endexspiratorischer Druck)	StVO	Straßenverkehrs-Ordnung
		SV	Herzschlagvolumen; auch: Spontaneous Ventilation (spontane Ventilation)
pH	Maß der Wasserstoffionenkonzentration	Th1 - Th12	Kurzbezeichnungen für die Thoraxwirbel (Brustwirbel)
PLS	Patientenleitsystem		
PLT	Patientenleittasche	ThI - ThXII	Kurzbezeichnungen für die Spinalnerven im Brustwirbelbereich
PNS	Peripheres Nervensystem		
PRIND	Prolongiertes reversibles ischämisches neurologisches Defizit	TIA	Transitorisch-ischämische Attacke
PSA	Persönliche Schutzausrüstung	TIVA	Totale intravenöse Anästhesie
PVT	Pulslose ventrikuläre Tachykardie	UbG	Unterbringungsgesetz
RH	Roter Halbmond	V	Volt (Einheit der elektrischen Spannung); auch: Volumen
RIND	Reversibles ischämisches neurologisches Defizit	V., Vv.	Vene, Venen (lat. Vena/Venae)
RK	Rotes Kreuz	VEL	Vollelektrolytlösung
RKI	Robert-Koch-Institut	VF	Ventrikuläres Flimmern, Kammerflimmern; auch: Vitalfunktion(en)
RNS	Ribonukleinsäure		
RR	Blutdruck (Riva-Rocci-Messmethode)		
		vgl.	Vergleiche
RR_{dia}/RR_{sys}	Diastolischer bzw. systolischer Blutdruck	VIZ	Vergiftungsinformationszentrale
RTW	Rettungstransportwagen, Rettungswagen	Vol%	Volumenprozent
		VT	Pulslose ventrikuläre Tachykardie, Kammertachykardie
RV	Rechter Ventrikeldruck; auch: Residualvolumen (Lungenfunktion)	ZNS	Zentrales Nervensystem
		ZVK	Zentraler Venenkatheter

1 Diagnostik

1.1 Grundlagen

M. Böbel

Das Wort Anamnese kommt aus dem Griechischen und bedeutet korrekt übersetzt „Erinnerung". Im täglichen medizinischen Sprachgebrauch wird unter dem Begriff Anamnese die Krankengeschichte des Patienten verstanden.

Der Untersuchungsgang zum Erkennen einer Krankheit wird als Diagnostik bezeichnet. Auch dieser Begriff leitet sich aus dem Griechischen ab und bedeutet „Fähigkeit zu Unterscheiden". Die Diagnostik umfasst die Erhebung der Anamnese, die körperliche und die apparative Untersuchung des erkrankten oder verletzten Patienten. Als Diagnose bezeichnet man die erkannte Krankheit. Kann man sich nicht sofort auf ein Krankheitsbild festlegen, so spricht man bei ähnlichen Krankheitsbildern von Differenzialdiagnosen.

In der Notfallmedizin ist es erforderlich, möglichst schnell zu einer Arbeitsdiagnose zu gelangen. Hierzu sind trotz der Notfallsituation einige Voraussetzungen notwendig. So sollte das Rettungsdienstpersonal ein ruhiges und sicheres Auftreten gegenüber dem Patienten zeigen. Weiterhin sollten die Techniken der klinischen Untersuchung gut beherrscht werden. Für die Durchführung der körperlichen Untersuchung des Patienten ist es in aller Regel erforderlich, einen Teil der Kleidung des Patienten zu entfernen. Hierbei sollten, wenn immer möglich, die Privatsphäre und das Schamgefühl des Patienten berücksichtigt werden. Dies kann erreicht werden, indem beispielsweise die körperliche Untersuchung nicht auf der Straße, sondern im Rettungswagen erfolgt.

Das Erlernen einer guten Untersuchungstechnik kann nicht in der Notfallsituation erfolgen. Die erforderlichen Techniken sollten unter Anleitung eines erfahrenen Ausbilders gelernt und regelmäßig geübt werden.

1.2 Allgemeine Anamnese

Die Anamnese ist im medizinischen Sprachgebrauch die Erhebung der medizinischen Vorgeschichte des Patienten. Hierbei wird unterschieden zwischen Eigen- und Fremdanamnese. Für die Eigenanamnese ist es erforderlich, dass der Patient wach und bewusstseinsklar ist. Hierbei erzählt der Patient selbst seine Krankheitsgeschichte. Bei der Fremdanamnese erfolgt die Erhebung der Krankengeschichte durch das Befragen von Familienangehörigen, Unfallzeugen oder Pflegepersonal. Eine Fremdanamnese ist immer dann erforderlich, wenn der Patient selbst keine Aussagen zu seiner Krankengeschichte machen kann, beispielsweise bei Bewusstlosigkeit, bei Vergiftungen (Intoxikationen) und bei psychiatrischen Notfällen. Eine

Fremdanamnese ist immer bei Kindern und häufig bei älteren, verwirrten Patienten notwendig. Egal ob Eigen- oder Fremdanamnese, es erfolgt immer eine strukturierte Befragung des Patienten bzw. seiner Angehörigen. So beginnt die Befragung immer mit der Erhebung der aktuellen Anamnese. Die aktuelle Anamnese umfasst den Anlass, der zum Einsatz des Rettungsdienstes geführt hat, beispielsweise Schmerzen, Luftnot oder Bewusstseinstrübung. Erweitert wird die aktuelle Anamnese durch die allgemeine Vorgeschichte. Zu der allgemeinen Vorgeschichte werden Fragen gestellt, um einen Zusammenhang zwischen dem jetzt aktuell im Vordergrund stehenden Problem und früheren Erkrankungen oder Verletzungen herstellen zu können. So ist es beispielsweise Aufgabe der allgemeinen Anamnese bei einem Patienten mit jetzt aktuell bestehenden Schmerzen in der Brust zu erfahren, ob solche Situationen früher schon einmal aufgetreten sind, ob vielleicht bereits ein Herzinfarkt durchgemacht wurde oder ob gar bereits eine Operation an den Herzkranzgefäßen durchgeführt werden musste.

Die Anamnese kann noch um die so genannte Familienanamnese erweitert werden. Hierbei werden Fragen nach ähnlichen Erkrankungen bei engen Verwandten gestellt. Diese Art der Anamnese ist im Rettungsdienst eigentlich nie erforderlich und gehört zur Anamneseerhebung in der Klinik.

Eine schnelle und gezielte Erhebung der rettungsdienstrelevanten Anamnese erfordert vom Rettungsdienstpersonal einen ruhigen Umgangston ohne Aggressionen, beispielsweise gegenüber alkoholisierten Personen, und ohne Suggestivfragen („Sie haben aber doch Schmerzen, oder?"). Der Patient sollte die Möglichkeit haben frei zu erzählen, ohne direkt vom Rettungsdienstpersonal unterbrochen zu werden. Generell sollten die Fragen zur Anamnese in einer für den Patienten verständlichen Form gestellt werden. So sollten medizinische Begriffe vermieden werden und das Niveau der Fragen dem Patient angemessen sein.

Die Erhebung einer guten und vollständigen Anamnese kann richtungsweisend für die weitere Diagnostik und Therapie des Patienten sein. Im Rettungsdienst ist jedoch zu beachten, dass bei Patienten, die eine vitale Gefährdung aufweisen, die Anamneseerhebung oftmals mit dem Beginn der Versorgung des Patienten einhergehen muss. So darf beispielsweise bei der Notwendigkeit einer kardiopulmonalen Reanimation keine Zeit mit der Erhebung einer Fremdanamnese verloren gehen. Die Befragung von Angehörigen oder Zeugen des Ereignisses muss gleichzeitig mit dem Beginn von Beatmung und Herzdruckmassage erfolgen.

1.3 Klinische Untersuchung

Die klinische Untersuchung hat zum Ziel bestehende Symptome des Patienten möglichst schnell und ohne aufwendige technische Hilfsmittel einer Diagnose zuzuordnen. Die klinische Untersuchung erfolgt durch den Einsatz der Sinne *Sehen, Hören,*

Fühlen und *Riechen* des Untersuchers. Der wichtigste Schritt der klinischen Untersuchung ist die Durchführung eines strukturierten Untersuchungsganges. Nur dies gewährleistet, dass die wichtigsten Symptome auch richtig erkannt werden. Im Vordergrund der klinischen Untersuchung steht das Organ oder der Körperteil, der für die Beschwerden des Patienten verantwortlich ist. Ausnahme hiervon sind unfallverletzte Patienten, die strukturiert von Kopf bis Fuß untersucht werden müssen.

Im Rettungsdiensteinsatz erfolgt der klinische Untersuchungsgang immer in einer bestimmten Reihenfolge:

- Kontrolle und gegebenenfalls Sicherstellung der Vitalfunktionen
- Erhebung der Anamnese
- gezielte körperliche Untersuchung
- gezielter Einsatz apparativer Diagnostik und Monitoringverfahren.

Im Folgenden werden die einzelnen Methoden der klinischen Untersuchung im Rettungsdienst dargestellt.

1.3.1 Inspektion

Die Inspektion ist die Untersuchung des Patienten durch Hinsehen und Erkennen von Veränderungen. Die Inspektion bietet häufig schon die Möglichkeit, Symptome einer Diagnose zuzuordnen. Diese erfolgt prinzipiell „vom Scheitel bis zur Sohle", beschränkt sich also nicht nur auf die vom Patienten selbst beschriebenen Körperregionen. So können durch die Inspektion des Patienten beispielsweise abnorme Stellungen von Knochen als sichere Knochenbruchzeichen diagnostiziert werden. Weiterhin können sichtbare Weichteilschwellungen, Prellmarken und offene Verletzungen erkannt werden. Bei der Inspektion des Bauches können beispielsweise ein aufgetriebener Bauch oder einseitige Vorwölbungen bei eingeklemmten Leistenbrüchen erkannt werden. Bei der Inspektion des Brustkorbes steht im Vordergrund, Störungen der Atmungsfunktion zu erkennen. Die Überprüfung umfasst die Suche nach äußeren Verletzungszeichen wie Prellmarken und die inspektorische Überprüfung der Atmung. Hierbei sind die Atembewegungen, die Atemfrequenz, die Atemtiefe und der Atemrhythmus zu beachten. Nicht nur diese objektiven Parameter werden berücksichtigt, auch Zeichen schwerer Atemnot werden bei der Inspektion erkannt. So zeigen Patienten mit Luftnot meist ein unruhiges, ängstliches Verhalten sowie eine aufrechte Haltung mit nach hinten abgestützten Armen, um die Atemhilfsmuskulatur einsetzen zu können.

1.3.2 Hautfarbe (Kolorit)

Zur Inspektion gehört im besonderen Umfang auch die Beurteilung des Kolorits, der Hautfarbe. Hierbei wird eine normale, überschießende oder unzureichende Durchblutung der Haut beurteilt. Zusätzlich ist die Hautfarbe von der Sauerstoffversorgung des Blutes abhängig. Im einzelnen unterscheidet man die in Tab. 1 dargestellten Qualitäten:

Tab. 1 - Hautfarbe (Kolorit)

Rötung	Diese ist Zeichen einer vermehrten Durchblutung, z.B. bei einer krisenhaften Erhöhung des Blutdrucks, bei allergischen Reaktionen oder bei Venenverschlüssen (Thrombosen).
Weißes Hautkolorit	Hierbei liegt häufig eine Blutarmut oder eine Mangeldurchblutung der Haut in einer Schockreaktion zugrunde.
Zyanose	Bei Sauerstoffmangelsituationen kommt es zu einer bläulichen Verfärbung der Haut, der Zyanose. Die Intensität der Zyanose ist abhängig vom Grad des Sauerstoffmangels. So kann die Zyanose bei leichten Verläufen sehr diskret sein und ist nur bei sorgfältigster Inspektion zu bemerken. Bei schweren Sauerstoffmangelzuständen ist die Zyanose maximal ausgeprägt und leicht zu erkennen. Lippen und die Fingerendglieder sind bei der Inspektion besonders zu beachten, da sich Zyanosen an diesen Stellen bei Notfallpatienten besonders häufig bemerkbar machen. Das Feststellen einer Zyanose ist in der Notfallsituation immer ein alarmierendes Zeichen.
Ikterus	Als Ikterus bezeichnet man die Gelbfärbung der Haut und der Augäpfel, die besonders häufig bei Lebererkrankungen auftritt.

1.3.3 Geruch (Foetor)

Zur Inspektion gehört abschließend auch noch die Beurteilung besonderer Gerüche des Körpers. So sind bei einigen Krankheitsbildern charakteristische Gerüche zu bemerken. Beispielsweise der Foetor alcoholicus bei alkoholisierten Patienten oder ein fruchtiger Acetongeruch bei Patienten mit Entgleisungen des Blutzuckers.

1.3.4 Palpation

Mit der Inspektion erfolgt die Palpation des Patienten. Unter Palpation versteht man die Untersuchung des Patienten durch Betasten mit den Fingerspitzen und der ganzen Hand. Durch die Palpationsuntersuchung können schmerzhafte Regionen als Hinweis auf Verletzungen oder Erkrankungen erkannt werden. Die Palpation muss ausgesprochen vorsichtig und in ständigem Kontakt mit dem Patienten erfolgen. So können

1 Diagnostik   1.3 Klinische Untersuchung

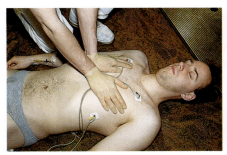 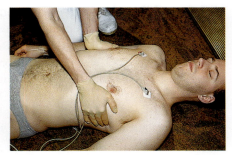

Abb. 1 / Abb. 2 - Kompression des Thorax in zwei Ebenen

beispielsweise durch die Palpation der verschiedenen Skelettabschnitte Hinweise auf knöcherne Verletzungen gefunden werden. Am Skelettapparat wird die Palpationsuntersuchung durch die Funktionsuntersuchung ergänzt. Dies bedeutet, dass nach dem Abtasten der knöchernen Abschnitte durch ein passives Bewegen der entsprechenden Extremität nach verletzungsbedingten Einschränkungen gesucht wird. Bei der Skelettpalpation sind tastbare Fehlstellung und Schmerzen auf Druck immer als frakturverdächtig einzustufen.

Eine besondere Technik erfordert die Palpation des knöchernen Brustkorbes und des knöchernen Beckens. Beide Regionen werden schonend in zwei Ebenen komprimiert (Abb. 1 und 2). Angegebene Schmerzen sind auch hierbei frakturverdächtig.

Auch der Bauchraum kann mittels Palpation untersucht werden. Wichtigste Voraussetzung hierfür ist die Lagerung des Patienten: entspannt, flach auf dem Rücken und mit ausgestreckten Beinen. Der Untersucher palpiert den gesamten Bauchraum mit seinen Handflächen. Hierbei achtet er wieder auf Schmerzen und auf Abwehrspannung, das heißt auf ein reflexartiges Zusammenziehen der Bauchdeckenmuskulatur. Die abdominelle Palpation beginnt nie an der Stelle des Bauches, an der der Patient die Schmerzen angibt. Man bewegt sich immer auf den Schmerzpunkt zu. Die Palpation ist im Rettungsdienst die einzige Möglichkeit zur Beurteilung eines Bauches. Deshalb muss diese Untersuchung besonders gründlich und sorgfältig durchgeführt werden.

Der Palpation zugänglich sind auch bestimmte Abschnitte des Gefäßsystems. Die Überprüfung erfolgt durch Pulstasten. Hierbei werden die Pulswellen, die sich im Gefäßsystem ausbreiten, an bestimmten, vorgegebenen Stellen mit den Fingerspitzen getastet. Hierdurch können die Frequenz des Herzschlages, der Rhythmus und die Stärke des Pulses beurteilt werden (Abb. 3).

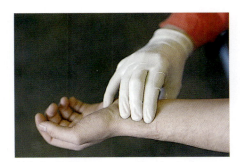

Abb. 3 - Pulstastung am Handgelenk

1.3.5 Orientierende neurologische Untersuchung

Zum Standard einer Untersuchung im Rettungsdienst sollte eine einfache orientierende neurologische Untersuchung gehören. Hierzu gehört die Überprüfung der Bewusstseinslage. Die Einteilung der Bewusstseinslage erfolgt in drei Kategorien und ist streng definiert.

Zur Erweiterung der einfachen neurologischen Basisuntersuchung müssen zudem die Pupillen des Patienten beurteilt werden. Dies ist eine zuverlässige Möglichkeit zur Ein-

Tab. 2 - Einteilung der Bewusstseinslage

Bewusstseinsklarheit	Der Patient reagiert auf Ansprache. Es ist jederzeit eine Kommunikation mit dem Patienten möglich. Der Patient ist zeitlich, örtlich und zur Person vollständig orientiert.
Bewusstseinstrübung	Dies ist ein Zustand mit verlangsamten Reaktionen und verminderter Wachheit. Der Patient reagiert nicht mehr adäquat auf Schmerzreize. Fragen können nicht mehr korrekt beantwortet werden.
Bewusstlosigkeit	Der Patient ist auch mit Schmerzreizen nicht mehr erweckbar. Es ist keine Kommunikation mit dem Patienten mehr möglich.

Normale Funktion: je nach Stärke des natürlichem Lichteinfalls eng bis mittelweit und reagieren prompt auf das Licht der Augenlampe.

Die Pupillen sind weit und Lichtstarr: dies weist auf eine lebensbedrohliche Durchblutungsstörung und den damit verbundenen Sauerstoffmangel im Gehirn hin (z.B. Kreislaufstillstand). Kokainkonsum kann ebenfalls zu weiten Pupillen führen.

Pupillendifferenz: bei seitenungleichen Pupillen und einseitige Lichtstarre z.B. nach SHT besteht der Verdacht einer unfallbedingten Raumforderung im Gehirn (z.B. Blutung).

Beidseitig enge Pupillen weisen auf eine Opiatvergiftung oder eine Vergiftung mit Insektiziden hin.

Abb. 4 - Pupillenreaktionsmuster

stufung der Schwere von Schädel-Hirn-Verletzungen und -Erkrankungen. Beurteilt werden hierbei die Pupillenform, die Pupillengröße und die Reaktion auf direkten Einfall von Licht (Abb. 5).

Die Befunde können voneinander abweichen, d.h. unterschiedlich weite Pupillen können z.B. ein Hinweis auf das Vorliegen einer Hirnverletzung sein.

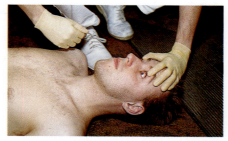

Abb. 5 - Überprüfung der Lichtreaktion der Pupillen mit Pupillenleuchte

1.4 Apparative Diagnostik und Monitoring

Nach Anamnese und klinischer Untersuchung erfolgt der Einsatz von apparativer Diagnostik und Überwachung. Da es bei vital gefährdeten Notfallpatienten schnell zu Verschlechterungen kommen kann, ist es erforderlich, diese Patienten während der präklinischen Versorgung und des Transportes in die Klinik engmaschig zu überwachen. Hierzu stehen im Rettungsdienst verschiedene Möglichkeiten zum Monitoring der Vitalfunktionen zur Verfügung. Generell sind an Diagnostik- und Überwachungsgeräte, die in der präklinischen Notfallversorgung zum Einsatz kommen, bestimmte Anforderungen zu stellen: So sollten diese Geräte kompakt und leicht gebaut sein, netzunabhängig arbeiten, gute Ablesbarkeit der Messwerte gewährleisten und über einen ausreichenden Datenspeicher verfügen.

Als Minimalmonitoring für jeden Notfallpatienten sind die Blutdruckmessung, ein Drei-Kanal-EKG sowie die Pulsoxymetrie zu fordern.

Der Einsatz von Technik im Rettungsdienst birgt jedoch auch Gefahren. So sollte die Technik nicht von der Behandlung des Patienten ablenken.

> Merke: Behandle immer den Patienten, nie den Monitor!

1.4.1 Blutdruckmessverfahren

Die Messung des Blutdruckes stellt ein wichtiges Verfahren zur Beurteilung der Kreislaufsituation dar. Bei der Blutdruckmessung werden drei Werte unterschieden:

— der systolische Blutdruck, der obere Wert, gibt Auskunft über erniedrigten, normalen oder erhöhten Blutdruck (Hypotonie, Normotonie und Hypertonie);
— der diastolische Blutdruck, der untere Wert, ermöglicht Aussagen über den Widerstand der kleinen Gefäße in der Peripherie und über die Durchblutung des Herzens;

- der arterielle Mitteldruck gibt die Kraft wieder, welche den Blutstrom in der Peripherie aufrechterhält.

Zur Blutdruckmessung nach Riva-Rocci (RR) wird eine Manschette am Oberarm des Patienten angebracht. Diese Manschette kann über einen Gummiball aufgeblasen werden. Beim langsamen Ablassen des Drucks über ein Ventil kann der aktuelle Manschettendruck an einem Manometer abgelesen werden. Das Ablesen des Drucks kann durch Palpation, Auskultation oder Oszillometrie erfolgen. Die Blutdruckmessung nach Riva-Rocci gilt als Standard der Blutdruckmessung im Rettungsdienst.

Die palpatorische Methode der Riva-Rocci-Blutdruckmessung ist die ungenaueste Art und gibt nur einen groben Überblick. Der systolische Blutdruck entspricht dem Manschettendruck, bei dem der Puls einer unterhalb der Manschette gelegenen Arterie gerade wieder tastbar ist. Der diastolische Druck ist mit dieser Methode nicht messbar.

Die auskultatorische Methode wurde von *N. S. Korotkow* (russischer Chirurg, 1874-1937) entwickelt. Hierbei wird die Blutdruckmanschette am Oberarm aufgeblasen und ein Stethoskop in der Ellenbeuge aufgesetzt. In der Ellenbeuge sind verschiedene Geräuschphänomene zu hören, die den Blutdruckwerten (Systole/Diastole) entsprechen:

- *Phase I:* kurzes, scharfes Geräusch bei beginnender Aufhebung der Gefäßkompression, entspricht dem systolischen Blutdruck,
- *Phase II:* Töne verschwinden, entspricht dem diastolischen Blutdruck.

Bei ruhigen äußeren Bedingungen stellt die Auskultation der Korotkow-Töne eine gute und zuverlässige Methode der Blutdruckmessung dar. Einschränkungen dieser Methode treten im Rettungsdienst jedoch häufig durch Lärm an den Einsatzstellen und durch die Geräuschentwicklung während der Fahrt im Rettungswagen auf, so dass in diesen Situationen auf die weniger sensitive Methode der palpatorischen Methode der Druckmessung zurückgegriffen werden muss.

Eine weitere Fehlermöglichkeit der auskultatorischen Blutdruckmessung besteht darin, dass passende Manschettengrößen für die entsprechenden Oberarmdurchmesser der Patienten verwendet werden sollten. Da im Rettungsdienst meist nur eine Größe für Erwachsene vorgehalten wird, kann es hierdurch zu Fehlmessungen von bis zu 10% kommen.

Die oszillometrische Methode ist die genaueste Methode der Blutdruckmessung nach Riva-Rocci. Hierbei werden die Amplituden der Gefäßwandschwingungen automatisch durch einen Drucksensor gemessen und hieraus die entsprechenden Blutdruckwerte abgeleitet. Im Rettungsdienst stößt dieses Verfahren häufig an seine Grenzen, da durch Vibrationen während des Fahrens der Drucksensor in die Irre geleitet wird.

1.4.2 Blutzuckermessung

Bei jedem bewusstlosen Patienten sowie bei Verdacht auf Blutzuckerentgleisungen und bei bekannten Diabetikerpatienten sollte bereits durch einen Arzt der Blutzuckerwert bestimmt werden. Dies ist möglich durch die so genannte halbquantitative Blutzuckermessung. Hierbei wird die Verfärbung eines Teststreifens mit einer abgestuften Referenzskala verglichen. Diese Methode ist jedoch stark fehlerbehaftet, da der Vergleich von Teststreifen und Referenzskala je nach Umgebungslicht unterschiedlich ausfallen kann und die Referenzskala auch nur grobe Anhaltswerte für die Höhe des Blutzuckerwertes bietet.

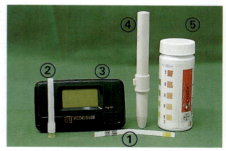

Abb. 6 - Material und Geräte zur Blutzuckermessung: Teststreifen (1), Einmal-Kanüle (2), Photometer (3), Druckluftlanzette (4), Teststreifen mit Farbskala (5)

Exaktere Werte sind durch die Messung des Blutzuckergehaltes mit Miniphotometern zu erhalten. Diese Geräte werden von vielen verschiedenen Herstellern angeboten.

Für die Bestimmung des Blutzuckerwertes genügt ein Tropfen Blut, der entweder aus dem Ohrläppchen oder aus der Fingerbeere als Kapillarblut oder sofort nach Punktion einer Vene mit einer Venenverweilkanüle entnommen wird (Abb. 6 bis 8).

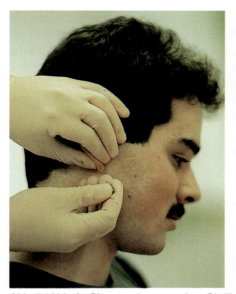
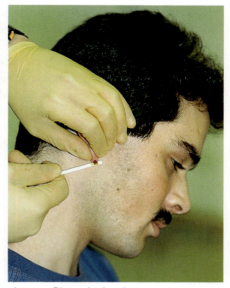

Abb. 7 / Abb. 8 - Blutentnahme aus dem Ohrläppchen zur Blutzuckerbestimmung

Eine weitere Möglichkeit der Blutgewinnung zur Blutzuckermessung besteht darin, am Mandrin der Venenverweilkanüle die Verschlusskappe zu entfernen und dieses Blut direkt auf den Teststreifen aufzutropfen. Dies muss jedoch noch vor dem Spülen der Leitung mit Kochsalzlösung oder einer Medikamentenapplikation erfolgen, da ansonsten das Ergebnis verfälscht werden könnte. Der Blutzuckerwert sollte bei
- jedem bewusstlosen Patienten,
- Verdacht auf Blutzuckerentgleisung oder
- bekannten Diabetikerpatienten bestimmt werden.

1.4.3 Pulsoxymetrie

Die Pulsoxymetrie ermöglicht die kontinuierliche, nicht invasive Überwachung der arteriellen, partiellen Sauerstoffsättigung des Blutes. Dieses Monitoringverfahren bietet somit die Möglichkeit der frühzeitigen Erkennung und damit Behandlung von Störungen des Atemsystems. Generell sollte die Pulsoxymetrie bei jedem Notfallpatienten zum Einsatz kommen.

Das Funktionsprinzip der Pulsoxymetrie beruht auf der unterschiedlichen Aufnahme (Absorption) von Licht durch roten Blutfarbstoff (Hämoglobin), der mit Sauerstoff gesättigt ist, und solchen, der nicht gesättigt ist. Die Differenz der Absorptionswerte wird elektronisch erfasst und auf einem Monitor dargestellt. Die Messung der Sauerstoffsättigung kann mit verschiedenen Sensoren erfolgen, die entweder am Finger oder am Ohrläppchen des Patienten befestigt werden (Abb. 9 und 10). Altersabhängig liegt die Sauerstoffsättigung bei 96 - 98%. Bei Notfallpatienten sollte die Sättigung der Hämoglobin-Moleküle mit Sauerstoff nicht unter 90% absinken.

Bewegungen der Messsonde sind die häufigsten Störungen bei der Pulsoxymetrie. Bei zentralisierten Patienten und bei stark unterkühlten Patienten ist die Durchblutung an den Messstellen (Ohrläppchen, Finger) so stark reduziert, dass eine Messung mittels Pulsoxymetrie nicht mehr möglich ist. Pathologisch verändertes Hämoglobin, wie beispielsweise Kohlenmonoxid belagertes Hämoglobin (CO-Hb) oder Methämoglobin (Met-Hb), die bei Vergiftungen oder Rauchgasinhalationen auftreten können, führen zu erheblichen Verfälschungen der Pulsoxymetrie-Messwerte.

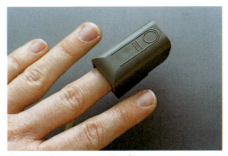

Abb. 9 - Pulsoxymetrie: Fingersensor

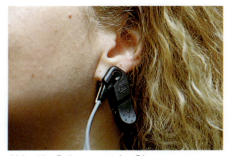

Abb. 10 - Pulsoxymetrie: Ohrsensor

1.4.4 Elektrokardiogramm (EKG)

Das Elektrokardiogramm (EKG) ist eine der Standard-Maßnahmen bei Notfallpatienten im Rettungsdienst. Das EKG liefert Informationen über die elektrischen Herzaktionen. Aussagen über die mechanischen Herzaktionen und somit über den Blutfluss innerhalb der Gefäße (Hämodynamik) sind mit dem EKG nicht möglich. An jeder Herzmuskelzelle laufen elektrophysioloigsche Vorgänge ab. Innerhalb und außerhalb der Zelle bestehen unterschiedliche Konzentrationen von Elektrolyten - das sind Verbindungen, die in wässriger Lösung in elektrisch geladene Teilchen (Ionen) zerfallen -, insbesondere von Natrium und Kalium. Durch diese Elektrolytunterschiede entsteht eine Spannungsunterschied an der Zelloberfläche. Für eine Kontraktion des Herzens müssen alle Zellen diesen Spannungsunterschied innerhalb von Millisekunden ändern. Es kommt zu einer Spannungsumkehr an der Zelloberfläche. Diese Spannungsumkehr wird im EKG dargestellt. Hierbei ist zu beachten, dass nicht einzelne Zellen, sondern Zellverbände die Veränderungen im EKG auslösen.

Das EKG arbeitet im Prinzip wie ein elektrischer Verstärker und zeichnet die Änderungen der Spannung an der Zelloberfläche auf. Hierzu werden die elektrischen Aktivitäten des Herzens an der Hautoberfläche über Elektroden abgeleitet. Das heißt, die Ausschläge auf dem EKG-Monitor spiegeln Änderungen der Zellpolarisation (d. h. Änderungen der elektrischen Spannung der Herzmuskelzelle) am Herzen zu einem bestimmten Zeitpunkt der Herzkontraktion wider.

Zur Registrierung des EKGs werden im Rettungsdienst hauptsächlich so genannte Dreikanal-EKGs eingesetzt. Unter Ableitungen eines EKGs versteht man die Ausbreitung der Erregung im Herzen in der Betrachtung verschiedener Ebenen. Diese Ebenen sind international standardisiert. Im Rettungsdienst werden in den allermeisten Fällen die Ableitungen I, II und III nach *Einthoven* registriert. Die drei Ableitungen ermöglichen Aussagen über die Herzfrequenz und den Herzrhythmus. Diese Aussagen sind für die Versorgung im Rettungsdienst in den allermeisten Fällen völlig ausreichend.

1.4.4.1 Ableitungsarten

Im Rettungsdienst werden zwei Ableitungsarten unterschieden: Bei der Ableitung über die Defi-Paddles oder die Klebeelektroden der halbautomatischen Defibrillatoren werden diese als Elektroden zur EKG-Registrierung verwendet. Diese Ableitungsmöglichkeit wird gewählt, wenn innerhalb kürzester Zeit der Herzrhythmus des Patienten beurteilt werden soll. Hierbei wird ein Defi-Paddle unterhalb des rechten Schlüsselbeins aufgesetzt, das zweite im Bereich der Herzspitze. Durch festes Anpressen beider Paddles wird eine Ableitung ermöglicht.

Bei der Ableitung über das Dreipol-Kabel werden Klebeelektroden am Brustkorb (Thorax) des Patienten befestigt und mit einem Kabel zum EKG-Gerät verbunden.

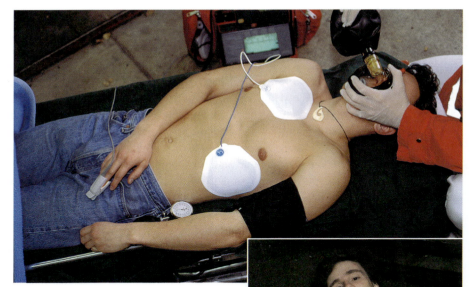

Abb. 11 - EKG-Ableitung über Defi-Paddles

Diese Methode ist am weitesten verbreitet. Die meisten Dreipol-Kabel haben die Farben rot, gelb und schwarz oder grün. Hierbei wird die rote Elektrode an der rechten Schulter befestigt, die gelbe Elektrode an der linken Schulter und die schwarze oder grüne Elektrode an der linken Flanke. Beim Kleben der Elektroden ist zu beachten, dass die für eine eventuell nötig werdende Defibrillation benötigten Paddles an den korrekten Stellen aufgesetzt werden können (vgl. Abb. 11 und 12).

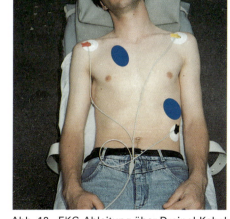

Abb. 12 - EKG-Ableitung über Dreipol-Kabel

1.4.4.2 Das normale EKG

Der normale Ablauf einer Herzerregung (vgl. Kap. 14.2.1.1) beginnt im Sinusknoten (Beginn des rechten Vorhofs) des Herzens. Von dort wird die Erregung über die Vorhöfe zum AV-Knoten und zu den beiden Tawara-Schenkeln weitergeleitet. Dieser Vorgang wird in den einzelnen Abschnitten des EKGs widergespiegelt (Abb. 13).

Die einzelnen Ausschläge im EKG sind mit Buchstaben bezeichnet. Die erste Zacke nach oben wird als P-Welle bezeichnet und spiegelt die Ausbreitung der

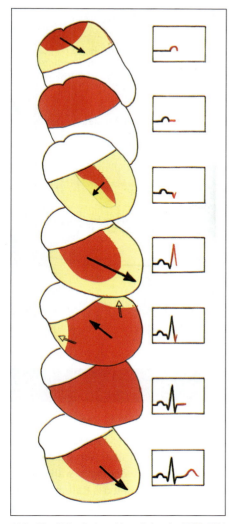

Abb. 13 - Ablauf einer Herzaktion im EKG-Bild

Erregung in den Vorhöfen des Herzens wider. Der folgende Komplex, bestehend aus zwei negativen und einer positiven Zacke, wird als QRS-Komplex bezeichnet und gibt die Ausbreitung der Erregung in den Herzkammern wieder. Zwischen der P-Welle und dem QRS-Komplex liegt die PQ-Strecke. Diese Strecke stellt die Verzögerung der Überleitung zwischen Vorhöfen und Kammer dar. Die an den QRS-Komplex anschließende T-Welle zeigt die Rückbildung der Erregung im Herzen an (Abb. 14).

1.4.4.3 Störungen

Bei der Ableitung des EKGs können vielfältige Störungen auftreten. Besonders häufig sind so genannte Artefakte („Kunstprodukte") durch Muskelzittern des Patienten oder durch Überlagerung elektromagnetischer Wellen (z.B. Beeinflussung durch Bahnoberleitungen, Kühlschränke, Computer). Auch falsche Einstellungen des EKG-Gerätes oder Fehlbedienungen durch den Benutzer führen häufig zu Fehlinterpretationen des abgeleiteten EKGs.

Beim Auftreten einer Null-Linie im EKG muss als erstes der zentrale Puls des Patienten getastet werden, um einen Herzstillstand auszuschließen. Sind noch Pulsaktionen beim Patienten tastbar, so kann man sich auf die Fehlersuche beim EKG-Gerät begeben.

1.4.5 Temperaturmessung

Die Messung der Körpertemperatur ist bei Patienten mit eventuell zu erwartenden Temperaturstörungen durchzuführen. Hier ist im Besonderen an Patienten mit Unterkühlung zu denken. Die Körpertemperaturmessung stößt jedoch in vielen Fällen durch

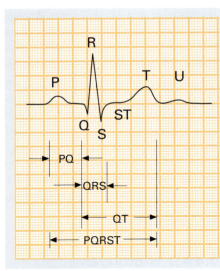

Abb. 14 - EKG-Sinusrhythmus

den begrenzten Messbereich der eingesetzten Thermometer (34 - 42 °C) an ihre Grenzen.

1.5 Dokumentation

Jeder Rettungsdiensteinsatz, egal ob mit oder ohne Notarzt, muss ausführlich dokumentiert werden. Die Dokumentation muss Auskunft geben über den Zustand des Patienten bei Eintreffen des Rettungsdienstes und über Veränderungen während der rettungsdienstlichen Betreuung. Sie dient neben der Absicherung des Rettungsdienstmitarbeiters bei eventuellen rechtlichen Komplikationen auch zur Qualitätssicherung im Rettungsdienst.

Eine vollständige Dokumentation eines Einsatzes sollte auf vorgegebenen Protokollen bzw. im dafür vorgesehenen Bereich der Transportaufträge erfolgen. Ein vollständiges Ausfüllen des Protokolls sowie das Beiheften eines Durchschlages an die Patientenakte und die Aufbewahrung des Protokolls durch den Rettungsdienstträger bietet eine juristische Absicherung im Falle einer rechtlichen Auseinandersetzung.

Weiterhin erfüllt ein gut geführtes Rettungsdienstprotokoll auch die Aufgaben, dem übernehmenden Klinikarzt schriftlich den Ablauf des Einsatzes zu übermitteln. Korrekt und gründlich ausgefüllte Dokumentationen eines Einsatzes können durch den Träger des Rettungsdienstes auch zum Zwecke der Qualitätssicherung verwendet werden.

1 Diagnostik

1.5 Dokumentation

Besondere Vorkommnisse und Maßnahmen der Notfallkompetenz:

☐ Feuerwehr anwesend
☐ NEF/NAW/NAH anwesend
☐ Arzt anwesend / begleitend
☐ Exekutive anwesend/begleitend
☐ Transport verweigert
☐ Zwangseinweisung
☐ Infektionstransport

Unterschrift und DNr. des NFS _____ Unterschrift und DNr. des RK-Arztes _____

Folgende persönliche Wertgegenstände des Patienten wurden am Zielort übergeben:

Name und Unterschrift der übernehmenden Person: _____

Unterschrift des Patienten _____

Kostenübernahmeerklärung

Wenn die Transportkosten durch eine Kasse nur teilweise oder nicht übernommen werden, gehen sie zu meinen Lasten.

(Patientendaten am Transportbericht eintragen)

Datum: _____

Unterschrift des Patienten _____

Revers

Ich lehne eine Überführung in ein Krankenhaus bei voller Verantwortlichkeit für meinen Gesundheits– bzw. Krankheitszustand strikte ab, obwohl das Personal des Roten Kreuzes mich umfassend aufgeklärt und dazu aufgefordert hat.
Ich bin mir bewusst, dass ich die Folgen dieser Ablehnung selbst zu verantworten und zu tragen habe.

(Patientendaten am Transportbericht eintragen)

Zeuge: (Name und Anschrift bei RK-fremden Personen oder Dienstnummer bei Exekutivbeamten)

Datum: _____ Unterschrift Zeuge _____

Einsatz

☐ Feuerwehr anwesend
☐ NEF/NAW/NAH anwesend
☐ Arzt anwesend / begleitend
☐ Exekutive anwesend/begleitend
☐ Transport verweigert
☐ Zwangseinweisung
☐ Infektionstransport

Verletzungen

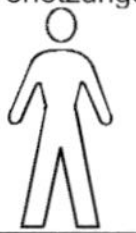

vor Ort _____ bei Eintreffen im KH _____

A | GCS

Verb. Antwort:
5 orientiert
4 verwirrt
3 einzelne Worte
2 unverständlich
1 keine

Motor. Reaktion:
6 adäquat
5 Schmerz gezielt
4 Schmerz ungezielt
3 Beugemechanismen
2 Streckmechanismen
1 keine

Öffnet Augen:
4 spontan
3 auf Anruf
2 auf Schmerz
1 nicht

B | Atmung
☐ Atmung
  ☐ ausreichend
  ☐ bedroht
  ☐ Stillstand
☐ Sauerstoff: O₂ _____ l/min
☐ Atemwege frei machen
☐ stabile Seitenlage
☐ Beatmung

C | Kreislauf
☐ Blutdruck: ___ / ___
☐ Puls: ___
☐ SpO₂: ___ %
☐ EKG Monitoring
☐ AED-Defibrillation
☐ Herzmassage

D | Haut
☐ warm
☐ kalt
☐ trocken
☐ schweißig
☐ rosig
☐ blass
☐ cyanotisch

E | Neurologie
☐ Halbseitenlähmung
☐ Sprachstörung
☐ Krampfanfall

F | Pupillen
 ll   re
☐ ☐ eng
☐ ☐ mittelweit
☐ ☐ weit
☐ ☐ entrundet

G | Schienung/ Lagerung
☐ Vakuum-Matratze
☐ Beinschiene
☐ Sam Splint
☐ Dreiecktuch
☐ HWS-Schiene Gr. ___
☐ M D S
☐ Lagerung (Skizze)

H | Geburt
☐ Entbindung
☐ Inkubator

I | Blutstillung und Wundversorgung
☐ versorgt angetroffen
☐ durchgeführt
  ☐ Wundversorgung
  ☐ Druckverband
  ☐ Abbindung

J | Pflege
☐ Nierentasse
☐ Einmalunterlage
☐ Leibschüssel
☐ Harnflasche
☐ Wäschewechsel

K | Sonstiges
☐ Bergung
  ☐ Schaufeltrage
  ☐ Bergetuch
  ☐ durch Feuerwehr
☐ Sonderreinigung (Schlussdesinfektion)
Uhrzeit: _____

Abb. 15 - Transportprotokoll 1. Teil

17

1 Diagnostik 1.5 Dokumentation

Abb. 16 - Transportprotokoll 2. Teil

2 Standardmaßnahmen bei der Patientenversorgung

Aufgabe des Rettungsdienstes ist es nicht nur den Notfallpatienten einer medizinischen Versorgung zuzuführen, sondern durch die präklinische Erstversorgung die Überlebenswahrscheinlichkeit zu verbessern und die Folgeschäden sowie die Krankenhausverweildauer zu verringern. Um möglichst schon im Vorfeld alle erforderlichen diagnostischen und therapeutischen Maßnahmen bei der Versorgung von Notfallpatienten zur Anwendung zu bringen, muss eine standardisierte Patientenversorgung erfolgen. Als Standards kann man die Mindestanforderungen sehen, die an die Maßnahmen des Rettungsdienstpersonals gestellt werden, um dem Anspruch einer kompetenten Versorgung jedes Notfallpatienten zu genügen. Rechtlich und ethisch gesehen ist eine standardisierte Versorgung das, worauf der Notfallpatient Anspruch hat.

J. Veith
Pate: R. Lipp

2.1 Standardisierte Patientenversorgung

Eine zeitgemäße rettungsdienstliche Patientenversorgung setzt sich aus drei Grundpfeilern zusammen, den *Elementarmaßnahmen*, den *Standardmaßnahmen* und den *speziellen Maßnahmen*. Man kann diese drei Komplexe als ein Verbundsystem betrachten; sie bauen aufeinander auf und ergänzen sich darüber hinaus auch gegenseitig.

Nur wenn diese drei Aufgabenkomplexe bei Einsätzen abgearbeitet werden, kann die standardisierte Versorgung die Arbeit erleichtern und für den Patienten ein hohes Maß an Qualität bei der Versorgung garantieren. Es ist zu beachten, dass die Grundlage der Versorgung die Elementarmaßnahmen sind, auf die die Standardmaßnahmen und anschließend auch die speziellen Maßnahmen aufbauen.

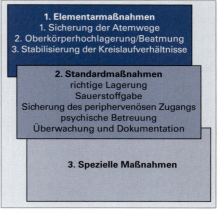

Abb. 1 - Standardisierte Patientenversorgung

2.2 Elementarmaßnahmen

Die Elementarmaßnahmen sind der erste Pfeiler der rettungsdienstlichen Vorgehensweise. Sie greifen immer dann, wenn eine Störung vitaler Funktionen vorliegt.

Zusammen mit der Rettung eines Patienten unter Wahrung des Eigenschutzes müssen diese Maßnahmen vor allen anderen Maßnahmen erfolgen. Die Elementarmaßnahmen umfassen drei Grundmaßnahmen mit den Zielen:

1. sichere, freie Atemwege,
2. ausreichendes Atemminutenvolumen,
3. stabile Kreislaufverhältnisse.

Hinter diesem Maßnahmenkomplex der Elementarmaßnahmen verbirgt sich hinter dem Punkt eins (*sichere, freie Atemwege*) zum Beispiel, dass bei bewusstlosen Patienten nach dem Zurückbeugen (Reklination) des Kopfes und der Racheninspektion eventuell vorhandenes Blut, Schleim oder Erbrochenes aus dem Rachenraum entfernt wird. Diese Fremdkörper werden durch manuelles Ausräumen, mit der Absaugpumpe oder durch einen Arzt mit der Magill-Zange unter laryngoskopischer Sicht entfernt. Üblicherweise wird diese Maßnahme als das „Freimachen der Atemwege" bezeichnet. Bei vorhandener, ausreichender Atmung erreicht man das sichere Freihalten der Atemwege durch die stabile Seitenlage oder die Intubation.

Um, wie beim zweiten Punkt gefordert, ein ausreichendes *Atemminutenvolumen* zu garantieren, ist neben einer Oberkörperhochlagerung eventuell eine frühzeitige assistierte oder kontrollierte Beatmung mit hohem Sauerstoffgehalt angezeigt. Um zu entscheiden, ob das Atemminutenvolumen eines Patienten ausreichend ist, ist die Kenntnis der verschiedenen Atemvolumina und -frequenzen in den unterschiedlichen Altersgruppen von entscheidender Bedeutung (vgl. Kap. 3.2.4.1).

Zum Punkt drei (*stabile Kreislaufverhältnisse*) ist als Maßnahme primär die Lagerung zu nennen. Zum Beispiel ist bei einem Volumenmangelschock die Schocklagerung indiziert. Beim kardiogenen Schock wird der Patient mit erhöhtem Oberkörper beziehungsweise bei Blutdruckwerten unter 80 mmHg flach gelagert. Als weitere Maßnahmen können venöser Zugang und ggf. Volumensubstitution, kardiopulmonale Reanimation und Medikamentengabe im Rahmen der Notfallkompetenz erforderlich sein.

2.3 Standardmaßnahmen

Wenn eine Störung der vitalen Funktionen nicht vorhanden war oder die vitalen Funktionen gesichert sind, werden bei allen Notfallpatienten die Standardmaßnahmen durchgeführt. Jeder Patient, der im RTW transportiert und als Notfallpatient eingestuft wird, hat Anspruch auf die folgenden fünf Versorgungsprinzipien:

1. richtige Lagerung,
2. Sauerstoffgabe,

3. Sicherung eines periphervenösen Zugangs (durch einen Notfallsanitäter oder Arzt),
4. psychische Betreuung,
5. Überwachung und Dokumentation.

2.3.1 Lagerung

Die Lagerung des Patienten richtet sich zunächst nach der Erstdiagnose. Zur Stabilisierung der Kreislaufverhältnisse kann zum Beispiel die Schocklage elementar sein, gleiches gilt für die sitzende Lagerung bei akuten Atemnotsyndromen.

Bei Patienten ohne eine akute Störung der Vitalfunktionen wird die Lagerung durchgeführt, die eine Besserung des Patientenzustands erwarten lässt oder zumindest einer weiteren Verschlechterung seines Zustands vorbeugt. So wird zum Beispiel bei einem Schlaganfall ohne Bewusstlosigkeit der Betroffene bei ausreichendem Blutdruck mit erhöhtem Oberkörper, dagegen bei niedrigem Blutdruck flach gelagert, um eine optimale Durchblutung (Perfusion) des Gehirns zu gewährleisten und damit einer weiteren Schädigung des Gehirns oder gar einer Störung des Bewusstseins entgegenzuwirken.

Man kann also die Lagerung im Rahmen der Standardtherapie als eine einfache, nichtinvasive Maßnahme bezeichnen, die dazu dient, weiteren Schaden vom Patienten abzuwenden und Störungen vitaler Funktionen vorzubeugen.

2.3.2 Sauerstoffgabe

Die Sauerstoffgabe erfolgt im Rettungsdienst über Nasensonde, Inhalationsmaske oder Sauerstoffbrille. Dabei wird in der Inspirationsluft bei einem Flow von mindestens 4 l/min eine Sauerstoffkonzentration von ca. 40% erreicht. Die *Nasensonde* wird durch den Patienten gut toleriert, zeichnet sich aber durch eine schlechte Sauerstoff-Dosierbarkeit aus. Mit *Sauerstoffmasken* erreicht man eine höhere Sauerstoffkonzentration der Luft. Sie sollten aber nur mit einem zusätzlichen Resevoir-Beutel und eventuell mit Nichtrückatemventil betrieben werden. Anderenfalls besteht die Gefahr, dass es bei einem zu niedrigen Sauerstofffluss (weniger als 5 l/min) zu einer CO_2-Rückatmung kommt. Entscheidend für eine optimale Sauerstoffversorgung des Patienten ist es, dass dieser frühzeitig mit der Inhalation von Sauerstoff beginnt. Die Voraussetzung hierfür ist eine ausreichende Eigenatmung (vgl. Kap. 3.2.4.1).

2.3.3 Venöser Zugang

Der venöse Zugang ist zur Volumensubstitution und zur sofortigen Gabe von Medikamenten erforderlich. Geeignete Punktionsstellen sind die peripheren Venen des Handrückens und des Unterarms. Der venöse Zugang wird durch Anlegen einer Vollelektrolytlösung offen gehalten. Diese Maßnahme wird frühzeitig bei Notfallpatienten durchgeführt, weil sie die therapeutischen, aber auch die diagnostischen Möglichkeiten erheblich verbessert oder überhaupt erst schafft.

2.3.4 Psychische Betreuung

Welchen Stellenwert die psychische Betreuung hat, ist für jeden Rettungsdienstmitarbeiter verständlich und nachvollziehbar. Jeder Notfall stellt für den Patienten nicht nur eine durch die Erkrankung oder Verletzung ausgelöste physische Stresssituation dar, sondern die Angst vor bleibenden Schäden oder vor einem Krankenhausaufenthalt und die Ungewissheit verschlimmern die Situation für den Patienten. So kann bei einem Herzinfarktpatienten durch zusätzlichen Stress sogar ein Kammerflimmern ausgelöst werden. Die Betreuung hat neben der medizinischen auch eine ethische Komponente. Man sollte Patienten so behandeln, wie man es für sich von anderen in dieser Situation erwarten würde.

2.3.5 Überwachung und Dokumentation

Um den Zustand des Patienten richtig beurteilen zu können und um eine Überwachung zu gewährleisten, ist es erforderlich, kontinuierlich neben Puls, Blutdruck und Atemfrequenz auch das EKG und eventuell die Sauerstoffsättigung mittels Pulsoxymetrie zu kontrollieren.

> Jede Maßnahme am Patient muss unbedingt dokumentiert werden.

Nicht zuletzt aus rechtlichen Gründen ist es erforderlich, die Dokumentation der Einsätze kontinuierlich zu betreiben. Es muss deutlich herausgestellt werden, dass vom Rettungsdienstpersonal generell jeder Einsatz zu dokumentieren ist. Die Dokumentation gibt Auskunft über den Zustand des Patienten bei Übernahme und Übergabe und über mögliche Veränderungen während der rettungsdienstlichen Betreuung, also über den Verlauf des Patientenzustands.

Ein Exemplar des Rettungsdienstprotokolls soll bei der Krankenakte und eines in der Rettungsdienststelle oder am Sitz der Verwaltungseinheit aufbewahrt werden.

2.4 Spezielle Maßnahmen

Der dritte Pfeiler der Versorgung von Notfallpatienten sind die speziellen Maßnahmen. Darunter versteht man die auf die Verdachtsdiagnose abgestimmten und ergänzenden Maßnahmen des Rettungsdienstpersonals. Hierzu gehören zum Beispiel das Vorbereiten der Intubation oder der Medikamente ebenso wie Wundverbände, Kühlung und Wärmeerhaltung.

2.5 Fallbeispiel

Am folgenden Beispiel eines Patienten mit einem Schlaganfall soll der Ablauf der standardisierten Versorgung eines Notfallpatienten verdeutlicht werden:

Tab. 1 - Versorgung eines Patienten mit Schlaganfall

Situation an der Einsatzstelle
- männlicher Patient, 58 Jahre, zeitlich und örtlich orientiert
- Halbseitenlähmung links, herabhängender Mundwinkel
- Blutdruck 240/110 mmHg und Puls 80/min
- Atemfrequenz 15/min mit ausreichender Atemzugtiefe

1. Elementarmaßnahmen
Aus dieser Rubrik sind keine Maßnahmen erforderlich, da der Patient bei Bewusstsein ist, ein ausreichendes Atemminutenvolumen und stabile Kreislaufverhältnisse hat.

2. Standardmaßnahmen
Der Patient wird mit erhöhtem Oberkörper gelagert, wobei die Extremitäten abgepolstert werden. Er erhält 6 - 8 l Sauerstoff pro Minute. Eine psychische Betreuung ist bei diesem Krankheitsbild selbstverständlich. Zur Überwachung werden ein Blutdruckmessgerät, ein EKG-Gerät und ein Pulsoxymeter angelegt. Die Daten werden lückenlos in das Transportprotokoll des Rettungsdienstes eingetragen.

3. Spezielle Maßnahmen
Im Hinblick auf den hohen Blutdruck wird ein Notarzt nachalarmiert um ein Medikament gegen Bluthochdruck zu verabreichen.

3 Störungen vitaler Funktionen und Regelkreise

Der menschliche Körper ist für seine geregelte Funktion auf die Zusammenarbeit von Bewusstsein, Atmung und Kreislauf angewiesen. Da das Gehirn verschiedene Systeme des menschlichen Organismus auch ohne Bewusstsein aufrechterhalten kann, trifft die Bezeichnung „Hirnfunktion" in diesem Zusammenhang besser zu. Die genannten drei Systeme werden aufgrund ihrer Bedeutung für den menschlichen Organismus mit den Begriffen „lebenswichtige Funktionen", Elementarfunktionen oder auch *„Vitalfunktionen" erster Ordnung* (lat. vita = Leben) zusammengefasst. Besteht eine Einschränkung dieser Funktionen oder fällt eine aus, so befindet sich der Patient in akuter Lebensgefahr.

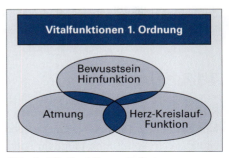

Abb. 1 - Vitalfunktionen 1. Ordnung

Vitalfunktionen zweiter Ordnung sind Regelmechanismen, die ebenfalls für den menschlichen Organismus von Bedeutung sind und direkten Einfluss auf die Vitalfunktionen erster Ordnung haben. Es handelt sich dabei um:

1. den Wasser-Elektrolythaushalt
2. den Säure-Basen-Haushalt
3. den Temperaturhaushalt
4. das Hormonsystem
5. den Stoffwechsel
6. das Immunsystem.

Störungen der Vitalfunktionen erster Ordnung müssen umgehend behandelt werden, Störungen der Vitalfunktionen zweiter Ordnung haben im Rahmen der Akutmedizin hingegen nur relative Behandlungspriorität.

3.1 Störungen des Bewusstseins

Die Ursache einer Bewusstseinsstörung präklinisch zu erkennen, ist oftmals schwierig. Die Diagnosemöglichkeiten im Rettungsdienst bei Bewusstseinsstörungen sind eingeschränkt. Daher beschränken sich die Maßnahmen im Rettungsdienst zunächst auf den Schutz des Patienten vor den Gefahren der Bewusstlosigkeit und vor weiterer Verschlechterung der anderen Vitalfunktionen. Nur in wenigen Fällen kann vor Ort die Ursache einer Bewusstseinstrübung wie z.B. bei einer akuten Unterzuckerung (Hypoglykämie) beseitigt werden.

3.1.1 Definition

Bewusstsein ist die Gesamtheit der als gegenwärtig empfundenen seelischen Vorgänge. Es ist die Fähigkeit der persönlichen, räumlichen und zeitlichen Orientierung und die Fähigkeit der sinnlichen Wahrnehmung. Es ist ebenso die Fähigkeit, auf äußere Reize zu reagieren und eine freie Willensentscheidung zu treffen.

3.1.2 Ursachen

Störungen des Bewusstseins erfordern vom Rettungsdienst besondere Aufmerksamkeit. Sie deuten auf eine eventuelle Schädigung des zentralen Nervensystems hin und signalisieren somit eine mögliche vitale Gefährdung. Die Schwere einer Bewusstseinseinschränkung oder der Ausfall des Bewusstseins steht in direktem Zusammenhang mit der Beeinträchtigung des zentralen Nervensystems. Aufgrund des Krankheitsverlaufs, des Unfallhergangs und der Symptome lassen sich drei große Gruppen als Ursachen für Bewusstseinsstörungen bestimmen.

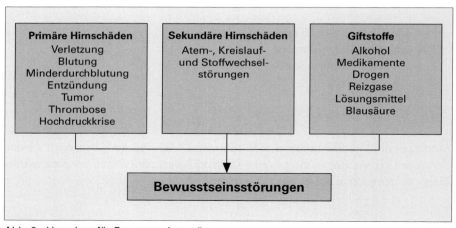

Abb. 2 - Ursachen für Bewusstseinsstörungen

3.1.2.1 Primäre Ursachen

Primäre Ursachen sind direkt für die Störung des Bewusstseins verantwortlich:

- *Verletzungen (Traumen):* Hier ist insbesondere das Schädel-Hirn-Trauma mit seinen speziellen Komplikationen zu nennen (vgl. Kap. 15.2).
- *Blutung:* Auf intrazerebrale Raumforderungen durch Blutungen wird im Kapitel 14.9.3 dieses Buches näher eingegangen.
- *Schlaganfall:* Der Apoplex (Schlaganfall) wird im Kapitel 14.9.2 erläutert.

- *Entzündliche Prozesse:* Entzündungen und Reizungen der Hirnhäute oder des Gehirns selbst können Bewusstseinsstörungen auslösen.
- *Tumoren:* Sie können im Gehirn durch ihr kontinuierliches Wachstum Hirngewebe verdrängen. Dadurch stirbt dann dieser Teil des Gehirns ab und es kann zu weiteren neurologischen Ausfällen kommen.

3.1.2.2 Sekundäre Ursachen

Störungen anderer Vitalfunktionen können sich auf die Hirnfunktion und damit auf das Bewusstsein auswirken.

- *Atemstörungen:* Bei Störungen der Atmung kommt es zum Absinken des O_2-Gehaltes im Blut (Hypoxämie) und später auch zum Absinken desselben im Gewebe (Hypoxie). Da das Gehirn keine Sauerstoffreserven besitzt, ist es auf eine kontinuierliche Versorgung mit Sauerstoff angewiesen. Somit werden sich Störungen der Atmung sehr schnell auf die regelrechte Funktion des Gehirns auswirken. Sie können schlimmstenfalls zum totalen Ausfall führen.
- *Herz-Kreislauf-Störungen:* Schwankungen des Blutdrucks kann das Gehirn in engen Grenzen selbstständig regulieren. Besteht jedoch eine massive Einschränkung der Kreislauffunktion, kommt es sehr schnell zur Bewusstseinstrübung bis hin zur Bewusstlosigkeit (z.B. Ohnmacht).

3.1.2.3 Toxische Ursachen

Die Wirkung von Giftstoffen kann Einfluss auf den Wachheitsgrad des Patienten nehmen. Insbesondere bei Bewusstseinsstörungen sollte auch an eine Vergiftung gedacht werden (vgl. Kap. 14.10). Weitere toxische Ursachen sind im Körper entstehende Vergiftungen. Diese können aus Störungen des Zuckerhaushaltes (z.B. Hyperglykämie) oder Störungen bei anderen Stoffwechselvorgängen, wie z.B. beim akuten Leberversagen, resultieren.

3.1.3 Gefahren

Primäre Gefahren durch den Ausfall der Hirnfunktion sind:

1. *Zurückfallen der Zunge:* Bei Bewusstlosigkeit erschlafft die Muskulatur. Dadurch kann die Zunge zurückfallen und die Atemwege verlegen.

2. *Regurgitation:* Durch die Erschlaffung der Speiseröhrenmuskulatur kann Mageninhalt in den Rachen zurückfließen und in die Luftröhre eindringen.
3. *Aspiration:* Aspiration bedeutet Einatmen von Fremdkörpern oder Flüssigkeiten (z.B. Magensaft). Bei fehlenden Schutzreflexen können Fremdkörper in die Luftröhre gelangen.
4. *Ausfall der Schutzreflexe:* Reflexe wie Husten, Schlucken und Würgen fallen bei Bewusstlosigkeit aus. Fremdkörper können somit leicht in die Luftröhre eindringen und die Atmung einschränken.

Der Bewusstlose ist auch durch äußere Umstände bedroht, die *sekundäre Gefahren* mit sich bringen, z.B. Unterkühlung oder Verletzung nach Sturz.

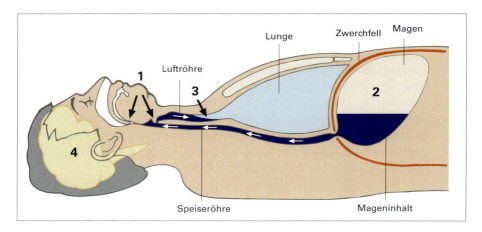

Abb. 3 - Gefahren bei Bewusstseinsstörungen: Verlegung der Atemwege durch Zurücksinken des Unterkiefers und Erschlaffung der Zungenmuskulatur (1), Zurücklaufen von Mageninhalt = Regurgitation (2), Eindringen von Mageninhalt und anderen Flüssigkeiten in die Atemwege = Aspiration (3), Abschwächung oder Ausfall von Schutzreflexen (Husten, Schlucken) (4)

3.1.4 Symptome

Eine differenzierte Diagnostik ist an der Notfallstelle meist nicht möglich. Für die weitere Versorgung ist es wichtig, den Wachheitsgrad (somnolent, soporös, komatös, vgl. Tab. 1) des Patienten schnell und richtig einzuschätzen und entsprechende Maßnahmen zu ergreifen.

Zur Erfassung der Schwere einer Bewusstseinsstörung hat sich die *Glasgow Coma Scale (GCS)* bewährt. Hier werden drei Hauptmerkmale des Bewusstseins mit einer Punktzahl versehen (Tab. 2). Anhand dieser Bewertung wird es möglich, schnell Informationen über den Bewusstseinszustand und dessen Veränderungen beim Patienten zu erfassen und weiterzugeben. Die GCS ist jedoch ein dynamisches Diagnostikum - das heißt, dass es öfters angewendet wird, so dass eine Verschlechterung oder ein Stabilbleiben des Patienten besser beobachtet werden kann.

Tab. 1 - Symptome bewusstseinsgetrübter Patienten

Somnolenz	Sopor	Koma
Benommenheit, abnorme Schläfrigkeit	tiefe Schläfrigkeit	Bewusstlosigkeit
Augenöffnen auf Ansprache	Augenöffnen auf Schmerzreiz	kein Augenöffnen auf Schmerzreiz
Erweckbarkeit durch äußere Reize	Erweckbarkeit durch Schmerzreiz	fehlende Erweckbarkeit
Teilnahmslosigkeit	geordnete Abwehrbewegungen auf Schmerzreiz möglich	evtl. reflektorische Abwehrbewegungen möglich
Erinnerungslücke		

Tab. 2 - Die Glasgow Coma Scale (GCS)

Augen öffnen		Antworten		Motorik	
spontan	4	orientiert	5	auf Aufforderung	6
auf Aufforderung	3	verwirrt	4	gezielt auf Schmerz	5
auf Schmerz	2	inadäquat	3	ungezielte Reaktion	4
keine Reaktion	1	unverständlich	2	Beugereaktion	3
		keine	1	Streckreaktion	2
				keine Reaktion	1

Ein bewusstseinsklarer Patient erzielt hierbei maximal 15, ein tief komatöser Patient 3 Punkte. GCS = Gesamtpunkte

Der *NACA-Score* (NACA steht für National Advisory Committee for Aeronautics) dient zur Bewertung des Schweregrades von Erkrankungen und Verletzungen. Ab der NACA-Stufe III kann es notwendig sein, einen Notarzt beizuziehen, ab Stufe IV ist es verpflichtend. Wie jedes Schema lässt auch der NACA-Score teilweise verschiedene Interpretationen zu, die sich insbesondere aus dem Blickwinkel der jeweiligen medizinischen Fachrichtung ergeben.

- I: Verletzungen oder Erkrankungen geringfügiger Art, die keiner ärztlichen Therapie bedürfen (z.B. Prellungen, Schürfungen),
- II: Verletzungen oder Erkrankungen, die zwar einer weiteren Abklärung bzw. Behandlung, aber in der Regel keines stationären Krankenhausaufenthaltes bedürfen (z.B. Nasenbeinbruch, Hyperventilationstetanie),

- III: Verletzungen oder Erkrankungen, die meist einer stationären Abklärung bzw. Behandlung bedürfen, bei denen aber keine akute Lebensgefahr zu erwarten ist, die Beiziehung eines Notarztes jedoch notwendig sein kann (z.B. einfache Herzrhythmusstörungen, Frakturen, akute Psychosen, Krampfanfälle),
- IV: Verletzungen ohne akute Lebensgefahr, die aber eine Vitalbedrohung nicht ausschließen lassen (z.B. Herzinfarkt, Vergiftung, Schlaganfall),
- V: Verletzungen oder Erkrankungen mit akuter Lebensgefahr, die ohne rasche Behandlung wahrscheinlich tödlich enden (z.B. innere Blutungen),
- VI: Verletzungen oder Erkrankungen, die sofortige Wiederbelebungsmaßnahmen erfordern,
- VII: Verletzungen oder Erkrankungen, die unmittelbar zum Tode geführt haben (mit oder ohne Reanimationsmaßnahmen).

Weitere Symptome, die vom Rettungsdienst ohne größeren diagnostischen Aufwand erhoben werden und wichtige Hinweise auf die Ursache der Bewusstseinsstörung liefern können, sind der Geruch der Ausatemluft und in der Umgebung des Patienten, die Pulsqualität, Pupillenveränderungen, Atemgeräusche, eine Temperaturveränderung, Krämpfe, Lähmungen, Verletzungen oder Blasenbildung auf der Haut (z.B. bei Vergiftungen mit Schlafmitteln (Barbituraten)).

3.1.5 Maßnahmen

3.1.5.1 Auffinden einer leblosen Person

Damit ein einheitliches Handeln am Notfallort gewährleistet ist, sollte immer nach demselben Schema vorgegangen werden. Seine Anwendung ist bei jedem scheinbar leblosen Patienten zwingend erforderlich.

Der Patient wird durch einen Helfer angesprochen. Erfolgt hierauf keine Reaktion, wird ein Schmerzreiz gesetzt. Hier bietet sich das Kneifen in die obere Brustmuskulatur oder in den Handrücken an. Ist auch durch diese Maßnahme keine Reaktion am Patienten hervorzurufen, ist er als ohne Bewusstsein anzusehen.

Bei fehlendem Bewusstsein wird, falls noch nicht geschehen, der Notarzt alarmiert. Parallel dazu wird die Atmung überprüft. Der Helfer fasst mit der einen Hand die Stirnpartie des Patienten und mit der anderen Hand das Kinn. Durch Herunterdrücken des Kinns wird der Mund geöffnet und auf Fremdkörper untersucht. Ist die Mundhöhle frei, wird der Kopf durch Druck auf die Stirnpartie und Zug am Kinn überstreckt. Dann beugt sich der Helfer mit seinem Ohr und seiner Wange über Mund und Nase des Patienten. Der Blick ist auf den Brustkorb gerichtet. Durch Hören und Fühlen des Atemstromes und die Beobachtung der Brustkorbbewegungen wird die Atmung überprüft. Anschließend wird der Puls an der Halsschlagader (A. carotis) getastet (10 Sekunden). Bei ausreichender Atmung und tastbarem Puls wird der Patient in die stabile Seitenlage gebracht. Diese ist neben der endotrachealen Intubation (vgl. Kap. 3.2.5.2) die einzige Maßnahme zum sicheren Freihalten der Atemwege.

3.1.5.2 Stabile Seitenlage

Der Helfer dreht den ihm näher liegenden Arm des Patienten so, dass er in einem rechten Winkel vom Körper des Patienten weist. Dann erfasst er den gegenüberliegenden Arm am Handgelenk und das gegenüberliegende Bein in der Kniekehle, führt das Kniegelenk zum Handgelenk, so dass Arm und Bein mit dem Körper ein stabiles Dreieck bilden. Nun wird der Patient vorsichtig in die Seitenlage gedreht. Dabei ist darauf zu achten, dass das Gesicht des Patienten nicht zu Boden gedrückt wird. Der Kopf des Patienten wird vorsichtig zur Seite gedreht und nackenwärts überstreckt. Der Mund wird geöffnet, so dass evtl. Erbrochenes oder Blut herauslaufen kann. Die Hand des Patienten der gedrehten Seite kann an das Kinn geführt werden, um die Überstreckung des Kopfes für die Dauer der Lagerung aufrechtzuerhalten. Ziel dieser Lagerung ist es, dass der Mund tiefster Punkt des Körpers wird. Durch die Überstreckung des Kopfes in den Nacken kann auch die Zunge nicht mehr zurückfallen und die Atemwege verlegen.

Es sollte darauf geachtet werden, dass diese Lagerung bei besonderer Beschaffenheit des Untergrundes, beispielsweise im Gefälle, so durchzuführen ist, dass das natürliche Gefälle zur Unterstützung der stabilen Seitenlage ausgenutzt wird. Liegt ein bewusstloser Patient in der stabilen Seitenlage in aufsteigender Richtung, so ist diese Lagerung nicht effektiv.

Bei Verletzungen des Brustkorbes ist darauf zu achten, dass der Verletzte ggf. auf die verletzte Seite gedreht wird. Das stabilisiert die Rippen und erleichtert die Atmung. Bei Blutungen aus dem Ohr, der Nase oder dem Mund mit Verdacht auf eine Schädelbasisfraktur sollte der Patient möglichst auf die blutende Seite gedreht werden. Bei Verletzungen der Wirbelsäule wird der Patient nach dem Anlegen einer HWS-Immobilisation vorsichtig nach Möglichkeit mit mehreren Helfern in die Seitenlage gebracht.

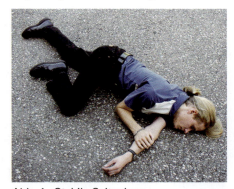

Abb. 4 - Stabile Seitenlage

3.1.5.3 Intubation

Der Notarzt kann sich bei entsprechender Indikation für die endotracheale Intubation entscheiden.

3.1.5.4 Weiterführende Maßnahmen

Nach Sicherung der Vitalfunktionen müssen beim Notfallpatienten weiterführende Maßnahmen ergriffen werden:

- Jeder bewusstlose Patient stellt eine Notarztindikation dar!
- *Sauerstoffgabe:* Jeder bewusstlose, spontan atmende Patient erhält zur Unterstützung der Atmung 6 - 8 l/min Sauerstoff. Zeigt der Patient jedoch Zeichen eines akuten Sauerstoffmangels im Gewebe (Hypoxie), z.B. eine Zyanose, benötigt er Sauerstoff in der Einatemluft (mind. 10 l/min).
- *Venöser Zugang:* Jeder bewusstlose Patient sollte mit einem venösen Zugang versorgt werden. Durch das Schaffen eines venösen Zugangs können Infusionslösungen und Medikamente verabreicht werden.
- *Psychische Betreuung:* Auch der bewusstlose Patient bedarf der psychischen Zuwendung. Jede Manipulation am Patienten oder Veränderungen der Lage, der Einsatz von Geräten und schmerzhafte Maßnahmen sollten auch beim bewusstlosen oder bewusstseinsgetrübten Patienten mit der gebotenen Vorsicht durchgeführt werden.
- *Ständige Überwachung der Vitalparameter und Dokumentation:* Jeder Notfallpatient muss nicht nur während der Versorgung vor Ort, sondern auch auf dem Weg ins Krankenhaus ständig überwacht werden. Die Untersuchungsergebnisse und die Vitalzeichen (Puls, Blutdruck, EKG, Sauerstoffsättigung, Pupillen, Blutzucker) sollten in einem Notfallprotokoll eingetragen werden.

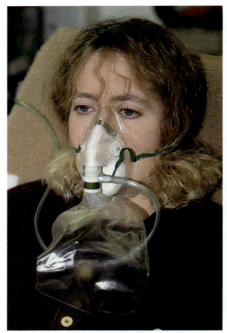

Abb. 5 - Sauerstoffgabe über Maske

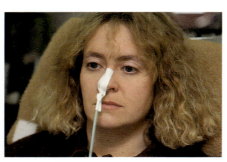

Abb. 6 - Sauerstoffgabe über Sonde

- *Blutzuckertest:* Die routinemäßige Blutzuckerkontrolle bei jedem bewusstseinsgetrübten oder bewusstlosen Patienten ist zwingend erforderlich.
- *Wärmeerhaltung:* Besonders bewusstlose Patienten bedürfen der Wärmeerhaltung, um nicht durch die drohende Unterkühlung weitere Schäden zu erlangen.

3.2 Störungen der Atmung

Die Bedrohung der lebenswichtigen Funktion Atmung ist ein häufiges Problem im Rettungsdienst. Viele lebensbedrohliche Zustände wirken sich direkt auf das Atmungssystem aus. Daher ist die Kenntnis über die Abwehr von bedrohlichen Atemstörungen ein wichtiger Bestandteil jeder Rettungsdienstausbildung.

3.2.1 Definition

Als Atmung bezeichnet man die Vorgänge im menschlichen Körper, die zur Aufnahme von Sauerstoff (O_2) und zur Abgabe von Kohlendioxid (CO_2) dienen. Entsteht durch Einschränkung der Atmung eine Hypoxie, spricht man von einer Ateminsuffizienz. Kommt es zum völligen Aussetzen der Atemtätigkeit, spricht man von einem Atemstillstand (Apnoe).

3.2.2 Ursachen

3.2.2.1 Störungen des Sauerstoffangebotes

Durch unterschiedliche Umstände kann es zur Verminderung der Sauerstoffkonzentration in der Einatemluft kommen. Der menschliche Körper kann Verminderun-

Tab. 3 - Ursachen für Störungen des Sauerstoffangebots

- verminderte Sauerstoffkonzentration der Inspirationsluft (z.B. CO_2 in Klärgruben, Futtersilos und Gärkellern)
- reduzierter Sauerstoffpartialdruck (z.B. im Gebirge)
- erhöhte Konzentration von Fremdgasen (z.B. in Lackiereien oder bei Hausbränden)
- Ertrinken
- Verschütten

gen der inspiratorischen Sauerstoffkonzentration (Inspiration = Einatmung) schlecht ausgleichen, da er keine großen Sauerstoffreserven besitzt. Er ist auf die ständige Zufuhr von Sauerstoff angewiesen. Daher können durch Absinken des inspiratorischen Sauerstoffgehaltes schnell lebensbedrohliche Atemstörungen hervorgerufen werden.

3.2.2.2 Störungen der neuromuskulären Atemregulation

Die Ursache der Atemstörung liegt entweder in einer Störung der Atemtätigkeitssteuerung im Atemzentrum (ZNS, Zentrales Nervensystem), in der Weiterleitung des Atembefehls über die Nerven bis zur Atemmuskulatur oder in einer nicht ausreichenden muskulären Kontraktion.

Tab. 4 - Ursachen für Störungen der neuromuskulären Regulation der Atmung

ZNS
- Schädel-Hirn-Trauma
- Vergiftung (z.B. Medikamente)
- Durchblutungsstörung im Gehirn (z.B. Schlaganfall)
- entzündliche Störung (z.B. Hirnhautentzündung)
- tumoröse Störung (z.B. Hirntumor, Blutung)
- Stoffwechselstörung (z.B. diabetisches Koma)

Rückenmark und Nerven
- Rückenmarkverletzung (z.B. hoher Querschnitt)
- entzündliche Störung (z.B. Nervenentzündung)
- peripherer Nervenschaden (z.B. Verletzung eines Zwerchfellnervs)

Muskuläre Störung
- Vergiftung (z.B. Alkylphosphate)
- Muskelerkrankung (z.B. Myasthenie)

3.2.2.3 Störungen der Atemmechanik

Wenn die Ausdehnung des Lungengewebes oder des Brustkorbes vermindert ist, kann nicht mehr genügend Sauerstoff aufgenommen werden. Es kommt dann schnell zur Hypoxie.

3.2.2.4 Störungen der Sauerstoffdiffusion

Krankhafte Veränderungen des Lungengewebes oder der Lungenbläschen (Alveolen) können zu starken Einschränkungen der Sauerstoffaufnahme führen. Normalerweise gelangt der Sauerstoff in der Einatemluft über die oberen Atemwege in die Luftröhre, dann in die tiefen Abschnitte der Lunge, in die Bronchien, in die Bronchiolen und schließlich zu den Alveolen, in denen der Gasaustausch stattfindet.

Tab. 5 - Ursachen für Störungen der Atemmechanik

Verlegung der oberen Atemwege, z.B. durch
- Zunge
- Sekret / Blut / Erbrochenes
- Stimmritzenkrampf (Laryngospasmus)
- Glottisödem (Schwellung der Schleimhaut des Kehlkopfes durch Insektenstich, Allergie)
- Bolus (Fremdkörper)

Verlegung der unteren Atemwege, z.B. durch
- entzündliche Störung (z.B. Bronchitis)
- allergische Störung (z.B. Asthma)
- mechanische Störung (z.B. Lungenödem)

Verminderung der Dehnbarkeit der Thoraxwand und/oder **des Lungenparenchyms,** z.B. durch
- Brustkorbverletzung (z.B. Rippenfraktur)
- Pneumothorax / Spannungspneumothorax
- Lungenkontusion (Lungenquetschung)
- Zwerchfellriss
- Pleuraerguss (z.B. Hämatothorax, Pleura: Brustfell)
- Emphysem (Lungenüberblähung)

Aufgrund der hohen Konzentration des Sauerstoffs in der Alveole und der geringen Konzentration im Blut kommt es zur eigenständigen Umverteilung der Teilchen. Diesen Vorgang nennt man Diffusion. Die Diffusionsgeschwindigkeit ist von verschiedenen Faktoren abhängig. Allerdings ist der menschliche Körper auf eine schnelle Diffusion des Atemgases angewiesen, weil die Verweildauer der roten Blutkörperchen bei einer Alveole sehr kurz ist. Ein entscheidendes Kriterium für eine schnelle Diffusion ist die Strecke, welche durch die Teilchen zurückgelegt werden muss. Deshalb sind die Wände der Alveolen sehr dünn und die Blutgefäße liegen sehr dicht um die Alveolen herum. Diese Besonderheiten reichen unter normalen Bedingungen zur Aufrechterhaltung einer ausreichenden Sauerstoffversorgung aus. Allerdings kann jede krankhafte Veränderung zu erheblichen Störungen des Gasaustausches führen, was erhebliche Konsequenzen für den gesamten Organismus hat.

Tab. 6 - Störungen der Sauerstoffdiffusion

- Lungenödem
- Lungenentzündung
- nicht belüfteter Lungenabschnitt (Atelektase)
- Durchblutungsstörung (z.B. Lungenembolie)

3.2.3 Gefahren

Alle Ursachen von Atemstörungen ergeben einen Teufelskreis. Der pathophysiologische Ablauf ist stets derselbe: Aufgrund der oben genannten Ursachen entsteht eine Einschränkung der Sauerstoffversorgung. Das Blut wird nur noch eingeschränkt oder gar nicht mehr mit Sauerstoff angereichert. Es kommt zum Absinken des Sauerstoffgehaltes im Blut (Hypoxämie) und nachfolgend zum Sauerstoffmangel im Gewebe (Hypoxie). Durch die Atemstörung wird auch das Abatmen von Kohlendioxid erschwert. Das so entstehende Ansteigen des Kohlendioxidgehaltes im Blut bezeichnet man als Hyperkapnie.

Viele Organe können auch ohne Sauerstoff Energie gewinnen (anaerober Stoffwechsel). Diese Art des Stoffwechsels erzeugt jedoch weniger Energie als die Verbrennung mit Sauerstoff. Als Abfallprodukt des anaeroben Stoffwechsels entsteht Milchsäure (Laktat). Diese Milchsäure und das vermehrte Vorhandensein von Kohlendioxid im Blut führen zu einer Übersäuerung des Blutes (Azidose). Da es sich bei dieser Übersäuerung um eine Störung der Atmung handelt, bezeichnet man diese Form als respiratorische Azidose (Respiration = Atmung).

3.2.4 Symptome

3.2.4.1 Atemfrequenz

Das zunächst auffälligste Merkmal einer Atemstörung ist die beschleunigte oder verlangsamte Atemfrequenz. Das Auszählen der Atemfrequenz kann einen Hinweis auf die bestehende Vitalbedrohung des Patienten geben. Eine beschleunigte Atmung (Tachypnoe) entsteht aus dem Versuch des Körpers, den vorhandenen Sauerstoffmangel zu kompensieren. Eine verlangsamte Atmung (Bradypnoe) ist dagegen meist ein Zeichen für eine Störung im zentralen Nervensystem. Da die individuelle Atemfrequenz

Tab. 7 - Atemfrequenz und Atemzugvolumen

	Atemfrequenz/min	Atemzugvolumen (ml)
Neugeborene	40	20 - 40
Säuglinge	30	50 - 100
Kleinkinder	35	100 - 200
Schulkinder	20	200 - 400
Jugendliche	15	400 - 500
Erwachsene	12	500 - 800

starken Schwankungen unterliegt, ist die alleinige Interpretation der Atemfrequenz oft nicht aussagekräftig genug.

Das Atemzugvolumen (AZV) lässt sich anhand folgender Formel berechnen:

$$AZV = 10 - 15 \text{ ml/kg Körpergewicht}$$

3.2.4.2 Atemrhythmus

Bei einer ungestörten Atemtätigkeit sind alle Atemzüge von gleicher Länge und gleicher Tiefe mit geregelten Pausen zwischen den Atemzügen. Man unterscheidet verschiedene krankhafte (pathologische) Atemtypen, welche sich durch die Form des Atemrhythmus unterscheiden.

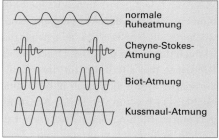

Abb. 7 - Normaler und krankhafter Atemrhythmus

Bei der *Cheyne-Stokes-Atmung* sind die Atemzüge von unterschiedlicher Tiefe gekennzeichnet. Die Atemfrequenz ist erhöht. Der Atemrhythmus beginnt mit einer flachen Einatmung. Die Atemtiefe erhöht sich dann stetig bis zu einem gewissen Maximum und flacht dann in ähnlicher Form wie zuvor wieder ab. Zwischen den Phasen der beschleunigten Atmung sind längere Atempausen. Die Cheyne-Stokes-Atmung ist Ausdruck einer Schädigung des Gehirns, wie sie z.B. durch einen Schlaganfall oder Hirntumor ausgelöst werden kann.

Ein Patient mit einer *Biot-Atmung* hat eine erhöhte Atemfrequenz. Dieser Atemtyp ist gekennzeichnet durch eine beschleunigte, aber regelmäßige Atmung mit vermehrter Atemtiefe. Zwischen den Phasen der Atmung bestehen lange Pausen ohne Atmung. Die Atemzüge sind alle gleich tief. Die Atemfrequenz kann bei den einzelnen Atemphasen wechseln. Die Biot-Atmung ist meist Ausdruck einer Schädigung des Atemzentrums, hervorgerufen durch einen erhöhten Hirndruck.

Unter *Kussmaul-Atmung* versteht man eine sich vertiefende Atmung. Sie ist regelmäßig und fast monoton. Dieser Atemtyp ist Ausdruck einer Übersäuerung des Blutes, wie sie z.B. beim diabetischen Koma vorkommt.

3.2.4.3 Atembewegungen

Die Bewegungen des Brustkorbes bei uneingeschränkter Atmung sind gleichmäßig. Bei der Einatmung hebt sich der Brustkorb und dehnt sich aus, und bei der Ausatmung senkt er sich ab. Anhand der Atembewegungen des Brustkorbes lassen sich folgende Störungen der Atmung erkennen:

Bei der *paradoxen Atmung* hebt sich bei der Ausatmung der Brustkorb (Thorax), bzw. ein Teil des Brustkorbes, bei der Einatmung senkt er sich, d.h. die Atembewegungen sind im Vergleich zur regulären Thoraxbewegung umgekehrt. Sie ist das typische Kennzeichen einer Rippenserienfraktur. Durch die Instabilität mehrerer Rippen einer Brustkorbhälfte wird diese Seite instabil und kann an der normalen Atembewegung nicht mehr teilnehmen. Vielmehr ist sie nun durch den Druck des Lungengewebes gesteuert. In der Einatemphase wölbt sich die Brustkorbhälfte nach innen, weil sich das Volumen des Brustkorbes durch das Heben der Rippenbögen vergrößert. Die gebrochenen Rippen können an dieser Hebung nicht teilnehmen und bleiben daher in der Ausgangsposition, was sich für den Betrachter in einer Einwölbung des Brustkorbes bemerkbar macht. Bei der Ausatmung wird die Luft in den Lungen durch den passiven Druck des Brustkorbes herausgepresst. Die gebrochenen Rippen stellen allerdings für diese Luft keinen Widerstand dar. Die verletzte Brustkorbpartie wölbt sich nach außen, solange der intrathorakale Widerstand bestehen bleibt, also bis zum Ende der Ausatmung. Dieser Atemtyp führt zunächst zu einer geringeren Füllung der betroffenen Lungenhälfte. Die Atmung ist auch durch die starken Schmerzen eingeschränkt. Zusätzlich kommt es zu einer Umverteilung der Luft in den Lungenflügeln, so dass verbrauchte, kohlendioxidreiche Luft über die Luftröhrengabelung (Bifurkation) in die andere Lungenhälfte gelangen kann, anstatt ausgeatmet zu werden. Die Gesamtheit der Vorgänge führt zu einer massiven Einschränkung der Atemfunktion.

Bei einer totalen Verlegung der oberen Atemwege oder der Luftröhre (Trachea) durch Fremdkörper oder Schwellung kommt es zum Phänomen der *inversen* (umgekehrten) *Atmung*. Durch die totale Blockade des Luftweges für die Ein- und Ausatmung können sich die Lungen nicht füllen und es kommt zu keiner Brustkorbbewe-

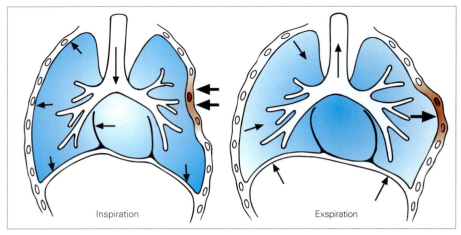

Abb. 8 - Paradoxe Atmung

gung in der gewohnten Weise. Die Kontraktion der Brustkorbmuskulatur verursacht ein Einziehen des Brustkorbes in der »Einatemphase«, die Bewegung des Zwerchfells verursacht in der »Ausatemphase« ein Heben der Bauchdecke. Die wechselnde Vorwölbung von Bauch und Brustkorb erfolgt meist stoßartig und in hoher Frequenz. Der Patient kann weder atmen, sprechen noch husten und weist rasch eine ausgeprägte Zyanose auf. Die inverse Atmung ist Ausdruck einer massiven Atemstörung und benötigt umgehend invasive Maßnahmen zur Wiederherstellung des Luftstromes.

Als *Schnappatmung* werden die letzten Impulse des Atemzentrums kurz vor Eintritt des Atemstillstandes bezeichnet. Es zeigen sich kurze, flache Atemzüge, welche keine effektive Lungenfüllung bewirken und eigentlich nur einer Totraumventilation entsprechen. Ihren Namen hat diese Atemform durch den aufgerissenen Mund während der Inspiration erhalten. Dieses Phänomen ist auf die bereits eingetretene Bewusstlosigkeit und entsprechende Erschlaffung der Muskulatur zurückzuführen. Die Schnappatmung geht mehr oder weniger schnell in einen Atemstillstand über und ist diesem gleichzusetzen.

3.2.4.4 Atemgeräusche

Bei der normalen, freien Atmung hört man ein leises Geräusch bei der Ein- und Ausatmung. Es besteht ein Gleichklang bei Ein- und Ausatmung, Nebengeräusche sind normalerweise nicht zu hören. Wenn sie auftreten, sind sie entweder schon von weitem mit bloßem Ohr oder bei der Auskultation der Lunge (Abhören mit dem Stethoskop) zu vernehmen. Man kann verschiedene Atemnebengeräusche unterscheiden:

- Als *Spastik* wird das Pfeifen und so genannte Giemen bei Ein- oder Ausatmung bezeichnet. Typisch für eine Spastik ist die verlängerte Ausatemphase. Sie ist meist Ausdruck einer Einengung in den Bronchiolen (z.B. Asthma bronchiale).
- *Rasselgeräusche* treten bei Flüssigkeitsansammlungen in den Atemwegen, z.B. im Mund, Rachen oder in den Alveolen, auf.
- Ein *Stridor* ist ein pfeifendes, ziehendes Atemnebengeräusch. Es ist Ausdruck einer Einengung der Atemwege. Es kann bei der Einatmung (Verlegung meist oberer Atemwege, inspiratorischer Stridor) oder bei der Ausatmung (Verlegung meist der unteren Atemwege, exspiratorischer Stridor) zu hören sein.

3.2.4.5 Hautkolorit

Bei gesunden Menschen ohne Einschränkung der Atmung sind die Schleimhäute rosig und die Gesichtsfarbe ist weiß bis rosig. Störungen der Atmung führen zu einer verminderten Aufnahme von Sauerstoff. Dies bedeutet, dass auch die roten Blutkörperchen (Erythrozyten) nicht in vollem Umfang mit Sauerstoff beladen sind. Diese sind es jedoch, die für die rosige Farbe unserer Haut verantwortlich sind. Ein Erythrozyt, dessen Hämoglobin (roter Blutfarbstoff) mit Sauerstoff gesättigt ist, besitzt eine hellrote Farbe. Ein Erythrozyt ohne Sauerstoff schimmert eher bläulich. Zu dieser Farbe tendieren bei eingeschränkter Atmung auch die Schleimhäute des menschlichen Organismus. Zunächst sind davon nur die vom Körperstamm entfernten Partien wie Ohrläppchen oder Finger betroffen. Bei massiven Störungen kann allerdings auch der Unterarmbereich oder der Kopf bläulich verfärbt sein. Die Blaufärbung von Haut und Schleimhäuten bezeichnet man als *Zyanose*.

Nach starken Blutverlusten kann trotz einer vorhandenen Atemstörung keine Zyanose sichtbar sein. Durch den Mangel an roten Blutkörperchen bildet sich trotz des Sauerstoffmangels keine Zyanose aus. Auch andere Ursachen für ein Ausbleiben der Zyanose sind denkbar. So verfärbt sich der Erythrozyt bei einer Bindung an Kohlenmonoxid in gleicher Weise, als wäre er mit Sauerstoff beladen. So kann ein vermeintlich gut mit Sauerstoff versorgter Mensch (rosige Haut) trotzdem massive Probleme mit der Sauerstoffsättigung im Blut haben.

Es lässt sich feststellen, dass nicht bei jeder Atemstörung eine Zyanose vorhanden sein muss. Wenn aber eine Zyanose besteht, ist sie ein Kardinalsymptom (Hauptsymptom) für einen massiven Sauerstoffmangel.

3.2.4.6 Pulsoxymetrie

Die Messung des Sauerstoffgehaltes im Blut wird als Pulsoxymetrie bezeichnet. Hierbei wird mithilfe eines Photorezeptors und Infrarotlicht das Verhältnis zwischen der Zahl der mit Sauerstoff beladenen roten Blutkörperchen und den nicht beladenen bestimmt. Zusätzlich kann über dieses Messverfahren die aktuelle Pulsfrequenz ermittelt werden (vgl. Kap. 1.4.3). Die Pulsoxymetrie gehört heute zum Standardmonitoring im Rettungsdienst.

3.2.5 Maßnahmen

Ein Atemstillstand ist gekennzeichnet durch den Ausfall des Bewusstseins und den gleichzeitigen Ausfall der Atmung bei vorhandenem Kreislauf. Ausfall der Atmung bedeutet fehlendes Atemgeräusch, keine sichtbaren Atembewegungen und das Auftreten einer Zyanose. Nach dem Erkennen des Atemstillstandes muss unverzüglich die Pulskontrolle an der Halsschlagader (A. carotis) erfolgen. Die Maßnahmen werden wie in Abb. 9 dargestellt ergriffen. Die einzelnen Schritte sind nachfolgend beschrieben.

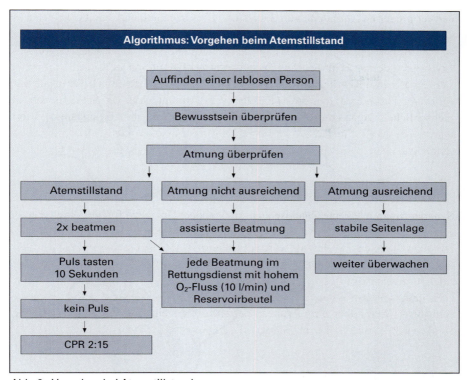

Abb. 9 - Vorgehen bei Atemstillstand

3.2.5.1 Freimachen der Atemwege

Nach erfolgter Kontrolle des Bewusstseins durch Ansprache und Schmerzreiz muss die Atmung überprüft werden. Dies geschieht durch Prüfen des Atemstromes, indem der Helfer seine Ohr- und Wangenpartie vor die Atemöffnungen des Patienten hält.

Kopfreklination
Die einfachste Maßnahme zur Schaffung freier Atemwege ist das *Überstrecken des Kopfes* in den Nacken (Kopfreklination). Der Helfer fasst mit einer Hand die Stirnpartie des Patienten und mit der anderen Hand den Unterkiefer und die Kinnpartie. Anschließend wird der Kopf durch leichtes Beugen in den Nacken gelegt und der Unterkiefer gleichzeitig nach vorne gezogen. Diese Maßnahme hebt den Zungengrund an, so dass dieser nicht mehr die Atemwege in Rückenlage verlegen kann.

Eine andere Möglichkeit, die Atemwege freizumachen, ist der so genannte *Esmarch-Handgriff*. Der Helfer befindet sich dabei am Kopfende des Patienten. Der Unterkiefer des Patienten wird mit Druck am Kiefergelenk nach oben gezogen und

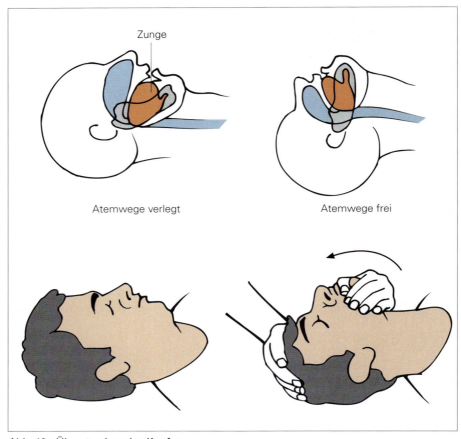

Abb. 10 - Überstrecken des Kopfes

gleichzeitig wird der Mund durch Druck der Daumen des Helfers auf die Kinnpartie geöffnet. Diese Maßnahme ist ebenfalls geeignet den Zungengrund anzuheben und freie Atemwege zu schaffen.

Ausräumen der Atemwege

a) Manuelles Ausräumen. Finden sich bei der Inspektion des Rachens Fremdkörper wie Erbrochenes oder Flüssigkeiten im Mund-Rachen-Raum, so ist die einfachste und schnellste Maßnahme das manuelle Ausräumen. Der Kopf des Patienten wird zur Seite gedreht; durch festen Druck mit einem Daumen des Helfers zwischen die Zahnreihen des Patienten wird der Mund geöffnet. Der Daumen des Helfers verbleibt zwischen den Zahnreihen um ein Schließen der Kiefer zu vermeiden. Mit drehenden Bewegungen der behandschuhten Finger, die ggf. mit einer Mullkompresse umwickelt sind, wird das Material aus dem Mund ausgewischt. Sind die Atemwege befreit, kann durch vorsichtige Kopfreklination in den tieferen Rachenbereichen nach

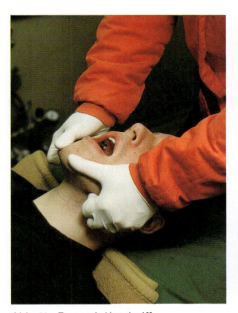

Abb. 11 - Esmarch-Handgriff

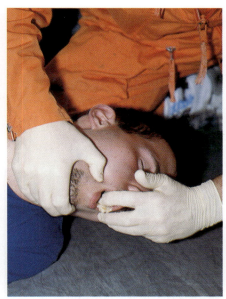

Abb. 12 - Ausräumen der Atemwege mit den Fingern

vorhandenen Fremdkörpern gefahndet werden. Bei der Entfernung tiefer liegender Fremdkörper sind in aller Regel Hilfsmittel wie Magill-Zange und Absaugpumpe erforderlich.

b) Absaugen. Flüssigkeiten oder zäher Schleim können mit Absaugpumpen und entsprechenden Absaugkathetern aus den oberen Atemwegen oder - nach erfolgter endotrachealer Intubation - auch aus den unteren Atemwegen entfernt werden. Es sind verschiedene Modelle von Absaugpumpen auf dem Markt. Der größte Unterschied zwischen ihnen liegt in der Betriebsart: Es gibt elektrisch, pneumatisch und manuell betriebene Absaugpumpen.

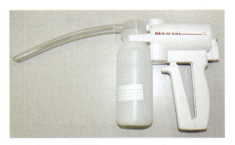

Abb. 13 - Handabsaugpumpe

Das Schlauchsystem einer Absaugpumpe besteht aus dem Absauggefäß (Auffangbehältnis für die abgesaugten Stoffe), einem dicken Schlauchansatz am Absauggefäß, einem dünnen Absaugschlauch und einem so genannten Konnektor für den entsprechenden Absaugkatheter (eventuell mit einem Fingertipp).

Absaugkatheter sind steril verpackte Schläuche mit einer farbig gekennzeichneten Steckverbindung für den Konnektor der Absaugpumpe. Diese farbige Kennung gibt

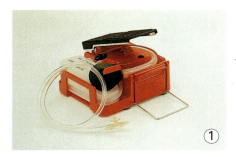

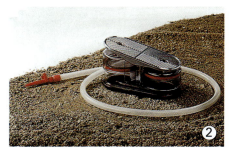

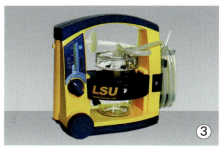

Abb. 14 - Mechanische Absaugpumpe „Manuvac" (1), mechanische Absaugpumpe „Twin" (2), elektrische Absaugpumpe „Suction Unit" (3)

den Durchmesser des Katheters an. Am Ende des Katheters befindet sich eine runde Öffnung. Je nach Innendurchmesser sind seitliche Öffnungen zum Absaugen des Sekrets vorhanden.

Der Patient kann über Nase oder Mund abgesaugt werden. Beim Absaugen wird die einzuführende Katheterlänge durch Messen der Distanz zwischen Ohrläppchen und Nasenspitze bestimmt. Der Katheter wird dann entlang der Richtung des Nasenbodens gerade in die Nase eingeführt. Um keine Schleimhautirritationen hervorzurufen, muss die Absaugung immer vorsichtig durchgeführt werden.

Die nasale Absaugung bietet den Vorteil, dass der tiefe Rachenbereich besser erreicht werden kann als über den oralen Weg (oral = über den Mund). Irritationen der Rachenhinterwand sind bei nasaler Absaugung entsprechend geringer. Allerdings lassen sich keine sehr großen Absaugkatheter in die Nase einführen. Harte oder starre Absaugkatheter können leicht zu Blutungen der Nasenschleimhaut führen.

Wenn es die Situation zulässt, sollten in der Notfallmedizin ausreichend große Absaugkatheter verwendet werden. Katheter mit geringem Durchmesser können leicht verstopfen und sind unter

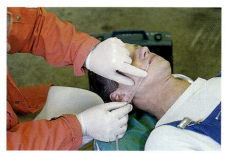

Abb. 15 - Abmessen des Katheters

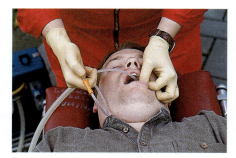

Abb. 16 - Einführen des Katheters

Umständen zur Absaugung großer Sekretmengen (z.B. bei plötzlichem Erbrechen eines Patienten) ungeeignet.

Müssen schnellstmöglich große Mengen Sekret abgesaugt werden, ist der Einsatz des Suction Boosters (Absaugverstärker) sinnvoll. So wird der erste Teil des Absaugschlauches bezeichnet, der direkt am Absauggefäß angebracht ist und ein sehr großes Lumen (Innendurchmesser) besitzt. Dieser Schlauch wird genauso abgemessen wie ein einzuführender Absaugkatheter. Mit seiner Hilfe kann schnellstmöglich der Mund-Rachen-Raum von Sekret befreit werden. Beim Einsatz des Suction Boosters ist darauf zu achten, dass er sich nicht mit starkem Sog direkt im Mundbereich an den Schleimhäuten festsaugt. Daher sollte er mit leichten ausstreichenden Bewegungen oder mit drehenden Bewegungen eingeführt werden.

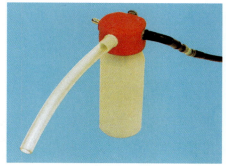

Abb. 17 - Suction Booster

c) Schulterblatt-Stimulation und Heimlich-Handgriff. Bei einer kompletten Verlegung durch angeatmete Fremdkörper kommt es für kurze Zeit zum Phänomen der inversen Atmung mit anschließendem, meist unweigerlichem Atemstillstand. Ist der Betroffene nicht mehr in der Lage zu husten, so ist die erste Maßnahme zur Entfernung des Fremdkörpers die Druckerhöhung im Brustkorb durch Schläge zwischen die Schulterblätter.

Führt die Maßnahme der Schulterblatt-Stimulation nicht zum gewünschten Erfolg, müssen andere Maßnahmen zur Beseitigung des Fremdkörpers unternommen werden. Erst wenn durch die Schläge zwischen die Schulterblätter kein positives Ergebnis erzielt wurde, darf der Heimlich-Handgriff angewendet werden. Der Heimlich-Handgriff kann am liegenden oder am sitzenden Patienten durchgeführt werden, ist aber bei Schwangeren und Kindern kontraindiziert.

Hat diese Maßnahme ebenfalls keinen Erfolg, können Schulterblatt-Stimulation und Heimlich-Handgriff gemeinsam und abwechselnd durchgeführt werden.

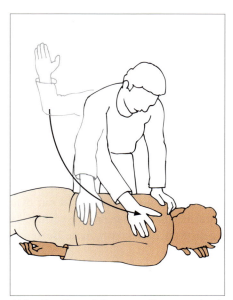

Abb. 18 - Fremdkörperausräumung durch Schläge zwischen die Schulterblätter

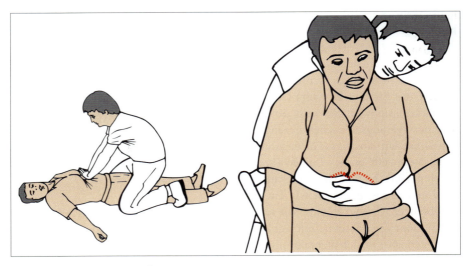

Abb. 19 - Heimlich-Handgriff

Anschließend muss der Patient assistiert beatmet werden, wobei durch Aufbau eines kontinuierlichen Beatmungsdrucks die Trachea nach hinten gedehnt wird und somit Luft in die Lungen gelangen kann. Die assistierte Beatmung könnte dem Patienten eine Intubation ersparen!

Sind alle beschriebenen Maßnahmen trotz mehrfacher Wiederholung erfolglos, bleibt als allerletzte Möglichkeit der Versuch der endotrachealen Intubation durch den Notarzt. Auf diese Weise kann der Fremdkörper in einen Hauptbronchus vorgeschoben werden. Letztendlich ist die einseitig beatmete Lunge besser als der Erstickungstod. Der Fremdkörper muss anschließend in der Klinik mithilfe des Bronchoskops unter Sicht entfernt werden.

3.2.5.2 Freihalten der Atemwege

Sind die Atemwege von Fremdkörpern und Sekret befreit, müssen Vorkehrungen getroffen werden, um ein erneutes Verlegen der Atemwege zu verhindern. Neben der stabilen Seitenlage (vgl. Kap. 3.1.5.2) ist die endotracheale Intubation die einzige Möglichkeit die Atemwege sicher freizuhalten. Die stabile Seitenlage ist nur dann angezeigt, wenn der Betroffene über eine ausreichende Spontanatmung verfügt. Ist die Atemfunktion eingeschränkt, erfolgt die assistierte oder kontrollierte Beatmung des Patienten unter Zufuhr von Sauerstoff.

Assistenz zur Intubation

Die Intubation ist dem „Notfallsanitäter mit besonderen Notfallkompetenzen Beatmung und Intubation" sowie dem Notarzt vorbehalten. Jedoch muss auch jeder Rettungssanitäter über die grundlegenden Begriffe der Intubation und deren Ablauf informiert sein, um korrekt assistieren zu können.

Neben der stabilen Seitenlage ist die endotracheale Intubation die einzige Maßnahme zur Sicherung der Atemwege vor Aspiration und Fremdkörpern. Sie bietet darüber

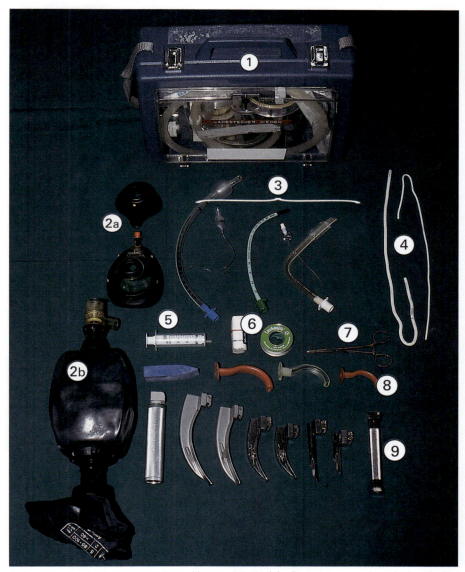

Abb. 20 - Intubationsmaterialien: Absaugeinheit (1), Beatmungsmasken (2a) mit Beatmungsbeutel (2b), Endotrachealtuben (3), Führungsstäbe (4), Blockerspritze (5), Mullbinde und Heftpflaster zur Fixierung (6), Blockerklemme (7), Beißschutz, Beißkeil, Guedel-Tuben (8), Laryngoskopgriffe mit Spateln (9)

hinaus die Möglichkeit, den Patienten durch entsprechende Geräte zu beatmen. Es können verschiedene Beatmungsformen durchgeführt werden, und Sonderformen der Beatmung wie die PEEP-Beatmung (vgl. Kap. 2.2.5.4) sind nach erfolgter Intubation möglich. Die hierfür benötigten Endotrachealtuben gibt es in den verschiedensten Ausfertigungen. Im Rettungsdienst haben sich Einwegtuben durchgesetzt. Die bevorzugte Art von Tuben im Rettungsdienst sind die so genannten Magill-Tuben. Sie sind halbmondförmig gebogen und ermöglichen ein leichteres Einführen entlang des Zungengrundes.

Jeder Endotrachealtubus besteht aus einem Schlauch mit entsprechenden Skalierungen. Am oberen Ende befindet sich ein Konnektor für die Verbindung mit einem Beatmungsbeutel oder einem Beatmungsgerät. Am unteren Ende ist ein Ballon, der so genannte Cuff, angebracht. Dieser Ballon wird nach korrekter Platzierung des Endotrachealtubus in der Trachea über einen kleinen zusätzlichen Schlauch, der außerdem mit einem Kontrollballon für den Cuff versehen ist, mit Luft gefüllt. Er legt sich durch die Luftfüllung eng an die Innenseite der Luftröhre an und dichtet sie ab.

Die wichtigsten Beschriftungen auf dem Tubus sind die Angaben zum Innen- und Außendurchmesser und zur Einführungstiefe. Die Größe der Endotrachealtuben wird, was den Innendurchmesser betrifft, in Millimetern angegeben. Die Angabe in Charrière bezieht sich auf den Außendurchmesser. Folgende Größen müssen für die verschiedenen Altersgruppen vorgehalten werden:

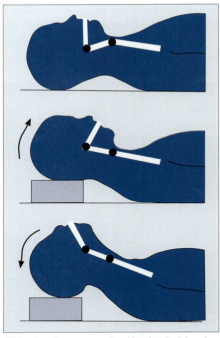

Abb. 21 - Lagerung des Kopfes bei Intubation in „verbesserter Jackson-Position"

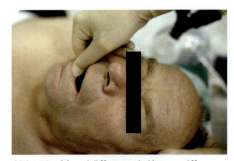

Abb. 22 - Mund öffnen mit Kreuzgriff

- Erwachsenenalter
  - erwachsene Frau: 30 - 34 Charrière
  - erwachsener Mann: 34 - 38 Charrière

- Kleinkindalter
  - Frühgeborenes: 10 - 12 Charrière
  - Neugeborenes: 12 - 14 Charrière
  - Säugling: 14 - 16 Charrière.

Zur Bestimmung der Tubusgröße im Kindesalter kann man auch folgende, auf den Innendurchmesser bezogene Formel benutzen. Diese Formel gilt nur bis zum 13. Lebensjahr.

$$\frac{\text{Alter des Kindes}}{4} + 4 = \text{Innendurchmesser in mm}$$

Für die Durchführung der endotrachealen Intubation sind folgende Materialien notwendig:

- Beatmungsbeutel und Beatmungsmaske entsprechender Größe,
- Laryngoskop (mit entsprechendem Spatel),
- entsprechender Endotrachealtubus (sowie der nächstgrößere und -kleinere Tubus),
- Führungsstab,
- Gleitmittel,
- Blockerspritze,
- Stethoskop,
- Beißschutz,
- Fixiermaterial,
- Absaugpumpe mit Absaugkatheter (in Bereitschaft),
- Magill-Zange,
- ggf. Blockerklemme.

Die schnellste Methode der Intubation ist die orotracheale Intubation. Das bedeutet das Einführen des Beatmungsschlauches über den Mund (lat. os, oralis = Mund, zum Mund gehörend) in die Trachea. Eine andere Möglichkeit wäre z.B. die nasale Intubation (Einführen des Tubus über die Nase).

Als erstes werden sämtliche Materialien zur Intubation auf Funktionsfähig-

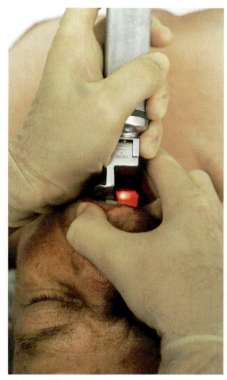

Abb. 23 - Laryngoskopie

keit geprüft. Die Spitze des Tubus kann mit Gleitmittel (meist ein gelartiges Lokalanästhetikum, z.B. Xylocain (Gel)) eingeschmiert werden, um eine leichte Passage durch die Stimmritze zu garantieren. Eventuell wird ein Führungsstab eingelegt. Vor dem Intubationsvorgang sollte der Patient einige Minuten mit reinem Sauerstoff beatmet werden, um ausreichende Sauerstoffreserven für die Zeit des Intubationsvorganges zu haben. Dann wird der Kopf des auf dem Rücken liegenden Patienten überstreckt gelagert. Diese Position bezeichnet man als verbesserte Jackson-Position. Durch die Lagerung erhält man in der Regel die beste Sicht mit dem Laryngoskop auf den Kehlkopf.

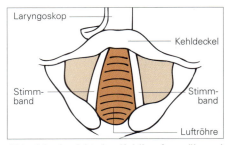

Abb. 24 - Ansicht des Kehlkopfes während der Laryngoskopie

Anschließend wird der Mund des Patienten vom Intubierenden mit dem so genannten Kreuzgriff geöffnet. Daumen und Zeigefinger der rechten Hand drücken gegen die Zahnreihen und öffnen den Mund. Mit der linken Hand wird das Laryngoskop gefasst und am rechten Mundwinkel eingeführt. Mit dem Spatel des Laryngoskops gleitet man am rechten Rand der Zunge hinab in den Rachen. Hierbei lädt man die Zunge auf den Spatel auf und drückt diese nach oben links aus dem Sichtfeld. Dadurch erhält man Einsicht auf den Kehldeckel. Man wandert mit dem Spatel unter ständigem Zug an der Zunge in Richtung Kehldeckel und platziert die Spitze des Laryngoskops zwischen den Ansatz des Zungengrundes und den Ansatz des Kehldeckels. Durch Zug am Laryngoskop stellt man den Kehldeckel auf und erhält Einsicht in den Kehlkopf. Der Endotrachealtubus wird mit der rechten Hand unter leichten Drehbewegungen in den Kehlkopf eingeführt, so dass der Cuff komplett hinter den Stimmbändern verschwindet. Nach Entfernen des Laryngoskops wird der Cuff mit Luft geblockt.

Die korrekte Lage des Tubus muss nach der Intubation unter Beatmung mit dem Stethoskop überprüft werden. Zuerst wird der Magen abgehört. Ist über dem Magen kein Luftgeräusch hörbar, werden zuerst die Lungenspitzen und dann die Lungenbasis auf jeder Seite auskultiert. Eine korrekte Belüftung ist bei einer Intubationstiefe von 22 cm ab Zahnreihe beim Erwachsenen zu erwarten und kann an der Tiefenskala des Tubus abgelesen werden.

Die Intubation ist eine invasive Maßnahme, die ausreichende Kenntnisse der Anatomie und viel Erfahrung im prakti-

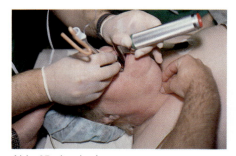

Abb. 25 - Intubationsvorgang

schen Durchführen erfordert. Sie sollte nur durch Personen durchgeführt werden, die regelmäßig die Maßnahme anwenden. Die häufigsten Komplikationen bei der Intubation sind:

- Weichteilverletzungen im Mund,
- Aus- oder Abbrechen von Zähnen,
- Weichteilverletzungen im Rachen,
- Schwellung des Kehldeckels oder des Kehlkopfes,
- Verletzungen der Stimmbänder,
- Stimmritzenkrampf,
- Fehlintubation in die Speiseröhre,
- Verletzungen der Luftröhre, Gewebeschaden der Luftröhre,
- Reizung von Nerven des vegetativen Nervensystems mit lebensbedrohlichen Herzrhythmusstörungen.

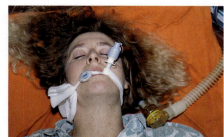

Abb. 26 - Nach beendeter Intubation: Fixierung und maschinelle Beatmung

3.2.5.3. Umgang mit Sauerstoff

Sauerstoff (O_2) ist ein farbloses, geruchsloses und ungiftiges Gas, das im Rettungsdienst komprimiert in Druckgasflaschen (meist 2 oder 10 Liter) verwendet wird. Aufgrund des hohen Drucks sind die Flaschen vor Beschädigung insbesondere durch Umstürzen zu schützen. Für den Transport ist einer 10 Liter Sauerstoffflaschen zudem eine Schutzkappe aufzuschrauben. Stehend gelagert Flaschen müssen mit einer Kette vorm Umstürzen, liegend gelagerte Flaschen mithilfe einer entsprechende Halterung vorm Wegrollen geschützt werden. Volle und leere Flaschen sind getrennt aufzubewahren und mit entsprechenden Schildern zu kennzeichnen.

Der Durchflussregler mit dem Manometer darf nach einem Flaschenwechsel nie mit Werkzeug befestigt werden, da im Einsatz der Flaschenwechsel jederzeit ohne Werkzeug möglich sein muss.

Sanitäter müssen berechnen können, wie lange der Sauerstoffvorrat in seiner Flasche reicht:

$$\text{Größe der Flasche in Liter} \times \text{Flascheninhaltsdruck} = \text{Gesamtmenge in Liter}$$

$$\frac{\text{Gesamtmenge in Liter}}{\text{Abgabemenge pro Minute}} = \text{maximale Abgabezeit in Minuten}$$

Bei Dienstübernahme ist immer die Füllmenge der Sauerstoffflaschen am Fahrzeug zu kontrollieren. Zwei-Liter-Flaschen sollten ab einem Druck von 60 bar und Zehn-LiterFlaschen ab einem Druck von 40 bar gewechselt werden.

3.2.5.4 Sauerstoffgabe

Bei einem ausreichenden Atemminutenvolumen wird dem Patienten Sauerstoff angeboten. Wenn der Patient ein unzureichendes Atemminutenvolumen hat, so muss er mit möglichst hohem Sauerstoffanteil beatmet werden.

Bei erhaltener Spontanatmung kann Sauerstoff über eine Nasensonde oder eine Inhalationsmaske verabreicht werden. Die Nasensonde besteht aus einem Katheter mit Schaumstoffschwamm und wird am Naseneingang platziert. Es gibt auch Nasensonden, die direkt in den Rachenraum eingelegt werden. Neben den Nasensonden können auch Sauerstoffbrillen oder Sauerstoffmasken verwendet werden. Sie sind bei schwerer Atemnot vorzuziehen.

Sauerstoff ist durch seinen komprimierten Zustand in der Flasche äußerst trocken und führt bei Patienten aufgrund des Austrocknens von Sekreten zu Irritationen in Mund und Rachen. Dennoch kann Sauerstoff während eines relativ kurzen Transportes bei Erwachsenen trocken appliziert werden. Kleinkinder, Säuglinge, Neugeborene und Patienten mit chronisch obstruktiven Lungenerkrankungen sollten Sauerstoff jedoch immer angefeuchtet erhalten. Zur Anfeuchtung wird der Sauerstoff durch Sterilwasser geleitet, um so für den Patienten befeuchtet zu werden; der unangenehme Nebeneffekt des Austrocknens des Mundes unterbleibt, und es kommt zu einer besseren Toleranz der Sauerstoff-

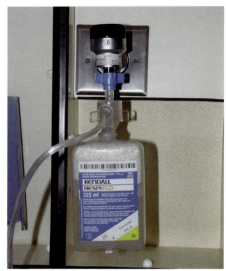

Abb. 27 - Luftbefeuchter

gabe durch den Patienten. Eine angebrochene Flasche muss spätestens innerhalb von 1 $^1/_2$ Monaten verbraucht werden, da das Wasser ansonst verkeimt. Bei Anschluss der Flasche ist daher in jedem Fall das Öffnungsdatum auf dieser zu vermerken.

Bei bewusstseinsgetrübten Patienten können Sauerstoffmasken Probleme bereiten. Sie können als Auffangbehältnis für Erbrochenes wirken und so eine Verlegung der Atemwege durch Aspiration begünstigen. Bei der Verwendung am bewusstlosen Patienten ist daher besonderes Augenmerk auf freie Atemwege zu richten. Hinweise für die erforderliche Menge der Sauerstoffzufuhr sind die Sauerstoffsättigung des Patienten und seine Hautfarbe:

- bewusstseinsklar/keine Zyanose: 6 - 8 l
- bewusstseinsgetrübt/keine Zyanose: 6 - 8 l
- Zyanose: mind. 10 - 15 l

3.2.5.5 Beatmung (manuell / maschinell)

Eine Beatmung im Rettungsdienst sollte stets mit Beatmungsbeutel oder maschinellem Beatmungsgerät erfolgen. Durch den Einsatz von Beatmungsbeuteln mit entsprechendem Material können hohe Sauerstoffkonzentrationen in der Einatemluft (> 70%) angeboten werden. Dies macht die Beatmung des Patienten wesentlich effizienter als eine einfache Atemspende. Ein Beatmungsbeutel besteht aus folgenden Teilen:

- Beatmungsmaske,
- Ein-/Ausatemventil,
- Beatmungsbeutel,
- ggf. Reservoirbeutel.

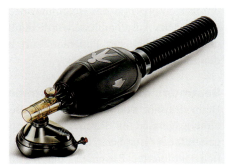

Abb. 27 - Beatmungsbeutel, „Combibag"

Die Luft im Beutel wird durch den Helfer in das Ein-/Ausatemventil gepresst. Von dort gelangt sie in den Patienten. Das Ventilsystem verhindert, dass die Ausatemluft zurück in den Beutel fließen kann. So erhält der Patient mit jedem Beatmungshub frischen Sauerstoff.

Manuelle Beatmung mit Beatmungsbeutel

Der Kopf des Patienten wird im Nacken überstreckt, gleichzeitig wird der Unterkiefer angehoben.

Zur leichteren Durchführung der Beatmung können Beatmungshilfen zum Freihalten der Atemwege eingelegt werden, wie z.B. ein Guedel- oder Wendl-Tubus.

Mit Daumen und Zeigefinger einer Hand wird die Beatmungsmaske fest auf das Gesicht des Patienten aufgesetzt (C-Griff). Die übrigen Finger halten den Unterkiefer. Mit der anderen Hand wird der Beatmungsbeutel ausgedrückt. Die Lungen füllen sich mit der verabreichten Luft. Die Ausatmung erfolgt passiv.

An den Beatmungsbeutel sollte Sauerstoff mit einem Flow von 10 - 15 l/min angeschlossen werden.

Die Maskenbeatmung erfolgt mit Überdruck. Das bedeutet, bei Leckagen an undichten Verbindungen zwischen Beutel und Maske kann Luft entweichen. Bei zu hohem Druck oder erhöhtem Atemhubvolumen kann Luft in den Magen gelangen und Erbrechen auslösen. Daher muss bei der Maskenbeatmung auf eine

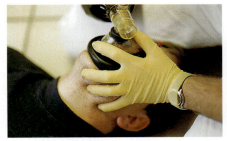

Abb. 28 - Beatmung mit Maske und Beatmungsbeutel

gleichmäßige, gefühlvolle Kompression des Beatmungsbeutels geachtet werden. Bei Problemen oder hohem Beatmungsdruck müssen umgehend die Atemwege überprüft und die Maskenhaltung ggf. korrigiert werden.

Man unterscheidet grob zwei Beatmungsformen.

Bei *kontrollierter Beatmung* legt der Helfer die Atemfrequenz und das Atemzugvolumen selbstständig fest, da beim Patienten ein Atemstillstand vorliegt.

Bei der *assistierten Beatmung* hat der Patient noch eigene, aber unzureichende Atembewegungen. Der Beatmende unterstützt die Einatembewegungen des Patienten durch Kompression des Beatmungsbeutels in der Einatemphase. Bei Kompression während der Ausatemphase würde durch den Gegendruck des Patienten Luft in den Magen gelangen.

Beatmung mit Notfallrespiratoren

Beim Einsatz von automatischen Beatmungsgeräten im Rettungsdienst gilt generell der Grundsatz, dass ausschließlich intubierte Patienten durch ein Notfallbeatmungsgerät beatmet werden. Die Nutzung der Geräte setzt die vorherige Einweisung und Schulung des Rettungsdienstpersonals voraus und ist dem Notfallsanitäter bzw. dem Arzt vorbehalten. Um eine regelrechte Beatmung zu garantieren, müssen verschiedene Parameter am Gerät eingestellt werden. Je nach Bauart sind folgende Einstellungen notwendig/möglich:

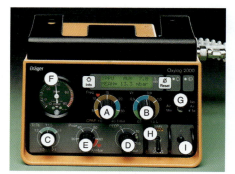

Abb. 29 - Elektronisches Beatmungsgerät „Oxylog 2000". A: Beatmungsfrequenz, B: Atemhubvolumen, C: Verhältnis Inspirationszeit/Exspirationszeit, D: PEEP-Einstellung, E: Beatmungsdruckbegrenzer, F: Beatmungsdruckanzeige, G: Umstellung 50%/100% Sauerstoff, H: Umschaltung kontrollierte/assistierte Beatmung, I: Ein-/Aus-Schalter

- Atemfrequenz,
- Atemzugvolumen,
- Atemminutenvolumen,
- inspiratorische Sauerstoffkonzentration,
- Verhältnis zwischen Ein- und Ausatmung,
- maximaler Beatmungsdruck.

Ältere Geräte konnten ausschließlich eine kontrollierte Beatmung durchführen. Neuere Beatmungsgeräte können auch eine assistierte Beatmung durch-

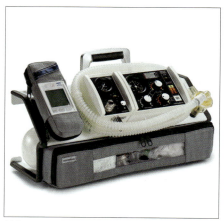

Abb. 30 - Tragbare Beatmungseinheit

führen, da sie einen Einatemversuch des Patienten selbstständig erkennen können und die notwendige Hilfe bei der Einatmung übernehmen.

Die Arbeitsweise eines Beatmungsgerätes ist in vier Arbeitsschritte unterteilt:

- Inspiration,
- Umschaltung von Inspiration auf Exspiration,
- Exspiration,
- Umschalten von Exspiration auf Inspiration.

Diese Arbeitsschritte werden anhand der vorher eingestellten Beatmungsparameter vom Gerät berechnet. Die Dauer der Inspiration legt sich durch die Einstellung des Inspirations-Exspirations-Verhältnisses, des Atemminutenvolumens und der Atemfrequenz fest. Einige Geräte verfügen über Alarmfunktionen. Sie erkennen einen Druckverlust im Schlauchsystem, was beispielsweise für eine Lösung des Beatmungskopfes vom Tubus spricht (Diskonnektion). Bei Alarm sind die Verbindungen zur Beatmung zwischen Gerät und Patient sowie die Einstellungen am Beatmungsgerät sofort zu prüfen.

Alarmfunktionen werden meist für Diskonnektion, Verengung (Stenose), Druckabfall bei der Sauerstoffversorgung des Gerätes und Batteriealarm genutzt. Durch die Einführung dieser Alarmfunktionen ist die Beatmung mit Notfallrespiratoren wesentlich sicherer geworden.

3.3 Störungen des Herz-Kreislauf-Systems

Das System Herzkreislauf ist eine vitale Funktion erster Ordnung und stellt besondere Ansprüche an die Versorgung der Patienten. Die Versorgung muss meist schnell und gezielt erfolgen, damit das Leben des Patienten gerettet werden kann. Im Wesentlichen wird der Rettungssanitäter mit den verschiedenen Formen eines Kreislaufstillstandes oder des Schocks konfrontiert.

3.3.1 Kreislaufstillstand und Wiederbelebung

Jährlich versterben in Österreich ca. 9 000 Menschen an den Folgen des plötzlichen Herztodes. Die Maßnahmen der Reanimation müssen daher durch jeden im Team perfekt beherrscht werden. Aber nicht nur die praktischen Fertigkeiten, sondern auch das theoretische Wissen über Ursachen, Diagnostik, Pathophysiologie und Therapie ist für das tägliche Arbeiten im Team unabdingbar.

3.3.1.1 Definition

Als Kreislaufstillstand bezeichnet man den gleichzeitigen Ausfall der Vitalfunktionen Bewusstsein, Atmung und Herz-Kreislauf-Funktion.

Es liegt ein vollständiges Pumpversagen des Herzens vor. Hierbei muss das Herz nicht unbedingt stillstehen. Es gibt auch Formen des Kreislaufstillstandes, bei denen noch elektrische und/oder mechanische Aktivitäten am Herzen bestehen. Jedoch sind diese so hochfrequent bzw. unkoordiniert, dass keine Pumpleistung mehr besteht. Man spricht deshalb von einem Kreislaufstillstand und nicht von einem Herzstillstand. Alle Maßnahmen zur Wiederherstellung der Atmungs- und Kreislauffunktion werden als Reanimation (Wiederbelebung) bezeichnet.

3.3.1.2 Ursachen

Man unterscheidet bei Kreislaufstillständen zwischen Störungen, die von der Herzfunktion (kardiale Ursachen), von der Atmung (respiratorische Ursachen) und von anderen Ursachen ausgehen.

Kardiale Ursachen: Die häufigste Ursache eines Herz-Kreislauf-Stillstandes im Erwachsenenalter ist die Minderversorgung des Herzmuskels mit Sauerstoff (Ischämie). Ursächlich kommen hierfür der Angina-pectoris-Anfall, der Herzinfarkt (Myokardinfarkt), schwere Rhythmusstörungen, eine Lungenembolie, eine Herzbeuteltamponade aber auch eine allgemeine Schwäche und damit ungenügende Leistung des Herzens (Herzinsuffizienz) in Frage. Ausgelöst durch den Sauerstoffmangel kommt es in der Folge häufig zu Störungen in der Erregungsbildung bzw. Erregungsleitung, die nachfolgend zum Ausfall der Pumpfunktion führen.

Respiratorische Ursachen: Störungen der Atmung können ebenfalls einen Kreislaufstillstand auslösen. Sie sind jedoch im Erwachsenenalter wesentlich seltener als Störungen der Herz-Kreislauf-Funktion. Mögliche Ursachen sind Verlegungen der Atemwege durch Fremdkörper oder Erbrochenes, entzündliche Prozesse der Atmungsorgane (z.B. Asthma bronchiale) oder auch zentrale Atemregulationsstörungen (z.B. Schlaganfall).

Sonstige Ursachen für einen Kreislaufstillstand können z.B. Traumen, Volumenmangel, Vergiftungen, Stoffwechselstörungen, Elektrolytentgleisungen oder thermische Schäden sein.

3.3.1.3 Pathophysiologie

Kommt es aufgrund einer Rhythmusstörung zum Erliegen der Kreislauffunktion, dann ist der Patient sofort pulslos. Nach etwa 15 bis 20 Sekunden tritt aufgrund des

Sauerstoffmangels im Gehirn die Bewusstlosigkeit ein. Weitere 10 Sekunden später erlischt die Atemfunktion. Häufig ist in dieser Phase die so genannte Schnappatmung zu beobachten. Sie darf auf keinen Fall mit einer Atemtätigkeit verwechselt werden. Weil das Gehirn einen verminderten Sauerstoffgehalt im Körper nicht lange tolerieren kann (geringe Hypoxietoleranz), treten bei normaler Temperatur nach ca. 3 bis 5 Minuten die ersten nicht wieder korrigierbaren (irreversiblen) Gehirnschäden auf. Bei Kälte kann diese Zeit verlängert sein. Man spricht in dieser Phase vom *klinischen Tod*. Setzen zu dieser Zeit Wiederbelebungsmaßnahmen ein, kann der Patient unter Umständen ohne bleibende Schädigung des Nervensystems gerettet werden. Werden hingegen keine Maßnahmen ergriffen, kommt es zum unwiderruflichen Tod (*biologischer Tod*). Aufgrund der unterschiedlichen Ursachen unterscheidet man so genannte hyperdyname Formen des Kreislaufstillstands von hypodynamen Formen.

Hyperdyname Formen (Kammerflimmern / Pulslose ventrikuläre Tachykardie)

Der häufigste initiale Rhythmus beim Kreislaufstillstand im Erwachsenenalter ist das *Kammerflimmern / Kammerflattern*. Als Kammerflimmern bezeichnet man das unkontrollierte, unkoordinierte Zucken (Fibrillieren) einzelner Muskelfasern des Myokards in sehr hoher Frequenz, bei dem keine Auswurfleistung zustande kommt. Am Herzen kommt es also „nur" zu einem mechanischen Stillstand. Bewegungen der Herzmuskelfasern sind zwar vorhanden, allerdings sind diese so unkoordiniert, dass sie nicht zu einer ausreichenden Kontraktion der Herzkammern und somit auch nicht zu einem Blutfluss führen.

Kammerflimmern ist ein stark Energie verbrauchender Prozess. Am Herzen selbst werden zunächst aerob letzte Sauerstoffmoleküle für die Energiegewinnung verbraucht. Diese Reserven sind jedoch bald erschöpft, so dass das Herz anaerob Energie für den Prozess des Kammerflimmerns bereitstellen muss. Dies führt wiederum sehr schnell zu einer Übersäuerung des Herzmuskels und letztendlich zu einer elektrischen Null-Linie. Die Zeitspanne, in der Kammerflimmern am Monitor zu erkennen ist, liegt im Durchschnitt zwischen 5 und 10 Minuten.

Im EKG stellt man eine mehr oder weniger grobe Wellenlinie fest, bei der sich keine Kammerkomplexe ausmachen lassen. Nach der Höhe des Ausschlags (Amplitude) unterscheidet man grobes und feines Kammerflimmern.

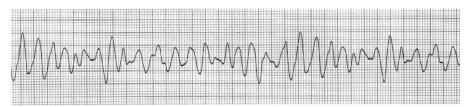

Abb. 31 - Mögliches EKG-Bild bei Kammerflimmern

Eine *ventrikuläre Tachykardie* (beschleunigter Herzschlag mit Erregungsursprung in den Herzkammern, den Ventrikeln) kann dem Kammerflimmern vorausgehen. Sie ist meistens dann pulslos, wenn die Frequenz über 180 Schlägen pro Minute liegt. Die pulslose ventrikuläre Tachykardie (PVT) wird genauso behandelt wie das Kammerflimmern.

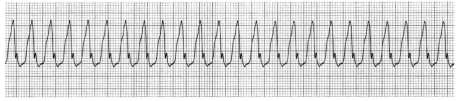

Abb. 32 - EKG-Bild bei einer ventrikulären Tachykardie

Hypodyname Formen (Asystolie / Elektromechanische Dissoziation)

Die *Asystolie* ist der mechanische und elektrische Stillstand des Herzens. Am EKG lässt sich kein elektrischer Impuls ausmachen. Als primärer Rhythmus tritt die Asystolie bei ca. 25% der Krankenhauspatienten und bei ca. 10% der präklinischen Patienten auf. Meist ist die Asystolie Folge eines nicht therapierten Kammerflimmerns. Sie hat eine sehr schlechte Prognose, falls sie nicht Folge einer erfolgreichen Defibrillation ist (s.u.) oder auf der Grundlage einer extremen Verlangsamung der Herzfrequenz (Bradykardie) entstanden ist.

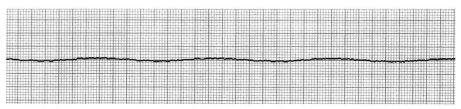

Abb. 33 - EKG-Bild bei einer Asystolie

Bei der *elektromechanischen Dissoziation* (EMD) besteht ein mechanischer Stillstand des Herzens, obwohl elektrische Impulse am EKG auszumachen sind. Meist handelt es sich um einen bradykarden oder sogar normofrequenten Herzrhythmus im

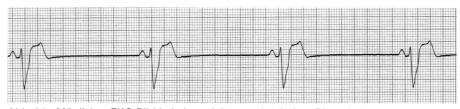

Abb. 34 - Mögliches EKG-Bild bei einer elektromechanischen Dissoziation

EKG, ohne tastbaren Puls (bradykard = mit verlangsamter Frequenz, normofrequent = mit normaler Frequenz). Diese Impulse können dem normalen Erregungsverlauf ähnlich sein, werden aber nicht durch die Myokardzellen mit einer Kontraktion beantwortet. Häufige Ursachen für die EMD sind Herzbeuteltamponade, Lungenembolie, Vergiftung, Unterkühlung, Verminderung der zirkulierenden Blutmenge (Hypovolämie), Spannungspneumothorax oder Elektrolytverschiebungen.

3.3.1.4 Gefahren

Als Folge des Herz-Kreislauf-Stillstandes kommt es wie erwähnt zur Hypoxie und zur Azidose. Je nach Temperatur ist nach ca. 3 bis 5 Minuten mit irreversiblen Hirnschäden zu rechnen. Werden zu diesem Zeitpunkt keine Reanimationsmaßnahmen ergriffen, ist die Prognose des Patienten als schlecht zu bezeichnen. Daher gilt:

> Neben der Qualität der Reanimationsmaßnahmen spielt die Zeit eine entscheidende Rolle.

3.3.1.5 Maßnahmen bei Erwachsenen

Die Reanimation muss sofort nach Feststellung des Kreislaufstillstandes einsetzen. Man unterscheidet einfache Maßnahmen (Basic Life Support, BLS) und erweiterte Maßnahmen (Advanced Life Support, ALS). Nachfolgend werden diese Maßnahmen nach den Empfehlungen des European Resuscitation Council (ERC) erläutert. Zusammen mit der AHA (American Heart Association) hat der ERC im Jahr 2000 neue, international gültige Leitlinien veröffentlicht, die die Basis der folgenden Abschnitte darstellen. Die Maßnahmen bei Kindern sind Inhalt des Kapitels „Pädiatrie" (vgl. Kap. 18.6).

Basic Life Support
Als Basic Life Support (BLS) werden alle Maßnahmen bezeichnet, die überall ohne weitere Hilfsmittel ergriffen werden können. Dies sind die Beatmung und die Thoraxkompression. Diese Maßnahmen sind allein oder mit mehreren Helfern durchführbar.

Ein-Helfer-Methode. Der Kopf des Patienten bleibt in der überstreckten Position. Nach Feststellung des Kreislaufstillstandes erfolgen zwei Beatmungen Mund-zu-Nase oder Mund-zu-Mund, welche langsam und ohne hohen Inspirationsdruck jeweils über die Dauer von zwei Sekunden erfolgen sollten. Zeichen einer ausreichenden Beatmung ist das Heben und Senken des Brustkorbes. Am entkleideten Oberkörper wird anschließend der Druckpunkt aufgesucht. Dabei fährt man mit dem Mittelfinger

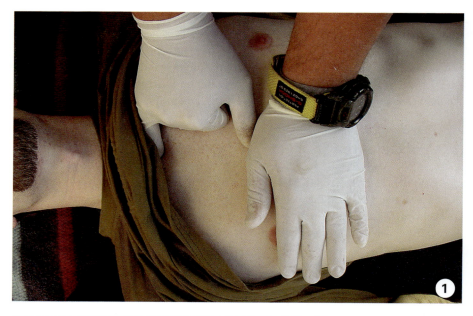

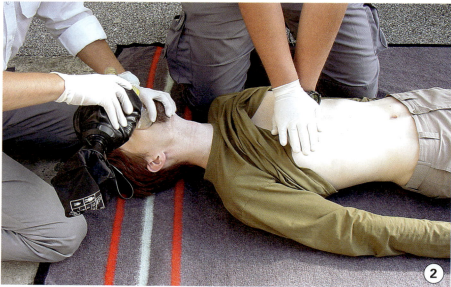

Abb. 35 - Aufsuchen des Druckpunktes durch „Halbierung" des Brustbeins und Aufsetzen des Handballens in der Mitte der unteren Hälfte (1), Handhaltung und Körperposition bei der Thoraxkompression (2)

einer Hand am unteren Rippenbogen bis zur Zusammenkunft der beiden Rippen entlang. Nun setzt man einen weiteren Finger in Richtung Kopf daneben. Angrenzend an diesen Finger wird nun ein Handballen auf das Brustbein gelegt. Eine andere Form ist die Halbierung des Brustbeins und das Aufsetzen des Handballens in der Mitte der „unteren Hälfte".

Die Thoraxkompression erfolgt mit durchgedrückten Armen senkrecht auf das Brustbein. Die Drucktiefe beträgt 4 - 5 cm. Die Kompressionsfrequenz sollte bei ca. 100/min liegen. Das Verhältnis von Beatmung zur Thoraxkompression ist mit 2 : 15 vorgegeben. Die Kompressionsphase und die Entlastungsphase müssen gleich lang sein. Dabei soll der Patient auf einer harten Unterlage liegen.

Zwei-Helfer-Methode. Stehen mehrere Helfer zur Verfügung, können die Basismaßnahmen optimiert werden. Der erste Helfer übernimmt die Überprüfung der Vitalfunktionen und die Beatmung. Der zweite Helfer legt unterdessen den Brustkorb frei, sucht den Druckpunkt auf und führt fünfzehn Kompressionen durch. Anschließend erfolgen zwei Beatmungen durch den zweiten Helfer, danach wieder fünfzehn Kompressionen durch den ersten Helfer. Die Reanimationsmaßnahmen werden so lange durchgeführt, bis ein Defibrillator am Patienten ist bzw. sichere Lebenszeichen am Patienten zu erkennen sind.

In der Zwei-Helfer-Methode erfolgt die Beatmung mit Beatmungsbeutel. Das Beatmungsvolumen bei hohem Sauerstoffanteil sollte 400 - 600 ml pro Beatmung betragen. Die Beatmungen müssen bei geringem Inspirationsdruck (< 20 mbar) behutsam über die Dauer von 1,5 - 2 Sekunden erfolgen. Zur Verbesserung der Beatmung sollten Oropharyngealtuben (Guedel-Tuben) verwendet werden. Sie bilden eine Brücke zwischen Rachen und Kehlkopf und erleichtern somit die Maskenbeatmung.

Komplikationen. Die Herz-Lungen-Wiederbelebung kann bei korrekter Durchführung der Maßnahmen keine großen Schäden verursachen. Bei falscher Lokalisation des Druckpunktes kann es jedoch zu Schädigungen von Leber und Milz kommen. Ebenso ist es möglich, dass gebrochene Rippen die Lunge durchstoßen und einen Pneumothorax oder Hämatothorax erzeugen (vgl. Kap. 15.4.2.2). Außerdem kann eine Maskenbeatmung mit zu hohem Beatmungsdruck zu einer Magenüberblähung mit anschließendem Erbrechen und Aspiration führen.

3.3.2 Schock

> Der Schock ist eine akute, kritische Verminderung der peripheren Gewebedurchblutung mit permanentem Sauerstoffmangel (Hypoxie) lebenswichtiger Organe, die zur Störung des Zellstoffwechsels bis hin zum Zelltod führt.

Der Schock stellt bei verschiedenen Erkrankungen bzw. Verletzungen eine gefährliche Komplikation mit häufig tödlichem Ausgang dar. Durch einen lokalen bzw. generalisierten Sauerstoffmangel in den Zellen kommt es zur Veränderung des Zellstoffwechsels mit Übersäuerung der Gewebe (Azidose). Wichtig für die Prognose des Patienten ist deshalb das frühzeitige Erkennen der Problematik durch den Rettungsdienst.

3.3.2.1 Einteilung der Schockformen

Nach dem pathophysiologischen Mechanismus kann man drei verschiedene Ursachenkomplexe bestimmen:

Verminderung des venösen Rückstroms durch absoluten Volumenmangel
Eine Verminderung des venösen Rückstroms durch absoluten Volumenmangel ist die Ursache des hypovolämischen Schocks (Volumenmangelschock). Unter diesem Begriff werden diejenigen Schockformen zusammengefasst, bei denen es durch verschiedene Ursachen zu einem absolut verminderten Kreislaufinhalt kommt. Dies kann durch eine Blutung nach innen oder nach außen geschehen (hämorrhagischer Schock) oder durch den Verlust von Blutplasma (bei Verbrennungen). Seltener liegt eine Hypovolämie aufgrund eines Flüssigkeitsverlustes durch Brechdurchfall oder starkes Schwitzen vor. Bei allen drei angesprochenen Ursachen liegt ein Missverhältnis zwischen Blutvolumen und Gefäßkapazität vor.

Tab. 8 - Symptome des hämorrhagischen Schocks in Abhängigkeit von der Höhe des Blutverlustes

Blutverlust (ml)	< 750	750 - 1250	1250 - 2000	> 2000
Blutverlust (%)	< 15	15 - 25	25 - 40	> 40
Herzfrequenz	normal	↑	↑↑	↑↑↑
Blutdruck	normal	normal/↓	↓	↓↓
Atemfrequenz	normal	↑	↑↑	↑↑↑
Urinproduktion	normal	↓	Oligurie	Anurie
ZNS	Erregung +	Erregung ++	Verwirrtheit	Lethargie

Bei massiven sichtbaren Blutverlusten ist die Diagnose leicht zu stellen. Problematisch ist die Einschätzung bei Patienten mit innerer Blutung. Patienten mit einer Verbrennung 2. bis 3. Grades von mehr als 20% der Körperoberfläche (KOF) weisen immer einen Volumenmangel auf, bei Kindern ab 10% 2.- bis 3.-gradig verbrannter Körperoberfläche. Aufgrund der kurzen Eintreffzeiten des Rettungsdienstes ist zu beachten, dass trotz massiven Volumenmangels häufig noch nicht alle Schocksymptome aufgetreten sind.

Verminderung des venösen Rückstroms durch relativen Volumenmangel

Ein relativer Volumenmangel besteht beim anaphylaktischen Schock, beim neurogenen Schock und beim septischen Schock.

Unter einem *anaphylaktischen Schock* versteht man eine lebensbedrohliche Unverträglichkeitserscheinung auf körperfremde Makromoleküle wie Medikamente oder Fremdeiweiße. Die Unverträglichkeitserscheinung (Anaphylaxie) wird durch eine Antigen-Antikörper-Reaktion ausgelöst. Ursache für die Auslösung eines anaphylaktischen Schocks ist eine pathologisch ablaufende Immunreaktion. Der Schweregrad der Reaktion kann sehr unterschiedlich sein.

Tab. 9 - Symptome und Schweregrade anaphylaktischer Reaktionen (anaphylaktischer Schock)

Schweregrad (Stadium)	Symptome	Bemerkung
I	Exanthem, Juckreiz, Nesselsucht, Bindehautentzündung, Übelkeit und Erbrechen, Temperaturanstieg	keine vitale Bedrohung
II	Krampf der Bronchialmuskeln, beschleunigte Herzfrequenz, ggf. Arrhythmie und Blutdruckabfall	messbare, aber nicht unmittelbar bedrohliche Atem- und Kreislaufreaktionen mit Gefahr des Fortschreitens
III	Krampf der Bronchialmuskeln, starker Blutdruckabfall, EKG-Veränderungen, Kehlkopfödem, ggf. generalisierte Krampfanfälle, Schock	unmittelbar lebensbedrohliche Atem- und Kreislaufreaktionen
IV	zusätzlich zu den unter III genannten Symptomen: Atem- und Kreislaufstillstand	akute Lebensgefahr

Das Aufeinandertreffen der körpereigenen Antikörper mit den körperfremden Antigenen kann durch Freisetzung gefäßaktiver Überträgerstoffe aus den so genannten Mastzellen eine Anaphylaxie hervorrufen. Ein wesentlicher Überträgerstoff ist dabei das Histamin. Dieser Stoff wirkt auf die Blutgefäße erweiternd (dilatierend) und auf die Bronchien zusammenziehend (konstringierend). Durch die Weitstellung der Blutgefäße kommt es zum Versacken des Blutes und somit zum Schock. Zusätzlich kann in einigen Fällen auch ein Asthmaanfall vorliegen. Weitere Symptome sind Hautrötung und Juckreiz. Je nach Blutdruck können die Patienten bewusstseinsgetrübt bis bewusstlos sein.

Der *neurogene Schock* ist durch eine ausgeprägte Gefäßweitstellung sowohl arterieller als auch venöser Gefäße gekennzeichnet. Dies führt zu einem starken Blutdruckabfall und reflektorischer Tachykardie. Ursachen hierfür sind Schädigungen des Hirnstamms und des Rückenmarks nach Wirbelsäulentraumen oder Schädel-Hirn-Traumen. Dabei werden Zentren für die Regulation des Kreislaufs zerstört. Da Verletzungen des Schädels oder der Wirbelsäule häufig mit weiteren schweren Verletzungen einhergehen, ist die Abgrenzung zum hypovolämischen Schock schwierig. Bei eventuell auftretenden Lähmungen oder Gefühlsstörungen bei Wirbelsäulenverletzungen muss immer mit einem neurogenen Schock gerechnet werden. Weitere Symptome können Urin- oder Stuhlabgang sein.

Lokale Infektionen durch verschiedene Krankheitserreger können aus unterschiedlichen Ursachen in die Blutbahn eines Menschen streuen. Man spricht dann von einer Sepsis. Der daraus sich eventuell entwickelnde *septische Schock* führt zur einer raschen Verschlechterung des Zustandes des Patienten bis hin zum Versagen aller Organsysteme. Dies resultiert aus einem häufig extremen Abfall des Blutdrucks im gesamten Körper, der wiederum durch die Gefäßweitstellung ausgelöst wird. Hierfür verantwortlich sind Stoffwechselprodukte z.B. von Bakterien (Endotoxine). Der septische Schock ist ein nicht seltenes Problem der innerklinischen Behandlung, insbesondere der Intensivtherapie. Für den Rettungsdienst stellt er hingegen eine Seltenheit dar.

Primäre Behinderung der Herzpumpfunktion

Der *kardiogene Schock* wird durch eine gestörte Pumpfunktion des Herzens bei normalem Gesamtvolumen (Normovolämie) ausgelöst. Ursache ist hier häufig eine ausgeprägte Herzinsuffizienz oder ein ausgedehnter Myokardinfarkt. Es kommt aufgrund der Minderleistung des Herzens zu einer Unterversorgung der Gewebe mit Sauerstoff und nachfolgend zur Azidose. Die niedrige Auswurfleistung des Herzens bedingt einen niedrigen Blutdruck, der reflektorisch mit einer Gefäßverengung (Vasokonstriktion) beantwortet wird. Damit steigt die Nachlast an und die Leistungsanforderung an das Myokard erhöht sich. Es entwickelt sich eine ausgeprägte Minderdurchblutung (Ischämie) mit häufig auftretenden Herzrhythmusstörungen bis hin zum Herz-Kreislauf-Stillstand. Symptome des kardiogenen Schocks sind:

- blasse Haut und Kältegefühl,
- Atemnot,
- niedriger Blutdruck,
- Tachykardie, evtl. Bradykardie,

- Angst und Unruhe,
- gestaute Halsvenen,
- ggf. Symptome eines Herzinfarkts,
- ggf. Zeichen eines Lungenödems.

3.3.2.2 Ablauf des Schockgeschehens

Wird aufgrund eines absoluten oder relativen Volumenmangels der venöse Rückstrom verringert, dann reagiert der Körper mit verschiedenen Kompensationsmechanismen. In der Anfangsphase werden die Frequenz und die Pumpleistung des Herzens erhöht. Diese Phase bezeichnet man auch als *Kompensationsphase*. Reicht dieser Mechanismus nicht aus, wird der Sympathikus (ein Teil des vegetativen Nervensystems) aktiviert, es erfolgt eine massive Ausschüttung der Katecholamine Adrenalin und Noradrenalin. Diese rufen eine Gefäßverengung im Bereich der Peripherie und des Magen-Darm-Traktes hervor. In dieser so genannten *Zentralisationsphase* kommt es zu einer Umverteilung des zirkulierenden Blutvolumens zugunsten lebenswichtiger Organe wie Herz, Gehirn, Lunge und Nebenniere, um dort eine ausreichende Sauerstoffversorgung sicherzustellen. Im weiteren Verlauf bringen diese zunächst sinnvollen Mechanismen aber auch äußerst negative Folgen für den Organismus mit sich:

- Sauerstoffmangel in minderdurchbluteten Geweben (Hypoxie),
- Übersäuerung des Gewebes (Azidose),
- daraus entstehend: Zellschäden,
- Gefäßschäden und Absterben von Gewebe (Nekrosebildung),
- Übertritt von Plasma aus dem Gefäßsystem ins Gewebe,
- Eindickung des Blutes (Sludge-Phänomen),
- Störung der Blutgerinnung.

Wird in diesem Stadium nicht schnell und konsequent therapeutisch eingegriffen, gerät der Patient in die so genannte *manifeste Schockphase*. Diese ist gekennzeichnet durch das Versagen einzelner Organsysteme. Besonders betroffen sind Niere (Schockniere), Leber, Darm, Lunge (Schocklunge) und auch das Herz. Am Ende steht das so genannte *Multiorganversagen* mit häufig tödlichem Ausgang.

Eine Hauptaufgabe des Rettungsdienstes ist das frühzeitige Erkennen und Behandeln eines Patienten im Schock. Hier gilt es, den Betroffenen vor dem Eintritt in diesen Teufelskreis zu bewahren. Fehler zu Beginn der Versorgung können häufig im Verlauf der Therapie kaum noch ausgeglichen werden.

3.3.2.3 Symptome des Schockgeschehens

Tab. 10 - Schockstadien nach klinischen Symptomen
(ohne Berücksichtigung des septischen Schocks)

	Frühphase	Voll entwickeltes Schocksyndrom	Spätphase
Haut	blass, kühle Extremitäten	kalt, feucht, blass, livide Extremitäten	kalt, klebrig, grau-zyanotisch
Blutdruck	systolisch normal bis gering erniedrigt; diastolisch erhöht	Blutdruck erniedrigt	Blutdruck deutlich erniedrigt
Herzfrequenz	häufig erhöht (Tachykardie)	meist erhöht (Tachykardie)	Rhythmusstörungen, nicht selten erniedrigt (Bradykardie), Herzversagen
Stoffwechsel	Azidose (metabolisch)	Azidose (metabolisch/respiratorisch)	ausgeprägte Azidose (metabolisch/respiratorisch)
Atmung	Atemfrequenz erhöht (Tachypnoe)	Tachypnoe, Dyspnoe (bei Schocklunge)	respiratorische Insuffizienz
Nierenfunktion	eventuell verminderte Harnausscheidung	verminderte bis fehlende Harnausscheidung	fehlende Harnausscheidung
Bewusstseinslage	Bewusstsein normal bis leicht getrübt	Bewusstseinsstörungen	stuporöser bis komatöser Patient, Krämpfe und Atemstillstand möglich

3.3.2.4 Maßnahmen bei Schockpatienten

Die allgemeinen Maßnahmen beim Schock lassen sich in Elementar-, Standard- und spezielle Maßnahmen unterteilen.

Elementarmaßnahmen
Wichtigste und vorrangigste Maßnahme ist das Freimachen und Freihalten der Atemwege. Der Patient wird in Schocklage (Hochlagerung der Beine) gebracht, ein venöser Zugang gesichert und Vollelektrolytlösung appliziert. Eine Ausnahme stellt der

kardiogene Schock dar. Hier wird der Patient bei einem Blutdruck unter 80 mmHg flach, ansonsten mit leicht erhöhtem Oberkörper gelagert. Ein venöser Zugang wird gelegt und eine langsam tropfende Vollelektrolytlösung zum Offenhalten des Zugangs angeschlossen.

Standardmaßnahmen

Da bei diesem Notfallbild die Lagerung zu den Elementarmaßnahmen gehört, braucht sie im Rahmen der Standardmaßnahmen nicht mehr durchgeführt zu werden. Bei ausreichendem Atemminutenvolumen werden dem Notfallpatienten 6 - 8 l Sauerstoff pro Minute über Maske appliziert, um einer weiteren Gewebehypoxie vorzubeugen. Neben der psychischen Betreuung wird eine ständige Überwachung und Kontrolle mit anschließender Dokumentation der Vitalparameter (Puls, RR, EKG, S_pO_2) durchgeführt. Es ist eine frühzeitige Wärmeerhaltung angebracht und der Notarzt ist zu alarmieren.

Spezielle Maßnahmen

Für die einzelnen Schockarten gibt es jeweils verschiedene spezielle Maßnahmen.

Beim *hypovolämischen Schock* stellt neben der Blutstillung und der Schocklage die Schaffung ausreichender venöser Zugänge durch den Notarzt mit einer bedarfsorientierten Volumentherapie (kristalloid und kolloidal) eine wichtige Komponente dar. Bei traumatisierten Patienten ist die großzügige Indikation für eine suffiziente Schmerztherapie (Analgesie) oder Narkose, Intubation und Beatmung zu stellen.

Beim *anaphylaktischen Schock* werden mehrere venöse Zugänge gelegt und maximal 2 000 ml Vollelektrolytlösung (VEL) appliziert. Darüber hinaus kann eventuell Adrenalin appliziert und als weitere medikamentöse Therapie ggf. Glukokortikoide oder Antihistaminika verabreicht werden.

Wichtig für die Behandlung eines Patienten mit einem *kardiogenen Schock* ist die Tatsache, dass auf keinen Fall die Beine erhöht gelagert werden dürfen. Dies würde zu einer weiteren Erhöhung der Vorlast und somit zu einer weiteren Belastung des Herzens führen. Der Oberkörper wird 30° erhöht gelagert, bei systolischem Blutdruck unter 80 mmHg und Bewusstseinseintrübung erfolgt eine Flachlagerung. Es wird ein venöser Zugang mit einer Vollelektrolytinfusion (keine Volumentherapie!) gelegt, um für alle Fälle einen medikamentösen Applikationsweg zu besitzen. Durch den Notarzt können eventuell Katecholamine (z.B. Dopamin/Dobutamin) und Diuretika (z.B. Furosemid) appliziert werden.

Im Falle eines *neurogenen Schocks* muss eine Flachlagerung und Immobilisation erfolgen. Eine Zufuhr von Vollelektrolytlösung zur Stabilisierung des Kreislaufs sollte über mehrere venöse Zugänge und eventuell über Druckinfusion erfolgen. Als medikamentöse Maßnahme können durch den Notarzt gefäßverengende Medikamente (z.B. Noradrenalin) gegeben werden. Eine Narkose und Intubation sind von Vorteil. Der Transport des Patienten sollte so schonend wie möglich erfolgen.

Die präklinischen Maßnahmen beim septischen Schock entsprechen denen des Volumenmangelschocks.

3.3.3 Vasovagale Synkope

Die vasovagale Synkope gehört nicht zu den klassischen Schockformen. Sie wird trotzdem an dieser Stelle mit aufgeführt, da die Symptome ähnlich sind und dieses Notfallbild häufig als Schock bezeichnet wird. Es handelt sich hierbei um eine meist kurzfristige Weitstellung der Blutgefäße aufgrund einer Störung der zentralen Gefäßsteuerung. Es kommt zum Versacken des Blutes in die peripheren Gefäße mit einer Mangeldurchblutung des Gehirns und kurzfristiger Bewusstlosigkeit. Patienten mit vasovagaler Synkope sind bei Großveranstaltungen wie z.B. Rock- und Pop-Konzerten häufig zu beobachten. Ursachen für diesen Notfall sind häufig das lange Stehen und die schlechte Luft.

Die Symptome sind wie bereits erwähnt dem des Schocks ähnlich. Die Patienten sind blass, kaltschweissig und klagen manchmal über Schwindelgefühl. Meist macht die Anamnese das Notfallbild deutlich.

Als Maßnahmen reichen meist die Schocklage und die psychische Betreuung aus. In schweren Fällen greift die Standardtherapie, die über die Lagerung hinaus die Sauerstoffgabe, den venösen Zugang und die Überwachung mit Dokumentation vorsieht.

Es ist ratsam, den Patienten an einen ruhigen Ort mit frischer Luft zu bringen und ihn dort einige Zeit zu beobachten. Geht es ihm wieder besser, sind keine weiteren Maßnahmen erforderlich. Bessert sich der Zustand nicht, erfolgt ein Transport zum nächstgelegenen geeigneten Krankenhaus.

4 Defibrillation mit halbautomatischen Geräten

4.1 Grundlagen

P. Hansak,
B. Petutschnigg

Der Herztod ist in den westlichen Zivilisationsländern die häufigste Todesursache. Allein in Österreich sterben jährlich ca. 9 000 Menschen an den Folgen eines akuten Myokardinfarkts. Von diesen Patienten haben 40% primär, als sofortige Folge auf den Infarkt, eine ventrikuläre Tachykardie und 18% Kammerflimmern, die nur durch eine sofortige Defibrillation behoben werden können. An der Bedeutung der Frühdefibrillation für das Überleben dieser Patienten besteht heute kein Zweifel mehr. So bezeichnen das ERC und die AHA die frühestmögliche Defibrillation eines flimmernden Herzens auch als „Goldstandard" in der Wiederbelebung. Aus diesem Grund wird neben der Defibrillation durch Sanitäter auch jene durch Laien (Public Access Defibrillation - PAD) in allen europäischen Ländern gefördert. In Österreich stellt die Anwendung von halbautomatischen Defibrillatoren durch Laien kein rechtliches Problem mehr dar und greift daher immer weiter um sich. Die Ausbildung des Rettungssanitäters am AED gehört mittlerweile zur Basisausbildung.

Die Überlebenschance bei einem plötzlichen Kreislaufstillstand erhöht sich nachweislich, wenn innerhalb der ersten Minuten mit den Maßnahmen der Reanimation begonnen wird, und hat eine noch bessere Prognose bei einer frühzeitigen Defibrillation, da in 80% der Fälle der Kreislaufstillstand in Form eines Kammerflimmerns auftritt. Jede Minute Wiederbelebung ohne Defibrillation verringert die Erfolgsaussicht für den positiven Ausgang einer Reanimation. Zwar kann die Zeit, die ein Kammerflimmern bei erfolgloser Reanimation bestehen bleibt (und so die Aussicht auf eine erfolgreiche Defibrillation erhöht), durch die Herzmassage verlängert werden, jedoch besteht bereits nach ca. 10 Minuten nur noch bei 50% der Patienten weiterhin Kammerflimmern.

Unter Frühdefibrillation versteht man daher den frühestmöglichen Zeitpunkt, zu dem ein Notfallpatient mit einem Kreislaufstillstand / Kammerflimmern defibrilliert werden könnte, unabhängig davon, von welchem Anwender diese Frühdefibrillation durchgeführt wird.

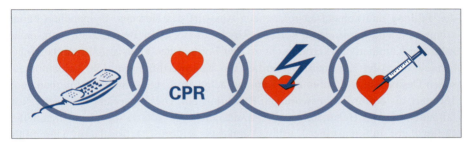

Abb. 1 - Überlebenskette

Es gibt drei Formen des Kreislaufstillstands:

Tab. 1 - Formen des Kreislaufstillstands

Bezeichnung	Erregung am Herzen	EKG-Bild
Asystolie	keine elektrische Aktivität und keine Kontraktion des Herz-.muskels	
Pulslose elektrische Aktivität (PEA)	vereinzelte elektrische Impulse ohne Kontraktion des Herzens	
Kammerflimmern	ungerichtete elektrische Aktivitäten mit unkoordinierten Zuckungen der Herzmuskulatur, ohne Kontraktion des Herzens	

Bei einem *Kammerflimmern* handelt es sich um eine Entgleisung des normalen Erregungsablaufs am Herzmuskel. Aufgrund verschiedener Ursachen kann der Sinusknoten seiner Aufgabe als Schrittmacher des Herzens nicht mehr nachkommen, da sich viele verschiedene, unkoordinierte Erregungszentren am Herzen bilden. Die Muskelfasern des Herzmuskels ziehen sich entsprechend der Impulsrate des nächstliegenden Erregungsbildungszentrums, von dem es bei einem flimmernden Herzen unzählige gibt, zusammen, wodurch ein kontrolliertes Zusammenziehen aller Herzmuskelzellen (= physiologischer Herzschlag) und damit eine Kontraktion des Herzens unmöglich werden. Am EKG kann hierbei eine Herzfrequenz von bis zu 350/min angezeigt werden. Eine Form des Kammerflimmerns ist das *Kammerflattern*. Hierbei handelt es sich um eine rasche Folge relativ regelmäßiger Herzkammeraktionen mit einer Frequenz von 200 - 350/min. Unbehandelt, d.h. ohne Defibrillation, geht das Kammerflattern fließend in ein Kammerflimmern über.

Im Erscheinungsbild dem Kammerflimmern ähnlich ist die *Kammertachykardie (ventrikuläre Tachykardie)*. Hierbei kommt es bei einer geordneten Erregung des Herzens zu einer sehr hohen Frequenz, damit nur zu einer mangelhaften, also nicht vollständigen Kontraktion, und deshalb in den meisten Fällen zu keiner ausreichenden Füllung und keinem ausreichenden Auswurf des Herzens. In manchen Fällen können Patienten mit einem solchen Rhythmus noch bei Bewusstsein sein, daher zählt die Kammertachykardie nicht zu den Formen des Kreislaufstillstands. Unbehandelt führt die Kammertachykardie zum Kammerflimmern. Alle halbautomatischen Defibrillatoren stufen eine Kammertachykardie, meist ab einer Frequenz von 180/min, als defibrillationswürdigen Rhythmus ein. Dies entspricht für solche Notfallpatienten dem Behandlungsschema, das auch ein Notarzt mit einem manuellen Defibrillator im Sinne einer Kardioversion (pulsgeführte „Defibrillation") durchführen würde. Da als Indikation für die Anwendung des Defibrillators die Pulslosigkeit des Patienten vorgegeben ist, kann auch in den wenigen Fällen, in denen Patienten mit einer ventrikulären Tachykardie und einer Frequenz von über 180 Schlägen pro Minute ansprechbar sind bzw. einen tastbaren Puls haben, kein Fehler passieren. Der halbautomatische Defibrillator erkennt nur den defibrillationswürdigen Rhythmus, nicht die Pulslosigkeit des Patienten!

4.1.1 Gerätebeschreibung

Da einmal auftretendes Kammerflimmern nicht spontan reversibel ist, benötigt das Herz einen Stromstoß, der die ungeordnete Erregungsbildung der Herzmuskelzellen durchbrechen und diese „synchronisieren" kann, wodurch der Sinusknoten wieder in die Lage versetzt wird, die Schrittmacherfunktion des Herzens zu übernehmen. Ein solcher Stromstoß wird bei der Defibrillation über zwei auf dem Brustkorb des Notfallpatienten platzierte Elektroden abgegeben. In ihrer Funktionsweise werden für die Defibrillation drei Arten von Geräten unterschieden: manuelle, halbautomatische und automatische Defibrillatoren. Bei automatischen Defibrillatoren handelt es sich in erster Linie um implantierte Defibrillatoren, jedoch gibt es bereits automatische Defibrillatoren für den allgemeinen Gebrauch.

Tab. 2 - Defibrillatoren nach Funktionsweise

Beschreibung	manuell	halbautomatisch	automatisch
Sprachführung	nein	ja	ja
Textführung	nein	ja	ja
Automatische EKG-Interpretation	nein	ja	ja
Freie Energiewahl	ja	nein	nein
Wechsel zwischen manuellem und halbautomatischem Betrieb	als Zusatzoption	als Zusatzoption (Arzttaste)	nein
Schockauslösung manuell	ja	ja	nein
Ärztliche Maßnahme	ja	nein	nein
Klebeelektroden	möglich	überwiegend	ja
Paddles	überwiegend	möglich	nein

Ein halbautomatischer Defibrillator führt den Anwender mittels Sprache durch die Reanimation. Zur Sicherheit wird der zuletzt gesprochene Satz auch auf einem Display angezeigt. Über eine Zeiterfassung sorgt das Gerät für die Einhaltung der Intervalle bei der Wiederbelebung (z.B. 1 Minute CPR). Überschneidet sich eine Anweisung des AED mit den Maßnahmen der CPR, so ist die jeweilige Aktion - Beatmung oder Herzmassage - in der vorgeschriebenen Anzahl zu beenden.

Die Ableitung des EKGs zur Analyse kann mit Paddels oder Klebeelektroden erfolgen (vgl. Kap. 1.4.4, Abb. 11). Die Ermächtigung zur eigenverantwortlichen Defibrillation durch den Rettungssanitäter ist nicht an die Art der Elektroden, sondern an den halbautomatischen Defibrillator gebunden. Dieser überprüft vor der Messung des EKGs den ausreichenden Kontakt der Elektroden mit dem Brustkorb über den Körperwiderstand. Ein zur Analyse abgeleitetes EKG wird in Segmente unterteilt und von einer speziellen Software im Defibrillator ausgewertet. Die Kriterien der Beurteilung der EKG-Segmente sind deren Amplitude, deren Flankensteilheit und die Frequenz. Bei einem positiven Ergebnis (Kammerflimmern, Kammerflattern oder ventrikuläre Tachykardie mit der vorgegebenen Frequenz) erfolgt die Bereitstellung der Schockenergie nach festgelegten Kriterien. Sobald der automatische Ladevorgang abgeschlossen ist (lauter Dauerton) angezeigt wird, kann der Anwender den Schock auslösen. Wird kein Schock ausgelöst, erfolgt eine sichere interne Entladung.

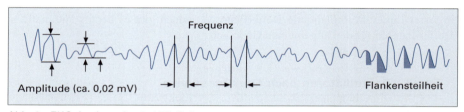

Abb. 2 - EKG-Analyse durch AED-Software

Die Sprachführung der halbautomatischen Defibrillatoren fordert in der Analysephase den Anwender auf, den Patienten nicht zu bewegen bzw. zu berühren. Auf diese Weise sollen mögliche Fehlinterpretationen des EKGs durch Bewegungsartefakte wie z.B. Fahrzeugbewegungen oder die Herzdruckmassage vermieden werden. Zwar können bereits viele Geräte solche Artefakte aus dem EKG herausfiltern, dennoch soll der Patient während des Analysevorgangs nicht bewegt werden, da im Zweifelsfall keine Defibrillation zugelassen wird. Moderne Geräte führen alle 24 Stunden selbstständig und zusätzlich bei jeder Inbetriebnahme einen Selbsttest durch. Erkennt das Gerät einen Fehler, lässt es sich nicht in Betrieb nehmen.

Halbautomatische Defibrillatoren gibt es in verschiedenen Ausführungen. Eines der wesentlichsten Unterscheidungsmerkmale ist die Möglichkeit ein EKG-Bild bzw. nur den gesprochenen Text anzuzeigen. Letztere sind Geräte für Laien, die durch eine EKG-Kurve nicht abgelenkt werden sollen und für die eine optische Überwachungsfunktion durch einen Bildschirm nicht notwendig ist.

4.1.2 Allgemeine Sicherheitshinweise

Grundsätzlich dürfen die Schockelektroden nur an Patienten ohne tastbaren Puls angebracht werden. AEDs sind für die Anwendung am erwachsenen Patienten konzipiert. Einige Geräte können mit einer speziellen Vorrichtung und eigenen Elektroden auch für Kinder verwendet werden. Das Mindestalter, meist über das Körpergewicht definiert, ist der jeweiligen Bedienungsanleitung zu entnehmen. Gemäß den Richtlinien der AHA liegt die Altersgrenze für AEDs bei 8 Jahren. Des Weiteren müssen bezüglich des Gerätes die folgenden Sicherheitshinweise beachtet werden:

- Bei Dienstbeginn ist das Gehäuse auf Beschädigungen zu überprüfen.
- Keine Anwendung in feuchter oder nasser Umgebung.
- Keine Defibrillation in explosionsgefährdeter Umgebung (z.B. Gase).
- Ist Flüssigkeit in das Gehäuse eingedrungen, muss es durch einen Fachmann gewartet werden.

Vor dem Auslösen des Schocks hat sich der Sanitäter davon zu überzeugen, dass keine anwesende Person direkt oder indirekt (z.B. über die Krankentrage) Kontakt zum Patienten hat.

Bezüglich der Schockelektroden sind folgende Punkte zu beachten:

- Bei Dienstbeginn ist die Verpackung der Elektroden auf Beschädigungen zu überprüfen.
- Die Elektroden dürfen nicht wiederverwendet werden.
- Offene und abgelaufene Packungen sind gegen neue auszutauschen.
- Klebeelektroden erfordern kein zusätzliches Kontaktmittel.
- Die Defibrillationselektroden dürfen nicht über perkutane Medikamentenpflaster (z.B. Nitropflaster) aufgebracht werden. Zum einen behindern diese die Schockabgabe, zum anderen könnte es infolge der Hautschädigung durch die Defibrillation zu einer akuten Einschwemmung des gesamten Wirkstoffdepots kommen.
- Die Elektroden sind fest auf der Brust des Patienten aufzupressen, Lufteinschlüsse können zu Verbrennungen und verminderter Energieabgabe führen. Probleme können bei Patienten mit behaarter Brust und Frauen mit großer Oberweite auftreten.
- Die Elektroden nie auf den Brustwarzen aufsetzen.
- An Übungspuppen dürfen nur die vom Hersteller vorgesehenen Übungselektroden verwendet werden.

Aus Kostengründen soll über die Defibrillationselektroden kein Überwachungs-EKG abgeleitet werden. Die Ableitung erfolgt über ein EKG-Kabel mit entsprechenden

4 Defibrillation mit halbautomatischen Geräten   4.2 Biphasische Defibrillatoren

Elektroden. Diese EKG-Elektroden werden so weit wie möglich auseinander platziert um im Ernstfall das Anbringen der Defibrillationselektroden nicht zu behindern.

4.1.3 Sonderfälle der Defibrillation

Patienten mit implantierten Schrittmachern werden bei Pulslosigkeit wie jeder andere Notfallpatient behandelt. Schrittmacherimpulse können ein defibrillationswürdiges EKG überlagern und verhindern, dass es zu einer Schockempfehlung kommt.

Bei einem *unterkühlten Notfallpatienten* im Falle einer gemessenen Körpertemperatur unter 30 Grad erfolgt keine Defibrillation. Ab dieser Temperatur sind die Herzmuskelzellen nicht mehr „beweglich" und können daher nicht defibrilliert werden, d.h. sie reagieren nicht auf einen Stromstoß. Die Rückkehr zu einem Sinusrhythmus ist unter dieser Temperatur so gut wie ausgeschlossen. Sobald der Patient unter mechanischer CPR mit halber Frequenz erwärmt wurde, kann der halbautomatische Defibrillator entsprechend zum Einsatz kommen.

Keine Kontraindikationen stellen Vergiftungen, Dialysepatienten und Schwangerschaft dar.

4.2 Biphasische Defibrillatoren

Als eine neue Entwicklung in Rahmen der Defibrillation erfolgt die Energieabgabe zukünftig in Form eines biphasischen Impulses, entgegen dem bisher gebräuchlichen monophasischem (s. Abb. 3).

Die biphasische Impulsform ermöglicht bei geringerer Energie die gleiche Effizienz wie ein monophasischer Impuls. Untersuchungen haben jedoch gezeigt, dass

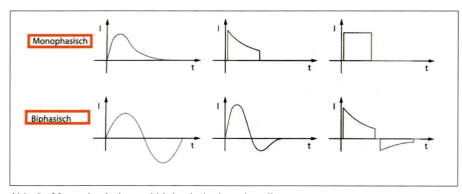

Abb. 3 - Monophasische und biphasische Impulswellen

4 Defibrillation mit halbautomatischen Geräten   4.2 Biphasische Defibrillatoren

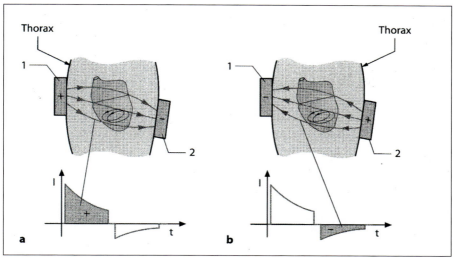

Abb. 4 - Biphasischer Schock

biphasische Wellenformen mit geringer Energie schonender für das Myokard und teilweise sogar besser geeignet sind, ein Kammerflimmern zu durchbrechen.

Im Gegensatz zum monophasischen Impuls kommt es bei der Biphase zu zwei Impulsstößen, von denen der zweite entgegengesetzt der Polarität zum ersten verläuft (s. Abb. 4). Da die einzelnen Hersteller verschiedene biphasische Impulskurven verwenden, ist es zurzeit bei manuellen Defibrillatoren, d.h. ohne automatische Voreinstellung, unbedingt notwendig, bezüglich der Schockfolge und Energiewahl die Bedienungsanleitung genau zu studieren. Für den Laien bzw. den Anwender von halbautomatischen Defibrillatoren ist es nebensächlich, mit welcher Impulsform sein Gerät arbeitet, da die Energiewahl vom Hersteller entsprechend vorgegeben ist und vom Anwender nicht beeinflusst werden kann.

Generell zielt die Entwicklung bei Defibrillatoren auf eine geringere, jedoch gezieltere Energieabgabe ab. Automatische Defibrillatoren, die die transthorakale Impedanz (Widerstand des Brustkorbs) messen und entsprechend variable Schocks abgeben, werden bereits getestet. Durch solche Geräte könnte die Gefahr einer Myocardschädigung weiter reduziert werden.

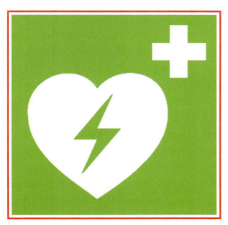

Abb. 5 - Kennzeichnung für den Standort von halbautomatischen Defibrillatoren gemäß ÖNorm Z 1000-2, Rettungszeichen E 17

Von immer größerer Bedeutung wird der mit einem Defibrillator ausgerüstete Laie. in den USA bereits zum Alltag gehörend, ist dieses System in Europa erst im Aufbau begriffen. Insbesondere in Österreich gibt es Seitens der Einsatzorganisationen Bemühungen die so genannte „Public Access Defibrillation" (PAD), die Defibrillation durch Laien, flächendeckend einzuführen. Auch die Industrie hat das Potential des privaten Kundenkreises erkannt und entwickelt an leichten und billigen AEDs für den „Hausgebrauch". Der halbautomatische Defibrillator der Zukunft könnte im Taschenformat mit einer begrenzten Akkukapazität zur Überbrückung der Hilfsfrist, und mit einem Preis unter 1.000,-- € als echtes Massengerät für alle Risikopatienten auf den Markt kommen.

4.3 Advanced Cardiac Life Support

Als Advanced Cardiac Life Support (ACLS) werden alle Maßnahmen und Hilfsmittel bezeichnet, die neben der BLS-Reanimation zur Anwendung kommen. Dies sind im Einzelnen:

- EKG-Monitoring,
- Defibrillation,
- Intubation,
- venöser Zugang,
- Medikamente,
- Stabilisierungsmaßnahmen nach erfolgreicher Reanimation.

EKG-Monitoring. Die Form des Kreislaufstillstandes kann ausschließlich über die Ableitung eines EKG festgestellt werden. Sie ist die vordringlichste Maßnahme bei der Reanimation neben der Basisreanimation, da hierdurch die weiteren Therapieschritte festgelegt werden.

Entweder wird ein EKG-Kabel mit entsprechenden EKG-Elektroden aufgeklebt oder ein so genanntes Notfall-EKG (Schnellableitung) mit Defibrillationspaddles oder -klebeelektroden abgeleitet. Die Paddles sollten dafür mit ca. 10 kg Anpressdruck auf den Thorax gedrückt werden, um ein möglichst ruhiges Bild zu erhalten.

Häufige Fehler können durch fehlerhafte Geräteeinstellung, starke „Kunstproduktbildung" (sog. Artefakte), unkontrollierte Bewegungen oder unkorrekte Elektrodenplatzierung auftreten. Die nachfolgende Therapie richtet sich nach dem Befund des EKG. Hyperdyname Formen des Kreislaufstillstands können evtl. mit dem präkordialen Faustschlag oder der Defibrillation beendet werden.

Defibrillation. Die entscheidende Maßnahme bei der kardiopulmonalen Reanimation ist neben den Basismaßnahmen die frühestmögliche Defibrillation. Pro Minute

4 Defibrillation mit halbautomatischen Geräten 4.3 ACLS

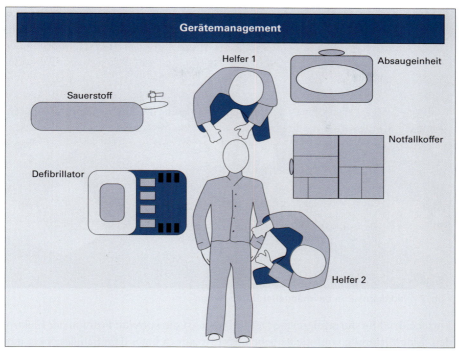

Abb. 6 - Gerätemanagement

Kammerflimmern sinkt die Überlebenschance des Patienten um ca. 10%. Die Defibrillation mit einem halbautomatischen Defibrillator muss von jedem im Rettungsdienst Tätigen durchgeführt werden können.

Als Defibrillation bezeichnet man die Abgabe eines kontrollierten elektrischen Gleichstromes mit dem Ziel, alle Zellen des Myokards gleichzeitig zu depolarisieren. Dadurch beginnt bei allen Zellen zeitgleich die Phase der Nicht-Erregbarkeit (Refraktärphase). Auf diese Weise müsste unter normalen Umständen der Sinusknoten als erstes Zentrum erneut in der Lage sein, einen elektrischen Reiz zu bilden und wieder die Schrittmacherfunktion des Herzens zu übernehmen.

Die Defibrillation ist als erfolgreich anzusehen, wenn das Kammerflimmern oder die pulslose ventrikuläre Tachykardie unterbrochen wurden und das Herz in einen anderen Rhythmus übergeht. Auch der Übertritt in eine Asystolie nach erfolgter Defibrillation ist eine erfolgreiche Defibrillation, da das Kammerflimmern durchbrochen wurde.

In Anwesenheit des Notarztes werden meist *manuelle Defibrillatoren* genutzt. Der Anwender muss bei diesen Geräten selbstständig den Herzrhythmus analysieren und die korrekte Energiestufe wählen. Der Stromstoß muss ebenfalls selbstständig abgegeben werden. Mit manuellen Defibrillatoren können Patienten jeden Lebensalters therapiert werden.

4 Defibrillation mit halbautomatischen Geräten 4.3 ACLS

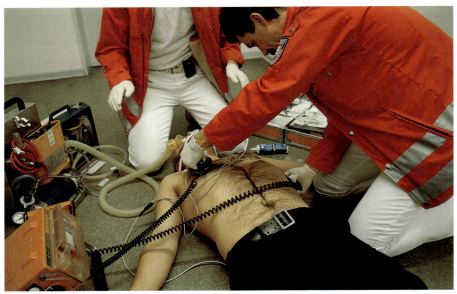

Abb. 7 - Paddleposition bei manueller Defibrillation

Entscheidend für die erfolgreiche Defibrillation ist die korrekte Position der Elektroden. Eine Elektrode wird rechts neben dem Brustbein unter dem Schlüsselbein aufgesetzt, die andere an der Herzspitze. Die zu wählende Energie beträgt beim ersten und zweiten Schock jeweils 200 Joule, beim dritten und allen weiteren 360 Joule. Vor der Stromabgabe muss der Anwender eine deutliche Warnung aussprechen, um andere beteiligte Personen nicht zu gefährden.

Es werden maximal drei Defibrillationen in Folge durchgeführt. Nach jeder manuellen Defibrillation muss eine Puls- und Rhythmusanalyse erfolgen. Während der Kontrollphase wird der Defibrillator bereits wieder geladen, um den Zeitraum zwischen den Defibrillationen möglichst gering zu halten. Es wird immer mit der zuletzt erfolgreichen Energiestufe defibrilliert.

Bei *Automatisierten Externen Defibrillatoren (AED, halbautomatischer Defibrillator)* wird der defibrillationspflichtige Herzrhythmus durch das Gerät erkannt. Der Stromstoß muss aber durch den Anwender abgegeben werden. Die heute üblichen Geräte verfügen über eine nahezu hundertprozentige Sensitivität gegenüber Kammerflimmern. So ist die Gefahr der Fehlbehandlung für den Patienten durch den Sanitäter nicht gegeben. Nach Empfehlung des European Resuscitation Council sollte jeder Krankenkraftwagen in Europa diese Geräte mit sich führen.

Der halbautomatische Defibrillator wird normalerweise über zwei Klebeelektroden mit dem pulslosen Patienten verbunden. Die Klebeelektroden werden auf die beschriebenen Positionen zur Defibrillation aufgeklebt. Nach Auslösung der Analysephase darf der Patient nicht mehr berührt werden. Das Gerät stellt selbstständig die Energie für eine notwendige Defibrillation (initial 200 Joule) bereit. Der Helfer wird durch das Gerät angewiesen, die Defibrillation durch Tastendruck am Halbautomaten auszulösen.

Nach erfolgter Defibrillation wird eine erneute Analyse des Herzrhythmus durchgeführt. Bei erneuter Empfehlung zur Defibrillation wird diese wie beschrieben ausgeführt.

Bei der nachfolgenden, dritten Defibrillation wird die Energie automatisch auf die nächsthöhere Energiestufe (360 Joule) geladen. Nach maximal drei

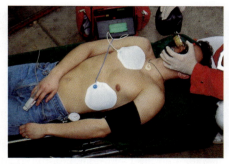

Abb. 8 - Paddleposition bei halbautomatischer Defibrillation

Defibrillationen folgt eine Pulskontrolle. Bei fehlendem Puls wird eine Minute lang reanimiert (5 Zyklen 2 : 15). Anschließend erfolgt wieder eine Analyse.

Als *Kardioversion* bezeichnet man eine Defibrillation mit reduzierter Joulezahl, bei der die Energie synchron zum Herzrhythmus abgegeben wird. Sie dient zur Therapie instabiler ventrikulärer oder supraventrikulärer Tachykardien (supraventrikulär = mit Erregungsursprung in den Vorhöfen). Die Energie wird zeitlich genau während der Ventrikeldepolarisation (im EKG während der R-Zacke) abgegeben. Meist erfolgt sie bei Patienten in Kurznarkose.

Bei *Herzschrittmacher-Patienten* muss die Position der Defibrillationselektroden verändert werden. Die Hauttasche des Herzschrittmachers muss bei der Platzierung der Elektroden ausgespart werden. Sollte der Schrittmacher durch die Defibrillation Schaden erlitten haben, muss ein externer Schrittmacher gelegt werden.

Externe Herzschrittmacher sind bei Bradykardien sinnvoll, bei denen eine medikamentöse Therapie erfolglos war. Gegebenenfalls können sie auch bei einer bestimmten Form der Asystolie eingesetzt werden (ventrikulärer Stillstand). Die Geräte sind meist mit dem manuellen EKG-Defibrillationsgerät kombiniert.

Notärztliche Maßnahmen

Intubation. Die Intubation unter Reanimation erfolgt in der Regel orotracheal. Die Durchführung sollte innerhalb von 30 Sekunden erfolgt sein. Ist dies nicht der Fall, müssen wieder Basismaßnahmen der Reanimation aufgenommen werden. Die Intubation darf weder die elektrische Defibrillation noch die Basismaßnahmen verhindern oder verzögern. Ist der Tubus gelegt, erfolgt die Auskultation über der Magengrube und über den beiden Lungenspitzen. Der Tubus muss geblockt und anschließend sicher fixiert werden.

Die Intubation sollte bei jeder Reanimation frühzeitig angestrebt werden, da ein hoher Anteil der präklinisch reanimierten Patienten bei längerer Maskenbeatmung eine Aspiration erleidet. Neben dem Aspirationsschutz und der sicheren Beatmung dient die Intubation auch der Medikamentengabe in der Anfangsphase der Reanimation.

Venöser Zugang. Eine sichere Möglichkeit zur Applikation von Medikamenten stellt der intravenöse Zugang dar. Er sollte bei ausreichender Zahl von Helfern umgehend gelegt werden. Basismaßnahmen und Defibrillation dürfen dadurch nicht gefährdet werden.

Medikamente. Adrenalin ist neben der unbedingt notwendigen (obligaten) Sauerstoffgabe zur Zeit das einzige Medikament, das standardmäßig bei jeder Reanimation gegeben werden soll. Der entscheidende Effekt liegt in der Gefäßengstellung der peripheren Blutgefäße. Dadurch werden insbesondere die Durchblutung der Herzkranzgefäße und die Gehirndurchblutung verbessert. Adrenalin wird bei jeder Form des Kreislaufstillstandes verabreicht. Adrenalin kann allerdings auch über das Bronchialsystem (endobronchial / intratracheal) verabreicht werden. Empfohlen wird die 2- bis 3fache Dosierung der intravenösen Dosis. Bei dieser Applikationsart wird Adrenalin auf 10 ml z.B. mit 0,9%iger Kochsalzlösung verdünnt. Nach erfolgter Medikamentengabe müssen fünf Beatmungen erfolgen, um das Medikament ausreichend in der Lunge zu verteilen. Bei der Applikation über den Tubus darf während der Gabe keine Thoraxkompression erfolgen. Da die Halbwertszeit von Adrenalin ca. 1 - 2 Minuten beträgt, muss das Medikament alle 3 - 5 Minuten in derselben Dosierung erneut gegeben werden.

Auch Atropin und Lidocain können bei einer Reanimation zum Einsatz kommen:

- Atropin ist ein Parasympatholytikum, das heißt, es hemmt die Erregungsübertragung an den Nervenendigungen des Parasympathikus (einem Teil des vegetativen Nervensystems). Bei der Reanimation wird es in den aktuellen Leitlinien bei Asystolie und EMD in einer Dosierung von 0,02 mg/kg KG bis maximal 0,04 mg/kg KG empfohlen.

- Lidocain ist ein Antiarrhythmikum, also ein Medikament gegen Herzrhythmusstörungen. Es blockiert den Natriumeinstrom in die Zelle und erhöht so die Reizschwelle. Lidocain wirkt stabilisierend auf die Erregungsleitung des Herzens. Bei der Reanimation wurde es früher bei Kammerflimmern empfohlen. Heute weiß man, dass es die Defibrillationsschwelle erhöht und es sich somit negativ auf die Defibrillation auswirkt. Daher sollte es nicht routinemäßig zum Einsatz kommen. Nach erfolgreicher Defibrillation und weiter bestehenden ventrikulären Arrhythmien kann es zur Stabilisierung in einer Dosis von 1mg/kg KG gegeben werden.

4 Defibrillation mit halbautomatischen Geräten 4.3 ACLS

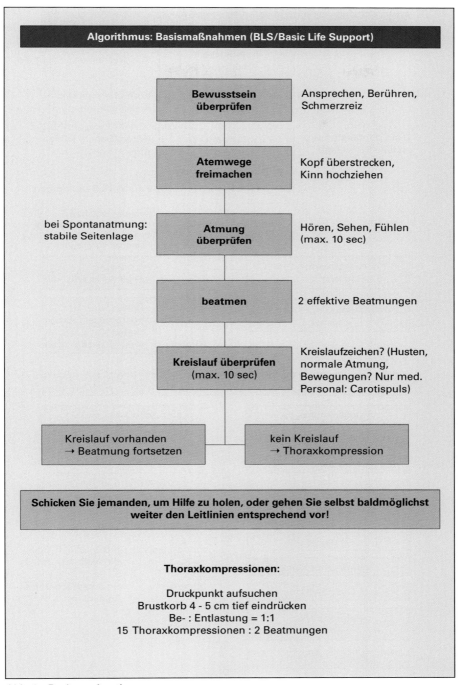

Abb. 9 - Basisreanimation

4 Defibrillation mit halbautomatischen Geräten 4.3 ACLS

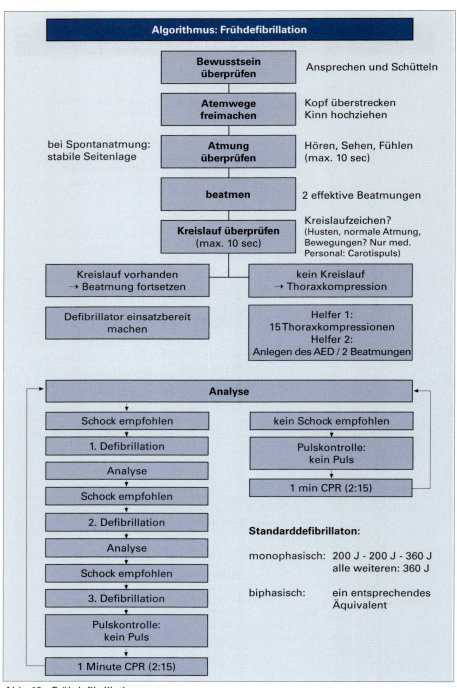

Abb. 10 - Frühdefibrillation

4 Defibrillation mit halbautomatischen Geräten 4.3 ACLS

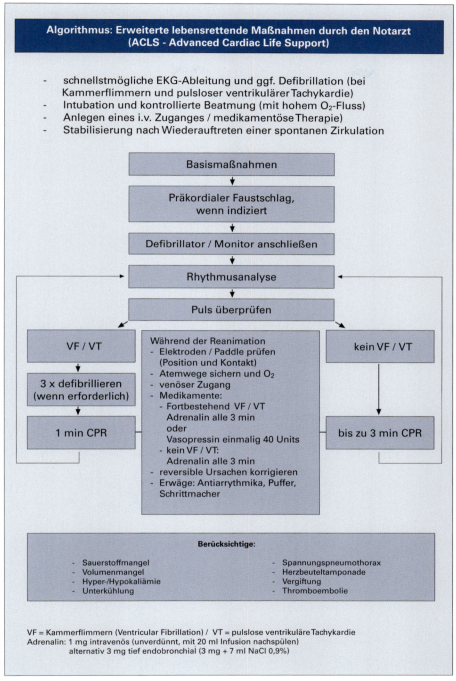

Abb. 11 - Erweiterte Reanimation

5 Infusionen / Praktische Infusionslehre

Im Rettungsdienst wird fast bei allen Notfällen ein venöser Zugang gesichert, der mit einer Infusion offengehalten wird. Als Infusion wird hierzu bevorzugt eine Vollelektrolytlösung verwendet. Der Rettungssanitäter muss an der Notfallstelle diese Infusion - und je nach Notfall auch andere - schnell und sicher vorbereiten können.

M. Hirsch
Pate:
A. Michalsen

5.1 Grundlagen

Als Infusion bezeichnet man das Einfließenlassen größerer Flüssigkeitsmengen in den Körper. Dies geschieht üblicherweise über einen Venenverweilkatheter in einer oberflächlichen, körperfernen (peripheren) Vene im Handrücken- oder Unterarmbereich. Seltenere Zugangswege im Rettungsdienst sind der Zugang über eine herznahe (zentrale) Vene oder, insbesondere bei Kindern, über den mit Knochenmark gefüllten intraossären Markraum (vgl. Kap. 6.4).

Indikationen für eine Infusion stellen sich bei allen Formen des Flüssigkeitsverlustes so z.B. bei

– Blutungen infolge von Traumata,
– Plasmaverlust durch Verbrennungen,
– Flüssigkeits- und Elektrolytverlust durch Schwitzen, Erbrechen oder Austrocknung,
– zur Verdünnung hoch konzentrierter Medikamente.

Grundsätzlich unterscheiden kann man zwischen der Tropfinfusion, bei der die maximale Infusionsrate hauptsächlich von der Schwerkraft (Aufhängungshöhe des Infusionsbehälters) bestimmt wird, der Druckinfusion, bei der durch Kompression des Infusionsbehälters erheblich höhere Infusionsraten als bei der Tropfinfusion erreicht werden können, und der Infusion mit einer Spritzenpumpe (Perfusor), bei der die Infusions- oder Medikamentenmenge mit dem Perfusor durch mechanischen Druck auf eine Spritze (in der Regel 50 ml) genau dosiert werden kann.

5.2 Material

Zur Infusionstherapie werden die in Abb. 1 dargestellten Materialien benötigt.

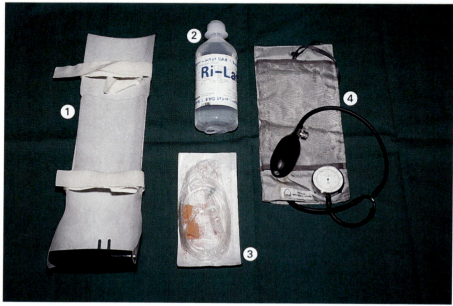

Abb. 1 - Materialien zum Vorbereiten einer Infusion mit Druckinfusionsmanschette und Infusionsarmschiene: Infusionsarmschiene (1), Infusionslösung (2), Infusionssystem (3), Druckinfusionsmanschette (4)

5.2.1 Infusionsbehälter

Infusionslösungen werden in Plastikflaschen oder -beuteln oder in Glasflaschen angeboten. Im Rettungsdienst wird wegen des geringeren Gewichts, der besseren Staubarkeit und des geringeren Risikos bei Druckinfusionen (vgl. Kap. 5.5.1) Behältern aus Plastik gegenüber Glasbehältern der Vorzug gegeben. Die übliche Flaschengröße für Infusionslösungen im Rettungsdienst liegt bei 500 ml. Unter einer abtrennbaren Schutzkappe befindet sich ein Gummistöpsel zum Einstechen des Infusionsgeräts, über den auch Medikamente in den Behälter gespritzt werden können. Vor Anwendung einer Infusion muss man sich davon überzeugen, dass der Behälter unversehrt und die Schutzkappe intakt ist, dass die Infusionslösung klar und ohne Ausflockungen und das Verfalldatum nicht überschritten ist, andernfalls ist die Lösung zu verwerfen.

5.2.2 Infusionssystem

Hierbei handelt es sich um ein steriles Schlauchsystem, das den Infusionsbehälter mit dem venösen Zugang verbindet und die Regulierung der Infusionsgeschwindigkeit erlaubt. Am oberen Schlauchende befindet sich ein zweikanaliges Einstechteil. Durch einen Kanal gelangt die Infusionslösung in die angeschlossene Tropfkammer, der andere Kanal ermöglicht das Einströmen von Luft zum Druckausgleich in den Behälter. Die Tropfkammer am Ende des Einstichdorns ist durchsichtig, flexibel und besitzt eine Belüftungsöffnung. Anhand der beobachtbaren Tropfgeschwindigkeit kann die Durchflussmenge bestimmt werden. An die Tropfkammer schließt sich der transparente Infusionsschlauch an. Die Infusionsrate kann am Schlauch durch einen Durchflussregler mit Rollenklemme reguliert werden. Am patientennahen Ende des Infusionssystems findet sich ein genormter Konnektor, der an alle gängigen Zugangssysteme zum Infundieren angeschlossen werden kann (Luer-System). Je nach Hersteller kann zwischen dem Infusionsschlauch und dem Konnektor noch ein Schlauchstück aus Gummi zum Einspritzen von Medikamenten in das System eingefügt sein.

5.2.3 Drei-Wege-Hahn

Falls mehr als eine Infusion an einen venösen Zugang angeschlossen werden muss, benötigt man einen Drei-Wege-Hahn, der über zwei separat absperrbare Zuflüsse und einen Luer-Anschlusskonnektor verfügt.

5.2.4 Druckinfusionsmanschette

Die Druckinfusionsmanschette erlaubt das Infundieren großer Flüssigkeitsmengen in kurzer Zeit (vgl. Kap. 3.5.1). Sie besteht in der Regel aus einem doppelkammrigen Beutel, in dessen eine Kammer der Infusionsbehälter (Plastikflasche oder -beutel) gegeben wird, der wiederum von der anderen Kammer aus durch eine aufblasbare Manschette komprimiert werden kann. Zur Kontrolle des Drucks verfügt die Manschette über einen Druckmesser (Manometer).

5.3 Technik

Die Verschlusskappe der Infusionsflasche wird entfernt und das Infusionssystem der Verpackung entnommen. Hierbei ist darauf zu achten, dass die Enden (Einstichdorn

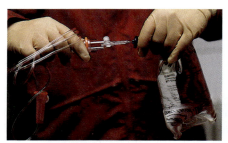

Abb. 2 - Einbringen des Dorns in den Zugangsweg der Infusionsflasche

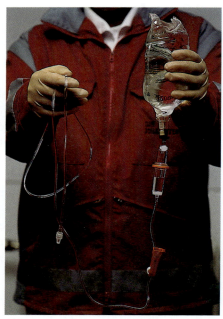

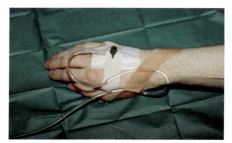

Abb. 4 - Venöser Zugang mit Fixierung

Abb. 3 - Entlüftung des Infusionssystems

und Anschlusskonnektor) nicht unsteril werden. Die Schutzkappe wird vom Einstichdorn entfernt und der Dorn wird vollständig durch die vorgesehene Stelle des Gummistöpsels in die Infusionsflasche eingebracht (Flaschenöffnung nach oben, Abb. 2).

Nach Schließen der Rollenklemme wird die Tropfkammer mehrmals mit Daumen und Zeigefinger komprimiert, bis sie etwa zur Hälfte mit Flüssigkeit gefüllt ist (Flaschenöffnung nach unten). Danach wird das Belüftungsteil an der Tropfkammer geöffnet. Durch Öffnen der Rollenklemme strömt so lange Flüssigkeit in das Infusionssystem ein, bis diese am Anschlusskonnektor austritt und der Schlauch frei von Luftblasen ist (Abb. 3).

Wenn ein Drei-Wege-Hahn benutzt wird, muss er ebenfalls vor Verwendung an den Schlauch angeschlossen und entlüftet werden. Nach vollständiger Entlüftung des Infusionssystems und Schließen der Rollenklemme wird der Schlauch an deren Befestigungsklemme bis zur Verwendung der Infusion fixiert. Vor Anschließen der Infusion an den Patienten wird die Schutzkappe vom Anschlusskonnektor entfernt. Die Venenverweilkanüle wird fixiert und mit dem Infusionssystem verbunden.

Nach dem Öffnen der Rollenklemme wird das einwandfreie Einfließen der Infusionslösung kontrolliert. Zur Sicherung des Zuganges legt man eine Schlaufe zur Zugentlastung in den Infusionsschlauch und fixiert ihn mit Heftpflaster am Arm (Abb. 4).

Nun kann die Durchflussgeschwindigkeit der Infusion mit der Rollenklemme auf die für den Patienten vorgesehene Infusionsrate reguliert werden (20 Tropfen entsprechen etwa einem Milliliter). Die Infusionsflasche sollte etwa 70 - 100 cm über der

Herzhöhe des Patienten aufgehängt werden, um ein einwandfreies Einlaufen zu gewährleisten. Rechtzeitig vor Infusionsende muss die Rollenklemme wieder geschlossen werden, damit keine Luft in das Infusionssystem gelangen kann.

5.4 Vollelektrolytlösungen / kolloidale Infusionslösungen

Im Rettungsdienst gebräuchlich sind sterile, isotone, kristalloide *Vollelektrolytlösungen* (VEL, z.B. Ringer-Lösung), deren Elektrolytzusammensetzung und osmotischer Druck denen des Blutes entsprechen. Sie enthalten Natrium-, Kalium- und Kalziumchlorid und ggf. Magnesium und Laktat in nahezu physiologischer, d.h. körpereigener Zusammensetzung. Beim Infundieren in Patienten mit normalem Wasser- und Elektrolythaushalt erfolgen durch die Infusion daher keine signifikanten Verschiebungen von Flüssigkeiten oder Elektrolyten zwischen den Flüssigkeitsräumen.

Die Verweildauer von VEL im Gefäßsystem ist eher kurz, nach einer Stunde sind zwei Drittel oder mehr der infundierten Menge aus dem Gefäßsystem in den Zwischenzellraum (Interstitium) abgewandert. VEL werden bei allen Formen des extrazellulären Flüssigkeitsverlustes eingesetzt. Eine Variante der VEL sind speziell auf den kindlichen Organismus abgestimmte Lösungen (z.B. Pädiafusin®).

Ferner kommen sterile Stärke-, Dextran- oder Gelatinelösungen, so genannte *kolloidale Infusionslösungen*, z.B. HAES-Lösung mit hohem Wasserbindungsvermögen zur Anwendung. Diese bewirken durch Erhöhung des kolloidosmotischen Drucks in den Blutgefäßen, dass Flüssigkeit aus dem Raum zwischen oder in den Zellen (Zwischenzellraum bzw. Intrazellulärraum) in die Blutgefäße (Intravasalraum) verschoben wird. Das bedeutet, dass mehr als das infundierte Volumen in den Gefäßen zur Verfügung steht. Kolloidale Infusionslösungen verbleiben im Vergleich zu VEL erheblich länger im Blutkreislauf (bis zu mehreren Stunden). Sie bergen durch ihre Zusammensetzung aus Stärke-, Zucker- oder Eiweißmolekülen jedoch die Gefahr von allergischen Reaktionen.

Alkalische Pufferlösungen (z.B. Natriumbicarbonat 8,4%) zum Ausgleich von Übersäuerungen (Azidosen) und Kochsalzlösungen spielen im präklinischen Bereich eine untergeordnete Rolle.

- Indikationen für kristalloide Infusionslösungen (VEL) sind zum Beispiel:
  - primärer Volumenersatz bei Blut- oder Plasmaverlusten (Trauma/Verbrennung),

- Volumenersatz bei Wasser- und Elektrolytverlust (Dehydratation) durch Fieber, starkes Schwitzen, Durchfall oder unzureichende Flüssigkeitsaufnahme,
- Offenhalten venöser Zugänge,
- Trägerlösung für Medikamente,
– Indikationen für kolloidale Infusionslösungen sind zum Beispiel:
  - Volumenersatz bei größeren Blut- oder Plasmaverlusten,
  - Schockzustände (mit Ausnahme des kardiogenen Schocks).

> Bei massivem Volumenmangel können kristalloide und kolloidale Volumenersatzmittel kombiniert werden.

Zur Behandlung großer Blut- oder Plasmaverluste, insbesondere bei akuter Hypovolämie und Schock, sind inzwischen auch hyperosmolare Lösungen zur so genannten „Small Volume Resuscitation" zugelassen. Sie bestehen aus einer hyperosmolaren Kochsalz-Kolloid-Lösung, z.B. NaCl 7,2% plus Hydroxyäthylstärke 6% (Substitutionsgrad 0,4 - 0,55; mittleres Molekulargewicht 200 000). Aufgrund ihrer (unphysiologisch) hohen Osmolarität führen diese Lösungen vorübergehend zu einer Umverteilung von körpereigener Flüssigkeit in das Gefäßsystem und damit zur Stabilisierung des intravasalen Volumens. Das zu verabreichende Volumen dieser Lösungen ist mit etwa 4 ml/kg KG deutlich geringer als dasjenige bei Vollelektrolytlösungen.

5.5 Sonstige Infusionsarten im Rettungsdienst

5.5.1 Druckinfusion

Zum Ausgleich massiver Volumenverluste in kurzer Zeit können flexible Infusionsbehälter mit einer Druckinfusionsmanschette komprimiert werden. Die Infusionsgeschwindigkeit wird durch die Höhe des Drucks und die Durchflussrate der Venenverweilkanüle bestimmt. Die Belüftungsöffnung des Infusionssystems muss geschlossen bleiben, da hieraus Flüssigkeit entweichen kann. Steht keine Druckinfusionsmanschette zur Verfügung, kann die Infusionsrate mit einer um den Behälter gelegten Blutdruckmanschette oder notfalls auch durch manuelle Kompression gesteigert werden. Patient und Infusionsbehälter sollten bei der Druckinfusion ständig überwacht werden.

5.5.2 Infusion mit Spritzenpumpen

Für die kontrollierte und kontinuierliche Medikamentenverabreichung und Volumentherapie über einen längeren Zeitraum werden Spritzenpumpen (Perfusoren) eingesetzt. Sie verabreichen eine kontinuierliche Dosis von meist hoch konzentrierten Medikamenten. Auch eine fraktionierte Verabreichung (Applikation in einzelnen Teilabschnitten) ist möglich (Abb. 5).

Die Dosierung erfolgt tropfen- oder volumengesteuert. Bei jedem Schichtwechsel und vor der Anwendung muss eine Funktionskontrolle durchgeführt werden. Die Medikamente werden mit einer speziellen Spritze aufgezogen. Nach dem Entlüften wird diese in die Pumpe eingelegt und mit dem entlüfteten Schlauchsystem verbunden. Ist die Laufgeschwindigkeit festgelegt und eingestellt, wird das System mit dem venösen Zugang verbunden und der Alarm wird eingestellt. Solche Pumpen werden häufig bei Intensivtransporten mitgeführt. Dem Rettungssanitäter ist die Bedienung der Spritzenpumpe jedoch untersagt.

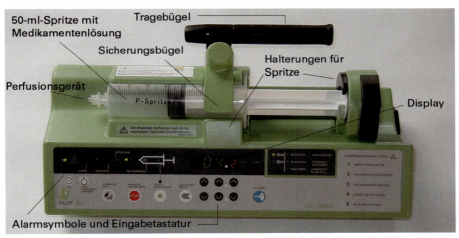

Abb. 5 - Spritzenpumpe

6 Der venöse Zugang

Das frühzeitige, eventuell vorbeugende Legen eines venösen Zugangs (Punktion einer Vene und Sichern des Zugangsweges durch eine Venenverweilkanüle oder einen zentralen Venenkatheter) ist eine Standardmaßnahme bei der Versorgung von Notfallpatienten. Durch den Zugangsweg besteht die Möglichkeit, direkt auf den Blutkreislauf zuzugreifen und damit mit Medikamenten und Infusionen Einfluss auf die Organe zu nehmen. Im Falle einer Verschlechterung des Patientenzustandes kann unverzüglich reagiert werden. Weiterhin besteht die Möglichkeit, frühzeitig Laborblut zu entnehmen, um den Zustand des Patienten vor Einleiten der Notfalltherapie und deren Effektivität beurteilen zu können.

M. Hirsch
Pate:
K.-G. Gerdts

Der Aufgabenverteilung in den Rettungsmitteln entsprechend (vgl. Kap. 20) hat der Rettungssanitäter alle benötigten Materialien vorzubereiten und dem Arzt bzw. Notarzt bei der Maßnahme zu assistieren (zu rechtlichen Aspekten vgl. Kap. 21).

6.1 Grundlagen

6.1.1 Indikationen für einen venösen Zugang

Im Rettungsdienst bestehen u.a. folgende Indikationen zum Legen eines venösen Zugangs:

- vorbeugend bei zu erwartender Verschlechterung des Patientenzustands,
- Erfordernis einer Volumentherapie,
- Erfordernis einer intravenösen Medikamentengabe.

6.1.2 Peripherer und zentraler venöser Zugang

Es kann zwischen einem periphervenösen und einem zentralvenösen Zugang unterschieden werden. Der *periphere (körperferne) Zugang* wird meist mit einer flexiblen Venenverweilkanüle in eine oberflächliche Vene im Handrücken bzw. Unterarmbereich gesichert. Die Punktionsstellen verlaufen von distal (am Handrücken beginnend) nach proximal (Vene in der Ellenbeuge).

Beim *zentralvenösen (körpernahen) Zugang* wird eine große, tief liegende, herznahe Vene punktiert und ein zentraler Venenkatheter (ZVK) durch das Blutgefäß bis vor das Herz geschoben. Diese Technik kommt wegen der relativ hohen Komplikationsrate präklinisch nur dann in Betracht, wenn periphere Venen nicht punktiert werden können (z.B. bei Fettleibigkeit, Verbrennungen mit Zerstörung der Unterhaut oder Zentralisation durch Volumenmangel oder Unterkühlung) und ein venöser Zugang zwingend erforderlich ist. Der zentralvenöse Zugang hat jedoch in den letzten Jahren wegen alternativer Applikationstechniken im Rettungsdienst an Bedeutung verloren; er darf nur von einem Notarzt gelegt werden.

6.1.3 Gefahren des venösen Zugangs

Bei der Punktion von Venen besteht in erster Linie die Gefahr der Fehlpunktion, d.h. die Vene wird nicht getroffen oder sie wird durchstochen, die Kanüle oder der Katheter liegt nicht im venösen Blutgefäß, so dass Medikamente und Infusionen in das umliegende Gewebe einströmen und die Erfolgsorgane nicht erreichen oder sogar zu lokalen Schäden führen können. An der punktierten Stelle bildet sich ein Bluterguss (Hämatom) und unter laufender Infusion schwillt der Punktionsbereich an. Tritt diese Komplikation bei der Punktion peripherer Venen auf und erfolgt ein erneuter Versuch oberhalb dieser Stelle (näher zum Körper hin) oder an einer anderen Extremität, dann bleibt die Kanüle liegen und wird abgestöpselt (deshalb Punktionsgesetz: von distal nach proximal). Nach gelungener Punktion oder wenn kein erneuter Versuch gemacht wird, wird die fehlgelegte Kanüle entfernt, die Punktionsstelle komprimiert und mit einem sterilen Tupfer und Heftpflaster abgedeckt. Die erfolgreiche Venenpunktion erkennt man an einwandfreier Rückläufigkeit: Dunkelrotes (venöses) Blut strömt langsam in das Infusionssystem, wenn die angeschlossene Infusion unterhalb der Brustkorbebene des Patienten gelagert wird (Rückläufigkeitsprobe).

Bei der Punktion zentraler Venen oder der Venen der Ellenbeuge ist durch deren anatomische Lage mit einem erhöhten Risiko der versehentlichen arteriellen Punktion und der Schädigung von Nerven oder Sehnen zu rechnen. Eine weitere Gefährdung stellt das Infektionsrisiko durch unsteriles Arbeiten dar.

Zudem besteht bei zentralvenösen Zugängen die Gefahr, dass Luft oder Blut in den Pleuraspalt (Pneumo- oder Hämatothorax) einströmt. Es kann zu einer Luftembolie, d.h. zum Eindringen von Luft in das Gefäßsystem, und zu Herzrhythmusstörungen bei zu tief eingebrachtem Venenkatheter kommen.

6.2 Materialien zur peripheren Venenpunktion

6.2.1 Venenverweilkanülen

Standard für den venösen Zugang im Rettungsdienst ist die flexible Kunststoffverweilkanüle. Sie verfügt über einen Stahlmandrin zur Venenpunktion, einen genormten Luer-Infusionsanschluss, einen zweiten Zugangsweg für die Medikamentengabe und Doppelflügel zur besseren Fixierung der Kanüle bei der Sicherung mit Pflastern.

Der Stahlmandrin besitzt an seinem hinteren Ende eine transparente Kammer, in der bei erfolgreicher Punktion einströmendes Blut sichtbar wird; aus ihm lässt sich auch eine geringe Menge Blut, z.B. zur Blutzuckerbestimmung, entnehmen. Die Größe der Venenverweilkanüle erkennt man an der Verschlusskappenfarbe des Zuspritzkanals. Die üblichen Größen können der Tabelle 1 auf der folgenden Seite entnommen werden.

Durch die Verwendung von Druckinfusionssystemen lässt sich die Infusionsmenge gegenüber der normalen Infusion steigern (vgl. Kap. 5.2.4). Auch wenn

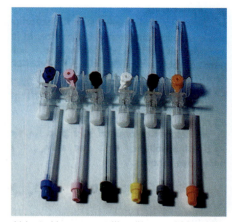

Abb. 1 - Venenverweilkanülen und Mandrins

mehrere venöse Zugänge notwendig sind (z.B. bei massiven Blutverlusten), sollte die Größe der Kanüle so gewählt werden, dass der Zugang sich problemlos legen lässt und nicht durch eine zu große Venenverweilkanüle verhindert wird. Es ist besser, einen sicheren Zugang mit kleinerem Innendurchmesser (Lumen) zu haben als mehrere fehlgeschlagene Punktionsversuche mit einer besonders großen Verweilkanüle. Bei Kindernotfällen kommen kleine Verweilkanülen ohne Zuspritzmöglichkeit oder so genannte Butterflies (Stahlkanülen mit Fixierungsflügeln und kurzem Infusionsschlauch) zur Anwendung.

6.2.2 Materialien und Technik der Stauung

Zur Punktion peripherer Venen sollte das Blut in der entsprechenden Extremität oberhalb der Punktionsstelle gestaut werden; durch weitere arterielle Blutzufuhr und Verhinderung des venösen Rückstroms stellen sich die Venen besser dar. Der Stauungsdruck muss dazu unter dem systolischen Blutdruck liegen. Am besten lässt sich dies

Tab. 1 - Kenndaten von Venenverweilkanülen nach ISO-Standard [1]

Farbcode	Größe ø mm	G	Innen ø mm	Stichlänge mm	Durchfluss ml/min [2]	Einsatzbereich
blau	0,9	22	0,61	25	36	Pädiatrie schlechte Venenverhältnisse
rosa	1,1	20	0,76	33	61	wie oben
grün	1,3	18	0,96	45	96	Infusionstherapie, Medikamentenapplikation
grün mit weißem Ring (zur Anlage auf dem Handrücken)	1,3	18	0,96	33	103	wie oben
weiß	1,5	17	1,11	45	128	wie oben
grau	1,7	16	1,30	50	196	Volumensubstitution
orange	2,2	14	1,75	50	343	wie oben

1) Beispiel: Vasofix® Braunüle®, Fa. Braun Melsungen
2) 1 m Infusionshöhe, wässrige Lösung, geöffnete Rollenklemme, freier Ablauf, keine intravenöse Lage

Quelle: Produktinformation Vasofix® Braunüle®, Fa. Braun Melsungen, 1999

mit einer Blutdruckmanschette nach Kontrolle des Blutdrucks erreichen, die auf einen Wert unter dem systolischen Blutdruckwert aufgepumpt wird.

Zur Stauung geeignet sind auch flexible Gummibänder mit Schnellverschluss und Verstellmöglichkeit. Der Puls muss nach Anlegen des Staubandes unterhalb der Staustelle noch tastbar sein.

6.2.3 Fixiermaterial

Zur Fixierung venöser Zugänge kommen in der Regel *Lochpflaster* zu Anwendung, die über den Zuspritzadapter gezogen werden und die Flügel der Kanüle auf der Haut fixieren. Ebenso können *Schlitzpflaster* verwendet werden, die über Punktionsstelle und Flügel geklebt werden. Bei stark behaarten Patienten, blutverschmierter oder schweißiger Haut kann die Kanüle mit Mullbinden fixiert werden. Dabei muss der Zuspritzkonnektor aber noch zugänglich bleiben und der zirkuläre Verband darf keine Stauung der Extremität hervorrufen.

6.2.4 Weitere Materialien

Passend zu jeder Venenverweilkanüle sind Kunststoffmandrins erhältlich, die das Verstopfen der Kunststoffkanüle durch Blut verhindern. Als Hautdesinfektionsmittel stehen Pumpsprays oder Alkoholtupfer zur Verfügung. Es werden Zellstofftupfer und Heftpflasterstreifen, unsterile Einmalhandschuhe und ein Abwurfbehälter benötigt.

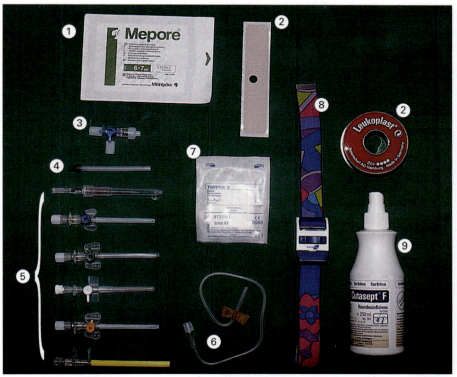

Abb. 2 - Materialien zur peripheren Venenpunktion: steriles Pflaster (1), Fixiermaterial (2), Drei-Wege-Hahn (3), Mandrin (4), Venenverweilkanülen (5, 6), sterile Tupfer (7), Stauschlauch (8), Desinfektionslösung (9)

6.3 Technik der peripheren Venenpunktion

6.3.1 Geeignete Punktionsstellen

Zur peripheren Venenpunktion durch den Notarzt sind die oberflächlichen Venen des Handrückens oder Unterarmes geeignet. Weitere Zugangswege bieten sich auf dem Fußrücken und, bei Säuglingen, im Bereich der Kopfschwarte. Besonders bevorzugt werden Y-Gabelungen von Venen des Handrückens, da sie bei der Punktion nicht „wegrollen". Ist eine Punktion dieser Venen nicht möglich, bleibt als Notlösung die Punktion der Venen in der Ellenbeuge (V. mediana cubiti und V. basilica, vgl. Abb. 3).

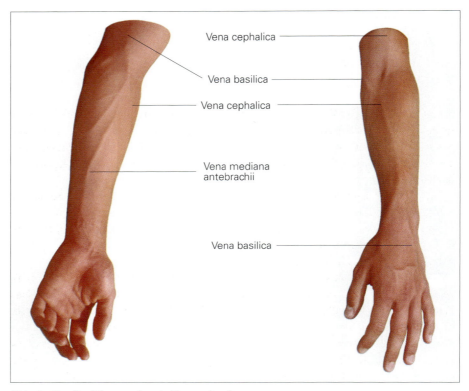

Abb. 3 - Zur Punktion geeignete Venen des Arms

Um große Venen für weitere Versuche zu schonen und den Austritt von Infusionsflüssigkeit an missglückten Punktionsstellen zu vermeiden, müssen die Punktionsversuche immer von distal (peripher) nach proximal (zentral) erfolgen. Bei Patienten mit Halbseitenlähmung (z.B. durch Schlaganfall) sollte die gelähmte Extremität wegen der Gefahr der Venenentzündung und der Bildung von Blutgerinnseln (Thromben) nicht punktiert werden. Dialysepflichtige Patienten haben an einem Arm eine künstliche Verbindung zwischen Vene und Arterie (Shunt), dieser Arm sollte ebenfalls nicht punktiert werden.

6.3.2 Durchführung der Punktion

Der Patient muss über den bevorstehenden Eingriff aufgeklärt werden und damit einverstanden sein. Bei Bewusstlosigkeit und vorliegender Indikation wird das mutmaßliche Einverständnis vorausgesetzt. Zunächst wird das benötigte Material vorbereitet:

- Stauband/Blutdruckmanschette,
- Venenverweilkanüle, ggf. mit Mandrin,
- Fixiermaterial,
- Desinfektionsmittel,
- Tupfer und Pflaster,
- Spülung oder Infusion.

Zum Offenhalten des Zugangs oder zur Volumengabe muss eventuell noch eine Infusion vorbereitet werden. Das Rettungsdienstpersonal legt zur Punktion Einmalhandschuhe an, um sich keinem Infektionsrisiko durch Kontakt mit Patientenblut auszusetzen. Diese Schutzmaßnahme darf auch bei gebotener Eile auf keinen Fall unterbleiben.

Die Stauung wird wie beschrieben angelegt. Die Venen stellen sich besser dar, wenn man die Extremität herabhängen lässt, die Punktionsstelle beklopft oder die Vene vom Körper weg ausstreicht. Hilfreich kann es auch sein, den Patienten mehrfach die Faust ballen und öffnen zu lassen oder die Punktionsstelle mit 1 - 2 Hüben Nitrolingual-Spray einzusprühen (gefäßerweiternde Wirkung).

Die ausgewählte Punktionsstelle wird mit Alkoholspray desinfiziert. Die Einwirkzeit des Mittels muss dabei beachtet werden, der Alkohol sollte ganz von der Haut getrocknet sein. Notfalls kann man auch eine Desinfektion mit Alkoholtupfern vornehmen. Nach der Desinfektion darf die Haut nicht mehr beklopft oder betastet werden. Die Venenverweilkanüle wird der Verpackung entnommen und die Schutzhülse entfernt. Die Haut wird mit der nicht punktierenden Hand gestrafft, um ein Wegrollen der Vene bei der Punktion zu verhindern (Abb. 4).

Das Durchstechen der Haut erfolgt wenige Millimeter seitlich der Vene im flachen Winkel. Die Kanüle wird in Richtung Vene vorgeschoben und durchdringt die Gefäßwand im 45-Grad-Winkel. Sobald in das Sichtfenster des Stahlmandrins Blut einströmt, liegt die Kanüle im Blutgefäß, sie wird nun wenige Millimeter in Verlaufsrichtung der Vene vorgeschoben. Der Stahlmandrin wird festgehalten und die Kunststoffkanüle flach bis zum Anschlag in das Gefäß eingeschoben. Nun kann die Stauung geöffnet werden. Um beim Entfernen des Stahlmandrins ein Austreten von Blut zu verhindern, drückt man die Vene oberhalb des Kunststoffkanülenendes ab.

Nach eventueller Säuberung und Trocknung der Punktionsstelle wird die Kanüle fixiert (Abb. 5). Der Mandrin wird in einen geeigneten Abwurfbehälter entsorgt. Jetzt kann ein Kunststoffmandrin zum Offenhalten des Zugangs eingelegt oder die Infusion angeschlossen werden (Abb. 6).

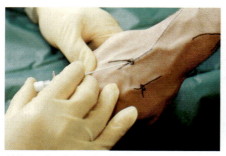
Abb. 4 - Punktion der Vene des Handrückens

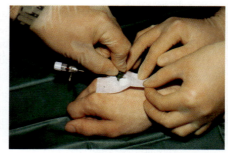
Abb. 5 - Fixierung der Venenverweilkanüle

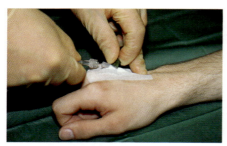
Abb. 6 - Infusionsanschluss

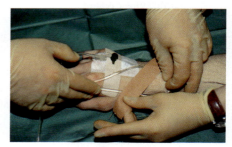
Abb. 7 - Vollständige Fixierung

Zum Schutz der Kanüle vor direktem Zug wird eine Schlaufe in den Infusionsschlauch gelegt und mit separaten Pflasterstreifen am Arm fixiert (Abb. 7). Vor Beginn der Infusion oder der Medikamentengabe überzeugt man sich von der korrekten intravenösen Lage z.B. durch die Rückläufigkeitsprobe.

> Ein teilweise oder vollständig gezogener Stahlmandrin darf nicht mehr in die Verweilkanüle zurückgeschoben werden, da die Gefahr der Durchbohrung oder des Abscherens der Kunststoffkanüle besteht. Bei stark geschlängelten, schlecht gefüllten Venen oder falls sich trotz sicherer intravenöser Lage die Kanüle nicht vorschieben lässt (dann liegt sie wahrscheinlich an einer Venenklappe), sollte versucht werden die Kanüle unter angeschlossener und laufender Infusion weiter vorzuschieben.

7 **Die Injektion**

7 Die Injektion

Die Injektion ist das Einbringen eines gelösten Arzneistoffes in den Organismus unter Umgehung des Verdauungsweges (parenteral). Notfallmedikamente werden in der Regel injiziert, da sie einerseits die Erfolgsorgane über den Blutkreislauf sofort erreichen und die Wirkung schnell eintritt, andererseits viele Medikamente bei Zuführung über den Verdauungstrakt abgeschwächt oder inaktiviert werden. Zur Injektion stehen hauptsächlich folgende Zugangswege zur Verfügung:

M. Hirsch
Pate:
M. Dörmann

- *intravenöse* Injektion (i.v.): in die Vene über einen Venenverweilkatheter oder mit einer Stahlkanüle,
- *intramuskuläre* Injektion (i.m.): in bestimmte Muskeln (vorzugsweise Gesäß und Oberarm),
- *subkutane* Injektion (s.c.): unter die Haut.

Die empfohlene Injektionsart in der Notfallmedizin ist die i.v. Injektion über einen dauerhaften Venenzugang. Intramuskuläre und subkutane Injektionen können schwer wiegende unerwünschte Wirkungen zeigen, wenn der Patient beispielsweise im Schock ist oder der Blutdruck aus anderen Gründen zu niedrig ist. Nach Beseitigung der Kreislaufschwäche wird dann unter Umständen das Medikament aus seinem Depot heraus in den Körper geschwemmt.

7.1 Benötigtes Material

Zur i.v. Injektion über einen Venenverweilkatheter werden eine Spritze passender Größe und eine Kanüle zum Entnehmen des Medikaments aus der Ampulle benötigt.

Spritzen sind sterile Einmalprodukte. Sie bestehen aus einem Hohlzylinder mit Graduierung und einem Konus zum Aufsetzen der Kanüle oder zum Einstecken in den Zuspritzkonnektor des venösen Zugangs. Ein beweglicher Kolben zieht das Medikament ein oder drückt es aus der Spritze. Spritzen haben in der Regel ein Aufnahmevolumen von 2, 5, 10 oder 20 ml. Perfusorspritzen (vgl. Kap. 5.5.2) haben eine Kapazität von 30 oder 50 ml.

Kanülen sind sterile Hohlnadeln aus Stahl mit einseitig schräg angeschliffener Spitze. Das andere Ende ist mit dem Anschlussstück für den Spritzenkonus versehen. An der Farbe des Anschlussstückes kann die Größe der Kanüle erkannt werden. Größere Kanülen finden zum Aufziehen von Medikamenten bei einmaliger i.v. oder i.m. Injektion Verwendung, kleinere Kanülen werden bei der s.c. Injektion benötigt.

> Spritzen sind ebenso wie Kanülen Wegwerfprodukte und nur zum einmaligen Gebrauch vorgesehen.

7.2 Aufziehen von Medikamenten

In der Notfallmedizin sind Medikamente in Glas,- Plastik- oder Stechampullen als gebrauchsfertige Lösung oder als Trockensubstanz gebräuchlich.

Stechampullen beinhalten meist größere Medikamentenmengen als Glas- oder Plastikampullen. Sie erlauben durch einen Gummistopfen die mehrfache Entnahme des Arzneimittels. Wegen des bei der Entnahme von Flüssigkeit entstehenden Unterdrucks muss vorher Luft in die Ampulle gespritzt werden. Bei Verwendung eines Spikes (Entnahmedorn mit Luer-Anschlusskonus und Belüftungskanal) entfällt das Belüften.

Bei *Ampullen mit Trockensubstanz* liegt das Medikament als steriles Pulver vor, das vor Gebrauch in einer vorgeschriebenen Menge Lösungsmittel gelöst werden muss.

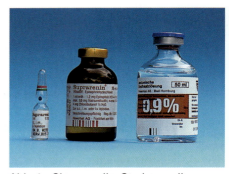

Abb. 1 - Glasampulle, Stechampullen

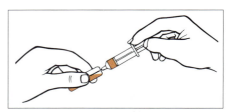

Abb. 2 - Aufziehen eines Medikaments aus der Glasampulle

- Aufziehen aus einer *Glas- oder Plastikampulle*:
  - eine Spritze passender Größe am Kolbenende aus der Verpackung entnehmen,
  - Stahlkanüle mit Schutzhülle aufsetzen,
  - Medikament überprüfen (richtiger Patient, richtiges Medikament, richtige Dosierung, Verfallsdatum nicht überschritten, Lösung klar und ohne Ausflockungen),
  - Ampullenhals beklopfen, um den Inhalt vollständig in den Ampullenkörper zu befördern,
  - Ampullenhals mit Ampullensäge anritzen, mit Tupfer fassen und abbrechen (Ampullen, die ohne Ansägen abgebrochen werden können, erkennt man an einem Ring oder Punkt am Ampullenhals, bei Plastikampullen wird der Ampullenhals abgedreht),
  - Schutzhülle von der Kanüle entfernen,
  - Kanüle mit angesteckter Spritze in die Ampulle einführen,
  - Ampulle schräg halten, den Inhalt vollständig aufziehen und die Kanüle entfernen,

- Spritze herausziehen, mit der Kanüle nach oben halten und durch leichtes Beklopfen Luftblasen oben sammeln,
  - vorsichtig auf den Spritzenkolben drücken, bis die Luft komplett entwichen ist,
  - Spritze sofort mit Medikamentennamen und Wirkstoffmenge beschriften oder die in der Packung beigelegten Etiketten aufkleben,
  - Medikament unter Ansage von Wirkstoff und Dosierung dem Arzt anreichen.
- Aufziehen aus einer *Stechampulle*:
  - Spritze und Kanüle wie beschrieben vorbereiten,
  - Medikament überprüfen,
  - Schutzkappe an der Ampulle entfernen,
  - so viel Luft in die Spritze ansaugen, wie Flüssigkeit aus der Ampulle entnommen werden soll,
  - Ampulle mit dem Verschluss nach unten halten, Gummistopfen durchstoßen und Luft in die Ampulle eindrücken,
  - benötigte Medikamentenmenge entnehmen, dann weiter wie bereits beschrieben.
- Aufziehen aus einer Ampulle mit *Trockensubstanz*:
  - Spritze und Kanüle wie beschrieben vorbereiten,
  - Medikament überprüfen,
  - beigelegtes Lösungsmittel komplett in die Spritze aufziehen,
  - Lösungsmittel vorsichtig in die Medikamentenampulle injizieren (bei Stechampullen bleiben Spritze und Kanüle in der Ampulle stecken, die komprimierte Luft wird abgesaugt und nach Auflösung des Wirkstoffs zur Lösungsentnahme wieder eingespritzt),
  - Ampulle vorsichtig schütteln, bis sich die Trockensubstanz vollständig gelöst hat,
  - gelöstes Medikament in die Spritze ziehen,
  - Spritze, entlüften, beschriften und dem Arzt anreichen.

Der Einsatz hochwirksamer Arzneimittel und die nach Notfall oder Verabreichungsweg (Applikationsweg) unterschiedliche Dosierung erfordern oft die Vorbereitung verdünnter Medikamentenlösungen. Bei vielen Medikamenten liegt der Ampulle die Trägerlösung bei (NaCl 0,9% oder Aqua ad injectabilia). Zusätzlich werden diese Lösungen im Fahrzeug und im Notfallkoffer mitgeführt.

In eine Spritze passender Größe wird erst das Medikament und dann die Trägerlösung bis zum gewünschten Verdünnungsgrad aufgezogen. So ergeben z.B. 1 ml Medikament und 9 ml Trägerlösung eine Verdünnung von 1 zu 10. Die fertige Spritze muss in jedem Fall mit Medikament, Wirkstoffmenge und Verdünnungsverhältnis beschriftet werden.

7.3 Technik der Injektion

Die Applikation von Medikamenten ist dem Rettungssanitäter grundsätzlich verboten!

Bei der *Injektion über den venösen Zugang* wird nach Aufziehen des Medikaments die korrekte Lage des venösen Zugangs überprüft und die Infusion abgestellt (vgl. Kap. 6). So wird verhindert, dass das Medikament in das Infusionssystem zurückläuft und anschließend unkontrolliert in den Körper eingeschwemmt wird. Die Spritze wird auf den Zuspritzkonus des Venenverweilkatheters aufgesetzt und das Medikament in der gewünschten Dosierung langsam appliziert. Der Patient muss bei jeder Medikamentengabe beobachtet werden, um bei unerwünschten Nebenwirkungen sofort reagieren zu können. Nach der Injektion wird das Medikament durch die wieder aufgedrehte Infusion in den Kreislauf eingespült. Bei Medikamenten mit stark Venen reizender Wirkung (z.B. Diazepam, Glukose) muss die Injektion unter langsam laufender Infusion vorgenommen werden.

Zur *intramuskulären* und *subkutanen Injektion* benötigt man Hautdesinfektionsmittel, zwei Kanülen (zum Aufziehen des Medikaments und zur Punktion der Haut, bei s.c. Injektion werden spezielle, kleinere Kanülen verwendet) sowie Tupfer und Heftpflaster zur anschließenden Versorgung der Punktionsstelle. Patienten mit Verdacht auf Herzinfarkt oder Lungenembolie dürfen keine intramuskulären oder subkutanen Injektionen erhalten, da Laborparameter verfälscht werden können und unter der Gabe von gerinnungshemmenden Substanzen Blutungsgefahr besteht. Wegen der untergeordneten Stellung von i.m. und s.c. Injektion im Rettungsdienst wird auf eine Darstellung der Punktionstechnik verzichtet.

7.4 Maßnahmen bei Komplikationen

Da der Patient und dessen Krankheitsvorgeschichte dem Rettungsteam in der Regel nicht bekannt sind und wegen der Besonderheiten von Notfallsituationen (Lärm, Dunkelheit, psychische Belastung des Teams usw.) birgt die Gabe von Notfallmedikamenten natürlich auch ein erhebliches Gefahrenpotential in sich. Mit folgenden Komplikationen ist zu rechnen:

- *Anaphylaktische Reaktion* (eine unter Umständen lebensbedrohliche Arzneimittelunverträglichkeit): Hier muss die Injektion sofort beendet werden.
- Unerwünschte *Nebenwirkungen* (Anstieg oder Abfall der Herzfrequenz und des Blutdrucks, Herzrhythmusstörungen, Beeinträchtigung der Atmung

und des Bewusstseins u.v.m.): Die Therapie erfolgt symptomorientiert, für gewisse Medikamentengruppen, z.B. Morphin- oder Benzodiazepinpräparate, stehen jedoch so genannte Antidote (Gegenmittel) zur Verfügung, die die Medikamentenwirkung abschwächen oder aufheben.
- *Zu schnelle Wirkung* durch zu rasche Injektion, *Wirkungsverlust* durch zu langsame Injektion.
- Versehentliche *intraarterielle Injektion*
- Bei bestimmten Medikamenten (z.B. Diazepam, Glukose) *Venenreizung* durch hohe Osmolarität oder kristalline Struktur. Die Injektion Venen reizender Substanzen sollte wie beschrieben durchgeführt werden.
- *Infektionen* durch unsteriles Arbeiten beim Aufziehen des Medikaments: Auch unter Zeitdruck sollte versucht werden, möglichst steril zu arbeiten.
- *Falsches Medikament* oder *falsche Dosierung* durch Verwechslung, Hörfehler usw.: Das Aufziehen, Dosieren und Applizieren von Notfallmedikamenten muss mit großer Sorgfalt geschehen. Im Zweifelsfall rückfragen. Wurde ein falsches Medikament verabreicht, muss sofort der Arzt informiert werden.

Bei der Gabe von Notfallmedikamenten müssen der Patientenzustand, die Vitalparameter und die Wirkung des Medikaments engmaschig kontrolliert werden. Bis auf wenige Ausnahmen werden Notfallmedikamente langsam oder fraktioniert (in Einzelschritten) gegeben.

> Die beste Vorsorge für Notfallsanitäter mit Notfallkompetenz zur Vermeidung von Komplikationen ist eine genaue Kenntnis der im Rettungsdienstbereich gebräuchlichen Medikamente mit Wirkstoff, Indikation, Dosierung, Wirkung, Nebenwirkung, Gegenanzeigen (Kontraindikationen) und Applikationsformen (vgl. Kap. 10).

7.5 Alternative Applikationsformen

Wenn aus zeitlichen oder krankheitsbedingten Gründen kein venöser Zugang möglich ist (Säugling, Kind, zentralisierter Patient, Verbrennungen, Reanimationsbedingungen), stehen in der präklinischen Notfallmedizin als Alternativen für die Medikamentengabe die endobronchiale und die intraossäre Applikation zur Verfügung.

7.5.1 Endobronchiale / intratracheale Applikation

Die endobronchiale Applikation ist die Gabe von Medikamenten über einen Endotrachealtubus. Die Aufnahme des Wirkstoffs erfolgt über die Bronchialschleimhaut. Die

Wirkung tritt fast so schnell wie bei der i.v. Gabe ein, die Wirkdauer ist jedoch um das Drei- bis Fünffache verlängert. Die Dosierung liegt zwei- bis dreimal höher als die empfohlene i.v. Dosis, zusätzlich muss das Medikament auf 10 ml Lösungsmenge verdünnt werden.

Die endobronchiale Gabe von Medikamenten sollte nur als Notbehelf bis zur Sicherung eines intravenösen Zugangs gesehen werden, von Wiederholungsgaben (Repetitionen) wird abgeraten. Folgende Notfallmedikamente können endobronchial verabreicht werden: Adrenalin, Atropin, Lidocain, Naloxon und Diazepam.

In eine 10- oder 20-ml-Spritze wird die benötigte Menge Medikament und NaCl 0,9%-Lösung bis insgesamt 10 ml aufgezogen. Zusätzlich zieht man noch ein Luftpolster von mehreren Millilitern zum Ausblasen der Applikationssonde in die Spritze. Das Medikament wird mit einer Applikationshilfe tief in den Endotrachealtubus eingebracht. Sollte das Vorbereiten der Applikationshilfe die Medikamentengabe verzögern oder steht keine Applikationshilfe zur Verfügung, kann die Lösung auch direkt in den Endotrachealtubus gegeben werden (= intratracheal).

Danach erfolgen fünf rasche Beatmungen, um das Medikament zu vernebeln und die Aufnahme (Resorption) zu beschleunigen. Spezielle Adapter zwischen Beatmungsgerät und Tubus oder Tuben mit eigenem endobronchialen Zuspritzkanal (z.B. Edgar®-Tubus) erlauben die Medikamentengabe ohne Unterbrechung der Beatmung.

7.5.2 Intraossäre Injektion

Die intraossäre Injektion ist die Aufnahme von Medikamenten und Infusionen über das Knochenmark, indem ein Knochen mit speziellen Punktionsnadeln punktiert wird (intraossär, i.o. = innerhalb des Knochens). Abhängig vom Alter gibt es Nadeln für Säuglinge und Kleinkinder, für Jugendliche und Erwachsene.

Diese Methode stellt bis zum sechsten Lebensjahr eine Alternative dar, wenn ein venöser Zugang nicht verfügbar ist. Eintritt, Dauer und Stärke der Medikamentenwirkung sind der i.v. Gabe vergleichbar, die Dosierungen entsprechen ebenfalls den intravenös empfohlenen Mengen. Da auch Flüssigkeiten in großer Menge intraossär infundiert werden können, stellt die i.o.

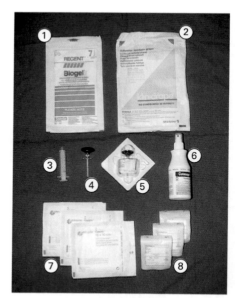

Abb. 3 - Material zur intraossären Punktion: sterile Handschuhe (1), steriles Lochtuch (2), Spritze (3), intraossäre Nadel, offen (4) bzw. verpackt (5), Desinfektionsmittel (6), sterile Kompressen (7), sterile Tupfer (8)

Punktion beim Säugling und Kleinkind eine echte Alternative zum i.v. Zugang dar, sofern folgende Voraussetzungen erfüllt sind:

- Punktionsnadel abhängig vom Alter,
- klare Indikationsstellung (Polytrauma, Verbrennung, Status asthmaticus oder Status epilepticus bei Nichtpunktierbarkeit peripherer Venen),
- Kenntnisse der Punktionstechnik.

Die Maßnahme ist nur für den Notarzt vorgesehen, so dass an dieser Stelle nur die vorzubereitenden Materialien angeführt werden.

8 Wunden, Blutstillung, Amputatversorgung

8.1 Wundversorgung

M. Hirsch
Pate: P. Schaller

Eine Wunde ist eine Gewebeschädigung der Haut, der Schleimhäute und tiefer liegender Gewebe durch *äußere physikalische* Einwirkungen wie mechanische Kräfte, hohe oder tiefe Temperaturen, energiereiche Strahlen oder auch durch *chemische* Wirkungen.

8.1.1 Grundlagen

Mechanische Wunden entstehen durch spitze oder stumpfe Gewalteinwirkung auf den Körper (Stichwunde, Schusswunde, Schürfwunde, Schnittwunde, Risswunde, Bisswunde, Platzwunde, Ablederung der Haut und andere Ursachen). Das Verletzungsmuster dieser Wunden ist hauptsächlich durch die direkte Schädigung von Haut, Muskeln, Nerven, Knochen, Organen und den teilweise möglichen erheblichen Blutverlust gekennzeichnet. *Thermische* Wunden entstehen durch Hitze- oder Kälteeinwirkung auf den Körper (Verbrennung, Verbrühung, Stromeinwirkung, Erfrierung usw.). Bei den durch Hitzeeinwirkung entstandenen Wunden steht der durch die Zerstörung von Zellmembranen folgende Verlust von Plasma und die (großflächige) Schädigung der Haut im Vordergrund. *Chemische* Wunden entstehen durch Verätzungen mit Säuren und Laugen; hier sind vor allem die oberen Hautschichten und die Schleimhäute betroffen.

Die Art der Wunde beeinflusst die Erstversorgung erheblich. Während bei mechanischen Wunden die Blutstillung im Vordergrund steht, wird bei thermischen Wunden zunächst versucht, die Schädigung z.B. mit Kaltwasser-Anwendungen zu minimieren (vgl. Kap. 16.4). Bei chemischen Wunden erfolgt eine Verdünnung der ätzenden Substanzen mit Wasser (vgl. Kap. 16.6). Bei allen Wunden erfolgt abschließend die keimfreie Bedeckung zum Schutz vor Infektionen.

Neben der Einteilung nach den Ursachen von Wunden wird auch eine *Unterscheidung nach der Tiefe der Gewebsschädigung* vorgenommen. Man grenzt dabei oberflächliche, tiefe, penetrierende und so genannte geschlossene Wunden voneinander ab.

Oberflächliche Wunden sind in der Regel durch leichte Verletzungen infolge von Abschürfungen der Haut gekennzeichnet. Sichtbar ist meist eine leichte Sickerblutung, da oft nur Kapillargefäße betroffen sind. Bei großflächigen Abschürfungen bestehen dennoch die Gefahr eines erhöhten Plasmaverlustes und ein erhöhtes Infektionsrisiko.

Bei *tiefen Wunden* können neben der Verletzung der Haut auch Muskeln, Sehnen, Nerven, größere Blutgefäße, Knochen und innere Organe betroffen sein. Es besteht oft eine starke Blutung, aber mit geringerem Infektionsrisiko. Bei Verletzung großer

Arterien sind pulssynchron spritzende Blutungen sichtbar. Das Abschätzen des Blutverlustes ist dabei durch Einblutungen in den Wundkanal, in Körperhöhlen oder in das Gewebe und durch ein Versickern des Blutes in die Kleidung oder den Boden erschwert.

Unter *penetrierenden Wunden* versteht man tiefe Wunden mit Eröffnung mindestens einer Körperhöhle (Brust, Bauch, Schädel). Wegen der möglichen Beteiligung von inneren Organen (Herz, Lunge, Bauchorgane, Gehirn) sind diese Verletzungen oft lebensgefährlich. Zudem besteht ein hohes Infektionsrisiko.

Geschlossene Wunden (Prellungen/Quetschungen) sind Verletzungen von Unterhautgewebe, Muskeln, Gefäßen, Sehnen usw. durch stumpfe Gewalteinwirkung ohne Eröffnung der Haut.

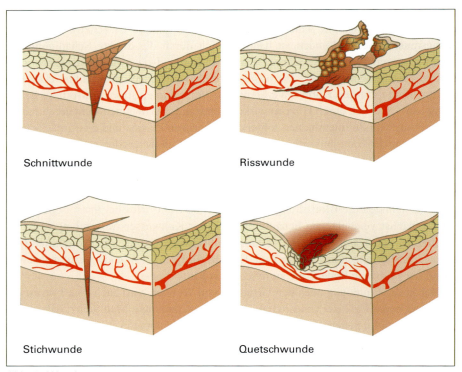

Abb. 1 - Wundarten

8.1.2   Primärversorgung von Wunden

Zur Primärversorgung einer Wunde gehören Blutstillung, Wundverband als Infektionsschutz und Schmerzbekämpfung. Die Blutstillung erreicht man durch das Hochlagern betroffener Körperteile, das Abdrücken zuführender Gefäße, den Druckverband oder eine pneumatische Blutsperre (vgl. Kap. 8.2). Als nächste Schritte folgen das sterile Abdecken des Wundbereichs und das Fixieren der Wundauflage als Schutz vor Infektionen (Wundverband). Die Schmerzbekämpfung wird durch Hochlagern und Immobilisation (Ruhigstellen) des Wundbereichs und/oder durch Medikamentengabe durch den Notarzt erreicht.

8.1.2.1 Wundverbände

Die Wiederherstellung und Sicherung der vitalen Funktionen hat, mit Ausnahme des Stillens lebensbedrohlicher Blutungen, Vorrang vor der Primärversorgung einer Wunde. Wundverbände haben die Aufgabe, die Wunden vor dem Eindringen weiterer Keime zu schützen und Blutungen zu vermindern. Funktionelle oder ästhetische Aspekte (Stützverband usw.) haben im Rettungsdienst nur einen untergeordneten Stellenwert. Wundverbände bestehen im Allgemeinen aus

- einer *Wundauflage* zum keimfreien Bedecken des Wundgebietes (gebräuchlich sind sterile Zellstoff-Mull-Kompressen oder mit Aluminium bedampfte Zellstoffkompressen, die ein Verkleben mit der Wunde verhindern sollen, ferner Verbandpäckchen und Verbandtücher unterschiedlicher Größe),
- gegebenenfalls einem *(Druck-)Polster*, um Druck auf die Wunde auszuüben oder Druck vom Wundgebiet fernzuhalten, und
- aus der *Fixierung* durch Dreiecktücher, Rollenpflaster und Binden.

Die Fixierung hat im Rettungsdienst die Aufgabe, die Wundauflage von der Einsatzstelle bis zur definitiven chirurgischen Versorgung festzuhalten. Wegen der nahezu universellen Einsetzbarkeit von Dreiecktüchern und Rollenpflaster zur Fixierung treten zirkuläre Bindenverbände in den Hintergrund, daher wird hier auf eine Darstellung von Verbandtechniken verzichtet.

Die Fixierung muss so fest sein, dass ein Verrutschen der Wundauflage verhindert wird, darf jedoch die Durchblutung nicht behindern. Bei umlaufenden Pflasterfixierungen besteht die Gefahr der Stauung. Nach Anlegen eines Verbands muss das Körperteil auf Tastbarkeit des Pulses unterhalb des Verbands und auf die Hautfärbung kontrolliert werden. Eine Blaufärbung im Vergleich zur Gegenseite bedeutet, dass eine venöse Stauung besteht.

8.1.2.2 Versorgung von Fremdkörpern in Wunden

Fremdkörper verbleiben üblicherweise bis zur chirurgischen Versorgung im OP in der Wunde, da ihr Entfernen massive Blutungen und weitere Verletzungen nach sich ziehen kann. Die Eintrittsstelle wird mit sterilem Material abgedeckt, der Fremdkörper wird mit ausreichend Polstermaterial umlegt und so fixiert, dass eine Bewegung des Fremdkörpers nicht möglich ist. Große Fremdkörper müssen unter Umständen zur Rettung und zum Transport des Patienten durch die Feuerwehr oder das Technische Hilfswerk abgeschnitten oder demontiert werden. Hierzu muss ein Notarzt zur Sedierung und Schmerzbekämpfung, ggf. auch zur Narkose, hinzugezogen werden.

8.2 Blutstillung

Der rasche Verlust von mehr als 20% des zirkulierenden Blutvolumens bei Erwachsenen kann einen hämorrhagischen Schock (Schock durch Blutverlust, vgl. Kap. 3.3.2) hervorrufen. Bei Blutverlusten über 40% besteht akute Lebensgefahr für den Patienten.

8.2.1 Grundlagen

Man unterscheidet zwischen inneren und äußeren Blutungen. *Innere Blutungen* kommen in folgenden Formen vor:

- Blutung in das Schädelinnere (intrakranielle Blutung) durch traumatische Einwirkung (vgl. Kap. 15.2) oder bei spontaner Gefäßzerreißung: Im Vordergrund steht hierbei nicht der Blutverlust, sondern der Anstieg des intrakraniellen Drucks mit Schädigung des Gehirns.
- Blutung in den Brustkorb oder die Bauchhöhle (intrathorakale oder intraabdominelle Blutung, vgl. Kap. 15.4 und 15.5): Diese Blutungen entstehen durch Gefäßzerreißung (spontan oder traumatisch), durch Blutung eines Magen- oder Zwölffingerdarmgeschwürs (vgl. Kap. 14.4.2) oder durch Zerreißung eines Organs (Leber, Milz, Niere usw.)
- Blutung in Muskeln, Haut oder Schleimhäute durch innere Erkrankungen oder bei Knochenbrüchen (Frakturen).

Bei inneren Blutungen ist eine Blutstillung in der Regel nicht möglich. Die Primärversorgung ist hauptsächlich auf die Stabilisierung der Kreislauffunktionen ausgerichtet.

Äußere Blutungen lassen sich in die folgenden drei Gruppen einteilen:

- *Arterielle* Blutungen, bei denen hellrotes, arterielles Blut im Pulsrhythmus aus der Wunde spritzt. Dadurch kann es in kürzester Zeit zu lebensgefähr-

lichen Blutverlusten kommen. Bei Amputationsverletzungen oder bei massiven Volumenverlusten kann das pulssynchrone Spritzen fehlen.
- *Venöse* Blutungen, bei denen dunkelrotes, venöses Blut ohne Pulsation aus der Wunde strömt. Auch venöse Blutungen können zu lebensbedrohlichen Volumenverlusten führen (z.B. Blutungen aus Krampfadern an den Beinen oder in der Speiseröhre).
- *Kapilläre* Blutungen, bei denen das arteriell-venöse Mischblut aus dem Kapillarbereich langsam aus der Wunde sickert (Sickerblutung). Bei großen Wunden können auch kapilläre Blutungen zu einer vitalen Gefährdung des Patienten führen.

8.2.2 Primärversorgung bei Blutungen

Die Blutstillung findet möglichst nur am liegenden Patienten statt. Zur Stillung von äußeren Blutungen stehen dabei vier verschiedene Techniken zur Verfügung, die, als Einzelmaßnahme oder zusammen durchgeführt, in den meisten Fällen eine Blutung wirkungsvoll stoppen können. Die zu ergreifenden Maßnahmen hängen von der Art, der Schwere und dem Ort der Verletzung ab.

Grundsätzlich sollten nur Maßnahmen ergriffen werden, die eine sichere Blutstillung garantieren, den Patienten aber nicht weiter schädigen (z.B. Abdrücken und Druckverband vor Abbinden einer Extremität).

8.2.2.1 Hochlagern von Extremitäten

Als einfache und schnelle Maßnahme der Blutstillung wird die betroffene Gliedmaße über die Herzebene gehalten. Dadurch wird der Druck und damit die Blutungsneigung im venösen Bereich vermindert, weiterhin wirkt die Hochlagerung der Ausbildung eines Wundödems und weiteren Einblutungen in das Gewebe entgegen. Gleichzeitig mit dem Hochlagern erfolgt das Abdrücken

8.2.2.2 Abdrücken

Hierbei werden große Arterien, die im Wundgebiet bluten, an einer relativ oberflächlichen Stelle gegen eine Knochenstruktur gedrückt. Auf diese Weise wird die Blutzufuhr unterbunden. Eine zweite Möglichkeit ist das direkte Anpressen von zusammengelegtem sterilem Material in die Wunde (Tamponade) oder das direkte Hineindrücken der Faust in das Wundgebiet (mit Einmalhandschuhen). Diese Maßnahmen kommen bei großen, stark blutenden Wunden oder bei Verletzungen zur

Anwendung, bei denen es keine anatomischen Abdrückpunkte gibt (zum Beispiel bei Verletzungen an Kopfschwarte, Hals, Rumpf oder im Beckenbereich, vgl. Abb. 2 und 3).

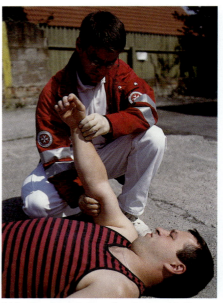

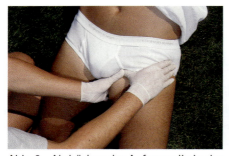

Abb. 2 - Abdrücken der A. femoralis in der Leistenbeuge

Abb. 3 - Abdrücken der A. brachialis am Oberarm, Pulskontrolle

8.2.2.3 Druckverband

Der Druckverband dient zur Blutstillung bei kleineren arteriellen Verletzungen und größeren venösen Blutungen. Das Wundgebiet wird mit einer sterilen Kompresse und einem aufgelegten elastischen Druckpolster (meistens einem ungeöffneten Verbandpäckchen) komprimiert. Mehr als 90% aller Blutungen lassen sich mit dieser Methode beherrschen.

Nach Möglichkeit soll die Wunde zum Anlegen des Verbands über das Herzniveau gehalten und die zuführende Arterie abgedrückt werden. Druckverbände müssen kontinuierlich auf Nachblutungen, Durchblutung und Stauungszeichen der Extremität kontrolliert werden. Bei Nachblutungen wird ggf. der Druck auf das Druckpolster erhöht oder ein zweites Polster aufgelegt.

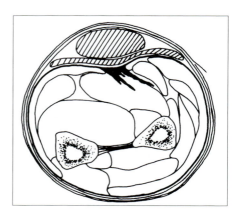

Abb. 4 - Druckverband

Die einfachste und eleganteste Methode ist der *Druckverband mit einer Blutdruckmanschette*. Vorteil dieser Methode ist die Schnelligkeit und Effektivität des Anlegens und die Möglichkeit, nötigenfalls sehr einfach den Druck zu korrigieren. Auf eine sterile Wundauflage werden, je nach Größe des Wundgebiets, ein oder zwei Verbandpäckchen aufgelegt. Eine Blutdruckmanschette wird um die Extremität gelegt und der Manschettendruck wird auf einen Wert unterhalb des diastolischen Blutdruckwerts gebracht, um keine venöse Stauung und damit eine verstärkte Blutung hervorzurufen.

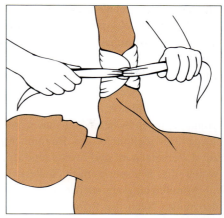

Abb. 5 - Druckverband am Oberarm

Die zweite, ebenfalls sehr schnelle und leicht zu korrigierende Möglichkeit ist der *Druckverband mit einem Dreiecktuch*. Ein Dreiecktuch wird zu einer etwa fünf Zentimeter breiten Krawatte gefaltet und zu einer Schlinge mit gleich langen Enden gelegt. Nach Auflegen einer sterilen Kompresse und eines Druckpolsters legt man die Dreiecktuchschlinge um das Körperteil und führt die Enden durch das Auge der Schlinge. Mit gegenseitigem Zug an den Enden kann der Druck sehr genau dosiert werden. Die Enden werden abschließend unter Beibehaltung des Zuges über dem Druckpolster verknotet. Bei Körperteilen mit großem Umfang (Oberschenkel) können für diese Methode zwei oder mehr Dreiecktuchkrawatten kombiniert werden.

Als dritte Möglichkeit bleibt der *Druckverband mit Verbandpäckchen*. Die Wundauflage ist bereits mit einer (elastischen) Binde kombiniert und wird mit einigen Bindengängen fixiert. Danach legt man ein zweites Verbandpäckchen als Druckpolster auf die Wundauflage und steigert bei den weiteren Bindengängen den Zug mäßig.

8.2.2.4 Abbinden

Nahezu alle bedrohlichen Blutungen lassen sich mit den oben angeführten Techniken beherrschen.

Meist sperren die von Ersthelfern angelegten „Abbindungen" nur den venösen Rückstrom, nicht aber den arteriellen Zustrom in die Extremität ab. Die Folge ist eine verstärkte, nicht eine verminderte Blutung. Sollten unterhalb einer Abbindungsstelle noch Pulse zu tasten sein, muss die Abbindung unverzüglich wieder geöffnet werden. Falls eine Abbindung jedoch fachgerecht angelegt wurde, bleibt sie bis zur chirurgischen Versorgung bestehen. Aus dem beschriebenen Grund wird seit 2004 die Abbindung durch Laien nicht mehr unterrichtet.

Sollten alle anderen Maßnahmen der Blutstillung versagt haben, kann man an den Extremitäten mit einer einzelnen oder zwei gekoppelten Blutdruckmanschetten eine Blutsperre anlegen. Die Manschette wird etwa 30 - 40 mmHg über den gemessenen systolischen Blutdruck hinaus aufgepumpt und muss diese Differenz auch bei allen weiteren Blutdruckveränderungen beibehalten, insbesondere, wenn der Blutdruck des Patienten aufgrund therapeutischer Maßnahmen ansteigt. Der Zeitpunkt des Beginns ist zu dokumentieren und weiterzugeben, wobei die Blutsperre nach spätestens 30 Minuten langsam wieder gelöst werden muss. Nach der Primärversorgung bedrohlicher Blutungen muss sich eine Schockprophylaxe oder Schocktherapie anschließen (vgl. Kap. 3.3.2).

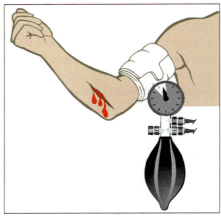

Abb. 6 - Abbindung mit Blutdruckmanschette

8.3 Versorgung von Amputationsverletzungen

8.3.1 Grundlagen

Amputation bezeichnet die totale (komplette) oder subtotale (die wichtigsten Versorgungsgefäße betreffende) Abtrennung oder den Ausriss eines Körperteils, wobei am häufigsten Extremitäten (Arme, Beine) und Finger betroffen sind.

Grundvoraussetzung für eine erfolgreiche Replantation ist die fachgerechte Versorgung des Patienten und des Amputats. Auch nach 24 oder mehr Stunden können, bei entsprechender Erstversorgung und Kühlung, Gliedmaßen erfolgreich wieder replantiert werden. Nicht gekühlte Amputate sind oft schon nach zwei bis drei Stunden nicht mehr replantationsfähig.

Die Entscheidung, ob ein Amputat replantiert werden kann oder nicht, fällt ausschließlich in der Klinik. Selbst bei ausgedehnten Weichteilverletzungen oder zerquetschten Amputaten ist eine Rekonstruktion eventuell möglich, zumindest können Haut, Knochen und Weichteilgewebe des Amputats zur Versorgung des Wundstumpfes benutzt werden.

Die Suche und Mitnahme aller Amputatteile stellt eine juristische Verpflichtung dar. Falls das Amputat oder Teile davon nicht auffindbar sind, müssen eventuell Dritte (Polizei, Feuerwehr) zur Suche hinzugezogen werden. Die Suche nach Amputationsfragmenten darf jedoch nicht die klinische Versorgung des Patienten verzögern.

Bei subtotalen Amputationen müssen bestehende Haut- und Weichteilbrücken erhalten bleiben, da dies die Replantationschancen verbessert. Diese Verletzungen werden in den meisten Fällen wie offene Frakturen versorgt, insbesondere erfolgt keine Kühlung der subtotal amputierten Gewebeanteile (vgl. Kap. 15.6).

Die Notamputation einer eingeklemmten Extremität ist das letzte Mittel bei akuter Lebensgefahr des Patienten oder dringender Behandlungsnotwendigkeit („life before limb", Leben vor Organerhalt).

8.3.2 Versorgungsstrategie zur Blutstillung

– Extremitätenstumpf hochhalten, wenn möglich zuführende Arterien abdrücken, steril abdecken, unter Umständen mit Druckverband versorgen oder die Wunde notfalls manuell komprimieren („Faust in der Wunde"),
– falls weitere Blutung besteht, pneumatische Blutsperre anlegen (vgl. Kap. 8.2),
– kein Abbinden und kein Setzen von Gefäßklemmen,
– Extremitätenstumpf hochlagern und ruhig stellen.

8.3.3 Maßnahmen zur Amputatversorgung

– Amputat ohne weitere Manipulationen (Reinigung usw.) in steriles Verbandtuch einwickeln,
– dann in einen sauberen, wasserdichten Plastikbeutel (Küchenbeutel) einpacken und sicher verschließen, diesen dann in einen zweiten, mit kaltem Wasser und Eiswürfeln (1 : 1) oder Trockeneis gefüllten Beutel einpacken und diesen unterhalb des Verschlusses des ersten Beutels verschnüren (Prinzip des „Beutels im Beutel", Abb. 7),

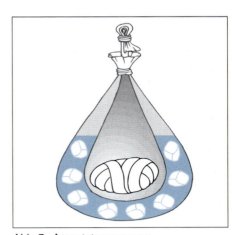

Abb. 7 - Amputatversorgung

– ist ein spezieller doppelwandiger Replantatbeutel vorhanden, wird der äußere Beutel mit Wasser und Eis gefüllt, optimal ist auch hier eine Kühltemperatur von ca. 4 °C, die mit einem Wasser-Eis-Verhältnis von etwa 1 : 1 erreicht wird,
– kein direkter Kontakt des Amputats mit Wasser oder Eis, Vereisung unbedingt vermeiden.

8.3.4 Transport

Patient und Amputat werden möglichst in einem Transportmittel transportiert. Bei vital bedrohten oder instabilen Patienten muss der Transport besonders rasch und schonend unter Voranmeldung in das nächstgelegene geeignete Krankenhaus erfolgen. Stabile Patienten werden unter Voranmeldung in ein Replantationszentrum verbracht, ggf. mit Rettungshubschrauber.

9 Ruhigstellungstechniken

9 Ruhigstellungstechniken

9.1 Das Armtragetuch / Dreiecktuch

J. Siglen
Pate: M. Helm

Knochenbrüche (Frakturen), wie zum Beispiel im Bereich der oberen und unteren Extremitäten, der Wirbelsäule und des Beckens, bedürfen einer Ruhigstellung. Diese hat zum Ziel, weitere Schädigungen bei Patienten zu verhindern, und sorgt für einen möglichst schonenden und schmerzfreien Transport. Die Ruhigstellungsmaßnahmen müssen von jedem Mitarbeiter im Rettungsdienst durchgeführt werden können. Um sie ordnungsgemäß anzuwenden, müssen folgende Punkte beachtet werden:

- Ist der Patient kreislaufstabil und möchte seine Fraktur selbst stützen (z.B. Unterarmfraktur, Handgelenkfraktur), ist diesem Wunsch Rechnung zu tragen. Der Patient weiß selbst am besten, wann er die geringsten Schmerzen hat.
- Beim bloßen Verdacht auf eine Fraktur erfolgt eine Ruhigstellung.
- Bei der Fraktur von Knochen müssen zumindest die benachbarten Gelenke, bei der Fraktur eines Gelenks die benachbarten Knochen ruhiggestellt werden.
- Jede unnötige Bewegung einer Fraktur ist zu vermeiden, da die Gefahr einer Verletzung von Nerven und Blutgefäßen nicht unerheblich ist. Zudem kann bei Brüchen von großen Röhrenknochen eine Fettembolie ausgelöst werden.
- Grundsätzlich sollte vor der Schienung bei jeder Fraktur und bei jedem Fraktur verdacht eine MDS-Kontrolle durchgeführt werden, d.h. es wird die *M*otorik, die *D*urchblutung und die *S*ensibilität unterhalb (distal) der Fraktur geprüft.
- Wenn möglich, werden Frakturen erst nach der Gabe von Schmerzmittel (Analgetika) in achsengerechte Stellung gebracht.
- Ist eine Fraktur in einer so abnormen Lage, dass sie nicht ruhig gestellt werden kann, muss die Extremität unter Zug in eine achsengerechte Position gebracht werden.
- Ein durchgeführter Längszug (Extension) darf erst wieder gelöst werden, wenn die Fraktur immobilisiert ist.
- Bei einer offenen Fraktur mit größeren Weichteilverletzungen oder herausragenden Knochenteilen sollte möglichst keine pneumatische Schiene (vgl. Kap.9.2) angewandt werden.
- Jede offene Fraktur ist steril abzudecken. Herausragende Knochen- oder Gewebsteile werden vor der Ruhigstellung bedeckt und evtl. fixiert.

Nachfolgend werden die im Rettungsdienst gebräuchlichen Mittel zur Ruhigstellung erläutert.

9.1 Das Armtragetuch / Dreiecktuch

Das Armtragetuch ist durch seine leichte Handhabung hervorragend zum Schienen von offenen und geschlossenen Frakturen des Handgelenks, des Unterarms, des

Oberarms und des Schlüsselbeins geeignet. Voraussetzung zum Anlegen des Armtragetuchs ist ein wacher und kreislaufstabiler Patient. Ist der Patient kreislaufinstabil, sollten alle oben genannten Verletzungsmuster auf der Vakuummatratze (siehe Kap.9.7) geschient werden.

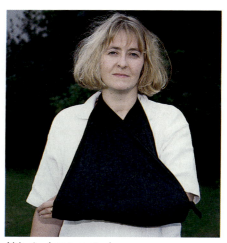

Abb. 1 - Armtragetuch

Technik. Das Dreiecktuch wird unter den Arm der jeweils frakturierten Extremität bis zur Schulter geschoben, und zwar so, dass die Spitze des Tuchs über den Ellenbogen des Patienten hinausragt und die Basis (die längste Gerade des Dreiecktuchs) entlang des Brustkorbes (Thorax) zu liegen kommt. Das Dreiecktuch wird nun glatt gezogen. Es wird dafür gesorgt, dass beim Umschlagen das Handgelenk komplett in dem Tuch verschwindet; nur die Fingerspitzen sollten noch zu sehen sein. Ist das Dreiecktuch richtig platziert, wird es nun über den Arm zum Nacken hin umgeschlagen und die beiden Enden werden hinter dem Nacken verknotet. Der Knoten sollte etwas seitlich platziert werden, so dass kein Druck auf die Wirbelkörper der Halswirbelsäule ausgeübt wird. Die Spitze am Ellenbogen wird nun eingedreht und verknotet. Bei Bedarf können nun noch ein bis zwei Dreiecktücher zur Krawatte geformt und als Befestigung um Thorax und Armtragetuch gelegt werden. Im Falle einer Handgelenks- oder Unterarmfraktur ist es ratsam, zur Unterstützung der Fraktur eine Samsplint®-Schiene einzulegen (vgl. Kap. 9.5).

Komplikationen. Die Anwendung des Armtragetuchs ist nur möglich, wenn der Patient bei vollem Bewusstsein ist. Es stellt lediglich eine provisorische Ruhigstellung dar.

9.2 Luftkammerschienen

Luftkammerschienen sind aufblasbare Schienen, die bei geschlossenen Frakturen der körperfernen (distalen) Anteile der unteren und oberen Extremitäten eingesetzt werden. Der Vorteil dieser Schienen besteht darin, dass der Druck so dosiert werden kann, dass die Extremität dadurch eine leichte Extension beibehält und der Patient so möglichst geringe Schmerzen hat. Ein weiterer positiver Effekt der Luftkammerschiene ist, dass sie einen gleichmäßigen Druck auf das venöse Gefäßsystem ausübt und somit eine Einblutung in das Gewebe (Frakturhämatom) vermindern kann. Außerdem sind nach dem korrekten Anlegen der Schiene durch eine gute Immobilisation ein sicheres Umlagern auf die Trage und ein schonender und weitgehend schmerzfreier Transport möglich.

Technik. Das Anlegen der Luftkammerschiene erfolgt nach den in Abb. 2 - 7 dargestellten Schritten.

Komplikationen. Luftkammerschienen sind nicht geeignet zum Schienen von offenen Frakturen mit größeren Weichteilverletzungen oder herausragenden Knochenteilen (Kompressionsschäden). Weiterhin ist das Anlegen der „Luftkammerschiene Arm" durch das Umgreifen am Ellenbogen kompliziert und führt oft zum Nachlassen des unterstützenden Längszuges, was dem Patienten unnötige Schmerzen verursacht und bei unsachgemäßer Handhabung eine Einklemmung

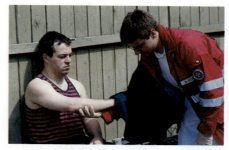

Abb. 2 - Anlegen einer Luftkammerschiene am Unterarm: Arm stützen und Schiene auflegen

von Nerven oder Blutgefäßen zur Folge haben kann. Bei zu starkem Aufblasen der Luftkammerschiene kann ein zu hoher Druck auf die frakturierte Extremität einwirken und so Gewebsschädigungen hervorrufen.

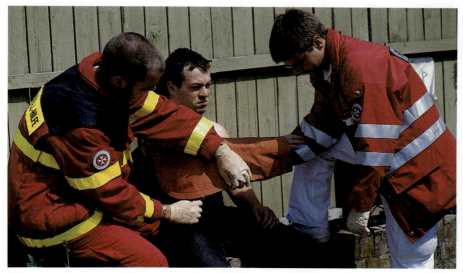

Abb. 3 - Anlegen einer Luftkammerschiene am Unterarm: Schließen der Schiene

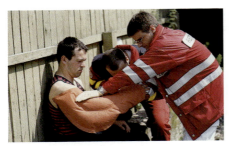

Abb. 4 - Anlegen einer Luftkammerschiene am Unterarm: Aufblasen der Schiene

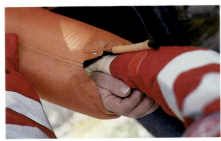

Abb. 5 - Anlegen einer Luftkammerschiene am Unterarm: abschließende Pulskontrolle

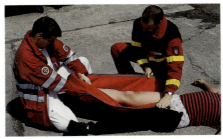

Abb. 6 - Anlegen einer Luftkammerschiene am Unterschenkel: Schließen der Schiene

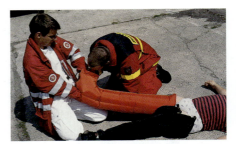

Abb. 7 - Anlegen einer Luftkammerschiene am Unterschenkel: Aufblasen der Schiene

9.3 Vakuumschienen

Vakuumschienen sind hervorragend zum Schienen von Frakturen der unteren Extremitäten geeignet. Durch die optimale Anpassung an die verletzte Gliedmaße und die variable Einstellung der Klettbänder ist es auch möglich, offene Frakturen jeden Grades ruhig zu stellen, ohne dass es zum Druck auf die verletzte Stelle kommt. Die Vakuumschiene zeigt prinzipiell den gleichen Aufbau wie die Vakuummatratze. Durch das Absaugen werden kleinste Styropor-Kügelchen, die sich in der Vakuumschiene befinden, zusammengepresst. Dadurch wird die Schiene hart und passt sich nach vorangehender Anmodellierung gut an die frakturierte Extremität an. Auf diese Weise wird eine effektive Immobilisation auch bei offenen Frakturen erreicht.

<u>Technik.</u> Ein Helfer hält die frakturierte Extremität durch einen unterstützenden Längszug stabil, während der zweite Helfer die Vakuumschiene um die verletzte Gliedmaße des Patienten anmodelliert, die Klettgurte verschließt und die Vakuumschiene dann gründlich absaugt. Es muss so lange abgesaugt werden, bis die Vakuumschiene hart ist. Nur so können eine ausreichende Immobilisation, ein si-

cheres Umlagern und ein schonender Transport gewährleistet sein. Oft ist es erforderlich, nach dem Absaugen die Klettverschlüsse noch einmal nachzuziehen. Vorsicht ist bei offenen Frakturen geboten. Die Schiene sollte keine herausstehenden Knochenteile berühren oder diese umschließen.

Komplikationen. Wie bei der Luftkammerschiene ist auch hier das Anlegen kompliziert und erfordert besonders im Unterarmbereich praktische Übung. Beim Arbeiten auf losem Untergrund (z.B. Feldboden) verschmutzen oft die Klettverschlüsse. Sie sind dann nicht mehr richtig zu schließen. Eine Ruhigstellung unter Extension ist bei den meisten Schienen nicht möglich. Die Klettverschlüsse müssen nach dem Absaugen oft nachgezogen werden. Ein richtiges Anmodellieren ist unbedingt erforderlich um eine ausreichende Schienung zu gewährleisten.

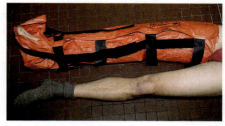

Abb. 8 - Vakuumbeinschiene

9.4 Extensionsschienen

K. Enke
G. Schneider

Streckschienen gehören in den USA seit langem zum Standardruhigstellungsmaterial. Mittlerweile sind sie auch in Österreich häufiger im Einsatz. Die Streckschiene (z.B. Kendrick Traction Device®, Sager Traction Splint®) stellt auch über einen längeren Zeitraum eine effektive Extension sicher und hilft so, posttraumatische Durchblutungsstörungen, sekundäre Weichteilverletzungen sowie Schmerzen zu vermeiden. Durch den langsamen Aufbau des Extensionszuges ist die Anlage weniger schmerzhaft. In-Line-Traction-Schienen eignen sich für die Retention von Frakturen der unteren Extremitäten, insbesondere für proximale Oberschenkelfrakturen. Die Streckschiene bleibt bis zur definitiven unfallchirurgischen Versorgung angelegt.

Indikationen.

- Unterschenkelfrakturen,
- Oberschenkelfrakturen.

Kontraindikationen.

- Instabile Beckenfrakturen,
- Hüftgelenkluxationen,

- Kniegelenkzerreißung,
- Sprunggelenkfrakturen.

Gefahren. Möglich sind Verletzungen des Streckapparates bei zu starker Extension sowie Abrisse von Bändern oder Sehnen bei übersehenen Gelenkverletzungen.

Durchführung. Nach Anpassen der entsprechenden Länge wird die Schiene mit den vorhandenen Fixiermöglichkeiten am Sprunggelenk befestigt. Anschließend erfolgt die Fixierung der verbleibenden Verschlüsse bzw. Gurte an Unter- und Oberschenkel. Nach optimaler Befestigung aller vorhandenen Gurte ist die Schiene in der Länge einzurichten, bis eine der Extremität und Fraktur entsprechende Extension erreicht ist. Diese wird erst in der Klinik, d.h. unter chirurgischen Bedingungen wieder entspannt.

9.5 Samsplint®-Schienen

Da die Samsplint®-Schiene eine in der Länge verstellbare Schiene ist, können hiermit alle offenen oder geschlossenen Frakturen ruhig gestellt werden. Durch leichte Handhabung und geringen Platzbedarf ist diese Schiene bei Arbeiten in unwegsamem Gelände besonders geeignet. Sie eignet sich aufgrund ihres geringen Gewichts zum Beispiel besonders für den Bergrettungsdienst.

Technik. Die Samsplint®-Schiene wird der Extremität, die geschient werden soll, der Länge nach angepasst. Dabei ist darauf zu achten, dass immer die benachbarten Gelenke mit ruhig gestellt werden, beziehungsweise bei Gelenkfrakturen die benachbarten Knochen. Zur besseren Stabilität der Schiene wird diese nun in Längsrichtung leicht zu einer U-Form gefaltet. Die gleiche Maßnahme muss nun noch einmal durchgeführt werden, um eine zweite Schiene genau an der Gegenseite der ersten Schiene zu platzieren. Nun werden die beiden Schienen mit einer breiten, elastischen Mullbinde miteinander befestigt. Die Samsplint®-Schiene kann auch als Stütze bei Unterarm- und Handgelenkfrakturen in das Armtragetuch mit eingebunden werden.

Komplikationen. Eine Fixierung ist nur durch Mullbinden oder Pflasterstreifen möglich. Dadurch kann es zu einer lan-

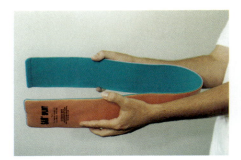

Abb. 9 - Samsplint®

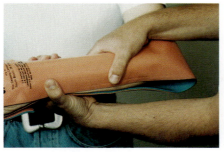 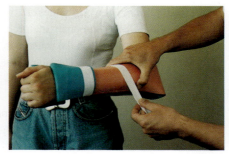

Abb. 10 / Abb. 11 - Anlegen von Samsplint® am Unterarm

gen Manipulation an der betroffenen Extremität kommen. Eine Ruhigstellung unter Extension ist mit der Samsplint®-Schiene nicht möglich.

9.6 HWS-Stützkragen

HWS-Stützkragen dienen zur Immobilisation der Halswirbelsäule. Sie sollten bei einem Schädel-Hirn-Trauma immer eingesetzt werden, außerdem dann, wenn z.B. eine Verletzung bzw. Fraktur der Halswirbelsäule nicht ausgeschlossen werden kann. Diese ist anzunehmen bei

- Sturz aus größerer Höhe,
- Sturz mit einem Fortbewegungsmittel (Skateboard, Fahrrad, Motorrad usw.),
- Bewusstlosigkeit und entsprechendem Unfallmechanismus.

Die Halskrause bewirkt eine leichte Extension und Stabilisierung der Halswirbelsäule. Diese Immobilisation ermöglicht gleichzeitig eine sichere Lagerung und einen schonenden Transport.

Technik. Vor dem Anlegen der Halskrause wird durch einen Helfer die Halswirbelsäule in Neutralposition fixiert. Dann wird durch den zweiten Helfer die richtige HWS-Krause bestimmt, indem er z.B. bei Stifneck®-Halskrausen mithilfe seiner Finger den Abstand zwischen Schulter (direkt am Halsansatz) und dem Unterkiefer bestimmt. Dieses Maß entspricht bei Stifneck®-Halskrausen der Strecke zwischen der Unterseite des Hartschalenteils und dem schwarzen Befestigungsknopf. Dabei ist zu beachten, dass das Abmessen in der Neutralposition erfolgen muss, da sonst die Gefahr besteht, eine falsche Halskrausengröße zu wählen. Die Halskrause wird dem Patienten von vorne und von der Brust her kommend angelegt, wobei die Kinnspitze nicht weit über den Kragen herausragen oder sogar zurückstehen darf. Das Nackenteil wird hinter den Hals des Patienten geführt. Dies kann man dadurch erleichtern, dass man die Halskrause vor Gebrauch biegt, um so die Hartschalenteile biegsamer zu machen. Danach wird die Schiene fest angelegt und verschlossen, wobei die Ohrläppchen des Patienten möglichst innerhalb der Schiene zu liegen kommen. Schmuck, insbesondere große Ohrringe, sollte vor dem Anlegen der Halskrause abgenommen werden.

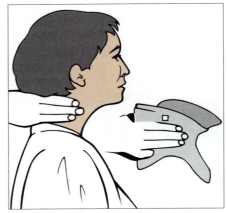

Abb. 12 - HWS-Schiene: Auswahl der geeigneten Größe durch Abmessen mit den Fingern

Komplikationen. Wird nicht die exakte Größe der HWS-Schienen ermittelt, kann bei zu großen Schienen der Kopf aus der Schiene rutschen, bei zu kleinen Schienen drückt die Schiene hinter dem Kinn in den weichen Teil der Zungengrundregion und hat somit keine richtige Immobilisationswirkung.

9.7 KED-System

Das aus den USA stammende „Kendrick Extrication Device®" dient der Immobilisation der Hals- und Brustwirbelsäule bei der schonenden Rettung von traumatisierten, sitzenden Patienten, die aus einem Fahrzeug, aus Höhen und Tiefen oder einer eingeklemmten Lage befreit werden müssen, wo aus Platzgründen nicht mit der Schaufeltrage gearbeitet werden kann. Dieses Hilfsmittel muss in Verbindung mit einem HWS-Immobilisationsmaterial angewendet werden, um eine komplette Ruhigstellung von Kopf und Rumpf zu erreichen.

> Der Einsatz des KED-Systems muss auf solche Situationen beschränkt bleiben, in denen für den Patienten keine Vitalbedrohung besteht oder keine sofortige Rettung aus dem Gefahrenbereich notwendig ist, da das Anlegen sehr zeitintensiv ist.

Das Anlegen des KED-Systems erfolgt mit mindestens zwei, besser mit drei Helfern. Wegen der Komplexität der Abläufe, wegen der Kraftanstrengung und wegen der notwendigen feinen Koordination, die zum optimalen Gebrauch notwendig sind, muss ein ständiges Training mit dem Gerät absolviert werden.

Das KED-System sieht auf dem Boden ausgebreitet wie ein stilisierter Anker aus. Das schmale Oberteil ist das Kopfstützelement mit einer zentral angebrachten Hebeschlaufe und senkrecht angebrachten Klettbefestigungsstreifen. Das breite Basisteil

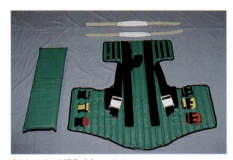

Abb. 13 - KED-Material

besitzt drei farblich codierte Gurtsysteme, die so genannten Brustgurte. Am Unterrand befindet sich jeweils rechts und links von der Mitte ein Beckengurt. Die Gurte dienen dazu, den Patienten im Korsett zu fixieren und zu sichern. Kopfteil und Unterteil sind durch einen Steg miteinander verbunden. In das Rettungskorsett sind mehrere schmale, lange und stabile Kunststoffstäbe in Längsrichrung eingearbeitet, die von einer Umhüllung zusammengehalten werden. Dies verleiht dem System eine gute Stabilisierung der Wirbelsäule in Längsrichtung zum Körper, aber gleichzeitig auch eine gute Verformbarkeit in der Querachse. Zu dem System gehört noch ein Kopfpolster, das nach dem Anlegen die Lücke zwischen dem Rettungskorsett und dem Hinterkopf des Patienten ausfüllt. Ferner gibt es zwei Gurte, den so genannten Kinn- und den Stirngurt, die zum Fixieren und Stabilisieren des Patientenkopfes dienen.

Technik. Bevor das Immobilisationssystem angelegt wird, muss die Halswirbelsäule mithilfe einer Halskrause fixiert werden. Das aufgeklappte KED-System wird mit der Innenseite zum Patienten vorsichtig von oben zwischen den Patienten und die Rückenlehne eingebracht. Dabei muss jede ruckartige und unnötige Bewegung vermieden werden. Die Bruststützelemente sollten unterhalb der Achselhöhle zum Stehen kommen. Dann werden die Beingurte hervorgeholt und seitlich abgelegt. Als nächster Schritt erfolgt das Anlegen der Brustgurte. Am geschicktesten beginnt man mit dem Verschließen und Straffen des mittleren Brustgurtes. Dann wird der untere Brustgurt verschlossen und festgezurrt. Erleichtert wird die Zuordnung der Verschlussteile durch die farbliche Codierung der einzelnen Gurte. Der oberste Brustgurt wird zunächst noch nicht vollständig festgezurrt, um die Atemexkursionen nicht zu behindern. Anschließend werden die Beckengurte unter dem Gesäß und den Oberschen-

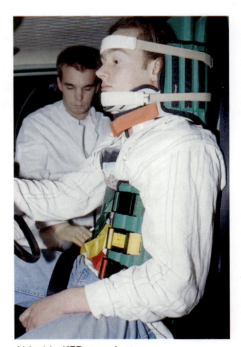

Abb. 14 - KED, angelegt

keln durchgearbeitet und dann über das andere Bein bis zum gegenüberliegenden Verschluss geführt. Dabei werden die Gurte überkreuzt. Eine Ausnahme stellen Patienten mit Verletzungen in der Leistengegend dar. Bei diesen Patienten sollten die Beckengurte nicht überkreuzt werden. Auch bei Oberschenkelfrakturen sollte vom Anlegen der Gurte abgeraten werden.

Im nächsten Schritt muss das Kopfpolster eingelegt werden, um die Lücke zwischen dem Patienten und dem Rettungskorsett auszugleichen. Je nach anatomisch bedingtem Abstand wird das Kopfpolster einlagig verwendet oder so gefaltet, dass im Nackenbereich eine doppelte Lage und im Hinterkopfbereich eine einfache Lage entsteht. Nun werden die Seitenteile des Kopfteils seitlich angelegt. Danach werden der Kinn- und der Stirngurt befestigt. Der breitere Teil des Klettbandes wird so angelegt, dass der weiche Abschnitt auf den Augenbrauen zu liegen kommt. Anschließend wird es nach hinten unten geführt und an dem Klettstreifen befestigt. Der Kinngurt wird entweder über das Kinn oder über den oberen Teil des HWS-Stützkragens angelegt und anschließend zur Befestigung nach hinten oben geführt.

Zum Abschluss werden alle Gurte überprüft und nachgezurrt, besonders der oberste Brustgurt, der bis zu diesem Zeitpunkt nur leicht angezogen war. Der Patient wird dann langsam gedreht, gehoben oder gekippt, um ihn zu befreien. Idealerweise wird der Patient mit den Füßen zuerst aus dem Fahrzeug gehoben, indem jeweils ein Helfer mit der einen Hand den hinteren unteren Haltegurt und mit der anderen Hand den Oberschenkel des Patienten umgreift, um einen verstärkten Zug auf den Rumpf des Patienten zu vermeiden. Sobald der Patient aus dem Fahrzeug oder der eingeklemmten Lage befreit ist, wird er auf einer Vakuummatratze gelagert und der oberste Brustgurt gelockert. Das Rettungskorsett sollte aber nach Möglichkeit am Patienten verbleiben.

<u>Komplikationen.</u> In speziellen Situationen, z.B. bei Schwangeren, bei Kindern oder auch bei Patienten mit schief stehendem Nacken, muss die Anlage des Rettungskorsetts variiert werden. Bei *Schwangeren* wird durch Umlegen von zwei Längsteilen auf jeder Seite des Bruststützelements der Bauch freigehalten. Die Beckengurte werden nicht angelegt, den untersten Brustgurt legt man je nach Bauchumfang an. Die beiden obersten Brustgurte werden angelegt und vorsichtig zugezogen. Verletzten *Kindern* wird eine zusammengelegte Decke über den Thorax gelegt, um so leicht und sicher eine Ruhigstellung zu schaffen. *Patienten mit einem schiefstehenden Nacken* stellen ein besonderes Problem dar. Um solche Patienten ruhig zu stellen, werden die Kopfstützteile nach innen geklappt. Dann wird mithilfe der Kinn- und Stirngurte und eventuell weiterer Polsterung der Kopf gesichert.

9.8 Vakuummatratze

Die mit Polyethylen-Kügelchen gefüllte Matratze schmiegt sich hervorragend an den gesamten Körper an. Durch das Absaugen der Vakuummatratze presst sich das Füllmaterial zusammen und die Matratze formt sich zu einer festen Unterlage, welche den Patienten ruhig stellt.

Einsetzbar ist die Vakuummatratze besonders bei:

- Schädel-Hirn-Trauma (SHT),
- Frakturen der Wirbelsäule,
- Beckenfrakturen,
- Oberschenkelfrakturen,
- Polytrauma.

Auch bei anderen Frakturen, wie z.B. Sprunggelenkfrakturen oder Rippenfrakturen, kann die Vakuummatratze eingesetzt werden. Sie ist das am vielseitigsten anwendbare Ruhigstellungsmittel.

Auch bei der Rettung im Wasser oder von auf dem Bauch liegenden Patienten mit Verdacht auf Wirbelsäulenverletzungen ist die Vakuummatratze einsetzbar. Die Vakuummatratze stellt zudem eine besonders gute Tragenauflage dar, weil sie besonders weich ist, durch die Polyethylen-Kügelchen eine gute thermische Isolation bietet und einem Wärmeverlust des Körpers vorbeugt.

Technik. Nach Möglichkeit wird die Vakuummatratze bereits auf der Krankentrage vorbereitet. Die Kügelchen in der Matratze werden möglichst gleichmäßig verteilt. An der Stelle der Fraktur ist es empfehlenswert eine leichte Mulde zu bilden, in die dann das frakturierte Körperteil gebettet wird. So ist es später leichter die Vakuummatratze an dieser Stelle anzumodellieren. Während des nun folgenden Absaugvorgangs wird die Vakuummatratze mit möglichst vielen Händen an das verletzte Körperteil anmodelliert. Das Absaugen muss so lange erfolgen, bis die Matratze bretthart ist und beim Anheben nicht in der Mitte einknickt.

Bei der *Sandwich-Technik* wird die Schaufeltrage unter den Patienten gebracht und dann die Vakuummatratze über die Rückseite des Patienten gelegt. Die Vakuummatratze wird fest abgesaugt, so dass der Körper eng umschlossen ist. Nun wird mit Gurten die Vakuummatratze zusammen mit der Schaufeltrage festgezurrt und dann mit möglichst vier Helfern der Patient in Rückenlage gebracht. Nachdem die Gurte wieder gelöst wurden, wird die Schaufeltrage entfernt – der Patient liegt fest in der Vakuummatratze.

Komplikationen. Ist die Vakuummatratze nicht richtig abgesaugt und soll sie als Transportmittel genutzt werden, kann es in der Mitte zu einem Einknicken kommen. Dies hat fatale Folgen, besonders bei Wirbelsäulenverletzten. Wurde die Matratze vor dem Absaugen nicht richtig geglättet, kann es zu unangenehmen Druckstellen bei dem Patienten kommen.

10 Rettungs- und Transporttechniken

10 Rettungs- und Transporttechniken

Das Personal im Rettungsdienst wird bei Einsätzen – zum Teil auch körperlich sehr belastend – damit konfrontiert, Patienten aus Gefahrenzonen zu retten, diese über lange Strecken zu tragen und in das Rettungsmittel zu verbringen.

J. Siglen

10.1 Grundlagen der rückenschonenden Arbeitsweise

Angesichts der Tatsache, dass jeder Fünfte mittlerweile unter degenerativen Wirbelsäulenveränderungen leidet und dass im Rettungsdienst viele Mitarbeiter wegen ihrer Wirbelsäulenprobleme schon vor dem fünfzigsten Lebensjahr aus dem Beruf ausscheiden, ist es wichtig, dass gerade im Rettungsdienst das Bewusstsein für eine rückenschonende Arbeitsweise stärker geprägt wird. Dafür muss schon an den Rettungsdienstschulen der Grundstein gelegt werden. Die richtigen Hebetechniken und der schonende Umgang mit der eigenen Wirbelsäule müssen selbstverständlich werden.

10.1.1 Ursachen von Rückenbeschwerden

Die häufigsten Ursachen für Rückenschmerzen sind langes und falsches Sitzen, belastendes und falsches Heben, langes Autofahren und mangelnde Bewegung. Im Rettungsdienst werden häufig folgende Fehler beobachtet:

– Fehlbelastung der Wirbelsäule: Ein Gewicht (z.B. der Patient) wird unter Vorbeugen des Rumpfes aufgehoben (Rundrücken). Dies führt zu einer Fehlbelastung der Lendenwirbelsäule um das Zehnfache. Das bedeutet, dass die Bandscheiben beim Heben eines 100 kg schweren Patienten mit fast 1 000 kg belastet werden!
– Heben unter Drehbewegungen: Der Patient, der gerade angehoben wurde, wird jetzt unter (meist auch noch schnellen) Drehbewegungen auf die Trage gehoben. Hierdurch wird häufig ein Bandscheibenvorfall provoziert.
– Einseitiges Tragen schwerer Lasten (z.B. Notfallkoffer): Dies kann die Wirbelsäule seitwärts stark verkrümmen und die Bandscheiben über Gebühr beanspruchen.
– Falsches Sitzen beim Autofahren, z.B. durch nicht richtig eingestellte Sitze.

10.1.2 Lösungsansätze

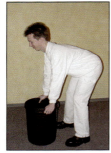
Aktive Beteiligung des Rückens am Hebevorgang

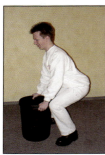
Hintern raus!

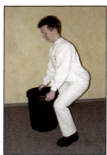
Gegenstand aufnehmen ...

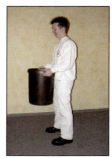
und körpernah hochziehen

Abb. 1 - Bücken, Heben und Tragen

Wichtig im Rettungsdienst ist vor allem das rückenschonende Heben: Die Helfer gehen mit einer leicht gespreizten Fußstellung in die Kniebeugestellung. Der Patient wird möglichst nahe an den Körperstamm gebracht und aus der Beinmuskulatur heraus angehoben, denn die Beinmuskulatur ist naturgemäß wesentlich kräftiger als die Rückenmuskulatur. Dabei muss der Rücken immer gerade gehalten werden. Beim Absetzen sind die gleichen Regeln wie beim Anheben zu beachten. Ist der Patient fachgerecht angehoben worden, wird die Seitwärtsdrehung durch kleine Schritte nach links oder rechts ersetzt. Eine Rotationsbewegung ist unbedingt zu vermeiden.

Es sollte immer beidhändig getragen werden, z.B. auf der einen Seite der Notfallkoffer und auf der anderen Seite, wenn möglich, das EKG. So wird einer starken Seitwärtskrümmung der Wirbelsäule vorgebeugt.

Des Weiteren sollte vor Dienstbeginn die Position der Autositze überprüft werden. Die Rückenlehne wird in eine möglichst gerade Stellung gebracht und der Sitz so weit verschoben, dass man ohne Probleme die Fußpedale betätigen kann. Das Auflegen des Ellenbogens auf die geöffnete Seitenscheibe führt zu einer starken Seitwärtsverkrümmung der Wirbelsäule, deshalb sollte bei der Fahrt immer eine gerade Sitzposition beibehalten werden.

Die im Rettungsdienst tätigen Personen sollten vom ersten Tag ihrer Tätigkeit an auch an ihre Wirbelsäule denken. Kommt es zu Rückenschmerzen, muss möglichst bald ein Orthopäde aufgesucht werden. Empfehlenswert ist es, möglichst früh mit Wirbelsäulengymnastik zu beginnen. Ebenso sollten im Rettungsdienst tätige Personen möglichst einen wirbelsäulengerechten Sport, z.B. Schwimmen, Rudern, Langlauf oder Radfahren, betreiben.

Ein gesundes und bewusstes Leben hilft, Wirbelsäulenleiden zu verhindern oder zu lindern.

10.2 Rettungstechniken

Unter Rettungstechniken versteht man die Maßnahmen, die dazu geeignet sind, Menschen aus einer Gefahrensituation zu befreien bzw. unter Vermeidung von Folgeschäden aus einer Zwangslage zu befreien. Im Gegensatz dazu versteht man unter Bergung die Sicherung von Sachwerten und Toten.

10.2.1 Rautek-Rettungsgriff

Der Rautek-Rettungsgriff darf nur zur Rettung von in Lebensgefahr befindlichen Personen angewandt werden, d.h. wenn keine andere, schonendere Rettung in kürzester Zeit möglich ist (z.B. bei brennenden Fahrzeugen). Der Rautek-Rettungsgriff darf nicht für den Transport über längere Strecken benutzt werden.

Technik. Der Helfer begibt sich hinter den Patienten und bringt diesen ggf. in eine sitzende Position. Dabei ist unbedingt auf eine Stabilisierung der Halswirbelsäule zu achten. Sollten es die Umstände zulassen, ist dem Verunglückten vorher eine Halskrause anzulegen. Danach wird ein Arm des Patienten vor dessen Brust gebeugt. Nun greift der Helfer unter beiden Achseln hindurch den angewinkelten Arm des zu Rettenden. Um Verletzungen im Brustbereich (Prellungen und unter Umständen Rippenfrakturen) und im Unterarmbe-

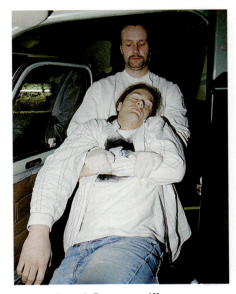

Abb. 2 - Rautek-Rettungsgriff

reich zu vermeiden, werden beide Daumen des Helfers nach vorn über den Arm gelegt. Jetzt wird der Patient aus dem Gefahrenbereich herausgezogen. Ist ein zweiter Helfer zur Stelle, kann er den Transport durch das Ergreifen der Füße unterstützen.

Im Kraftfahrzeug ist es oft nicht möglich, sich hinter dem Patienten zu postieren. Deshalb wird dieser auf dem Sitz mit dem Rücken zum Helfer gedreht. Dies geschieht, indem der Helfer mit der rechten Hand die rechte Hüftseite des Patienten ergreift und mit der linken Hand dessen linkes Knie. Durch Ziehen an der rechten Hüfte (Hosenbund, Gürtel) und Drücken am linken Knie wird der Patient nun auf dem Sitz gedreht, bis er mit dem Rücken zum Helfer sitzt. Das weitere Vorgehen erfolgt wie oben beschrieben. Beim Herausziehen des Verunglückten ist drauf zu achten, dass die Füße nicht eingeklemmt sind oder dass keine weiteren Verletzungen durch scharfe Kanten entstehen.

10.2.2 Schultertragegriff nach Rautek

Der Schultertragegriff ist nur bei akuter Gefahr für nicht gehfähige Patienten anzuwenden, wenn andere Rettungsmittel (z.B. Schaufeltrage, Rettungstuch) nicht unmittelbar zur Verfügung stehen. Die Probleme des Schultertragegriffs bestehen darin, dass der Griff alles andere als rückenschonend für den Helfer ist und die Patienten oft zu schwer sind. Auch muss man hier bei verletzten Personen besondere Vorsicht walten lassen, damit eventuelle Verletzungen nicht noch verschlimmert werden. Der Vorteil des Schultertragegriffs liegt in seiner Schnelligkeit in Bezug auf die Rettung Verunglückter aus dem Gefahrenbereich.

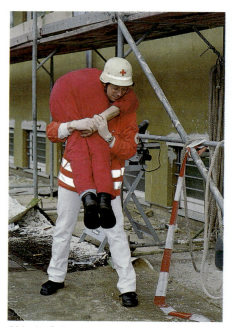

Technik. Für diese Methode sollte sich der Verletzte in sitzender oder stehender Haltung befinden. Der Helfer tritt seitlich an den Verletzten heran, sorgt für einen festen Stand und geht in die Hocke. Dann greift er mit der äußeren Hand dessen gegenüberliegendes Handgelenk. Mit dem zum Patienten weisenden Arm umgreift er die beiden Kniegelenke des Patienten. Der Oberkörper des Helfers beugt sich zum Verletzten hin, und während des Aufrichtens wird der Patient so

Abb. 3 - Schultertragegriff

weit über die Schulter gezogen, dass das Gewicht möglichst gleichmäßig auf den Schultern des Helfers ruht. Dieser Griff sollte wegen der möglichen Verletzungsgefahr bei Patient und Helfer vorher sehr gründlich geübt werden.

10.2.3 Rückenschleiftrick nach Rautek

Der Rückenschleiftrick dient ebenfalls ausschließlich zur Rettung von Personen aus beengten Räumen wie z.B. aus Röhren, unter einem Kraftfahrzeug hervor oder aus extrem engen Tunneln.

Technik. Der Helfer bewegt sich mit den Füßen voran in Richtung des Verunglückten, bis dessen Oberkörper zwischen den Beinen des Helfers liegt. Der Kopf des Patienten wird vorsichtig angehoben und der Helfer schiebt sich so weit wie möglich unter den Verletzten. Sollten es die Umstände zulassen, wird dem Verunglückten vorher noch eine Halskrause angelegt. Nun werden die Arme des Verletzten weit über die angewinkelten Oberschenkel des Helfers gelegt. Durch langsames Rückwärtskriechen wird der Patient aus dem Gefahrenbereich gerettet.

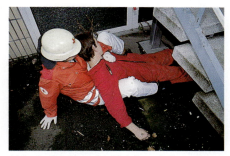

Abb. 4 - Rückenschleiftrick nach Rautek

10.2.4 Helmabnahme

Jedem bewusstlosen Patienten mit einem Vollvisierhelm ist dieser abzunehmen, denn nur dadurch lässt sich ein sicheres Freihalten und Freimachen der Atemwege erreichen. Dabei können auch eventuelle größere Verletzungen im Kopfbereich rechtzeitig erkannt werden, die sonst durch den Helm verdeckt würden. Die Sicherung der Vitalfunktionen hat Vorrang vor allen anderen Maßnahmen. Deshalb ist der Helm *frühzeitig* abzunehmen. Die Helmabnahme sollte möglichst immer durch zwei Personen geschehen. Anschließend ist umgehend die Ruhigstellung (Immobilisation) der Wirbelsäule mit einer Halskrause anzustreben.

Technik. Ein Helfer kniet oberhalb des Kopfes und umfasst mit beiden Händen und unter gleichzeitigem leichtem Zug Helm und Unterkiefer des Patienten. Auf diese Weise sorgt er für eine Stabilisation der Halswirbelsäule. Der zweite Helfer kniet seitlich am Kopf und öffnet das Visier und den Helmverschluss. Gegebenenfalls ist eine Brille abzunehmen.

Anschließend stützt der Helfer, der seitlich kniet, den Kopf des Patienten, indem er mit den Fingern den Nacken und mit den Daumen den Unterkiefer hält. Eine weitere Möglichkeit der Fixierung der Halswirbelsäule besteht darin, dass der Helfer, der seitlich kniet, mit einer Hand unter den Nacken greift und mit der anderen Hand den Kiefer des Verunglückten hält. Ist genug Platz zwischen dem Helm und dem Nacken, sollte immer mit der ganzen Hand unter den Nacken gegriffen werden.

Der Helfer am Kopf des Patienten entfernt nun den Helm, indem er ihn auseinander und langsam vom Kopf abzieht. Dabei ist unbedingt auf die Nase, die Ohren oder auf eventuellen Schmuck (Ohrringe, Piercings etc.) zu achten. Das Abziehen des Helms sollte keine Bewegungen der Halswirbelsäule verursachen. Nach erfolgter Helmabnahme übernimmt nun wieder der am Kopf des Patienten kniende Helfer die Fixation. Seine Hände liegen fest über den Ohren des Verunglückten und halten den Kopf auch weiterhin unter leichtem Zug. Nun wird die Halswirbelsäule mit einer Halskrause (vgl. Kap. 9.6) immobilisiert.

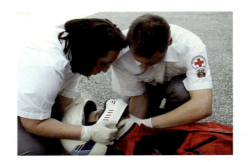
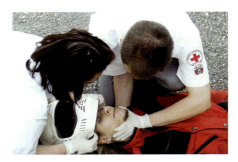
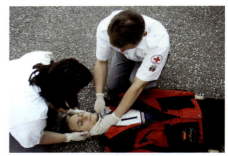

Abb. 5a-c - Helmabnahme

10.2.5 Die Schaufeltrage

Durch ihre vielfältigen Anwendungsmöglichkeiten dient die Schaufeltrage sowohl der verbesserten Patientenversorgung wie auch der Arbeitserleichterung für das Rettungsdienstpersonal. Sie kann aber auch zum schonenden Überheben auf die Vakuummatratze oder die Trage, zum sicheren Transport in unwegsamem Gelände, zur Rettung aus Lkw-Kabinen, zum schonenden Transport in engen Treppenhäusern, zum Überwinden von Hindernissen und Höhenunterschieden oder aber als zusätzliche Stabilisierung der Vakuummatratze bei längeren Wegen und Unwegsamkeiten eingesetzt werden. Probleme mit der Schaufeltrage gibt es bei lockerem Untergrund wie z.B. Geröll, bei dicker, warmer Kleidung des Patienten oder wenn der Patient auf einer Decke oder im Bett liegt. In diesem Fall lässt sich die Schaufeltrage schlecht schließen, da sich fast immer etwas Stoff oder Geröll einklemmt.

> Der Umgang mit der Schaufeltrage muss vom Rettungsdienstpersonal ausführlich geübt werden.

Technik. Die Schaufeltrage besteht aus Aluminiumseitenteilen und -rohrrahmen mit je einem Verschluss am Kopf- und Fußende. Somit wird die Schaufeltrage teilbar und der Patient kann mit einem Minimum an Bewegung aufgenommen werden. Als Verschlüsse dienen Schnappschlösser. Diese müssen beim Öffnen der Schaufeltrage gedrückt werden, beim Schließen der Schaufeltrage aber rasten sie von selbst ein. Um die Schaufeltrage auch noch in der Länge verstellen zu können, kann der Rahmen des Tragen-Fußteils in den Tragen-Kopfteil eingeschoben oder herausgezogen werden. Ein Arretierungshebel auf jeder Seite soll das unbeabsichtigte Auseinandergleiten der Teile verhindern. Um nun die Trage an die richtige Länge anzupassen, werden die Arretierungen gelöst und die Teile so weit auseinandergezogen, bis sie ungefähr der Körperlänge des Patienten entsprechen. Erleichtert wird dies, wenn man die Trage ungeteilt verstellt und damit die gleiche Länge der beiden Seiten gewährleistet. Dann schließt man die Arretierungshebel und schiebt je nach Größe des Patienten Kopf- und Fußteil zusammen oder zieht sie weiter auseinander, bis die Arretierungsstifte eingerastet sind. Grundsätzlich sind so vier verschiedene Einstellungsmöglichkeiten vorhanden.

Um die Trage dem Patienten anzupassen, ist darauf zu achten, dass die Mitte des Kopfteils etwa auf gleicher Höhe mit der Nase des Patienten liegt. Des Weiteren sollen die Füße innerhalb des Rahmens liegen. Sollte der Patient aufgrund seiner Körpergröße (größer als 190 cm) nicht innerhalb des Rahmens liegen, so muss die Kopfposition eingehalten werden, um eine optimale Halswirbelsäulenposition zu gewährleisten, während die Füße über den Rand hinausragen können. Dabei ist aber zu beachten, dass bei Frakturen der Extremitäten eine Ruhigstellung der Fraktur, sei es manuell oder durch Schienungsmaterial, sichergestellt sein muss. Wenn bei schlechter Zugänglichkeit zum Patienten die Schaufeltrage benutzt werden muss und die Größe des Patienten somit nicht feststellbar ist, so muss die Schaufeltrage auf maximale Länge eingestellt werden. Vor dem Gebrauch der Schaufeltrage sollte dem Patienten bei Verdacht auf Wirbelsäulenverletzungen eine HWS-Stützkrause bzw. noch zusätzlich das Kopf-Fixier-Set angelegt werden.

Für das Anlegen der Schaufeltrage gibt es zwei Techniken: Bei der ersten Technik werden die Schaufeltragenhälften gleichzeitig oder nacheinander seitlich so weit unter den Patienten geführt, bis sich die Verschlussteile zusammenfügen lassen und einrasten. Bei der zweiten Technik wird zuerst der eine Tragenteil auf der einen Seite und dann der andere Tragenteil auf der anderen Seite untergeschoben. Dann verschließt man die Teile zuerst am Kopfteil und arbeitet die beiden Schaufeltragenhälften „v-förmig" unter den Patienten. Bevor der Patient nun mit der Schaufeltrage angehoben und transportiert werden kann, müssen noch Haltegurte angelegt werden, die den Patienten gegen Herunterfallen sichern. Vorsicht ist aber bei Weichteilverletzungen und Frakturen geboten.

In der Praxis gibt es zwei verschiedene Gurttechniken. Bei der einen werden die Gurte, nachdem die Trage leicht angehoben wurde, unter der Schaufeltrage durchgeführt und über dem Patienten verschlossen. Dies hat den Vorteil, dass bei einem eventuellen Versagen der Scharnierverschlüsse die Trage nicht auseinander brechen kann.

Bei der anderen Möglichkeit, die in der Praxis häufiger angewendet wird, werden die Gurte um die Haltegriffe herum über den Patienten zur gegenüberliegenden Seite geführt, dann um den Haltegriff gelegt und anschließend über dem Patienten verschlossen.

Auch bei der *Rettung von Verletzten aus einem Lkw-Führerhaus* wird die Schaufeltrage der Größe des Patienten angepasst. Sollte es bei einer sitzenden Person schwierig sein die Körpergröße abzuschätzen, wählt man sicherheitshalber die längste Einstellung der Schaufeltrage.

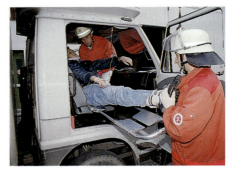

Abb. 6 - Rettung aus Lkw

Vor jeder Lageveränderung des Verunglückten wird zunächst der Kopf mit einer Halskrause fixiert. Danach wird die Schaufeltrage in geschlossenem Zustand vorsichtig unter das Gesäß des Patienten gebracht. Der Verletzte wird mit mindestens zwei Helfern achsengerecht gedreht und auf die Schaufeltrage gelegt. Er wird sorgfältig auf der Schaufeltrage fixiert (dies muss mit mindestens drei Gurten geschehen) und mit möglichst vielen Helfern aus dem Führerhaus gehoben.

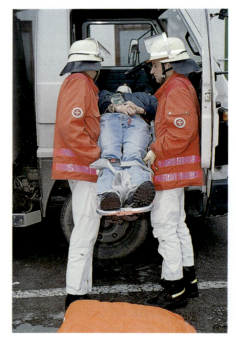

Abb. 7 - Rettung aus Lkw

Eine weitere Einsatzmöglichkeit der Schaufeltrage ist das Retten von *Verunglückten, die unter einem Hindernis liegen* (z.B. Fahrzeug). Als erstes wird von den Helfern wieder der Kopf des Patienten mit einer Halskrause fixiert, dann sollte die Länge der Schaufeltrage eingestellt werden. Die Trage wird geteilt und die beiden Hälften werden dicht neben dem Verletzten platziert. Je nach Raumangebot werden die Hälften der Schaufeltrage, möglichst vom Kopf beginnend, seitlich untergeschoben und verschlossen. Jetzt wird die Trage mit beiden Helfern vom Fuß oder Kopf her langsam unter den Körper des Patienten gebracht, bis die Scharniere am Fußende einrasten. Schließlich wird die Schaufeltrage vorsichtig unter dem Hindernis hervorgezogen und der Patient vor dem weiteren Transport gut fixiert.

10.2.6 Spineboard

Umgangssprachlich wird bei dem in Amerika sehr verbreiteten Spineboard auch vom „Rückenbrett" gesprochen. Es handelt sich dabei um ein schmales Brett aus Holz, Kunststoff oder Aluminium mit eingearbeiteten Griffmulden. Auch beim Spineboard müssen zusätzlich noch ein System zur HWS-Immobilisation sowie Gurte zur Fixierung des Patienten auf der ebenen, harten Unterlage angewendet werden. Im Bereich der Wasserrettung zeigt sich ein besonderer Vorteil des Spineboards, das aus Holz oder Kunststoff besteht und im Wasser schwimmt. Aufgrund der Schwimmfähigkeit des Rückenbretts können Patienten im Wasser leicht auf das Brett verbracht werden.

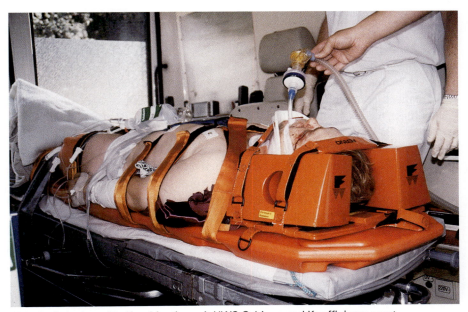

Abb. 8 - Spineboard in Kombination mit HWS-Schiene und Kopffixierungsset

Technik. Will man einen Patienten aus seinem Sitz retten, sollte das Spineboard zwischen Rückenlehne und Patient eingebracht werden. Dann wird unter vorsichtiger Verstellung der Rückenlehne das Spineboard unter den Patienten geschoben. Nachteil bei dieser Technik ist, dass in jedem Fall das Dach des verunfallten Fahrzeugs entfernt werden muss.

Bei einer anderen Technik wird das Spineboard seitlich unter das Gesäß des Patienten geschoben. Dann wird der Patient auf dem Rückenbrett aus der sitzenden Position in Rückenlage gebracht. Nachteil dieser Methode ist, dass es eventuell zur Verschlimmerung der Symptome kommen kann. Bis zur endgültigen Rückenlage des Patienten auf dem Spineboard erfolgt im Gegensatz zum Rettungskorsett keine optimale Immobilisation. Wenn Patienten auf das Spineboard übergehoben werden müssen, sind mindestens fünf Helfer notwendig. Der Patient wird im Grätschstand unter Beachtung der HWS-Immobilisation angehoben und anschließend auf dem Rückenbrett abgelegt. Anschließend wird der Patient mit Gurten und eventuell mit einer zusätzlichen Kopffixierung versehen.

10.3 Transporttechniken

Nachfolgend werden die im Rettungsdienst üblichen Möglichkeiten zum Transport von Patienten dargestellt.

10.3.1 Führen von Patienten

Das Führen von Patienten ist nur bei absolut bewusstseinsklaren Personen zulässig. Jeder Patient, der aufgrund seiner Kreislaufsituation oder seines hohen Alters nicht gehfähig ist, muss sitzend oder liegend transportiert werden. Da das Rettungsdienstpersonal während des gesamten Transports die Verantwortung für die Patienten hat, muss auch eine gehfähige Person überwacht und gesichert werden. Um einem überraschenden Sturz vorzubeugen oder das Sicherheitsempfinden des Patienten zu stärken, sollte die Person immer stabil gehalten werden. Dies gilt insbesondere für Menschen mit eingeschränktem Seh- und Gehvermögen. Hier muss besonders behutsam und einfühlend vorgegangen werden.

Technik. Ein Helfer geht seitlich vom Patienten und unterstützt ihn durch Umgreifen der Rückenpartie, um ihn dann entweder unter den Achseln oder am gegenüberliegenden Handgelenk zu ergreifen. Mit der noch freien Hand fasst der Helfer das ihm zugewandte Handgelenk der zu führenden Person. Durch langsame Schritte wird der Patient zum Fahrzeug geführt. Sollte diese Art der Führung nicht erwünscht sein, ist auch ein Einhaken des Patienten in der Ellenbeuge des Helfers möglich. Beim Führen auf einer Treppe sollte der Patient möglichst das Treppengeländer als Halt greifen können. Ein Helfer geht seitlich von der zu führenden Person und hakt ihn unter, während ein zweiter Helfer ca. zwei Treppenstufen unterhalb des Patienten geht um einen möglichen Sturz abzufangen.

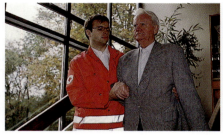

Abb. 9 - Führen von Patienten

10.3.2 Überheben von Patienten

Das Überheben von Patienten ohne Geräte sollte nur erfolgen, wenn diese aus räumlichen oder anderen Gründen nicht eingesetzt werden können, denn diese Methode ist sehr kraftaufwändig und rückenbelastend. Außerdem wird sich der Patient bei dieser Art des Hebens sehr unwohl und nicht gerade sicher fühlen. Je nach Lagerungsart des Patienten unterscheiden wir zwei verschiedene Überhebetechniken, und zwar das Überheben von Patienten von der Seite und das Überheben von Patienten im Grätschstand.

10.3.2.1 Überheben von Patienten von der Seite

Diese Art der Hebetechnik kann angewandt werden, wenn ein nur leicht verletzter Patient auf die Trage gehoben werden muss. Weiterhin findet sie in modifizierter Form Anwendung beim Umbetten von der Trage auf den Röntgentisch, ins Krankenbett oder umgekehrt.

Technik. Drei Helfer positionieren sich seitlich neben dem Patienten und knien sich hin. Dabei ist zu beachten, dass das rechte Knie am Boden ist und das linke Knie möglichst einen rechten Winkel bildet. Bei dem folgenden Untergreifen des Patienten ist darauf zu achten, dass das angewinkelte Knie leicht zur Seite gebeugt wird. Dies hätte zur Folge, dass man beim Aufheben den Patienten über das eigene Knie hinweg heben müsste, was erstens bei schweren Patienten oft unmöglich und zweitens nicht rückenschonend ist. Der am Kopf des Patienten kniende Helfer ergreift mit der einen Hand dessen Schulter, und zwar so, dass der Kopf des Patienten auf dem Unterarm des Helfers zu liegen kommt. Mit der anderen Hand wird in Höhe der Schulterblätter so weit wie möglich unter der Rückenpartie hindurchgegriffen. Der Helfer, der in der Mitte kniet, untergreift den Patienten im Bereich der Lendenwirbelsäule und unterhalb des Gesäßes. Der dritte Helfer untergreift Ober- und Unterschenkel. Jetzt wird auf das Kommando des ersten Helfers (Kopfseite) der Patient langsam angehoben und dabei leicht zur Helferseite hin gedreht. Die Helfer drehen ihr angewinkeltes Bein unter den Patienten, um ihn damit zu stützen. Auf ein erneutes Kommando des ersten Helfers wird der Patient nun langsam auf die bereitgestellte Trage herabgelassen.

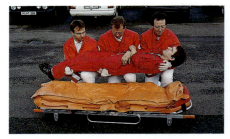

Abb. 10 - Aufheben von der Seite

10.3.2.2 Überheben von Patienten im Grätschstand

Das Überheben von Patienten im Grätschstand sollte nur in Ausnahmefällen angewandt werden, und zwar bei Personen, bei denen das Überheben mit einer Schaufeltrage nicht möglich ist.

Technik. Hierzu stellen sich drei Helfer und evtl. ein Laienhelfer im Grätschstand über den Patienten, mit Blickrichtung zu dessen Kopf. Der erste Helfer stellt sich über den Brustkorb, der zweite über den Hüftbereich und der dritte über die Beine. Alle Helfer beugen sich zu dem Patienten; der am Kopf stehende Helfer umfasst Nacken und Schultern. Der zweite Helfer umfasst das Becken und der dritte die Beine. Auf das Kommando des am Kopf positionierten Helfers wird der Patient langsam angehoben, bis eine vierte Person die Trage vom Kopf her langsam unterschieben kann. Ist die Trage dem Patienten richtig angepasst, wird er auf Kommando langsam abgesetzt.

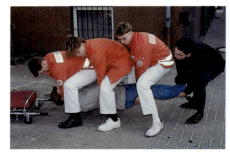

Abb. 11 - Aufheben im Grätschstand

10.3.3 Tragen von Patienten

Auch beim Tragen von Patienten ist auf eine rückenschonende Arbeitsweise zu achten (vgl. Kap. 10.1). Es sollten die im Rettungsdienst dafür vorgesehenen Mittel verwandt werden, wie z.B. die Schaufeltrage, das Rettungstuch, der Tragering, der Tragestuhl oder die Trage.

10.3.3.1 Tragen mit dem Tragering

Der Tragering stellt eine Tragehilfe dar, wenn der Patient sitzend getragen werden muss. Der Tragering ist eine zu einem Ring geformte Dreiecktuchkrawatte. Die Voraussetzung zur Anwendung ist, dass der Patient bewusstseinsklar und kooperativ ist. Das Treppenhaus oder die zu begehende Strecke muss breit genug sein, dass zwei Helfer inklusive Patient nebeneinander Patz haben.

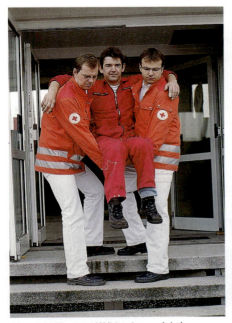

Abb. 12 - Tragegriff (Vorderansicht)   Abb. 13 - Tragegriff (Rückenansicht)

Technik. Zwei Helfer platzieren sich seitlich neben dem Patienten. Einer der Helfer nimmt den Tragering in die vom Patienten abgewandte Hand und führt diese unter die Kniekehle des Patienten. Der zweite Helfer ergreift ebenfalls mit der patientenabgewandten Hand den Tragering. Beide Helfer umgreifen den Rücken des Patienten um eine Stütze zu bilden, fordern ihn auf, seine Arme um ihre Schultern zu legen und sich dann auf die Unterarme der Helfer zu setzen. Die zwei Helfer richten sich nun langsam und rückenschonend auf. Die zu tragende Person sollte gerade und entspannt in den Armen der Helfer sitzen.

Diese Trageart ist auch ohne Tragering möglich (Sesselgriff). Hier greifen sich die Helfer mit den Händen, mit denen sie normalerweise den Tragering fassen würden, gegenseitig am Handgelenk. Der Nachteil hierbei besteht jedoch darin, dass die Helfer bei feuchten Händen leicht abrutschen können.

10.3.3.2 Tragen mit dem Rettungstuch

Das Rettungstuch dient dazu, liegende Patienten zu transportieren, die keiner Immobilisation auf der Vakuummatratze oder der Schaufeltrage bedürfen. Weiterhin kann das Rettungstuch auch bei Evakuierungen von Patienten aus Gefahrenbereichen eingesetzt werden (z.B. Brandeinsatz in Krankenhäusern und Pflegeheimen). Mit dem Rettungstuch können auch sitzende Patienten transportiert werden. Das Tuch besteht aus waschbaren oder abwaschbaren Materialien wie zum Beispiel Leinen-Segeltuch oder Kunststoff. Es besitzt sechs Trageschlaufen und eventuell noch eine Fußtasche.

Technik bei sitzenden Patienten. Das Rettungstuch wird im unteren Drittel so weit eingeschlagen, bis die beiden Griffenden übereinander liegen. Die eingeschlagene Hälfte wird so unter den Patienten gebracht, dass er auf dem gefalteten Teil sitzt. Die beiden Helfer greifen mit je einer Hand die oberen Griffenden und mit der anderen Hand die übereinander geschlagenen Trageschlaufen des Rettungstuchs und heben den Patienten vorsichtig an.

Technik bei liegenden Patienten. Um den liegenden Patienten auf das Rettungstuch zu bringen wird das Tuch in Längsrichtung in der Mitte gefaltet. Der Patient wird behutsam auf die Seite gedreht. Der Helfer schiebt das Tuch mit der gefalteten Hälfte an den Rücken des Patienten. Dieser wird vorsichtig auf die andere Seite gedreht, das

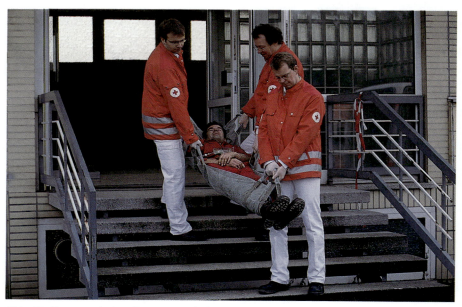

Abb. 14 - Tragen mit dem Rettungstuch durch drei Helfer

gefaltete Tuch wird glatt gezogen und der Verletzte wieder auf den Rücken gelegt. Der Patient wird nun mit den Füßen in Transportrichtung mit *mindestens drei Helfern* getragen. Der Versuch einen liegenden Patienten mit zwei Helfern zu transportieren sollte unterbleiben, da ein sicheres Tragen so nicht möglich ist. Beim Tragen sollte aber auch auf eine rückenschonende Arbeitsweise geachtet werden. Sollte es vorkommen, dass die Helfer nur zu zweit sind und einen liegenden Patienten mit dem Rettungstuch transportieren müssen, sollte eine Tragehilfe bei der Leitstelle angefordert werden. Um ein gleichmäßiges Anheben und Absetzen des Patienten zu gewährleisten, gibt immer der am rechten Kopfende vom Patienten stehende Helfer das Kommando. Bei gravierendem Größenunterschied der Träger ist darauf zu achten, dass die Helfer sich der Körpergröße nach aufstellen; die Größten stehen dabei an Kopfende des Patienten.

10.3.3.3 Tragen mit der Krankentrage

Obwohl im Rettungsdienst die DIN-Trage kaum noch Verwendung findet, sollte der Umgang mit dieser Trage trotzdem beherrscht werden. Es gibt Situationen (z.B. beim Massenanfall von Verletzten), in denen diese noch eingesetzt wird. Zum Überwinden von Hindernissen muss bei der Fahrtrage der fahrbare Untersatz von der Trage getrennt werden. Dieses Oberteil ist genauso zu handhaben wie eine DIN-Trage.

Technik. Liegt der Patient bereits auf der Trage, ist er vor dem Anheben unbedingt mit den dazugehörigen Gurten zu fixieren. Dabei sollten die Arme frei bleiben. Das Tragen erfolgt am besten mit vier Helfern, die sich der Größe nach (die Größten gehören an das Kopfende des Patienten) in Blickrichtung des zu Tragenden an jedem Ende der Trage aufstellen. Die Träger knien auf einem Bein nieder. Hat sich der Träger, der am Kopfende rechts des Patienten kniet, vergewissert, dass die anderen Helfer alle bereit sind, gibt er das Kommando „Hebt auf". Alle Träger heben nun gleichzeitig und langsam die Trage bis zum Stand auf. Auf ein weiteres Kommando setzen sich die Helfer in Bewegung. Hierbei sollte wegen erheblicher horizontaler Schwingungen ein Gleichschritt vermieden werden. Ist das Transportziel erreicht, gibt der das Kommando führende Helfer den Befehl „Trage halt". Sind die Helfer zum Stillstand gekommen, wird auf ein erneutes Kommando die Trage langsam und gleichmäßig abgesetzt.

Wird der Patient nicht direkt in ein Rettungsmittel verbracht, sollten die Trageholme wieder eingeschoben werden. Das Tragen der Krankentrage mit zwei oder drei Helfern erfolgt nach den oben beschriebenen Kriterien, mit der Ausnahme, dass bei drei Helfern zwei am Kopfende des Patienten tragen und einer am Fußende. Bei zwei Helfern trägt einer am Kopfende und einer am Fußende des Patienten, das Kommando hat der Helfer am Kopfende.

Zum *Überwinden eines Hindernisses mit der Trage* wird die Trage vor dem Hindernis abgestellt. Der Patient sollte dabei in Richtung des Hindernisses blicken können. Einer der Träger am Fußende überwindet das Hindernis und stellt sich mit Blickrichtung zum Patienten. Die restlichen drei Träger stellen sich wie folgt auf: Ein Träger geht ans Kopfende und die anderen zwei postieren sich seitlich in Höhe der Fußenden des Patienten

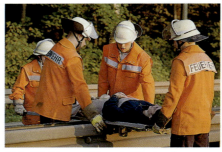

Abb. 15 - Tragen über ein Hindernis

noch vor dem Hindernis. Auf das Kommando des Trägers am Kopfende fassen die drei Träger, die vor dem Hindernis stehen, die Trage. Die seitlichen Träger fassen mit beiden Händen die Holme, mit dem Gesicht zur Trage. Auf ein erneutes Kommando hin wird die Trage so weit über das Hindernis gereicht, bis der Träger auf der anderen Seite des Hindernisses die Trageholme erreichen kann (Helfer am Fußende). Die seitlich an der Trage stehenden Helfer überwinden das Hindernis, fassen die Trage ungefähr in Oberkörperhöhe und setzen die Trage auf Kommando, gemeinsam mit dem am Fußende befindlichen Helfer, jenseits des Hindernisses langsam und gleichmäßig ab. Nachdem auch der letzte Helfer das Hindernis überwunden hat, wird die Trage wieder von den vier Helfern aufgenommen. Bei längeren Wegen und bei unwegsamem Gelände kann die Trage auch auf den Schultern transportiert werden. Hierbei wird die Trage bei dem Kommando „Trage aufheben" langsam so weit angehoben, bis die Holme auf der der Trage zugewandten Schulter der Helfer liegen können. Für einen sicheren Transport umfasst die eine Hand den Tragegriff im Untergriff, die andere Hand umfasst den Holm im Aufgriff. Bei Steigungen oder Gefälle ist darauf zu achten, dass die Trage immer möglichst waagerecht gehalten wird.

10.3.3.4 Umgang mit dem Tragestuhl

Um einen kreislaufstabilen, nicht liegepflichtigen Patienten zu transportieren, ist der Tragestuhl die beste Lösung. Er ist für die Mitarbeiter im Rettungsdienst die sicherste und rückenschonendste Art des Transports und für den Patienten die bequemste Form. Aus diesem Grund sollte man dem Tragestuhl immer den Vorrang vor anderen Tragearten wie z.B. dem Tragering oder dem Sesselgriff geben. Ein weiterer Vorteil des Stuhls ist seine Platz sparende Beschaffenheit beim Tragen. So kann man bequem in engen Treppenhäusern hintereinander gehen, was zum Beispiel mit dem Tragering nicht möglich ist.

Technik. Wenn der Patient im Tragestuhl Platz genommen hat, ist auf eine sichere Sitzposition zu achten. Der Patient muss gerade sitzen und die Füße müssen fest auf der dafür vorgesehenen Fußablage stehen. Ist dies der Fall, wird der zu Tragende mit den Sicherheitsgurten des Stuhls fixiert. Weiterhin ist darauf zu achten, dass Gegenstände, die vom Patienten mitgenommen werden müssen (z.B. Blasenkatheter, Decke usw.) gut fixiert sind. Auf das Kommando des rückwärtigen Helfers wird der Tragestuhl an den dafür vorgesehenen Holmen langsam und ruckfrei angehoben. Der Patient wird, wie auch bei der Trage, immer in Blickrichtung transportiert. Eine Ausnahme stellt hier nur das Treppensteigen dar. Weil es aus technischen Gründen anders nicht machbar ist, wird der Patient ausnahmsweise entgegen der Blickrichtung transportiert. Während des Transports darf sich der Patient nur am Tragestuhl und sonst nirgendwo festhalten, da dabei die Helfer eventuell aus dem Tritt geraten und ein Sturz die Folge wäre. Im Fahrzeug ist auf eine sichere Arretierung des Stuhls zu achten, damit sich der Tragestuhl nicht löst.

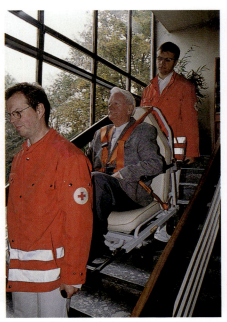

Abb. 16 - Tragen mit dem Tragestuhl

10.3.4 Umlagern von Patienten

Um eine rückenschonende Arbeitsweise für das Rettungsdienstpersonal und die schonendste Art des Umlagerns für den Patienten zu gewährleisten, sollte bei allen liegenden Patienten ein Rettungstuch oder ein geeignetes Leinentuch untergelegt werden. Um einen Patienten mit dem Rettungstuch umzulagern (Bett, Röntgentisch etc.), muss das Bett so platziert werden, dass auf der einen Seite die Trage Platz findet und auf der anderen Seite noch mindestens zwei Helfer stehen können. Die Trage wird auf die gleiche Höhe wie das Bett eingestellt. Zwei Helfer platzieren sich auf der einen Seite des Bettes, zwei weitere seitlich der Trage und ein fünfter Helfer am Kopfende. Die seitlich stehenden Helfer ergreifen die Trageschlaufen des Rettungstuchs; der am Kopfende stehende Helfer stabilisiert den Kopf des Patienten. Auf das Kommando des am Kopfende stehenden Helfers wird der Patient vorsichtig in das Bett gehoben. Auf die gleiche Art kann ein Erkrankter auch vom Bett (Röntgentisch) auf die Trage umgelagert werden.

Kann das Bett nicht verschoben werden oder ist nicht genug Platz vorhanden, dass sich die Helfer seitlich vom Bett platzieren können, wird die Trage am Kopf-

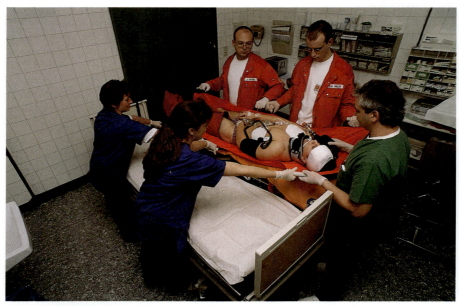

Abb. 17 - Umlagern in der Notaufnahme

oder Fußende des Bettes postiert. Um hierbei möglichst rückenschonend zu arbeiten, sollte die Trage auf ein Niveau gebracht werden, in dem die Helfer mit möglichst geradem Rücken unter den Patienten greifen können. Auch das Bett sollte, wenn durchführbar, ziemlich weit nach oben gefahren werden. Die Helfer untergreifen den Patienten, genau wie beim Überheben von der Seite. Wenn vorhanden, sollte ein weiterer Helfer den Kopf des Patienten stützen. Auf das bereits bekannte Kommando hin wird der Patient angehoben, zum Bett getragen und dort vorsichtig abgesetzt.

> Bei jedem Umlagern ist unbedingt darauf zu achten, dass alle am Patienten befestigten Gegenstände und Materialien wie Perfusorspritze, EKG-Kabel, Sauerstoffsonde, Urinbeutel usw. mitgeführt werden.

11 Pflegerische Betreuung im Rettungsdienst

11.1 Hilfe bei der Nahrungs- und Flüssigkeitsaufnahme

Die Funktion des Rettungssanitäters fordert in der Notfallsituation schnelle und qualifizierte Hilfeleistung. Jedoch ist das Handeln in Notfallsituationen nicht der ganze Arbeitsalltag.

E. Otto

> 60 - 70% aller Rettungsdiensteinsätze sind Transporte mit kranken, verletzten und sonstigen hilfsbedürftigen Personen, die unter sachgerechter Betreuung zu befördern sind.

Der uns anvertraute Patient muss bei längeren Transportzeiten ausreichend flüssige und feste Nahrung zu sich nehmen können, wenn er nicht aus medizinischen Gründen nüchtern bleiben muss. Je nach Erkrankung oder Verletzung des Patienten benötigt er dazu mehr oder weniger die Hilfe des Rettungsdienstpersonals.

Vorbereitung. Es ist wichtig, dass man sich vor der Patientenübernahme über den medizinischen Zustand des Patienten (z.B. bekannte Nahrungsmittelallergien, Diabetiker) informiert. Durch spezielle Lagerung oder unter Verwendung von Lagerungshilfsmitteln sollte versucht werden, dass der Patient so weit wie möglich selbstständig essen und trinken kann. Um Besteck griffiger zu machen, kann es vor der Benutzung mit Pflasterstreifen umwickelt werden. Teller können durch einen Pflasterstreifen auf dem Tisch oder durch Unterlegen von angefeuchtetem Zellstoff am Wegrutschen gehindert werden. Wenn keine Trinkhilfen in Form von Schnabeltassen oder Knicktrinkhalmen vorhanden sind, kann ein abgeschnittenes Infusionssystem als Trinkhilfe verwendet werden.

Durchführung. Vor jedem Essen sollten Helfer und Patient die Hände waschen. Der Patient ist, falls erlaubt, in eine sitzende Position zu bringen. Er muss die angebotenen Speisen sehen können, oder der Helfende muss das Essen beschreiben. Auf Wünsche und Essgeschwindigkeit des Patienten sollte eingegangen werden. Der Helfer muss an ärztlich verordnete Medikamente vor bzw. nach dem Essen denken. Nach der Nahrungsaufnahme sollte der Patient die Möglichkeit zur Mundhygiene haben.

11.2 Verrichten der Notdurft

Einem nicht gehfähigen Patienten muss vor allem bei längeren Transporten die Möglichkeit zur Blasen- und Darmentleerung gegeben werden können. Dies geschieht mithilfe der Urinflasche oder des Steckbeckens.

11.2.1 Die Urinflasche

Benötigtes Material.

- Geschlechtsspezifische Urinflasche,
- Einmal-Unterlagen,
- Zellstoff.

Durchführung. Es gibt unterschiedliche Urinflaschen für Männer und Frauen. Beim Anlegen der Urinflasche ist ein Unterlagenschutz zu benutzen. Nach Benutzung der Urinflaschen sollte dem Patienten ggf. die Möglichkeit zum Händewaschen gegeben werden. Beim Anlegen der Urinflasche beim Mann ist darauf zu achten, dass der Penis sicher im Flaschenhals liegt. Der Patient wird ggf. aufgefordert, die Urinflasche selbst durch Überkreuzen der Beine in der entsprechenden Stellung festzuhalten.

Die Urinflasche für Frauen, die anatomisch bedingt eine größere Flaschenhalsöffnung aufweist, muss so angelegt werden, dass der untere Rand des Flaschenhalses mit der unteren Vaginagrenze abschließt. Nach Benutzung wird der Patientin Zellstoff zum Abtrocknen angeboten oder der Genitalbereich durch mehrmaliges Wischen mit jeweils frischen Zellstofflagen von der Vagina in Richtung Anus abgetrocknet.

11.2.2 Das Steckbecken

Benötigtes Material.

- Steckbecken,
- Männerurinflasche,
- Unterlagenschutz (Einmal-Unterlage),
- feuchte Einmal-Waschlappen oder Feuchttücher,
- Zellstoff.

Durchführung. Zunächst muss die Trage am Kopfteil flach gestellt werden. Der Patient sollte nur so weit wie nötig aufgedeckt und entkleidet werden. Der Patient wird gebeten, die Beine anzuziehen und evtl. unter Mithilfe des Rettungssanitäters (Arm unter Lendenbereich) das Gesäß anzuheben. Wenn nötig, kann der Patient zu zweit im Lendenbereich angehoben werden, um den Unterlagenschutz und das Steckbecken zu platzieren. Danach kann das Kopfteil der Trage entsprechend dem Patientenwunsch wieder höher gestellt werden, um eine bequeme Lage für die Blasen- und Darmentleerung zu erreichen. Beim Mann ist immer zum Steckbecken auch die Urinflasche anzulegen. Nach dem Reinigen des Genitalbereichs wird zum Entfernen des Steckbeckens das Kopfteil wieder flach gestellt. Der Patient wird erneut gebeten, die Beine anzustellen und sich auf die Seite zu rollen. Bei diesem Vorgang muss die Urinflasche schon entfernt sein und das Steckbecken gut festgehalten und zügig unter dem Patienten entfernt werden. Der Patient sollte sich aus Sicherheitsgründen nur auf die Seite drehen, auf der eine Hilfskraft steht. Bei der Entsorgung von Stuhl und Urin muss auf Besonderheiten (z.B. Farbabweichungen) geachtet werden.

11.3 Spezielle pflegerische Maßnahmen

Es kann immer vorkommen, dass das Personal im Rettungsdienst während der Ausbildung und im täglichen Dienst mit speziellen Maßnahmen der Pflege konfrontiert wird.

11.3.1 Hilfestellung beim Erbrechen

Die Hilfestellung bzw. Unterstützung des Patienten, der erbricht, richtet sich nach dessen Bewusstseinslage. Beim Bewusstlosen muss eine Aspiration (Übertritt von Mageninhalt in die Atemwege) durch die Seitenlage vermieden werden. Beim wachen Patienten ist, sofern aus ärztlicher Sicht dem nichts entgegensteht, eine Oberkörperhochlage angezeigt.

Während des Erbrechens ist eine schnelle, fachlich kompetente und menschliche Unterstützung gefragt. Ein ausreichend großes Auffanggefäß und Papiertaschentücher sind hinzuhalten. Vorhandene Zahnprothesen müssen entfernt werden. Sollte der Patient längeres Haar haben, so ist dies zurückzunehmen und der Kontakt von Kleidung und Haaren des Patienten mit dem Erbrochenen zu verhindern. Der Patient sollte zum ruhigen Durchatmen angehalten werden.

Nach dem Erbrechen ist dem Patienten die Möglichkeit zum Mundspülen oder zur Mundpflege zu geben. Dabei sind eine Schale und Papiertaschentücher in Griffweite zu belassen.

Zur Beschreibung und zur Dokumentation der Menge des Erbrochenen sind die Aussagen „ein Mund voll" bzw. „eine Schale voll" durchaus üblich. Alle größeren

Mengen müssen gemessen werden. Die Art und Weise des Erbrechens sowie der Geruch und das Aussehen des Erbrochenen sind ebenfalls zu dokumentieren.

11.3.2 Prophylaxen

Bei Transporten jeglicher Art ist auf eine fachgerechte Lagerung des Patienten zu achten. Bei Verlegungen von Patienten ist auf eine qualifizierte Übergabe durch das Pflegepersonal besonderer Wert zu legen. Dabei muss abgeklärt werden, in welchem Zeitintervall der Patient gegebenenfalls umgelagert werden muss.

<u>Definition.</u> Bei der Vorbeugung (Prophylaxe) handelt es sich im medizinischen Sinn um das Verhüten von Störungen der organischen (physiologischen) Abläufe des Menschen. Um vorbeugende Maßnahmen anwenden zu können, sind Kenntnisse über die normalen organischen Abläufe des Menschen notwendig. Bei Transporten jeglicher Art ist auf eine fachgerechte Lagerung des Patienten zu achten. Bei Verlegungen ist auf eine qualifizierte Übergabe durch das Pflegepersonal besonderer Wert zu legen.

<u>Ursachen und begünstigende Faktoren.</u> Bei sitzenden oder liegenden Patienten entsteht ein erhöhter Gewebedruck auf die aufliegenden Körperteile, der zu Durchblutungsstörungen führen kann. Patienten mit Ernährungsstörungen, abgemagerte oder dickleibige Menschen und Patienten mit Vitamin- und Eiweißmangelernährung sind für Durchblutungsstörungen besonders gefährdet.

Eine schlechte und ungenügende Belüftung der Lungen, verursacht durch eine Schonatmung bei Schmerzen, kann die Ursache für eine Lungenentzündung (Pneumonie) sein.

<u>Ziel.</u> Durch gezielte Maßnahmen im Rahmen der Prophylaxen sollen die natürlichen Abläufe gefördert, vorhandenen Störungen entgegengewirkt oder deren Auswirkungen vermieden werden.

<u>Maßnahmen.</u> Die erste Maßnahme ist das Wissen über die begünstigenden Faktoren und das Bestreben, sie zu beseitigen oder abzumildern. Ein Dekubitus (Druckschädigung der Haut) kann z.B. bei ungünstiger Konstellation von mehreren Faktoren ein Geschehen von wenigen Minuten sein. Daher ist auch bei kurzen Transporten eine fachgerechte Lagerung und Polsterung gefährdeter Körperstellen sehr wichtig.

Das Tragen von Stützstrümpfen (Antithrombosestrümpfen) bzw. das Wickeln der Beine muss zur Verhinderung der Bildung eines Blutgerinnsels im Gefäßsystem (Thromboseprophylaxe) bei Transporten ohne Unterbrechung gewährleistet sein. Für alle hier beispielhaft genannten Maßnahmen gilt, dass bei jedem noch so kurzen Transport auf die richtige Lagerung und Positionierung des Patienten geachtet werden muss.

11.3.2.1 Dekubitus – Wundliegen durch Druckgeschwüre

U. Hiebel

Ein Dekubitus ist ein Druckgeschwür, das bei langer Bettlägerigkeit auftritt. Durch langes Liegen werden die Blutgefäße der Haut und der Muskeln zusammengedrückt und ungenügend durchblutet. Ob es zu einem Druckgeschwür (Dekubitus) bzw. zum so genannten Wundliegen kommt, hängt weitgehend von der Dauer der Druckeinwirkung ab. Wenn die Haut außerdem feucht ist, steigt die Anfälligkeit zur Geschwürbildung.

Gefährdete Personen sind:

- Ältere, gelähmte, bettlägerige, fettleibige und unterernährte Menschen,
- Menschen mit unkontrollierter Darm- und Blasenentleerung,
- Menschen, bei denen das Hitze-, Kälte- oder Druckempfinden herabgesetzt ist sowie Diabetiker,
- Menschen mit Durchblutungsstörungen,
- Menschen mit einem Gipsverband oder anderen festen Verbänden.

Dekubiti sind erkennbar an:

- Schmerzen (muss nicht immer sein),
- anhaltende Rötungen der Haut auch nach Entlastung der Druckstellen,
- Blässe der Haut bzw. weiße Stellen auf der Haut,
- Bläschenbildung,
- Hautabschürfung,
- Geschwüre (offene, oft sehr tiefe Wunde).

Besonders gefährdete Körperstellen sind prinzipiell alle Knochenvorsprünge als so genannte Druckpunkte:

- Hinterkopf,
- Ohr,
- Wirbelsäule (Wirbelvorsprünge),
- Schultern und Schulterblätter,
- Hüfte und Beckenrand,
- Ellenbogen,
- Kreuzbein,
- Knie und Schienbein,
- Knöchel,
- Fersen.

Wie können Druckgeschwüre verhindert werden?

- Druckentlastung (Verminderung, Verteilung, vollkommene Entlastung durch Hohllagerung),
- Durchblutungsförderung,
- Hautpflege.

Sanitäter sollten daher beim Transport unbedingt beachten:

- Weichlagerung, d.h. besonders gefährdete Stellen werden zusätzlich gepolstert; es eignen sich dafür weiche Felle sowie Kissen;
- Hohllagerung (z.B. Freilagern der Ferse durch zusätzliche Polster unter den Waden);
- Keine Faltenbildung (Kleidung, Leintücher, Vakuummatratze);
- Umlagern bei längeren Transporten;
- Patienten, die mehrere Stunden im Sessel sitzen, alle 30 – 40 Minuten kurz anheben bzw. auf die Füße stellen.

11.3.3 Sonden, Katheter, Drainagen, künstliche Ausgänge

Alle Sonden und Drainagen sind künstlich angelegte Verbindungswege in das Körperinnere oder aus dem Körper heraus. Meist finden sie ihre Benennung aus der jeweiligen Lokalisation oder ihrer Anwendungsart (z.B. Magensonde). Ihre spezielle Anwendung kommt nur bei Arztanordnung in Betracht, kann den Rettungssanitäter jedoch in der Begleitung von Verlegungspatienten oder in seltenen Fällen in der Notfallsituation im NAW begegnen.

11.3.3.1 Sonden

In der Regel werden bei beatmeten Patienten Magensonden zum Schutz vor dem Zurückfließen von Mageninhalt in den Mund-Rachen-Raum (Regurgitation) gelegt. Grundsätzlich können alle Sonden etwas zuführen bzw. wegleiten oder absaugen. Die Zu- bzw. Ableitung kann mit verschiedenen Möglichkeiten vorgenommen werden. Magen- beziehungsweise Ernährungssonden funktionieren zum Beispiel nach dem Heberprinzip.

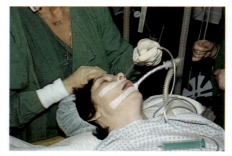

Abb. 1 - Legen einer Magensonde

Bei der Magensonde wird die wirksame Höhendifferenz durch das Herunterhängen des Sekretbehältnisses nach unten genutzt, um Mageninhalte abzuleiten. Bei der Ernährungssonde wird die benötigte Höhendifferenz zum Einbringen von Flüssignahrung durch das Befestigen derselben oberhalb des Patienten hergestellt.

Das *Legen einer Magensonde* im Rettungsdienst ist eine ärztliche Tätigkeit. Beim bewusstlosen Patienten wird die Magensonde mithilfe des Laryngoskops und der Magill-Zange vom Arzt unter Sicht gelegt. Beim kooperativen Patienten sind seine vorherige Information und seine Mithilfe notwendig.

Benötigtes Material.

- Magensonde,
- lokalanästhesierendes Gleitmittel und ein Glas Wasser,
- Papiertaschentücher bzw. Zellstoff,
- Stethoskop zur Lagekontrolle,
- Spritze (20 ml),
- Heftpflaster zum Fixieren der Sonde,
- Sekretauffangbeutel,
- Schutzhandschuhe.

Durchführung. Allgemein gilt, den Patienten falls möglich in halbhoher Oberkörperstellung zu lagern. Die Nase vom Patienten putzen lassen. Sonde vorbereiten, evtl. kühlen oder Gleitmittel anbringen. Nun wird der Arzt die Magensonde einführen.

Kontrolle der Sondenlage. Die Lage der Sonde muss grundsätzlich nach dem Legen und der endgültigen Fixierung überprüft werden. Mithilfe einer geeigneten Spritze (z.B. Blasenspritze) wird unter Abhören des Magens mit einem Stethoskop Luft in die Sonde gespritzt. Hierbei muss ein eindeutiges Strömungsgeräusch wahrnehmbar sein.

Fixieren der Sonde. Die endgültige Sondenlage muss markiert werden. Die Nasenpartie und das unmittelbar herausschauende Sondenteil sind mit einem Alkohol- oder Desinfektionsmitteltupfer zu entfetten. Jetzt kann die Sonde mit einem sich überkreuzenden Pflasterstreifen so fixiert werden, dass ein Verrutschen der Sonde verhindert wird.

11.3.3.2 Blasenkatheter

Das Legen eines Blasenkatheters dient zum freien Abfluss und Auffangen des Urins. Er stellt eine zusätzliche Infektionsgefahr für den Patienten dar. Daher ist ein korrektes und keimfreies Vorgehen absolut notwendig.

11 Pflege
11.3 Spezielle pflegerische Maßnahmen

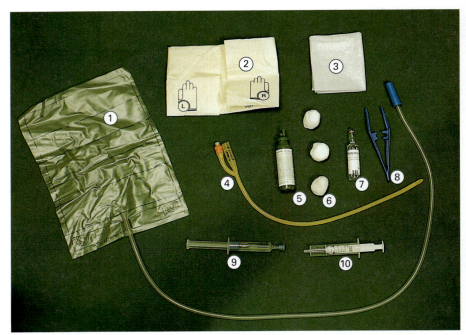

Abb. 2 - Material zur Dauerkatheterisierung: Urinbeutel (1), sterile Einmal-Handschuhe (2), Mullkompressen (3), Blasenkatheter (4), Desinfektionsmittel (5), Mulltupfer (6), Wasser für Einmal-Spritzen (7), Kunststoff-Plastikklemme zur Fixierung des Katheters (8), Gleitmittel (9), 10-ml-Einmal-Spritze zur Katheterblockung (10)

Die Indikation für eine Katheterisierung obliegt dem Arzt. Das Legen des Blasenkatheters birgt erhebliche Verletzungsgefahren in sich, so dass dies in der Regel vom Arzt durchgeführt wird oder unter ärztlicher Aufsicht erfolgt. In der Regel ist ein spezielles Katheterisierungsset vorhanden.

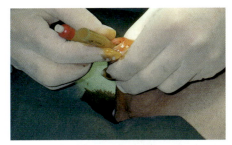

Abb. 3 - Einführen eines Blasenkatheters beim Mann

11.3.3.3 Drainagen

Bei Krankentransporten von Patienten mit Drainagen muss eine fachlich kompetente Übergabe des Patienten vom Krankenhauspersonal erfolgen. Das Rettungsdienstpersonal muss über die Lage, die Wirkungsweise und die Komplikationsmöglichkeiten bei Patienten mit Drainagen informiert und für eventuelle Probleme ausgestattet werden. Dies setzt zum Beispiel die Mitgabe von Einmal-Redonflaschen bei evtuellem Sogverlust voraus.

Drainagen werden nach ihrer Lage (z.B. Nephrostomiedrainage - im Nierenbecken), nach ihrer Form (z.B. T-Drainage - nach Gallenwegsrevision), nach dem Erfinder (z.B. Bülau-Drainage - im Pleuraraum) oder nach ihrer Funktion (z.B. Wunddrainage) benannt. Die Ableitung von Blut oder Flüssigkeitsansammlungen, Eiter, Urin und Magen-Darm-Sekret kann aufgrund des Gewebedruckes ohne Sog in den Wundverband oder in spezielle Auffangbeutel erfolgen.

Häufig jedoch muss ein Sogsystem (z.B. Redon-Saugdrainage) angeschlossen werden. Ist eine Sogdrainage angelegt, so muss der ärztlich angeordnete Sog immer gewährleistet sein. Bei Manipulationen am Drainagesystem müssen streng aseptische Bedingungen beachtet werden.

11.3.3.4 Künstliche Ausgänge

Eine künstliche Verbindung der Luftröhre nach außen (Tracheostoma), eine offene Verbindung des Magens mit der äußeren Bauchwand (Magenfistel) und ein künstlicher Darmausgang (Anus praeter bzw. Stoma) stellen sehr gravierende Einschnitte in die Lebensqualität des Patienten dar. Bei Krankentransporten von Patienten mit künstlichen Ausgängen ist - wie schon mehrfach erwähnt - die angemessene Übergabe an das Rettungsdienstpersonal, also die Zusammenarbeit aller beteiligten Fachkräfte von großer Bedeutung.

12 Grundlagen der Pharmakologie

Die Verabreichung von Medikamenten ist dem Notarzt vorbehalten. Lediglich in genau definierten Ausnahmesituationen (im Rahmen der Notfallkompetenz) dürfen bestimmte Arzneimittel nach vorgegebenen Algorithmen auch vom Notfallsanitäter gegeben werden. Es ist Aufgabe des Rettungssanitäters, den Notarzt bzw. Notfallsanitäter hierbei wirkungsvoll zu unterstützen. Deswegen sollte der Rettungssanitäter Grundkenntnisse bezüglich Handhabung und Wirkung der im Rettungsdienst verwendeten Medikamente besitzen.

A. Schmidtko

12.1 Einführung

Die Pharmakologie ist die Lehre von den Wechselwirkungen zwischen Arzneistoffen und dem Organismus. Wird ein Medikament verabreicht, können bis zum Eintreten der Wirkungen des Arzneistoffs folgende Stationen unterschieden werden:

1. *Verabreichung (Applikation):* Die Art der Applikation (vgl. Kap. 12.2) ist mitentscheidend für die Geschwindigkeit des Wirkungseintritts und das Ausmaß der Wirkung.
2. *Aufnahme des Arzneistoffs in die Blutbahn (Resorption):* Falls ein Medikament z.B. als Tablette verabreicht wird, muss diese im Magen-Darm-Trakt zunächst aufgelöst werden. Anschließend erfolgt der Durchtritt durch die Darmschleimhaut in die Blutbahn.
3. *Verteilung im Organismus.*
4. *Speicherung:* Arzneistoffe können in unterschiedlichem Umfang in bestimmten Bereichen des Körpers gespeichert werden, z.B. im Muskel- oder Fettgewebe.
5. *Umwandlung (Metabolisierung):* Vor allem in der Leber findet die Umwandlung der Arzneistoffe statt. Die dadurch neu gebildeten Substanzen können eine verminderte oder - selten - eine erhöhte Wirksamkeit besitzen. Alle Medikamente, die im Magen-Darm-Trakt resorbiert werden, gelangen über die Pfortader zunächst zur Leber und werden erst danach dem großen Blutkreislauf zugeführt. Dabei können beträchtliche Anteile durch Umwandlung unwirksam werden (First-Pass-Effekt). Intravenös applizierte Medikamente erreichen dagegen den großen Blutkreislauf direkt, d.h. unter Umgehung der Leberpassage.
6. *Ausscheidung (Elimination):* Arzneistoffe werden meist über die Nieren ausgeschieden.

Diese Vorgänge laufen z.T. nebeneinander ab. Nur ein Teil des Wirkstoffs gelangt so zum gewünschten Wirkort und verbleibt dort auch nur für eine begrenzte Zeit.

Die Effekte des Arzneistoffs am Wirkort lassen sich auf wenige grundlegende Mechanismen zurückführen: Es werden pharmakologische Rezeptoren, Enzyme, Ionenkanäle oder Transportsysteme des Organismus beeinflusst.

12.2 Applikationsarten

Die im Rettungsdienst gebräuchlichen Arzneistoffe werden auf unterschiedliche Art appliziert:

12.2.1 Intravenöse Applikation

Die meisten Notfallmedikamente kommen als Lösung zur Injektion in eine Vene (intravenös) zum Einsatz. Hierbei ist vor allem der schnelle Wirkungseintritt von Vorteil, da der Arzneistoff direkt in die Blutbahn gelangt und somit Auflösung und Resorption wegfallen (vgl. Kap. 5 und Kap. 6). Eine intravenöse Injektion erfolgt parenteral, d.h. die Resorption des Arzneistoffs im Darm wird umgangen.

Die Injektionslösung sollte - abgesehen von wenigen Ausnahmen - langsam verabreicht werden. Dadurch wird ein unerwünscht hoher Wirkstoffspiegel an der Injektionsstelle sowie dessen Weiterleitung im Blut vermieden und die Gefahr von Nebenwirkungen (z.B. Venenreizung bei Glukose, Atemdepression bei Diazepam) gesenkt. Ferner muss eine versehentliche Injektion neben die Vene (paravenös) oder in eine Arterie (intraarteriell) ausgeschlossen werden, da dies Gewebeschäden verursachen kann.

Medikamente, die intravenös angewendet werden, müssen steril sein. Eine mit Keimen belastete Injektionslösung könnte eine Infektion des Patienten verursachen. Deshalb ist bei der Verabreichung auf eine ausreichende Hygiene zu achten.

Injektionslösungen verschiedener Arzneistoffe sollten niemals zusammen in einer Spritze aufgezogen werden, da sich die Inhaltsstoffe gegenseitig negativ beeinflussen können. Für jedes Notfallmedikament ist eine gesonderte Injektionsspritze zu verwenden. Auch beim Zusatz einer Arzneistofflösung zu einer Infusion können Unverträglichkeiten der einzelnen Komponenten auftreten. Ob ein bestimmtes Notfallmedikament einer Infusionslösung beigemischt werden kann, ist z.B. den Fachinformationen des Herstellers zu entnehmen. Eine mit der Infusionslösung mischbare Arzneistofflösung wird mithilfe einer Kanüle durch den Gummistopfen des Infusionsbehältnisses hindurch der Infusionslösung beigesetzt. Nach dem Herausziehen der Kanüle ist ein dichter Verschluss des Infusionsbehältnisses gewährleistet.

Notfallmedikamenten, die als Trockenpulver vorrätig gehalten werden (z.B. Aspisol®), wird vor der Verabreichung ein Lösungsmittel zugesetzt (vgl. Kap. 6.2). Anschließend muss das vollständige Auflösen des Pulvers abgewartet werden, denn ungelöste Partikel können den Verschluss eines Blutgefäßes bewirken.

12.2.2 Inhalation

Die inhalative Applikation betrifft die Dosier-Aerosole, die im Rettungsdienst verwendet werden (z.B. Berotec®, Auxiloson®). Bei der Verabreichung atmet der Patient den fein verteilten Wirkstoff aktiv ein. Hierbei ist meist eine lokale Wirkung erwünscht, d.h. der Arzneistoff soll direkt in der Lunge seine Wirkung entfalten und (im Gegensatz zur endobronchialen Applikation, s.u.) zu einem möglichst geringen Prozentsatz in den Blutkreislauf gelangen.

Voraussetzung für eine exakte Dosierung ist die gleichmäßige Verteilung von Wirk- und Hilfsstoffen im Behältnis. Dies wird durch kräftiges Schütteln des Dosier-Aerosols vor der Applikation erreicht (Abbildung 1/1). Der Patient wird nun aufgefordert, auszuatmen und dann das Mundstück mit den Lippen zu umschließen (Abbildung 1/2). Während der nachfolgenden Einatmungsphase wird durch Drücken auf den Boden des Behältnisses ein Hub abgegeben (Abbildung 1/3). Damit zur Arzneistoffverteilung in der Lunge genügend Zeit zur Verfügung steht, sollte nun der Atem einige Sekunden angehalten und nach Entnahme des Mundstücks langsam ausgeatmet werden.

Vor der ersten Anwendung eines Dosier-Aerosols (d.h. beim Anbruch einer neuen Packung) sollten zunächst zwei Sprühstöße in die Luft abgegeben wer-

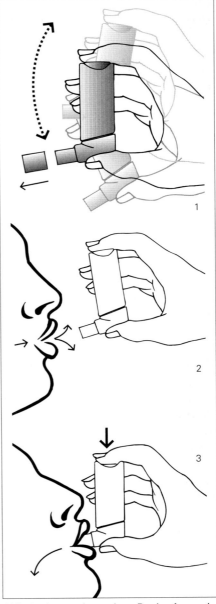

Abb. 1 - Anwendung eines Dosier-Aerosols: Dosier-Aerosol gut schütteln und Schutzkappe entfernen (1), ausatmen, anschließend Mundstück mit den Lippen umschließen (2), während des Einatmens Druck auf den Behälterboden ausüben (3), dann den Atem kurz anhalten und langsam ausatmen

den, damit sich die Dosierkammer im Behälter füllen kann. Zur Vermeidung der Verstopfung durch abgelagerte Aerosolpartikel und aus hygienischen Gründen ist es erforderlich, das Mundstück nach jedem Gebrauch zu desinfizieren und zu reinigen. Dazu wird es vom Behälter entfernt und in eine Desinfektionslösung eingelegt. Nach der Desinfektion wird das Mundstück gründlich mit Wasser gereinigt. Der Behälter muss wegen des im Innenraum herrschenden Überdrucks nicht desinfiziert werden.

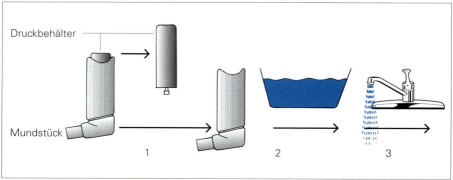

Abb. 2 - Desinfektion und Reinigung des Mundstücks eines Dosier-Aerosols: Druckbehälter entfernen (1), Mundstück desinfizieren (2), gründliche Reinigung des Mundstücks (3)

12.2.3 Endobronchiale Applikation

Einem intubierten Patienten können bestimmte Medikamente (z.B. Suprarenin®) durch den Tubus hindurch verabreicht werden. In diesem Fall soll eine möglichst rasche Aufnahme des Wirkstoffs aus der Lunge in den großen Blutkreislauf erfolgen (vgl. inhalative Applikation). Unter Reanimationsbedingungen kann dies einen wichtigen Zeitgewinn bedeuten, insofern der Patient bereits intubiert ist, jedoch noch keinen venösen Zugang besitzt. Verglichen mit der intravenösen Applikation muss die Dosierung hierbei auf das Zwei- bis Dreifache gesteigert werden.

Die Arzneistofflösung sollte nicht direkt in den Tubus gegeben werden, da sonst die Gefahr besteht, dass der Arzneistoff aufgrund des Bronchialschleims im Tubus bzw. den oberen Lungenabschnitten hängen bleibt und nicht zur Wirkung kommt. Bewährt haben sich Endotrachealtuben, die einen zweiten, zusätzlichen Zuspritzkanal zur endobronchialen Verabreichung von Medikamenten besitzen.

12.2.4 Sublinguale Applikation

Nur bei wenigen Arzneistoffen (z.B. Glyceroltrinitrat) sind die Verabreichung unter die Zunge (sublingual) und die Resorption aus der Mundhöhle möglich. Dadurch wird ein schneller Wirkungseintritt erzielt, denn die Mundschleimhaut ist gut durchblutet und der Wirkstoff kann rasch in den großen Blutkreislauf durchtreten, ohne dass dabei die Leber passiert werden muss (vgl. Kap. 12.1). Es ist darauf zu achten, dass der Arzneistoff möglichst lange im Mund behalten und nicht direkt geschluckt wird.

12.2.5 Orale Applikation

Die orale (bzw. perorale) Applikation, d.h. die Einnahme von Arzneimitteln durch den Mund und das anschließende Hinunterschlucken, kommt in der Notfallmedizin selten zum Einsatz. Nachteilig ist vor allem der verzögerte Wirkungseintritt, da die Auflösung der Arzneiform (z.B. Tablette oder Kapsel), der Transport des Wirkstoffs zum Resorptionsort (in der Regel der Dünndarm) und der Resorptionsvorgang eine gewisse Zeit in Anspruch nehmen.

Ein Beispiel für diese Applikationsart im Rettungsdienst ist die Gabe von Nifedipin (z.B. Adalat®-Kapseln) zur Blutdrucksenkung. Zur Beschleunigung des Wirkungseintritts kann die Kapsel entweder vom Patienten zerbissen werden, oder die Kapselhülle wird vor der Verabreichung mit einer Kanüle angestochen. Anschließend sollte der Patient die Kapsel möglichst schnell hinunterschlucken. Eine sublinguale Gabe bietet bei Nifedipin keine Vorteile, denn der Arzneistoff wird über die Mundschleimhaut kaum resorbiert.

12.2.6 Rektale Applikation

Bei der Applikation von Medikamenten über den Mastdarm (Rektum) in Form von Zäpfchen (Suppositorien) oder so genannten Mikroklistieren ist das Ausmaß der Resorption großen individuellen Schwankungen unterworfen. Vorteile ergeben sich jedoch bei der Anwendung im Kindesalter, denn es entfällt die oft schwierige Venenpunktion.

Zur Verbesserung der Gleitfähigkeit können Zäpfchen vor der Verabreichung kurz in der Hand erwärmt werden. Die Anwendung eines Mikroklistiers (z.B. Diazepam Desitin® rectal tube) sollte bei Kindern in Bauch- oder Seitenlage erfolgen. Nach dem Einführen in den After wird der flüssige Klistierinhalt durch Zusammendrücken des Behältnisses vollständig abgegeben. Beim Herausziehen muss das Behältnis zusammengedrückt bleiben, damit die Lösung nicht wieder zurückgesaugt wird (Abb. 4).

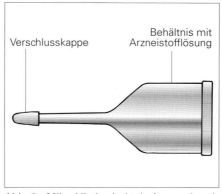

Abb. 3 - Mikroklistier (rektale Anwendung)

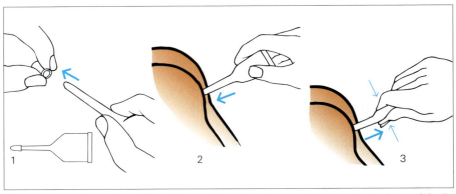

Abb. 4 - Anwendung eines Mikroklistiers: Verschlusskappe drehen und abnehmen (1), die ganze Länge der Spitze in den After einführen (bei Neugeborenen und Säuglingen nur etwa bis zur Hälfte), Klistier dabei mit der Spitze senkrecht nach unten halten, den Inhalt durch kräftigen Druck mit Daumen und Zeigefinger komplett entleeren (2), unter fortgesetztem Zusammendrücken Klistier herausziehen, um ein Zurücksaugen der Lösung zu verhindern (3); anschließend dem Patienten einige Zeit die Gesäßbacken zusammendrücken

12.3 Umgang mit Arzneimitteln im Rettungsdienst

In aller Regel stellen Arzneimittel Systeme dar, die sich im Laufe der Zeit chemisch oder physikalisch verändern und dadurch an Wirksamkeit verlieren können. Ein Arzneimittel ist so lange haltbar, wie das Ausmaß der Veränderungen festgelegte Schwellenwerte nicht überschreitet (z.B. Wirkstoffgehalt > 90% der angegebenen Menge). Bis zum aufgedruckten Verfallsdatum („verwendbar bis") wird die Haltbarkeit eines Arzneimittels bei sachgemäßer Lagerung vom Hersteller garantiert. Faktoren, die die Haltbarkeit von Arzneimitteln verringern, sind unter anderem:

- *Feuchtigkeit:* Bei Trockenampullen (z.B. Aspisol®) kann durch Feuchtigkeit der Wirkstoff gespalten werden, bei Adalat®-Kapseln kann die Kapselhülle durchlässig werden.
- *Licht:* Einige Arzneistoffe, z.B. Furosemid (Lasix®), zerfallen unter Lichteinfluss. Deshalb werden hier Braunglasampullen verwendet, die bestimmte Wellenbereiche des Lichts größtenteils herausfiltern.
- *Temperatur:* Normalerweise sollten Arzneimittel bei Raumtemperatur, d.h. bei 20 - 25 °C, gelagert werden. Falls auf dem Behältnis „Lagerung im Kühlschrank" aufgedruckt ist, muss eine Temperatur von 2 - 8 °C gewährleistet werden. Je nach Arzneiform ergeben sich weitere Aspekte bezüglich der Lagerungstemperatur. So dürfen Infusions- und Injektionslösungen nicht einge-

froren werden, bei Zäpfchen sind Temperaturen oberhalb des Schmelzpunktes (ca. 35 °C) zu vermeiden. Dosier-Aerosole dürfen wegen des Überdrucks im Behältnis keiner direkten Sonnenbestrahlung ausgesetzt werden etc.

Aus diesen Gründen sollten Arzneimittel möglichst trocken, lichtgeschützt und temperaturkonstant gelagert werden!

Es wird deutlich, dass gerade im Rettungsdienst sehr ungünstige Verhältnisse in Bezug auf die Haltbarkeit von Arzneimitteln vorliegen. Deshalb gilt:

> Ungebrauchte Medikamente müssen spätestens am angegebenen Haltbarkeitsdatum entsorgt werden, unter Umständen schon vorher! Dies erfordert eine regelmäßige Kontrolle der Arzneimittelbestände.

Medikamente, deren Verfallsdatum überschritten ist, müssen von den übrigen Arzneimitteln getrennt aufbewahrt werden. Die Vernichtung übernimmt der mit der Arzneimittelversorgung der Rettungswache beauftragte Apotheker.

Aufgezogene Spritzen bzw. ans Infusionssystem angeschlossene Infusionslösungen, die zur Behandlung des Patienten nicht benötigt wurden, sollten unmittelbar nach dem Einsatz entsorgt werden, da sie in der Regel nicht konserviert sind und somit leicht von Mikroorganismen besiedelt werden.

12.4 Suchtmittelgesetz

Einige der im Rettungsdienst verwendeten Medikamente, z.B. die Opioid-Analgetika Morphin und Fentanyl (vgl. Kap. 12.5.1.1), gelten als Suchtmittel. Dies sind Substanzen, die bei missbräuchlicher Anwendung zur seelischen (psychischen) oder/und körperlichen (physischen) Abhängigkeit führen können.

Das Suchtmittelgesetz (SMG) wurde erlassen, um den Missbrauch dieser Stoffe durch Unbefugte zu bekämpfen. Die therapeutische Anwendung am Patienten soll dadurch jedoch nicht eingeschränkt werden. Beim Umgang mit Suchtmitteln ergeben sich aus der Anwendung des Suchtmittelgesetzes unter anderem folgende Konsequenzen:

- Die betreffenden Arzneimittel müssen von den übrigen Medikamenten getrennt gelagert werden. Dabei ist eine mögliche Entwendung durch Unbefugte auszuschließen. Bezüglich der Aufbewahrung im NEF/NAW hat sich z.B. die Verwendung einer unbeschrifteten, abschließbaren und am Fahrzeug fest verankerten Metallbox bewährt.

- Der jeweils behandelnde Arzt muss unverzüglich nach Bestandsänderung genaue Aufzeichnungen über den Verbleib und Bestand der verwendeten Suchtmittel führen.
- Ein vom Träger des Rettungsdienstes beauftragter Arzt bzw. Apotheker führt regelmäßige Kontrollen durch, sie betreffen die Dokumentation, den Bestand und die ordnungsgemäße Aufbewahrung der Suchtmittel.

13 Hygiene im Rettungsdienst

13.1 Einführung

M. Neumann
Pate: J. Becker

Unter Hygiene versteht man alle Maßnahmen, Verfahren und Verhaltensweisen, die das Ziel haben, Infektionen zu vermeiden und der Gesunderhaltung des Menschen und der Umwelt zu dienen.

Für Krankentransportfahrzeuge gilt in zunehmendem Maße, dass neben den Transporten von Patienten mit unerkannten oder bekannten Infektionskrankheiten auch Menschen befördert werden, die durch ihre Grunderkrankung bzw. deren Therapie (z.B. Chemotherapie bei Krebserkrankungen) eine erhöhte Anfälligkeit gegenüber Krankheitserregern besitzen. Besonders in diesen Fällen ist eine angemessene Vorbeugung gegenüber Infektionen zu gewährleisten, da es sonst leicht zu den gefürchteten, in medizinischen Einrichtungen erworbenen Infektionen (nosokomiale Infektionen) kommen kann.

Grundsätzlich sollten dem Rettungsdienstpersonal die Erkrankung des zu transportierenden Patienten sowie die möglichen Infektionsgefahren bekannt sein, die sich aus dieser Erkrankung ergeben. Nur so kann das Personal auf eventuell eintretende Probleme entsprechend reagieren. Patienten können in vier Risikogruppen eingeteilt werden:

Gruppe 1 umfasst Patienten, bei denen kein Verdacht auf das Vorliegen einer Infektionskrankheit besteht. Bei diesen Patienten sind keine über das normale Maß hinausgehenden hygienischen Maßnahmen erforderlich.

Gruppe 2 umfasst Patienten, bei denen eine Infektion besteht, die jedoch nicht durch die beim Transport üblichen Kontakte übertragen werden kann (z.B. Virushepatitis, HIV-Infektion ohne klinische Symptome des Vollbilds AIDS, geschlossene Lungentuberkulose u.Ä.). Bei diesen Patienten sind ebenfalls keine über das normale Maß hinausgehenden hygienischen Maßnahmen erforderlich.

Gruppe 3 umfasst Patienten, bei denen die Diagnose gesichert ist oder der begründete Verdacht besteht, an einer hoch ansteckenden (kontagiösen) Infektionskrankheit zu leiden (z.B. Cholera, Tollwut, offene Lungentuberkulose). Vor bzw. während und nach dem Transport von Patienten der Gruppe 3 sind spezielle, einer Infektion vorbeugende (infektionsprophylaktische) Maßnahmen zu treffen. Diese werden im Folgenden besprochen.

Gruppe 4 schließlich umfasst Patienten, die in besonderem Maße infektionsgefährdet sind (z.B. Patienten mit ausgedehnten Unfalltraumen, Frühgeborene, Verbrennungspatienten, Patienten mit manifestem AIDS). Für diese Patienten ist im Rettungsdienst bei der Versorgung und während des Transports ein erhöhtes Infektionsrisiko vorhanden. Häufig müssen diese Patienten vom Rettungsdienst verlegt werden, so dass auch bei Sekundärtransporten die Infektionsgefahr besteht.

Ein häufig unterschätztes Problem stellen *Verlegungstransporte* von einem Krankenhaus zu einer Spezialklinik oder zur Rehabilitationstherapie dar. Nicht selten leiden diese Patienten an nosokomialen Infektionen durch Hospitalkeime. Diese Erreger sind resistent gegenüber verschiedenen Antibiotika, eine Resistenz gegenüber Desinfektionsmitteln besteht aber nicht. Eine Verunreinigung (Kontamination) des Fahrzeuginnenraums und der Dienstkleidung durch diese meist hoch resistenten Erreger ist fast unvermeidbar. Hier besteht nicht nur das Problem der Keimverschleppung von einem Krankenhaus zum anderen, sondern bei ungenügenden Desinfektionsmaßnahmen auch die Gefahr der Übertragung auf weitere Patienten und auf das Personal. Solche Krankheitserreger würden beispielsweise Patienten der Gruppe 4 aufs Höchste gefährden.

13.2 Krankheitserreger

Krankheitserreger werden in Bakterien, Pilze, Protozoen, Viren und Parasiten unterteilt. *Bakterien* besitzen keinen echten Zellkern, sondern nur ein „Kernäquivalent", und vermehren sich durch Zellteilung. Des Weiteren besitzen sie auch keine Mitchondrien, die zur Energiegewinnung dienen. Sie reagieren in der Regel empfindlich auf die Anwendung von Antibiotika. Eine Einteilung erfolgt nach der Zellform, z.B. in Kugel-, Stäbchen- und Schraubenform. Bakterien verursachen Erkrankungen wie Lungenentzündung, Wundinfektionen und Lungentuberkulose.

Pilze besitzen einen echten Zellkern mit Zellmembran, vermehren sich durch indirekte Kernteilung (Mitose) und sind kaum antibiotikaempfindlich. Pilze werden unterschieden in Hefen, Schimmelpilze und in solche Pilze, die sich auf der Haut, in den Haaren und den Nägeln (Dermatophyten) ansiedeln können. Sie verursachen Erkrankungen oder Schädigungen beispielsweise der Haut oder gar der Leber, der Nieren und der Nerven.

Protozoen sind einzellige Krankheitserreger, die dem Tierreich zugeordnet werden müssen. Einige Arten können sich direkt in einem Wirt entwickeln, andere benötigen einen Zwischenwirt, z.B. Insekten. Eine Unterteilung erfolgt in Geißeltierchen, Wurzelfüßler und Sporentierchen. Protozoen verursachen Erkrankungen wie die Schlafkrankheit, Malaria und die Amöbenruhr.

Viren sind die kleinsten infektiösen Einheiten. Sie besitzen nur einen Zellkern mit nur einer Nucleinsäure (RNS oder DNS). Viren brauchen, um sich zu vermehren, eine Wirtszelle, die sie durch das Einschleusen ihres Erbmaterials dazu zwingen, neue Viren zu produzieren. Viren sind für Organismen aller Art krank machend (pathogen). Des Weiteren sind sie unempfindlich gegenüber Antibiotika und können auch jeden Bakterienfilter passieren. Je nach Virustyp verursachen sie Erkrankungen wie Masern, Röteln, Tollwut und AIDS.

Bei den *Parasiten* unterscheidet man Endoparasiten, die innerhalb des Wirtes leben, und Ektoparasiten, die ständig (permanent) oder zeitweilig (temporär) am Wirtsorganismus existieren. Zu den Endoparasiten gehören z.B. Würmer (Saug-, Band-, Faden-

und Rundwürmer). Diese leben von der aufgenommenen Nahrung des Wirtes. Den permanenten Ektoparasiten ordnet man z.B. Kopflaus, Filzlaus und Milben, den temporären Ektoparasiten Flöhe, Wanzen, Zecken und andere zu.

13.3 Übertragungswege

Es werden im Wesentlichen sechs unterschiedliche Übertragungswege differenziert. Bei *Kontaktinfektionen* handelt es sich um eine Direktübertragung durch Kontakte wie beim Händeschütteln, Küssen, Geschlechtsverkehr, Beißen und Kratzen. (Beispiele: Herpes, Pfeiffersches Drüsenfieber.) Bei der *Tröpfcheninfektion* haften die Erreger an kleinsten Wassertröpfchen, die durch Anhusten, Anniesen, aber auch bei der normalen Atmung oder beim Ansprechen übertragen werden. (Beispiele: Tuberkulose, Grippe, Windpocken.) Auch die *Übertragung durch Gegenstände oder Lebensmittel* ist möglich, denn Instrumente, Geräte, Kleidung, Nahrungsmittel und anderes können mit Krankheitserregern behaftet sein. (Beispiele: alle Formen von Wundinfektionen, Durchfallerkrankungen und wahrscheinlich auch der Creutzfeldt-Jakob-Krankheit.) Bei der *Staubinfektion* lagern sich die Erreger auf Staubpartikeln ab und werden an diesen haftend, z.B. durch Aufwirbeln, übertragen. (Beispiele: Papageienkrankheit, Vogelkrankheit.) Blutkontakte durch ungeschützten Umgang mit Blut oder offenen Wunden, Kanülenstichverletzung, traumatisierender Koitus, kontaminierte Transfusionen, Organtransplantationen etc. können zur Übertragung kleinster Mengen kontaminierten Blutes und somit zur hämatogenen Infektion führen. (Beispiele: Syphilis (Lues), Virushepatitis, AIDS.) Beim letzten Übertragungsweg dienen *Tiere als Überträger:* Die Krankheitserreger werden durch Zwischenwirte wie Zecken, Tsetse-Fliege, Hunde usw. übertragen. (Beispiele: Frühsommer-Meningoenzephalitis, Malaria, Schlafkrankheit, Tollwut, Pest.)

13.4 Infektionsketten

Die einzelnen Glieder einer Infektionskette zeigen die Verbreitung von Krankheitserregern auf direktem oder indirektem Weg auf (Tab. 1).

Um eine Infektion zu verursachen, muss ein Erreger vorhanden sein, er muss anhaften, eindringen und sich vermehren können. Schließlich muss der Organismus entsprechend auf den Erreger reagieren.

Tab. 1 - Infektionsketten

Übertragungswege „von - zu"
– Mensch - Mensch
– Mensch - Gegenstand - Mensch
– Tier - Mensch
– Tier - Gegenstand - Mensch
– Mensch - Vektor (meist Insekt)
- Tier - Mensch

13.5 Eintrittspforten

Die intakte *Haut* ist ein fast perfekter Schutz gegen das Eindringen von Erregern. Über die verletzte Haut hingegen kann eine große Zahl von Erregern mühelos eindringen. Mögliche Eintrittspforten sind Verletzungen der Haut, die beispielsweise durch Injektionsnadeln, venöse Zugänge, Drainagen, Wunden, Schürfwunden, Tierbisse und Instrumente hervorgerufen wurden.

Über die *Atemwege* kann ebenfalls eine große Zahl von krank machenden Keimen in den Organismus gelangen. Dies geschieht zum einen durch das Anatmen von an Wassertropfen gebundenen Krankheitserregern (Tröpfcheninfektion), die durch Sprechen, Niesen oder Husten freigesetzt werden. Des Weiteren kann es durch ärztliche und pflegerische Maßnahmen (iatrogen) zur Übertragung von Erregern kommen. In Betracht kommen hier z.B. die Intubation, die Bronchoskopie und die Absaugung.

Bei der Infektion über den *Magen-Darm-Trakt* (Gastrointestinaltrakt) wird die Infektion durch die Aufnahme kontaminierter bzw. infizierter Nahrungsmittel und Trinkwasser herbeigeführt. Aber auch eine iatrogene Übertragung z.B. durch Sonden, Instrumente oder durch eine Magenspülung muss berücksichtigt werden.

Sehr häufig gelangen die Krankheitserreger beim ungeschützten Geschlechtsverkehr (Koitus) in den Organismus, dies ist die häufigste Form der Infektion über den *Urogenitaltrakt*. Iatrogen kann das unsterile Arbeiten beim Legen eines Blasenkatheters genannt werden.

Beim Eintritt von Krankheitserregern über die *Gebärmutter* als Eintrittspforte (diaplazentar) gelangen die Erreger während der Schwangerschaft über die Gebärmutter in den kindlichen Organismus. Während der Geburtsphase ist eine iatrogene Übertragung durch Untersuchungen, Manipulationen, Geräte, Sonden und Instrumente möglich.

Auch über die *Augenbindehaut* (Konjunktiva) ist eine Infektion möglich. Die Erreger gelangen durch eine Kontaktinfektion in den Organismus, die z.B. durch Reiben der Augen ohne vorherige Händereinigung oder durch das Verabreichen von Augensalben und Tropfen. Iatrogen ist die Übertragung durch diagnostische Maßnahmen und Instrumente möglich.

13.6 Desinfektionsmaßnahmen

Für die Arbeit im Rettungsdienst ist die Kenntnis einiger Fachausdrücke notwendig, die zunächst erläutert werden sollen.

Tab. 2 - Fachbegriffe Desinfektion und Hygiene

Begriff	Erläuterung
Asepsis	alle Maßnahmen zur Verhütung einer Infektion durch Mikroorganismen (sterile Arbeitsweise)
Antisepsis	Abtötung oder endgültige Schädigung krank machender Mikroorganismen durch Maßnahmen der Desinfektion
Sanitation	Keimreduktion durch Reinigung unter Einsatz von keimhemmenden Stoffen
Desinfektion	lebendes oder totes Material in einen Zustand versetzen, in dem es nicht mehr infizieren kann
Sterilisation	Abtötung aller Mikroorganismen, einschließlich der Dauerformen (Sporen). Dies wird als Keimfreiheit bezeichnet. Steril bedeutet *nicht* gleich pyrogenfrei (Pyrogene = Fieber erzeugende Gifte)!

Im Umgang mit Desinfektionsmitteln sind nachfolgende Regeln genau zu beachten. Diese sichern den Erfolg der Maßnahme und schützen die Gesundheit von Patienten und Rettungsdienstpersonal.

- Desinfektionsmittel nur mit kaltem Wasser ansetzen,
- Einsatz nur in angegebener Konzentration und mit vorgegebener Einwirkzeit
- Konzentrat und Wassermenge genau abmessen,
- zuerst Wasser in den Behälter geben, dann das Konzentrat zugeben (Vermeidung von Schaumbildung),
- nur definierte und vom Hersteller zugelassene Reinigungsverstärker zusetzen,
- bei Flächen- und Instrumentendesinfektionsmitteln immer Handschuhe tragen,
- Mittel nur für den angegebenen Zweck verwenden (Hände-, Haut-, Schleimhaut-, Oberflächen-, Instrumentendesinfektionsmittel).

Desinfektionsmittel müssen zielgerichtet eingesetzt werden. Das heißt, dass bei einer durch Bakterien ausgelösten Infektion auch ein Mittel benutzt wird, welches auch wirklich in der Lage ist, Bakterien zu inaktivieren bzw. dass bei Viruserkrankungen ein Mittel zum Einsatz kommt, welches viruzid wirkt. Die Desinfektionsmittel sind in verschiedene Wirkungsbereiche aufgeteilt. Diese können der Tab. 3 entnommen werden.

Alle im Rettungsdienst und Krankentransport verwendeten Desinfektionsmittel müssen „gelistet" sein. Dies bedeutet, dass sie in einer der nachfolgenden Listen aufgeführt sind.

Die ÖGHMP veröffentlicht regelmäßig Listen der geprüften Desinfektionsmittel und -verfahren. Die Mittel der *ÖGHMP-Liste* (Liste der Österreichischen Gesellschaft

Tab. 3 - Wirkungsbereiche von Desinfektionsmitteln

Begriff	Bedeutung
bakterizid	Bakterien abtötend
fungizid	Pilze abtötend
viruzid	Viren inaktivierend
tuberkulozid	Tuberkelbakterien abtötend
sporozid	Sporen abtötend

Tab. 4 - Hygieneroutine und Desinfektionsmittel in KTW

während des Transports	mit Blut, Sekret, Eiter oder Exkrementen kontaminierte Flächen sofort desinfizieren (möglichst noch während des Transports): mit Desinfektionsmittel (ÖGHMP-Liste) einsprühen und mit Zellstoff entfernen oder mit Einmal-Desinfektionstuch (ÖGHMP-Liste) aufnehmen
nach dem Transport	Flächen, die durch den Patienten kontaminiert sein könnten, einer Wischdesinfektion (ÖGHMP-Liste) mit einer 0,5%igen Lösung unterziehen und verbrauchtes Einmal-Material entsorgen
täglich	alle erreichbaren Oberflächen mit einem umweltfreundlichen Reiniger ohne Desinfektionsmittel, um die sichtbaren normalen Verschmutzungen zu entfernen
wöchentlich	einmal pro Woche Wischdesinfektion (ÖGHMP-Liste) des gesamten Fahrzeug-Innenraums durchführen (Ausräumen der Materialien und Koffersysteme aus den Halterungen, zusätzlich Wischdesinfektion der Fahrzeugdecke usw.)

für Hygiene, Mikrobiologie und Präventivmedizin) werden bei allen routinemäßigen Desinfektionen zur Anwendung gebracht. Die Konzentration der Desinfektionsmittellösung ist in der Regel niedriger, und die Einwirkzeiten betragen je nach Konzentration nur 15 Minuten bis vier Stunden. Die Liste umfasst die Bereiche Händedesinfektion, Flächendesinfektion, Instrumentendesinfektion und Wäschedesinfektion.

Eine weitere nützliche Liste ist jene des *Robert-Koch-Instituts (RKI)*. Das RKI ist eine selbstständige Bundesbehörde in der BRD, die sich insbesondere mit Infektionskrankheiten beschäftigt. In der Liste sind die Bezeichnung des Desinfektionsmittels, Angaben zur Gebrauchskonzentration, zur Einwirkdauer und zum Wirkungsbereich enthalten.

Dem Erreger entsprechend werden vier Wirkungsbereiche unterschieden:

- Wirkungsbereich A: Inaktivierung von Bakterien und Pilzen,
- Wirkungsbereich B: Inaktivierung von Viren,
- Wirkungsbereich C: Inaktivierung von Sporen (Dauerform) des Milzbranderregers,
- Wirkungsbereich D: Inaktivierung von Sporen des Erregers von Gasbrand und Wundstarrkrampf (temperaturabhängiges Sterilisationsverfahren).

In Tab. 4 werden die Maßnahmen dargestellt, die während und nach Transporten durchzuführen sind.

13.7 Individualhygiene

Es muss vor Dienstbeginn, je nach Einsatzspezifikation (z.B. Infektionstransport) während des Dienstes und nach Dienstschluss *geduscht* werden. Duschen ist dem Baden vorzuziehen, weil beim Baden alle Mikroorganismen der Haut und des Rektal- und Genitalbereichs im Badewasser und somit auf der gesamten Körperoberfläche verteilt werden.

Die *Haare* stellen durch anhaftende Keime ein Infektionsrisiko für Patienten dar. Um ein Umherwehen von längeren Haaren zu vermeiden, müssen diese während der Dienstzeit zusammengebunden getragen werden. Bei bestimmten Einsätzen wie Infektionstransporten, Verlegungen immungeschwächter Patienten (Transplantationspatienten, Patienten mit großflächigen Verbrennungen, mit Vollbild AIDS usw.) muss eventuell eine OP-Haube getragen werden. Die Haare müssen beim täglichen Duschen gewaschen werden.

Die *Fingernägel* sind im Rettungsdienst und Krankentransport wegen der Verletzungsgefahr für den Patienten, der Gefahr der Durchspießung von Schutzhandschuhen sowie der Möglichkeit der Ansammlung von Schmutzpartikeln stets kurz zu halten. Bei der Nagelpflege müssen Verletzungen vermieden werden, um keine Eintrittspforten für Erreger zu schaffen. Während der Dienstzeit sollte kein Nagellack getragen werden, da eventuelle Verunreinigungen (z.B. Blut) unter dem Nagel sonst nicht erkennbar sind. Nagellack wird zudem durch Händedesinfektionsmittel aufgelöst, und die brüchige Oberfläche des Nagellacks bildet Nischen für Krankheitserreger.

Bei Verschmutzung von *Berufskleidung* ohne Infektionsgefahr kann die Reinigung der Dienstkleidung im privaten Bereich erfolgen, nach Möglichkeit jedoch nicht mit privaten Kleidungsstücken im gleichen Waschgang. Ist die Dienstkleidung sichtbar mit Sekreten bzw. Körperflüssigkeiten kontaminiert, ist diese auf Kosten der Dienststelle in eine Reinigung zu geben, die ein desinfizierendes Waschverfahren durchführen kann, und darf nicht im privaten Bereich gewaschen werden.

Die *Schuhe* sind täglich desinfizierend abzuwaschen. Der Effekt von Plastiküberschuhen (z.B. bei Infektionstransporten) ist zweifelhaft. Der Arbeitgeber stellt dem

Arbeitnehmer bei Tätigkeiten in Bereichen mit erhöhtem Gesundheitsrisiko (Infektionstransport) eine gesonderte, zusätzliche *Schutzkleidung* zur Verfügung (z.B. Overall, Gesichtsmaske, Schutzbrille, Schuhe und Handschuhe). Generell ist das Tragen von *Schmuck* an Händen und Unterarmen im Rettungsdienst und Krankentransport nicht gestattet. Eine Ausnahme stellt die Armbanduhr dar, da diese zu diagnostischen Zwecken benötigt wird. Wenn bei bestimmten Tätigkeiten das Tragen steriler Handschuhe erforderlich ist bzw. bei invasiven Tätigkeiten oder Infektionstransporten, muss auch die Armbanduhr abgelegt werden.

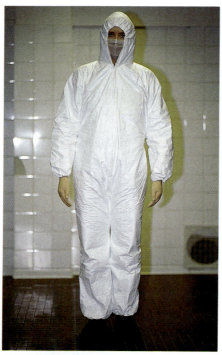

Abb. 1 - Schutzkleidung bei Infektionstransporten

Nahrungsaufnahme und Nikotingenuss ist in den Fahrzeugen des Rettungsdienstes nicht gestattet. Vor und nach dem *Toilettenbesuch* ist eine hygienische Händedesinfektion (s.u.) durchzuführen.

Stahlmandrins sind unmittelbar nach dem Gebrauch in einem geeigneten Gefäß (durchstichfester Behälter nach Önorm 2104) zu entsorgen. Das Zurückstecken von gebrauchten Kanülen in die Schutzhülle ist verboten, da es hierbei sehr leicht zu *Stichverletzungen* durch die Kanüle kommen kann. Auch *Verletzungen anderer Art* (z.B. durch falsches Öffnen einer Ampulle) müssen vermieden werden, da hierdurch potenzielle Eintrittspforten für Krankheitserreger geschaffen werden. Auftretende Wunden werden sofort versorgt, dem Vorgesetzten gemeldet und anschließend das Unfallgeschehen und die Maßnahmen aus versicherungsrechtlichen Gründen in einem Unfallbericht dokumentiert. Bei Nadelstichverletzung oder anderen Schnitt- oder Stichverletzungen mit möglicherweise kontaminierten Gegenständen gilt: Wunde zum Bluten bringen (Quetschen), anschließend alkoholisches Desinfektionsmittel in die Wunde schütten. Es muss brennen! Dann wird der Vorfall gemeldet, dokumentiert und es folgt eine Blutabnahme zur Untersuchung auf Antikörper gegen HCV, HIV und Impfantikörper gegen HBV.

> Hauptüberträger für Krankheitskeime sind die *Hände* des Personals. Deshalb zählt die hygienische Händedesinfektion zu den effektivsten und mit den heutigen Mitteln auch zu den einfachsten Maßnahmen, um Infektionen zu vermeiden.

Ziel ist es dabei, vorhandene Mikroorganismen auf der Handoberfläche abzutöten. Eine hygienische Händedesinfektion ist beispielsweise vor und nach jedem Patientenkontakt, nach ungeschütztem Kontakt mit kontaminiertem Material (z.B. Blut, Sekreten), vor der Nahrungsaufnahme, vor dem Richten von Medikamenten und Infusionen, vor der Wundversorgung (Anlage eines Verbands), vor und nach Toilettenbesuchen, vor Dienstbeginn und nach Dienstschluss vor dem Verlassen der Rettungswache durchzuführen. Zur richtigen Durchführung werden ca. 3 ml Händedesinfektionsmittel vom Spender (Spender 3 x mit dem Ellenbogen betätigen) in die Hohlhand gegeben und in der Hand, an den Fingern, zwischen den Fingern, am Handrücken und im Nagelfalz verrieben.

Um eine ausreichende Wirkung zu erzielen, muss die Einwirkzeit eingehalten werden. Diese ist den Hinweisen zum jeweiligen Produkt zu entnehmen. Bei Kontamination mit Tuberkulosebakterien und Hepatitis-B-Viren muss die Desinfektion zweimal, eventuell mit verlängerter Einwirkzeit, durchgeführt werden; auch hier sind die Präparat-Informationen des Herstellers zu beachten. Sollten sichtbare Verschmutzungen vorhanden sein, sind diese grob mit einem desinfektionsmittelgetränkten Einmal-Tuch zu entfernen. Anschließend wird der Bereich gereinigt und nochmals desinfiziert. Eventuelle Seifenreste müssen vor der Desinfektion entfernt werden.

Die unvermeidbare, häufige Anwendung alkoholischer Präparate verändert trotz der darin enthaltenen Pflegesubstanzen den Säureschutzmantel der Haut. Deshalb empfiehlt es sich in einsatzfreien Zeiträumen, die Hände nach der hygienischen Händedesinfektion mit einer Hautlotion einzucremen. Denn nur eine intakte Haut bietet ausreichenden Schutz vor eindringenden Keimen!

13.8 Gerätedesinfektion

Im Rettungsdienst und Krankentransport wird eine Vielzahl von Gerätschaften benutzt, die nach ihrem Gebrauch desinfiziert werden müssen. Die geeignetsten Vorgehensweisen sind nachstehend erklärt.

Die Eintauchdesinfektion ist nach der automatischen, maschinellen Aufbereitung in speziellen Dekontaminationsmaschinen das am besten geeignete Verfahren zur manuellen Aufbereitung von Instrumenten, Masken, Guedel-Tuben, Beißkeilen, Spateln, Absaugbehältern, Schlauchsystemen etc. Die Instrumente müssen in geöffnetem Zustand eingelegt werden, so dass das Desinfektionsmittel die gesamte Fläche benetzen kann. Bei Hohlkörpern, z.B. Schläuchen, müssen die Innenräume komplett gefüllt sein. Eine Blasenbildung ist zu vermeiden, da an den Stellen, an denen sich Luftblasen bilden, keine Oberflächenbenetzung und somit auch keine Desinfektion stattfindet. Eine Reinigung darf erst nach Ablauf der Einwirkzeit des Instrumentendesinfektionsmittels erfolgen.

13 Hygiene im Rettungsdienst   13.8 Gerätedesinfektion

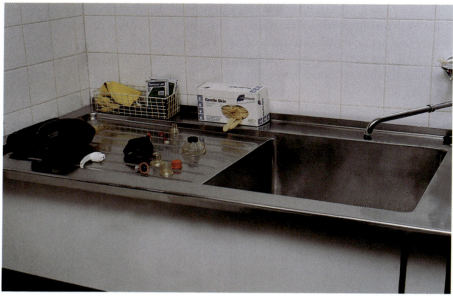

Abb. 2 - Arbeitsplatz zur Gerätedesinfektion

Tab. 5 - Gerätedesinfektion

Material	Durchführung
Krankentrage	Einmal-Tragenlaken, Einmal-Decken, Einmal-Kopfteilbezüge nach jedem Patientenkontakt wechseln Trage und Tragenauflage mindestens 1 x täglich und bei sichtbarer Kontamination einer Wischdesinfektion (ÖGHMP-Liste) unterziehen
Inventar/medizinische Geräte	täglich mit Wischdesinfektion desinfizieren (ÖGHMP-Liste) Vorsicht bei elektrotechnischen Geräten
wieder verwendbare Mehrweg-Materialien (z.B. Instrumente, Masken, Ventile, Magill-Zangen, Laryngoskope, Tuben, Führungsstäbe, Intubationshilfen)	nach jeder Verwendung in Instrumentendesinfektionsmittel einlegen, nach Ablauf der Einwirkzeit reinigen und anschließend im Krankenhaus zur Sterilisation geben alternativ: gesamtes Material einem maschinellen Reinigungsverfahren unterziehen (z.B. in einem Krankenhaus) oder Einweg-Material verwenden auch Materialien, die nicht zwingend steril zur Anwendung kommen müssen (z.B. Guedel-Tubus, Beißkeil) sollten eingeschweißt und somit staubgeschützt aufbewahrt werden
Endotrachealtuben	ausschließliche Verwendung steriler Einmal-Tuben
Urinflaschen und Steckbecken	Entsorgung der Fäkalien und Aufbereitung der Geräte in einer thermisch desinfizierenden Steckbeckenspülanlage (SBS) im Krankenhaus

Material	Durchführung
Beatmungsgeräte, Beatmungsbeutel und Zubehör	zum Schutz vor Kontamination konsequent Bakterienfilter einsetzen Filter nach jedem Einsatz am Patienten erneuern besteht die Möglichkeit des Filtereinsatzes nicht, Ventilgehäuse, Ventilteile und Schlauchsysteme demontieren, zerlegen und in Desinfektionsmittel einlegen Außenmantel, Schlauchsystem und Bedienermanuale der o.g. Geräte nach jedem Einsatz einer Wischdesinfektion unterziehen (auch bei Filtereinsatz) bei Beatmungsbeuteln sollten nur noch für Dekontaminations-maschinen geeignete und thermostabile (bei 120 °C sterilisierbare) Silikonbeutel eingesetzt werden
Blutdruckmessgeräte	Manschetten mit Textilbezug nach Gebrauch mit Desinfektionsmittel einsprühen 1 x pro Woche Manschette wechseln und waschen abwaschbare Bezüge (die zu bevorzugen sind) nach jedem Gebrauch einer Wischdesinfektion unterziehen
Stethoskope	bei Dienstbeginn Einsprühen der Ohroliven nach Gebrauch Wischdesinfektion der Membran
Vakuumimmobilisatoren, pneumatische Kammerschienen, Vakuumschienen, durchsichtige Einmal-Schläuche	nach jedem Einsatz am Patienten die Materialien einer Wischdesinfektion unterziehen, ggf. in Desinfektionslösung einlegen Vakuummatratze möglichst durch Tragenlaken vor massiver Kontamination schützen, einige Fabrikate können in automatischen, athermischen Desinfektionsverfahren aufbereitet werden (Herstellerangaben beachten) werden pneumatische Schienen nicht mittels Blasebalg/Luftpumpe oder Beatmungsbeutel, sondern mit dem Mund aufgeblasen, Ventile sorgfältig mit einem alkoholischen Präparat desinfizieren
Immobilisatoren für die Halswirbelsäule (z.B. Stifneck®)	Wischdesinfektion nach jedem Einsatz, dabei besonders auf die schwer zugänglichen Stellen achten je nach Verschmutzung evtl. in Desinfektionslösung einlegen einige Produkte sind waschmaschinentauglich
Rettungstücher	Textilausführung: bei Verschmutzung in Desinfektionsmittel einlegen bzw. in die Wäscherei geben Kunststoffausführung: Wischdesinfektion der glatten, abwaschbaren Oberfläche
Schaufeltrage	Desinfektion bei Verunreinigung und Verdacht auf Kontamination, ansonsten routinemäßige Desinfektion 1 x pro Woche
CO_2-Messgeräte	nach der Anwendung Desinfektion des Sensors bei Geräten mit Nebenstromprinzip: Wechsel des Adapters nach jedem Patienten.
Pulsoxymeter	Gehäuse, Kabel und Sensor nach jedem Gebrauch einer Wischdesinfektion unterziehen, ansonsten Gerät desinfizierend abwischen

Material	Durchführung
Kendrick Extrication Device® (KED-System)	Wischdesinfektion nach jedem Einsatz, besonders auf schwer zugängliche bzw. schwer desinfizierbare und zu reinigende Stellen achten (Klettverschlüsse, Kinn- und Stirnriemen, Gurtbänder und Verschlüsse)
Injektionspumpen (z.B. Perfusor®)	Wischdesinfektion des Geräts nach Gebrauch
stationäre und mobile Absauggeräte	nach jedem Gebrauch Gerät zerlegen, Abgesaugtes in die Kanalisation oder in die Steckbeckenspülanlage im Krankenhaus entleeren, Gerät mit Schlauchsystem blasenfrei in Instrumentendesinfektionslösung einlegen, nach der Einwirkzeit Gerät ausspülen, trocknen und Funktionskontrolle durchführen, Finger-Tip austauschen alternativ: automatische Aufbereitung in einem Krankenhaus oder Verwendung von Einmal-Absaugsystemen, Sekretauffangbehälter und Schlauchsystem werden dabei nach Gebrauch zerlegt entsorgt
mobile Beatmungseinheiten	Wischdesinfektion nach jedem Gebrauch keine Flächendesinfektionsmittel mit „Pflegesubstanzen" verwenden, da diese evtl. auf Fettbasis aufgebaut sind Schlauch und Ventileinheit nach jedem Gebrauch in Instrumentendesinfektionsmittel einlegen
EKG- und Defibrillationsgeräte	Wischdesinfektion der EKG-Kabel und der Defibrillator-Paddles nach jedem Einsatz (reinigen/desinfizieren)
externer Herzschrittmacher	Einsatz von Einmal-Klebeelektroden

Das *Medizinproduktegesetz (MPG)* schreibt den Einrichtungen des Gesundheitswesens und damit auch den Rettungsdiensten die Desinfektion und Sterilisation von Medizinprodukten zwingend vor. Die Reinigung, Desinfektion und Sterilisation von Medizinprodukten ist mit Geräten oder Gerätesystemen und geeigneten, validierten Verfahren so durchzuführen und zu organisieren, dass der Erfolg dieser Verfahren nachvollziehbar gewährleistet ist und die Sicherheit und Gesundheit von Patienten, Anwendern oder Dritten nicht gefährdet wird.

13.9 Wäschedesinfektion

Die Wäschedesinfektion soll möglichst nur in Wäschereien erfolgen, die zur desinfizierenden Reinigung von Krankenhauswäsche zugelassen sind. Besteht die Möglichkeit, dass Wäsche mit Erregern meldepflichtiger Erkrankungen kontaminiert wurde, müssen chemische Mittel und thermische Verfahren zur Anwendung kommen. Die Wäsche muss nach Gebrauch und zum Transport unverzüglich in ein geeignetes, verschlossenes Behältnis (Plastiksack, spezielle Tonne) verbracht werden.

Da bei mit Blut und Exkrementen kontaminierten Textilien eine mögliche Infektionsgefährdung nicht sicher auszuschließen ist, sollte möglichst analog verfahren werden. Besteht die Möglichkeit der Aufbereitung in einer derartigen Wäscherei nicht, muss die Wäsche vor der „normalen" Aufbereitung einer Desinfektion unterzogen werden. Die Wäsche wird hierzu in einer ausreichend großen Tonne gelagert (Schutzkleidung tragen) und anschließend mit einem gelisteten Desinfektionsmittel bedeckt. Die Lösung muss die gesamte Wäsche bedecken. Das Mischungsverhältnis ist 1 : 8 (1 kg Wäsche auf 8 l Lösung). Die Einwirkzeit beträgt zwölf Stunden. Anschließend kann die Wäsche ausgewaschen und einem normalen Reinigungsverfahren zugeleitet werden.

13.10 Ausscheidungen

Ausscheidungen können auch bei infektiösen Erkrankungen ohne Vorbehandlung in die Kanalisation abgegeben werden. Nur in Ausnahmefällen, wenn eine korrekte Entsorgung in die öffentliche Kanalisation nicht möglich erscheint, ist bei einigen wenigen, hoch kontagiösen Erkrankungen oder im Seuchenfall eine Desinfektion von Ausscheidungen gemäß ÖGHMP-Liste erforderlich.

Tab. 6 - Desinfektion von Ausscheidungen

Ausscheidung	Verfahren
Stuhl (Fäzes)	Desinfektionsmittel zum Stuhl im Verhältnis 2 : 1 und bis ca. auf Erbsengröße verrühren Konzentration und Einwirkzeit des Mittels beachten
Urin	mit Gebrauchsverdünnung des Desinfektionsmittels im Verhältnis 1 : 1 mischen Konzentration und Einwirkzeit des Mittels beachten
Auswurf (Sputum)	Desinfektionsmittel zum Auswurf im Verhältnis 2 : 1 zugeben und mit diesem vermischen Konzentration und Einwirkzeit des Mittels beachten

13.11 Wasser im Rettungsmittel

Sauerstoff kann für den während des Transports zu erwartenden, relativ kurzen Zeitraum trocken appliziert werden. Eine Ausnahme stellen aber Kleinkinder, Säuglinge und Neugeborene als Patienten dar. Auch bei Verlegungsfahrten mit langen Einsatzzeiten bei Patienten mit chronisch obstruktiven Lungenerkrankungen (z.B. chronischer Bronchitis, Asthma bronchiale, spastischer Bronchitis) muss der Sauerstoff befeuchtet werden. Beim Einsatz konventioneller O_2-Befeuchter muss das Befeuchtersystem (Behälter) täglich gewechselt und sterilisiert werden, wobei das Gerät ausschließlich mit sterilem destillierten Wasser (Aqua dest.) zu befüllen ist. Bei Einsatz von Einmal-Artikeln wird das Befeuchtersystem original verpackt im Fahrzeug mitgeführt und nur bei Bedarf mon-

Tab. 7 - Rettungsdienststellenhygiene

Raum / Gegenstand	Art der Desinfektion	Intervall
Küche, Aufenthaltsräume, Tische, Anrichte, Oberflächen, Arbeitsgeräte	mit haushaltsüblichen Reinigern abwaschen Wischlappen täglich waschen oder Einmal-Lappen verwenden	täglich
Fußböden, außer in barfuß begangenen Nassbereichen (Dusche/Bad)	mit haushaltsüblichen Reinigern aufwischen möglichst Moppsysteme und keine Putzlappen verwenden	täglich
Duschen (Duschkabine und Fußboden)	Duschkabine gründlich mit Wasser ausspülen Wischdesinfektion mit einem Flächendesinfektionsmittel nach Benutzung	täglich
Toiletten	Wischdesinfektion mit einem Flächendesinfektionsmittel Waschlotion nur aus dem Seifenspender und ausschließlich Einmal-Papierhandtücher verwenden	täglich laufend
Schränke, Spinde, Regale	mit haushaltsüblichen Reinigungsmitteln auswaschen	1 x pro Monat
Kühlschränke für Lebensmittel	ausräumen, abtauen und mit einem gelisteten Desinfektionsmittel auswaschen	1x pro Monat
Kühlschränke für Arzneimittel	ausräumen, Wischdesinfektion mit einem Flächendesinfektionsmittel	1x pro Monat
Materiallager	Wischdesinfektion mit Flächendesinfektionsmittel	4 x pro Jahr und bei Bedarf

tiert (z.B. Respiflo®). Die maximale Einsatzzeit wird den Herstellerangaben entnommen (montiert meist vier Wochen). Das montierte System darf nie offen stehen (Schutzkappen), zudem muss das Anbruchdatum vermerkt werden.

Die Verwendung von Frischwasser auf den Notfallfahrzeugen muss generell in Frage gestellt werden. Da auch bei größter Anstrengung die Vorgaben der Hygiene nicht eingehalten werden können, kann das Wasser weder als Trinkwasser noch zu Magenspülungen oder zum Kühlen bei Verbrennungen Verwendung finden.

Als Alternative zur Händereinigung können Desinfektionstücher in einer Spenderbox, zur Magenspülung 8 l Ringer-Lösung in Infusionsflaschen oder stilles Mineralwasser im Tetrapak verwendet werden. Angebrochene Flaschen und Tetrapaks sind nicht lagerbar und müssen unverzüglich aufgebraucht oder verworfen werden.

13.12 Rettungsdienststellenhygiene

Da sich eine korrekte hygienische Arbeitsweise nur etablieren lässt, wenn auch das gesamte Arbeitsumfeld stimmt, müssen sich die hygienischen Maßnahmen bis in die Rettungsdienststellen hinein fortsetzen. Daher sind noch folgende, basishygienische Maßnahmen für *Gemeinschaftseinrichtungen* zu beachten. Sie sollten auch in einem entsprechenden Desinfektions- und Reinigungsplan festgehalten werden.

13.13 Der Infektionstransport

13.13.1 Auftrag

Der Einsatz sollte immer von der Rettungswache aus beginnen, damit eventuelle Vorbereitungen getroffen werden können. Die Besatzung muss über die Art und die Gefahren der Infektion informiert sein. Zielort des Transports und besondere Übergabemodalitäten in der Zielklinik sollten vor Transportbeginn bekannt sein.

13.13.2 Maßnahmen vor dem Transport

Falls vorhanden, sollte für Infektionstransporte ein dafür reserviertes Fahrzeug eingesetzt werden. Ansonsten wird das Fahrzeug bis auf das unbedingt benötigte Material ausgeräumt. Die Notfallausrüstung muss im Fahrzeug verbleiben, kann aber z.B. im Fahrerraum mitgeführt werden. Dabei ist es wichtig, stets auf korrekte Arretierung und Sicherung zu achten. Ein Infektionsschutzset muss bereitgehalten werden; dieses besteht meist aus einem Einmal-Overall oder Einmal-Schutzkittel, Einmal-Handschuhen, einer OP-Gesichtsmaske und einer OP-Haube. Wenn mit dem Verspritzen von infektiösem Material gerechnet werden muss, wird zudem eine Schutzbrille bereitgehalten. Für die laufende Desinfektion wird ausreichend Desinfektionsmittel mitgenommen. Alle Materialien für die Schlussdesinfektion werden bereitgestellt. Am Einsatzort muss eine genaue Anamneseerhebung durchgeführt werden.

13.13.3 Maßnahmen während des Transports

Vor dem Erstkontakt mit dem Patienten wird die erforderliche Schutzkleidung angelegt. Die Versorgung erfolgt unter den üblichen Bedingungen, d.h. während des Transports besteht die übliche Betreuungsverpflichtung gegenüber dem Patienten. Während des Transports ist wie üblich die Nahrungsaufnahme verboten, des Weiteren muss der Kontakt mit der eigenen Haut (z.B. durch Kratzen) vermieden werden. Durch Sekrete, Fäkalien, Sputum oder Blut des Patienten kontaminierte Gegenstände und Flächen sind bereits während des Transports zu desinfizieren. Werden Patienten mit über die Luft (aerogen) übertragbaren Erkrankungen beatmungspflichtig, ist der Einsatz von Bakterienfiltern zwingend erforderlich.

Die Patienten werden in der Zielklinik ohne Umwege an das Personal der entsprechenden Station übergeben. Das Fahrzeug wird noch in Schutzkleidung zum Standort zurückgeführt und bei der Rettungsleitstelle als nicht einsatzklar gemeldet.

13.13.4 Schlussdesinfektion

Bei Erkrankungen nach dem Epidemiegesetz (EpidemieG) (vgl. Tab. 8) muss eine Schlussdesinfektion des Fahrzeugs erfolgen. Hierzu wird die nächstgelegene geeignete Desinfektionsanstalt ohne Zwischenstopp angefahren. In jedem Fall muss den Anweisungen des Fachpersonals nachgekommen werden. Das Einmal-Material und andere infektiöse Abfälle in ein geeignetes Behältnis geben und über das Krankenhaus entsorgen. Die infektiöse Wäsche ist in entsprechend gekennzeichnete Behälter abzuwerfen und in einer hierfür zugelassenen Wäscherei oder ebenfalls über das Krankenhaus desinfizierend aufbereiten zu lassen. Die Schutzkleidung und das Einmal-Material müssen entsorgt werden und der Rettungsdienst-Mitarbeiter sollte duschen.

Nach dem Ablauf der Einwirkzeit lüftet man das Fahrzeug gründlich und wäscht es mit dem gleichen Desinfektionsmittel jedoch in normaler Anwendungskonzentration aus, da die Flächen sonst klebrig bleiben. Das fehlende Material wird wieder eingeräumt und die Desinfektionsmaßnahme in das Desinfektionsbuch eingetragen.

13.14 Herstellen einer Desinfektionslösung

Um eine Desinfektionslösung herzustellen, ist die nachstehende Formel geeignet, die Volumina des Wassers und des Desinfektionsmittels zu bestimmen.

$$\frac{\text{ml benötigte Lösung} \times \text{erforderliche Konzentration}}{100} = \text{ml Konzentrat des Desinfektionsmittels}$$

Anschließend muss die Konzentratmenge von der zuzuführenden Wassermenge abgezogen werden.

Beispiel. Es sollen 10 Liter einer 2%igen Lösung hergestellt werden.

$$\frac{10\,000\text{ ml} \times 2\%}{100} = 200\text{ ml Konzentrat}$$

Gesamtmenge 10 000 ml - 200 ml Konzentrat = 9 800 ml Wassermenge

Es werden also zuerst 9 800 ml Wasser und anschließend 200 ml Desinfektionsmittel in das Behältnis gegeben.

13.15 Anzeigepflichtige Krankheiten

Nach dem Epidemiegesetz (EpidemieG § 8) unterliegen Gegenstände und Räume, von denen anzunehmen ist, dass sie mit Krankheitskeimen einer anzeigepflichtigen Krankheit behaftet sind, der behördlichen Desinfektion. Ist eine solche Desinfektion nicht möglich oder im Verhältnis zum Wert des Gegenstands zu kostspielig, so kann der Gegenstand vernichtet werden. Von der erfolgten Durchführung der Desinfektion hat die zur Anzeige verpflichtete Person der zuständigen Behörde Meldung zu erstatten.

Tab. 8 - Erkrankungen nach § 1 EpidemieG und der Verordnung betreffend anzeigepflichtiger übertragbarer Krankheiten

Wisch-/Schlussdesinfektion	Zusätzliche Raumdesinfektion
– Bangsche Krankheit – Botulismus – Campylobacterose – Cholera (asiatische) – Diphtherie – Fleckfieber – Gelbfieber – Hepatitis (infektiöse) – Keuchhusten – Kinderlähmung, übertragbare – Lebensmittelvergiftung, bakterielle – Legionärskrankheit – Lepra – Leptospiren-Erkrankung – Masern – Malaria – Meningoenzephalomyelitis – Milzbrand – Papageienkrankheit (Psittakose) – Paratyphus – Pest – Pocken – Ruhr (übertragbare) – Salmonellosen – SARS – Scharlach – Shigellose – Staphylococcus aureus – Tollwut (Lyssa) – Trachom – Trichinose – Tuberkulose (soweit ansteckend) – Tularaemie – Typhus – virusbedingtes hämorrhagisches Fieber (z.B. Ebola-Virus) – Wochenbettfieber	– hämorrhagisches Fieber – Lungenmilzbrand – Pest – offene Lungentuberkulose* (gemäß Tuberkulosegesetz) * Eine Raumdesinfektion durch Verdampfen von Formaldehyd wird auch nach Transport eines Patienten mit offener Lungentuberkulose nicht mehr durchgeführt (außer vom Amtsarzt angeordnet). Eine normale Flächendesinfektion der möglicherweise kontaminierten Flächen mit einem geprüften Mittel genügt.

13.16 Sterilisation

13.16.1 Grundbegriffe der Sterilisation

Unter Sterilisation versteht man die Abtötung sämtlicher vermehrungsfähiger Mikroorganismen; sterilisiert bedeutet keimfrei. Bevor ein medizinisches Instrument sterilisiert wird, muss eine sorgfältige Vorreinigung durchgeführt werden. Nach der Sterilisation verbleibt das keimfreigemachte Produkt bis zu seiner Verwendung in einer verschweißten Verpackung. Im Rettungsdienst müssen alle Materialien zur Wundversorgung, die aufgrund ihrer Anwendung am Patienten (z.B. Venenverweilkanülen, Tubus etc.) ein hohes Infektionsrisiko für den Patienten darstellen, steril verpackt sein. Bei der Dienstübernahme sind sterile Verpackungen des Fahrzeuges auf Beschädigung bzw. auf ihr Ablaufdatum zu kontrollieren. Bei den Arbeiten mit sterilen Materialien hat der Rettungssanitäter darauf zu achten, dass er bei Assistenzleistungen die Teile, welche Kontakt zum Patienten haben, nicht berührt.

13.16.2 Gebräuchliche Sterilisationsmethoden

- Autoklavierung: Die Sterilisation mit Wasserdampf ist das wichtigste Sterilisationsverfahren.
- Heißluftsterilisation: Zur Sterilisation im Heißluftsterilisator sind höhere Temperaturen und längere Einwirkzeit erforderlich. Durch die hohen Temperaturen können nur hitzestabile Materialien wie Metall, Glas, Porzellan, Öle, Fette oder Pulver sterilisiert werden.

14 Innere Medizin

14.1 Anatomie und Physiologie von Zelle und Gewebe

J. Peters,
M. Hallanzy
Pate: G.H. Engelhardt

Der Körper des Menschen ist ein komplexes Gebilde miteinander verbundener Organsysteme. Diese Organsysteme (z.B. das Herz-Kreislauf-System) bestehen aus verschiedenen Organen (z.B. Herz, Gefäße, Blut), die jeweils spezifische Aufgaben innerhalb des Systems übernehmen und so zur Funktion des Körpers beitragen. Die Organe werden aus unterschiedlichen Geweben gebildet, die ihrerseits spezialisierte Aufgaben wahrnehmen (z.B. Muskelgewebe, Stützgewebe). Die kleinsten lebensfähigen Bau- und Funktionseinheiten, aus denen die Gewebe bestehen, sind die Körperzellen.

14.1.1 Zelle

Die Zelle zeichnet sich dadurch aus, dass wir an ihr die wichtigsten Grundfunktionen des Lebens entdecken können: Stoffwechsel, Reizbeantwortung, Eigenbewegung und Verdopplung des genetischen Materials.

Betrachtet man eine Zelle unter dem Lichtmikroskop, so sieht man, dass eine Zelle aus einem Zellleib besteht, der mit einer Grundsubstanz (Zytoplasma) ausgefüllt ist,

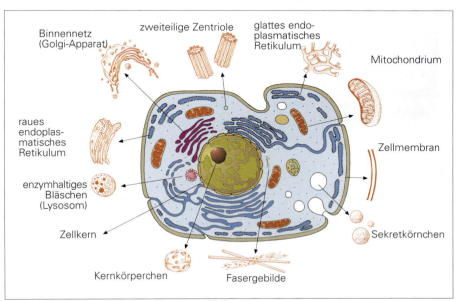

Abb. 1 - Schematische Darstellung einer Zelle

in der sich ein Zellkern (Nukleus) befindet. Bei Betrachtung unter einem Elektronenmikroskop lassen sich zahlreiche kleine Bestandteile innerhalb der Zelle erkennen, die so genannten Zellorganellen. Diese sind die „Organe" der Zelle und nehmen etwa die Hälfte des Zellvolumens ein. Die andere Hälfte der Grundsubstanz besteht zu über 70% aus Wasser und darin gelösten Molekülen. Diese eiweißreiche Substanz hat eine wichtige Funktion, da hierin die meisten Stoffwechselprozesse stattfinden.

Das Zytoplasma der Zelle ist von einer Membran umschlossen, der Zellmembran (Plasmalemm). Diese nur etwa ein Hunderttausendstel Millimeter (10 nm) dünne Membran bewirkt eine Abgrenzung und damit einen Schutz des Zellinhalts von der Umgebung. Einige Bestandteile der Zellmembran fungieren als Rezeptoren, d.h. sie können bestimmte Botenstoffe wie Überträgerstoffe (z.B. Neurotransmitter oder Hormone) erkennen und Reaktionen hervorrufen. Eine der wichtigsten Funktionen der Zellmembran ist jedoch die Durchlässigkeit nur für bestimmte Stoffe, die selektive Permeabilität (Semipermeabilität). Durch sie wird der Eintritt bzw. Austritt bestimmter Stoffe in die Zelle bzw. aus ihr heraus reguliert. Dabei spielen im Wesentlichen die Molekülgröße, die elektrische Ladung, die Fettlöslichkeit und das Vorhandensein von Trägermolekülen (Carriermolekülen) eine Rolle.

Tab. 1 - Die wichtigsten Zellorganellen mit ihren Funktionen

Zellorganelle	Funktion
Zellkern	Träger der genetischen Information Steuerungszentrum des Zellstoffwechsels
Endoplasmatisches Retikulum	Lenkung des zellinternen Stoff- und Flüssigkeitsaustausches
Golgi-Apparat	sekretorische Funktionen (Ausscheidung, z.B. von in der Zelle gebildeten Hormonen)
Mitochondrien	Erzeugung der Energie („Kraftwerke der Zelle")
Mikrofilamente	Bewegungen der Zelle
Mikrotubuli	Gerüstbildung innerhalb der Zelle (Zytoskelett)

14.1.2   Gewebe

Zellen, die in ihrer Bauart und in ihrer Funktion gleich sind, bilden Zellverbände, so genannte Gewebe. Gewebe stellen eine funktionelle Einheit dar, sie erfüllen gemeinsam Aufgaben für den Körper. Dabei werden vier Gewebearten unterschieden:

14.1.2.1 Epithelgewebe

Epithelgewebe bedecken innere und äußere Körperoberflächen (Deckgewebe), die sich unterschiedlich spezialisiert haben. So findet man Oberflächenepithel (Haut und Schleimhäute), Sinnesepithel (Stäbchen und Zäpfchen im Auge), Resorptionsepithel (Nahrungsaufnahme im Darm), Flimmerepithel (Lunge) und Drüsenepithel. Das Drüsenepithel bildet exokrine Drüsen, die ihr Sekret meist über einen Ausführungsgang an die Oberfläche von Haut oder Schleimhäuten absondern, während endokrine Drüsen ihre Sekrete (Hormone) durch Diffusion in die Blutbahn abgeben.

14.1.2.2 Binde- und Stützgewebe

Diese Gewebe geben dem Körper Form und Gestalt. Stützgewebe unterteilt man in Knorpel- und Knochengewebe, während man bei den Bindegeweben das straffe von dem lockeren und dem netzartiken (retikulären) Bindegewebe trennt. Fettgewebe sind eine Sonderform des faserigen Bindegewebes, weil in ihm Fetttröpfchen eingelagert sind.

14.1.2.3 Muskelgewebe

Viele lebenswichtige Funktionen, wie die Fortbewegung und der Herzschlag, wären ohne Muskelgewebe nicht möglich. Die Muskelzellen bestehen im Inneren aus feinen, fadenförmigen Proteinmolekülen. Diese werden als Aktin- und Myosinfilamente bezeichnet. Aktin- und Myosinfilamente bündeln sich in Myofibrillen. Diese Fasern durchziehen die Zelle in Längsrichtung, so dass ihr Zusammenziehen (Kontraktion) eine Verkürzung der Zelle bewirkt. Diese Kontraktion wird üblicherweise durch Impulse des Nervensystems ausgelöst. Allerdings müssen drei unterschiedliche Spezifikationen des Muskelgewebes unterschieden werden: die glatte und die quer gestreifte Muskulatur sowie das Herzmuskelgewebe.

Glatte Muskulatur
Glatte Muskulatur findet sich in den Gefäßwänden, in den Organen des Magen-Darm-Traktes und im Urogenitaltrakt. Die Kontraktionen dieses Muskeltyps sind nicht dem Willen unterworfen, sie verlaufen unwillkürlich, gesteuert vom vegetativen Nervensystem oder von lokalen Reizen (z.B. Dehnung der Magenwand). Die Kontraktionen verlaufen langsam, die Muskulatur ist immer etwas angespannt (Ruhetonus).

Quer gestreifte Muskulatur
Dieser Muskeltyp wird auch als Skelettmuskel bezeichnet, da das gesamte System der Skelettmuskulatur von ihm gebildet wird. Die Zellen dieses Typs sind vergleichsweise sehr groß und werden als Muskelfaser bezeichnet. Diese werden von der Muskelfaszie umschlossen. Sie können bis zu 15 cm lang werden und sich in der Regel um die Hälfte ihrer Länge verkürzen. Kontraktionen dieses Zelltyps werden in aller Regel vom zentralen Nervensystem ausgelöst und sind dem Willen unterworfen (vgl. Kap. 14.9.1).

Herzmuskulatur
Bei der Herzmuskulatur handelt es sich um eine spezialisierte Form der quer gestreiften Muskulatur. Ein wichtiges Unterscheidungsmerkmal ist die Verbindung der einzelnen Muskelzellen untereinander. Sie wird hier in Form so genannter Kittlinien (Glanzstreifen) gebildet. Diese Glanzstreifen haben eine wichtige Funktion bei der Weiterleitung der elektrischen Reize von Muskelzelle zu Muskelzelle, um eine gleichzeitige Kontraktion der gesamten Herzmuskulatur zu ermöglichen.

Das Herzmuskelgewebe ist in der Lage, ohne Nervenimpuls zu kontrahieren. Jede Herzmuskelzelle ist in der Lage, sich spontan zu depolarisieren, d.h. sich selbst zu erregen. Das Herzmuskelgewebe ist nicht dem Willen unterworfen, sondern arbeitet autonom (eigengesetzlich), kann aber auch vom vegetativen Nervensystem moduliert werden (vgl. Kap. 14.9.1).

14.1.2.4 Nervengewebe

Die Nervenzellen (Neurone) sorgen für die Kommunikation zwischen verschiedenen Geweben. Neurone bestehen aus einem Zellleib und davon ausgehenden Fortsätzen. Der längste und mächtigste dieser Fortsätze wird als Axon (bis 1 m Länge) bezeichnet, die übrigen als Dendriten. Viele parallel verlaufende Axone bilden den Nerv. Die Dendriten bauen mit den Axonen Kontaktstellen (Synapsen) zur Informationsübermittlung auf. Solche Kontaktstellen bestehen auch mit Sinneszellen, Muskeln und anderen Organen und Geweben.

Das Nervengewebe ist nicht nur für die Kommunikation zuständig, sondern auch für die Speicherung und Verarbeitung von Informationen. Zu diesem Zweck sind die Neurone in hochgradig organisierten Netzwerken zusammengefasst. Das größte dieser Netzwerke ist das zentrale Nervensystem, also Gehirn und Rückenmark. Die Neurone werden über ein Nervenhüllgewebe (Neuroglia) geschützt, isoliert und ernährt.

14.1.2.5 Organe

Organe bestehen nicht nur aus dem eigentlichen Funktionsgewebe (Parenchym), sondern auch aus umhüllenden und auskleidenden Strukturen, dem Stroma, welches aus Bindegewebe besteht. Das Parenchym und das Stroma bestehen nicht nur aus Zellen, sondern auch aus einem Raum, der zwischen den Zellen liegt: dem Zwischenzellraum (Interstitium). In der Regel ist das Interstitium mit einer Zwischenzellsubstanz (Interzellularsubstanz) ausgefüllt, die sowohl für die mechanische Funktion als auch für die Stoffwechselfunktion der Gewebe von großer Bedeutung ist.

14.2 Herz-Kreislauf

14.2.1 Anatomie und Physiologie: Herz-Kreislauf-System

J. Peters,
M. Hallanzy
Pate: G.H. Engelhardt

14.2.1.1 Herz

Das Herz (Cor), ein 300 - 500 g schweres Hohlorgan, ist etwas größer als die Faust eines erwachsenen Menschen. Es liegt schräg im Mittelfell (Mediastinum), zu zwei Dritteln in der linken und zu einem Drittel in der rechten Brustkorbhälfte. Es hat die Form eines auf der Spitze stehenden Kegels und ist mit seiner oberen Seite (Herzbasis) in Richtung Wirbelsäule, mit seiner Spitze (Apex) jedoch gegen die Rippen geneigt. Die Herzspitze ist in Höhe des 5. Zwischenrippenraums (Interkostalraum) unter Umständen tastbar. Das Herz dient dem Körper als Pumpe, die das Blut durch den Kreislauf befördert.

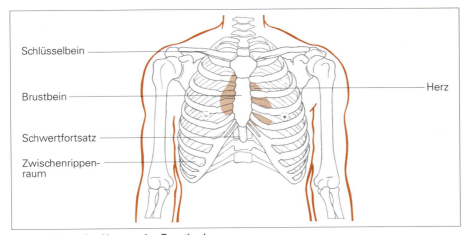

Abb. 2 - Lage des Herzens im Brustkorb

Anatomisch besteht das Herz aus Muskelgewebe (Myokard, vgl. Kap. 14.1.2.6), und zwar aus spezialisierten Muskelzellen, die sich ausschließlich im Herzen finden. Dieses Muskelgewebe besitzt die Fähigkeit, eigenständig Reize zu bilden und diese Impulse an benachbarte Herzmuskelzellen (Myokardzellen) weiterzuleiten. Um eine geordnete Herzfunktion zu gewährleisten, wird diese Fähigkeit der Reizbildung hauptsächlich von spezialisierten Herzmuskelzellen, dem Erregungsbildungs- und Erregungsleitungssystem, übernommen.

Der Herzmuskel ist in verschiedene Hüll- und Verschiebeschichten eingebettet. Innen ist er von der Herzinnenhaut (Endokard) ausgekleidet und außen von der Herzaußenhaut (Epikard) umgeben. Die Herzaußenhaut stülpt sich an der Ein- bzw. Austrittstelle der großen Gefäße um und bildet den Herzbeutel (Perikard). Der Herzbeutel umgibt das gesamte Herz. Durch ihn und die großen einmündenden Gefäße ist das Herz im Mittelfellraum verankert. Zwischen Epikard und Perikard befindet sich ein Flüssigkeitsfilm, der von der Herzaußenhaut abgesondert wird und ein Gleiten des Herzmuskels innerhalb des Herzbeutels gewährleistet.

Betrachtet man das Herz in einem Längsschnitt, so lassen sich vier Hohlräume erkennen. Die beiden kleineren, oben (basisnah) liegenden Hohlräume werden als Vorhöfe (Atrien) bezeichnet, die beiden größeren, unten liegenden Hohlräume als Kammern (Ventrikel). Man unterscheidet jeweils zwischen linkem und rechtem Vorhof bzw. linker und rechter Kammer. In der Aufsicht - so wie sie sich uns als Betrachter bietet - sind also linker Vorhof und linke Kammer rechts im Bild zu sehen. Der rechte und der linke Teil des Herzens (rechtes Herz und linkes Herz) werden durch eine Herzscheidewand (Septum cardiale) vollständig voneinander getrennt. Die Herzscheidewand besteht ebenfalls aus Herzmuskelgewebe (Myokard) mit den darin eingelagerten Strukturen des Erregungsbildungs- und Erregungsleitungssystems.

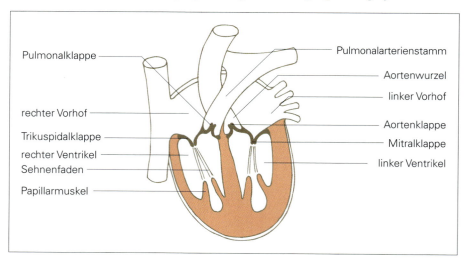

Abb. 3 - Schematischer Aufbau des Herzens

Herzklappen

Die Vorhöfe und die Kammern werden jeweils durch eine Herzklappe voneinander getrennt. Diese Klappen werden wegen ihres einem Segel ähnlichen Aussehens als Segelklappen bezeichnet. Dabei ist die Segelklappe im rechten Herzen dreizipfelig (Trikuspidalklappe) und im linken Herzen zweizipfelig (Bikuspidalklappe oder Mitralklappe). Die Klappen haben die Funktion, den Blutstrom nur in eine Richtung zuzulassen: Ein Blutstrom aus den Kammern zurück in die Vorhöfe wird verhindert. Damit ergibt sich zwangsläufig eine Fließrichtung des Blutes aus den Vorhöfen in die Kammern. Letztere müssen dabei - insbesondere im linken Herzen - einem relativ großen Druck standhalten. Beide Klappen sind über Sehnenfäden mit den kegelförmigen Muskelvorsprüngen an der Innenwand der rechten bzw. linken Herzkammer, den so genannten Papillarmuskeln, verwachsen, um ein Umschlagen der „Segel" beim Blutausstoß aus den Kammern in die Vorhöfe zu verhindern.

Beide Kammern besitzen je einen Abgang für ein großes Blutgefäß, im rechten Herzen für den Stamm der Lungenarterien (Truncus pulmonalis) und im linken Herzen für die Hauptschlagader (Aorta). Am Übergang zwischen Kammer und Gefäß befindet sich jeweils eine Herzklappe, die jedoch in ihrer Form mit den Segelklappen nicht vergleichbar ist, sondern das Bild dreier halbmondförmiger Taschen bildet. Diese Klappen werden daher als Taschenklappen bezeichnet und nach den sich

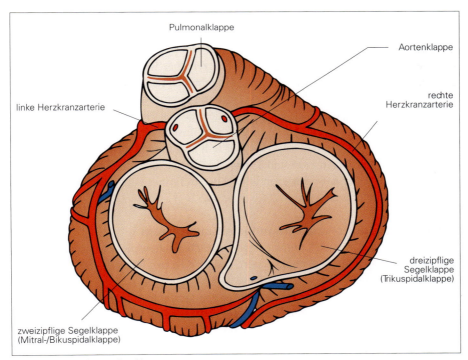

Abb. 4 - Ventilebene des Herzens

an sie anschließenden Gefäßen als Pulmonalklappe (rechtes Herz) und Aortenklappe (linkes Herz) benannt. Die Taschenklappen verhindern den Rückfluss des aus dem Herzen ausgestoßenen Blutes in die Kammern. Sowohl die Segelklappen als auch die Taschenklappen bestehen aus Bindegewebe und sind auch von der Herzinnenhaut (Endokard) überzogen.

Alle vier Herzklappen liegen in einer Ebene. Diese Ebene wird als Klappen- oder Ventilebene des Herzens bezeichnet.

Blutversorgung des Herzens

Die Tätigkeit des Herzmuskels, seine Muskelarbeit, ist ein Energie und Sauerstoff verbrauchender Prozess. Dementsprechend muss eine permanente Versorgung des Herzmuskels beispielsweise mit Glukose und Sauerstoff, aber auch die Entsorgung von Stoffwechselendprodukten gewährleistet sein. Aus diesem Grunde zählt der Herzmuskel zu den am besten durchbluteten Geweben des menschlichen Körpers.

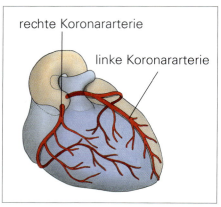

Abb. 5 - Schematische Darstellung der Koronararterien

Die Versorgung des Muskels mit sauerstoffreichem Blut wird über zwei kleine Arterien, die von der Aorta unmittelbar über der Klappenebene abzweigen, gewährleistet. Beide Arterien umschließen das Herz wie ein Kranz, weshalb sie als Herzkranzarterien (Koronararterien) bezeichnet werden. Dabei versorgt die rechte Herzkranzarterie (Arteria coronaria dextra) den überwiegenden Anteil des rechten Herzens. Wegen des größeren Muskelvolumens des linken Herzens teilt sich die linke Herzkranzarterie (Arteria coronaria sinister) in zwei starke Äste, die überwiegend den linken Teil des Herzens versorgen. Über Koronarvenen wird sauerstoffarmes Blut direkt in den rechten Vorhof zurückbefördert.

Erregungsbildungs- und Erregungsleitungssystem

Die Pumpleistung lässt sich durch das perfekte Zusammenspiel zwischen dem Erregungsbildungs-/Erregungsleitungssystem und dem Herzmuskelgewebe (Myokardgewebe) erklären.

Beim Myokardgewebe handelt es sich um so genannte autonome (eigengesetzliche) Muskulatur. Das bedeutet: Sie ist von den Befehlen des zentralen Nervensystems weitgehend unabhängig. Würde man das ZNS also ausschalten, so könnte das Herz weiterschlagen, und zwar in einer typischen Frequenz (Herzfrequenz) von 60 bis 80 Schlägen pro Minute. Dieses Phänomen bezeichnet man als Autorhythmie.

Verantwortlich für diese konstante Frequenz ist der übergeordnete Impulsgeber für alle anderen Herzmuskelzellen: der Sinusknoten.

Der Sinusknoten besteht aus spezialisierten Herzmuskelzellen, nicht aus Nervengewebe. Er bildet in einer Frequenz von 60 bis 80 pro Minute elektrische Impulse, die er an seine Umgebung abgibt. Die Umgebung ist das Herzmuskelgewebe des rechten und linken Vorhofs. Der Sinusknoten selbst befindet sich im rechten Vorhof, etwa an der Mündung der oberen Hohlvene (Vena cava superior). Durch die Abgabe der elektrischen Impulse des Sinusknotens wird die Muskulatur beider Vorhöfe erregt. Dabei wird der Impuls von Muskelzelle zu Muskelzelle weitergeleitet, bis schließlich alle Vorhofmuskelzellen erregt sind. Auf diese Erregung erfolgt üblicherweise ein Zusammenziehen der Muskulatur (Kontraktion), wodurch das Blut der Vorhöfe durch die Segelklappen in die Kammern gedrückt wird.

Mit einer gewissen Verzögerung wurde bereits vor der Kontraktion der Vorhofmuskulatur der elektrische Impuls über den AV-Knoten (Atrioventrikularknoten) auch in Richtung Kammer weitergeleitet. Die Bezeichnung Atrio- (Atrium = Vorhof) -ventrikular- (Ventrikel = Kammer) -knoten bezieht sich auf seine Lage zwischen rechtem Vorhof und rechter Kammer auf Höhe der Trikuspidalklappe. Der AV-Knoten hat die Funktion, den Impuls kurzzeitig aufzuhalten, um eine Kontraktion der Vorhofmuskulatur und damit einen Bluttransport in die Kammern *vor* der Kontraktion der Kammermuskulatur zu ermöglichen. Seine Funktion ist somit mit der eines „Schrankenwärters" vergleichbar, der eine Passage des Impulses erst nach einer zeitlichen Verzögerung zulässt. Der Impuls wird nun über das His-Bündel in die Tawara-Schenkel weitergeleitet. Wir finden einen rechten Tawara-Schenkel, der die Muskulatur der rechten Kammer versorgt, und einen linken Tawara-Schenkel (geteilt in einen vorderen

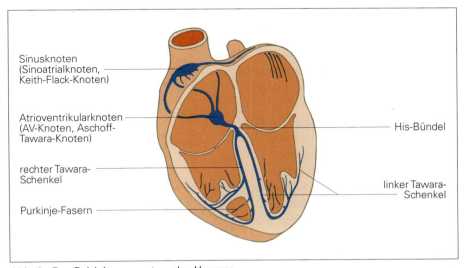

Abb. 6 - Das Reizleitungssystem des Herzens

und hinteren Ast), der die Muskulatur der linken Kammer versorgt. Die Tawara-Schenkel gehen in die Purkinje-Fasern über, die ein verzweigtes Netz in der Kammermuskulatur bilden. Von den Purkinje-Fasern, aber auch von den Tawara-Schenkeln wird der Impuls an die Muskelzellen der Kammern übergeleitet. Dabei wird zunächst die Muskulatur der Herzscheidewand, danach die Muskulatur der Herzspitze und schließlich die übrige Muskulatur beider Kammern bis zur Ventilebene erregt. Die Ventilebene ist nicht leitend, verhindert also einen Übertritt des Impulses auf die Vorhöfe.

Das beschriebene System aus Sinusknoten, AV-Knoten, His-Bündel, Tawara-Schenkeln und Purkinje-Fasern wird als Erregungsbildungs- und Erregungsleitungssystem des Herzens bezeichnet.

Es handelt sich hierbei nicht um Nervengewebe, sondern um spezialisierte Herzmuskelzellen, die Reize bilden und weiterleiten können - Fähigkeiten, die wir sonst nur bei Nervenzellen finden. Auch alle übrigen, nicht zum Erregungsbildungs- und Erregungsleitungssystem gehörenden Herzmuskelzellen sind in der Lage, Impulse zu bilden und schnell weiterzuleiten. Diese Fähigkeit wird jedoch im Regelfall von der intakten Funktion des Erregungsbildungs- und Erregungsleitungssystems „unterdrückt".

Fällt der Sinusknoten (primärer Schrittmacher) als Schrittmacher des Herzens aus, kann diese Aufgabe der AV-Knoten (sekundärer Schrittmacher) übernehmen. Sollte auch dieser die Funktion nicht aufrechterhalten können, so ist eine geordnete Herzaktion durch die Reizbildung im His-Bündel bzw. Tawara-Schenkel

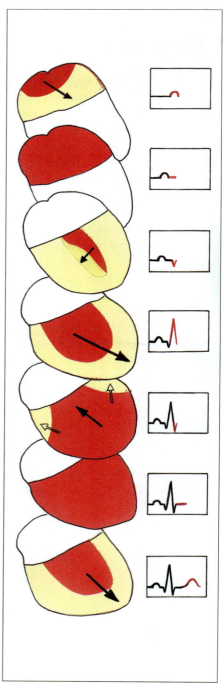

Abb. 7 - Ablauf einer Herzaktion im EKG

oder in den Purkinje-Fasern (tertiärer Schrittmacher) möglich. Die Frequenz dieser Schrittmacher nimmt jedoch in ihrer Reihenfolge ab: Der Sinusknoten leistet eine Ruhefrequenz von 60 bis 80 Impulsen pro Minute, der AV-Knoten eine Frequenz von 40 bis 50 Impulsen pro Minute und die tertiären Schrittmacher lediglich eine Frequenz von 20 bis 40 Impulsen pro Minute.

Der Körper ist in der Lage, über sein vegetatives Nervensystem Einfluss auf verschiedene Leistungen des Herzens zu nehmen. So können der Sympathikus und der N. vagus (Hauptnerv des Parasympathikus) die Herzfrequenz, die Kontraktionskraft der Herzmuskelzellen (sog. Schlagkraft) und die Erregungsleitungsgeschwindigkeit beeinflussen.

Mittels komplizierter Regelmechanismen ist also eine Anpassung der Herzleistung an das aktuelle Leistungsniveau des Körpers möglich. Dabei führt die Ausschüttung des Überträgerstoffs des Sympathikus, Noradrenalin, zu einer Steigerung der oben beschriebenen Eigenschaften, eine Aktivierung des N. vagus dagegen führt zu einer Hemmung dieser Eigenschaften.

Frequenz und Schlagkraft des Herzens haben einen Einfluss auf die Durchblutung der an den Kreislauf angeschlossenen Organe. Die Durchblutung wird jedoch auch durch andere Mechanismen gesteuert.

Herzaktion
Folge einer Erregung der Herzmuskelzellen ist üblicherweise die anschließende Verkürzung bzw. Kontraktion. Dabei wird, wie bereits oben beschrieben, zunächst die Muskulatur beider Vorhöfe erregt, die anschließend das Blut in die Kammern drückt. Während der Kontraktion der Vorhofmuskulatur wurde der Impuls über das Erregungsbildungs- und Erregungsleitungssystem an die Muskeln beider Kammern weitergeleitet. Die Kammermuskulatur verkürzt sich nun ihrerseits und presst das Blut in den Stamm der Lungenarterien und in die Aorta.

> Die Herzaktionen werden in Diastole und Systole unterschieden. Die Diastole umfasst dabei die Erschlaffungs- und Füllungsphase, die Systole die Anspannungs- und Austreibungsphase der Kammern. Dabei verlaufen die Phasen im linken und rechten Herzen immer zeitgleich.

Das Herz als „Pumpe" des Kreislaufs befördert täglich etwa 7 000 Liter Blut durch den Körper. Bei jedem Herzschlag werden ca. 70 ml Blut (Herzschlagvolumen = SV) in den Lungenkreislauf (aus der rechten Kammer) und in den Körperkreislauf (aus der linken Kammer) ausgeworfen. Ausgehend von ca. 70 Herzschlägen pro Minute (Herzfrequenz = HF) bedeutet dies eine Auswurfleistung von ungefähr 4 900 ml pro Minute. Dieses Volumen wird als Herzminutenvolumen (HMV, auch Herzzeitvolumen = HZV) bezeichnet. Das täglich gepumpte Volumen lässt sich daraus leicht errechnen (s.o.).

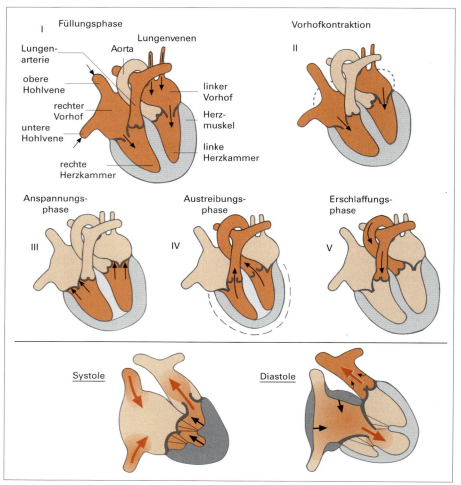

Abb. 8 - Die Tätigkeitsphasen des Herzens während einer Herzaktion

14.2.1.2 Gefäßsystem

Grundsätzlich findet man im menschlichen Körper zwei Arten von Blutgefäßen. Alle Gefäße, die das Herz verlassen, also von der rechten und linken Herzkammer in den Kreislauf abgehen, bezeichnet man als Schlagadern (Arterien). Dabei führen die Arterien des Lungenkreislaufs sauerstoffarmes Blut und die des Körperkreislaufs sauerstoffgesättigtes Blut. Gefäße, die das Blut sammeln und zum rechten bzw. linken Vorhof des Herzens leiten, bezeichnet man als Blutadern (Venen). Die Venen des Körperkreislaufs führen hierbei sauerstoffarmes, die des Lungenkreislaufs sauerstoffgesättigtes Blut.

Der Aufbau der Arterien und Venen ist grundsätzlich ähnlich, jedoch unterscheiden sich die verschiedenen Schichten in ihrer Ausprägung je nach Funktion des Gefäßes. Die Gefäße haben drei Wandschichten, die einen Hohlraum umgeben, den man in der Länge betrachtet mit einem Schlauch vergleichen kann.

Die innere Schicht der Gefäße heißt Tunica interna (Intima). Sie besteht aus Zellen, die der Oberfläche anliegen (Gefäßendothel) und aus darüber liegenden elastischen Bindegewebsfasern. Als Tunica media (Muskularis) wird die mittlere Schicht bezeichnet, die aus glatten Muskelzellen und aus elastischen Bindegewebsfasern besteht. Aus Bindegewebe und elastischen Fasern schließlich besteht die äußere Schicht, Tunica externa (Adventitia) genannt, in der bei größeren Arterien kleine Blutgefäße zur Versorgung der Gefäßwand sowie Nerven verlaufen. Der Aufbau der Venen unterscheidet sich von dem der Arterien in erster Linie darin, dass die Muskelschicht (Tunica media) wesentlich geringer ausgeprägt ist.

Die unterschiedliche Ausprägung der Schichten spielt bei der Regulation der Durchblutung des Körpers eine entscheidende Rolle: So finden sich große Arterien in der Nähe des Herzens, deren mittlere Schicht (Tunica media) weniger Muskelzellen, jedoch mehr elastische Fasern aufweist. Man spricht von Arterien des elastischen Typs. In der Auswurfphase des Herzens steigt der Druck innerhalb der Gefäße, und aufgrund der Elastizität dehnen sie sich - ihr Lumen vergrößert sich, so dass sie mehr Blut aufnehmen können.

Ist die Auswurfphase beendet, sinkt der Druck auf die Wand der Arterien, so dass diese sich zusammenziehen - das Lumen verkleinert sich - und das in der Arterie befindliche Blut in dahinter liegende Gefäßabschnitte weitergedrückt wird. Die Arterien des elastischen Typs sorgen damit für einen gleichmäßigen Blutstrom im Kreislauf, welcher durch die Herzklappenfunktion in eine Richtung gelenkt wird. Diese Funktion bezeichnet man als Windkesselfunktion der Aorta.

Diese Windkesselfunktion ist auch für die Durchblutung des Herzens selbst entscheidend, da die Herzkranzarterien in der Diastole (Entspannungs- und Füllungsphase des Herzens) durchblutet werden. Der Blutstrom lässt sich hier also ausschließlich auf den sich verringernden Durchmesser der Aorta zurückführen.

Bei den Arterien, die weiter vom Herzen entfernt liegen, überwiegt dagegen der Anteil der glatten Muskelzellen in der Tunica media, weshalb man sie als Arterien des muskulären Typs bezeichnet. Sie haben einen wesentlichen Einfluss auf die Durchblutung der von ihnen versorgten Organe, indem die Muskulatur kontrahiert und das Lumen verringert wird (führt zu einer geringeren Durchblutung) oder die Muskulatur entspannt und das Lumen vergrößert wird (führt zu einer vermehrten Durchblutung). Diese Funktion betrifft im wesentlichen die Arteriolen, die kleinsten Schlagadern, die sich am Übergang zwischen Arterien und Kapillaren befinden.

Die Verringerung des Gefäßlumens durch Muskelkontraktion bezeichnet man als Vasokonstriktion (Vas = Gefäß, Konstriktion = Verengung), die Erweiterung des Gefäßlumens durch Entspannung der Muskulatur als Vasodilatation (Vas = Gefäß, Dilatation = Erweiterung).

Eine Regulation des Blutflusses zum Herzen oder zumindest ein Einfluss hierauf ist den Venen kaum möglich. Durch Weitstellung des venösen Gefäßlumens kann der Rückfluss zum Herzen jedoch wesentlich behindert werden.

Um den Blutfluss zu gewährleisten, der im venösen Teil des Körperkreislaufs nicht auf den im Gefäßsystem herrschenden Druck (Blutdruck) zurückzuführen ist, weisen die Venen eine anatomische Besonderheit auf. Aus der inneren Schicht (Tunica interna) werden insbesondere bei Venen in der unteren Körperhälfte Taschenklappen gebildet, die einen Blutfluss ausschließlich in Richtung zum rechten Herzen hin zulassen und damit einen Rückfluss in das Kapillargebiet verhindern. Zwischen dem Kapillargebiet und den Venen liegen die Venolen.

Die „Pumpe" des venösen Körperkreislaufs ist im Wesentlichen die so genannte „Muskelpumpe", bei der die Venen während der Kontraktion benachbarter Muskel-

Tab. 2 - Die wichtigsten Arterien

Bezeichnung	Fachbegriff	Lage im Körper	Wichtig für ...
Halsschlagader	Arteria carotis	Hals, links und rechts vom Kehlkopf	Pulskontrolle bei bewusstlosen Patienten
Oberarmschlagader	Arteria brachialis	Innenseite des linken und rechten Oberarms	Pulskontrolle bei Säuglingen, Abdrücken bei arteriellen Blutungen am Arm
Speichenschlagader	Arteria radialis	Daumenseite des Handgelenks, Innenseite des Unterarms	Pulskontrolle
Hintere Schienbeinschlagader	Arteria tibialis posterior	Innenseite des rechten und linken Sprunggelenks, neben bzw. unterhalb des Knöchels	Pulskontrolle
Fußrückenarterie	Arteria dorsalis pedis	auf dem Fußrücken (Spann)	Pulskontrolle
Hauptschlagader	Aorta	Mittelfellraum des Brustkorbs, entspringt der linken Herzkammer	(größte Arterie im Körper)
Bauchschlagader	Aorta abdominalis	Weiterlauf der Aorta im Bauchraum	(versorgt die Organe des Bauchraums und die unteren Extremitäten)
Leistenschlagader / Beckenschlagader	Arteria iliaca (externa)	Leiste bzw. Becken	Pulskontrolle (Leiste)

gruppen zusammengedrückt werden. Hierbei fließt aufgrund der vorhandenen Venenklappen das Blut in Richtung des rechten Herzens.

Der zweite Mechanismus ist dem eben beschriebenen sehr ähnlich, obwohl hier nicht Muskelkontraktionen den auslösenden Faktor bilden, sondern die Pulsation von Arterien, die den Venen anliegen (in der Regel liegen zwei Venen neben einer Arterie). Darüber hinaus ist in Brustkorbnähe eine Sogwirkung durch die Füllung der rechten Kammer sowie durch die Atmung zu erwarten.

Hohe Drücke beim venösen Blutdruck und hohe Fließgeschwindigkeiten sind aufgrund der beschriebenen Mechanismen nicht zu erwarten. Dies führt dazu, dass sich in den Venen und Venolen über 85% des Blutvolumens sammeln, weshalb diese Gefäße auch als Kapazitätsgefäße bezeichnet werden. Diese Erkenntnis macht man sich übrigens bei der Anwendung der Schocklage (vgl. Kap. 3.3.2.4) zu Nutze, bei der das Blut aus dem Blutreservoir (Beinvenen) des Körpers in Richtung rechtes Herz fließen soll, um dann dem Kreislauf zur Verfügung zu stehen.

Zwischen arteriellem und venösem Teil des Kreislaufs befindet sich das Haargefäßsystem (Kapillaren). Es handelt sich hierbei um ein im gesamten Körper ausgedehntes Netz mikroskopisch feiner Gefäße, das in Geweben mit hohem Sauer-

Tab. 3 - Die wichtigsten Venen

Bezeichnung	Fachbegriff	Lage im Körper	Wichtig für ...
Obere Hohlvene	Vena cava superior	Mittelfellraum des Brustkorbs, Mündung in den rechten Vorhof	(größte Vene im Körper, Endpunkt zentraler Venenkatheter)
Untere Hohlvene	Vena cava inferior	Bauchraum und Mittelfellraum des Brustkorbs, Mündung in den rechten Vorhof	(größte Vene im Körper)
Innere Drosselvene	Vena jugularis interna	Hals, links und rechts vom Kehlkopf	Punktionsort für zentrale Venenkatheter
Äußere Drosselvene	Vena jugularis externa	seitlich am Hals, evtl. sichtbar hervortretend	Punktionsort für zentrale und periphere Venenkatheter
Schlüsselbeinvene	Vena subclavia	unterhalb des Schlüsselbeins	Punktionsort für zentrale Venenkatheter
Handrückenvene / Unterarmvene	Vena basilica	Ellenbeuge, Handrücken	Punktionsort für zentrale und periphere Venenkatheter

stoffbedarf (Muskeln, Gehirn, Niere) besonders ausgeprägt ist. Gewebe mit geringer Stoffwechselaktivität (Sehnen) weisen jedoch nur ein dünnes Kapillarnetz auf. Einige Gewebe werden gar nicht über das Kapillarsystem mit Stoffwechselprodukten versorgt, sondern mittels Diffusion (Knorpel, Oberhaut, Augenlinse).

Um den Stoffaustausch zwischen Kapillaren und umliegendem Gewebe zu ermöglichen ist ein sehr langsamer Blutstrom und ein weit verzweigtes, feines Netz vorteilhaft. Ein Beleg für die stoffwechselermöglichende Funktion der Kapillaren ist die Tatsache, dass sie im Körper den größten Gesamtquerschnitt bilden, also die größte Oberfläche und somit die größte Austauschfläche besitzen.

Um den Stoffaustausch zu ermöglichen, unterscheidet sich der Aufbau der Kapillaren deutlich von dem der bereits beschriebenen Gefäße. Die Wände der Kapillaren bestehen ausschließlich aus der inneren Gefäßschicht, dem Endothel. Diese Wand ist porös und somit für fast alle Stoffe passierbar. Sie bildet eine selektiv durchlässige (semipermeable) Membran, die nur von Blutkörperchen und Plasmaeiweißen nicht durchdrungen werden kann. Der Austausch der Teilchen im Kapillarsystem geschieht im Wesentlichen durch Diffusion und Osmose.

Kreislauf

Das sauerstoffarme Blut aus der oberen und unteren Hohlvene sammelt sich im rechten Vorhof. Während der Füllungsphase des Herzens fließt das sauerstoffarme Blut teils durch einen Sog (ca. 80% Anteil), der durch die sich vergrößernde rechte Herzkammer ausgelöst wird, teils durch Kontraktion der Vorhofmuskulatur (ca. 20% Anteil) über die geöffnete Segelklappe in die rechte Herzkammer. Während die Kammermuskulatur kontrahiert, wird der Druck innerhalb der Kammer größer, so dass sich zunächst die Segelklappe schließt und sich nach weiterem Druckaufbau die Taschenklappe öffnet. Das sauerstoffarme Blut wird in den Stamm der Lungenarterie (Truncus pulmonalis) gepresst und von dort in die rechte und linke Lungenarterie (Arteria pulmonalis) weitergepumpt.

Innerhalb der Lunge zweigen sich die Lungenarterien in ein immer feineres Netz von Arterien (Schlagadern) auf und münden schließlich in das Kapillarsystem, hier die Lungenkapillaren. An den Lungenkapillaren findet der Gasaustasch, die so genannte *äußere Atmung*, statt (vgl. Kap. 14.1.5). Das sauerstoffgesättigte Blut sammelt sich in den Lungenvenen (Pulmonalvenen), die in den linken Vorhof münden. In diesem sammelt sich das sauerstoffreiche Blut, das durch den bereits für die rechte Herzkammer beschriebenen Mechanismus über die geöffnete Segelklappe in die linke Kammer gelangt.

Während der Austreibungsphase des Herzens (Kontraktion der Kammermuskulatur) schließt sich zuerst die Segelklappe, dann öffnet die Taschenklappe den Weg in die Aorta. Die Aorta geht nach einem kurzen aufsteigenden Teil (Aorta ascendens) in den Aortenbogen (Arcus aortae) über, von dem verschiedene große Schlagadern (Arterien) abgehen. An den Aortenbogen schließt sich der absteigende Teil der Aorta an, der als Bauchaorta (Aorta abdominalis) im Bauchraum weiterverläuft.

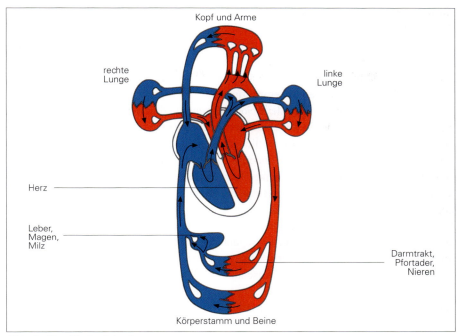

Abb. 9 - Der Blutkreislauf

Alle aus den verschiedenen Abschnitten der Aorta entspringenden Arterien gehen in ein im Körper weit verzweigtes Netz kleinerer Schlagadern über, die sich zu immer feineren Schlagäderchen (Ateriolen) aufzweigen und schließlich in das Kapillarsystem münden. Hier finden wiederum ein Gasaustausch und ein Austausch von Stoffwechselprodukten statt. In erster Linie gibt hier das Blut Sauerstoff und Glukose an die Gewebe ab und nimmt von dort Kohlendioxid und Stoffwechselendprodukte auf. Diesen Austausch bezeichnet man als *innere Atmung*.

Das in diesem Teil des Kreislaufs nur sehr langsam und nahezu drucklos fließende Blut sammelt sich, nachdem es die Kapillargefäße passiert hat, in kleinen Blutadern (Venolen), die zu größeren Blutadern (Venen) zusammenfließen. Das Blut der Venen sammelt sich entweder in der oberen Hohlvene (Vena cava superior), wenn es aus der oberen Körperhälfte oberhalb des Zwerchfells und aus den Armen stammt, oder in der unteren Hohlvene (Vena cava inferior), sofern es aus der unteren Körperhälfte und aus den Armen stammt. Obere und untere Hohlvene münden in den rechten Vorhof des Herzens, so dass der Kreislauf sich hier schließt. Das nährstoffreiche venöse Blut des Verdauungstraktes fließt über die Pfortader in die Leber und erst danach in die untere Hohlvene (vgl. Kap. 14.4).

Man bezeichnet den Abschnitt zwischen rechter Kammer und linkem Vorhof als „kleinen" oder „Lungenkreislauf", den Abschnitt zwischen linker Kammer und rechtem Vorhof als „großen" oder auch als „Körperkreislauf".

Blutdruckregulation

Von den ca. 80 ml Blut, die aus der linken Kammer ausgestoßen werden, gelangt etwa die Hälfte direkt in weiterführende Arterien, die übrige Blutmenge wird durch Dehnung der Aorta zunächst kurz dort gespeichert (Windkesselfunktion) und während der Diastole in das arterielle System abgegeben. Somit wird ein nahezu kontinuierlicher Blutstrom im arteriellen Teil des Kreislaufs gewährleistet.

Der arterielle Blutdruck ist in der linken Kammer und in der Aorta am höchsten und nimmt mit kleiner werdendem Gefäßquerschnitt zunehmend ab. Der Blutdruck in den Kapillaren ist mit ca. 10 mmHg deutlich herabgesetzt. Auch in den venösen Gefäßabschnitten und im Lungenkreislauf finden wir keine Blutdrücke, die größer als 25 mmHg sind. Dementsprechend wird die linke Herzkammer mit ihrem angeschlossenen arteriellen Gefäßsystem als Hochdrucksystem, die kleinen Arterien und Arteriolen als Verteilungssystem und die übrigen Gefäßabschnitte als Niederdrucksystem bezeichnet.

Die *Organdurchblutung* wird über zwei eng miteinander verbundene Regelsysteme gesteuert. Eine systemische Blutdruckregulation verhindert dabei zu hohe bzw. zu niedrige Drücke im gesamten Hochdrucksystem. Hierzu wird der Druck über Druckrezeptoren (Pressorezeptoren) in einem Abschnitt des Aortenbogens (Glomus aorticum) und in der Aufgabelung der Halsschlagader (Glomus caroticum) ermittelt und an das Kreislaufzentrum im verlängerten Mark (Medulla oblongata) weitergeleitet. Das Kreislaufzentrum kann nun über das vegetative Nervensystem Einfluss auf die Herzleistung (Frequenz, Erregungsgeschwindigkeit, Schlagkraft), aber auch auf das arterielle Gefäßsystem nehmen. So ist eine Engstellung oder Weitstellung der entfernten (peripheren) Arterien und Arteriolen durch Verkürzen oder Entspannen der glatten Muskulatur der Tunica media möglich. Die Folge wäre eine Vasokonstriktion mit Steigerung des Widerstandes in den Gefäßen, d.h. des peripheren Widerstandes, oder eine Vasodilatation mit einer Widerstandsverringerung. Der gesteigerte Widerstand in der Peripherie bewirkt einen größeren Druckaufbau im Gefäßsystem, weil das Herz gegen diesen Wi-

Tab. 4 - Herzfrequenz und Blutdruckwerte bei ansteigendem Lebensalter (mittlere Ruhewerte)

Altersstufe	Herzfrequenz/min	Blutdruck systolisch/diastolisch (mmHg)
Neugeborene (< 28 Tage)	125 - 160	60/40 - 70/50
Säuglinge (1 Monat - 1 Jahr)	115 - 140	80/60 - 90/70
Kleinkinder (1 - 5 Jahre)	95 - 120	90/60 - 105/70
Schulkinder (6 - 13 Jahre)	85 - 100	95/60 - 120/75
Jugendliche (14 - 18 Jahre)	65 - 80	120/70 - 130/85
Erwachsene (> 18 Jahre)	60 - 80	120/70 - 140/80

derstand „anpumpen" muss (hoher Blutdruck). Ist der Widerstand gering, wird ein kleinerer Druck aufgebaut (niedriger Blutdruck).

Neben den beschriebenen Mechanismen ist die zirkulierende Blutmenge eine weitere entscheidende Einflussgröße auf den Blutdruck. Auf sie kann durch einen veränderten venösen Rückstrom (85% des Blutes befinden sich in den Venen!), aber auch durch den Wasseranteil des Plasmas (zur Ausscheidungsfunktion der Niere vgl. Kap. 14.4) Einfluss genommen werden. Die Organdurchblutung wird auch durch die Organe selbst beeinflusst, indem durch einen komplizierten Mechanismus das Lumen der das Organ versorgenden Arteriolen verändert wird. Es handelt sich also um einen lokalen Einfluss auf die Durchblutung, je nach Stoffwechsellage des betreffenden Organs.

All diese Mechanismen wirken mit den oben beschriebenen systemischen Mechanismen zusammen und lassen sich nur schwer voneinander abgrenzen. Wird beispielsweise die Skelettmuskulatur stark beansprucht, so hat dies eine Weitstellung der Arteriolen der entsprechenden Muskeln zur Folge (lokale Regulation), aber auch eine Steigerung der Herzleistung sowie eine Verringerung der Durchblutung anderer Organe, z.B. des Verdauungstraktes, durch Vasokonstriktion.

14.2.1.3 Blut

Das Blut ist ein Gemisch aus flüssigen und festen Bestandteilen, dessen Zusammensetzung sich je nach Befinden des Körpers, z.B. bei Krankheiten, ändern kann. Es ist in vielerlei Beziehung das flexibelste Organ des menschlichen Körpers.

Tab. 5 - Blutbestandteile

	Bezeichnung	Fachbegriff(e)	Anteil
Feste Bestandteile (45 - 55% des Blutes)	rote Blutkörperchen	Erythrozyten	99% der festen Bestandteile
	weiße Blutkörperchen	Leukozyten	< 1% der festen Bestandteile
	Blutplättchen	Thrombozyten	< 1% der festen Bestandteile
Plasma (50 - 55% des Blutes)	Wasser		90% des Plasmas
	Eiweiße	Proteine	8% des Plasmas
	sonstige Stoffe	Ionen, Glukose, Enzyme, Hormone, Kreatin, Harnstoff	2% des Plasmas

Das Blut besteht aus flüssigen Bestandteilen (Plasma), deren Anteil bei ca. 55% liegt. Das übrige Volumen machen verschiedene feste Bestandteile mit ca. 45% Anteil aus. Geht man davon aus, dass ein erwachsener Mensch mit 70 kg Gewicht ca. 5 - 6 l Blut in seinem Körper trägt, so entspricht dies in etwa 8% seines Körpergewichtes.

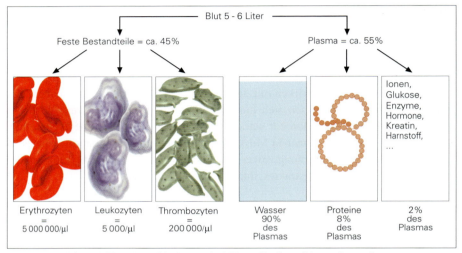

Abb. 10 - Zahlenmäßiges Verhältnis der drei Blutzellreihen (Normalwerte)

Aufgaben des Blutes

Die Zusammensetzung des Blutes entspricht seinen vielfältigen Aufgaben. Es dient der Abwehr, der Wärmeregulation, dem Transport, als Puffer und dem Verschluss defekter Gefäße durch Gerinnung.

Abwehr. Die Abwehrfunktion wird von den weißen Blutkörperchen (Leukozyten) wahrgenommen, die in die drei spezialisierten Zellarten Granulozyten, Lymphozyten und Monozyten unterteilt werden. Sie wehren körperfremde Stoffe, insbesondere Krankheitserreger ab.

Wärmeregulation. Die von den Muskeln und anderen stoffwechselaktiven Organen produzierte Wärme wird durch die Blutzirkulation im gesamten Körper verteilt. Eine Temperatur von 37 °C ± 0,5 °C wird so aufrechterhalten.

Transport. Nährstoffe und Stoffwechselendprodukte, Hormone und die Blutzellen, wie z.B. Leukozyten, werden zu ihrem Bestimmungsort transportiert, also zu den Zellen und von den Zellen zum jeweiligen Ausscheidungsort. Eine der wichtigsten Transportfunktionen betrifft den Sauerstoff- und Kohlendioxidtransport, welcher durch die roten Blutkörperchen (Erythrozyten) und durch das Plasma sichergestellt wird. Dabei dienen die Erythrozyten mehr dem Sauerstofftransport, das Plasma mehr dem Kohlendioxidtransport (vgl. Kap. 14.1.5).

Gerinnung. Mithilfe der Blutbestandteile können Defekte der Gefäßwände (Wunden) abgedichtet werden. Hierzu dienen die Blutplättchen (Thrombozyten) und bestimmte Eiweiße, die im Plasma enthalten sind.

Pufferfunktion. Das Blut enthält verschiedene Puffersysteme, die den pH-Wert des Blutes in dem sehr engen Bereich von 7,35 - 7,45 konstant halten sollen.

Blutgruppen

Käme man auf die Idee, wahllos das Blut von Menschen zu vermischen, so wäre eine Verklumpung (Agglutination) wahrscheinlich. Eine solche Agglutination innerhalb des menschlichen Kreislaufs hätte verheerende Folgen, die unter Umständen auch den Tod bedeuten könnten. Da es nicht grundsätzlich zu einer Verklumpung kommt, ist diese Reaktion offensichtlich von bestimmten Bestandteilen des Blutes abhängig. Hier spielt die Blutgruppe eine wesentliche Rolle.

Das älteste und wichtigste Blutgruppensystem ist das „AB0-System" (1901 entdeckt), nach dem man vier Blutgruppen unterscheiden kann: A, B, AB und 0 (Null). Auch das Rhesus-System ist mittlerweile sehr bekannt. Die Tatsache, dass mindestens 300 weitere Blutgruppenmerkmale existieren, überrascht jedoch viele.

Das Prinzip der Verklumpungsreaktion und damit der Unterschied der Blutgruppen lässt sich einfach erläutern: Die Erythrozyten tragen die Merkmale der jeweiligen Blutgruppe, so genannte Antigene. Im Plasma des Blutes der Blutgruppen A, B und 0 befinden sich Antikörper, die eine Verklumpungsreaktion (Agglutination) mit den Antigenen anderer Blutgruppen eingehen können. Dabei befinden sich im Plasma der Blutgruppe A Antikörper gegen Blut der Blutgruppe B, im Plasma der Blutgruppe B Antikörper gegen Blut der Blutgruppe A, im Plasma der Blutgruppe 0 Antikörper gegen Blut der Blutgruppen A und B sowie AB. Das Plasma der Blutgruppe AB enthält keine Antikörper.

Gerinnungssystem

Kommt es zu einer Gefäßverletzung, werden diese Defekte üblicherweise von innen wieder verschlossen. Hierbei ist das Ineinandergreifen der drei Reaktionsabläufe *Gefäßreaktion, Blutstillung und Blutgerinnung* entscheidend für die Aufhebung des Defekts.

Nach jeder Gefäßverletzung kommt es zunächst zu einem Zusammenziehen des Gefäßes (Vasokonstriktion), um die

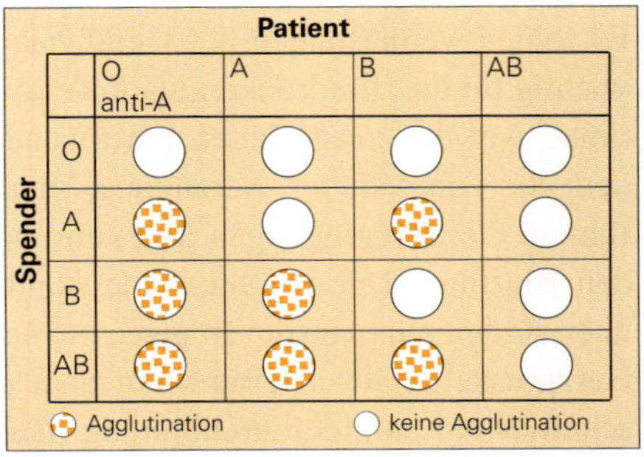

Abb. 11 - Kreuzprobe

Durchblutung des betreffenden Areals und somit einen drohenden Blutverlust zu verhindern. Dabei ist auch das Gefäßendothel, also die innere Schicht der Gefäßwand beteiligt, die sich zusammenzieht und mit sich selbst verklebt (*Gefäßreaktion*). An die Wundränder lagern sich die Thrombozyten an, die bei nicht allzu großen Wunden diese innerhalb von ein bis drei Minuten verschließen, indem sie einen Thrombozytenpfropf (Thrombozytenthrombus) bilden (*Blutstillung*). Der Thrombozytenpfropf wird faserig von einer Substanz, dem Fibrin, umsponnen, so dass der endgültige Thrombus entsteht (*Blutgerinnung*). Danach werden die Wundränder durch Zusammenziehen der Fibrinfasern einander angenähert und der Thrombus nach und nach durch Einlagerung von Bindegewebsgrundzellen ersetzt, so dass eine Narbe entsteht.

14.2.2 Ursachen für Herz-Kreislauf-Notfälle

A. Lieb

In der Krankheitsstatistik der westlichen Industriestaaten stehen die Herz-Kreislauf-Erkrankungen an erster Stelle. Komplikationen dieser Erkrankungen lösen etwa zwei Drittel der Rettungsdiensteinsätze aus. Für den Rettungssanitäter ist es von wesentlicher Bedeutung, sich Kenntnisse über Herz-Kreislauf-Notfälle anzueignen, um bei der Behandlung des Notfallpatienten aktiv und zuverlässig mitwirken zu können.

Die Erkrankungen des Herz-Kreislaufs sind überwiegend auf zwei Grundleiden zurückzuführen: die Arterienverhärtung (Arteriosklerose oder Atherosklerose - im Sprachgebrauch auch „Arterienverkalkung") und die Bluthochdruck-Krankheit (arterielle Hypertonie/Hypertension). Da sie für die im Folgenden abzuhandelnden Notfälle bekannt sein müssen, sollen beide Erkrankungen kurz erläutert werden.

Die *Arteriosklerose* ist eine langsam fortschreitende Arterienerkrankung. Ihre charakteristischen Veränderungen sind

- Wandverdickung mit Einengung des Gefäßdurchmessers, die durch eingelagerte Blutfettbestandteile entsteht, und
- Bindegewebsneubildung in der Muskularis in vorwiegend fleckförmigen Beeten.

Es folgen Verhärtungen der Gefäßwand mit Elastizitätsverlust (Gefäßelastizität ist wichtig für die Blutdruckregulation) sowie Aufrauungen der Arterien-Innenwand (Intima). Auf der sonst glatten Innenwand können sich Blutgerinnsel (Thromben) bilden, die zur weiteren Verengung, manchmal sogar zum vollständigen Verschluss führen. Gefäßverengungen und verminderte Elastizität erhöhen den Widerstand für den Blutfluss. Der erhöhte Widerstand, den die Herzkammern bei der Entleerung überwinden müssen (die so genannte Nachlast) erfordert eine Mehrarbeit des linken Herzmuskels. Gleichzeitig verursacht die zunehmende Einengung des Gefäßquerschnittes eine Minderdurchblutung (Ischämie) der Organe, womit deren Sauerstoffversorgung nicht mehr ausreichend gewährleistet ist - es entstehen Organschäden.

Von der Arteriosklerose sind besonders die Gefäßgebiete des Herzens (koronare Herzkrankheit), der Nieren, der Beine (periphere arterielle Verschlusskrankheit) und der Bauchorgane betroffen. Für die Auslösung und Förderung der Arteriosklerose werden folgende Faktoren verantwortlich gemacht:

- erhöhter Blutfettgehalt,
- Übergewicht (Adipositas),
- Zuckerkrankheit (Diabetes mellitus),
- Nikotingenuss,
- Alter und erbliche Faktoren,
- Bluthochdruck-Krankheit mit ihren Ursachen.

Die *Hypertonie* ist eine Erkrankung, die durch einen dauernd überhöhten Blutdruck gekennzeichnet ist. Dabei liegt der systolische Druck über 140 mmHg und/oder der diastolische Druck über 80 mmHg. Dieser erhöhte Druck ist zunächst hauptsächlich durch eine Gefäßengstellung (Vasokonstriktion) der kleinen Arterien bedingt. Es folgt eine Widerstandserhöhung (Erhöhung der Nachlast) und damit eine Zunahme der Herzarbeit. Die Gefäßengstellung wird ausgelöst durch eine Stimulation des aktivierenden Eingeweide-Nervensystem (Sympathikus) bzw. einer verstärkten Wirkung von Hormonen der Nebenniere. Für diese Überregulation werden psychischer Dauerstress (Unzufriedenheit, Ärger, Angst, berufliche Anspannung u.a.), Bewegungsmangel, Vererbung und zu hohe Kochsalzzufuhr (bei 30% der Hypertoniker) verantwortlich gemacht. Zunächst ist das Hochdruckleiden eine rein funktionelle Krankheit. Bei anhaltendem Bluthochdruck entwickelt sich jedoch langsam eine Arteriosklerose. Diese fördert wiederum die Hypertonie, so dass diese Erkrankungen miteinander einen so genannten „Teufelskreis" bilden.

14.2.2.1 Hypertensive Krise

Die hypertensive Krise ist eine plötzlich auftretende, bedrohliche Fehlregulation des Kreislaufs mit extrem hohem Blutdruck.

<u>Ursachen.</u> Die hypertensive Krise tritt meistens bei Patienten mit Bluthochdruckkrankheit auf. Ursachen hierfür können seelische und körperliche Belastungen oder die Nichteinnahme von verordneten Medikamenten gegen Hypertonie sein. In seltenen Fällen liegt der Grund in Erkrankungen der Nieren und Hormondrüsen. Aber auch Rauschmittelvergiftungen und Drogenentzug (besonders Alkohol) können eine hypertensive Krise auslösen.

<u>Gefahren.</u> Bei der hypertensiven Krise wird das linke Herz durch den massiven Anstieg der Nachlast überfordert. Daraus können Sauerstoffmangel und Pumpschwä-

che mit den möglichen Komplikationen Angina pectoris/Myokardinfarkt (vgl. Kap. 14.2.4), Vorwärtsversagen mit kardiogenem Schock (vgl. Kap. 2.5.4) und/oder Rückwärtsversagen mit kardialem Lungenödem (vgl. Kap. 14.3) folgen. Außerdem kann die Funktion der Hirngefäße so gestört werden, dass im Hirn eine abnorme Blutfülle und Durchlässigkeit der Gefäße auftritt. Es sammelt sich dann Blutflüssigkeit im Hirn (Hirnödem) an. Diese erhöht den Schädelinnendruck und führt so zu Störungen des zentralen Nervensystems. Sobald Herz- oder Hirnkomplikationen auftreten, wird der Zustand als „hypertensiver Notfall" bezeichnet.

Symptome. Druck, Stechen und Klopfen in der Herzgegend, Druck und Schmerzen im Kopf, Sehstörungen, Schwindel, Übelkeit und Erbrechen sind typische Symptome der hypertensiven Krise. Der Blutdruck ist extrem hoch (systolisch über 240 mmHg, diastolisch über 120 mmHg). Weitere Symptome hängen von den Herzkomplikationen ab. Symptome von Hirnkomplikationen sind Bewusstseinsstörung, Verwirrtheitszustände, Krämpfe und Lähmungen.

Maßnahmen. Ziel ist es, den Blutdruck zu senken und die Organkomplikationen an Herz und Hirn zu beseitigen.
Elementarmaßnahmen: Bei drohender oder bereits eingetretener Bewusstlosigkeit wird der Patient in stabile Seitenlage gebracht. Ist keine ausreichende Atmung vorhanden, wird eine assistierte oder kontrollierte Beatmung durchgeführt. Bei instabilen Kreislaufverhältnissen wird ein venöser Zugang gelegt, um einen Zugangsweg für die notärztliche Medikamentengabe zu sichern.
Standardmaßnahmen: Sollte im Rahmen der Elementarmaßnahmen noch keine Lagerung durchgeführt worden sein, so wird der Patient mit erhöhtem Oberkörper und herabhängenden Beinen gelagert. Dem Patienten werden 6 - 8 l/min Sauerstoff über einen Nasenkatheter oder eine Sauerstoffmaske appliziert. Wenn noch kein venöser Zugang gelegt worden ist, wird ein venöser Zugang mit Vollelektrolytlösung gesichert. Neben der psychischen Betreuung erfolgt eine kontinuierliche Überwachung besonders von Bewusstseinslage, Pulsfrequenz und -qualität, Blutdruck (Kontrollmessungen in kurzen Abständen, Erstmessung möglichst an beiden Armen), Atemfrequenz und -qualität, Hautbeschaffenheit, Sauerstoffsättigung und EKG. Eine lückenlose Dokumentation ist wichtig.
Spezielle Maßnahmen: Diese werden durch die Komplikationen des hypertensiven Notfalls bestimmt. Zur Blutdrucksenkung können durch den Notarzt Medikamente verabreicht werden.

14.2.2.2 Angina pectoris / Myokardinfarkt

Die Brustenge (Angina pectoris) und der Untergang von Herzmuskelgewebe (Myokardinfarkt) gehören zum Formenkreis der Herzkranzgefäßerkrankungen (koronare

Herzkrankheit/KHK), die durch ein Missverhältnis von Sauerstoffangebot und Sauerstoffbedarf, verbunden mit Schmerzzuständen, gekennzeichnet sind.

Ursachen. Die Ursache für die Angina pectoris ist eine Minderdurchblutung des Herzmuskels (Myokard), die durch Verkrampfung der Herzkranzgefäße (Koronarspasmus) und/oder durch einengende Arteriosklerose ausgelöst wird. Die Symptomatik verstärkt sich bei einem gesteigerten Bedarf an Sauerstoff und bei erhöhter Herzleistung durch körperliche und/oder seelische Belastung.

Der akute Myokardinfarkt ist im Prinzip eine Steigerung der Angina pectoris: Die Minderdurchblutung des Herzmuskels ist beim Infarkt noch ausgeprägter. Schwerwiegende chronische und akute Veränderungen im Sinne der Arteriosklerose der Herzkranzgefäße können den akuten Myokardinfarkt auslösen. Eine wesentliche Rolle spielt hierbei die Blutpfropfbildung in den Herzkranzarterien.

Gefahren. Für eine effektive Organfunktion muss der Herzmuskel ausreichend mit sauerstoffhaltigem Blut versorgt werden. Tritt eine Mangeldurchblutung auf, wird die Kontraktionskraft der Muskulatur oder die Impulsgebung und Leitung des Erregungssystems gestört - es kommt zu Rhythmusstörungen. Diese Störungen können die Auswurfleistung vor allem der linken Herzkammer vermindern, wodurch es zu einem so genannten Vorwärts- und/oder Rückwärtsversagen kommt. Beim *Rückwärtsversagen* entsteht durch Rückstau des Blutes eine bedrohliche Wasseransammlung in der Lunge (kardiales Lungenödem). Beim *Vorwärtsversagen* ist die Pumpleistung so eingeschränkt, dass die notwendige Blutmenge nur unzureichend in den Körperkreislauf gefördert wird. Dadurch kann der Blutdruck abfallen und ein kardiogener Schock entstehen. Spürbares „Herzstolpern" oder Schmerzen können eine Überatmung (Hyperventilation) auslösen. Selten tritt ein Myokardinfarkt ohne Schmerzen (z.B. bei Zuckerkrankheit) auf.

Symptome. Leitsymptom der Angina pectoris oder des akuten Myokardinfarkts ist der Brustschmerz, der besonders hinter dem Brustbein (retrosternal) mit Ausstrahlungen (s.u.) empfunden wird. Gleichzeitig besteht ein unterschiedlich starkes Angstge-

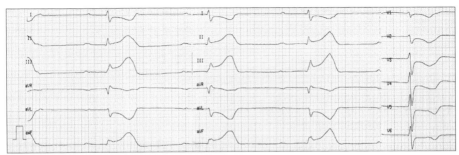

Abb. 12 - EKG eines akuten Myokardinfarkts

Tab. 6 - Symptome: Angina pectoris / akuter Myokardinfarkt

	Angina pectoris	Akuter Myokardinfarkt
Schmerzcharakter	Schmerzanfälle, Druckgefühl, evtl. Angst	stärkste Schmerzen mit Vernichtungs- oder Todesangst
Schmerzlokalisation	linke Brustkorbhälfte, hinter dem Brustbein, Ausstrahlungen in Rücken, linken Arm, Hals, Magengrube, selten rechten Arm	
Schmerzdauer	Sekunden, nicht länger als 30 min	länger als 30 min anhaltend
Schmerzbeeinflussung	Verringerung durch Nitrate (z.B. Nitrolingual)	keine wesentliche Beeinflussung durch Nitrate
Allgemeinbefund	Unruhe, Unwohlsein	Unruhe, Schwitzen, Übelkeit, Erbrechen, Haut: kalt, blass und feucht
Atmung	keine wesentlichen Symptome	Atemnot in 50% der Fälle
Pulsoxymetrie (S_aO_2)	normal	meist erniedrigt, selten normal
Blutdruck	meist unauffällig	in 55% der Fälle normal, in 40% der Fälle erniedrigt und nur in 5% der Fälle erhöht
Herzrhythmus	meist Sinusrhythmus	Rhythmusstörungen in ca. 40% der Fälle

fühl bis hin zur Todesangst. Weiterhin können Übelkeit, Erbrechen, Schweißausbruch und Schwächegefühle auftreten. Atemnot kann das Entstehen einer Lungenstauung (Lungenödem) ankündigen. Typische EKG-Veränderungen verstärken den dringenden Verdacht auf einen akuten Myokardinfarkt.

Trotz der Unterschiede ist die präklinische Differenzierung recht schwierig, so dass jeder Patient mit retrosternalen Schmerzen so behandelt wird wie ein Patient mit Herzinfarkt. Das Erfragen von möglichen Vorerkrankungen (z.B. bekannte KHK, Bluthochdruck, Zuckerkrankheit) sowie der Einnahme von Medikamenten (z.B. Nitropräparate, Mittel gegen Bluthochdruck) gehören zur rettungsdienstlichen Erhebung der Krankengeschichte, der so genannten Notfallanamnese.

Maßnahmen. Diagnostische und therapeutische Maßnahmen laufen nach Möglichkeit zeitgleich. Während der Notfallanamnese kann die Sauerstoffgabe oder das Anlegen der EKG-Elektroden erfolgen. Der Rettungssanitäter überzeugt dabei durch sein ruhiges, rasches und sicheres Handeln, das zur notwendigen Beruhigung des Notfallpatienten und auch der Angehörigen beiträgt. Eventuell muss der Patient vor belastenden Einflüssen abgeschirmt werden.

Elementarmaßnahmen: Diese entsprechen der Sicherung und Therapie der gestörten Vitalfunktionen (vgl. Kap. 2). Bei drohender oder bereits eingetretener Bewusstlosigkeit wird der Patient in stabile Seitenlage gebracht. Ist keine ausreichende Atmung vorhanden, wird eine assistierte oder kontrollierte Beatmung durchgeführt. Bei instabilen Kreislaufverhältnissen wird ein venöser Zugang gelegt, um einen Zugangsweg für die notärztliche Medikamentengabe zu sichern.

> Achtung: Lebensbedrohliche Zustände können sich beim akuten Myokardinfarkt in kürzester Zeit entwickeln!

Standardmaßnahmen: Falls es im Rahmen der Elementarmaßnahmen noch nicht erfolgt ist, wird der Patient mit leicht erhöhtem Oberkörper gelagert, damit die Beschwerden als geringer empfunden werden. Anstrengungen des Patienten sind zu vermeiden. Es werden 10 - 15 l Sauerstoff pro Minute über eine Nasensonde bzw. Inhalationsmaske appliziert. Ein venöser Zugang wird gelegt und eine Vollelektrolytlösung zum Offenhalten des Zugangs angeschlossen. Neben der psychischen Betreuung und Beruhigung des Patienten werden kontinuierlich die Vitalparameter (Atmung, Herz-Kreislauf, Bewusstsein) überwacht. Eine lückenlose Dokumentation ist zwingend erforderlich.

Spezielle Maßnahmen: Es ist strengstens darauf zu achten, dass außer der Gabe von Nitrospray unter die Zunge (sublingual) die Medikamente nur in eine Vene (intravenös) verabreicht werden. Bei einer Injektion in die Muskeln (intramuskulär) werden Laborparameter, die für die Diagnostik des Myokardinfarkts wichtig sind, verfälscht. Die Schmerzen können durch die Gabe von Nitropräparaten gemindert werden. Das Medikament soll wegen der möglichen blutdrucksenkenden Nebenwirkung allerdings nur bei einem systolischen Blutdruck über 120 mmHg verabreicht werden. Ist die Schmerzausschaltung nicht zufrieden stellend, so muss rasch ein starkes Schmerzmittel (Analgetikum) angewendet werden. Gegebenenfalls kann es erforderlich sein, noch zusätzlich ein Beruhigungsmittel (Sedativum) zu verabreichen. Die mögliche Thrombenbildung durch Verklumpung der Blutplättchen an der veränderten Gefäßoberfläche der Herzkranzarterie wird durch einen „Blutplättchenverklumpungshemmer" (Thrombozytenaggregationshemmer) eingeschränkt. Zur Hemmung der plasmatischen Gerinnung wird Heparin verabreicht. Die medikamentöse Auflösung (Lyse) von Blutgerinnseln in den Herzkranzarterien ist ein entscheidender therapeutischer Eingriff. Ob er schon vom Rettungsdienst oder erst in der Klinik durchgeführt wird, hängt von regionalen Regelungen ab.

14.2.2.3 Rhythmusstörungen

Unter Herzrhythmusstörungen sind Herzfrequenzen über 100/min (Tachykardie) bzw. unter 60/min (Bradykardie) und Unregelmäßigkeiten der Herzaktionen (Arrhythmien) zu verstehen. Herzrhythmusstörungen können durch Schädigungen im Herzen selbst (kardialer Ursprung) ausgelöst sein oder sekundär durch andere allgemeine Störungen (nichtkardialer Ursprung). Kardiale Rhythmusstörungen können hämodynamisch - also vom Blutfluss in den Gefäßen her - stabil oder instabil sein: Instabilität bedeutet die Erniedrigung des Blutdrucks bis zu schwersten Störungen mit Herzstillstand. Grundlage jeder Therapieentscheidung ist die EKG-Diagnostik.

Bradykarde Rhythmusstörungen

Ursachen. Kardiale Auslöser von bradykarden Rhythmusstörungen können koronare Herzkrankheit, Herzinfarkt, Störungen der Erregungsbildung und -leitung, Medikamentenüberdosierung von Digitalis oder β-Blockern und Sauerstoffmangel (Hypoxie) sein. Mögliche extrakardiale Ursachen sind Stromunfälle, Brustkorbverletzungen, Druck auf den Druckrezeptor an der Halsschlagader (Karotissinussyndrom) und Genussmittelmissbrauch. Ausdauersportler haben oft einen niedrigen Ruhepuls, was im Normalfall ohne Krankheitsbedeutung ist.

Gefahren. Durch niedrige Herzfrequenzen kommt es zur hämodynamischen Instabilität mit einer Minderdurchblutung des zentralen Nervensystems bis hin zur Bewusstlosigkeit.

Symptome. Hauptsymptome sind Herzstolpern, Angina pectoris, „Schwarzwerden vor den Augen" und Gleichgewichtsstörungen. Außerdem treten bei 2 bis 4 Sekunden dauernden Rhythmuspausen Schwindelanfälle (Adams-Stokes-Anfälle) und bei Pausen von 4 bis 12 Sekunden ein Bewusstseinsverlust (Synkopen) auf. Bei Herzfrequenzen von weniger als 40/min sind im EKG-Bild Verformungen des Erregungsablaufes zu beobachten. Die Blutdruckmessung ist schwierig, da in den „längeren" Pausen zwischen zwei Pulstönen der Manometerdruck unter den tatsächlichen systolischen Druck fallen kann.

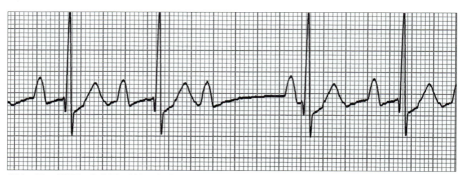

Abb. 13 - AV-Block II, Typ Wenckebach

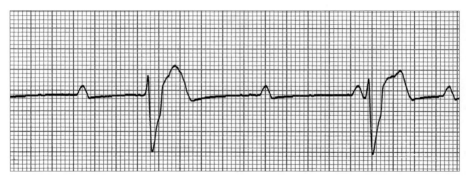

Abb. 14 - AV-Block III

Maßnahmen. Das Therapieziel ist eine Frequenzanhebung und eine hämodynamische Stabilisierung.

Elementarmaßnahmen: Bei drohender oder bereits eingetretener Bewusstlosigkeit wird der Patient in stabile Seitenlage gebracht. Ist keine ausreichende Atmung vorhanden, wird eine assistierte oder kontrollierte Beatmung durchgeführt. Bei instabilen Kreislaufverhältnissen wird ein venöser Zugang gelegt, um einen Zugangsweg für die notärztliche Medikamentengabe zu sichern.

Standardmaßnahmen: Der Patient wird flach gelagert. Sauerstoff wird über eine Nasensonde oder Sauermaske appliziert und ein venöser Zugang gelegt. Des Weiteren erfolgt neben der psychischen Betreuung eine engmaschige Kontrolle der Vitalparameter und eine Dokumentation mit einem Rettungsdienstprotokoll.

Spezielle Maßnahmen: Medikamente gegen Rhythmusstörungen (Antiarrhythmika) werden primär bei noch bestehender hämodynamischer Stabilität eingesetzt und sind unter EKG-Kontrolle intravenös zu applizieren. Bei klinisch und elektrokardiographisch beobachteten Bradykardien mit drohendem Bewusstseinsverlust (Synkope) ist die so genannte „Hustenreanimation" möglich. Hierbei wird der Patient aufgefordert, in kurzen Hustenstößen zu husten. Durch die schnellen Änderungen der intrathorakalen Druckverhältnisse kann oftmals eine Verbesserung der Bradykardie beobachtet werden. Bei anhaltender Bradykardie muss ein externer Herzschrittmacher angewendet werden. Vorgenannte Maßnahmen werden vom Notarzt durchgeführt.

Tachykarde Rhythmusstörungen

Ursachen. Für tachykarde Herzrhythmusstörungen können die gleichen kardialen Ursachen wie für bradykarde Herzrhythmusstörungen genannt werden. Extrakardiale Ursachen können z.B. Schmerzen, Fieber, Aufregung, ein Gefäßvolumenmangel durch Blutungen, Wasser- und Plasmaverluste, eine Lungenembolie (vgl. Kap. 14.3.2.3) oder Schilddrüsenüberfunktionen sein.

Gefahren. Eine Tachykardie bedeutet Mehrarbeit für den Herzmuskel. Da der Herzmuskel während der Diastole mit Blut versorgt wird, diese jedoch verkürzt ist, besteht eine Sauerstoffminderversorgung bei gleichzeitigem Mehrverbrauch. Dadurch wird die Pumparbeit und damit das Auswurfvolumen ggf. kritisch vermindert. Der Blutfluss in den Gefäßen reicht nicht mehr aus - man sagt, eine hämodynamische Ineffektivität tritt ein. Es drohen Myokardinfarkt, kardiales Lungenödem und kardiogener Schock.

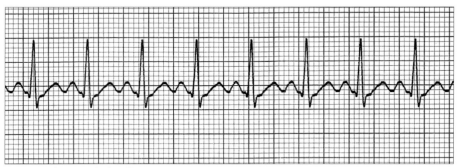

Abb. 15 - Sinustachykardie

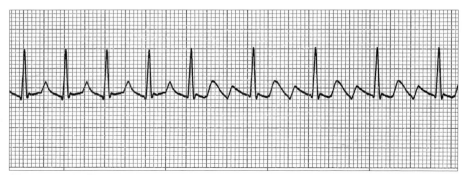

Abb. 16 - Vorhofflattern

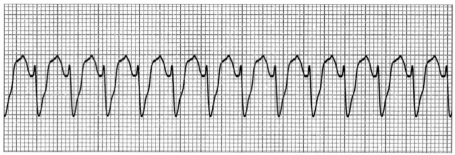

Abb. 17 - Ventrikuläre Tachykardie

Symptome. Hauptsymptome sind Herzstolpern, Herzrasen, Angina pectoris und Luftnot. Bei der Blutdruckmessung sind durch die hohen Frequenzen meist nur sehr leise Töne zu hören. Im EKG-Bild sind bei Herzfrequenzen von mehr als 100/min sehr unterschiedliche Komplexe zu beobachten.

Maßnahmen. Der notwendige Handlungsbedarf bei tachykarden Herzrhythmusstörungen erstreckt sich vom „Abwarten" unter EKG-Kontrolle über Medikamenten- und Elektrotherapie bis hin zu Reanimationsmaßnahmen.
 Elementarmaßnahmen: Bei drohender oder bereits eingetretener Bewusstlosigkeit wird der Patient in stabile Seitenlage gebracht. Wenn keine ausreichende Atmung vorhanden ist, wird eine assistierte oder kontrollierte Beatmung durchgeführt. Bei instabilen Kreislaufverhältnissen wird ein venöser Zugang gelegt, um einen Zugangsweg für die notärztliche Medikamentengabe zu sichern.
 Standardmaßnahmen: Die Lagerung wird entsprechend dem Zustand des Patienten vorgenommen. Eine körperliche und psychische Ruhigstellung ist anzustreben. Es erfolgten eine Sauerstoffgabe sowie ein venöser Zugang. Die engmaschige Kontrolle von Puls, Blutdruck, Atmung und Bewusstsein ist erforderlich. Ein EKG und ein Pulsoxymeter werden angelegt.
 Spezielle Maßnahmen: Die speziellen Maßnahmen beinhalten die medikamentöse und die elektrische Therapie durch den Notarzt.

14.2.2.6 Herzinsuffizienz

Unter einer Herzschwäche (Herzinsuffizienz) versteht man eine Einschränkung der Pumpleistung des Herzens bei ausreichendem Blutvolumen. Nach der Entwicklung der Herzinsuffizienz wird zwischen akuter und chronischer Herzinsuffizienz unterschieden.

Linksherzinsuffizienz
Bei der Linksherzinsuffizienz kann die linke Herzhälfte das angebotene Blutvolumen mit seiner Pumpleistung nicht mehr bewältigen. Es kommt zu einem Blutstau in der Lunge, weil die noch normal arbeitende rechte Herzkammer weiterhin ausreichend Blut in den Lungenkreislauf pumpt, dieses aber von der linken Herzhälfte aufgrund der Schwäche nicht im angebotenen Umfang in den Körperkreislauf weitergefördert werden kann. Durch den Rückstau in der Lunge kommt es zu einer Schwellung der Bronchialschleimhäute und dadurch zu einer erschwerten Atemtätigkeit sowie zu einer massiven Atemnot für den Patienten. Neben der Einatmung kann auch die Ausatmung behindert sein. Aufgrund der asthmaähnlichen Symptome spricht man auch von Asthma cardiale.

Mit Zunahme der Lungenstauung kann Flüssigkeit in die Lungenbläschen austreten, wodurch die Atemnot noch verstärkt wird. Der Patient sitzt mit aufgerichtetem Oberkörper und versucht durch diese Position leichter atmen zu können. Diese stärkste Ausprägung der Linksherzinsuffizienz wird als Kardiales Lungenödem bezeichnet.

Ursachen: Herzinfarkt, Hochdruckkrise, schwere Rhythmusstörungen

Rechtsherzinsuffizienz
Bei der Rechtsherzinsuffizienz kann die rechte Herzhälfte das aus der Peripherie kommende Blutvolumen mit seiner Pumpleistung nicht mehr bewältigen. Es kommt zu einem Rückstau des Blutes in den großen Kreislauf, da die rechte Herzhälfte das Blut nicht mehr ausreichend in den Lungenkreislauf weiterleitet. Als Symptome treten bei der Rechtsherzschwäche gestaute Halsvenen und Wasseransammlungen (Ödeme) in den unteren Extremitäten (geschwollene Beine) auf.

Ursachen: chronische Rechtsherzinsuffizienz, akut bei schwerem Asthmaanfall

Bei beiden Formen der Herzschwäche kann es auch zu einem Absinken des Blutdrucks kommen und sich durch die Minderdurchblutung lebenswichtiger Organe ein kardiogener Schock entwickeln.

Ist das Herz im Ganzen so geschwächt, dass sowohl die linke als auch die rechte Herzhälfte das angebotene Blutvolumen nicht mehr bewältigen können, spricht man von einer Globalinsuffizienz.

Maßnahmen:

- beruhigender Zuspruch
- Lagerung mit erhöhtem Oberkörper
- Sauerstoffgabe (6 – 8 Liter)
- Laufende Kontrolle des Blutdrucks
- Notarztindikation

14.2.2.7 Arterielle Verschlusskrankheit

Chronische arterielle Verschlusskrankheit
Bei der chronischen arteriellen Verschlusskrankheit kommt es zur zunehmenden Einengung des Gefäßquerschnitts, vor allem in körperfernen Arterien (periphere arterielle Verschlusskrankheit). Die Becken- und Beinarterien sind am häufigsten betroffen. Ursache ist vorwiegend die Arteriosklerose. Die verminderte Durchblutung kann zum Absterben (Gangrän) besonders der Zehen führen. Schmerzen in den Beinen

treten zunächst beim längerem Laufen und später auch in Ruhe, verbunden mit Hautblässe und Kältegefühl auf. Bei einer rechtzeitigen Therapie (z.B. Behandlung des Diabetes mellitus) und dem Abstellen von schädigenden Faktoren (z.B. Rauchen) können diese Beschwerden gering gehalten werden.

Akuter arterieller Gefäßverschluss
Dieser Erkrankung liegt ein anderer Entwicklungsweg zu Grunde. In Folge der Loslösung eines Thrombus (Embolus) kommt es zu einem plötzlichen Arterienverschluss (Embolie).

Ursachen. Der eingeschwemmte Thrombus stammt zu 90% aus der linken Herzhälfte des Herzens, wo die Thrombenbildung durch besondere Umstände ausgelöst wird. Dies kann durch Vorhofflattern und -flimmern, Herzinfarkt, Klappenfehler und künstliche Herzklappen verursacht werden. Die restlichen 10% der Thromben haben ihren Ursprung in thrombotischen Auflagerungen von arteriosklerotischen Arterien. Thrombenbildung und -verschleppung werden als Thromboembolie bezeichnet.

Gefahren. Die Zufuhr von sauerstoffhaltigem Blut ist für das Gewebe hinter der Verschlussstelle nicht mehr gewährleistet. Es besteht die Gefahr, dass Gewebe abstirbt (Nekrose). Es kommt zu starken Schmerzen, eventuell werden Substanzen der Gewebeauflösung in den Kreislauf eingeschwemmt. Beides kann einen Schock verursachen.

Symptome. Die Symptome sind gekennzeichnet durch blitzartig einsetzende Beschwerden. Die typischen Symptome sind Schmerzen, Blässe, Gefühlsstörungen, Pulslosigkeit und Lähmung distal, das heißt auf der vom Körper weiter entfernten Seite des Verschlusses.

Maßnahmen.
Elementarmaßnahmen: Bei Zeichen eines drohenden Schocks wird zur Stabilisierung des Kreislaufs ein venöser Zugang gelegt und Vollelektrolytlösung appliziert.
Standardmaßnahmen: Die betroffene Extremität wird ruhig gestellt und tief bzw. hängend gelagert. Durch eine Polsterung wird die Extremität vor Druck und Kälte geschützt. Der Patient erhält über eine Nasensonde Sauerstoff (6 - 8 l/min). Es wird ein venöser Zugang angelegt, wobei bei einem Embolieereignis am Arm nur der nicht betroffene Arm zur Anlage des Zugangs in Betracht kommt. Neben der psychischen Betreuung wird der Patient überwacht und die Vitalparameter werden im Rettungsdienstprotokoll dokumentiert.
Spezielle Maßnahmen: Die vom Notarzt eingeleitete medikamentöse Therapie soll durch die intravenöse Injektion von Heparin die mögliche Vergrößerung des Gerinnsels verhindern. Die Infusion von HAES-Lösungen verbessert die Fließeigenschaft

des Blutes im durchblutungsgestörten Gebiet. Zur Schmerzbeseitigung sind stark wirksame Analgetika einzusetzen.

In der Klinik erfolgt die operative Beseitigung des Embolus oder die Auflösung durch Medikamente.

14.2.2.8 Venöse Gefäßverschlüsse

Beim akuten Verschluss einer tiefen Vene besteht eine schnell auftretende Unterbrechung des venösen Blutrückstroms durch ein Blutgerinnsel (Phlebothrombose). Das betrifft vor allem die tiefen Bein - und Beckenvenen sowie die untere Hohlvene (zu 90%). Die Armvenen sind nur selten betroffen. Eine Blutgerinnselbildung mit Verschluss der oberflächlichen Venen stehen, z.B bei Krampfadern der Beine, meist mit örtlichen Entzündungen der Venen (Thrombophlebitis) in Verbindung.

Ursachen. Die drei klassischen Ursachengruppen venöser Gefäßverschlüsse sind:

- *Gefäßwandveränderungen* durch Entzündung oder mechanische Reizung,
- eine Veränderung der *Blutzusammensetzung* mit Neigung zur überschießenden Gerinnungsreaktion,
- eine Verlangsamung der *Blutströmung*, z.B. bei Gipsverbänden, falschen Lagerungen, Abflussstörungen bei Fettleibigkeit und Krampfadern.

Nikotingenuss, hohes Lebensalter und eine erhöhte Konzentration von weiblichen Hormonen im Blut (z.B. bei der Schwangerschaft oder Einnahme der Pille) wirken sich begünstigend auf die Entstehung von venösen Gefäßverschlüssen aus.

Gefahren. Löst sich ein Blutpfropf, wird er vom venösen Blutstrom über das rechte Herz in die Lungenarterien geschwemmt. Dieser Vorgang wird als Lungenembolie (vgl. Kap. 14.3.3) bezeichnet und ist, je nach Durchmesser der verschlossenen Lungenarterie, oft lebensgefährlich.

Eine schnell entstehende, massive Thrombose einer Extremität kann einen Schock auslösen. In der von der Phlebothrombose betroffenen Extremität entwickelt sich entsprechend dem Verschlussgrad nach Jahren ein Umgehungskreislauf. Die Folgen sind Krampfaderbildung und Hauternährungsstörungen mit Bildungen von Geschwüren an den Unterschenkeln („offene Beine").

Die Entstehung von Krampfadern an der Speiseröhre (Ösophagusvarizen) steht im Zusammenhang mit einer Lebervergrößerung und einem dadurch bedingten Blutflussstau - es handelt sich nicht um Krampfadern im oben beschriebenen Sinne.

Symptome. In der betroffenen Extremität bestehen ziehende Schmerzen, Schwere und Spannungsgefühl, ödematöse Schwellungen, Überwärmung, bläuliche Verfärbung, Druckschmerz im Venenverlauf und Schmerzen in der Wade bei Anheben des Fußes.

Maßnahmen.
Elementarmaßnahmen: Die Elementarmaßnahmen entsprechen der Sicherung und Therapie der gestörten Vitalfunktionen (vgl. Kap. 2.3 und 2.4). Bei drohender oder bereits eingetretener Bewusstlosigkeit wird der Patient in stabile Seitenlage gebracht. Ist keine ausreichende Atmung vorhanden, wird eine assistierte oder kontrollierte Beatmung durchgeführt. Bei instabilen Kreislaufverhältnissen wird ein venöser Zugang gelegt, um einen Zugangsweg für die notärztliche Medikamentengabe zu sichern. Bei Herz-Kreislauf-Stillstand wird die Reanimation durchgeführt.
Standardmaßnahmen: Neben körperlicher Ruhe ist die Hochlagerung mit Polsterung der betroffenen Extremität angezeigt. Jede aktive und passive Bewegung ist wegen Lungenemboliegefahr zu vermeiden. Der Patient erhält Sauerstoff über eine Nasensonde und einen venösen Zugang. Es erfolgt wie bei anderen Herz-Kreislauf-Notfällen eine kontinuierliche Überwachung.
Spezielle Maßnahmen: Der Umfang der medikamentösen Therapie richtet sich nach dem Ausmaß der Symptome und entspricht in den Grundzügen der medikamentösen Therapie des arteriellen Gefäßverschlusses.

14.3 Atmung

14.3.1 Anatomie und Physiologie der Atmung

J. Peters,
M. Hallanzy
Pate: G.H.
Engelhardt

Der menschliche Körper ist zur Aufrechterhaltung seiner Funktionen auf die ständige Versorgung mit Sauerstoff sowie auf den Abtransport und die Ausscheidung von nicht verwertbaren Stoffwechselendprodukten angewiesen. Das Organsystem der Atmung übernimmt dabei die lebenswichtige Aufnahme von Sauerstoff (O_2) und die Abgabe von Kohlendioxid (CO_2). Grundsätzlich unterscheidet man zwei Formen der Atmung:

- äußere Atmung: Aufnahme von Sauerstoff in die Lunge und Abgabe von Kohlendioxid aus dem Blut,
- innere Atmung: Aufnahme von Sauerstoff durch die Zellen aus dem Blut und Abgabe von Kohlendioxid aus den Zellen an das Blut.

14.3.1.1 Atmungssystem

An der Atmung sind verschiedene Strukturen beteiligt. Zu den oberen Atemwegen gehören die Nase, der Nasen-Rachen-Raum und der Mund-Rachen-Raum. Zu den unteren Atemwegen gehören der Kehlkopf, die Luftröhre, die Bronchien und die Lunge.

Nase / Mund

Der Atemweg beginnt im Nasenraum, wo bereits verschiedene Aufgaben erfüllt werden. Dazu zählen die Anwärmung, Reinigung und Anfeuchtung, aber auch die chemische Überprüfung der Einatemluft (Geruchssinn). Die Nase (Nasus) ist dazu mit einer gut durchbluteten Schleimhaut ausgekleidet und mit Geruchsrezeptoren ausgestattet. Außerdem verfügt sie über feine Haare, die Staubteilchen abfangen können. Auch über den Mund (Os) kann eine Atmung erfolgen, allerdings wird davon normalerweise nur Gebrauch gemacht, wenn die Passage durch die Nase nicht möglich ist, zum Beispiel bei Schnupfen, oder bei körperlicher Anstrengung mit erhöhtem Sauerstoffbedarf. Der Mundraum hat überwiegend eine rein weiterleitende Funktion.

Rachen

Im Rachen (Pharynx) erfolgt die Weiterleitung der Atemluft. Luftweg und Speiseweg kreuzen sich hier. Daher sind beim Schlucken komplexe Muskelbewegungen notwendig, durch die ein „Verschlucken" verhindert wird - ein lebenswichtiger Reflex. Der Bereich von der Nase bis zum unteren Teil des Rachens wird als obere Atemwege bezeichnet. Mit dem Kehlkopfdeckel beginnen die unteren Atemwege.

Kehlkopf mit Kehldeckel

Der Kehlkopf (Larynx) besteht aus verschiedenen Knorpeln, die durch elastische Bänder und Gelenke miteinander verbunden sind. Dadurch ist er flexibel genug, um sich zum Beispiel beim Schlucken nach oben und wieder nach unten zu bewegen. Zwei Hauptfunktionen werden durch den Kehlkopf erfüllt:

Erstens legt sich beim Schluckvorgang der Kehldeckel (Epiglottis) wie eine schützende Hand auf den Kehlkopfeingang und verhindert das Eindringen von Nahrung oder anderer Fremdkörper in die unteren Atemwege. Auch

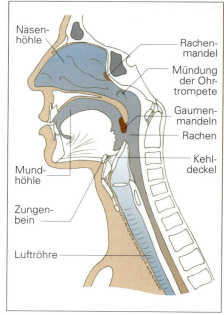

Abb. 18 - Schnitt durch den Rachen

beim Husten wird die Stimmritze geschlossen, und der Druck in den Atemwegen steigt an. Durch plötzliches Öffnen der Stimmritze strömt die Luft mit hoher Geschwindigkeit (bis zu 120 m/s) heraus und reißt dabei eventuelle Fremdkörper mit nach außen.

Zweitens ist der Kehlkopf das Hauptorgan der Stimmbildung. Zwei Stimmbänder beginnen durch den Luftstrom zu schwingen, und es entstehen Töne. Den Ort der Stimmbildung bezeichnet man auch als Glottis.

Luftröhre

An den unteren Kehlkopfteil schließt sich die beim Erwachsenen 10 - 12 cm lange, bindegewebige Luftröhre (Trachea) an, die durch 16 bis 20 hufeisenförmige Knorpelspangen offen gehalten wird. Die „offene" Seite der Knorpelspangen befindet sich an der Hinterwand der Speiseröhre und ist durch eine feine Membran verschlossen. Die Knorpelspangen gewährleisten das Offenhalten der Luftröhre bei der wechselnden Ein- und Ausatmung. Je nach Kopfhaltung kann die Luftröhre aufgrund ihrer Elastizität bis zu vier Zentimeter gedehnt werden. Innen ist sie von einer Schleimhaut mit Flimmerepithel ausgekleidet. Hierbei handelt es sich um Deckgewebe (Epithelgewebe, vgl. Kap. 14.1.2.1), das auf seiner Oberseite mit feinen Flimmerhärchen ausgestattet ist. Durch den Flimmerschlag dieses Epithels werden kleine Fremdpartikel (z.B. Staubteilchen) in Richtung Rachen und Mund transportiert, um von dort ausgehustet, ausgespuckt oder auch heruntergeschluckt zu werden.

Hauptbronchien

Die Luftröhre teilt sich an der so genannten Bifurkation in Höhe des fünften Brustwirbels in den rechten und linken Hauptluftröhrenast (Hauptbronchus). Beim Erwachsenen ist der linke Hauptbronchus weniger steil, etwas länger und auch etwas enger als der rechte Hauptbronchus. Daher dringen Fremdkörper eher in den steileren rechten Hauptbronchus ein. So kann bei einer zu tiefen endobronchialen Intubation der Tubus versehentlich vor allem in den rechten Hauptbronchus geschoben und nur diese Lungenhälfte beatmet werden.

Im weiteren Verlauf verkleinert sich der Durchmesser der folgenden Luftröhrenäste (Bronchien). Diese werden nicht mehr durch Knorpelspangen, sondern nur noch von Knorpelplatten offen gehalten. Danach gelangt die Luft in die kleinsten Anteile des gasleitenden Systems, in die Luftröhrenzweige (Bronchiolen), welche noch weiter verästelt sind und nur noch einen Innendurchmesser von weniger als einem Millimeter haben. Sie bestehen hauptsächlich aus glatten Muskelfaserzügen, durch welche der Luftstrom in der Lunge geregelt wird. Der gesamte Raum, den die Luft bei ihrem Weg von der Nase bis zu den kleinsten Verzweigungen passiert, wird als anatomischer „Totraum" bezeichnet, weil hier kein Gasaustausch stattfindet. Bei einem Erwachsenen entspricht dieser anatomische Totraum etwa 150 ml Luft (2 ml/kg KG). Bei einer sehr flachen Atmung kann es durchaus sein, dass nur Luft im Totraum bewegt wird, es aber zu keinem Gasaustausch kommt, der Patient also keinen Sauerstoff aufnimmt.

Lungenbläschen

Die Bronchiolen verzweigen sich noch einmal und gehen in das so genannte Gas austauschende System, die Gesamtheit der Lungenbläschen (Alveolen) über. Die Lungenbläschen sind an ihrer Außenseite engmaschig von einem Haargefäßnetz (Kapillaren) umsponnen. Sie bestehen aus bindegewebigen Aussackungen, die traubenförmig angeordnet sind. Die Gesamtoberfläche der Alveolen wird auf ungefähr 100 - 200 m^2 geschätzt, ihre Anzahl auf 300 bis 750 Millionen. Die 100 m^2 Lungenoberfläche werden täglich von 7 000 - 8 000 l Blut umspült. An den Alveolen findet der eigentliche *Gasaustausch* statt, das heißt,

- Sauerstoff diffundiert aus der Einatemluft durch die Alveolarwände und die Kapillarwände in das Blut und
- Kohlendioxid diffundiert auf umgekehrtem Wege aus dem Blut in die Lunge,

um dann wieder abgeatmet zu werden. Damit die Alveolen nicht miteinander verkleben bzw. kollabieren, sind sie mit einer körpereigenen Flüssigkeit, dem Surfactant, ausgekleidet, durch welches die Oberflächenspannung herabgesetzt wird.

Lunge

Die Lunge (Pulmo) besteht aus zwei Lungenflügeln, die über die Aufteilung der Trachea an der Bifurkation in Verbindung stehen. Nach außen werden sie durch die Rippen des Brustkorbs und nach unten durch das Zwerchfell begrenzt. Ihre Spitzen ragen nach oben geringfügig über das Schlüsselbein hinaus.

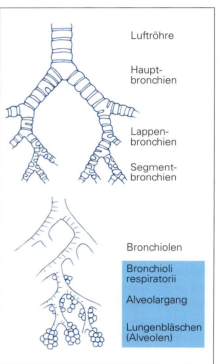

Abb. 19 - Das Geäst des Bronchialbaumes

Hier ist die Lunge auch relativ schlecht geschützt, und Verletzungen in diesem Bereich können leicht zu einem Pneumothorax (Eindringen von Luft in den Pleuraspalt, s.u.) führen. Auf der rechten Seite besteht die Lunge aus drei, auf der linken Seite aus zwei Lungenlappen, da das Herz mit zwei Dritteln seiner Größe in die linke Brustkorbseite hineinragt und einen entsprechenden Raum beansprucht. Die Lungenlappen teilen sich in Lungensegmente auf.

Brustfell / Pleuraspalt

Beide Lungenflügel sind überzogen von einer hauchdünnen Hülle, dem Brustfell (Pleura), das entsprechend seiner Lage auf der Lunge als Lungenfell (Pleura viscera-

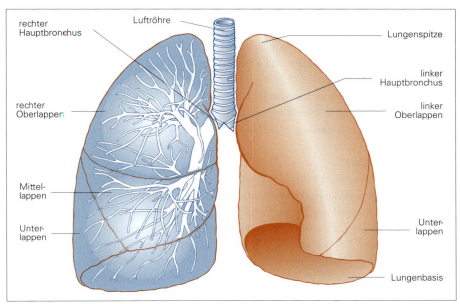

Abb. 20 - Anatomie der unteren Atemwege

lis) und an der inneren Brustwand als Rippenfell (Pleura parietalis) bezeichnet wird. Auch das Mittelfell (Mediastinum) und das Zwerchfell (Diaphragma) werden von der Pleura parietalis bedeckt. Zwischen diesen beiden Pleurablättern befindet sich der Pleuraspalt.

Damit bei der Ein- und Ausatmung keine großen Reibungskräfte zwischen den eng aneinander liegenden Pleurablättern entstehen, befindet sich im Pleuraspalt ein seröser Flüssigkeitsfilm, der ein Gleiten ermöglicht. Die Lunge muss dadurch zwangsläufig den Bewegungen des Brustkorbs folgen. So bewirkt eine Erweiterung des Brustkorbs und ein Tiefertreten des Zwerchfells die Einatmung durch Ausdehnung der Lunge. Umgekehrt bewirkt das Zusammensinken des Brustkorbs die Ausatmung durch Verkleinerung der Lunge. Im Pleuraspalt herrscht ein Unterdruck, der die beiden Pleurablätter zusammenhält - ein ähnliches Prinzip wie bei zwei Glasscheiben, die man mit etwas Wasser aneinander haften lassen kann. Wird der Unterdruck durch eine Verletzung der Lunge aufgehoben, gelangt Luft zwischen die Pleurablätter, und die Lunge fällt in sich zusammen (kollabiert). Diesen Zustand nennt man Pneumothorax.

Brustkorb

Nach außen ist das „Organsystem Atmung" durch den knöchernen Brustkorb (Thorax) begrenzt. Er besteht aus dem Brustbein (Sternum), den zwölf Rippenpaaren und der Brustwirbelsäule. Durch diese Knochen erhält der Brustkorb seine Form. Hinten (dorsal) sind die Rippen gelenkig mit der Brustwirbelsäule verbunden, so dass ein Heben der Rippen zu einer Vergrößerung und ein Senken der Rippen zu einer Verkleinerung des Brustkorbs führt. Von den zwölf Rippenpaaren verfügen nur die ersten sieben über eine direkte Rippen-Knorpel-Brustbein-Verbindung, sie werden als „echte" Rippen bezeichnet. Die nächsten drei Rippenpaare sind über die siebte Rippe nur indirekt mit dem Brustbein verbunden, sie werden auch „falsche" Rippen genannt. Die letzten zwei Rippen haben überhaupt keine Verbindung mit dem Brustbein, sondern ragen zum Schutz der Nieren seitlich von der Brustwirbelsäule in den Brustkorb. Man nennt sie auch „kurze" Rippen. Je älter der Mensch wird, um so unelastischer wird sein Brustkorb, was durch Veränderungen der Knochen und Knorpel erklärt werden kann.

Atemmuskulatur
Das Zwerchfell ist den wichtigste Atemmuskel. Es besteht aus einer gewölbten Muskel-Sehnen-Platte und trennt den Brustkorb von der Bauchhöhle. In entspanntem Zustand zeigt die Kuppel des Zwerchfells in Richtung Brustkorb. Die Lungenflügel liegen mit ihrer Basis dem Zwerchfell an (Pleuraspalt), so dass beim Zusammenziehen (Kontraktion) des Zwerchfells die Lungen nach unten gezogen werden und durch die damit verbundene Brustkorberweiterung eine Einatmung stattfinden kann.

Neben dem Zwerchfell sind auch verschiedene Muskelgruppen an der Atmung beteiligt: zum einen die zwischen den Rippen befindliche, äußere und innere Zwischenrippenmuskulatur und zum anderen die so genannte Atemhilfsmuskulatur. Sie wird immer dann in Anspruch genommen, wenn besonders tief oder schnell geatmet werden muss oder Atemnot besteht.

Zur Atemhilfsmuskulatur zählen Teile der Brustmuskulatur, der Schultergürtelmuskulatur und der Kopf- und Halsmuskulatur. Durch Aufstützen der Arme in sitzender Position kann sie aktiviert werden.

14.3.1.2 Physiologie der Atmung

Ein- und Ausatmung
Damit eine Atmung stattfinden kann, muss die Atemmuskulatur zusammenspielen: Das Zwerchfell zieht sich zusammen und senkt sich dabei ab. Wegen der Haftungskräfte (Adhäsion) des Lungenfells und des daraus resultierenden Unterdrucks folgt die elastische Lunge der Bewegung des Zwerchfells. Zusätzlich vergrößert die äußere Zwischenrippenmuskulatur den Brustkorb, vor allem nach den Seiten und nach vorn. Der Lungeninnenraum vergrößert sich, und es entsteht ein Unterdruck - sauerstoffreiche Umgebungsluft strömt ein. Die Einatmung (Inspiration) ist also ein aktiver Vorgang, bei dem Muskelarbeit geleistet werden muss. Bei der folgenden Ausatmung (Exspiration) erschlafft das Zwerchfell, und die Lunge zieht sich aufgrund ihrer elastischen Rückstellkräfte wieder zusammen. Durch den dabei entstehenden Überdruck wird die nach dem Gasaustausch kohlendioxidreiche Luft ohne aktive Muskelarbeit wieder nach außen abgegeben. Zu einem geringen Teil ist auch die innere Zwischenrippenmuskulatur an der Ausatmung beteiligt. Bei Atemnot oder kör-

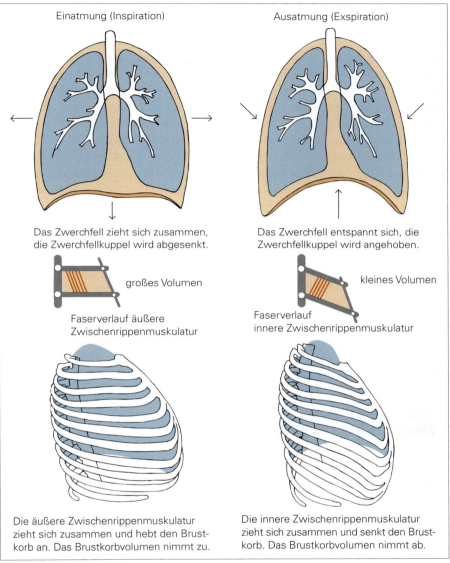

Abb. 21 - Mechanik der In- und Exspiration

perlicher Anstrengung kann die ansonsten passive Ausatmung durch den Einsatz der Atemhilfsmuskulatur wesentlich verstärkt werden.

Gasaustausch

Der Gasaustausch mit der Umgebungsluft findet in den Alveolen statt. Sie sind der Ort der äußeren Atmung. Um diesen Gasaustausch zu verstehen, ist es erforderlich, die Zusammensetzung der Umgebungsluft genauer zu betrachten. Luft ist ein Gemisch aus verschiedenen Gasen.

Jedes dieser Gase übt in dem Luftgemisch einen Teildruck (Partialdruck) aus, der seinem Anteil am Gesamtvolumen, d.h. seiner Konzentration entspricht. Für unsere Betrachtung des Gasaustausches sind nur der Sauerstoff und das Kohlendioxid von Bedeutung. Die anderen Gase sind nicht am Stoffwechsel beteiligt. Die treibenden Faktoren des Gasaustausches bei der äußeren Atmung sind die Konzentrationsunterschiede, also die unterschiedlichen Teildrücke der einzelnen Gase in der Einatemluft und im Blut. Dieses gilt genauso für die innere Atmung. Dort bestehen Konzentrationsunterschiede zwischen den Gasen im Blut und in den Körperzellen. Der nach der Inspiration in der Lunge befindliche Sauerstoff diffundiert durch die Alveolar- und Kapillarmembranen in das Blut, genauer gesagt in die roten Blutkörperchen (Erythrozyten), um dort an den roten Blutfarbstoff, das Hämoglobin, gebunden und durch den Blutkreislauf im gesamten Körper verteilt zu werden. Hämoglobin ist ein Eiweißmolekül, das aus vier Untereinheiten aufgebaut ist und über vier Eisenatome verfügt. An diese Eisenatome können sich jeweils vier Sauerstoffmoleküle binden. Kohlendioxid wird zu einem nur geringen Anteil physikalisch gelöst transportiert (wie Kohlendioxid im Mineralwasser). Das meiste Kohlendioxid wird chemisch in Bikarbonat (HCO_3^-) umgewandelt und in dieser Form im Blutplasma transportiert.

Die Konzentration von Sauerstoff in den die Lungenbläschen umspannenden Kapillaren ist niedriger, die Konzentration von Kohlendioxid höher als in der Luft der Umgebungsatmosphäre. Dadurch entsteht ein Konzentrationsgefälle, und es kommt zur Diffusion von Sauerstoff in das Blut und von Kohlendioxid in die Lunge. Dieser Vorgang geschieht in sehr kurzer Zeit von nur 0,2 bis 0,3 Sekunden. Der nach dem Gasaustausch gemessene Anteil von Sauerstoff in der Ausatemluft ist zu nur 5% geringer als der in der Einatemluft, und der Anteil von Kohlendioxid ist nur um ca. 4% gestiegen.

Tab. 7 - Zusammensetzung der Einatemluft

Gas	Anteil
Stickstoff (N_2)	79%
Sauerstoff (O_2)	21%
Kohlendioxid (CO_2)	0,03%
Edelgase	1%

Atemregulation

Je nach Erfordernis muss sich die Atmung der aktuellen Situation anpassen können, d.h. zum Beispiel bei körperlicher Betätigung des Menschen mehr Sauerstoff in den Körper befördern, aber vor allem auch mehr Kohlendioxid nach außen abgeben. Auch bei akuten Erkrankungen, wie bei einem Asthmaanfall, kann eine verstärkte Atmung notwendig werden. Damit diese Veränderungen bei der Atmung möglich sind, bedarf es einer ständigen Kontrolle verschiedener Parameter, mit deren Hilfe dann im so genannten Atemzentrum, der Steuerzentrale der Atmung im verlängerten Mark (Medulla oblongata), die Atemfrequenz, das Atemzugvolumen und der Atemrhythmus angepasst werden können. Von hier aus wird die gesamte Atemmuskulatur gesteuert. Man unterscheidet zwischen drei Formen der Atmungsbeeinflussung:

Veränderungen in der Lungenausdehnung bei der Ein- bzw. Ausatmung führen zu Impulsen des Hauptnervs des Parasympathikus (Nervus vagus) an das Atemzentrum. Schon allein dadurch wird bei einer zunehmenden Dehnung der Lunge bei der Einatmung das Atemzugvolumen begrenzt. Man bezeichnet diesen Mechanismus als mechanisch-reflektorische Begrenzung des Atemzugvolumens. Dazu befinden sich in der Lunge Dehnungsrezeptoren (Lungendehnungsreflex nach Hering-Breuer).

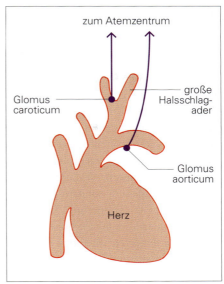

Abb. 22 - Chemorezeptoren

Auch *willentlich* kann die Atmung beeinflusst werden. Man kann die Luft anhalten oder bewusst schneller oder tiefer atmen. Diese Beeinflussung wird durch die Großhirnrinde möglich gemacht, die Nervenimpulse an das Atemzentrum aussendet.

Den weitaus wichtigsten Einfluss auf die Atmung hat die *Messung der Atemgase* selbst. Durch chemische Messfühler (Chemorezeptoren) werden ständig an wichtigen Stellen des Blutkreislaufs der Kohlendioxidgehalt, der pH-Wert und der Sauerstoffgehalt gemessen. Diese Messstellen befinden sich an der Gabelung der Halsschlagadern (Glomus caroticum) und an der großen Körperschlagader, der Aorta, direkt hinter dem linken Herzen (Glomus aorticum). Damit werden an den wichtigsten Stellen, kurz vor dem Gehirn und zu Beginn des Körperkreislaufs, kontinuierliche Messungen vorgenommen. Eine verstärkte Atemtätigkeit wird ausgelöst durch

- einen erhöhten Kohlendioxidgehalt (CO_2-Antwort),
- einen absinkenden pH-Wert (pH-Antwort),
- einen absinkenden Sauerstoffgehalt (O_2-Antwort).

Dabei haben Veränderungen des Kohlendioxidgehalts den größten Einfluss auf das Atemzentrum. Ein Anstieg des Kohlendioxidgehalts führt zu einem starken Atemreiz. Der geringste Einfluss geht vom Sauerstoffgehalt des Blutes aus.

Viele Schwimmer machen sich diese primär auf CO_2 ausgelegte Atemsteuerung zu Nutze. Vor einem Tauchversuch atmen sie mehrmals tief ein und aus (Hyperventilation), um den Kohlendioxidgehalt des Blutes zu senken. Dadurch wird der Atemanreiz herausgezögert, der Schwimmer kann länger unter Wasser bleiben. Allerdings ist dies nicht ganz ungefährlich. Während wegen des niedrigen Kohlendioxidgehalts kein Atemanreiz mehr erfolgt, wird auf der anderen Seite natürlich trotzdem Sauerstoff verbraucht.

Somit kann es vorkommen, dass schon ein erheblicher Sauerstoffmangel vorherrscht, der Schwimmer aber nichts davon bemerkt. Er kann plötzlich bewusstlos werden und ertrinken („Schwimmbad-Blackout").

Aber auch bei bestimmten Atemwegserkrankungen ist die unterschiedliche Stärke des Atemreizes von Bedeutung. Bei Patienten mit chronischen Lungenerkrankungen, z.B. mit chronischer Bronchitis oder Lungenemphysem (siehe Erkrankungen der Atemwege), hat sich das Atemzentrum an die dauerhaft erhöhten CO_2-Werte gewöhnt. Das heißt, der Atemanreiz wird nicht mehr primär über den erhöhten Kohlendioxidgehalt des Blutes gesteuert, sondern primär über den Sauerstoffgehalt des Blutes (O_2-Triggerung statt CO_2-Triggerung, Trigger = Auslöser). Bei einem Asthmaanfall eines solchen Patienten könnte eine hohe Sauerstoffgabe also dazu führen, dass dem Atemzentrum auch der letzte Atemreiz fehlt: Der Patient hört auf zu atmen. Trotzdem muss einem Asthmapatienten Sauerstoff gegeben werden, bei Blaufärbung der Haut (Zyanose) auch hoch dosiert, da die Zyanose ein Hinweis auf einen Sauerstoffmangel (Hypoxie) ist. Wichtig ist dabei vor allem die ständige genaue Beobachtung des Patienten: Sollte die Atmung des Patienten ungenügend (insuffizient) werden, kann man ihn so durch Atemkommandos zum Atmen auffordern.

Atemtypen
Drei Parameter können, wie schon oben erwähnt, durch das Atemzentrum beeinflusst werden:

- die Atemfrequenz,
- das Atemzugvolumen,
- der Atemrhythmus.

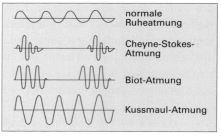

Abb. 23 - Atemtypen

Auch bei Krankheiten oder nach Verletzungen der Medulla oblongata bzw. des Gehirns kann es zu Veränderungen der Atmung durch das Atemzentrum kommen. Es ist für das Rettungsdienstpersonal von großer Wichtigkeit, diese Veränderungen zu beobachten, da auch Rückschlüsse auf den Grund der Veränderungen möglich sind.

Ein häufiger, so genannter pathologischer (krankhafter) Atemtyp ist die *Kussmaul-Atmung*. Sie ist charakterisiert durch tiefe, langsame und regelmäßige Atemzüge. Vor allem tritt sie bei einer Übersäuerung des Blutes auf. Der Körper versucht durch vermehrtes Abatmen von Kohlendioxid den pH-Wert wieder zu normalisieren.

Ein weiterer pathologischer Atemtypus wird als *Biot-Atmung* bezeichnet. Diese tritt vor allem bei direkter Schädigung des Atemzentrums auf, zum Beispiel bei Schä-

14 Innere Medizin 14.3 Atmung

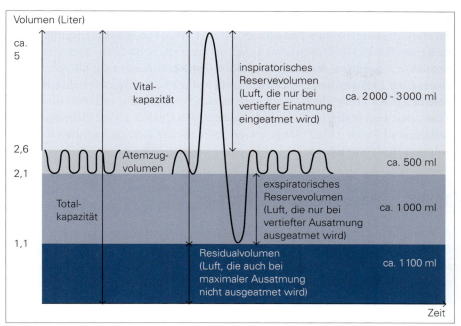

Abb. 24 - Atemvolumina

del-Hirn-Trauma. Meist vier bis fünf tiefe Atemzüge wechseln mit einer Atempause ab.

Die *Cheyne-Stokes-Atmung* erkennt man an einer periodischen Zu- und Abnahme des Atemzugvolumens mit periodischen Atempausen. Verschiedene Ursachen kommen dabei in Frage, zum Beispiel Nierenversagen, Schlaganfall oder Vergiftungen. Aber auch im Schlaf eines gesunden Menschen kann sie unter Umständen beobachtet werden.

Ein Atemtypus, der kurz vor dem Tod (präfinal) gegebenenfalls beobachtet werden kann, ist die so genannte *Schnappatmung*. Grund dafür ist ein einsetzender massiver Sauerstoffmangel im Gehirn. Es kommt zu langsamen, von größeren Pausen unterbrochenen, flachen Atemzügen, bei denen aber kein Gasaustausch mehr stattfindet. Die Luft wird nur im Totraum hin- und herbewegt. Dementsprechend kommt die Schnappatmung in der Wirkung einem Atemstillstand (Apnoe) gleich.

Lungenvolumina
Bei jedem Atemzug werden bei einem Erwachsenen in Ruhe ca. 500 ml Luft in die Lungen eingeatmet (Atemzugvolumen/AZV), und dies 12- bis 14-mal pro Minute (Atemfrequenz/AF). Dies entspricht ca. 7,5 Litern Luft, man spricht dabei auch vom Atemminutenvolumen (AMV). Bei körperlicher Anstrengung kann dieses Atemminutenvolumen um ein Vielfaches gesteigert werden. Möglich wird das, weil nicht nur die Atemfrequenz, sondern auch das Atemzugvolumen gestei-

gert werden kann. So ist es möglich noch zwei bis drei Liter zusätzlich zum normalen Ruheatemzugvolumen einzuatmen. Diese Luftmenge wird als inspiratorisches Reservevolumen (IRV) bezeichnet. Auf der anderen Seite ist es aber auch durch verstärkte Ausatmung (zusätzlich zur normalen Ausatmung) möglich, noch bis zu einem Liter Luft auszuatmen. Diese Luftmenge wird als exspiratorisches Reservevolumen (ERV) bezeichnet. Auch nach stärkster Ausatmung verbleibt immer eine Restmenge Luft in den Lungen, da diese durch den Unterdruck im Pleuraspalt nicht kollabieren können. Diese Menge entspricht ca. einem Liter und wird als Residualvolumen (RV) bezeichnet.

14.3.2 Respiratorische Notfälle

Aufgrund der elementaren Funktion der Atmung und der Einbindung in die Vitalfunktionen (Atmung - Kreislauf - Bewusstsein) treten respiratorische Störungen als sehr komplexes Notfallgeschehen auf. Sie führen zum Sauerstoffmangel (Hypoxie) entweder durch direkte Störungen der Atemwege oder des alveolären Gasaustausches, oder durch zentrale Störungen wie Schädel-Hirn-Trauma oder Schlaganfall (Apoplex). Aber auch eine Minderdurchblutung der Lunge, wie z.B. bei Herzinsuffizienz, Schock oder Störungen des Zellstoffwechsels bei Zyanid-Vergiftung, führen zu respiratorischen Störungen. In diesem Kapitel werden die an der Einsatzstelle wichtigen und häufig vorkommenden respiratorischen Notfälle beschrieben; die grundsätzlichen Maßnahmen bei Störungen der Atmung sind im Kapitel 2.3 beschrieben.

Störungen der Atmung lassen sich in folgende Gruppen einteilen:

– *Ventilationsstörungen:* Zu den Störungen der Lungenbelüftung (Ventilationsstörungen) gehören neben den Verlegungen der oberen Atemwege, dem Ertrinken und Verschütten vor allem die verengenden (obstruktiven) Atemwegserkrankungen wie Asthma bronchiale oder bei Kindern Kruppsyndrom und Epiglottitis (vgl. Kap. 18.2). Brustkorbverletzungen mit nachfolgenden Störungen der Atemmechanik wie z.B. Pneumothorax, Hämatothorax, Spannungspneumothorax (vgl. Kap.15.4) sind ebenfalls hier einzuordnen.
– *Diffusionsstörungen:* Störungen beim Durchtritt des Sauerstoffs durch die Alveolenwand (Diffusionsstörungen) entstehen wie bei der Höhenkrankheit aus der Minderung des Sauerstoffpartialdrucks, bei der Untermischung von Stick- und Reizgasen in der Atemluft sowie bei Veränderung der Alveolarmembran beim Lungenemphysem.
– *Perfusionsstörungen:* Perfusionsstörungen haben eine Minderdurchblutung der Lungenkapillaren als Ursache. Neben einem Verschluss zuführender Arterien (Lungenembolie) sind hier Einschränkungen der Lungendurchblutung bei Volumenmangelschock und verminderter Herzleistung zu nennen.

14 Innere Medizin

14.3 Atmung

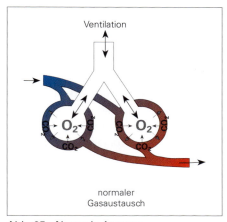

Abb. 25 - Normale Atmung

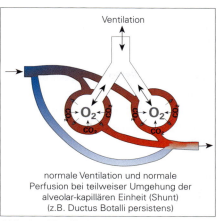

Abb. 26 - Ventilationsstörung

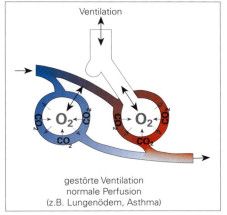

Abb. 27 - Diffusionsstörung

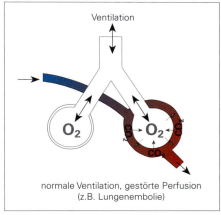

Abb. 28 - Perfusionsstörung

– *Zentrale und sonstige Störungen:* Zentrale Störungen hängen mit Funktionsausfällen im Bereich der Atemsteuerung zusammen. Neben traumatischen Ereignissen wie bei Schädel-Hirn-Trauma oder Wirbelsäulentrauma mit hohem Querschnittssyndrom sind als weitere Ursachen zerebrale Minderdurchblutungen (Schlaganfall), Entgleisungen des Stoffwechsels mit nachfolgendem Koma (Über- bzw. Unterzuckerung, Leberkoma), aber auch Vergiftungen mit zentral oder vegetativ wirksamen Substanzen zu nennen.

14.3.2.1 Asthma bronchiale

Bronchialasthma tritt bei etwa 5% der Bevölkerung auf. Die Statistiken sind unsicher, weil nicht nur allergisches und nichtallergisches Asthma, sondern auch Mischformen erfasst werden. Mit rund 1 Million Betroffener zählt Asthma zu den häufigsten chronischen Erkrankungen bei Kindern; Mischformen machen etwa 70% der Fälle aus.

Ursachen. Beim Asthma bronchiale handelt es sich um wiederholte Anfälle akuter Atemnot durch Verengung der unteren Atemwege. Auf diese Weise entsteht eine Ventilationsstörung. Neben dem meist allergischen Asthma (Extrinsic asthma) können auch nichtallergische Formen (Intrinsic asthma) durch Infektionen oder chemische Reizstoffe, bei starker psychischer oder physischer Belastung auftreten.

Das allergische Asthma ist meist chronisch und wird bei Kontakt mit dem Allergen ausgelöst. Neben allergischen Reaktionen auf Tierhaare und Blütenpollen können Überempfindlichkeiten des Abwehrsystems (Immunsystems) gegen Hausstaub, Medikamente, ätherische Öle und Nahrungsmittel die Ursache sein. Die Allergiebereitschaft kann vererbt sein.

Beim Anfall kommt es spontan und schnell zur Verengung (Obstruktion) hauptsächlich der kleinen Bronchien und Bronchiolen. Dies entsteht durch

— Verkrampfung der glatten Muskulatur der Bronchien (Bronchospasmus),
— Anschwellen der Bronchialschleimhaut (Ödem),
— verstärkte Tätigkeit der Schleimhautdrüsen (Hyperkrinie) mit Produktion von zähem Schleim (Dyskrinie).

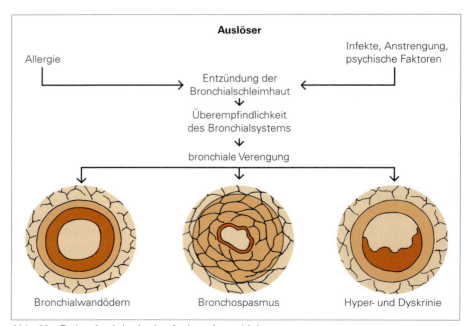

Abb. 29 - Pathophysiologie des Asthma bronchiale

Die Verkrampfung der Bronchialmuskulatur in den kleinen Bronchialästen und Bronchiolen beruht auf einer vegetativen Fehlreaktion. Zwischen den drei obstruktiven Mechanismen bestehen funktionelle Wechselwirkungen. Insgesamt ist der Strömungswiderstand der Atemwege erhöht, so dass die natürlichen Rückstellkräfte des Brustkorbs für eine effektive Ausatmung nicht ausreichen und der Patient zum Einsatz der Atemhilfsmuskulatur gezwungen ist.

Gefahren. Durch den erhöhten Druck in der Lunge kommt es zu einem Missverhältnis von Lungenbelüftung und Lungendurchblutung mit Auftreten von Sauerstoffmangel im Blut (Hypoxämie). Weiterhin steigt der Partialdruck des Kohlendioxids durch mangelnde Abatmung an und es tritt eine Verschiebung des Säure-Basen-Haushalts (respiratorische Azidose) auf.

Durch die druckbedingt vermehrte Herzarbeit entsteht in Verbindung mit dem Sauerstoffmangel im Blut auch im Herzmuskel eine akute Unterversorgung, die zu Herzbeschwerden in Form einer Angina pectoris führen kann. Langfristig führt der hohe Druck in den Atemwegen zur nicht mehr umkehrbaren (irreversiblen) Erweiterung der Alveolen, zum Lungenemphysem.

Als Status asthmaticus wird eine akute Form des Anfalls bezeichnet, die über mehrere Stunden anhält und medikamentös schwer beeinflussbar ist.

Symptome. Der Patient klagt über akute Luftnot und steht oder sitzt aufgerichtet mit abgestützten Armen um die Atemhilfsmuskulatur einzusetzen. Durch die erschwerte und verlängerte Ausatmungsphase mit den typischen Atemnebengeräuschen wie Giemen und Pfeifen (exspiratorischer Stridor) nehmen Atemnot und Blaufärbung (Zyanose) von Lippen und vom Körperstamm entfernten Teilen des Körpers in Abhängigkeit vom Schweregrad der Verengung zu.

Zunächst besteht ein trockener (Reiz-)Husten, der später zum Abhusten von zähem, klarem Sekret führt.

Angst, Unruhe und Brustenge nehmen mit der Stärke des Anfalls ebenfalls zu. In schweren Fällen kann eine Bewusstseinstrübung auftreten. Gestaute Halsvenen und beschleunigte, unregelmäßige Herztätigkeit (Tachyarrhythmie) sind Anzeichen einer Verschlechterung der Kreislaufsituation.

Maßnahmen.
Elementarmaßnahmen: Nach Kontrolle der Vitalfunktionen liegt die grundlegende Therapie in der Atemerleichterung für den Patienten. Dies wird in erster Linie durch Öffnen von beengender Bekleidung und atemerleichternde, sitzende Lagerung mit Einsatz der Atemhilfsmuskulatur erreicht. Der kooperative Patient sollte zur Lippenbremse (Abatmen durch zusammengepresste Lippen) angeregt werden. Durch dieses Ausatmen gegen einen erhöhten Widerstand wird durch einen erhöhten Druck innerhalb der Bronchiolen deren weitere Verengung verhindert. Bei schweren Anfällen können sich assistierte oder kontrollierte Beatmung (Maske-Beutel) mit Sauerstoff-

anschluss (10 - 15 l/min) als notwendig erweisen. Patienten mit instabilen Kreislaufverhältnissen, insbesondere Patienten mit Herzrhythmusstörungen, erhalten einen venösen Zugang.

Standardmaßnahmen: Die in der Standardtherapie erforderliche Lagerung ist - sofern noch nicht bei den Elementarmaßnahmen durchgeführt - halb sitzend mit nach hinten gedehnten Schultern. Der Patient hält sich mit angewinkelten Armen am Stuhl oder der Trage fest um die Atemhilfsmuskulatur besser einsetzen zu können. Neben der psychologischen Betreuung, Beruhigung und Abschirmung des Patienten erfolgt ein ständiges Monitoring, insbesondere Blutdruckmessung, EKG-Überwachung und Pulsoxymetrie. Neben dem Legen eines venösen Zugangs sollte eine Sauerstoffgabe mit einem Flow von 6 - 8 l/min angestrebt werden. Die hochdosierte Sauerstoffgabe von 10 - 15 l/min wird wegen der eventuell anfallbedingten Atemsteuerung über den Sauerstoffpartialdruck kontrovers diskutiert, ist bei schweren Anfällen jedoch unumgänglich.

Spezielle Maßnahmen: Durch den Notarzt kommen als Maßnahmen die Gabe von Fenoterol (Berotec®) als Dosier-Aerosol unter Berücksichtigung der Kreislaufsituation (Tachyarrhythmie!) oder die intravenöse Gabe von Theophyllin (Euphyllin®, Solosin®) zum Lösen des Bronchospasmus und evtl. die Sedierung des Patienten in Betracht.

Die Intubation des Asthmatikers sollte außer bei schwersten Atemdepressionen vermieden werden, da in der späteren klinischen Weiterbehandlung die Abgewöhnung von der Beatmung erschwert ist.

14.3.2.2 Lungenemphysem

Ursachen. Beim Lungenemphysem handelt es sich um eine Überblähung der Alveolen, die nur im Anfangsstadium der Erkrankung rückbildungsfähig ist. Bei den meisten chronisch Erkrankten ist das Emphysem nach langjähriger Grunderkrankung irreversibel.

Hauptursachen sind verengende, über mehrere Jahre anhaltende Atemwegserkrankungen wie zum Beispiel Asthma, Bronchitis und Staublunge, die unter dem Begriff COLD (Chronic Obstructive Lung Disease) zusammengefasst werden. Aufgrund der ständigen intraalveolären Druckerhöhung werden die Alveolen gedehnt und ihre Wandspannung gemindert. Im weiteren Verlauf vergrößern sich durch die Zersetzung der Zwischenwände die Alveolen und die Gas austauschende Fläche reduziert sich.

Gefahren. Durch die Zersetzung der Alveolarwände wird die Austauschfläche für den Sauerstoff extrem verkleinert. Die Folge davon ist ein Sauerstoffdefizit (Hypoxie) aufgrund einer Diffusionsstörung, die sich im Gesamtorganismus bemerkbar macht. Durch die starke Überblähung lässt die Elastizität der Alveolarwand nach, wodurch sich die Dehnbarkeit (Compliance) der Lunge mindert und die Sauerstoffaufnahme zusätzlich reduziert wird. Die Vitalkapazität der Lunge wird zugunsten der Residualkapazität geringer (vgl. 14.3.1.2).

Die akute Gefahr liegt darin, dass extrem aufgeblähte Alveolen, die Emphysemblasen, durch Druckzunahme im Thorax (z.B. bei Stuhlgang, Stickhusten oder Presswehen) aufbrechen. Dann kann Luft in den Pleuraspalt austreten, es entsteht ein Spontanpneumothorax. Die Folge ist eine massive Ateminsuffizienz.

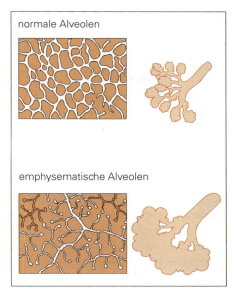

Abb. 30 - Gesunde Alveole/Emphysem

Symptome. Die Patienten beklagen neben Symptomen der Grunderkrankung wie Leistungsminderung, Atemnot bei fassförmig geblähtem Thorax und Husten besonders eine zunehmende Atemnot mit bläulicher Verfärbung der Haut unter körperlicher Belastung (Belastungsdyspnoe). Sie sind meist erschöpft und nicht belastbar, was bei schwülwarmem Wetter besonders auffällt. Wegen der veränderten Strömungsverhältnisse in den Lungenstrombahnen entwickelt sich meist eine Rechtsherzinsuffizienz, deren Symptome im fortgeschrittenen Stadium Tachyarrhythmien, gestaute Halsvenen und Wassereinlagerungen (Ödeme) in den unteren Gliedmaßen sein können.

Ein eventuell auftretender Spontanpneumothorax ist durch stechenden Schmerz, Brustenge, akute Atemnot und auskultatorisch geminderte bis fehlende Atemgeräusche in der betreffenden Region gekennzeichnet.

Maßnahmen.
Elementarmaßnahmen: Nach Kontrolle der Vitalfunktionen liegt die grundlegende Therapie in der Atemerleichterung für den Patienten durch Oberkörperhochlagerung. Je nach Schweregrad können sich assistierte oder kontrollierte Beatmung (Maske-Beutel) mit Sauerstoffanschluss (10 - 15 l/min) als notwendig erweisen, wobei der Beatmungsdruck niedrig gehalten werden muss, um das Entstehen eines Spontanpneumothorax zu vermeiden. Bei Bewusstlosigkeit wird der Patient in stabile Seitenlage gebracht. Bei Störungen des Kreislaufs muss für stabile Kreislaufverhältnisse gesorgt werden.

Standardmaßnahmen: Neben der atemerleichternden, sitzenden Lagerung mit Einsatz der Atemhilfsmuskulatur und der psychologischen Betreuung, Beruhigung und Abschirmung des Patienten erhält dieser 6 - 8 l/min Sauerstoff. Des Weiteren sollte auch bei kreislaufstabilen Patienten ein venöser Zugang gelegt werden. Die intensive Überwachung des Patienten über EKG, Pulsoxymetrie und wiederholte RR-Kontrollen ist dringend indiziert.

Spezielle Maßnahmen: Durch den Notarzt kommt eventuell die Intubation in Betracht. Weiterhin kann durch den Notarzt eine weitergehende, medikamentöse Therapie der Rechtsherzinsuffizienz erfolgen.

14.3.2.3 Lungenembolie

Die Gesamtsterblichkeit bei Lungenembolie liegt bei 12 - 15%, d.h. an einer Lungenembolie versterben in der Bundesrepublik ca. 20 000 bis 30 000 Menschen pro Jahr. Sie gehört zu den am häufigsten falsch diagnostizierten Erkrankungen.

Ursachen. Bei der Lungenembolie handelt es sich um eine Verlegung der Lungenstrombahn durch einen Blutpfropf. Auslösende Ursachen sind im Allgemeinen abgelöste Blutgerinnsel (Thromben) aus Becken- und Beinvenen, seltener aus dem rechten Herzen. In manchen Fällen kann die Lungenembolie auch als Luftembolie durch Luftblasen (Dekompressionsunfall bei Tauchern, Luftaspiration bei Punktion zentraler Venen) oder als Fettembolie bei Frakturen großer Röhrenknochen auftreten.

In der Krankheitsvorgeschichte (Anamnese) des Patienten finden sich meist eine längere Bettlägerigkeit infolge von Unfällen oder operativen Eingriffen, eine Schwangerschaft oder eine Krampfadererkrankung (Varizen). Als weitere Ursachen kommen orale Empfängnisverhütungsmittel (Antibabypille) in Verbindung mit Nikotinmissbrauch in Betracht. Auslösendes Element ist meist eine spontane Druckerhöhung im venösen System, z.B. durch Husten, Pressen, erstes Aufstehen nach Operationen oder vorherige lange Bettlägerigkeit, die zum Ablösen des Gerinnsels von der Venenwand führt.

Große Embolien unterbrechen die Durchblutung ausgedehnter Lungenbezirke. Hierdurch wird das Ventilations-Perfusions-Verhältnis extrem gestört, so dass eine akute Minderung der arteriellen Sauerstoffsättigung die Folge ist. Strömungsbedingt ist meist die Strombahn der rechten Lunge betroffen. Durch die Einschränkung der Lungenstrombahn im betroffenen Bereich sowie eine reaktive Gefäßverengung im gesamten Strombahnbereich kommt es zum Anstieg des Drucks in den Lungengefäßen (pulmonale Hypertonie).

Gefahren. Bei Verlegung einer Hauptstrombahn tritt ein akutes Rechtsherzversagen auf, das bei ca. 70% der Betroffenen innerhalb von 30 Minuten zum Tode führt (fulminante Lungenembolie). Spätfolge eines Verschlusses kleinerer Arterienäste ist durch die gesteigerte Druckbelastung des rechten Herzens die Rechtsherzinsuffizienz (Cor pulmonale). Weitere vitale Bedrohungen entstehen als Folge der Pumpleistungsminderung des Herzens mit den Zeichen des kardiogenen Schocks und einer generellen arteriellen Hypoxie. Spätfolge ist häufig eine bakterielle Infektion des betroffenen Lungenbezirks. Die Rückfall- bzw. Wiederholungsrate liegt mit ca. 30% sehr hoch.

Symptome. Anamnestisch ist bei einem Drittel der Patienten eine Venenthrombose feststellbar. Die meist zyanotischen Patienten klagen über Atemnot, zunehmende Brustenge und atemabhängige Thoraxschmerzen. Die Schmerzlokalisation ist in Abhängigkeit vom betroffenen Gefäßabschnitt häufig rechtsbetont und unter dem Schulterblatt gelegen. Daneben tritt bei den Patienten noch Todesangst auf, was differenzialdiagnostisch sehr häufig an einen Herzinfarkt denken lässt.

Unspezifische Symptome der Lungenembolie sind Atem- und Herzfrequenzsteigerung, Blutdruckabfall sowie eventuell kaltschweißige Blässe (kardiogener Schock). Gestaute Halsvenen weisen auf die Rechtsherzinsuffizienz hin. Lungenspezifische Symptome wie Husten oder Abhusten von Blut treten eher selten auf.

Maßnahmen.
Elementarmaßnahmen: Nach Kontrolle der Vitalfunktionen wird ein ansprechbarer Patient in die atemerleichternde Oberkörperhochlagerung (30°) gebracht. Je nach Schweregrad kann sich die assistierte oder kontrollierte Beatmung (Maske-Beutel) mit Sauerstoffanschluss als notwendig erweisen. Bei Bewusstlosigkeit wird der Patient in die stabile Seitenlage gebracht, gegebenenfalls ist eine Reanimation erforderlich.

Standardmaßnahmen: Die richtige Lagerung wird bereits im Rahmen der Elementarmaßnahmen durchgeführt. Die Sauerstoffgabe von 6 - 8 l/min ist neben der psychologischen Betreuung, Beruhigung und Abschirmung des Patienten die erste Maßnahme des Rettungsdienstes. Auch hier sind eine engmaschige Überwachung (Blutdruck, EKG und Pulsoxymetrie) und ein venöser Zugang dringend indiziert.

Spezielle Maßnahmen: Durch den Notarzt kommen als Maßnahmen Schmerzbekämpfung, Sedierung, Einsatz gerinnungshemmender Medikamente (10 000 I.E. Heparin) und eventuell Intubation in Betracht. Weiterhin erfolgt eine symptomatische Therapie der Kreislaufsituation durch Katecholamine (z.B. Dopamin, Dobutamin).

14.3.2.4 Lungenödem

Ein Lungenödem kann zum einen durch eine akute Linksherzinsuffizienz, aber auch durch die Inhalation toxischer Substanzen entstehen. Bei der Linksherzinsuffizienz kommt es über eine Drucksteigerung im Lungenkreislauf zu einer passiven Filtration von Flüssigkeit in das Lungengewebe. Eine andere Möglichkeit ist dann gegeben, wenn zum Beispiel Reizgase in die Lunge eingeatmet werden. Dabei kann sich die Alveolarwand verändern und Flüssigkeit kann in die Alveolen einströmen.

Ursachen. Alle Bedingungen, die zu einer Abflussbehinderung der Lungenvenen führen, können Ursache einer Herzinsuffizienz sein. Die häufigste Ursache ist die akute oder chronische Schädigung des Herzmuskels der linken Kammer *(Linksherzinsuffizienz)*. Der gemeinsame Mechanismus für alle Formen des kardialen Lungenödems besteht in einer Erhöhung des Blutdrucks innerhalb des Lungenkreislaufs. Aufgrund des erhöhten Filtrationsdrucks wird vermehrt Flüssigkeit (Blutplasma) aus den Lungenkapillaren in den Alveolarraum abgepresst.

Durch die Einatmung z.B. von Chlor- oder Rauchgas wird die Durchlässigkeit der Alveolmenwand erhöht. Dies führt dazu, dass Blutplasma in die Alveolen einfließt. Das *toxische Lungenödem* kann erst Stunden nach dem eigentlichen Notfallgeschehen auftreten - man spricht dann vom so genannten „freien Intervall".

Symptome. Der Patient klagt über Atemnot, ist zyanotisch. Man kann zum Teil sogar ohne Stethoskop ein brodelndes Rasselgeräusch hören. In schweren Fällen ist schaumiger, evtl. mit Blut durchsetzter Auswurf zu erkennen. Aufgrund des gestauten Lungenkreislaufs kann es zu gestauten Halsvenen kommen. Die beiden Arten des Lungenödems können durch ihre Ursache voneinander differenziert werden. Das toxische Lungenödem ist meist nur durch die Anamnese zu vermuten.

Gefahren. Die Gefahr besteht darin, dass es infolge einer Diffusionsstörung von Sauerstoff und Kohlendioxid zu einer Hypoxie und Übersäuerung (Azidose) kommt.

Maßnahmen.
Elementarmaßnahmen: Bei vorhandenem Bewusstsein und ausreichender Atmung werden die Patienten mit erhöhtem Oberkörper gelagert. Bei gleichzeitiger kardialer Vorbelastung lässt der Patient zur Entlastung des Herzens die Beine von der Trage herabhängen. Eine zusätzliche Entlastung lässt sich durch einen „unblutigen Aderlass" (Stauung dreier Extremitäten) erreichen. Bei nicht ausreichender Eigenatmung wird der Patient assistiert oder kontrolliert beatmet. Bei schlechten Kreislaufverhältnissen ist für einen stabilen Kreislauf zu sorgen. Bei Bewusstlosigkeit sind sichere freie Atemwege anzustreben, dies geschieht durch die stabile Seitenlage oder durch die Intubation.
Standardmaßnahmen: Bei diesem Krankheitsbild gehört die Oberkörperhochlagerung in den Bereich der Elementarmaßnahmen. Bei ausreichender Atmung sollten mindestens 6 bis 8 Liter (bei toxischem Lungenödem 10 - 15 l) Sauerstoff über eine Sauerstoffmaske appliziert werden. Ein venöser Zugang wird gelegt und eine langsam tropfende Vollelektrolytlösung angehängt. Neben der psychischen Betreuung muss ein ständiges Monitoring der Vitalparameter erfolgen, weil sich der Zustand des Patienten sehr rasch verschlechtern kann.
Spezielle Maßnahmen: Bei diesem Krankheitsbild muss unbedingt der Notarzt gerufen werden. Dieser kann Medikamente zur vermehrten Harnausscheidung verabreichen und den Patienten eventuell intubieren, damit dieser gegebenenfalls mit PEEP beatmet werden kann.

14.3.2.5 Lungenentzündung

Die Lungenentzündung oder Pneumonie tritt in akuter oder chronischer Form auf. Hierbei handelt es sich um eine Entzündung des Lungengewebes in der Regel aufgrund einer Infektion. In seltenen Fällen kann auch eine allergische Reaktion die Ursache sein. Infolge von Eindringen von Fremdkörpern (Aspiration) oder Flüssigkeiten in das Bronchialsystem, kann es zur Ausbildung einer Lungenentzündung kommen. Besonders gefährdet sind Patienten mit einem geschwächten Immunsystem wie z.B. alte Menschen oder Menschen, die bereits durch eine andere Erkrankung oder lange Bettlägrigkeit geschwächt sind.

<u>Symptome:</u> Der Patient hat Atemnot, er hustet und hat Brustschmerzen. Er entwickelt hohes Fieber und bekommt Schüttelfrost.

<u>Maßnahmen:</u> Der Patient muss mit erhöhtem Oberkörper gelagert werden; er erhält 6-8l/min Sauerstoff. Beruhigender Zuspruch ist wegen der Atemnot wichtig. Ist die Atemnot zu stark ausgeprägt, muss der Notarzt nachalarmiert werden.
Die Lungenentzündung stellt in den industrialisierten Ländern die häufigste Todesursache dar.

14.4 Abdomen

B. Groß

Klagt ein Patient über Schmerzen im Bauchraum und kann dabei eine Verletzung ausgeschlossen werden, ist auf eine Erkrankung in diesem Bereich zu schließen. Bei starken Schmerzen und dramatischem Notfallbild spricht man von einem *akuten Abdomen*.

14.4.1 Verdauungs- und Bauchorgane

14.4.1.1 Mundhöhle und Rachen

Die Mundhöhle stellt den Anfang des Verdauungstraktes dar und mündet in den mittleren Teil des Rachens. Das Innere der Mundhöhle ist mit Schleimhaut ausgekleidet. Die Zähne sitzen auf Ober- und Unterkiefer, wobei eine besondere Struktur der Wurzelhaut gestattet, den Kaudruck federnd abzufangen. Die Zungenmuskulatur ist quer gestreift (vgl. Kap. 14.1.2.3) und hat ihren Ursprung an einem knöchernen Apparat. Der Rachen ist ein Muskelschlauch, dessen oberes Ende an der Schädelbasis aufgehängt ist; das untere Ende geht in die Speiseröhre (Ösophagus) über.

Der Kauvorgang dient einer Zerkleinerung der Nahrung und der Durchmischung mit dem in der Mundhöhle produzierten Speichel. Die tägliche Menge von ca. 1,5 Liter Speichel stammt aus insgesamt sechs Drüsen in der Mundhöhle. Der hypotone Charakter des Speichels stellt eine gute Durchmischung mit der Nahrung sicher. Der Schluckakt besteht aus einem äußerst komplexen Zusammenspiel von mehr als 20 Muskeln. Er wird eingeleitet durch den willkürlichen Transport der zu schluckenden Nahrungsportion. Der Transport erfolgt mithilfe der Zungenmuskulatur. Da im Rachen Luftweg und Verdauungstrakt kreuzen, müssen die Atemwege während des Schluckens verschlossen werden. Ein vollständiger Verschluss des Kehlkopfes (Larynx) kommt durch das Anheben von Zungenbein und Kehlkopf selbst zu Stande. In dieser Phase des Schluckvorgangs wird die Atmung angehalten und die Stimmritze verschlossen. Die zuvor erschlaffte Muskulatur des unteren Rachens zieht sich zusammen, die Nahrung wird in die Speiseröhre gepresst und anschließend von deren Muskulatur weiter in Richtung Magen transportiert. Der Kehlkopf senkt sich, und die Atmung wird wieder aufgenommen.

14.4.1.2 Speiseröhre

Die Speiseröhre (Ösophagus) ist ein etwa 25 cm langer Muskelschlauch, der die Verbindung vom Rachen zum Magen darstellt. Sie verläuft hinter (dorsal) der Luftröhre durch den Mittelfellraum (Mediastinalraum). Die Speiseröhre ist anhand je eines Ringmuskels sowohl zum Rachen als auch zum Magen hin verschließbar. Ihr oberes Drittel besteht aus quer gestreifter, die beiden unteren aus glatter Muskulatur. Nachdem die Nahrung vom Zungengrund und der Muskulatur des unteren Rachens gegen den oberen Ringmuskel gepresst wurde, erschlafft dieser und die Nahrung wird durch wellenartige Bewegungen der quer gestreiften Speiseröhrenmuskulatur weiter in Richtung Magen transportiert. Die glatte Muskulatur unterstützt die Beförderung der Nahrungsportion. Schließlich erschlafft auch der untere Ringmuskel und die Nahrung wird an den Magen abgegeben.

14.4.1.3 Magen

Die Aufgabe des Magens ist es, die Nahrung mit Magensaft zu durchmischen. Am Ende des Magens befindet sich der Magenpförtner (Pylorus); er stellt die Verbindung zum Zwölffingerdarm (Duodenum) dar. Die glatte Muskulatur des Magens ermöglicht es, das Magenvolumen dem jeweiligen Füllungsstand anzupassen, die Nahrung zu durchmischen und in Richtung Darm zu transportieren. Die Magenentleerung wird durch die Anspannung der Magenmuskulatur bei gleichzeitiger Erschlaffung des Magenpförtners ausgelöst. Die Koordination der Muskeltätigkeiten ermöglicht eine portionsweise Abgabe von Speisebrei in den Darm.

14 Innere Medizin

14.4 Abdomen

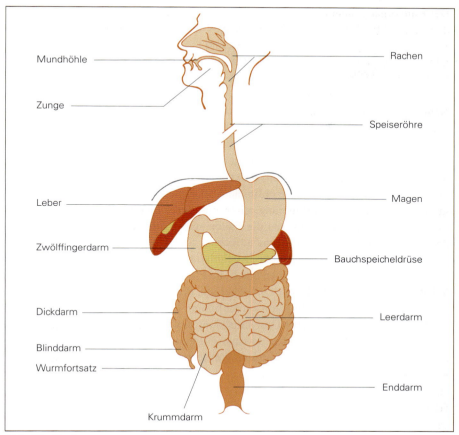

Abb. 31 - Verdauungssystem

In spezifischen Zellen der Magenwandung werden pro Tag etwa 2 - 3 l Magensaft gebildet. Dieser besteht im Wesentlichen aus Enzymen, Schleim und Salzsäure. Nach optimaler Salzsäuresekretion wird der pH-Wert des Magensaftes auf ca. 1,0 gesenkt, bevor der Kontakt mit dem alkalischen Speisebrei diesen Wert auf 1,8 bis 4,0 korrigiert. Ein solch saurer Magensaft schafft ideale Bedingungen für die Wirkung der Magenenzyme, trägt zur Zersetzung der Eiweiße bei und wirkt Bakterien abtötend.

14.4.1.4 Dünndarm

Die Aufgabe des Dünndarms besteht darin, die Verdauung zu beenden, die Spaltprodukte der Verdauung aufzunehmen und den Verdauungsbrei (Chymus) in Richtung Dickdarm zu transportieren. Der Dünndarm ist etwa drei Meter lang und besteht aus

- dem Zwölffingerdarm, der am Magen beginnt und ca. 20 - 30 cm lang ist,
- dem Leerdarm (Jejunum), welcher aus dem Zwölffingerdarm hervorgeht und eine Länge von ca. 1,2 m aufweist, und
- dem Krummdarm (Ileum), der eine Länge von ca. 1,5 m hat und die Verbindung zum Dickdarm darstellt.

Leerdarm und Krummdarm sind am Darmgekröse (Mesenterium) aufgehängt und vielfach gewunden. Das Darmgekröse ist ein gedoppeltes Bauchfellblatt, welches gleichzeitig die äußere Darmwand verkörpert. Zwischen den beiden Blättern befinden sich Nerven, Blut- und Lymphgefäße. Eine Schleimhaut stellt die Grenze zum Darminnenraum (Darmlumen) dar; sie verfügt über eine außerordentlich große Oberfläche (> 100 m^2), um eine optimale Aufnahme der Spaltprodukte zu ermöglichen. Die Oberflächenvergrößerung ergibt sich durch eine vielfache Auffaltung der Schleimhaut (Darmzotten), wobei die Falten selbst zum Darmlumen hin abermals aus einer eingebuchteten Oberfläche aufgebaut sind. Unter ihr liegt ein dichtes Netz an Blutgefäßen, welches eine gute Durchblutung und eine rasche Aufnahme der Spaltprodukte aus dem Darmlumen durch die Pfortader zur Leber gewährleistet. Außerdem befinden sich hier auch Lymphgefäße, die die Darmlymphe über den großen Brustmilchgang in die Blutbahn zurückführen. Die wellenförmige Bewegung des Dünndarms garantiert eine gute Durchmischung des Verdauungsbreis mit den Darm- und Bauchspeicheldrüsensekreten. Je nach Zusammensetzung der Nahrung passiert der Chymus den Dünndarm im Zeitraum von sechs bis zehn Stunden.

14.4.1.5 Dickdarm

Der Dickdarm bildet den letzten Teil des Verdauungstraktes. Er ist ca. 1,5 m lang, hat die Aufgabe, den Speisebrei durch Wasser- und Elektrolytentzug zum Kot (Fäzes) umzuwandeln und diesen zu speichern. Der Dickdarm gliedert sich in folgende Abschnitte:

1. den *Blinddarm* (Caecum), an dessen unterem Pol sich der Wurmfortsatz des Blinddarms (Appendix vermiformis) befindet,
2. den *Grimmdarm* (Kolon), dessen vier Anteile - aufsteigender, quer verlaufender, absteigender und s-förmiger Grimmdarm - eine Gesamtlänge von 1,3 m und eine lichte Weite von 6 - 8 cm aufweisen,
3. den ca. 20 cm langen *End- oder Mastdarm* (Rektum), an dessen Ende sich der Darmausgang (Anus) befindet.

Da der Dünndarm seitlich versetzt in den aufsteigenden Teil des Dickdarms einmündet, ergibt sich aus dem unteren Anteil der Blinddarm. Am Ende des Dünndarms verhindert eine ventilartige Einstülpung in den Dickdarm ein Zurückdrängen des Speise-

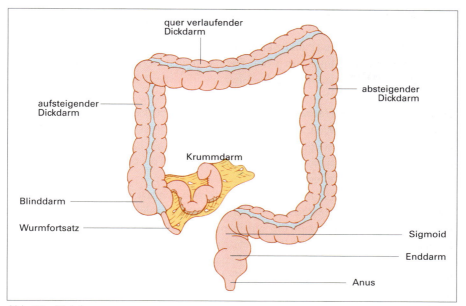

Abb. 32 - Dickdarm

breis. Die Schleimhaut des gesamten Dickdarms ist zottenlos und enthält Zellen, die einen Bürstensaum aufweisen, über den die Aufnahme von Wasser und Elektrolyten stattfindet. Auf diese Weise wird der ursprünglich in den Dickdarm gelangte Speisebrei von täglich etwa 500 - 1 500 ml in eine Kotmenge von 100 - 200 ml reduziert.
Beim Erwachsenen befinden sich im Dickdarm etwa 10^{10} bis 10^{12} Bakterien pro ml Inhalt. Diese dienen der Vervollkommnung des Immunsystems. Im Bereich des Darmausgangs finden sich starke Muskeln, welche den inneren bzw. äußeren Ringmuskel bilden. Zudem gibt es dort drei Falten, von denen eine den anderen beiden gegenüberliegend angeordnet ist. Sie spielen, neben den Ringmuskeln, eine wichtige Rolle beim Analverschluss.

Gelangt der Speisebrei portionsweise in den Dickdarm, wird er in Form wellenartiger Bewegungen durchgeknetet, was einen optimalen Wasser- und Elektrolytentzug gestattet. Diese Muskelbewegung verläuft langsam und über kurze Darmwandabschnitte, während zwei- bis dreimal täglich große wellenförmige Bewegungen der Muskulatur dafür sorgen, dass der Kot weiter in Richtung Enddarm gepresst wird. Die Stuhlentleerung bedarf der gut koordinierten Zusammenarbeit einiger Muskelgruppen im Analbereich. Kommt es zur Druckentwicklung in der bauchigen Ausstülpung im Bereich des oberen Enddarms (Ampulle), wird der Stuhldrang ausgelöst, die drei Falten glätten sich, der innere Ringmuskel erschlafft und der Darm verkürzt sich. Erschlafft dann der willkürlich gesteuerte äußere Ringmuskel und wird die Bauchmuskulatur aktiviert, kommt es zur Darmentleerung.

14.4.1.6 Bauchspeicheldrüse

Die Bauchspeicheldrüse (Pankreas) liegt im rechten Oberbauch und erfüllt wesentliche Verdauungsvorgänge. Sie produziert die beiden Hormone Insulin und Glukagon, welche für die Regulierung des Blutzuckerhaushalts unerlässlich sind. *Glukagon* sorgt für eine Anhebung des Blutzuckerspiegels, indem es die Leber dazu bringt, die Speicherform des Traubenzuckers - Glykogen - erneut in Glukose umzuwandeln und an das Blut abzugeben. *Insulin* fungiert als Gegenspieler. Dieses Hormon veranlasst bei Blutzuckeranstieg, dass Glukose vermehrt z.B. in den Muskelzellen oder Leberzellen aufgenommen werden kann. Auf diese Weise sinkt der Blutzuckerspiegel wieder auf den normalen Wert.

Neben den Blutzucker regulierenden Aufgaben sondert die Bauchspeicheldrüse wichtige Verdauungsenzyme und Puffersubstanzen in den Darm ab. Die Enzyme wiederum sind notwendig, um die verschiedenartigen Nährstoffe in ihre Bestandteile zerlegen zu können. Bei der Puffersubstanz handelt es sich um Hydrogencarbonat, welches den sauren Speisebrei, der den Magen verlässt, zu neutralisieren vermag. So wird ein Milieu geschaffen, in dem die Enzyme optimal wirken können. Die Bauchspeicheldrüse ist etwa 15 - 22 cm lang, hat ein Gewicht von ca. 100 g und reicht von der Schleife des Zwölffingerdarms bis zur Milz. Das Innere des Pankreas ist auf seiner gesamten Länge von einem Ausführungsgang (Ductus pancreaticus) durchzogen; er mündet bei ca. 60% aller Menschen neben, bei den übrigen gemeinsam mit dem Gallengang in den Zwölffingerdarm. Die Enzyme der Bauchspeicheldrüse sind für die Verdauung sämtlicher Nährstoffarten im Darm unverzichtbar.

14.4.1.7 Leber

Die Leber (Hepar) liegt im rechten Oberbauch und ist, ähnlich wie die Bauchspeicheldrüse, eine Drüse, die ihr Sekret sowohl nach außen als auch ins Blut abgibt. Sie wiegt etwa 1,5 kg. Im Zusammenhang mit der Verdauung sind die Speicherung bzw. Freisetzung von Nährstoffen sowie die Produktion und Abgabe von Galle die Hauptaufgabe der Leber.

Die Leber ist mit verschiedenen Blutgefäßsystemen verbunden. Während die Leberarterie sauerstoffreiches Blut zur Leber führt, enthält die Pfortader sauerstoffarmes aber nährstoffreiches Blut aus den Verdauungsorganen. Bei den Nährstoffen handelt es sich um Abbauprodukte aus dem Kohlenhydrat-, Fett- und Eiweißstoffwechsel. Werden Zucker in der Leber umgewandelt und eingelagert, wie bei Traubenzucker, der in ein Stärkemolekül (Glykogenmolekül) umgeformt und gelagert wird, spricht man von der Glykogenese. Sie wird durch die vermehrte Insulinsekretion aus der Bauchspeicheldrüse ins Blut gefördert und trägt zur Regelung des Blutzuckerspiegels bei. Der umgekehrte Ablauf, also die Umwandlung von Stärke und

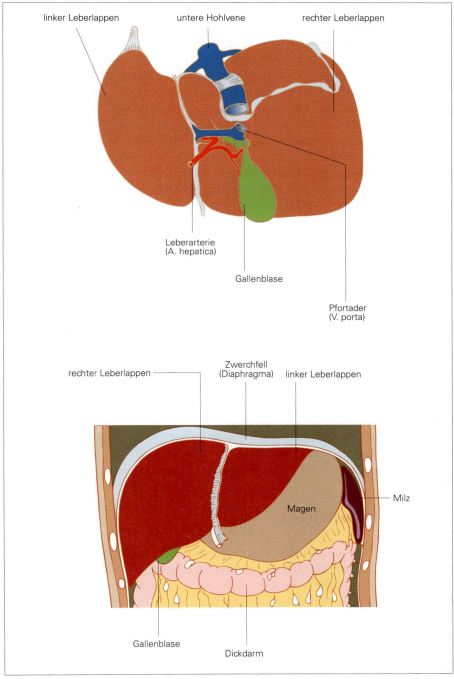

Abb. 33 - Leber

die darauf folgende Freisetzung von Traubenzucker, heißt Glykogenolyse. Sie wird durch Adrenalin und durch das Bauchspeicheldrüsenhormon Glukagon vermittelt.

Die zweite verdauungsspezifische Aufgabe der Leber ist die Produktion und Abgabe der Galle, welche für die Aufspaltung der Fette unverzichtbar ist. Täglich werden etwa 700 bis 1 000 ml dieser Substanz über kleine Kanälchen aus der Leber abgegeben und über Gallenweg (Ductus hepaticus) und Gallengang (Ductus choledochus) in den Zwölffingerdarm abgegeben. Die Abgabe der Galle in den Darminnenraum geschieht nur nach der Nahrungsaufnahme. Liegen dazwischen längere Zeiträume, verschließt sich ein entsprechender Ringmuskel, das Sekret kann nicht mehr ins Darmlumen ablaufen und die Gallenblase wird mit ihm gefüllt. Wird erneut Galle benötigt, zieht sich die Blasenmuskulatur zusammen und die Blase gibt ihren konzentrierten Inhalt über Gallenblasengang und Gallengang in den Zwölffingerdarm ab.

14.4.1.8 Gallenblase

Die Gallenblase liegt als Anhangsorgan der Leber im rechten Oberbauch, in die Leber eingebettet. Sie ist ein etwa 10 cm langer, birnenförmiger Sack, dessen dünne Wand mit einer gefalteten Schleimhaut und glatter Muskulatur ausgestattet ist. Sie dient zur Speicherung, Eindickung und Abgabe des Gallensaftes.

14.4.1.9 Milz

Die Milz liegt im linken Oberbauch und ist ein schwammartiges, oval anmutendes Bauchorgan. Sie ist von einer derben Bindegewebskapsel umgeben. Die Milz gehört zu den lymphatischen Organen; ihre wesentlichen Aufgaben sind die Blutreinigung (Aussonderung überalterter und funktionsunfähiger Erythrozyten), die Mitwirkung im Immunssystem (Aufbau und Schulung von Lymphozyten), und ihre Funktion als Blutspeicher.

14.4.1.10 Nebennieren

Zu den paarig angelegten Bauchorganen gehören u.a. die Nebennieren. Die beiden dreieck- oder halbmondförmigen Organe liegen hinter dem Bauchfell (retroperitoneal) den oberen Polen der Niere auf. Der Name Nebenniere bezieht sich jedoch nur auf die enge Lage zu den Nieren - das Aufgabengebiet der Nebennieren ist als Hormondrüsen ganz verschieden von dem der Nieren. Jede Nebenniere besteht aus der Nebennierenrinde (Cortex) und dem Nebennierenmark (Medulla), die sich mikroskopisch und von der Funktion her unterscheiden. Das innen liegende Mark produziert die „Stresshormone" (Katecholamine) Adrenalin und Noradrenalin. Die Nebennierenrinde produziert verschiedene Cortisontypen sowie Sexualhormone.

14.4.1.11 Nieren

Die beiden Nieren (lat. ren, gr. nephros) liegen hinter dem Bauchfell (im Retroperitonealraum) rechts bzw. links neben der Wirbelsäule, und zwar in Höhe des Übergangs von der Brustwirbelsäule zur Lendenwirbelsäule. Die bohnenförmig aussehenden Organe sind etwa 10 - 12 cm lang und wiegen 120 - 200 g. Jede Niere ist von einer „Kapsel" aus straffem Bindegewebe überzogen und nach außen mit einem Fettpolster umgeben. Beim Längsschnitt durch die Niere fällt mit bloßem Auge eine Unterteilung in eine körnige Außenschicht (Rinde oder Cortex) und eine streifige Innenschicht (Mark oder Medulla) auf. Im Bereich der Mündungsstellen der Gefäße ist das zentral liegende Nierenbecken erkennbar.

Die Nieren sind zur Wahrnehmung ihrer Aufgaben sehr gut durchblutet (Nierenarterien). Durch sie strömen etwa 1,5 l Blut pro Minute. Die Selbstregulation der Nieren bewirkt, dass deren Durchblutung und damit die Filtration (Primärharnbildung) bei arteriellen Blutdruckwerten zwischen 80 - 200 mmHg recht konstant bleibt. Bei niedrigeren Blutdruckwerten fällt die Durchblutung jedoch schnell ab, die Urinproduktion versiegt.

Die kleinste funktionelle Einheit der Nieren ist das Nephron. Es besteht aus dem Nierenkörperchen (Glomerulus) und den Nierenkanälchen (Tubulus). Eine Niere enthält etwa 1 Million Nephrone. Am Beginn des Nephrons wird im Nierenkörperchen das Blut gefiltert (Filtration) und als so genannter Primärharn in das Tubulussystem geleitet. Dort wird der größte Teil der ausgeschiedenen, noch verwendbaren Substanzen zurück ins Blut transportiert (Resorption), nur ein kleiner Teil wird als Urin ausgeschieden (Ausscheidung). So können die Nieren den Wasser-Elektrolyt-Haushalt des Körpers regulieren und das Säure-Basen-Gleichgewicht halten. Sie bewirken damit eine immer gleiche Zusammensetzung des Blutplasmas bezüglich der Salze (Elektrolyte), des pH-Wertes und der Konzentration osmotisch wirksamer Teilchen.

14.4.1.12 Ableitende Harnwege

Die beiden *Nierenbecken*, die bereits als erste Auffangbehälter zu den ableitenden Harnwegen gehören, verjüngen sich jeweils zum ca. 30 cm langen *Harnleiter*. Dieser röhrenförmige Schlauch aus glatter Muskulatur mündet in die Harnblase. Er befördert den Urin durch wechselnde Wellen von Zusammenziehung (Kontraktion) und Erschlaffung.

Die *Harnblase* liegt im kleinen Becken hinter dem Schambein. Über die Harnröhre wird der Harn nach außen abgegeben. Die Blasenentleerung erfolgt reflektorisch bei einem Füllungsvolumen zwischen 300 - 400 ml, dies kann willkürlich über einen Schließmuskel kontrolliert werden. Die *Harnröhre* ist bei der Frau nur 4 cm lang und daher für aufsteigende bakterielle Infektionen gefährdeter; beim Mann ist sie ca. 25 cm lang und bildet nach der Prostata (Vorsteherdrüse) mit den Samenleitern einen gemeinsamen Ausführungsgang (Harnsamenröhre).

14.4.2 Akutes Abdomen

Das akute Abdomen stellt eine Gruppierung von akuten Erkrankungen im Bauchraum dar, die eine gemeinsame oder ähnliche Symptomatik aufweisen. Die Symptome sind sowohl aus dem Schmerzcharakter als auch aus dem Tastbefund und der weiteren an der Notfallstelle möglichen Diagnostik erkennbar (vgl. Kap. 1). An dieser Stelle sollen zusammenfassend die für den Rettungssanitäter wichtigsten Notfallbilder mit der Pathophysiologie und den speziellen Symptomen besprochen werden. Die allgemeinen Erkennungsmerkmale und die Maßnahmen bei einem akuten Abdomen werden im Anschluss erläutert.

14.4.2.1 Pankreatitis

Als Pankreatitis wird eine Entzündung der Bauchspeicheldrüse bezeichnet. Risikofaktoren für eine akute Pankreatitis sind chronischer Alkoholmissbrauch (Alkoholabusus) und vorbestehende Gallenwegserkrankungen sowie andere Ursachen, die mit einem Verschluss des Ausführungsgangs der Bauchspeicheldrüse einhergehen. Daneben werden als Ursachen auch Störungen im Fett- und Eiweißstoffwechsel angenommen.

In der überwiegenden Anzahl der Pankreatitiden geht ihnen ein Abflussproblem voraus. Häufig liegt diesem eine Steinbildung im Bauchspeicheldrüsen- oder Gallengang zu Grunde. In seltenen Fällen kann auch ein ärztlicher Eingriff mit anschließender Vernarbung zur Einengung führen. Durch das Abflusshindernis kommt es zu einer frühzeitigen Durchmischung von Galle und Bauchspeicheldrüsensaft, wodurch die Enzyme bereits im Gewebe der Bauchspeicheldrüse aktiviert werden. Auf diese Weise kommt es zu einer Selbstverdauung des Organs. Aus der damit verbundenen Funktionseinschränkung resultieren Probleme in der Verdauung sämtlicher Nährstoffe. Eine weitere Konsequenz ist die Entwicklung der „Zuckerkrankheit" (Diabetes mellitus) durch den Untergang der Insulin produzierenden Zellen.

Im Falle einer akuten Pankreatitis tritt plötzlich ein heftiger, konstanter Schmerz im Bereich des Oberbauchs bzw. eine gürtelförmige Projektion des Schmerzes in den Rücken auf. Der Patient erbricht, klagt über Übelkeit und Blähsucht. Er zeigt eine auffallende Gesichtsröte und ist hat einen beschleunigten Puls, ist also tachykard. Die Körperkerntemperatur des Patienten ist meist erhöht und Darmgeräusche sind nur noch schwach hörbar.

14.4.2.2 Hepatitis

Hepatitiden sind entzündliche Veränderungen der Leberzellen. Als Ursachen kommen Gifte in Form von Arznei-, Genuss- oder Lebensmitteln, eine Entgleisung des Immunsystems, weitaus häufiger aber Abflussstauungen der Galle in Frage.

Bei den Hepatitiden, die durch Gifte ausgelöst wurden, kommt es durch eine fehlende oder unzureichende Entgiftung in der Leber zu Schädigungen der Zellen, oder es entstehen während der Entgiftung weitere giftige Substanzen, welche die Zerstörung der Zellen verstärken. Handelt es sich dagegen um eine Hepatitis, die durch eine Überempfindlichkeit ausgelöst wurde, so haben die in den Körper eingedrungenen Fremdstoffe oder die durch eine Stoffwechselreaktion daraus entstandenen Stoffwechselprodukte eine Immunreaktion ausgelöst, nachdem sie sich mit lebereigenen Eiweißen zu einem Antigen verbunden haben. Es resultiert die Bildung von Antikörpern, die gegen die eigenen Leberzellen gerichtet sind.

Ist eine Gallenabflussstauung für die Entzündung verantwortlich, haben im Vorfeld Gallenverklebungen die kleinen Kanäle der Leber verstopft. Die Galle kann nicht mehr abfließen und das Lebergewebe wird entzündlich verändert.

Lösten Erreger die Hepatitis aus, verursachen sie eine entzündliche Veränderung des Gefäß- und Bindegewebsapparates der Leber, aus denen dann Leberzellschädigungen bis zu deren Untergang hervorgehen.

Drohende Gefahren sind die Entwicklung einer Magen-Darm-Blutung durch den Riss von Krampfadern innerhalb der Speiseröhre (Ösophagusvarizen) und die spontane Manifestation eines Entblutungsschocks (hämorrhagischer Schock). Der Ablauf ist dabei folgendermaßen: Die Vernarbung des Lebergewebes, welche sich nach einer Entzündung einstellen kann, stellt ein Durchflusshindernis innerhalb der Leber dar. Dieses Hindernis ist verantwortlich für einen Rückstau mit einer Druckerhöhung im Pfortadersystem, die wiederum Krampfaderbildungen im gesamten mit der Pfortader verbundenen System nach sich zieht. Existieren in diesem Zusammenhang auch Speiseröhrenkrampfadern, können diese, durch bestimmte Lebenssituationen begünstigt, aufbrechen. Große Mengen Blut gelangen dann in den Magen. Dort zersetzt die Magensäure das eingeströmte Blut und es entsteht Ammoniak, der normalerweise innerhalb der Leber verstoffwechselt werden kann. Aber gerade die Leber ist entweder nicht in der Lage, eine erforderliche Stoffwechselleistung zu erbringen, oder die bei diesem Problembild typische Existenz eines Kurzschlusses zwischen Pfortader und unterer Hohlvene (portocavaler Shunt) führt das zu entgiftende Blut an der Leber vorbei. Aus diesem unseligen Zusammenspiel kann sich ein Leberkoma (Coma hepaticum) entwickeln; Ammoniak kann aus dem Blut nicht ausreichend schnell eliminiert werden und schädigt die Hirnzellen, verhält sich also neurotoxisch.

Der Patient befindet sich in schlechtem Allgemeinzustand, klagt über Appetitlosigkeit, meidet Gerüche von zubereiteten Fleischgerichten und äußert Schmerzen im Bereich des rechten Oberbauchs.

Auffallend sind die so genannten Leberzeichen:

– Gelbfärbung der Haut und vor allem der Lederhaut des Auges (Ikterus),
– spinnenartige Hautmale (Spider naevi),
– flächenhafte Dauerrötungen der Daumen- und Kleinfingerballen,
– eine glatte, rote Zunge,

- eine extreme Größenzunahme der männlichen Brust (Gynäkomastie),
- der Verlust der oberen Schambehaarung (so genannte Bauchglatze),
- das Hervortreten von venösen Gefäßen im Bereich des Nabels (Medusenhaupt = Caput medusae).

14.4.2.3 Bauchfellentzündung

Die Bauchfellentzündung kommt in den meisten Fällen durch die Perforation eines Hohlorgans im Bauchraum zu Stande. Häufig sind ursächlich der Magen und der Wurmfortsatz des Blinddarms davon betroffen. Der Perforation geht vornehmlich eine Entzündung des entsprechenden Organs voraus, welche die Struktur der Organwandung negativ verändert. Aufgrund der Perforation besiedelt eine immens große Zahl von Keimen das sonst absolut keimfreie Bauchfell und infiziert von dort aus die mit dem Bauchfell in Kontakt stehenden Organe.

Die Bauchfellentzündung imponiert durch einen diffusen Bauchschmerz, eine Abwehrspannung der Bauchdecke und eine Darmlähmung mit fehlender Passage. Das Schmerzereignis kann schlagartig kommen oder sich allmählich entwickeln. Die Darmlähmung löst in vielen Fällen eine zunächst vorherrschende Überaktivität des Darms ab und geht mit einem Stuhl- und Windverhalt einher. Der Befund beim Abhören (Auskultationsbefund) ergibt das Fehlen jeglicher Darmgeräusche, die „Totenstille".

14.4.2.4 Blutungen

Nichttraumatische Blutungen in die Bauchhöhle haben viele Ursachen. So zieht die Perforation eines Bauchorgans in den meisten Fällen auch eine mehr oder weniger massive Blutung nach sich. Starke Blutungen entstehen durch das Platzen einer Aussackung der Bauchaorta (Aortenaneurysma) und durch die Ruptur von Leber oder Milz, weil es sich dabei um extrem gut durchblutete Organe handelt. Gefürchtet ist auch ein Infarkt im Bereich des Darmgekröses, weil infolgedessen ein Zelluntergang mit nachfolgender Blutung, viel mehr noch ein Erguss des Speisebreis in die Bauchhöhle auftreten kann.

Die Blutung in die freie Bauchhöhle geht in aller Regel mit einem extrem starken Volumenverlust einher; er kann allerdings auch schleichend sein. In jedem Fall sind früher oder später die allgemeinen Schockzeichen wie hohe Herzfrequenz (Tachykardie), niedriger Blutdruck (Hypotonie), Blässe und Blaufärbung der weit vom Körperstamm entfernten Teile zu erkennen.

14.4.2.5 Darmverschluss

Der Darmverschluss tritt in zwei Variationen auf. Er kann entweder mechanisch oder durch eine Lähmung der Darmmuskulatur begründet sein. Der mechanische Darmverschluss überwiegt und entsteht meist im Bereich des Dünndarms, wo Strangulierungen von Darmabschnitten, Verwachsungen oder Verlegungen das Innenlumen verkleinern und damit die freie Passage des Darminhalts verhindern. Der Darmverschluss imponiert durch Koterbrechen, Stuhl- und Windverhalt und durch die Auftreibung der Bauchdecke. Der Auskultationsbefund ändert sich von auffälligen spritzenden Geräuschen bis hin zur „Totenstille".

14.4.2.6 Wurmfortsatzentzündung

Bei der Entzündung des Wurmfortsatzes (Appendizitis) handelt es sich überwiegend um einen Bakterienbefall, der sich in unterschiedlichen Verläufen einer Entzündung manifestiert. Eine vorübergehende Form der Appendizitis ist ebenso denkbar wie ein Zelluntergang, der wiederum zu einer Perforation des Wurmfortsatzes führen kann.

Die Schmerzsymptomatik bei der Appendizitis entsteht im Bereich des Nabels oder des Magens, bevor sie sich zunehmend in den rechten Unterbauch verlagert. Dort existieren mehrere Druckpunkte, die zur Erhärtung des Diagnoseverdachts herangezogen werden können. So entspricht der McBurney-Punkt dem Mittelpunkt einer gedachten Linie zwischen Nabel und rechter Darmbeinschaufel. Der ebenso häufig verwandte Lanz-Punkt ergibt sich aus dem Übergang vom äußeren zum mittleren Drittel einer gedachten Linie zwischen den beiden vorderen Darmbeinstachlen. Diese typischen Punkte erzeugen einen Druckschmerz, während als Blumberg-Zeichen der Loslassschmerz bezeichnet wird, der bei plötzlichem Nachlassen des Schmerz auslösenden Drucks auf die Decke des rechten Unterbauchs entsteht. Weitere Symptome sind Übelkeit, Erbrechen und Fieber.

14.4.2.7 Nieren-, Gallen-, Darmkoliken

Nierenkoliken treten meist in Verbindung mit einer Steinbildung auf. Wenn die Steine in Bewegung kommen und durch die peristaltischen Wellen des Harnleiters weitertransportiert werden bzw. einen Verschluss bilden, kommt es zu akuten, wellenförmigen, krampfartigen Rücken- bzw. Flankenschmerzen.

Unter einer *Gallenkolik* ist ein periodisch auftretender, krampfartiger Schmerz im Bereich des rechten Oberbauchs zu verstehen. Ein großer Teil der Gallenkoliken wird nach einer Steinbildung in den Gallengängen bzw. in der Gallenblase ausgelöst. Ebenso können aber auch Entzündungen dieser Organabschnitte zu solchen Beschwerden führen.

Gallensteine bilden sich durch die Verbindung von Cholesterin, Gallenfarbstoff (Bilirubin) und Kalzium. Die Steine bedingen eine Stauung des Gallensekrets. Dieser Rückstau bewirkt eine Dehnung der oberen Anteile des Gallenweges, welche ihrerseits eine reflektorische Spannungserhöhung in der Wand auslöst. Auch der Druck auf den Gallenstein wird so erhöht. Beide Faktoren führen zur starken Schmerzentwicklung. Wurde die Kolik ohne Gallensteine ausgelöst, haben entzündliche Veränderungen innerhalb der Gallengänge oder des Gallenblasenhalses zu einer Verengung geführt. Auch in diesem Fall stellt sich ein schmerzhafter Rückstau des Gallensekrets ein.

Ist der Druck innerhalb der Gallenwege oder der Gallenblase zu sehr angestiegen, können sich dort Zerreißungen (Rupturen) bilden und die Galle strömt in den Bauchraum. Aufgrund des Rückstaus der Galle kommt es innerhalb der Leber zu akuten Entzündungen der Gallengänge.

Bei einer Gallenkolik können die Schmerzen 15 Minuten bis mehrere Stunden anhalten und vom rechten Mittel- und Oberbauch in den Rücken und die rechte Brust ausstrahlen. Der Patient klagt häufig über Übelkeit, und Erbrochenes weist eine Beimischung von gelber bis dunkelgrüner Galle auf. Weitere Symptome sind Schüttelfrost, eine leichte Temperaturerhöhung und eine eventuell verzögert auftretende Gelbfärbung der Haut (Ikterus).

Darmkoliken sind akute, krampf- oder wehenartige Schmerzen im Bereich des Darms. Sie werden in erster Linie durch eine vermehrte Dehnung der Darmwandung verursacht. Verantwortlich hierfür können entzündliche Prozesse oder Tumoren sein.

Bei entzündlichen Prozessen führen die mit der Entzündung einhergehenden Schwellungen der Darmschleimhaut bzw. -wandung zu einer Verengung. Durch den anhaltenden Druck von Verdauungsbrei oder Kot wird das betroffene Gewebe weiter irritiert, was direkt zur Schmerzentwicklung führt. Der sich aufbauende Rückstau und die extreme Dehnung des Darms verstärken den Schmerz. Auch im Falle einer Tumorbildung kann es zu einer Verengung kommen.

Wird aufgrund eines Passagehindernisses der Druck im Darm zu groß, können sich auch dort Rupturen bilden. Darminhalt gelangt in den Bauchraum und führt zu dessen Infizierung. Außerdem provoziert der immense Blutverlust die Entwicklung eines hämorrhagischen Schocks.

Die Schmerzen der Darmkolik sind wehenartig und werden auch als „Zerreißschmerzen" bezeichnet. Der Patient weist vegetative Symptome wie vermehrtes Schwitzen, Übelkeit und Schwindel auf.

14.4.2.8 Gastritis

Unter Gastritis versteht man die akute oder chronische Entzündung der Magenschleimhaut. Die akute Gastritis hat meist äußere Ursachen wie z.B. den Genuss von Alkohol in hoher Konzentration auf nüchternen Magen, oder die Einnahme von Medikamenten. Im Körper selbst kann eine Gastritis durch Infektionskrankheiten entstehen.

Als chronische Gastritis bezeichnet man anhaltende oder immer wiederkehrende Oberbauchbeschwerden, die nicht durch ein Geschwür im Magen oder einen anderen krankhaften Organbefund zu erklären sind.

Symptome:

- Appetitlosigkeit,
- Übelkeit, Erbrechen,
- Schmerzen in der Magenregion.

Maßnahmen: *Elementarmaßnahmen:* Der Körper sollte hoch gelagert werden und die Beine mit einer Knierolle abgestützt werden. Es besteht eine absolute Nahrungskarenz.
Spezielle Maßnahmen: Es wird die Durchführung einer Gastroskopie (Magenspiegelung) empfohlen.

Häufig entwickelt sich aus einer chronischen Gastritis ein Magengeschwür.

14.4.2.9 Magen- und Zwölffingerdarmgeschwür (Ulcus)

Der Begriff Ulcus bedeutet „Geschwür". Unter einem Geschwür versteht man einen histologischen Defekt, in diesem Fall des Magens bzw. des Zwölffingerdarms. Ein Magengeschwür wird als Ulcus ventriculi, ein Zwölffingerdarmgeschwür als Ulcus duodeni bezeichnet. Beide gehören zu den häufigsten Blutungsquellen des oberen Magen-Darmtraktes.

Die Häufigkeit von Magengeschwüren nimmt mit zunehmendem Alter zu. Meist sind eine chronische Gastritis, erbliche Veranlagung oder Umwelteinflüsse die Ursache. Der übermäßige Genuss von Alkohol kann ebenfalls zu einem Magengeschwür führen. Männer sind gegenüber Frauen im Verhältnis 2 : 1 häufiger von einem Ulcus ventriculi betroffen. Als Komplikation kann es zu einer Blutung in den Magen, oder einem Magendurchbruch in die Bauchhöhle mit einer Entzündung des Bauchfells kommen.

Symptome:

- Verstärkte Schmerz nach Nahrungsaufnahme,
- Chronische Schmerzen ohne Nahrungsaufnahme,
- Appetitlosigkeit und Völlegefühl, obwohl keine Nahrung aufgenommen wurde,
- Übelkeit,
- Sodbrennen,
- Druck- und Spontanschmerzen im Oberbauch.

Ursache für ein Zwölffingerdarmgeschwür ist meist eine erhöhte Aussonderung von Magensaft, der in das Duodenum gelangt und dort nicht ausreichend neutralisiert werden kann. Ein Zwölffingerdarmgeschwür tritt in etwa 4mal häufiger als ein Magengeschwür auf. Ein Ulcus duodeni weist eine große Blutungsneigung auf (in ca. 25% der Fälle).

Symptome:

- Nüchternschmerz, Besserung nach Nahrungsaufnahme!
- Teerstuhl,
- Übelkeit,
- Druck- und Spontanschmerzen im Oberbauch.

Ein Magengeschwür und ein Zwölffingerdarmgeschwür lassen sich präklinisch nicht immer einfach voneinander abgrenzen.

Maßnahmen: *Elementarmaßnahmen:* Der Körper sollte hoch gelagert werden und die Beine mit einer Knierolle abgestützt werden. Es besteht eine absolute Nahrungskarenz.
Spezielle Maßnahmen: Zur Klärung sollte der Patient auf eine gastroenterologischen Abteilung gebracht werden.

14.4.2.10 Mesenterialinfarkt

Mesenterialgefäße sind die Blutgefäße, die den Darm versorgen. Es wird zwischen einem akuten oder subakuten Verschluss eines solchen Gefäßes unterschieden. Meist handelt es sich um den Verschluss der Mesenterialarterien, ein Venenverschluss ist eher selten.

Symptome:

- Diffuser Druckschmerz im Bauch (Abdomen),
- rasche Verschlechterung des Allgemeinzustandes (Schocksymptomatik),
- zunehmende Abwehrspannung (Akutes Abdomen),
- Brechreiz, Erbrechen,
- Blut- oder Teerstuhl

Maßnahmen:
Elementarmaßnahmen: Der Körper sollte hoch gelagert werden und die Beine mit einer Knierolle abgestützt werden. Es besteht eine absolute Nahrungskarenz.
Spezielle Maßnahmen: Die spezielle Maßnahmen werden vom Notarzt vorgenommen, ihm ist bei der Venenpunktion zu assistieren; der Patient erhält eine Infusion und ist schonend und rasch in ein Krankenhaus mit einer allgemeinchirurgischen Abteilung zu transportieren.

14.4.2.11 Allgemeine Symptome

Über die speziellen Symptome hinaus, die oben bereits beschrieben wurden, kann bei einem akuten Abdomen eine meist ähnliche so genannte Leitsymptomatik festgestellt werden. Häufig lässt sich das Krankheitsbild, welches hinter dem akuten Abdomen steht, im Rettungsdienst nicht genau feststellen. Das wichtigste Symptom ist das Schmerzbild im Bauchraum. Es reicht von einer diskreten Abwehrspannung bis zum Vernichtungsschmerz. Eventuell kann die Bauchdecke des Patienten bretthart werden (Abwehrspannung). Schocksymptome wie z.B. niedriger Blutdruck, schneller und flacher Puls und Blässe mit reduziertem Nagelbettpuls geben ebenfalls Hinweise auf diese Notfallsituation. Häufig wird bei der Erhebung der Anamnese ein Verdacht auf ein akutes Abdomen deutlich.

14.4.2.12 Maßnahmen bei einem akuten Abdomen

Die Notfälle, welche unter dem Begriff „akutes Abdomen" zusammengefasst werden, lassen sich durch ihre Ähnlichkeit sehr gut anhand des nachstehenden Therapieschemas versorgen.

Elementarmaßnahmen: Sind Zeichen eines Volumenverlustes erkennbar, muss eine Volumensubstitution mit kristalloider Lösung erfolgen. Der Notarzt kann zur Vollelektrolytlösung auch eine kolloidale Lösung als Volumenexpander einsetzen. Bei einer Bewusstlosigkeit mit ausreichender Atmung ist die stabile Seitenlage erforderlich. Bei Atemnot bzw. Atemstillstand ist eine Narkose anzustreben, damit der intubierte Patient sichere freie Atemwege hat und ein ausreichendes Atemminutenvolumen mit einer kontrollierten oder assistierten Beatmung gewährleistet ist.

Standardmaßnahmen: Um die Schmerzen zu lindern wird der Patient entweder in der entspannenden Lagerung für die Bauchdecke, nämlich mit Knierolle, flach, mit leicht erhöhtem Oberkörper, oder aber nach Wunsch gelagert.

Der Patient erhält Sauerstoff über eine Sauerstoffmaske oder Sonde mit einem Flow von 6 - 8 l/min. Wenn im Rahmen der Elementartherapie noch kein periphervenöser Zugang gesichert wurde, wird dieser hergestellt und mit Vollelektrolytlösung offen gehalten. Wegen der labilen Vitalfunktionen muss eine kontinuierliche Überwachung des Patienten erfolgen. Psychische Betreuung und die Dokumentation aller Werte und Maßnahmen sind unabdingbar.

Spezielle Maßnahmen: Die Patienten bekommen weder zu essen noch zu trinken. Eventuell ist die Mithilfe beim Erbrechen erforderlich. Der Notarzt kann dem Patienten die Schmerzen medikamentös lindern (Analgesie) und gegebenenfalls ein Beruhigungsmittel (Sedativum) verabreichen. Bei Patienten mit Darmverschluss erfolgt nur eine vorsichtige Volumensubstitution um die Volumenbelastung nicht zu verschärfen. Bei Verdacht auf eine starke innere Blutung (diese kann nur im OP gestillt werden) erfolgt ein rascher Transport zur Zielklinik, evtl. mit der Aufnahme des Notarztes im Rendezvous-Verfahren. Patienten, bei denen davon auszugehen ist, dass eine Operation erforderlich ist, werden zur chirurgischen Notaufnahme transportiert. Bei den Erkrankungen, bei denen zunächst kein Eingriff erfolgen wird, ist die innere Notaufnahme anzufahren.

14.4.3 Gastrointestinale Blutungen

Gastrointestinale Blutungen sind streng genommen Blutungen im Bereich des Magens und des gesamten Darms. Im weiteren Sinne können auch die Blutungen innerhalb der Speiseröhre dazugerechnet werden.

<u>Ursachen.</u> Häufig liegen den gastrointestinalen Blutungen Entzündungen oder Geschwürbildungen innerhalb der entsprechenden Organe zu Grunde. Den größten Anteil an den Blutungsursachen haben die Geschwüre (Ulcera) in Magen und Zwölffingerdarm

mit zusammen etwa 40%. Danach folgen Entzündungen mit oberflächlichen Schleimhautdefekten (ca. 15%) und zerrissene Krampfadern im Bereich der Speiseröhre (Ösophagusvarizen, ca. 15%). Die Auslösung der Blutung erfolgt meist durch Stresssituationen.

Aufgrund vielfältiger Stressfaktoren kommt es zu einer Störung der Sauerstoff- und Substratversorgung der Schleimhaut bzw. zu einem Kontakt von vorgeschädigter Schleimhaut und vermehrt gebildeten aggressiven Verdauungssekreten. Dadurch bilden sich ausgeprägte Zelluntergänge die sich auch in den Wandungen der Gefäße manifestieren. Bei den oberen Gastrointestinalblutungen ist der Volumenverlust meist beeindruckend. Die Blutstillung kann häufig nur während einer Operation vorgenommen werden. So lässt sich auch erklären, dass die Zahl der Todesfälle (Letalität) immerhin bei 10% liegt.

Gefahren. Die rasante Entwicklung eines manifesten Volumenmangelschocks steht im Vordergrund. Wegen der schwierigen Diagnostik und des immensen Blutverlustes kann sich schnell eine Zentralisation des Kreislaufs einstellen und die Prognose des Patienten deutlich verschlechtern. Bei zu Grunde liegender Krampfaderblutung in der Speiseröhre, gepaart mit einer verminderten Leistung der Leber (Leberinsuffizienz), droht eine Vergiftung (Intoxikation) durch körpereigene Stoffwechselprodukte, in diesem Falle mit Ammoniak.

Symptome. Typische Symptome einer gastrointestinalen Blutung sind Teerstuhl und Bluterbrechen. Der Teerstuhl ist gekennzeichnet durch ein glänzendes, schwarzes Aussehen und eine klebrige, zähe Konsistenz. Aus seinem Auftreten kann rückgeschlossen werden, dass es sich um eine Blutung im oberen Gastrointestinalbereich handelt. Das Bluterbrechen bringt eine kaffeesatzartige Substanz hervor, wenn eine geringfügige Blutung innerhalb des Magens oder eine Blutung im Darm besteht. Eine massive Magenblutung führt, wie eine Blutung in der Speiseröhre, zu einem schwallartigen Erbrechen hellroten Blutes. Weitere Symptome sind die allgemeinen Zeichen eines Volumenmangels: Blässe und blaue Verfärbung (Zyanose) weit vom Stamm entfernter Körperteile, Tachykardie, Blutdruckabfall und Fehlreaktionen wie Frieren, Zittern und Übelkeit.

Maßnahmen. Bei den *Elementar- und Standardmaßnahmen* gelten dieselben Vorgaben wie bei einem akuten Abdomen.
Spezielle Maßnahmen: Auch Patienten mit gastrointestinalen Blutungen bekommen weder zu essen noch zu trinken. Gegebenenfalls ist ebenfalls die Mithilfe beim Erbrechen erforderlich. Bei Verdacht auf eine starke innere Blutung erfolgt ein rascher Transport zur Zielklinik mit der Aufnahme des Notarztes unterwegs. Bei Krampfaderblutung in der Speiseröhre ist für den Notarzt evtl. eine Sengstaken-Blakemore-Sonde zur Blutstillung vorzubereiten. Für das Transportziel gelten dieselben Regelungen wie beim vorgenannten Notfallbild.

14.5 Stoffwechsel

W. Kalusa,
H.-P. Hündorf
Pate: R. Blank

Die Abläufe von Stoffumsetzung und Energiegewinnung in unserem Körper sind lebensnotwendig. Sie werden von zwei Zielen bestimmt: Sie sollen Baustoffe für den Aufbau und die Aufrechterhaltung von Zellstrukturen und die notwendige Betriebsenergie liefern. Hierzu werden verschiedene Nährstoffe benötigt. Diese werden aufgenommen, verdaut und nach einem sehr feinen Schema um- oder abgebaut.

14.5.1 Biochemische Vorgänge

Nährstoffe werden im Körper umgewandelt bzw. abgebaut zu Endprodukten, Reststoffen und Wärme. Dabei ergeben sich drei sehr wichtige Stoffwechselwege:

- Energie- und Stoffwechsel der Zucker/Stärke (Kohlenhydrate),
- Energielieferung und Speicherung der Fette (Lipide),
- Stoff- und Energieumwandlung der Eiweiße (Proteine).

14.5.1.1 Zucker

Zucker (Kohlenhydrate) bestehen aus den Elementen Kohlenstoff, Wasserstoff und Sauerstoff. Kohlenhydrate finden sich als Bausteine wichtiger chemischer Verbindungen in unserem Organismus wieder (z.B. im Erbgut) und dienen als kontinuierlicher Energielieferant. Ihrem Aufbau entsprechend kann man sie vereinfacht in drei Gruppen einteilen:

- Einfachzucker (Monosaccharide), wie z.B. Traubenzucker/Glukose,
- Zweifachzucker (Disaccharide), wie z.B. Rüben-, Malz-, Milchzucker,
- Mehrfachzucker (Polysaccharide), wie z.B. Stärke.

Der Organismus besitzt die Möglichkeit, schnell Mehrfachzucker in Einfachzucker umzuwandeln und umgekehrt. Dies macht die Gruppe der Kohlenhydrate zur wichtigsten Energiequelle für unseren Körper.

14.5.1.2 Fette

Fette (Lipide) werden in zwei große Gruppen eingeteilt, nämlich die tierischen (z.B. Sahne, Schmalz) und die pflanzlichen Fette (z.B. Kokosfett, Sonnenblumenöl). Sie bestehen aus Glycerin und drei Fettsäuren. Wichtige Vertreter sind die Neutralfette (Triglyzeride) als größte Gruppe, das Cholesterin und die Phospholipide (z.B. Lecithin). Sie stellen eine Gruppe verschiedenartiger organischer Substanzen (Kohlenwasserstoffverbindungen) dar. Fette sind nicht in Wasser löslich und besitzen einen etwa doppelt so großen Energiegehalt wie Kohlenhydrate.

Fette dienen nicht nur als Energiespeicherstoffe, sondern auch als Bausteine der Zellmembranen, als Lösungsmittel der Vitamine A, D, E, K und als Bestandteil verschiedenster Hormone, wie z.B. den weiblichen und männlichen Geschlechtshormonen Östrogen und Testosteron.

Im Kohlenstoffgerüst der Fettsäuren können verschiedene Bindungen vorkommen. Wenn nur Einfachbindungen vorhanden sind, spricht man von gesättigten Fettsäuren, bei einer Doppelbindung von ungesättigten Fettsäuren und bei zwei oder mehr Doppelbindungen von mehrfach ungesättigten Fettsäuren. Letztere können in unserem Körper nicht gebildet werden und müssen mit der Nahrung aufgenommen werden; man nennt sie essenzielle Fettsäuren.

14.5.1.3 Eiweiße

Eiweiße (Proteine) im menschlichen Körper sind oft mit anderen Bestandteilen wie Kohlenhydraten, Lipiden oder Farbstoffen zusammengesetzt. Proteine selbst bestehen aus verschiedenen Aminosäuren. Diese zeigen einen gleichen Grundaufbau. An ein zentrales Kohlenstoffatom sind vier verschiedene Gruppen bzw. Atome gebunden, und zwar eine Aminogruppe (NH_2), eine Säuregruppe (COOH), ein Wasserstoffatom und ein variabler Rest. Dieser variable Rest bestimmt die Unterschiede der 20 biogenen Aminosäuren.

Acht dieser Aminosäuren sind essenziell. Erst aus der Verbindung vieler Aminosäuren entstehen die typischen Großmoleküle (Makromoleküle) der Eiweiße. Sie sind z.B. Bestandteil von Zellmembranen oder ermöglichen als Enzyme wichtige biochemische Vorgänge. Darüber hinaus können Aminosäuren bzw. Proteine überschüssige H^+- oder OH^--Ionen binden und somit den pH-Wert der Körperflüssigkeiten regulieren (vgl. Kap.14.8.3). Im Eiweißstoffwechsel entstehen neben den Restprodukten wie Kohlendioxid und Wasser zusätzlich ammoniakhaltige, energiearme Substanzen (NH_2).

14.5.1.4 Strukturstoffwechsel

Die aufgenommenen Nährstoffe werden neben der Energiegewinnung zum Aufbau körpereigener Struktur- oder Speicherstoffe benötigt. Es entstehen Stoffverbindungen mit neuen Eigenschaften. Dabei werden zwei Abläufe unterschieden:

1. Aufbauende (anabole) Reaktion: Hier findet unter Energieverbrauch eine Neubildung (Synthese) aus mehreren Atomen, Ionen oder Molekülen zu neuen, größeren Molekülen statt.
2. Abbauende (katabole) Reaktion: Es werden unter Freisetzung von Energie große Moleküle aufgespalten. Diese Reaktion spielt z.B. bei dem Abbau von Muskulatur eine wichtige Rolle.

14.5.1.5 Stoffwechsel zur Energiegewinnung

Die von allen Zellen benötigte Energie wird hauptsächlich durch „Verbrennung" (Oxidationsreaktion) von Glukose mit Sauerstoff gewonnen (aerober Stoffwechsel). Die dabei gewonnene Energie wird in einer Art „chemischem Akku", dem Adenosintriphosphat (ATP) gespeichert und kann nur in dieser Form an Organe weitergegeben werden. Wird diese Oxidation durch fehlenden Sauerstoff unterbrochen (anaerober Stoffwechsel), kann nur noch die erste und zweite Stufe der Energiegewinnung ablaufen. Allerdings entsteht jetzt in Anwesenheit eines spezifischen Enzyms Milchsäure und eine stark reduzierte Energiemenge.

14.5.2   Hypoglykämie

Eine Unterschreitung der normalen (physiologischen) Blutzuckerkonzentration wird als Hypoglykämie bezeichnet. Bei den Normalwerten sind drei Altersstufen zu unterscheiden:

- Neugeborene / Säuglinge: 60 - 90 mg/dl,
- Kleinkinder / Schulkinder::   80 - 110 mg/dl,
- Jugendliche / Erwachsene: 90 - 110 mg/dl.

Ursachen. Sowohl zuckerkranke Patienten (Diabetiker) als auch Gesunde können von einer Unterzuckerung betroffen sein. Bei Vorliegen einer Zuckerkrankheit sind häufig Diätfehler die Ursache, oder das Blutzucker senkende Hormon Insulin wurde überdosiert und/oder nach Insulingabe erfolgte eine zu geringe Nahrungsaufnahme. Bei sonst Gesunden kann eine Unterzuckerung durch Hungerzustände, anhaltende Muskelarbeit, Fieber, Alkoholvergiftung oder durch die Einnahme Blutzucker senkender Medikamente (Zuckertablette) ausgelöst werden. Da Lebensfunktionen nur unter Energieverbrauch ablaufen, ist das Vorhandensein ausreichender Energieträger - hauptsächlich Zucker und Fett - lebenswichtig. Einige Organe können Zucker (Glukose) speichern (z.B. Leber und Muskulatur) und bei Bedarf in das Blut abgeben, andere, besonders Gehirn und Rückenmark, sind auf eine kontinuierliche Zufuhr über das Blut angewiesen.

Gefahren, Symptome. Sinkt der Blutzuckerspiegel zu schnell oder steht nicht mehr genug Speicherzucker (Glykogen) zur Verfügung bzw. kann nicht ins Blut freigesetzt werden, so ist mit lebensgefährlichen Funktionsstörungen im zentralen Nervensystem zu rechnen. Tabelle 8 fasst die Symptome zusammen.

Maßnahmen.
Elementarmaßnahmen: Bei Bewusstlosigkeit wird der Patient zur Sicherung freier Atemwege in die stabile Seitenlage verbracht. Sollte keine ausreichende Atmung vorhanden sein, wird der Patient assistiert oder kontrolliert über Maske und Beutel beatmet. Bei instabilen Kreislaufverhältnissen wird die Schocklage durchgeführt und ein venöser Zugang vorbereitet.

Standardmaßnahmen: Bei stabilen Kreislaufverhältnissen und vorhandenem Bewusstsein wird der Patient mit erhöhtem Oberkörper oder nach Wunsch gelagert. Sofern der Patient eine ausreichende Spontanatmung aufweist, werden 6 bis 8 Liter Sauerstoff pro Minute über Nasensonde oder Inhalationsmaske appliziert. Ein peripherer Venenzugang wird angelegt und Vollelektrolytlösung infundiert. Neben der psychischen Betreuung wird eine fortlaufende Überwachung und Dokumentation durchgeführt.

Spezielle Maßnahmen: Bei bewusstseinsklaren, kooperativen Patienten steht die Gabe von Traubenzucker oder zuckerhaltigen Getränken (z.B. Fruchtsäfte, Cola) im Vordergrund. Bei bestehender Bewusstseinstrübung oder Bewusstlosigkeit muss eine frühestmögliche Gabe von Glukose über einen intravenösen Zugang erfolgen. Dieses

Tab. 8 - Symptome und Gefahren der Hypoglykämie

Bewusstsein / Nervensystem	Verwirrtheit, Koordinationsstörungen, Erregungszustände bis zu Tobsuchtsanfällen, zunehmende Schläfrigkeit (Somnolenz) bis Bewusstseinsverlust, Krampfanfälle, ggf. Zeichen eines Schlaganfalls
Atmung	normale bis beschleunigte Atmung (Tachypnoe), Gefahr der Atemwegsverlegung bei Bewusstlosigkeit, durch Einatmung (Aspiration) von Erbrochenem, Atemstillstand während eines Krampfanfalls
Herz-Kreislauf	erhöhte Herzfrequenz (Tachykardie), Blutdruckanstieg (Hypertonie), Blutzuckerwerte unter 50 mg/dl beim Erwachsenen
Aussehen	feucht-blasse Verfärbung der Haut, erhöhte Muskelspannung, geweitete Pupillen
Vegetative Beschwerden (bei erhaltenem Bewusstsein)	Heißhunger, Kopfschmerzen, Unruhe, Übelkeit, Angst, Schwitzen, Zittern, Herzklopfen

Medikament wird vom Notarzt oder vom Rettungsassistenten in Notfallkompetenz verabreicht. Dabei werden initial 20 ml einer 40%igen Glukoselösung bei laufender Infusion zugeführt (Achtung: Glukose ist venenreizend). Da der Glukosebedarf sehr unterschiedlich ist, kann ggf. die Gabe von bis zu 100 ml Glukose 40% erforderlich sein. Eine Bestimmung der Blutzuckerkonzentration muss vor und nach der Glukosegabe erfolgen.

Bei starker Verwirrtheit kann ein Beruhigungsmittel (Sedativum) durch den Notarzt verabreicht werden. Des Weiteren können in schweren Fällen auch eine endotracheale Intubation und eine Beatmung erforderlich werden.

> Bei allen Bewusstseinsstörungen ist an eine Unterzuckerung zu denken, es muss dann stets der Blutzuckerspiegel bestimmt werden.

14.5.3 Diabetes mellitus

Die Zuckerkrankheit (Diabetes mellitus) - der Name ist abgeleitet von „starke Harnflut" (Diabetes) und „honigsüßer Durchfluss" (mellitus) - ist eine chronisch verlaufende Stoffwechselerkrankung hauptsächlich des Kohlenhydrat-, aber auch des Fett- und Eiweißstoffwechsels. Im Verlauf der Krankheit entwickeln sich akute Stoffwechselentgleisungen mit massiv erhöhtem Blutzuckergehalt sowie Spätkomplikationen wie Veröden von kleinsten, aber auch großen Blutgefäßen. Die Einteilung erfolgt in zwei Gruppen: Den insulinpflichtigen Diabetes (Typ-I-Diabetes) und den nichtinsulinpflichtigen Diabetes (Typ-II-Diabetes).

Ursachen. Der *Typ-I-Diabetes* tritt häufig im jugendlichen Lebensalter auf und ist durch ein absolutes Fehlen von Insulin im Blut gekennzeichnet. Ursache ist ein Funktionsausfall der Insulin produzierenden B-Zellen in der Bauchspeicheldrüse. Dieser Funktionsausfall ist entweder erblich (genetisch) bedingt oder aber er beruht auf einer Schädigung des körpereigenen Abwehrsystems (Immunsystem) direkt an den B-Zellen.

Der *Typ-II-Diabetes* ist gekennzeichnet durch einen relativen Insulinmangel, d.h. bei rückläufiger Insulinproduktion steigt die Widerstandsfähigkeit (Resistenz) des Körpers gegen Insulin an. Die Folge ist ein zunehmender Wirkungsverlust des Insulins.

Unterschiedliche Belastungsfaktoren, wie z.B. Übergewicht, Infektionskrankheiten oder dauerhafte Stresssituationen können das Auftreten der Zuckerkrankheit begünstigen. Als Auslöser können aber auch andere Erkrankungen wirken, beispielsweise Bauchspeicheldrüsenentzündungen oder eine Überfunktion der Schilddrüse. Aber auch Medikamente, z.B. Glukokortikoide, sind in der Lage, als Nebenwirkung die Zuckerkrankheit hervorzurufen.

Aus dem relativen oder absoluten Insulinmangel resultieren krank machende (pathogene) Wirkungen, die aus der physiologischen Insulinwirkung erklärbar sind. So steht einer verminderten Glukoseaufnahme und -verwertung in Fettgewebe und Muskulatur gleichzeitig eine vermehrte Glukosefreisetzung (Glukoneogenese) aus der Leber entgegen.

Die Folge ist ein Anstieg des Blutzuckerspiegels (Hyperglykämie). Durch den erhöhten Blutzuckerspiegel kommt es auch zu einer vermehrten Ausscheidung von Glukose über die Nieren in den Harn (Glukosurie). Durch die erhöhte osmotische Wirksamkeit der Glukose wird auch vermehrt Flüssigkeit ausgeschieden (Polyurie) - bis hin zur Austrocknung (Exsikkose).

Im *Fettstoffwechsel* entwickelt sich unter Insulinmangel ein vermehrter Fettabbau zu Fettsäuren (Lipolyse) mit Umwandlung zu Ketosäuren in der Leber. Folge ist eine stoffwechselbedingte Übersäuerung des Organismus, die so genannte metabolische Azidose. Als typische Zeichen entwickeln sich ein fruchtartiger Azetongeruch der Ausatemluft und die „Kussmaul-Atmung": dabei handelt es sich um gleichmäßige, vertiefte, beschleunigte Atemzüge, die der vermehrten Abatmung von Kohlendioxid dienen.

Im *Eiweißstoffwechsel* werden vermehrt Aminosäuren aus der Muskulatur freigesetzt und in der Leber wiederum zur Zuckergewinnung genutzt. Dieser vermehrte Fett- und Eiweißabbau führt im Laufe der Erkrankung zu einem Gewichtsverlust des Patienten (hauptsächlich bei Typ-I-Diabetes).

Gefahren, Symptome. Grundsätzlich können die nachfolgend beschriebenen Gefahren und Krankheitszeichen sowohl beim Typ-I- als auch bei dem Typ-II-Diabetes auftreten. Nur Intensität und zeitliche Abfolge sind verschieden.

Der Typ-I-Diabetes imponiert durch akuten Insulinmangel mit ausgeprägten Krankheitszeichen, im Gegensatz dazu steht der Typ-II-Diabetes, welcher mit schleichender Verschlechterung einhergeht und oft erst nach Jahren zufällig oder an Spätschäden erkannt wird.

Die Hauptgefahr besteht im Auftreten eines Coma diabeticum. Dabei handelt es sich um eine lebensbedrohliche Erhöhung des Blutzuckerspiegels (zum Teil über 500 mg/dl = 27,7 mmol/l) mit tiefer Bewusstlosigkeit und kritischen Veränderungen im Wasser-Elektrolyt- und Säure-Basen-Haushalt.

Hierbei sind Typ-I-Diabetiker durch das ketoazidotische Koma infolge einer massiven Übersäuerung des Körpers mit Abbauprodukten des Fettstoffwechsels (Ketosäuren) gefährdet. Bei Typ-II-Diabetikern steht die Exsikkose im Vordergrund.

> Trotz krankhaft erhöhter Blutzuckerkonzentration bei Diabetes mellitus besteht die Gefahr der plötzlichen Unterzuckerung.

Maßnahmen.
Elementarmaßnahmen: Der bewusstlose Patient mit Eigenatmung wird in die stabile Seitenlage verbracht. Bei insuffizienter Atmung bzw. Atemstillstand wird über Beatmungsbeutel mit Reservoir und maximaler Sauerstoffkonzentration assistiert oder

kontrolliert beatmet. Der Notarzt ist zu rufen, der den Patienten eventuell intubiert. Bei Schockanzeichen wie Hypotonie und Tachykardie wird dem Patienten vom Notarzt ein periphervenöser Zugang mit einer Vollelektrolytlösung angelegt.

Tab. 9 - Symptome des Diabetes mellitus

Allgemeinsymptome	Ursache	Bemerkung
vermehrter Harndrang (Polyurie)	Der erhöhte Zuckergehalt im Blut bindet mehr Flüssigkeit und diese regt die Urinausscheidung an.	kann zu lebensgefährlichen Wasser- und Salzverlusten führen
massives Durstgefühl (Polydipsie)	Die vermehrte Flüssigkeitsmenge im Gefäßsystem wird dem Gewebe entzogen.	tritt besonders bei sich plötzlich erhöhenden Blutzuckerwerten auf
Appetitsteigerung	Abfall der Blutzuckerkonzentration	tritt besonders bei sich plötzlich verringernden Blutzuckerwerten auf
Gewichtsverlust	vermehrter Abbau von Fettreserven	entwickelt sich erst nach Jahren
Abgeschlagenheit, Müdigkeit	Zucker als schnell verwertbarer Energieträger steht für die Zellen nicht ausreichend zur Verfügung	unspezifisches Krankheitszeichen
Hautjucken, Hautunreinheiten (Talg-, Schweißdrüsen- und Haarbalgentzündungen)	bei dauerhaft hohem Blutzuckergehalt wird Zucker über die Haut abgegeben	in Kombination mit Durchblutungsstörungen können sich Eiterhöhlen (Abszesse) entwickeln
verschlechterte Wundheilung	Durchblutungsstörung in kleinen und kleinsten Blutgefäßen	Spätkomplikation
Sehstörungen (Retinopathie)	Durchblutungsstörung der Netzhaut im Auge	Spätkomplikation
Sensibilitätsstörungen (Neuropathie)	Durchblutungsstörung im Bereich sensibler Nerven	Spätkomplikation
rückläufige Nierenausscheidung (Niereninsuffizienz)	Durchblutungsstörung kleiner Blutgefäße in den Nieren und großer, die Nieren versorgender Gefäße	Spätkomplikation
Verschluss großer Blutgefäße (Angiopathie)	Verödung durch dauerhaft erhöhte Blutzuckerwerte	Die Häufigkeit der Erkrankungen wie Herzinfarkt oder Schlaganfall nimmt zu.

Standardmaßnahmen: Bei ausreichenden Kreislaufverhältnissen und vorhandenem Bewusstsein wird der Patient auf Wunsch mit erhöhtem Oberkörper gelagert. Bei ausreichender Atmung werden dem Patienten 6 bis 8 Liter Sauerstoff pro Minute über Nasensonde oder Inhalationsmaske angeboten. Bei diesem Notfallbild ist ein venöser Zugang mit einer Vollelektrolytlösung (500 - 1 000 ml) zwingend erforderlich und daher der Notarzt zu verständigen. Neben der psychischen Betreuung erfolgt die fortlaufende Kontrolle und Dokumentation der erhobenen Parameter.

Spezielle Maßnahmen: Durch den Notarzt können zur Beruhigung Sedativa (z.B. Diazepam®) gegeben werden. Unter Umständen sind sogar endotracheale Intubation und Beatmung erforderlich.

14.6 Immunsystem

14.6.1 Grundlagen

Das Immunsystem ist eines der kompliziertesten und am meisten vernetzten Organsysteme im menschlichen Körper. Die äußeren Schutzbarrieren bestehen nicht nur aus der Haut, sondern auch aus dem Speichel und der Tränenflüssigkeit. Beides enthält Enzyme, die keimtötend sind. In den Atemwegen bilden Schleimhäute einen Schutzschild, und auch der Verdauungstrakt (Gastrointestinaltrakt) weiß sich zu wehren: Viele krank machende (pathogene) Keime fallen sowohl der Magensäure als auch den körpereigenen Bakterien zum Opfer, die im Dickdarm leben. Zusammen mit unspezifischen Abwehrstoffen, welche Krankheitserreger schwächen oder zerstören können, und den großen Fresszellen (Makrophagen) spricht man bis zu diesem Punkt von unspezifischen Abwehrmechanismen, die auch als *Resistenz* bezeichnet werden.

Haben die Erreger aber diese Barrieren überwunden und sind in die Blutbahn oder das Gewebe eingedrungen, so beginnt die spezifische Abwehr, auch *Immunität* genannt. Eine Vielzahl von spezialisierten Abwehrzellen werden von verschiedenen Organen des Körpers produziert und in den Kampf geschickt. So sind Organe und Gewebe wie Milz, Thymusdrüse, Knochenmark, Lymphknoten und -gewebe, Rachenmandeln und Darm zum Teil Reifungsorte, aber auch „Arbeitsplätze" dieser Abwehrzellen. Weiße Blutkörperchen (Leukozyten) sind sowohl im Blut als auch im Gewebe vorhanden und greifen die Erreger an. Leukozyten haben viele spezialisierte Unterarten, wie z.B. die Lymphozyten kleine und große Fresszellen (Granulozyten und Makrophagen).

Die spezifische Abwehr basiert auf der Fähigkeit des Immunsystems, „körperfremd" und „körpereigen" zu unterscheiden. Körperfremde Strukturen, wie sie z.B. bei Krankheitserregern vorliegen, werden Antigene genannt. Spezielle Abwehrzellen docken an solchen Antigenen an und versuchen diese zu zerstören. Gleichzeitig versuchen sich so genannte T-Helferzellen nach dem Schloss-/Schlüsselprinzip mit den Antigen-Bruchstücken zu verbinden. Ist dies gelungen, können mithilfe von besonderen Zellen (B-Zellen und T-Effektorzellen) so genannte Antikörper produziert werden. Diese Antikörper sind auf die entsprechenden Antigene spezialisiert und vernichten diese. Bei einem erneuten Angriff der selben Antigene läuft also der Verteidigungsprozess um so rascher ab (Prinzip der Schutzimpfung). Die Zellreste der Antigene werden danach von den körpereigenen Fresszellen beseitigt.

Kann das Immunsystem nicht mehr „körperfremd" und „körpereigen" unterscheiden, kommt es zu so genannten Autoimmunerkrankungen, bei denen das Immunsystem gesunde körpereigene Zellen angreift und teilweise zerstört.

Weitere Störungen des Immunsystems stellen die so genannten *Immundefekterkrankungen* dar. Man unterscheidet hierbei zwischen angeborenen und erworbenen Immundefekten. Angeborene Immundefekte betreffen meist die Antikörperproduktion und/oder Funktionen der T-Helferzellen. Im Gegensatz dazu sind erworbene Immundefekte die Folge von Unterernährung, Stoffwechselerkrankungen oder Virusinfektionen. Eine besonders ausgeprägte Form der Immundefekterkrankung ist die HIV-Infektion, bei der die T-Helferzellen zerstört werden. Einen weiteren Sonderfall stellt die gezielte Unterdrückung des Immunsystems, die Immunsuppression dar. Diese ist oft bei Organverpflanzungen (Transplantationen) notwendig, um immunologische Abwehrreaktionen des Organempfängers auf das Spenderorgan zu unterdrücken. Der Einsatz entsprechender Medikamente (Immunsuppressiva) bringt allerdings eine stark erhöhte Infektionsanfälligkeit des Patienten mit sich.

14.6.2 Allergische Reaktionen

Gelegentlich kann es vorkommen, dass das Immunsystem auf körperfremde Eiweiße und Medikamente (z.B. Antibiotika, Röntgenkontrastmittel, Medikamente, Insektengifte, Nahrungsmittel usw.) überreagiert. Die Stärke der Reaktion ist dabei abhängig von der Menge, der Art und der Geschwindigkeit der Zufuhr des betreffenden Stoffs. Man bezeichnet solche Überreaktionen als Allergien. Bekannte allergische Erkrankungen sind Heuschnupfen (Rhinitis allergica), allergisches Asthma und Kontaktallergien wie die Nickelallergie.

Ursachen. Die Ursache für allergische Reaktionen liegt, ebenso wie die Immunität, im Kontakt mit einem Antigen. Der Zeitraum von Erstkontakt bis zur Überempfindlichkeitsreaktion kann Tage bis Jahre dauern. Den dabei ablaufenden Prozess bezeichnet man als Sensibilisierung. Antigene, die eine allergische Reaktion hervorrufen, werden Allergene genannt.

Symptome und Maßnahmen. Die gefährlichste Form einer Allergie stellt der so genannte allergische oder anaphylaktische Schock dar (vgl. Kap. 2.3.2). Die allergischen

Reaktionen werden, je nach Symptomen, in vier Schweregrade unterteilt. Die Maßnahmen richten sich nach dem Schweregrad und den vorherrschenden Symptomen.

14.6.2.1 Schweregrad I

Gefahren. In der Regel stellt zwar eine allergische Reaktion ersten Grades keine vitale Gefährdung dar, sie ist allerdings für den Patienten oft eine erhebliche psychische Belastung. Die mögliche Gefahr einer allergischen Reaktion ersten Grades besteht darin, dass die Immunreaktion sich verstärkt und in andere Schweregrade übergehen kann.

Symptome. In erster Linie sind Haut- und Schleimhautreaktionen erkennbar. Diese äußern sich in der Regel in Juckreiz, Hautausschlägen (Exanthemen), Wasserbläschen, die auch als „Quaddeln" bezeichnet werden (Urtikaria), Reizung der Augenbindehäute (Konjunktivitis) oder in den Symptomen eines Schnupfens (Heuschnupfen). In manchen Fällen kann sich leichtes Fieber entwickeln. Gelegentlich kann es aber auch zu Beeinträchtigungen des Magen-Darm-Trakts kommen. Meist handelt es sich dabei um Durchfälle (Diarrhoe), Übelkeit und Erbrechen.

Maßnahmen.
Elementarmaßnahmen: In diesem Stadium sind keine Störungen vitaler Funktionen zu erwarten, deshalb werden auch keine Elementarmaßnahmen notwendig werden.
Standardmaßnahmen: Der Patient wird mit erhöhtem Oberkörper bzw. nach Wunsch gelagert. Prophylaktisch erhält der Patient Sauerstoff über eine Nasensonde. Gegebenenfalls wird durch den Notarzt ein venöser Zugang gelegt. Neben der Kontrolle und Dokumentation der Vitalparameter ist eine psychische Betreuung vonnöten.
Spezielle Maßnahmen: Falls möglich, wird das Allergen (z.B. Bienenstachel, Infusion eines Kontrastmittels) entfernt und, wenn Komplikationen zu erwarten sind, der Notarzt nachalarmiert. Der Notarzt wird ggf. eine Infusionstherapie mit Vollelektrolytlösungen (z.B. Ringerlösung®) durchführen und ein Antiallergiemittel (Antihistaminikum, z.B. Fenistil®, Tavegil®) und Kortisonpräparat (z.B. Fortecortin®) applizieren.

14.6.2.2 Schweregrad II

Gefahren. Bereits im Stadium II kann es zur vitalen Gefährdung kommen, besonders für Patienten mit Vorerkrankungen im Bereich des Herz-Kreislauf-Systems oder der Atmung. Eine nicht zu unterschätzende Gefahr stellt die Tatsache dar, dass viele allergische Reaktionen vom Schweregrad II fließend in den Schweregrad III übergehen können.

Symptome. Neben den unter Schweregrad I aufgezählten Symptomen findet man im zweiten Stadium zusätzlich eine leichte Beeinträchtigung der Vitalfunktionen Atmung und Kreislauf. Im Bereich der Atemwege kommt es zu einer beginnenden Verengung der Bronchiolen (Bronchospasmus). Die Kreislaufsituation ist durch einen leichten Blutdruckabfall (Hypotonie), schnellen Puls (Tachykardie) und evtl. Rhythmusstörungen (Arrhythmien) gekennzeichnet.

Maßnahmen.
Elementarmaßnahmen: Der Patient wird bei Atemstörungen mit erhöhtem Oberkörper gelagert, bei nicht ausreichender Eigenatmung assistiert oder kontrolliert beatmet. Zur Stabilisierung des Kreislaufs wird bei ausreichender Spontanatmung die Schocklage durchgeführt und durch den Notarzt ein venöser Zugang gelegt. Über diesen Zugang wird Vollelektrolytlösung appliziert.

Standardmaßnahmen: Die Lagerung und der venöse Zugang mit Applikation von Vollelektrolytlösung stellen in diesem Stadium schon Elementarmaßnahmen dar. Der Patient erhält über Nasensonde bzw. Sauerstoffmaske mindestens 6 - 8 l Sauerstoff pro Minute. Wegen der hohen psychischen Belastung bei diesem Krankheitsbild ist eine Betreuung des Notfallpatienten unabdingbar. Eine ständige Kontrolle und Dokumentation der Vitalparameter ist zwingend erforderlich.

Spezielle Maßnahmen: Wenn möglich, wird das Allergen entfernt. Der Notarzt muss spätestens in diesem Stadium nachalarmiert werden. Der Notarzt wird Antihistaminika und Kortisonpräparate applizieren, um ein weiteres Abgleiten des Patienten in Stadium III zu verhindern. Bei einem Bronchospasmus wird ein Asthmaspray (z.B. Berotec®) oder ein bronchienerweiterndes Medikament (Bronchospasmolytikum, z.B. Euphyllin®) zum Einsatz kommen.

14.6.2.3 Schweregrad III

Gefahren. Eine allergische Reaktion dritten Grades stellt eine hochgradige vitale Gefährdung des Patienten dar. Die Verlegung der Atemwege, der Zusammenbruch des Herz-Kreislauf-Systems und die massive Beeinträchtigung des ZNS können jeweils für sich betrachtet bereits den Tod des Patienten nach sich ziehen. Nur ein schnelles, gezieltes und massives Eingreifen kann den Schweregrad IV abwenden.

Symptome. Beim Schweregrad III handelt es sich um ein Schockgeschehen im klassischen Sinne. In oft kurzer Zeit verschlimmert sich die vom Schweregrad II gekennzeichnete Symptomatik. Im Bereich der Atemwege kommt es zu einem massiven Bronchospasmus. Ebenso beginnt der Kehlkopf zuzuschwellen (Larynxödem), was zu einer Verlegung der Atemwege führt. Blutdruckabfälle auf unter 80 mmHg und zunehmende EKG-Veränderungen kennzeichnen die Kreislaufsituation. Im Bereich

Tab. 10 - Schweregrade und Symptome allergischer Reaktionen

Schweregrad I	– Haut- und Schleimhautreaktionen
	  - Juckreiz
	  - Hautausschläge (Exantheme)
	  - Wasserblasen (Urtikaria)
	  - Reizung der Augenbindehäute (Konjunktivitis)
	  - „Schnupfen"
	– Magen-Darm-Trakt
	  - Übelkeit
	  - Erbrechen
	– Fieber

Schweregrad II	zusätzlich zu obigen Symptomen:
	– Atmung
	  - leichte Verengung der Bronchiolen (Bronchospasmus)
	– Herz-Kreislauf
	  - schneller Puls (Tachykardie)
	  - Rhythmusstörungen (Arrhythmien)
	  - leichter Blutdruckabfall (Hypotonie)

Schweregrad III	zunehmend schwerere Symptomatik:
	– Atmung
	  - massiver Bronchospasmus
	  - Zuschwellen des Kehlkopfs (Larynxödem)
	– Herz-Kreislauf
	  - schwere Hypotonie (80 mmHg)
	  - zunehmende EKG-Veränderungen
	– zentrales Nervensystem
	  - Krampfanfälle

Schweregrad IV	Atem- und Herz-Kreislauf-Stillstand

des zentralen Nervensystems (ZNS) kann es zu Beeinträchtigungen kommen, die zu Krampfanfällen und/oder Bewusstlosigkeit führen können.

Maßnahmen.
Elementarmaßnahmen: Bei Bewusstlosigkeit und ausreichender Atmung kommt der Patient in stabile Seitenlage. Ist die Atmung nicht ausreichend, so wird der Patient assistiert oder kontrolliert beatmet. Bei ausreichender Atmung und Schocksymptomatik wird der Patient in Schocklage gebracht. Durch den Notarzt sind mehrere venöse Zugänge zu legen, eine massive Volumensubstitution ist notwendig.

Standardmaßnahmen: In diesem Stadium sind die Lagerung und das Legen eines venösen Zugangs schon im Rahmen der Elementarmaßnahmen durch den Notarzt erfolgt. Bei ausreichender Eigenatmung erfolgt eine hochdosierte Sauerstoffgabe mit mindestens 6 bis 8 Liter Sauerstoff pro Minute. Neben der psychischen Betreuung sind sowohl ein kontinuierliches Monitoring als auch die Kontrolle und Dokumentation der Vitalparameter notwendig.

Spezielle Maßnahmen: Neben der eventuellen Nachalarmierung des Notarztes muss, falls möglich, das Allergen entfernt werden. Im Vordergrund der medikamentösen Therapie steht zur Stabilisierung des Kreislaufs die fraktionierte Gabe von verdünntem (1 : 10 000) Adrenalin oder ggf. über Perfusor die Gabe von Katecholaminen (z.B. Dopamin®, Dobutrex®). Zur Behebung des Bronchospasmus wird ein Bronchospasmolytikum gegeben. Die Gabe von Kortison und Antihistaminika steht an nachgeordneter Stelle. Der Notarzt wird eventuell eine frühzeitige Intubation durchführen; bei stark zugeschwollenem Rachenraum wird eventuell eine Koniotomie respektive Tracheotomie durchgeführt.

14.6.2.4 Schweregrad IV

Symptome. Der Patient mit einer anaphylaktischen Reaktion vierten Grades ist reanimationspflichtig. Bewusstlosigkeit und Atem- und Herz-Kreislauf-Stillstand kennzeichnen die Situation.

Maßnahmen. Es gelten die Regeln der Reanimation (vgl. Kap. 2.3).

14.7 Wasser-Elektrolyt-Haushalt

F. Tappert

Wasser hat den größten Massenanteil am Körpergewicht und ist somit ein wichtiger Baustoff. Die Zellen des Organismus bestehen zum Großteil aus Wasser und werden zudem von Flüssigkeit umspült. Diese Flüssigkeit unterscheidet sich jedoch in ihrer Zusammensetzung von der Flüssigkeit im Zellinnern. Dieser Unterschied wird durch aktive, d.h. Energie verbrauchende Mechanismen aufrechterhalten und ist für die Zellfunktion entscheidend. Wasser kommt im menschlichen Körper nicht in reiner Form vor, sondern enthält anorganische Substanzen, wie beispielsweise Salze, und organische Substanzen wie Eiweiße (Proteine). Wasser ist die Grundsubstanz von Blut, Speichel, Lymphe und weiteren Körperflüssigkeiten. Die wesentlichen Aufgaben des Wassers im menschlichem Körper sind:

- Lösungsmittel für biochemische Prozesse,
- Transport und Verteilung von Nährstoffen, Hormonen, Stoffwechselprodukten und Wärme,
- Sicherung der Haut- und Gewebespannung (Hautturgor).

14.7.1 Wasserverteilung im menschlichen Körper

Die Gesamtmenge des Körperwassers liegt - in Abhängigkeit von Alter, Körper, Geschlecht und Körperbau - zwischen 50 und 70 Prozent der gesamten Körpermasse. Einen besonderen Einfluss auf die Menge des Körperwassers hat das Alter. So beträgt der Wasseranteil bei Säuglingen 70% des gesamten Körpergewichts, im mittleren Lebensalter beträgt der Wasseranteil noch 60%, während bei älteren und alten Personen der Wasseranteil auf 55 - 50% absinkt. Übergewichtige Personen haben etwa 5% weniger Wasseranteil in ihrem Körper als normalgewichtige Personen, Frauen etwa 5% weniger als Männer.

Wasser ist Teil des so genannten *inneren Milieus*, welches für die biochemischen Reaktionen erforderlich ist. Der Wassergehalt des Körpers wird im Tagesverlauf durch Regulationssysteme relativ konstant gehalten.

Größere Schwankungen dieser Positionen werden durch das Durstgefühl und durch die Veränderungen der Nierenausscheidung ausgeglichen. Ein Defizit von 20% des Körperwassers ist tödlich.

Das Wasser verteilt sich im Körper im Wesentlichen auf zwei anatomisch und funktionell getrennte Haupträume:

- das in den Zellen gebundene Wasser (Intrazellulärraum/IZR);
- das außerhalb der Zellen befindliche Wasser (Extrazellulärraum/EZR), dieses kann wiederum unterteilt werden in die Flüssigkeit
  - in der Blutbahn (Intravasalraum) und
  - in den Zwischenzellräumen (Interstitium).

Zwischen der Flüssigkeit in der Blutbahn und der des Zwischenzellraums finden ständige Austauschprozesse durch die Kapillarmembran der Blutgefäße statt (vgl. Kap. 12). Der Aufbau der Kapillarmembran der Blutgefäße lässt das Lösungsmittel

Tab. 11 - Wasseraufnahme / Wasserabgabe*

Wasseraufnahme		Wasserabgabe / -verluste	
Trinkflüssigkeit	1,5	Nierenausscheidung	1,5
gebundenes Wasser in „fester" Nahrung	0,7	Haut	0,5
Oxidationswasser**	0,3	Ausatemluft	0,4
		Stuhl	0,1
Gesamt	**2,5**	**Gesamt**	**2,5**

*Zirka-Werte in Liter/Tag   **entsteht beim Stoffwechsel in der Zelle

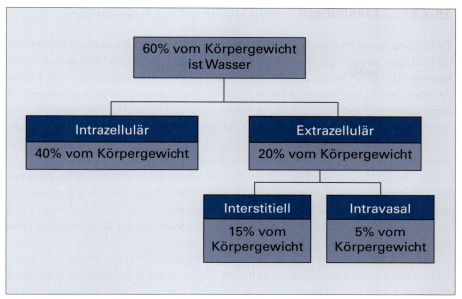

Abb. 34 - Wasserverteilung

Wasser fast ungehindert durchtreten, stellt aber für einige gelöste Stoffe wie Eiweiße eine undurchdringliche Barriere dar. Die Zellmembran fungiert daher für diese als eine halbdurchlässige (semipermeable) Membran. Die Ausbreitung des Lösungsmittels Wasser durch diese semipermeable Membran dient dem Ausgleich eines Konzentrationsgefälles, das durch osmotisch wirksame Teilchen wie Elektrolyte, Glukose und andere entsteht. Die Konzentration dieser Teilchen ist messbar, sie wird als Osmolalität bezeichnet. Referenzmaß für die Osmolalität im Körper ist das Blutplasma.

Flüssigkeiten mit einer dem Blutplasma gleichen Osmolalität werden *isoton* genannt, mit niedrigerer Osmolalität *hypoton* und mit höherer Osmolalität als das Blutplasma *hyperton*.

Die fortgesetzten Austauschprozesse zwischen Blutbahn und Zellraum führen zu einer annähernden Angleichung beider Flüssigkeiten in ihrer Zusammensetzung.

Im Gegensatz hierzu unterscheiden sich die intrazelluläre und extrazelluläre Flüssigkeit in ihrer Zusammensetzung erheblich. Der Stoffaustausch zwischen diesen beiden Flüssigkeiten wird durch aktive, Energie verbrauchende Transportmechanismen der Zellmembran vollzogen. Die wesentlichen Unterschiede zwischen intrazellulärer und extrazellulärer Flüssigkeit liegen in ihrem Gehalt an Elektrolyten, z.B. Kalium und Natrium (Abb. 35).

14.7.2   Elektrolyte

Elektrolyte sind geladene Teilchen, die bei der Aufspaltung (Dissoziation) von Säuren, Laugen oder deren Salzen in wässriger Lösung entstehen. Teilchen mit einer positiven Ladung werden Kationen genannt, Teilchen mit einer negativen Ladung Anionen. Als Beispiel sei hier die Aufspaltung von Kochsalz in einer wässrigen Lösung genannt: So entsteht aus einem Kochsalzmolekül (NaCl) ein positiv geladenes Teilchen Na^+ und ein negativ geladenes Teilchen Cl^-: (NaCl $\Leftrightarrow$ Na^+ + Cl^-). Elektrolyte haben im menschlichen Körper vielfältige Aufgaben, u.a. die Mitbestimmung des osmotischen Drucks und die Volumenregulation des Körpers.

Die unterschiedlichen Elektrolytkonzentrationen erzeugen an Zellmembranen Spannungsunterschiede - so genannte bioelektrische Potenziale. Bioelektrische Potenziale wiederum sind die Grundlage von Erregungsleitungen und von Muskelkontraktionen im Nervensystem. Elektrolyte sind außerdem an der Blutgerinnung beteiligt.

Zwischen den Flüssigkeiten des Intra- und Extrazellulärraums gibt es bedeutende Konzentrationsunterschiede der Elektrolyte. Der Austausch von Natrium und Kalium zwischen Intra- und Extrazellulärraum erfordert Energie. Absolut gesehen sind jedoch Intrazellulärraum und Extrazellulärraum in sich elektrisch neutral, das heißt die Summe der positiv geladenen Teilchen ist gleich der der negativ geladenen Teilchen. Wichtige Elektrolyte und deren Funktionen sind:

- Natrium (Na^+) ist das überwiegende Kation des Extrazellulärraums und ist mitverantwortlich für die Erregungsbildung und -leitung im Nervensystem, für die Muskelkontraktionen und für die Wasserbindung.
- Kalium (K^+) ist das wesentlichste Kation des Intrazellulärraums; als Gegenspieler von Na^+ ist es mitverantwortlich für die Erregungsbildung und -leitung im Nervensystem sowie für die Muskelkontraktionen.
- Kalzium (Ca^{2+}) ist ein wichtiger Baustoff des Knochengewebes und ist an der Erregungsbildung und -leitung sowie an der Blutgerinnung beteiligt.
- Magnesium (Mg^{2+}) ist ein wichtiger Bestandteil vieler Enzyme.
- Chlor (Cl^-) ist ein wesentlicher Bestandteil der Magensäure und ein wichtiges Anion für den Wasser- und Säure-Basen-Haushalt.
- Bikarbonat (HCO_3^-) ist die überwiegende Transportform des CO_2 und eine wichtige Puffersubstanz im Extrazellulärraum.

Der Elektrolythaushalt wird durch verschiedene Hormone und durch die Niere geregelt. Störungen dieser Verhältnisse können zu lebensbedrohlichen Zuständen führen. Bei einer Infusionsbehandlung ist aus diesem Grund dringend darauf zu achten, dass dieses Ungleichgewicht nicht durch die Zusammensetzung der Infusion gestört wird. Deshalb werden die meisten Infusionen in ihrem Elektrolytgehalt auf den Extrazellulärraum abgestimmt.

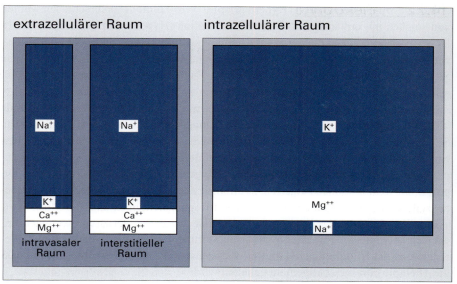

Abb. 35 - Elektrolytverteilung (Kationen)

14.7.3 Dehydratation und Exsikkose

Führen Störungen des Wasser-Elektrolyt-Haushalts zur Alarmierung des Rettungsdienstes, so liegt in den meisten Fällen ein Flüssigkeitsmangel, eine so genannte Dehydratation vor. Ein Flüssigkeitsmangel bei einem Patienten kann mit oder ohne Beeinträchtigung des Elektrolythaushalts auftreten. Extreme Flüssigkeitsdefizite werden als Exsikkose (Austrocknung) bezeichnet.

Ursachen. Ursachen von Flüssigkeitsdefiziten sind, allgemein gesprochen, eine verminderte Flüssigkeitszufuhr und/oder ein vermehrter Flüssigkeitsverlust, beispielsweise:

- situationsbedingte Verhinderung des Trinkens, z.B. bei Hilflosigkeit Alleinstehender, Verlust des Durstgefühls im Alter oder bei einem Mangel an Trinkflüssigkeit;
- starkes Schwitzen ohne adäquaten Ausgleich von Flüssigkeit;
- anhaltende Durchfälle und gehäuftes Erbrechen;
- Plasmaverluste durch ausgedehnte Verbrennungen;
- Ernährungsstörungen von Kleinkindern;
- diabetisches Koma (osmotische Zuckerausscheidung über den Harnapparat).

Veränderungen im Wasserhaushalt wie eine Dehydratation können mit Änderungen der Natriumkonzentration im Blut verbunden sein. Hierbei können Zustände mit erhöhter Natriumkonzentration (Hypernatriämie, > 160 mmol/l) unterschieden werden von solchen mit erniedrigter Natriumkonzentration (Hyponatriämie, < 120 mmol/l). Ist bei Wasserverlusten die Serum-Natriumkonzentration erhöht, spricht man von einer hypertonen Dehydratation. Ist das Serum-Natrium erniedrigt, liegt eine hypotone Störung vor. Bei annähernd normalem Serum-Natrium liegt eine isotone Störung vor, also eine isotone Dehydratation.

Die Einteilung in isotone, hypertone und hypotone Dehydratation ist sinnvoll, da klinische Symptome stark von den Veränderungen im Natriumhaushalt abhängen. Störungen des Wasserhaushalts, die mit annähernd normalen Serum-Natrium-Werten einhergehen, führen eher zu Symptomen des Herz-Kreislauf-Systems, zu beschleunigtem Herzschlag (Tachykardie) und erniedrigtem Blutdruck (Hypotonie). Bei hypotonen Dehydratationen zeigen sich vorrangig zentralnervöse Störungen des Patienten.

Eine Kombination aus Kreislaufsymptomatik und zentralnervösen Störungen findet sich bei Patienten mit einer hypertonen Störung des Wasserhaushalts. Eine Differenzierung der Notfallbilder ist im Rettungsdienst meist nicht sicher möglich, so dass die Therapie dort meist allgemein gehalten wird.

Symptome. Symptome der Dehydratation sind:

- Abgeschlagenheit, Müdigkeit,
- Durst, trockene Schleimhäute,
- beschleunigter Puls, schlechte Gefäßfüllung,
- Blutdruckabfall,
- verminderte Harnausscheidung (Oligurie),
- eingefallen wirkendes Gesicht (spitze Nase, tief liegende Augen),
- Hautfalten verstreichen nur langsam (schlechter Hautturgor),
- Bewusstseinsstörungen: Verwirrtheit bis hin zur Bewusstlosigkeit,
- Krampfanfälle.

Maßnahmen. Wenn möglich, sollten die Ursachen der Dehydratation beseitigt werden. Beispielsweise kann die Hitzeeinwirkung auf den Patienten oder dessen körperliche Belastung vermieden werden.

Standardmaßnahmen: Ein Monitoring mit EKG, regelmäßige Blutdruckmessung und Überwachung der Sauerstoffsättigung im Blut durch die Pulsoxymetrie ist bei diesen Patienten selbstverständlich. Auch die Gabe von Sauerstoff ist sinnvoll. Alle Patienten mit einer Dehydratation bekommen einen venösen Zugang und Vollelektrolytlösung infundiert.

Spezielle Maßnahmen: Durstige Patienten, deren Zustand es zulässt, können vorsichtig elektrolytreiche Flüssigkeit zu sich nehmen.

14.8 Säure-Basen-Haushalt

F. Tappert

Der Stoffwechsel des menschlichen Körpers besteht aus vielfältigen chemischen Reaktionen in den Geweben und in der Blutbahn, die durch Enzyme ermöglicht werden (vgl. Kap. 14.5). Der Stoffwechsel ist stark von den äußeren Bedingungen, wie beispielsweise von Temperatur, Ionenkonzentration und Sauerstoffgehalt abhängig. Ein ungestörter Stoffwechsel erfordert also relativ konstante Bedingungen (Homöostase) des so genannten inneren Milieus des Körpers.

Da der Stoffwechsel seinerseits jedoch fortlaufend Substanzen erzeugt, die das chemische Gleichgewicht verändern, sind Regulationsmechanismen zur Aufrechterhaltung der Homöostase, so z.B. des Säure-Basen-Gleichgewichts, erforderlich.

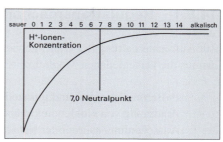

Abb. 36 - pH-Wert

Chemisch betrachtet sind Säuren Verbindungen, die Wasserstoffionen abgeben können. Dagegen sind Basen (auch Laugen genannt) Verbindungen, die Wasserstoffionen aufnehmen können. Je leichter diese Aufnahme oder Abgabe von Wasserstoffionen geschehen kann, desto stärker ist die Säure bzw. die Base.

Die Menge der freien Wasserstoffionen (H^+) in einer Lösung wird durch den pH-Wert (potentia hydrogenii) ausgedrückt. Der pH-Wert ist der so genannte „negative dekadische Logarithmus" der Wasserstoffionenkonzentration: Beträgt zum Beispiel die H^+-Konzentration $0,01 = 10^{-2}$, so ergibt sich ein pH-Wert von 2. Der pH-Wert stellt also im Prinzip eine vereinfachte Schreibweise dar. Überwiegen in einer Lösung die freien H^+-Ionen, so reagiert diese Lösung sauer, der pH-Wert ist < 7; überwiegen in einer Lösung die freien Bindungskapazitäten für H^+-Ionen, so reagiert diese Lösung basisch und der pH-Wert ist > 7. Ein pH-Wert von 7 bezeichnet eine neutrale Lösung, hierbei ist die Menge der freien Wasserstoffionen gleich der Menge der basischen OH-Gruppen, die mit den Wasserstoffionen in Verbindung treten können.

Im Blutplasma des Menschen liegt der normale pH-Wert bei 7,4. Der Körper hat Regulationsmechanismen (vgl. Kap. 14.8.1) entwickelt, um diesen pH-Wert in sehr engen Grenzen (7,35 - 7,45) kon-

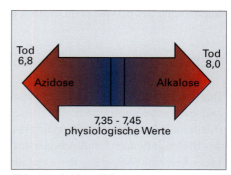

Abb. 37 - Azidose/Alkalose

stant zu halten. Können die Regulationssysteme des Körpers Abweichungen aus diesen engen Grenzen nicht kompensieren, kann es zu sehr bedrohlichen Störungen kommen. Sinkt der pH-Wert unter 7,35, so spricht man von einer *Azidose*. Im Gegensatz hierzu nennt man Regulationsstörungen mit einem Ansteigen des pH-Werts über 7,45 als *Alkalose*.

Eine Azidose mit einem pH-Wert des Blutplasmas von unter 6,8 oder eine Alkalose mit einem Blutplasma-pH-Wert von über 8,0 sind mit dem Leben nicht vereinbar.

14.8.1 Regulationsmechanismen

Zur Aufrechterhaltung des Gleichgewichts im Säure-Basen-Haushalt setzt der Organismus die verschiedenen Möglichkeiten abgestuft ein:

- Pufferung im extra- und intrazellulären Raum,
- Abatmung von Kohlendioxid über die Lunge,
- Ausscheidung saurer oder basischer Stoffwechselprodukte durch die Niere.

14.8.1.1 Puffersysteme

Puffer sind Substanzen, die relativ leicht H^+-Ionen aufnehmen oder abgeben können und über diesen Mechanismus den pH-Wert in einem bestimmten Bereich konstant halten. Die wichtigste Puffersubstanz im menschlichen Körper ist das Bikarbonat-Puffersystem. Hierbei wird aus H^+ und HCO_3^- über einen chemischen Zwischenschritt (Kohlensäure) Wasser und Kohlendioxid (CO_2) gebildet. Das Kohlendioxid kann über die Lunge abgeatmet werden. Wasser steht dem Körper weiterhin zur Verfügung.

Weitere Puffersysteme des Körpers sind der Phosphatpuffer, der rote Blutfarbstoff (Hämoglobin) und bestimmte, in der Leber hergestellte Eiweiße (Albumine). Auch diese Stoffe können Wasserstoffionen an sich binden und hierdurch zur einer Konstanthaltung des pH-Werts im inneren Milieu beitragen.

14.8.1.2 Abatmung von Kohlendioxid

Das durch das Bikarbonat-Puffersystem anfallende Kohlendioxid wird im Blutkreislauf zur Lunge transportiert. Die Steuerung des Atemantriebs im verlängerten Mark (Medulla oblongata) wird über die H^+-Ionenkonzentration und über den CO_2-Gehalt des Blutes gesteuert. Ein Ansteigen des CO_2-Gehalts im Blut bewirkt beim gesunden Menschen eine Steigerung des Atemantriebs und damit ein vermehrtes Abatmen des angefallenen CO_2 über die Lunge.

14.8.1.3 Nierenausscheidung

Durch Ausscheidung in den Primärharn bzw. durch die Wiederaufnahme von H⁺-Ionen aus demselben tragen die Nieren dazu bei, den pH-Wert des Blutes in einem konstanten Bereich zu halten. Je nach Stoffwechselsituation passt sich hierdurch der pH-Wert des Urins von relativ sauer bis basisch den Gegebenheiten an.

14.8.2 Störungen des Säure-Basen-Haushalts

Die oben erwähnten Puffersysteme und die Organe Lunge und Niere halten die Wasserstoffionenkonzentration, also den pH-Wert im Blut, weitestgehend konstant zwischen 7,35 und 7,45. Störungen der Funktionen der Atmungsorgane oder der Nieren können Störungen im Säure-Basen-Haushalt bewirken.

Können die Regulationssysteme den pH-Wert nicht mehr konstant halten, treten Abweichungen vom normalen pH-Wert des Blutes sowohl nach der sauren Seite als auch nach der alkalischen Seite auf. Die Entstehung dieser als Azidose (pH < 7,35) bzw. als Alkalose (pH-Wert > 7,45) bezeichneten Störungen lassen sich mit dem „Waage-Modell" erklären:

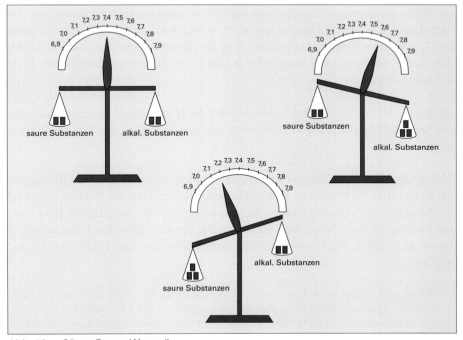

Abb. 38 - „Säure-Basen-Waage"

Bei der ersten Waage im Bild besteht ein normaler pH-Wert. Hierbei existiert ein Gleichgewichtszustand zwischen den sauren und alkalischen Stoffwechselanteilen. Bei der zweiten Waage überwiegen die sauren Stoffwechselanteile. Der pH-Wert ist in den azidotischen Bereich abgefallen. Dieser Abfall kann durch eine Zunahme der sauren Stoffwechselanteile oder durch Verluste der basischen/alkalischen Stoffwechselanteile entstehen. Bei der dritten Waage überwiegen die basischen Stoffwechselanteile. Hier schlägt der Zeiger in den alkalischen Bereich aus (pH > 7,45), z.B. bei zu starkem Abatmen von CO_2. Je größer die Abweichung des pH-Werts vom Normalwert ist, desto massiver ist die Störung des Stoffwechsels. Blut-pH-Werte unter 6,8 oder über 8,0 bringen den Stoffwechsel zum Erliegen. Nach der Entstehungsweise werden Azidosen und Alkalosen in atmungsbedingte (respiratorische) und stoffwechselbedingte (metabolische) unterschieden.

14.8.3 Azidosen

14.8.3.1 Respiratorische Azidose

Ursachen. Ursachen für respiratorische Azidosen sind ein verminderter Gasaustausch in der Lunge und die hieraus resultierende ungenügende CO_2-Abatmung. So können respiratorische Azidosen beispielsweise bei Asthma-Anfällen oder bei Patienten mit einem ausgeprägten Lungenödem beobachtet werden. Auch Patienten mit einer Schonatmung nach Brustkorbverletzungen weisen häufig respiratorische Azidosen auf. Ein weiterer Entstehungsmechanismus für respiratorische Azidosen ist die Abnahme des Atemminutenvolumens durch eine Schädigung des Atemzentrums in der Medulla oblongata.

Gefahren. Bei respiratorischen Azidosen kann das Hämoglobinmolekül immer weniger Sauerstoff binden. Dadurch kommt es zu einem Absinken der Sauerstoffversorgung.

Maßnahmen. Bei der Therapie der respiratorischen Azidosen steht die Beseitigung der Ursachen im Vordergrund. So sollte bei einer respiratorischen Azidose ursächlich die Atemstörung behandelt werden. Bei allen Krankheitsbildern, die mit einer respiratorischen Azidose einhergehen, ist es wichtig, ein ausreichendes Atemminutenvolumen zu schaffen. Hierzu muss gegebenenfalls assistiert oder kontrolliert beatmet werden.

> Eine Sauerstoffgabe allein kann den CO_2-Überschuss im Blut nicht beseitigen. Hierzu ist unabdingbar eine Steigerung des Atemminutenvolumens erforderlich.
> Eine Verabreichung von Pufferlösung ist bei respiratorischen Azidosen kontraindiziert!

14.8.3.2 Metabolische Azidose

Ursachen. Ursachen einer metabolischen Azidose sind stoffwechselbedingte Zunahmen von sauren Substanzen oder Verluste von basischen Substanzen (beispielsweise Darmsaft) durch verschiedene Krankheitsbilder. Als wichtigste sind hier zu nennen:

- der Rückhalt von Säuren im Körper bei verminderter Nierenleistung,
- vermehrter Gewebszerfall (durch Verbrennungen oder traumatische Gewebszerstörungen),
- Schock,
- diabetisches Koma,
- anhaltende Durchfälle.

Gefahren. Die Gefahren einer metabolischen Azidose liegen in den folgenden Mechanismen:

- Das Hämoglobinmolekül kann weniger Sauerstoff binden.
- Die Muskulatur einschließlich der Herzmuskulatur kann sich schlechter zusammenziehen (Abnahme der Kontraktionsfähigkeit).
- Die Rezeptoren sind für Katecholamine (Adrenalin und Noradrenalin) weniger ansprechbar.

Symptome. Stoffwechselentgleisungen, die mit einer metabolischen Azidose einhergehen, sind unter Umständen an der gesteigerten, vertieften, so genannten großen Atmung oder Kussmaul-Atmung zu erkennen. Der Körper versucht die metabolische Azidose respiratorisch, also durch vermehrtes Abatmen von Kohlendioxid auszugleichen.

Maßnahmen. Auch bei der metabolischen Azidose richten sich die Maßnahmen nach der jeweiligen Ursache. Im Vordergrund der rettungsdienstlichen Versorgung steht die Sicherung der Vitalfunktionen, vor allem eine ausreichende Belüftung der Lungen (Ventilation). Bei allen Patienten, die eine Kussmaul-Atmung aufweisen, sollte eine sofortige Kontrolle des Blutzuckers erfolgen, um eine diabetische Entgleisung nicht zu übersehen.

14.8.3.3 Sonderfall

Beim Herz-Kreislauf- und Atemstillstand entsteht eine kombinierte, das heißt metabolische *und* respiratorische Azidose. Der metabolische Anteil dieser Azidose entsteht durch die Ansammlung von sauren Stoffwechselprodukten und durch die in diesem Fall beginnende anaerobe Energiegewinnung. Der respiratorische Anteil der Azidose entsteht durch das auf Null zurückgegangene Atemminutenvolumen.

14.8.4 Alkalosen

Alkalosen entstehen entweder durch vermehrte Abatmung von CO_2, z.B. bei beschleunigter, vertiefter Atmung (Hyperventilation) (vgl. 14.8.5) - also respiratorisch - oder durch Verluste von Säuren, z.B. durch unstillbares Erbrechen, oder bei bestimmten Nierenerkrankungen - also metabolisch. Die Therapie der Alkalosen erfolgt im Rettungsdienst immer über die Behandlung der auslösenden Ursachen.

Die genaue Diagnose von Stoffwechselentgleisungen im Säure-Basen-Haushalt muss der Klinik überlassen werden. Derzeit gibt es kaum zuverlässige Methoden, um im Rettungsdienst den Status des Säure-Basen-Haushalts zu bestimmen.

Tab. 12 - Störungen des Säure-Basen-Gleichgewichts

Störung	Ursache	Maßnahme
respiratorische Azidose	Atemstillstand, Asthmaanfall, Ateminsuffizienz	ausreichendes Atemminutenvolumen
respiratorische Alkalose	Hyperventilation	Vergrößerung des Totraums
metabolische Azidose	Schock, verminderte oder fehlende Harnausscheidung, diabetisches Koma	nur gegen die Grundstörung
metabolische Alkalose	anhaltendes Erbrechen	keine speziellen Maßnahmen im Rettungsdienst

14.8.5 Hyperventilationssyndrom

Die Ursachen einer Hyperventilation sind in über 90% der Fälle psychogener Art (hyperventilierende junge Mädchen bei Popkonzerten!). Seltenere Ursachen einer Hyperventilation können Lungenembolien und diabetische Stoffwechselentgleisungen sein. Das Hyperventilationssyndrom zeigt sich klinisch oft als eine bedrohlich erscheinende Atemstörung, die mit einer Alkalose verbunden ist. Die Patienten klagen über ein Kribbelgefühl, besonders um den Mund herum. An den Händen und Füßen geben sie „Ameisenlaufen" und evtl. Taubheitsgefühl an. Häufig wird auch ein pelziges Gefühl der Zunge beklagt. Die meisten Patienten leiden unter „Atemnot", Unruhe, Schwindel und Angst. Die deutlich übersteigerte Atmung führt zur vermehrten Abgabe von Kohlendioxid und daraus resultierend im Serum zu einem relativen Kalziummangel. Letzterer begünstigt Krämpfe, v.a. kleinerer Muskeln des Gesichts und der Hand. Daher kann bei schwereren Verläufen des Hyperventilationssyndroms eine so genannte „Pfötchenstellung" der Hände beobachtet werden.

Im Rettungsdienst können therapeutisch Rückatmungsversuche oder die Kommandoatmung versucht werden. Die Rückatmung, die für zwei bis fünf Minuten über eine Hyperventilationsmaske oder in einen Plastikbeutel durchgeführt wird, bewirkt eine Anreicherung des CO_2 in der Einatemluft und damit eine Normalisierung des Atemantriebs. Gleiches kann über eine Kommandoatmung erreicht werden. Eine Sedierung der Patienten ist nur in den seltensten Fällen nötig (Notarzt). Um andere Ursachen auszuschließen sollte beim erstmaligen Auftreten eine Abklärung der Ursache in der Klinik erfolgen.

14.9 Neurologie

M. Rohrberg, E. Volles

Unter den Begriff „neurologische Krankheiten" fallen für den Rettungsdienst sehr wichtige Notfälle wie beispielsweise der Schlaganfall (Apoplex) und die Raum fordernden Prozesse in der Schädelhöhle.

14.9.1 Anatomie und Physiologie des Nervensystems

Unser Körper muss sich ständig mit der Umwelt auseinander setzen. Dazu nehmen wir Umweltreize auf, verarbeiten sie und reagieren unbewusst oder bewusst auf diese Reize, um aktiv in das Geschehen unserer Umwelt eingreifen zu können. Für diese Fähigkeit benötigen wir unser Nervensystem. Es ist in der Lage, Informationen aufzunehmen, weiterzuleiten, zu verarbeiten, zu speichern und auszugeben. Diese Aufgabe wird teilweise vom willkürlichen Nervensystem und teilweise vom unwillkürlichen Nervensystem bewältigt. Das willkürliche Nervensystem steuert unsere willentlichen Aktionen, wobei viele Funktionen auch unbewusst ablaufen, wie z.B. die Koordination der Muskelbewegungen oder die Erhaltung des Gleichgewichts beim Gehen. Das unwillkürliche oder autonome bzw. vegetative Nervensystem steuert das Zusammenspiel der Organe des Körpers und nimmt auch Einfluss auf den Hormonhaushalt.

Erkrankungen des Nervensystems verändern unser Verhältnis zur Umwelt durch Beeinträchtigung der Sinneswahrnehmung und Veränderung unserer Reaktion. Krank-

Tab. 13 - Gliederung des Nervensystems nach der Funktion

Willkürlicher Teil	Unwillkürlicher Teil
(animales Nervensystem) Auseinandersetzen des Individuums mit seiner Außenwelt	(autonomes/vegetatives Nervensystem) Koordination und Steuerung der Organfunktionen

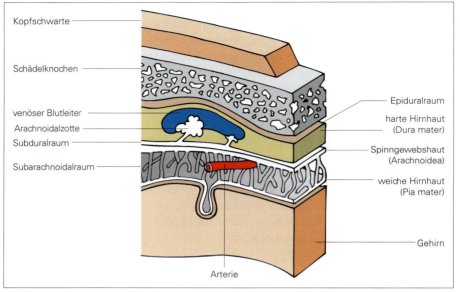

Abb. 39 - Hirnhäute (Meningen)

heiten des willkürlichen Nervensystems sind z.B. Störungen des Bewusstseins (Verwirrtheit oder Schläfrigkeit), der Sinneswahrnehmung (z.B. des Sehens, des Fühlens), der Sprache (des Sprachverständnisses oder des Sprechens) und der Bewegung (z.B. Lähmungen). Zu den Krankheiten des unwillkürlichen Nervensystems gehören z.B. Darmlähmung, Störungen des Herzrhythmus, der Blutdruckregulation und der Atmung bei Schädigung der entsprechenden Teile des vegetativen Nervensystems.

Außer nach den Funktionen „willkürliches Nervensystem" und „unwillkürliches/ autonomes/vegetatives Nervensystem" kann das Nervensystem nach seiner Lage in das „zentrale Nervensystem (ZNS)" und das „periphere Nervensystem (PNS)" eingeteilt werden:

Zum *zentralen Nervensystem* gehören das Gehirn und das Rückenmark. Im ZNS werden die Informationen aus der Körperperipherie verarbeitet und die Reaktionen des Körpers gesteuert. Das zentrale Nervensystem wird durch die Schädel- und Wirbelknochen schützend umgeben. Darunter wird es umhüllt von Hirn- bzw. Rückenmarkshäuten, den Meningen. Die harte Hirnhaut (Dura mater) bildet die äußerste Hülle, darunter liegt die Spinngewebshaut (Arachnoidea) und darunter die weiche Hirnhaut (Pia mater), die dem Gehirn und dem Rückenmark direkt anliegt. Unter der Arachnoidea (subarachnoidal, zwischen Arachnoidea und Pia mater), befindet sich das Nervenwasser (Liquor cerebrospinalis), eine klare, eiweißarme Flüssigkeit. Das Nervenwasser wird in den Hirnkammern (Ventrikeln) gebildet und strömt von dort in den Subarachnoidalraum um das Gehirn und um das Rückenmark. Durch kleine „Poren" (Resorptionsöffnungen) wird es aus dem Subarachnoidalraum wieder in den Körper zurückgeführt. Normalerweise werden stündlich 20 ml Hirnwasser gebildet und wieder resorbiert. Eine Abflussbehinderung des Hirnwassers, z.B. durch Verschluss der Resorptionsöffnungen, führt zum „Wasserkopf" (Stauungshydrozephalus). Werden die Hirnhäute verletzt, z.B. durch einen Unfall, fließt Nervenwasser aus, und krankheitserregende Keime können leicht durch die Verletzungsstelle in das ZNS eindringen.

Der Teil des Nervensystems, der sich außerhalb der Meningen befindet, wird als *peripheres Nervensystem (PNS)* bezeichnet. Das PNS hat die Aufgabe, Informationen zwischen dem ZNS und den peripheren Organen zu übermitteln. Periphere Organe sind z.B. die Haut mit ihrem Tast-, Schmerz- und Temperatursinn, die Muskeln mit Ihren motorischen Endplatten, die Sehnen und Gelenkkapseln mit ihren Dehnungsrezeptoren.

Die zum Kopf gehörenden peripheren Nerven nennt man Hirnnerven (Sehen, Riechen, Hören, Schmecken, Empfindungen der Gesichtshaut, der Mundschleimhaut und Zunge, Bewegungen der Kopf- und Gesichtsmuskeln, der Zungen- und Schlundmuskeln). Die zwischen den Wirbelknochen austretenden peripheren Nerven nennt man Rückenmarksnerven oder Spinalnerven. Sie enthalten motorische, sensible und zum Teil vegetative Fasern.

Zur Informationsleitung der Nerven werden elektrische Impulse (Aktionspotenziale) und chemische Überträgerstoffe (Transmitter) verwendet. Die Nervenzellen

Tab. 14 - Gliederung des Nervensystems nach der Lage

Zentrales Nervensystem	Peripheres Nervensystem
– Gehirn – Rückenmark	– Hirnnerven – Spinalnerven

(Neurone) besitzen viele kurze Ausläufer (Dendriten), um mit den Nachbarzellen Informationen auszutauschen, und meist einen langen Ausläufer, den Axon, um Informationen mit entfernt liegenden Nervenzellen und Organen auszutauschen.

Die elektrischen Impulse als Informationsträger können über lange Strecken weitergeleitet werden - beispielsweise beträgt die Länge eines Axons einer motorischen Nervenzelle des Rückenmarks, die einen Muskel am Fuß innerviert, über 1 m. Die meisten Axone sind mit einer Art Isolationsschicht umwickelt, der Markscheide (Myelinscheide). Sie ermöglicht eine besonders rasche Leitung der Nervenerregung, wobei Werte zwischen 30 und 70 m/s erreicht werden.

Die Kontaktstellen zwischen den Dendriten und Axonen einerseits und den Nachbarzellen und Rezeptoren andererseits nennt man Synapsen. An den Synapsen werden die Informationen von der einen zur anderen Zelle mittels chemischer Botenstoffe (Transmitter) ausgetauscht. Auch die Signalübertragung zwischen Nerv und Muskel an einer motorischen Endplatte erfolgt mithilfe solcher Transmitter.

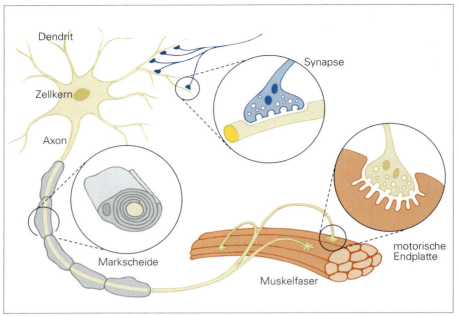

Abb. 40 - Aufbau einer Nervenzelle

Die Erzeugung und Leitung von elektrischen Impulsen bedingt einen hohen Energie- und Sauerstoffbedarf der Nervenzellen. Das Gehirn nimmt etwa 20% des gesamten vom Körper benötigten Sauerstoffs auf. Das Nervensystem ist daher besonders anfällig für Sauerstoffmangel und Durchblutungsstörungen. So kommt es bei einem Herz-Kreislauf-Stillstand schon innerhalb einer Frist von drei Minuten zur Schädigung von Neuronen, wenn keine Reanimationsmaßnahmen ergriffen werden.

14.9.2 Apoplexie

Der Begriff Apoplexie (apoplektischer Insult) entstammt dem Griechischen und bedeutet „Schlaganfall". Hierunter versteht man das „schlagartige" Auftreten von neurologischen Symptomen als Folge einer lokalen Durchblutungsstörung im Gehirn. Häufig ist hierbei eine Körperhälfte gelähmt.

Ursachen. Ein Schlaganfall ist die Folge eines lokal begrenzten Sauerstoffmangels im Gehirn. Ursache ist in 80% der Fälle eine arterielle Mangeldurchblutung (Hirnischämie), in den übrigen 20% eine Blutung in das Gehirn durch Zerreißen einer Hirnarterie.
Eine sehr seltene Ursache ist eine Thrombose in einer Vene des Gehirns (Hirnvenenthrombose, Sinusthrombose). Der Venenverschluss verursacht eine Blutstauung mit Sauerstoffmangel und führt zu Blutungen aus den gestauten Blutgefäßen.

Bei bestimmten Herzrhythmusstörungen (z.B. Vorhofflimmern), nach Herzinfarkt oder Erkrankung der Herzklappen (Endokarditis) bilden sich manchmal im Herzen Gerinnsel, die mit dem Blutstrom in das Gehirn geschwemmt werden und dort eine Arterie verschließen können (embolischer Hirninfarkt). Solche fortgeschleppten Gerinnsel können auch von der Innenwand der Halsschlagadern (A. carotis) oder der Aorta stammen, wenn diese durch Arteriosklerose angeraut sind. Durch Arteriosklerose kann auch eine Arterie im Gehirn unmittelbar verschlossen werden (thrombotischer Hirninfarkt).

Manchmal ist auch eine Halsschlagader so hochgradig eingeengt, dass kaum noch Blut in die Hirnarterien gelangt (hämodynamischer Hirninfarkt). Ursache eines Verschlusses oder einer Einengung der Halsschlagadern ist meistens die Arteriosklerose. In jungem und mittlerem Lebensalter findet man auch Blutungen in die Gefäßwand durch Risse der Innenauskleidung von Arterien als Ursache eines Gefäßverschlusses (spontane oder traumatische arterielle Dissektion).

Wenn die Blutversorgung eines Teils des Gehirns unterbrochen wird, z.B. durch Verschluss einer Hirnarterie, geht das entsprechende Nervengewebe infolge des Sau-

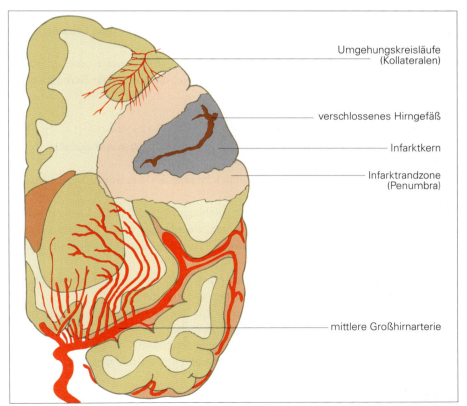

Abb. 41 - Pathologie des ischämischen Schlaganfalls

erstoffmangels schon nach wenigen Minuten unwiderruflich zu Grunde. Es entsteht ein Hirninfarkt. Diese Zone mit „gestorbenen" Nervenzellen stellt den Kern des Infarkts dar. Um den Kern des Infarkts herum befindet sich eine Randzone - die so genannte Penumbra -, die durch Umgehungskreisläufe (Kollateralen) noch so viel Blut, Sauerstoff und Nährstoffe erhält, dass die Nervenzellen zwar überleben, aber ihre Arbeitsfunktion nicht erfüllen können - sie sind „arbeitsunfähig". Gelingt es, die Durchblutung in der Penumbra zu verbessern, so erholen sich diese „arbeitsunfähigen" Nervenzellen wieder, und die Ausfallsymptome bilden sich zurück. Gelingt es nicht, die Penumbra besser mit Blut zu versorgen, so werden innerhalb der nächsten 3 bis 24 Stunden auch die Nervenzellen in der Penumbra unwiderruflich absterben.

Etwa jeder fünfte Schlaganfall wird durch eine Hirnblutung (intrazerebrale Blutung) verursacht, meistens infolge spontaner Zerreißung eines Hirngefäßes. Besonders gefährdet sind Patienten mit lange bestehendem und schlecht oder gar nicht behandeltem hohen Blutdruck. Bei einigen Patienten sind Fehlbildungen der Blutgefäße die Ursache der Blutung (z.B. Gefäßtumor, Gefäßmissbildung).

Gefahren. Der Schlaganfall ist in Deutschland die dritthäufigste Todesursache nach Krebs und Herzinfarkt. 20% der Patienten mit einem Schlaganfall sterben. Von den Überlebenden bleiben etwa ein Drittel schwer und ein Drittel mäßig behindert.

Symptome. Je nach Größe und Lokalisation des Schlaganfalls treten unterschiedliche Symptome auf. Zu diesen gehören auch Symptome, die eine vitale Bedrohung darstellen:

- Bewusstseinsstörungen bis zum Koma,
- erloschene oder abgeschwächte Schutzreflexe mit Aspirationsgefahr,
- Atemregulationsstörungen,
- Herzrhythmusstörungen durch Beeinträchtigung des vegetativen Nervensystems.

Symptome eines Schlaganfalls treten akut („schlagartig") auf. Dabei kann ein schwerer Schlaganfall sich ankündigen durch vorangehende, nur wenig beeinträchtigende oder lediglich flüchtige Symptome. Typische Symptome eines Schlaganfalls sind:

- Schwäche und/oder Gefühlsstörung einer Körperseite, die oft im Gesicht und am Arm besonders deutlich ausgeprägt ist (Hemiparese),
- Unfähigkeit zu sprechen oder Schwierigkeiten, Gesprochenes zu verstehen,
- schwer verständliche, „verwaschene" Sprache,
- Sehstörungen, häufig nur in einer Gesichtsfeldhälfte,
- Schwindel mit Gangunsicherheit, gelegentlich auch mit Übelkeit und Erbrechen,
- akute Kopfschmerzen bislang unbekannter Intensität.

Bilden sich Symptome eines Schlaganfalls innerhalb weniger Minuten bis Stunden (maximal 24 Stunden) zurück, weil eine nur flüchtige Durchblutungsstörung des Gehirns bestand, bezeichnet man das als „transitorisch-ischämische Attacke" (TIA). Diese Bezeichnung ist natürlich nur im Nachhinein möglich. In der Akutsituation kann eine TIA nicht von einem manifesten Schlaganfall unterschieden werden. Etwa jeder dritte Schlaganfall kündigt sich durch eine oder mehrere TIA an. Eine TIA ist stets als Warnzeichen für einen drohenden Schlaganfall aufzufassen.

Dauert die Rückbildung der Symptome eines Schlaganfalls mehr als 24 Stunden, so spricht man von einem „reversiblen ischämischen neurologischen Defizit" (RIND). Der Unterschied zwischen TIA und RIND betrifft also nur die Dauer der Ausfälle. Beim „vollendeten Schlaganfall" bleiben neurologische Ausfälle bestehen, die Patienten bleiben dann mehr oder weniger stark behindert.

Patienten mit schweren Schlaganfällen können bewusstseinsgestört sein. Häufig findet sich eine Blickwendung zur nicht gelähmten Körperseite. Eine Pupillendifferenz kann auf eine massive Hirnschwellung oder Hirnblutung hinweisen. Krampfanfälle treten bei bis zu 10% der Patienten auf (vgl. Kap. 14.9.4). Grundsätzlich kann anhand der neurologischen Symptome nicht zwischen einer Hirnblutung und einer Hirnischämie unterschieden werden. Lediglich erhebliche Kopfschmerzen weisen eher auf eine Blutung hin und treten selten bei einer Ischämie auf.

Maßnahmen.

> Behandlungsziel bei der Hirnischämie ist es, die Penumbra zu retten, d.h. die Infarktausdehnung zu begrenzen, der Infarkt soll nicht „wachsen". Hierfür stehen nur wenige Stunden zur Verfügung.

Elementarmaßnahmen: An erster Stelle steht die Sicherung der vitalen Funktionen. Ein bewusstloser Patient mit erhaltener Spontanatmung wird in die stabile Seitenlage gebracht. Gegebenenfalls muss für ein ausreichendes Atemminutenvolumen und für ausreichende Kreislaufverhältnisse gesorgt werden.

Standardmaßnahmen: Ist der Patient bei Bewusstsein, soll er in einer für ihn bequemen Art und Weise, mit erhöhtem Oberkörper gelagert werden. Bei niedrigem Blutdruck (RR_{sys} unter 130 mmHg) wird der Patient zur Verbesserung der Hirndurchblutung flach gelagert. Bei Patienten mit Sprachstörungen muss daran gedacht werden, dass auch das Sprachverständnis gestört sein kann und man sie deswegen irrtümlich für verwirrt hält, obwohl sie lediglich infolge der Kommunikationsstörung ratlos sind. Durch besonnenes und kompetentes Auftreten soll eine Atmosphäre geschaffen werden, die den Patienten und auch seine Angehörigen beruhigt. Ein Patient mit der Verdachtsdiagnose Schlaganfall erhält Sauerstoff (mindestens 6 - 8 l/min), um die Sauerstoffversorgung in der Penumbra zu verbessern. Die Effektivität der Sauerstoffgabe wird durch ein Pulsoxymeter kontrolliert. Ein periphervenöser Zugang wird möglichst an dem nicht gelähmten Arm gelegt. Der Blutzucker ist sofort zu bestimmen, da eine Unterzuckerung (Hypoglykämie) sämtliche Symptome eines Schlaganfalls imitieren kann. Ein erhöhter Blutzuckerspiegel (Hyperglykämie) kann die Symptome verschlimmern. Auch muss die Herzaktion am EKG-Monitor überwacht werden. Denn nicht selten bestehen behandlungsbedürftige Herzrhythmusstörungen, die den Schlaganfall vielleicht verursacht haben oder drohen, ihn zu verschlimmern. Es erfolgt eine Überwachung des Patienten und eine lückenlose Dokumentation.

Tab. 15 - Präklinische Versorgung: Schlaganfall

- Sicherung der Vitalfunktionen
- Lagerung (abhängig von Blutdruck und Bewusstseinslage)
- Sauerstoffgabe mindestens 6 - 8 l/min, ggf. Beatmung
- Überwachung von RR, EKG, S_aO_2, Bewusstsein
- periphervenöser Zugang (auf der nicht betroffenen Seite)
- Blutzuckertest
- medikamentöse Blutdruckregulation durch den Notarzt
- Dokumentation des neurologischen Untersuchungsbefundes

Spezielle Maßnahmen: Die Höhe des Blutdrucks hat eine elementare Bedeutung für die Blutversorgung in der Penumbra während der Frühphase des Schlaganfalls. Bei niedrigem Blutdruck (RR_{sys} < 130 mmHg) ist die Durchblutung in der Penumbra gefährdet. Bei hochgradiger Verengung hirnversorgender Blutgefäße kann ein Blutdruckabfall sogar einen Schlaganfall verursachen. Wenn der Blutdruck in einem solchen Fall rasch wieder angehoben wird (z.B. Infusion von HAES - steril® 6% oder 0,5 - 1 ml Akrinor® i.v.), können sich die neurologischen Symptome wieder zurückbilden wie bei einer TIA. Viele Patienten weisen direkt nach einem Schlaganfall hohe Blutdruckwerte auf. Diese werden bis zu einer Höhe von 200 mmHg toleriert, ausgenommen bei Herzinsuffizienz (Lungenödem) oder Angina pectoris. Bei Patienten mit starken Kopfschmerzen, Bewusstseinsstörungen oder Krampfanfällen sollten Blutdruckwerte über 180 mmHg vermieden werden, da möglicherweise eine Hirnblutung vorliegt, die sich bei überhöhtem Blutdruck verschlimmern kann. Hier sollte der Blutdruck durch den Notarzt nur vorsichtig und kontrolliert gesenkt werden (z.B. 12,5 - 25 mg Ebrantil® i.v.), bis die Diagnose durch eine kraniale Computertomographie-Untersuchung (CCT) geklärt ist.

Zur Akutbehandlung von Schlaganfällen werden in Deutschland und Österreich zunehmend so genannte *Stroke Units* (Schlaganfallstationen) eingerichtet. Wenn möglich, wird ein Patient mit akutem Schlaganfall dorthin eingewiesen. In jedem Fall gehört er in ein Krankenhaus mit der Möglichkeit zur Computertomographie, um zwischen einer Hirnblutung und einer Ischämie zu unterscheiden. Erst dann kann eine zielgerichtete Therapie eingeleitet werden.

14.9.3 Intrakranielle Raumforderungen

Das Gehirn ist von den Schädelknochen fest umgeben. Dadurch ist es einerseits vor Verletzungen geschützt, andererseits aber können Raumforderungen (Blutung, Hirnödem, Tumor) sich nur Platz verschaffen, indem sie das Hirngewebe verdrängen und bei entsprechend großem Druck auch schädigen.

Ursachen. Im Rettungsdienst sind in erster Linie die akut auftretenden intrakraniellen Raumforderungen von Bedeutung. Dabei handelt es sich überwiegend um Blutungen in das Schädelinnere. Spontane Gehirnblutungen wurden bereits im Kapitel Apoplexie (vgl. Kap. 14.9.2) beschrieben. Gehirnblutungen können aber auch Folge von Unfällen sein. Dabei muss der äußere Schädel nicht sichtbar verletzt sein. Blutungen können auch zwischen den Hirnhäuten auftreten. Je nach Lokalisation spricht man dann von einer

- Epiduralblutung (zwischen Dura mater und Schädelknochen),
- Subduralblutung (zwischen Dura mater und Arachnoidea) oder
- Subarachnoidalblutung (unterhalb der Arachnoidea).

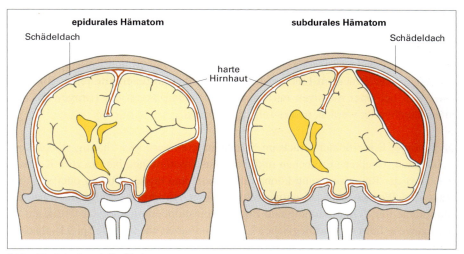

Abb. 42 - Intrakranielle Blutungen

Während Epi- und Subduralblutungen meist traumatisch bedingt sind, ereignen sich Subarachnoidalblutungen meistens spontan durch Zerreißen einer Gefäßaussackung (Aneurysma). Selten kommt es auch zu Blutungen aus Hirntumoren.

Ein Tumor in der Schädelhöhle wirkt als Raumforderung. Ein Tumor kann vom Hirngewebe oder den Hirnhäuten ausgehen, oder Tochtergeschwulst (Metastasen) eines bösartigen Tumors außerhalb des Gehirns sein (zum Beispiel Lungenkrebs,

Brustkrebs). Je rascher eine Raumforderung im Schädel zunimmt, desto früher und stärker treten neurologische Symptome durch Verdrängung des Gehirngewebes auf.

Tab. 16 - Intrakranielle Raumforderungen

Akut einsetzende Symptome	Langsam fortschreitende Symptome
– Hirnblutung (spontan, traumatisch, Tumorblutung) – Epiduralblutung (traumatisch) – akute Subduralblutung (traumatisch) – Subarachnoidalblutung (spontan, traumatisch)	– chronische Subduralblutung (spontan, traumatisch) – Hirntumore (bösartig, gutartig) – Metastasen – Hirnödem (z.B. als Folge von Entzündung)

Gefahren. Eine Raumforderung im Schädel verursacht einerseits Lokalsymptome durch Druck auf die benachbarten Gehirnteile. Andererseits treten allgemeine Symptome auf, weil durch den erhöhten Schädelinnendruck die Durchblutung des gesamten Gehirns behindert wird. Solche Patienten sind gefährdet durch Störungen des Bewusstseins bis zum Koma. Eine große Raumforderung kann eine Einklemmung des Gehirns an den Umschlagfalten der harten Hirnhaut (Dura) oder in der großen Öffnung an der Schädelbasis (Foramen magnum) verursachen. Damit verbunden sind Atem- und Kreislaufversagen durch Schädigung des Atem- und Kreislaufzentrums. Übersteigt der Druck im Inneren des Schädels den mittleren arteriellen Blutdruck (wie z.B. bei einer massiven intrakraniellen Blutung), kann das Hirngewebe nicht mehr durchblutet werden, und es folgt der Hirntod.

Symptome. Ein erhöhter Druck im Schädelinneren verursacht häufig starke Kopfschmerzen, Übelkeit, Erbrechen und Bewusstseinsstörungen bis hin zum Koma. Je nach Art der Raumforderung können die Symptome rasch auftreten oder sich über Tage und Wochen langsam entwickeln. Diffuser Hirndruck verursacht Allgemeinsymptome mit Verlangsamung und Bewusstseinsminderung. Lokaler Druck auf das Hirngewebe führt zu neurologischen Lokalsymptomen wie zum Beispiel Halbseitenlähmungen (Hemiparesen). Auch Krampfanfälle können auftreten. Manchmal ist das erste Symptom eines langsam wachsenden Hirntumors ein epileptischer Anfall.

Bei der Subarachnoidalblutung bestehen heftigste, bislang nicht gekannte Kopfschmerzen und nach einigen Stunden eine durch die Reizung der Hirnhäute bedingte Nackensteife (Meningismus).

Pupillenveränderungen (z.B. ein- oder beidseitig weite und lichtstarre Pupillen) bei einem bewusstlosen Patienten sprechen für einen massiv erhöhten Schädelinnendruck. Häufig besteht eine niedrige Pulsfrequenz (Bradykardie) bei gleichzeitig hohem Blutdruck.

Maßnahmen.
Elementarmaßnahmen: Durch Störungen des Bewusstseins sind die Patienten vital gefährdet. Bewusstseinsgetrübte oder bewusstlose Patienten werden zur Vermeidung der Aspirationsgefahr und zum Freihalten der Atemwege in die stabile Seitenlage gebracht. Gegebenenfalls muss für ein ausreichendes Atemminutenvolumen und für ausreichende Kreislaufverhältnisse gesorgt werden.

Standardmaßnahmen: Ansprechbare Patienten werden mit um 30 Grad erhöhtem Oberkörper in achsengerechter Stellung gelagert. Eine Schädigung des Atemzentrums verursacht häufig Atemregulationsstörungen, z.B. eine Cheyne-Stokes-Atmung (vgl. Kap. 14.3.1.2) mit verminderter Sauerstoffversorgung des Blutes. Die Patienten erhalten daher Sauerstoff (6 - 8 l/min) und werden mit dem Pulsoxymeter überwacht. Blutdruck- und EKG-Monitoring sind unverzichtbar, um Kreislaufregulationsstörungen frühzeitig zu erkennen und gezielt zu behandeln, ebenso ist ein peripherenvenöser Zugang erforderlich. Kontinuierliche Überwachung und Dokumentation sind selbstverständlich.

Spezielle Maßnahmen: Insbesondere bei bewusstseinsgeminderten Patienten ist die Indikation zur Narkoseeinleitung und Beatmung durch den Notarzt eher großzügig zu stellen. Bei intrakraniellen Blutungen sind Blutdruckwerte über 180 mmHg zu vermeiden, da die Gefahr der Nachblutung steigt. Ein erheblicher Blutdruckabfall ist zu therapieren, um bei erhöhtem intrakraniellen Druck die Hirndurchblutung zu sichern. Kopfschmerzen und Übelkeit sollten durch den Notarzt konsequent behandelt werden. Gegebenenfalls sind die Patienten zu sedieren, jedoch wird hierdurch die Beurteilung der Bewusstseinslage erschwert.

Patienten mit einer intrakraniellen Raumforderung können nur in einer Klinik adäquat diagnostiziert werden, die über eine Möglichkeit zur Computertomographie verfügt. Je nach Größe und Lokalisation einer Blutung und nach Zustand des Patienten erfolgt entweder eine konservative Therapie oder eine operative Behandlung in einer neurochirurgischen Klinik, z.B. die Entlastung und Drainage von Blutungen oder die Ausschaltung (Clipping) eines Aneurysmas nach einer Subarachnoidalblutung.

14.9.4 Epilepsie

Epilepsie bedeutet „Fallsucht" und beschreibt ein Leiden, bei dem epileptische Anfälle auftreten. Ein einzelner epileptischer Anfall rechtfertigt noch nicht die Diagnose einer Epilepsie, diese setzt das mehrfache Auftreten von Anfällen voraus. Es gibt außerordentlich viele verschiedene Anfallsformen (Tab. 17). Am bekanntesten ist der sehr dramatisch verlaufende „große Krampfanfall" (Grand mal). Hierbei tritt zunächst eine Verkrampfung der gesamten Körpermuskulatur auf (tonischer Anfall), gefolgt von Muskelzuckungen am ganzen Körper (klonischer Anfall). Neben dem Grand-mal-Anfall gibt es eine Reihe weiterer Anfallsformen, z.B. Muskelzuckungen nur an bestimmten Teilen des Körpers (fokale Anfälle) mit oder ohne Beeinträchtigung des Bewusstseins, ferner Anfälle, die sich vorwiegend im Jugendalter manifestieren und lediglich mit kurzer Bewusstseinseinschränkung einhergehen (Absencen). Bei Kindern im Vorschulalter treten auch atonische Anfälle auf, die mit einem plötzlichen Verlust der Muskelspannung verbunden sind, bei denen die Patienten in sich zusammensacken.

Ursachen. Ursache epileptischer Anfälle ist eine abnorme, synchrone elektrische Entladung von Nervenzellgruppen. Grundsätzlich kann jedes Gehirn mit epileptischen Anfällen reagieren, wenn bestimmte Voraussetzungen erfüllt sind (z.B. Schlafentzug, psychischer Stress, krampffördernde Medikamente). Ein Hirntumor, Narbengewebe nach einer Hirnverletzung oder -operation, eine Hirnblutung oder Durchblutungsstörung können auslösende Ursache sein. Ebenso können Intoxikationen, Stoffwechselentgleisungen (z.B. eine Hypoglykämie) oder Infektionen des Gehirns (Enzephalitis) oder der Hirnhäute (Meningitis) Anfälle auslösen. Manchmal liegt eine frühkindliche Hirnschädigung oder -fehlbildung vor.

Manifestiert sich eine Epilepsie im Kindes- oder frühen Erwachsenenalter, ohne dass eine konkrete Ursache fassbar ist, so spricht man von einer Epilepsie unklarer Ursache.

Bei Kleinkindern kann es während fieberhafter Infekte zu Fieberkrämpfen kommen (vgl. Kap. 18.4). Alkoholiker und Drogenabhängige können während des Entzugs Krampfanfälle erleiden (Entzugskrämpfe). Das Auftreten epileptischer Anfälle wird begünstigt durch Schlafentzug und Lichtblitze (z.B. Disco-Flackerlicht, Blaulicht, Fernsehen, Autofahrt durch eine Allee bei Sonnenschein). Während der Schwangerschaft treten häufiger epileptische Anfälle auf, auch kann es in der Spätschwangerschaft zu eklamptischen Anfällen kommen (vgl. Kap. 17.3.7). Ein epileptischer Anfall kann auch als einmaliger Gelegenheitsanfall nach Provokation auftreten, ohne dass eine Epilepsie besteht (z.B. bei Schlafentzug, Hypoglykämie).

Gefahren. In der Regel endet ein epileptischer Anfall nach einigen Minuten von selbst. Während eines großen Anfalls sind die Patienten gefährdet, Verletzungen durch den Sturz zu erleiden. Auch kann die extreme Muskelanspannung während eines Grand-mal-Anfalls Gelenkverrenkungen und Knochenbrüche insbesondere der Wirbelkörper verursachen. Dauert der Anfall länger als 15 Minuten oder folgen mehrere Anfälle in kurzen Abständen aufeinander, ohne dass die Patienten zwischendurch das Bewusstsein wiedererlangen, so spricht man von einem Status epilepticus. Ein Status epilepticus mit Grand-mal-Anfällen ist immer lebensbedrohlich, da die enorme Anspannung der Körpermuskulatur einerseits und die maximale Aktivität des Gehirns andererseits einen extrem hohen Sauerstoffverbrauch verursachen. Gleichzeitig ist infolge der Krämpfe die Atmung uneffektiv, es entsteht eine große Sauerstoffschuld mit metabolischer Azidose (vgl. Kap. 14.7) und evtl. schweren Hirnschäden bis zum Tode. Weitere Gefahren im Status epilepticus sind Elektrolytstörungen und extrem hohes Fieber infolge zentraler Störung der Temperaturregulation.

Symptome. Anfälle können am ganzen Körper auftreten (generalisierte Anfälle) oder auf eine bestimmte Körperregion begrenzt sein (fokale oder partielle Anfälle). Generalisierte Anfälle gehen immer mit einer Bewusstseinsstörung einher, fokale Anfälle können mit oder ohne diese auftreten. Ist das Bewusstsein bei fokalen Anfällen verändert, spricht man von komplex-fokalen Anfällen. Gelegentlich bestehen auch nur psychische Symptome oder Dämmerzustände (psychomotorischer Anfall). Daneben gibt es auch generalisierte Anfälle, die sich lediglich als nur wenige Sekunden dauernde Veränderungen des Bewusstseins äußern. Motorische Symptome können ganz fehlen oder nur dezent in Erscheinung treten (Absencen, Petit-mal-Anfälle).

Tab. 17 - Formen epileptischer Anfälle

Fokale Anfälle	Generalisierte Anfälle (immer mit Bewusstseinsstörung)
– einfach-fokale Anfälle ohne Bewusstseinsverlust, mit motorischen, sensiblen, vegetativen und evtl. psychischen Symptomen – komplex-fokale Anfälle mit Bewusstseinsstörung und motorischen oder vegetativen Störungen – fokale Anfälle mit sekundärer Generalisierung	– Absencen, Bewusstseinsverlust kürzer als 1 Minute, keine oder milde motorische Symptome – myoklonische Anfälle – klonische Anfälle – tonische Anfälle – tonisch-klonische Anfälle (Grand mal) – atonische Anfälle

Am bekanntesten ist der Grand-mal-Anfall. Die Patienten stürzen bewusstlos zu Boden, gelegentlich begleitet von einem Initialschrei. Es folgt ein tonischer generalisierter Krampf mit Atemstillstand für einige Sekunden Dauer, der von generalisierten klonischen Zuckungen gefolgt wird. Eventuell tritt Schaum aus dem Mund, manchmal erfolgen Zungenbiss, Abgang von Urin oder Stuhl. Der Anfall endet in der Regel nach einigen Minuten. Die Bewusstlosigkeit geht in einen Dämmerschlaf über oder es bestehen für mehrere Minuten (zehn und mehr) Benommenheit und Desorientierung, bis das Bewusstsein vollständig wiedererlangt wird. An das Anfallsereignis besteht keine Erinnerung (Amnesie).

Fokale Anfälle äußern sich durch Krämpfe einzelner Muskelgruppen oder durch Sensibilitätsstörungen in begrenzten Körperregionen. Es können so genannte Automatismen bestehen wie z.B. Nesteln mit den Händen oder Schmatzen. Bei den komplex-fokalen Anfällen ist das Bewusstsein gestört, es können Verwirrtheits- oder Dämmerzustände auftreten. Häufig besteht keine Erinnerung an das Anfallsereignis.

Da die Anfälle meist spontan enden, wird man im Rettungsdienst einen epileptischen Anfall nur dann erleben, wenn er als Komplikation einer anderen Grunderkrankung (z.B. Schlaganfall) auftritt oder wenn ein Status epilepticus besteht. Häufiger wird man auf Patienten treffen, die soeben einen Anfall erlitten haben und noch umdämmert sind. Liegt ein Zungenbiss oder Urinabgang vor, so ist bei einem bewusstseinsgetrübten Patienten ein vorausgegangener Grand-mal-Anfall wahrscheinlich.

Maßnahmen.
Elementarmaßnahmen: Nach dem Anfall werden bewusstlose Patienten in stabiler Seitenlage gelagert, die Atemwege sind freizuhalten.
Standardmaßnahmen: Im Anfall ist das Vermeiden von Selbstverletzungen durch Wegräumen von umstehenden Gegenständen und Möbeln wichtig. Wo dies nicht möglich ist, kann mit Jacken oder Decken entsprechend abgepolstert werden. Das Einlegen eines Beißschutzes zur Verhinderung eines Zungenbisses ist mit Verletzungsgefahr verbunden, in den meisten Fällen ohnehin nicht möglich und daher zu unterlassen. Ist ein Patient nach einem Anfall wieder voll bei Bewusstsein und über seine Krankheit informiert, erübrigt sich meist eine spezifische zusätzliche Therapie. Eine prophylaktische Gabe von Medikamenten nach einem Anfall ist nur erforderlich, wenn aus Erfahrung mit einer Häufung von Anfällen zu rechnen ist. Bei länger dauernder Bewusstseinsstörung wird ein periphervenöser Zugang gelegt. Nach einem Anfall und im Status epilepticus ist eine Blutzuckerbestimmung zum Ausschluss einer Hypoglykämie unbedingt notwendig. Im Status epilepticus kann das Anlegen eines Zugangs schwierig sein. Hier können Medikamente zur Durchbrechung des Status zunächst auch rektal verabreicht werden (z.B. 10 mg Diazepam Desitin® rectal tube). Bei nicht ausreichender Atmung im Status ist eine Sauerstoffgabe unabdingbar. Die genaue Überwachung und die Dokumentation sind selbstverständlich.
Spezielle Maßnahmen: Bei bekannter Epilepsie und einem ohne Komplikationen abgelaufenen Krampfanfall ist ein stationärer Krankenhausaufenthalt nicht unbedingt erforderlich. Die Patienten sollten sich jedoch umgehend in ärztliche Behandlung begeben. Möglicherweise muss die antiepileptische Medikation geändert werden, damit Schutz vor weiteren Anfällen besteht. Bei jedem erstmalig aufgetretenen Anfall muss (im Krankenhaus) die Ursache des Anfalls abgeklärt und gegebenenfalls behandelt werden. Auch ist zu entscheiden, ob der Patient langfristig Medikamente zum Schutz vor weiteren Anfällen einnehmen muss.

> Erstmalig aufgetretene Krampfanfälle mit Komplikationen (z.B. länger dauernde Bewusstseinsstörung, Verletzung, Lähmung, Serie oder Status von Anfällen) sind Anlass zur Krankenhauseinweisung.

14.9.5 Meningitis

Unter Meningitis versteht man eine Entzündung der harten oder weichen Hirnhaut. Im Gegensatz dazu ist eine Enzephalitis die Entzündung des Hirns. Eine klinisch eindeutige Unterscheidung zwischen beiden Krankheitsbildern ist meist nicht möglich. Die Entzündung kann bakterielle, virale oder eine Pilzinfektion als Ursache haben.

Bakterielle Erreger sind u.a. Meningokokken, Pneumokokken oder Staphylokokken. Die Infektion der Hirnhaut kann auch durch Überleitung von eitrigen Prozessen im Kopfbereich oder nach einem Schädelhirntrauma erfolgen. Meist handelt es sich aber um Meningokokken (Meningokokkenmeningitis), die durch Tröpfcheninfektion übertragen werden. Die Erreger sind nicht in jedem Fall pathogen und die Überträger müssen nicht selbst erkrankt sein.

In manchen Regionen kommt zusätzlich die sog. Frühsommer-Meningoenzephalitis (FSME oder „Zecken-Enzephalitis") vor, gegen die ein Großteil der Bevölkerung jedoch bereits geimpft ist.

Bei schweren Verlaufsformen der Erkrankung können Patienten innerhalb weniger Stunden in ein Koma fallen, das rasch zum Tod führen kann. Bei Patienten mit eitriger Meningitis besteht in den ersten 24 Stunden eine besonders hohe Ansteckungsgefahr, weshalb der Transport als Infektionstransport durchzuführen ist. Da die Symptome der Meningitis (s.u.) leicht mit einer Grippe verwechselt werden können, beginnt eine zielgerichtete Therapie häufig zu spät.

Symptome:

- Fieber,
- Kopfschmerz,
- Nackensteife (Meningismus),
- Bewusstseinsstörung,
- Lichtscheue,
- Krämpfe,
- Lähmungserscheinungen.

Maßnahmen:
Elementarmaßnahmen: Ein Patient mit eitriger Meningitis ist mit einem Infektionstransport in die Klink zu bringen.

14.10 Intoxikationen

F. König

Als Vergiftung (Intoxikation) bezeichnet man die gesundheitsschädlichen Folgen nach Aufnahme von Giftstoffen (Toxinen) in den Organismus. Ab einer bestimmten Dosis wird jede Substanz zum Giftstoff, d.h. Intoxikationen sind prinzipiell mit allen Substanzen möglich. Eine Vergiftung ist immer ein Produkt aus der Menge der aufgenommenen Substanz mal der Zeit, in der die Aufnahme erfolgte.

14.10.1 Ursachen und Gefahren

Gifte werden versehentlich, durch Unfälle, infolge krimineller Delikte oder auch absichtlich aufgenommen. Betrachtet man die Häufigkeitsverteilung verschiedener Vergiftungen, so ergibt sich folgendes Bild:
Arzneimittel dominieren mit ca. 80% aller Fälle, gefolgt von Pflanzenschutzmitteln, Reizgasen sowie gewerblichen und chemischen Giften mit einem Gesamtanteil von ca. 20%.

Die weitaus überwiegende Zahl der zu behandelnden Vergiftungen, nämlich etwa 80%, ereignet sich durch eine Aufnahme über den Mund (oral). Allerdings ist eine Zunahme der Intoxikationen über die Atmung (inhalativ) im Laufe der Jahre zu verzeichnen, und zwar von etwa 5 auf 15%, die nahezu ausnahmslos zufällig stattfinden. Der Anteil der Vergiftungen über die Haut (perkutan) liegt bei etwa 4 - 8%. Die Aufgliederung von Vergiftungen wird dadurch kompliziert, dass die gleichzeitige Einnahme von verschiedenen Giften häufig ist. In mindestens 50% der Fälle ist mit einer Kombinationsvergiftung zu rechnen. Die gleichzeitige Einnahme einer Überdosis von Arzneimitteln und Alkohol in einer das Vergiftungsbild mitbestimmenden Dosis ist bei mindestens 20% der Fälle nachweisbar.

> Die primäre Gefahr stellt zunächst die Störung der vitalen Funktionen dar.

Durch die Wirkung der Gifte können das Bewusstsein, die Atmung und der Kreislauf gestört werden. Diese Störungen können relativ schnell zum Tod des Patienten führen. Durch die Beeinträchtigung der lebenswichtigen Regelkreise, wie auch durch die Wirkung des Giftes, können bleibende Schäden beim Patienten entstehen. Besonders gefährdete Organe sind die Leber, die Nieren und das Gehirn. Die Gefahren sind abhängig von der Einwirkzeit, der Wirkung und der Dosis des Giftes.

14.10.2 Symptome

Die wesentlichen drei Möglichkeiten für das Erkennen einer Vergiftung sind:

- die Inspektion,
- die Befragung,
- die Anzeichen.

Der erste Schritt nach der Sicherstellung und Aufrechterhaltung der vitalen Funktionen ist die sorgfältige *Inspektion* der Umgebung des Erkrankten. Leere Arzneimittelpackungen, Flaschen oder Gläser mit fragwürdigem Inhalt oder auch Abschiedsbriefe liefern in vielen Fällen den entscheidenden Verdacht auf das Vorliegen einer Vergiftung. Suspekte Materialien sind auf jeden Fall für die Analyse sicherzustellen (zu asservieren).

Die *Befragung* des Patienten oder der Umgebungspersonen konzentriert sich im Wesentlichen auf sechs „*W*"-*Fragen:*

- *Wer* hat das Gift zu sich genommen?
- *Was* wurde genommen?
- *Wann* wurde das Gift genommen?
- *Wie* wurde das Gift genommen (auf welchem Wege, womit)?
- *Wieviel* wurde in welcher Konzentration genommen?
- *Warum* wurde es genommen?

Die Deutung der Anzeichen wird durch die Vielzahl der in Frage kommenden Gifte erschwert. Es gibt jedoch Symptome, die bei akuten Intoxikationen besonders häufig vorkommen und damit charakteristisch für das Vorliegen dieser sind, vor allem, wenn zwei oder mehrere dieser Symptome vorliegen. Typische Anzeichen bei Vergiftungen sind:

1. *Zentral- und periphernervöse Störungen* durch Intoxikationen können in Form von Bewusstseinsstörungen über Somnolenz, Sopor bis hin zum Koma oder auch als Unruhe, Verwirrtheit, Rausch und Erregungszuständen bis zu generalisierten Krampfanfällen auftreten.
2. Akute Störungen des *Magen-Darm-Traktes,* wie Übelkeit, Brechreiz sowie Erbrechen und Durchfälle kommen bei einer Vielzahl von Giften vor.
3. Ein auffälliger *Geruch* kann das Rettungsdienstpersonal auf die Möglichkeit einer Vergiftung hinweisen.
4. *Hautschädigungen* bis hin zur Blasenbildung finden sich bei Schlafmittel- und auch bei Psychopharmaka-Vergiftungen. Die Hautschädigungen ähneln denen bei Verbrennungen. Im Blaseninhalt lassen sich eingenommene Substanzen toxikologisch analysieren. Diese so genannten Schlafmittelblasen treten nach mindestens zwölf Stunden Liegedauer auf und sind zum Teil durch Lage und Druck, zum Teil durch Zellpermeabilitätsstörungen hervorgerufen. Säuren und Laugen, aber auch Oxidationsmittel können akut zu Hautschäden führen. Schließlich helfen Einstichstellen, den Verdacht auf Drogen-Intoxikation zu erhärten.
5. *Arrhythmien* lassen besonders dann auf Vergiftungen schließen, wenn sie unter Berücksichtigung von Alter und Vorgeschichte unerwartet auftreten.

Die genannten Symptome kommen bei 90% aller klinisch behandelten Vergiftungsfälle vor.

> Bei unklaren Notfallsituationen muss immer auch an eine mögliche Vergiftungen gedacht werden!

14.10.3 Maßnahmen

Bei Vergiftungsnotfällen muss zunächst geklärt werden, ob für das Rettungsdienstpersonal eine Eigengefährdung besteht. In allen Fällen hat der Eigenschutz des Helfers Vorrang. Gegebenenfalls ist zusätzliche Hilfe (z.B. Feuerwehr) anzufordern, um den Patienten aus dem Gefahrenbereich zu entfernen bzw. die Notfallstelle abzusichern. Nach dem Ausschluss der Eigengefährdung kann bei allen Vergiftungen mit den Elementar-, Standard- und speziellen Maßnahmen die Therapie begonnen werden. Je nach Schwere der Situation muss der Notarzt zur Einsatzstelle nachgefordert werden.

Elementarmaßnahmen: Die Elementarmaßnahmen dienen der Sicherung der vitalen Funktionen. Sie bestehen aus der Sicherung freier Atemwege z.B. durch die stabile Seitenlage oder Intubation, der Schaffung eines ausreichenden Atemminutenvolumens und stabiler Kreislaufverhältnisse (vgl. Kap. 13). Falls ein Patient infolge einer Intoxikation beatmet werden muss, ist bei einer Mund-zu-Mund- bzw. Mund-zu-Nase-Beatmung in manchen Fällen eine Übertragung des Giftstoffs auf den Hel-

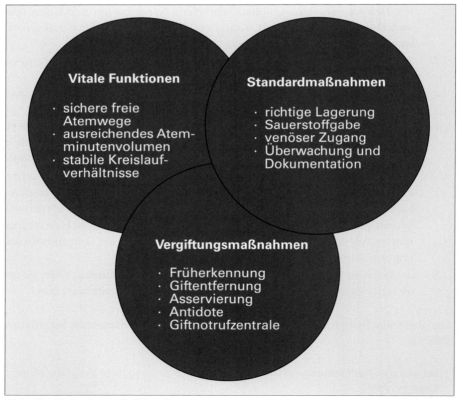

Abb. 43 - Maßnahmen bei Vergiftungen

fer möglich. Daher ist zur Beatmung von Vergifteten im Rettungsdienst immer ein Beatmungsbeutel zu verwenden.

Standardmaßnahmen: Bei einem weniger dramatischen Verlauf kann der Patient nach Wunsch gelagert werden. Liegt eine Atemnot vor, wird der Patient in halb sitzender Position gelagert. Bei Störungen des Kreislaufs ist eine Flachlagerung oder Schocklagerung angezeigt. Der Betroffene erhält über eine Sauerstoffmaske oder -nasensonde 6 - 8 l Sauerstoff pro Minute. Ein venöser Zugang ist auch bei stabilen Kreislaufverhältnissen unbedingt notwendig. Neben der Kontrolle und Dokumentation der Vitalparameter erfolgt die psychische Betreuung des Patienten.

Spezielle Maßnahmen: Die Vielzahl der Vergiftungen erfordert ein Schema, das für fast alle Vergiftungen zur Anwendung gebracht werden kann. Dieses umfasst die folgenden Punkte:

- Früherkennung,
- Giftentfernung,
- Sicherstellung (Asservierung),
- Antidot,
- Vergiftungsinformationszentrale.

Der Schritt nach den Elementar- und Standardmaßnahmen ist die Inspektion der Umgebung des Erkrankten („*Früherkennung*"). Leere Arzneimittelpackungen, Flaschen oder Gläser mit suspektem Inhalt liefern häufig den entscheidenden Verdacht auf das Vorliegen einer Vergiftung. Abschiedsbriefe, Geruch, Hinweise von Dritten und die Anamnese des Patienten können wichtige Hinweise liefern. Je früher gezielte Maßnahmen gegen das Gift getroffen werden können, desto günstiger ist die Prognose für den Patienten. Oft muss mit kriminalistischem Spürsinn geforscht werden.

In Abhängigkeit vom Aufnahmeweg des Giftes ergeben sich verschiedene Möglichkeiten, den Giftstoff aus dem Organismus zu entfernen bzw. dessen weitere Aufnahme zu unterbinden („*Giftentfernung*"). Falls eine Intoxikation in einem geschlossenen Raum durch Inhalation gasförmiger Substanzen hervorgerufen wird, bedeutet das Befördern des Patienten an die frische Luft die Unterbrechung der Giftzufuhr. Gleichzeitig kann der Giftstoff vermehrt abgeatmet, d.h. aus dem Organismus entfernt werden. Eine Giftaufnahme kann auch über die Haut erfolgen, zum Beispiel bei Alkylphosphaten (vgl. Kap. 14.10.4). Hier stellt das Abspülen der Haut mit Wasser eine Maßnahme zur Giftentfernung dar. Falls reizende Substanzen in die Augen gelangen, ist ein gründliches Spülen der Augen mit viel Wasser oder Vollelektrolytlösung über mindestens 10 bis 20 Minuten erforderlich.

Von besonderer Bedeutung für den Rettungsdienst ist die Gifteliminierung nach einer Aufnahme über den Magen-Darm-Trakt. In diesen Fällen soll durch Entfernung des Giftstoffs aus dem Magen-Darm-Trakt die Aufnahme des Toxins in die Blutbahn verhindert werden. Mitentscheidend für einen Therapieerfolg ist hierbei die Zeitspanne, die seit der Giftaufnahme vergangen ist. So sind beispielsweise bei einer schon mehrere Stunden zurückliegenden Giftzufuhr und der damit verbundenen vollständigen Aufnahme (Resorption) des Toxins primäre Gifteliminationsmaßnahmen wenig sinnvoll. Die Zeitspanne bis zur vollständigen Resorption ist jedoch sehr variabel, da sie von vielen Faktoren (z.B. Stoffeigenschaften des Toxins, Durchblutung des Verdauungstraktes) beeinflusst wird.

Eine primäre Giftentfernung aus dem Magen-Darm-Trakt kann durch folgende Maßnahmen erreicht werden:

- *Verabreichung von Aktivkohle:* Diese auch als medizinische Kohle bezeichnete Substanz zeichnet sich dadurch aus, dass viele (Gift-)Stoffe an ihre Oberfläche gebunden (adsorbiert) werden können. Da Aktivkohle nicht resorbierbar ist, wird sie nach Passage des Magen-Darm-Traktes zusammen mit den gebundenen Substanzen ausgeschieden. Ein Erfolg dieser Maßnahme ist jedoch nur dann zu erwarten, wenn der Giftstoff tatsächlich an Aktivkohle gebunden wird, was nicht bei allen Toxinen zutrifft. Vor der Verabreichung wird die Aktivkohle mit reichlich Wasser zu einem Brei verrührt. Als Dosis werden 5 - 10 g empfohlen.
- *Magenspülung:* Eine Magenspülung kann auch beim bewusstseinsgetrübten oder bewusstlosen Patienten erfolgen, sie ist jedoch mit einem erhöhten Aufwand verbunden und wird im Rettungsdienst nur bei längeren Transportzeiten (< 30 min) durchgeführt. Vergiftungen mit organischen Lösungsmitteln sowie starken Säuren oder Laugen stellen hier ebenfalls eine Gegenanzeige (Kontraindikation) dar.

Die *Asservierung* des Giftstoffs dient der genauen Identifizierung bzw. der Bestimmung der aufgenommenen Giftmenge im Kliniklabor. Daher ist an die Mitnahme von Erbrochenem, Speiseresten, Tabletten, Arzneiverpackungen etc. zu denken. Brechbeutel und Nierenschalen eignen sich für die Asservierung des Vorgenannten besonders gut.

Bei einigen Giftstoffen stehen spezifische Gegengifte (Antidote) zur Verfügung, die eine gezielte Behandlung der Vergiftung ermöglichen (*Antidottherapie*). Für die meisten Gifte fehlen jedoch Antidote, so dass nur eine unspezifische, den Vergiftungssymptomen entsprechende Therapie durchgeführt werden kann. Insofern ein spezifisches Antidot zur Verfügung steht, sollte schon vor Ort mit der Behandlung begonnen werden. Antidote machen den Giftstoff entweder durch direkten chemischen bzw. physikalischen Angriff unschädlich, oder sie setzen die Giftwirkungen durch pharmakologische Effekte herab (z.B. durch die Blockade des durch das Gift überstimulierten Rezeptors).

Es besteht die Möglichkeit mit der *Vergiftungsinformationszentrale (VIZ)* über die Leitstelle Kontakt aufzunehmen. Diese kann Ratschläge zur weiteren Behandlung des Patienten erteilen. Der Transport von Vergifteten sollte in ein Krankenhaus mit einer inneren Intensivstation erfolgen.

14.10.4 Spezielle Vergiftungen

Einige Vergiftungen müssen aufgrund ihrer besonderen Eigenschaften und Wirkweisen speziell angesprochen werden. Sind die Elementarmaßnahmen, die Standardmaßnahmen und die speziellen Maßnahmen zur Anwendung gebracht - diese sind wie oben erläutert bei fast allen Vergiftungen gleich -, gibt es nur noch wenige besondere Maßnahmen, die spezielle Kenntnisse des Rettungssanitäters erfordern. Bei Vergiftungen, die im Folgenden nicht genannt werden, hat der Rettungssanitäter seine Therapiemöglichkeiten mit dem vorgenannten Schema ausgeschöpft.

14.10.4.1 Kohlenmonoxid

Kohlenmonoxid (CO) ist ein Gas, das bei unvollständiger Verbrennung von organischem Material entsteht. Es ist Bestandteil von Auspuffgasen, so dass ein längeres Einatmen dieser Gase (z.B. durch Einleiten in das Wageninnere in suizidaler Absicht) bzw. das Laufenlassen von Motoren in geschlossenen Garagen zur Kohlenmonoxid-Vergiftung führen kann. CO kann außerdem bei Bränden, durch schlecht ziehende Öfen, Gasheizungen etc. gebildet werden. Die Inhalation von Kohlenmonoxid erfolgt ohne Warnwirkung, da es geruch-, geschmack- und farblos ist. Bei der Rettung muss darauf geachtet werden, dass dieses Gas explosiv ist.

Ursachen. Die Vergiftungssymptome werden durch die Bindung von Kohlenmonoxid an Hämoglobin hervorgerufen, welches das Transportprotein des Sauerstoffs (O_2) im Körper darstellt. Infolgedessen steht weniger Hämoglobin zum Sauerstofftransport zur Verfügung. Da CO jedoch eine im Vergleich zu O_2 ca. 300fach stärkere Bindung eingeht, genügen beispielsweise bereits 0,01% Kohlenmonoxid in der Atemluft, um 50% des Blutsauerstoffs vom Hämoglobin zu verdrängen. Zusätzlich wird die Abgabe des noch gebundenen O_2 ans Gewebe erschwert. Die Folge ist eine Minderversorgung des Organismus mit Sauerstoff (Hypoxie), wovon zuerst diejenigen Organe betroffen sind, die auf eine ausreichende Sauerstoffzufuhr besonders angewiesen sind - z.B. das Gehirn. Die Hypoxie bedingt ein Absinken des pH-Wertes des Blutes (Azidose), da nun vermehrt saure Stoffwechselprodukte gebildet werden. Neben der Herabsetzung der Sauerstoffzufuhr wird die Zellatmung dadurch gestört, dass Kohlenmonoxid auch Enzyme der Atmungskette blockiert. Durch Unterbrechung der Kohlenmonoxid-Inhalation und Steigerung der Sauerstoffzufuhr sind die geschilderten Effekte jedoch bis zu einem gewissen Punkt wieder umkehrbar (reversibel).

Symptome. Eine Kohlenmonoxid-Vergiftung äußert sich zunächst in Form von Augenflimmern, Kopfschmerzen, Übelkeit, Erbrechen, Kurzatmigkeit bei Anstrengungen und Herzklopfen. Ein höherer CO-Hämoglobingehalt verursacht Schwindel, Kreislaufkollaps, Bewusstseinstrübung bis zur Bewusstlosigkeit und ein Verflachen der Atmung. Bei sehr hoher Kohlenmonoxidkonzentration im Blut kommt es schließlich zur Atemlähmung. Trotz Abnahme der Sauerstoffkonzentration tritt keine Blaufärbung von Haut und Schleimhäuten (Zyanose) auf, da CO-Hämoglobin ebenso wie O_2-Hämoglobin rot gefärbt ist. Aus dem gleichen Grund liefert zum Beispiel auch ein Pulsoxymeter falsche Werte bezüglich der Sauerstoffsättigung des Blutes. Infolge des Sauerstoffmangels im Gewebe können vor allem im Bereich des zentralen Nervensystems (ZNS) Spätschäden entstehen.

Maßnahmen. Kohlenmonoxid kann nur durch Abatmen wieder ausgeschieden werden. Die wichtigste Maßnahme ist daher - unter Beachtung des Eigenschutzes - das Entfernen des Patienten aus dem mit Kohlenmonoxid angereicherten Gefahrenbereich. Eventuell ist auch das Lüften des Raumes erforderlich. Es erfolgt die Gabe von Sauerstoff über Maske oder Nasensonde (10 - 15 l/min). Gegebenenfalls muss der Patient beatmet werden. Die schnellstmögliche Entgiftung wird durch eine Beatmung mit 100% O_2 bei 5 cm H_2O / PEEP bzw. durch die Behandlung in einer Überdruckkammer erzielt. Die dazu erforderlichen Druckkammern sind jedoch nur in wenigen Kliniken vorhanden.

14.10.4.2 Kohlendioxid

Das farblose und schwach säuerlich riechende Gas Kohlendioxid (CO_2) entsteht beim Verbrennen bzw. Abbau von organischem Material, insbesondere bei Atmungs- und Gärungsprozessen. CO_2 ist schwerer als Luft, so dass es sich in geschlossenen Räumen zunächst am Boden anreichert und dort den Sauerstoffgehalt herabsetzt. Mit Kohlendioxid-Vergiftungen ist z.B. in Gärkellern, Silos, Höhlen und Schächten zu rechnen.

Symptome. Im Gegensatz zu Kohlenmonoxid besitzt Kohlendioxid keine direkte Giftwirkung, die Symptome einer Kohlendioxid-Vergiftung sind somit in erster Linie durch die verringerte Sauerstoffaufnahme des Patienten zu erklären. Sobald der CO_2-Gehalt der Alveolarluft den Normalwert überschreitet, wird das Atemzentrum stimuliert. Dies hat eine Erhöhung der Atemfrequenz (Hyperventilation) zur Folge. Höhere Kohlendioxid-Konzentrationen verursachen Kopfschmerzen, Schwindel, Krämpfe und Bewusstlosigkeit. Ein sehr hoher CO_2-Gehalt führt schnell zum Tode durch inneres Ersticken.

Maßnahmen. Auch bei einer CO_2-Vergiftung ist der Patient durch die Feuerwehr an die frische Luft zu bringen. Dabei muss an den Eigenschutz der Helfer gedacht werden. Eine Rettung erfolgt meist mit umluftunabhängigem Atemschutz (Feuerwehr). Danach wird dem Patienten über eine Maske oder Nasensonde 10 - 15 l/min Sauerstoff verabreicht, evtl. ist eine Intubation mit Beatmung, ggf. auch die Reanimation erforderlich.

14.10.4.3 Alkylphosphate

Alkylphosphate bzw. Organophosphate, wie z.B. Parathion (E 605), werden vor allem im Pflanzenschutz verwendet, da sie im Stande sind, Insekten zu vernichten. So kommen sie in der Landwirtschaft und im Haushalt zum Einsatz. Da diese Substanzen jedoch auch für den Menschen mehr oder weniger stark giftig sind, besteht bei der Aufnahme größerer Mengen akute Vergiftungsgefahr. Aus demselben Grund werden sie auch als chemische Kampfstoffe (z.B. Sarin) eingesetzt. Alkylphosphate können die Haut gut durchdringen, so dass Intoxikationen durch Hautkontakt mit größeren Giftmengen möglich sind.

Ursachen. Alkylphosphate beeinflussen die Erregungsübertragung von Nervenimpulsen auf eine nachgeschaltete Nervenzelle bzw. ein Erfolgsorgan. Dies geschieht im Allgemeinen durch Ausschüttung von Übertragerstoffen (Neurotransmittern), die im Bereich der Kontaktstelle (Synapse) von der vorgeschalteten Nervenzelle zur Zielstruktur wandern und dort durch Bindung an spezifische Rezeptoren einen Effekt auslösen, z.B. eine Erregung. Die Giftigkeit der Alkylphosphate beruht auf der Hemmung des Enzyms Acetylcholinesterase. Dieses Enzym ist bei denjenigen Synapsen zu finden, die Acetylcholin als Übertragerstoff verwenden. Die Enzymblockade hat eine Überstimulierung der betroffenen Nerven zur Folge, weil Acetylcholin stimulierend wirkt und die Acetylcholinesterase für den Abbau des Übertragerstoffs und somit die Beendigung der Stimulierung verantwortlich ist.

Symptome. Da Acetylcholin an der Beeinflussung zahlreicher Körperstrukturen beteiligt ist, kommt es bei dessen Anreicherung unter anderem zu folgenden Vergiftungssymptomen: Engstellung der Pupillen, Verengung der Bronchien, vermehrte Sekretbildung in den Bronchien, Schweißausbruch, gesteigerte Speichelbildung, Kopfschmerzen, Krämpfe, Abnahme der Herzfrequenz, Übelkeit, Erbrechen, Durchfall, Muskelschwäche und Muskelzuckungen.

Maßnahmen. Die Behandlung einer Alkylphosphat-Vergiftung erfolgt nach dem in Kapitel 14.10.1 beschriebenen Schema. Als spezifisches Antidot wird *Atropin* verwendet. Dieser sonst z.B. zur Therapie einer Bradykardie dienende Arzneistoff ist in der Lage, bestimmte Acetylcholin-Rezeptoren zu blockieren (und zwar diejenigen der Erfolgsorgane des Parasympathikus). Dadurch wird im Falle einer Alkylphosphat-Vergiftung die Überstimulierung der Acetylcholin-Rezeptoren teilweise aufgehoben. Die Dosierung des Atropins ist vom Ausmaß der Vergiftung abhängig und erfolgt bis zur erkennbaren Wirkung, was sich z.B. in der Abnahme der gesteigerten Speichelbildung äußert. Zunächst werden 2 - 5 mg Atropin intravenös verabreicht. Weil der Arzneistoff eine kürzere Wirkdauer als der Giftstoff besitzt, muss Atropin etwa alle 10 Minuten nachinjiziert werden. Daneben werden ein eventuell auftretender Krampfanfall bzw. ein Lungenödem symptomatisch behandelt.

14.10.4.4 Organische Lösungsmittel

Organische Lösungsmittel sind flüssige, kohlenstoffhaltige (organische) Substanzen bzw. Stoffgemische, die in der Industrie sehr vielfältig eingesetzt werden. Sie besitzen meist ein hohes Fettlösungsvermögen und können daher relativ leicht Haut und Schleimhäute durchdringen. Auch eine durch Inhalation ausgelöste Vergiftung ist möglich. Zu den organischen Lösungsmitteln zählen viele Substanzgruppen, z.B. Kohlenwasserstoffe, Alkohole, Glykole etc., wobei jede Substanz im Prinzip eine eigene Toxizität aufweist. Im Folgenden werden nur die allgemeinen Symptome dargestellt, die bei Vergiftungen mit organischen Lösungsmitteln in der Regel auftreten. Eventuell hinzukommende, von der betreffenden Substanz abhängige Vergiftungserscheinungen können im Notfall z.B. durch Rücksprache mit einer Giftnotrufzentrale in Erfahrung gebracht werden.

Symptome. Vergiftungen mit organischen Lösungsmitteln rufen in erster Linie Lähmungen des Nervensystems hervor, daneben werden auch die Leber, die Nieren und (selten) das Herz geschädigt. Zu den allgemeinen Symptomen zählen vor allem Bewusstseinstrübung, Narkose und Krampfanfälle, es können jedoch auch Herzrhythmusstörungen, Zyanose und Atemnot auftreten.

Maßnahmen. Da keine spezifischen Antidote zur Verfügung stehen, erfolgt die Behandlung gemäß den Vergiftungssymptomen. Dabei ist zu beachten, dass durch Aspiration von organischen Lösungsmitteln ein chemisches Lungenödem entstehen kann. Die Patienten sind jedoch in der Regel aufgrund der ZNS-Lähmung bewusstseinsgetrübt.

> Ein Erbrechen muss unbedingt verhindert werden.

Dies bedeutet, dass bei Vergiftungen mit organischen Lösungsmitteln kein Erbrechen ausgelöst werden darf und auch eine Magenspülung kontraindiziert ist.

14.10.4.5 Schaumbildner

Als Schaumbildner sind diejenigen Produkte zu verstehen, die als Spül-, Wasch- und Reinigungsmittel Verwendung finden. In ihnen sind oberflächenaktive Stoffe (Tenside) enthalten, die nach oraler Aufnahme Reizungen im Magen-Darm-Trakt hervorrufen können. Im Rahmen einer Intoxikation besteht die größte Gefahr in der Bildung von Schaum, der entlang der Speiseröhre in die Lungen hochwandern und somit eine Verlegung der Atemwege bewirken kann.

Symptome. Die Reizungen im Magen-Darm-Trakt sind oft mit Erbrechen und Durchfall verbunden. Je nach Präparat treten unter Umständen auch Verätzungen in Mund, Speiseröhre oder Magen auf.

Maßnahmen. Es kann der Entschäumer *Dimeticon* (sab simplex®) oral verabreicht werden. Auch die Gabe von Aktivkohle ist möglich. Ein Erbrechen darf jedoch nicht ausgelöst werden, weil dadurch vermehrt Schaum entstehen könnte.

15 Traumatologie

15.1 Anatomie und Physiologie des Skeletts und der Muskulatur

M. Rexer,
H. Rupprecht

Für die Arbeit im Rettungsdienst ist es erforderlich Grundkenntnisse über die Knochen, die Gelenke und den Aufbau des Skeletts zu haben. Damit in engem Zusammenhang steht das erforderliche Wissen über die Muskulatur. Bei traumatologischen Notfällen ist dieser Lerninhalt Grundbedingung für die auf Schmerzreduzierung und Vermeidung von Folgeschäden ausgerichtete Versorgung.

15.1.1 Aufbau der Knochen

Der Aufbau der Knochen wird vor allem von ihren Aufgaben geprägt. Man unterscheidet generell zwischen den Röhrenknochen (Ossa longa), welche im Wesentlichen die Gliedmaßen (Extremitäten) bilden, und platten Knochen (Ossa plana), welche die großen Körperhöhlen wie Schädelhöhle, Brust- und Bauchhöhle sowie das Becken umschließen. Die Knochen dienen dem Körper in vielfältiger Hinsicht. Einerseits dienen sie den Muskeln als Ursprungs- und Ansatzflächen und bilden somit das passive, knöcherne Gerüst für den Bewegungsapparat, andererseits erfüllen sie für den Gesamtorganismus wichtige Aufgaben wie Kalziumspeicherung und Blutbildung. In der Regel sind die Knochen nicht vollständig kompakt, sondern beherbergen eine im Innern des Knochens gelegene Markhöhle (Cavum medullare), welche das Blut bildende rote Knochenmark enthält. Allerdings findet die Blutbildung in den Röhrenknochen nur bis zum Ende der Embryonalzeit statt. Das Knochenmark verfettet im frühen Kindesalter zunehmend (gelbes Knochenmark), während in den platten Knochen die Blutbildung zeitlebens erhalten bleibt. Hier kann Knochenmark zu diagnostischen Zwecken oder zur Transplantation entnommen werden (Sternal-, Beckenkammpunktion).

Man unterscheidet am Knochen zwei Formelemente:

1. Eine feste äußere Schicht (Kortikalis) gibt dem Knochen seine typische Form und Stabilität.
2. Die Knochenbälkchen (Spongiosa) durchsetzen schwammartig den im Knocheninneren gelegenen Markraum. Die Bälkchenstruktur der Spongiosa spiegelt die jeweilige Belastung des einzelnen Knochens im Gesamtsystem wider (Abb. 1).

Der einzelne Knochen wird in verschiedene Abschnitte untergliedert. Die zu den Knochenenden hin gelegenen Abschnitte bezeichnet man als Epiphysen,

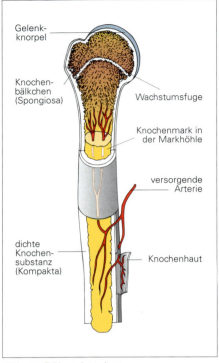

Abb. 1 - Röhrenknochen

das dazwischen gelegene Kernstück als Diaphyse. Im wachsenden Knochen sind die Epiphysen über eine knorpelige Zone, die so genannte Epiphysenfuge mit der Diaphyse verbunden. Die Epiphysenfugen enthalten im Kindes- und Jugendalter teilungsfähige Knorpelzellen. Von ihnen geht das Längenwachstum der Knochen aus. Kommt es zu Frakturen der Fugenbereiche im Kindesalter, können Wachstumsstörungen des betroffenen Knochens folgen. Beim Erwachsenen sind die Fugen vollständig verknöchert.

Der Knochen ist von der Knochenhaut (Periost) umgeben. Diese ist reichlich mit Blutgefäßen und Nerven durchsetzt. Von der Knochenhaut geht das Dickenwachstum des Knochens (periostale Ossifikation) aus. Außerdem spielt sie auch bei der Knochennarbenbildung (Kallus) im Rahmen der Frakturheilung eine besondere Rolle.

15.1.2 Gelenke

Damit sich die einzelnen Knochen des Körpers sinnvoll gegeneinander bewegen können, bestehen zwischen ihnen gelenkige Verbindungen. Man unterscheidet hierbei echte von unechten Gelenken. In *unechten Gelenken* finden keine Bewegungen statt, da der Spaltraum zwischen den sich gegenüberstehenden Knochen zugunsten der Stabilität verloren geht. Solche Gelenke bilden die Schädelnähte, die vordere Schambeinverbindung (Symphyse) oder die Verbindung zwischen Schienbein (Tibia) und Wadenbein (Fibula) in der Knöchelgabel.

In *echten Gelenken* hingegen finden Bewegungen statt. Um Bewegungen zu ermöglichen wird ein spezieller Gelenkapparat ausgebildet. Dieser besteht aus einem Gelenkflüssigkeit enthaltenden Gelenkspalt, der von einer Gelenkkapsel umgeben ist. Die Gelenkkapsel wird aus zwei Schichten aufgebaut. Die innen gelegene Synovia ist eine besonders gefäßreiche Schicht, welche die Gelenkflüssigkeit produziert. Eine äußere, bandartige Schicht bildet die eigentliche stabile Gelenkkapsel. Die sich über den Gelenkspalt hinweg gegeneinander bewegenden Knochenenden sind mit druckelastischem Gelenkknorpel überzogen. Ein spezieller Bandapparat wird funktionsgemäß um die einzelnen Gelenke herum entwickelt. Der Bandapparat ist nicht Gelenkbestandteil im Allgemeinen, sondern Bestandteil eines einzelnen Gelenks.

Echte Gelenke unterscheidet man in straffe und bewegliche Gelenke. Straffe Gelenke besitzen alle oben genannten Gelenkmerkmale, jedoch ist der umgebende, individuelle Bandapparat derart ausgeprägt, dass im Gelenk keine oder allenfalls nur federnde Bewegungen möglich sind. Ein solches Gelenk stellt das Gelenk zwischen Darm- und Kreuzbein (Iliosakralgelenk) dar.

Am weitesten spezialisiert sind die beweglichen Gelenke. Sie zeichnen sich durch ihre auf die jeweilige Funktion zielende Beschaffenheit der Gelenkflächen aus. Durch aufeinander abgestimmte Gelenkflächen werden Bewegungen in den drei Raumachsen möglich. Man spricht dabei von Freiheitsgraden der Gelenke. Je mehr Freiheitsgrade ein Gelenk aufweist, desto größer ist seine Beweglichkeit. In einem Scharniergelenk findet die Bewegung nur in einer Achse statt. Es besitzt daher nur einen Freiheitsgrad. Ebenso bewegen sich Knochen entlang von Drehgelenken nur in der Rotationsachse. In Sattelgelenken bewegen sich die Knochen in zwei Achsen. In Kugelgelenken sind alle drei Raumachsen verwirklicht.

Ein den jeweiligen Achsenverhältnissen angepasster Bandapparat entwickelt sich funktionsgerecht zu jedem einzelnen Gelenk (z.B. Kreuzbänder des Knies).

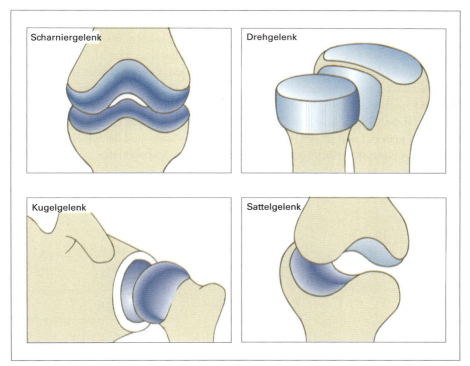

Abb. 2 - Gelenke

In manchen Bereichen werden mehrere einzelne Gelenke zu einer funktionellen Einheit integriert. Diese Einheit wird als Komplexgelenk bezeichnet. Beispielhaft lässt sich dies am Ellenbogengelenk erläutern. Es besteht aus drei Einzelgelenken: einem Scharniergelenk, einem Kugelgelenk und einem Drehgelenk. Jedes dieser Gelenke besitzt nur einen Freiheitsgrad, mit Ausnahme des kugeligen Gelenks zwischen Oberarmknochen und der Speiche des Unterarmknochens, welches über drei Freiheitsgrade verfügt. In der Gesamtheit entsteht durch diese Kombination ein Drehscharniergelenk mit zwei Freiheitsgraden. So kann der Unterarm gegen den Oberarm abgewinkelt, jedoch in jeder Winkelstellung der Unterarm dabei gedreht, das heißt um seine eigene Längsachse rotiert werden. Ein weiteres Komplexgelenk bildet zum Beispiel das untere Sprunggelenk.

15.1.3 Aufbau und Funktion des Skeletts

Das menschliche Skelett kann man in Kopf, Rumpf und obere und untere Extremitäten untergliedern. Innerhalb der einzelnen Abschnitte steht die Formgebung in Zusammenhang mit der Funktion ihrer jeweiligen Elemente. In der Gesamtgestaltung drückt sich vor allem der Wandel vom Vierfüßergang zu dem für den Menschen charakteristischen aufrechten Gang aus. Damit verbunden ist das Herauslösen der Arme und Hände aus dem bloßen Gehen, die somit frei werden für kompliziertere Dinge wie Greifen, Gestalten und Gestik. Mit der Aufrichtung ebenfalls verbunden ist das balancierte Tragen des Kopfes auf der Wirbelsäule über dem Rumpf.

Das *Kopfskelett* besteht aus zwei Abschnitten: Dem Gehirnschädel und dem Gesichtsschädel. Der Gehirnschädel nimmt eine nahezu kugelige Form an. Er wird von platten Knochen gebildet, welche über Schädelnähte miteinander verbunden sind und schützend das Gehirn umgeben. Der Gesichtsschädel wird aus einer Vielzahl kleiner Knochen gebildet und ist am Aufbau der Augen-, Nasen- und Mundhöhle beteiligt. Außerdem bietet er Ursprungsflächen für die mimische Muskulatur.

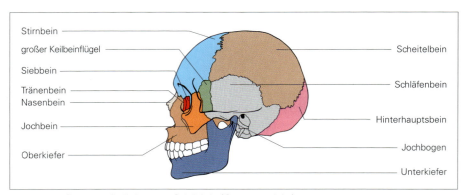

Abb. 3 - Aufbau des knöchernen Schädels (Seitenansicht)

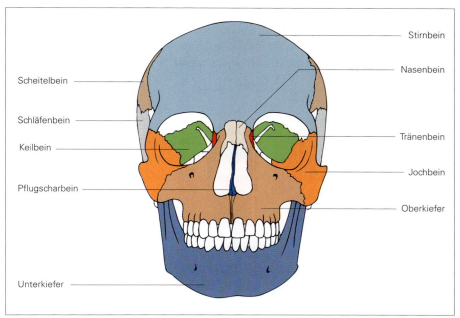

Abb. 4 - Aufbau des knöchernen Schädels (Vorderansicht)

Der *Rumpf* gliedert sich in Hals, Brustkorb (Thorax) sowie Bauch- (Abdomen) und Beckenhöhle (Cavum pelvis). Die doppelt s-förmig gekrümmte Wirbelsäule bildet dabei das Grundgerüst des Rumpfes. Sie besteht aus 32 einzelnen Wirbeln, welche über die Zwischenwirbelscheiben (Bandscheiben) und Gelenke miteinander verbunden sind. Die Wirbel sind im Grunde immer aus gleichen Anteilen aufgebaut. Der eigentliche Wirbelkörper liegt vorne und trägt das auf ihm lastende Gewicht. Nach hinten findet man den Wirbelbogen, der das Rückenmark umgibt.

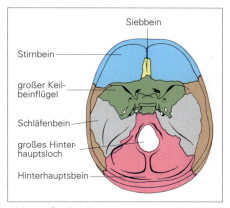

Abb. 5 - Schädelbasis

Daran befinden sich zu den Seiten hin jeweils ein Querfortsatz und nach hinten ein Dornfortsatz, an welchen zahlreiche Muskeln ansetzen. Mit den zwölf Brustwirbeln sind die zwölf Rippenpaare über die Wirbelrippengelenke verbunden. Diese Gelenke sind bei der Hebung und Senkung des Brustkorbs während der Atmung von großer Bedeutung. Die oberen elf Rippenpaare sind vorne wiederum knorpelig mit dem Brustbein (Sternum) verbunden. Gestaltlich treten die Rippen im Hals- und Lendenbereich mehr und mehr in den Hintergrund und verschmelzen mit

15 Traumatologie

15.1 Skelett und Muskulatur

den zugehörigen Wirbeln. Bei manchen Menschen findet man aber noch so genannte Halsrippen im Bereich des 6. und 7. Halswirbels.

Die *Extremitäten* sind nicht als einfache Anhangsgebilde, sondern als spezialisierte Organe zu verstehen. In ihrem Grundbauplan sind sich obere und untere Extremität

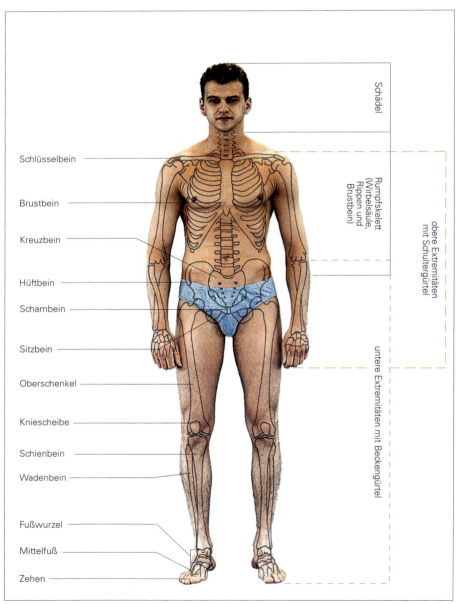

Abb. 6 - Skelett (Vorderansicht)

sehr ähnlich, in ihrem funktionellen Aufbau jedoch äußerst verschieden. Sie bestehen beide aus einer sich nach körperfern (distal) aneinander gliedernden Abfolge von Knochen. Dabei gilt die Regel, dass nach distal zahlenmäßig immer ein zusätzliches Knochenelement hinzugefügt wird.

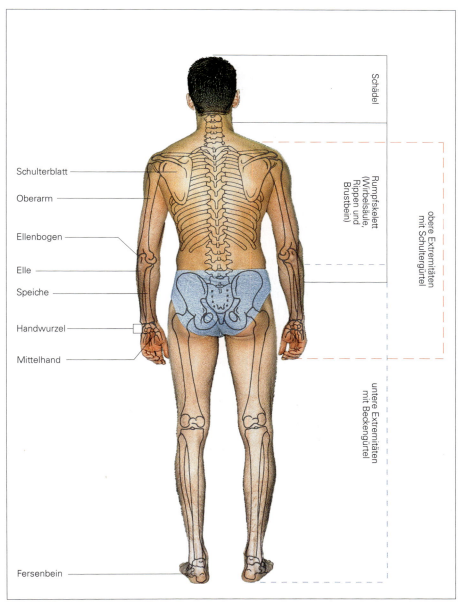

Abb. 7 - Skelett (Rückansicht)

Tab. 1 - Bauelemente der Extremitäten

Obere Extremität	Untere Extremität	Anzahl der Knochen
Oberarm	Oberschenkel	1
Unterarm	Unterschenkel	2
proximale Handwurzel	proximale Fußwurzel	3
distale Handwurzel	distale Fußwurzel	4
Mittelhand und Fingerstrahlen	Mittelfuß und Zehenstrahlen	5

Die *obere Extremität* ist im Wesentlichen auf Beweglichkeit hin ausgerichtet. Die Hand übernimmt in der Hauptsache die Greiffunktion. Die Verbindung zwischen Arm und Rumpf ist im muskelgeführten Schultergelenk, einem dreiachsigen Kugelgelenk, verwirklicht. Dabei bewegt sich der Oberarmkopf gegenüber dem Schulterblatt. Das Schulterblatt selbst ist nur über das Schlüsselbein mit dem Rumpf knöchern verbunden, ansonsten ist es in Muskelschlingen eingebettet, relativ frei auf dem Rücken und der seitlichen Brustwand beweglich.

Der Oberarm kann gegen den Unterarm über das Ellenbogengelenk in zwei Ebenen bewegt werden. Der Unterarm ist mit der Hand über ein zweiachsiges Eigelenk verbunden. Die Hand selbst besteht aus drei körpernahen (proximalen) und vier körperfernen (distalen) Handwurzelknochen, den fünf Mittelhandknochen und den dazugehörigen Fingern. Jeder Finger besitzt ein Grund-, Mittel- und Endglied, bis auf den Daumen, welcher nur Grund- und Endglied besitzt. Die Hand ist als zweidimensionales, flächiges Gebilde in der Lage, durch eine Vielzahl von Fingergelenken dreidimensional den Raum zu erfassen, sozusagen in den Raum hinein zu greifen. Die wichtigsten Gelenke stellen hier die Grundgelenke (Kugelgelenke) sowie die Mittel- und Endgelenke (Scharniergelenke) der Finger dar. Beim Greifen einer kugeligen Form, z.B. eines Apfels, spielt dabei die Rotationsfähigkeit der Grundgelenke eine entscheidende Rolle.

Ganz anders verhält sich der funktionelle Aufbau der *unteren Extremität*. Hier kommt es im Wesentlichen auf Stabilität und Kraftverteilung an. Der Oberschenkelknochen ist mit dem Rumpf über den so genannten Beckengürtel verbunden. Das Hüftgelenk stellt ein dreiachsiges Kugelgelenk dar, wobei die mächtige Gelenkpfanne von allen drei am Beckengürtelaufbau beteiligten Knochen gebildet wird, nämlich dem Schambein im vorderen unteren, dem Sitzbein im hinteren unteren und dem Darmbein im oberen Abschnitt. Die eigentliche knöcherne Gelenkpfanne wird von einer faserig-knorpeligen Lippe erweitert und umgreift den Oberschenkelkopf. Dieses Gelenk wird zusätzlich durch einen kräftigen Bandapparat gesichert. Das dabei vom Darmbein zum Oberschenkel ziehende Band ist das stabilste des Körpers und verhindert die Überstreckung in der Hüfte. Auch das Kniegelenk ist ein bandgeführtes Gelenk. Es besitzt zwei Gelenkachsen. Die eine Achse verläuft horizontal durch das Gelenk und vermittelt die Beugung und Streckung über eine Scharnierwirkung, die andere stellt eine Rotationsachse senkrecht durch den Unterschenkel dar. Die Rotationsfähigkeit im Kniegelenk ist allerdings nur gering ausgeprägt. Die Stabilität im Knie wird in der Hauptsache durch mehrere Bänder erreicht. Die vier wichtigsten Bänder sind die beiden zu den Seiten hin gelegenen Kollateralbänder, welche in der Streckstellung angespannt sind, und die Kreuzbänder, welche innerhalb des Gelenks verlaufen und die Stabilität in der Beugestellung gewährleisten. Kreuzbandverletzungen zählen zu den typischen Wintersportunfällen (Abfahrtshocke).

Die Entwicklung des Fußes lässt sich ebenfalls im Sinne der Aufrichtung des Menschen verstehen. Durch diese kommt es zur Notwendigkeit eine standfeste Unterlage für den Körper zu bilden. Hier ist das Prinzip eines Kamerastativs mit Dreipunktauflage verwirklicht. Die Fußsohle hebt sich vom Untergrund ab, eine Gewölbestruktur (Längs- und Quergewölbe) wird gebildet. Das Fußgewölbe wird zum einen knöchern durch die Form der drei Keilbeine geformt, welche ähnlich einem römischen Rundbogen ineinander „verkeilt" sind. Zum anderen wird das Gewölbe durch Muskeln und Bänder gesichert. Durch diese spezielle Konstruktion findet der Fuß seine Auflagepunkte am Fersenbeinhöcker, am Grundgelenk der großen Zehe und am seitlichen Fußstrahl. Die Beweglichkeit der Zehen spielt für die Funktion des Fußes kaum eine Rolle. Wesentliche Voraussetzung für das normale Gehen ist jedoch eine gewisse Beweglichkeit des Fußes im Ganzen gegenüber dem Unterschenkel. Hierfür wird ein spezielles Komplexgelenk ausgebildet. Dieses Gelenk stellt das Sprunggelenk dar, welches in ein oberes und ein unteres unterteilt wird. Zum Gehen ist in der Hauptsache das obere Sprunggelenk notwendig. Es repräsentiert ein einachsiges Scharniergelenk, in welchem Beuge- und Streckbewegungen möglich sind. In ihm bewegt sich die Knöchelgabel, welche aus distalem Schien- und Wadenbein gebildet wird, gegen das Sprungbein. Am Aufbau des unteren Sprunggelenks sind mehrere Knochen beteiligt. Hier bewegt sich das Sprungbein gegen das Fersen- und Kahnbein. In ihm finden Drehbewegungen des Fußes statt. Um die Einschränkung des Bewegungsumfangs bei Wegfall dieses Gelenks zu verstehen, stelle man sich das Gehen in mit starren Sohlen ausgestatteten Skistiefeln vor.

15.1.4 Aufbau und Funktion der Skelettmuskulatur

Die einzelnen Skelettelemente werden durch eine Vielzahl von quer gestreiften Skelettmuskeln bewegt. Die Skelettmuskulatur dient aber nicht nur der Bewegung, sondern auch der Wärmebildung (Zittern bei Kälte). Außerdem beeinflusst diese den Blutfluss, indem sie durch Kontraktion die relativ dünnwandigen Venen der Beine zum Herzen hin auspresst (Gefahr der Thrombose bei Ruhigstellung der Beine). Die Skelettmuskeln wirken aber auch als Sinnesorgan. Sie verfügen über Rezeptoren, welche dem Gehirn Informationen zur jeweiligen Stellung im Raum vermitteln. Der

Begriff „quer gestreifter" Muskel rührt vom mikroskopischen Aufbau der Muskulatur her. Daneben gibt es auch „glatte" Muskeln, welche vorwiegend an den Eingeweiden vorkommen (vgl. Kap. 14.1.2.3).

Die Beweglichkeit der Muskeln beruht auf der Fähigkeit sich zusammenzuziehen (Kontraktion) und zu erschlaffen (Dilatation). Hierfür sind die Myofibrillen, das heißt speziell angeordnete Eiweißbestandteile (Aktin und Myosin) in der Muskelfaser verantwortlich, welche unter Energieverbrauch aneinander entlanggleiten. Diese Muskelfasern werden zu Muskelbündeln zusammengefasst. Mehrere Bündel bilden dann einen Muskel. Dieser ist außen von der Muskelhülle umgeben. An den Enden geht der Muskel in eine Sehne über.

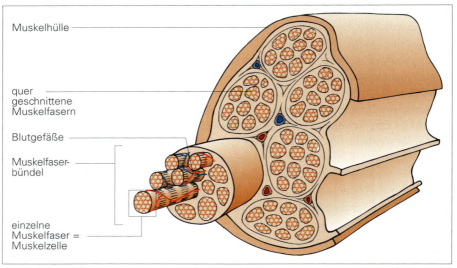

Abb. 8 - Aufbau des Skelettmuskels

Im Bereich der Extremitäten gibt es zahlreiche Muskeln, welche mit ihren Ursprungs- und Ansatzsehnen an bestimmten Knochenvorsprüngen und rauen Stellen verankert sind. Diese Muskeln führen in den Gelenken eine Haupt- und mehrere Nebenfunktionen aus. Meist werden sie nach ihrer Hauptfunktion benannt (z.B. Musculus supinator - Auswärtsdreher), teilweise aber auch nach ihrem typischen Aussehen (z.B. Musculus biceps - zweiköpfiger Muskel; Musculus soleus - der Schollenförmige).

Nach ihren vorwiegenden Funktionen werden einzelne Muskelgruppen zusammengefasst (z.B. Beuger und Strecker der Arme und Beine). An der Hand fasst man die Daumenballen- und Kleinfingerballenmuskeln zusammen, es existieren aber in der Hohlhand noch zahlreiche kleinere Zwischenfingermuskeln. Diese kleinen Muskeln sind besonders wichtig für die menschliche Hand, da durch sie ein gezieltes, differenziertes Greifen möglich wird (Pinzettengriff). Der kräftige Faustschluss hingegen wird durch die langen Beuger der Hand ermöglicht, welche am Unterarm zu finden sind.

Am Bein gibt es neben dynamisch arbeitenden Muskeln auch solche mit statischer Wirkung. So spannt sich der mächtige Gesäßmuskel, welcher in erster Linie zum Treppensteigen benutzt wird über eine seitlich am Oberschenkel gelegene Sehne (Tractus iliotibialis) bis zum Unterschenkel hin aus und kann so die Biegebeanspruchung des Oberschenkels in Zugkräfte umwandeln, was ökonomisch gesehen Knochensubstanz spart. Eine weitere Besonderheit bilden schlingenförmig um das Fußgewölbe ziehende Unterschenkelmuskeln. Ihre eigentliche Aufgabe besteht darin, das Fußgewölbe „aktiv" zu sichern und dadurch aufrechtzuerhalten - nicht aber darin, den Fuß selbst zu bewegen.

Tab. 2 - Muskeln und ihre Funktionen

	Lage	Funktion
Rückenmuskulatur	Fortsätze der Wirbelsäule	lange Muskeln: aufrechte Körperhaltung kurze Muskeln: Eigenbeweglichkeit der Wirbelsäule
Schräge und längs verlaufende Bauchmuskeln	spannen sich zwischen den Rippen und dem Beckengürtel aus	aufrechte Körperhaltung, Rumpfdrehung, Bauchpresse (Entleerung)
Zwischenrippenmuskulatur	dreischichtig zwischen allen Rippen	Hebung und Senkung des Brustkorbs bei der Ein- und Ausatmung
Vordere Halsmuskulatur	von den Querfortsätzen der Halswirbelsäule und vom Kopf zum Schlüsselbein und den oberen Rippen	Drehung und Senkung des Kopfes
Zwerchfell	spannt sich zwischen Lendenwirbelkörpern und unteren Rippen sowie Brustbein aus	trennt Bauch- von Brusthöhle; wichtigster Atemmuskel zur Einatmung (Bauchatmung), Mitwirkung bei der Bauchpresse
Schlundmuskulatur	Rachenhinterwand	schlingenförmig angeordnetes System von Hebern und Schnürmuskeln, Schluckakt
Kaumuskulatur	von der Schädelbasis und Schläfenregion zum Unterkiefer	Kauvorgang, kräftigste Muskeln des Körpers
Extremitätenmuskulatur	verläuft vom Rumpf zu den Extremitäten und an ihnen entlang; mehr als 100 Muskeln	spezielle Bewegungen der Gelenke, Stützfunktion, dynamische Lastverteilung

Zu den wichtigsten quer gestreiften Muskeln des Körpers zählen sicherlich die Muskeln der Extremitäten. Allerdings gibt es zahlreiche weitere, aber nicht gar so offensichtliche Muskelelemente im menschlichen Körper. Einen Überblick über die quer gestreiften Muskeln und deren Funktion gibt Tabelle 2.

H. Rupprecht

15.2 Schädel-Hirn-Trauma

Verletzungen des Schädels haben in ihrer anteiligen Häufigkeit am gesamten unfallchirurgischen Patientengut in den letzten Jahrzehnten stark zugenommen. Bei etwa der Hälfte aller stationär behandelten Unfallverletzten liegt ein Schädel-Hirn-Trauma vor. Mehr als 60% der Unfalltoten in der Bundesrepublik versterben an einem Schädel-Hirn-Trauma.

15.2.1 Ursachen / Gefahren

Direkte schwere Gewalteinwirkungen am Kopf führen zu Brüchen (Frakturen) des Hirn- und/oder Gesichtsschädels, die zusätzlich mit Verletzungen des Gehirns kombiniert sein können. Das Gehirn kann auch ohne Fraktur geschädigt werden, wenn bei einem Aufprall der Kopf peitschenförmig von vorne nach hinten geschleudert wird. Die träge Hirnmasse schlägt dabei „von innen" gegen das Stirn- und Hinterhauptsbein (Os frontale und Os occipitale) und erleidet dadurch Quetschungen (Kontusionen), die je nach Lokalisation und Ausdehnung zu ausgeprägten Funktionsstörungen (z.B. Lähmungen) führen können. Dieser Unfallmechanismus ist typisch beim nicht angeschnallten Fahrgast während eines Frontalzusammenstoßes. Direkt (primär) geschädigte Hirnareale (z.B. Kontusionen) können über krankhaft veränderte Mechanismen zu einem vermehrten Wassereinstrom in Hirnzellen und damit zum Anschwellen von Hirnsubstanz (Hirnödem) führen. Dies kann sich unter Umständen so extrem entwickeln, dass das Gehirn wegen seiner Volumenzunahme und wegen des begrenzten Raums im Schädelinneren regelrecht zerdrückt wird. Ein über die Norm ansteigender Schädelinnendruck (intrakranieller Druck) kann auch durch Blutergüsse (Hämatome) ausgelöst werden. Sie werden durch Zerreißungen von Venen oder Arterien hervorgerufen. Man unterscheidet drei Haupttypen bei diesen Raum fordernden Hämatomen:

Das *Epiduralhämatom* ist eine Blutansammlung zwischen der inneren Schicht des Schädelknochens und der harten Hirnhaut (Dura mater) und entsteht durch Einriss der mittleren Hirnhautarterie (A. meningea media), die häufig bei Brüchen des Schläfenbeins mitverletzt wird. Bei Zerreißung von so genannten Brückenvenen entwickelt sich das *Subduralhämatom*, das sich zwischen der harten Hirnhaut und der Hirnsubstanz ausdehnt. Bei der gefährlichsten Form, dem *intrazerebralen Hämatom*, sind in der Hirnsubstanz Einblutungen zu beobachten, die sich bei sehr schweren Verletzungen sogar bis in das Liquor-System (Räume mit Hirnwasser) ausweiten können.

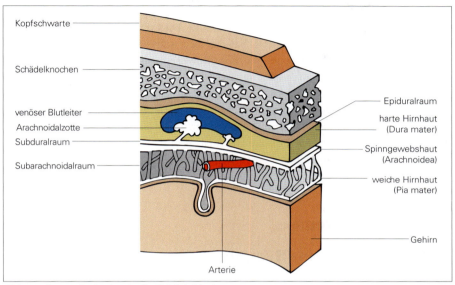

Abb. 9 - Querschnitt durch die Schädeldecke

Indirekte, so genannte sekundäre Hirnschäden, entstehen als Folge eines akuten Sauerstoffmangels (Hypoxie) im Blut oder eines durch Volumenmangel bedingten erniedrigten Blutdrucks (Hypotonie); das dadurch verursachte Ödem kann das gesamte Gehirn erfassen. Je höher dieser intrakranielle Druck (normalerweise 6 - 18 mmHg) aufgrund von Raumforderungen wie Blutungen oder Ödemen im Schädelinneren ansteigt, desto höher muss auch der arterielle Blutdruck ansteigen, um einen ausreichend hohen Perfusionsdruck von mindestens 70 mmHg zu erreichen.

Die Lokalisation der knöchernen Verletzung und die Unterscheidung zwischen geschlossenem oder offenem Schädel-Hirn-Trauma (SHT) sind bereits präklinisch sehr wichtig. Prinzipiell genügt die Einteilung der Frakturen in Brüche des Schädeldachs (Kalotte), der Schädelbasis und des Gesichtsschädels, wobei verschiedene Frakturmuster - z.B. Rissbrüche (Fissuren), Trümmerbrüche etc. - zu finden sind. Diese können Hinweise für die Schwere der Gewalteinwirkung liefern. Das Erkennen eines offenen SHT ist wegen einer erhöhten Infektionsgefahr sehr bedeutsam, da die Zeitspanne zwischen Unfall und Erstversorgung (z.B. steriler Verband) die Infektionsrate dramatisch erhöht. Eine offene Schädel-Hirn-Verletzung liegt vor, wenn die harte Hirnhaut zerrissen ist und eine Verbindung zum Schädelinneren besteht. Diese Verletzungsform findet man in der Regel bei Trümmerfrakturen, bei eingedrungenen Fremdkörpern (z.B. Projektil bei Schussverletzung) sowie bei so genannten Impressionsfrakturen, bei denen herausgebrochene Knochenstücke (Fragmente) in das Schädelinnere eindringen und die harte Hirnhaut, Hirngewebe und Gefäße lädieren können.

Schädel-Hirn-Verletzte sind noch weiteren Gefahren ausgesetzt. Je nach Schwere der Gewalteinwirkung und Schädigungsgrad am Gehirn wird das Bewusstsein des Verunfallten unterschiedlich stark eingeschränkt. Dies reicht von leichter Schläfrigkeit bis zur tiefen Bewusstlosigkeit, bei der trotz starker Schmerzreize der Patient nicht zu erwecken ist. Je ausgeprägter diese Bewusstseinstrübung ist, desto höher ist die Gefahr, Blut, Mageninhalt oder sogar Knochenteile in die Lunge zu bekommen (Aspirationsgefahr). Dadurch kann der Betroffene regelrecht ersticken oder durch den chemischen Reiz des Magensaftes (Salzsäure!) eine schwere Lungenentzündung entwickeln, die eventuell sogar ein Lungenversagen verursacht. Denn eine Funktionseinschränkung oder ein Funktionsverlust in bestimmten Hirnarealen führt zur Verminderung oder Aufhebung von Rachen- oder Hustenreflexen, so dass sich der Patient unkontrolliert verschluckt und Blut oder ähnliches einatmet (aspiriert).

15.2.2 Symptome

15.2.2.1 Allgemeine Symptome

Hirnfunktionsstörungen können sich, je nach Lokalisation der Schädigung, in vielfältiger Weise zeigen. Besonders tückisch sind Krampfanfälle, die zu einem stark erhöhten Sauerstoffverbrauch führen und dadurch ein bereits traumatisiertes Gehirn zusätzlich schädigen. Gefürchtet sind so genannte Streckkrämpfe, die an der Innendrehung der gestreckten Gliedmaßen erkennbar sind. Sie sind Zeichen einer drohenden Einklemmung von Hirnsubstanz in das Hinterhauptsloch, wobei das Atemzentrum komprimiert und so ein Atemstillstand provoziert wird.

Heftige, schockauslösende Blutungen sind vor allem bei tiefen Einrissen oder Zerreißungen der Kopfschwarte zu beobachten. Dabei ist die schlimmste Form die Skalpierungsverletzung, bei der die Kopfschwarte großflächig vom Knochen abgezogen ist. Dadurch werden massive Blutungen hervorgerufen.

Eingeschlossene Blutungen, das heißt intrakranielle Hämatome oder Blutergüsse unterhalb der Kopfschwarte können beim Erwachsenen keinen Schock auslösen. Bei einem vermeintlich isolierten Schädel-Hirn-Trauma muss ein gleichzeitig vorhandener Volumenmangelschock dazu Anlass geben, nach weiteren Verletzungen zu fahnden. Eine Ausnahme sind Säuglinge und Kleinkinder,

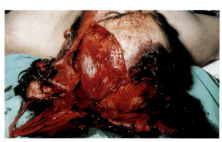

Abb. 10 - Skalpierungsverletzung

bei denen ein Kopfschwartenbluterguss (subgaleales Hämatom) und ein epidurales Hämatom zum Volumenmangelschock führen können.

Bei der ersten Konfrontation mit einem Kopfverletzten sind primär drei Fragen zu stellen:

- Wie ist die Bewusstseinslage?
- Sind erkennbare Blutungen vorhanden?
- Liegt eine (offene) Fraktur vor?

Zur Beurteilung des Bewusstseins genügt zunächst die grobe Einteilung in *„bewusstlos"*, d.h. keine Reaktion auf Ansprache und gesetzte Schmerzreize, oder *„schläfrig"* (somnolent) mit verzögerter Reaktion auf lautes Ansprechen (Augen aufmachen) bzw. auf Schmerzreiz (Kneifen am Hals). Die dritte Einteilung ist der *bewusstseinsklare* Patient, der genaue Angaben zum Unfallhergang machen kann oder aber über eine Erinnerungslücke vor dem Unfallereignis (retrograde Amnesie) berichtet. Eine genaue Differenzierung erfolgt nach der Glasgow-Coma-Scale (vgl. Kap. 2.1.4), mit der nach einem Punktesystem der Grad der Bewusstseinsstörung festgelegt wird.

Sichtbare Blutungen liefern unter anderem indirekte Hinweise für die Lokalisation einer nicht sichtbaren Verletzung, z.B. eine Blutung aus Nase und/oder Ohr bei einem Schädelbasisbruch. Eine Fraktur lässt sich durch vorsichtiges Abtasten (Palpation) des Schädels an einer Stufe oder an einer Delle fühlen. Durch genaue Inspektion, vor allem der behaarten Kopfhaut, erkennt man den offenen Bruch mit Zugang zum Schädelinneren an freiliegendem Hirngewebe.

Diese erste orientierende Checkliste wird noch durch die Prüfung der Pupillenreaktion ergänzt. Bei der Beleuchtung der Augen verengen sich im Normalfall beide Pupillen gleichzeitig. Ist eine Pupille erweitert und zeigt bei Lichteinfall keine Verengung, muss dies als ernster Hinweis für eine Blutung im Gehirn gewertet werden.

Hinweis: Bei Einnahme bestimmter Medikamente oder bei einigen Vergiftungen kommt es zur Pupillenverengung (z.B. bei Morphium) oder Pupillenerweiterung (z.B. bei Tollkirsche), so dass die Pupillenveränderung als Zeichen einer Hirnblutung nicht zu verwerten ist.

15.2.2.2 Symptome wichtiger Verletzungsmuster

Schädelbasisfraktur
Wegweisend sind Blutungen aus Nase, Rachen oder Gehörgang, die jedoch auch bei direkten Verletzungen in diesen Bereichen (z.B. Nasenbeinbruch) auftreten können. Im Zweifelsfalle sollte immer die schwerwiegendere Verletzung angenommen und entsprechend versorgt werden.

Ein Austritt von Gehirnwasser (Liquor) ist praktisch beweisend für eine Schädelbasisfraktur. Dieser Liquoraustritt lässt sich jedoch bei einer Vermischung mit Blut zunächst nicht erkennen. Zum Nachweis lässt man Blut, z.B. aus der Nase, auf eine Kompresse tropfen. Liquor bildet dabei einen hellen „Hof" um den Blutstropfen.

Bei Brüchen in der vorderen Schädelgrube entstehen durch Einblutungen in eine oder in beide Augenhöhlen so genannte Monokel- oder Brillenhämatome, die sich jedoch auch bei Mittelgesichts-

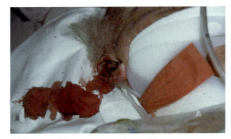

Abb. 11 - Blutung aus dem Ohr

frakturen entwickeln können. Diese speziellen Hämatome bilden sich bei Schädelbasisfrakturen häufig erst nach einer längeren Zeit aus, so dass sie unmittelbar nach dem Trauma nicht zu sehen und damit diagnostisch nicht verwertbar sind.

Hirnnervenausfälle (Störung des Geruchssinns, Augenmuskellähmungen etc.) lassen sich primär wegen der meist veränderten Bewusstseinslage nur selten nachweisen.

Gesichtsschädelfraktur

Brüche im Bereich des Gesichtsschädels imponieren durch meist ausgeprägte Schwellungen (verschwollenes Gesicht) sowie durch Monokel- oder Brillenhämatome. Teilweise heftige Blutungen aus Nase und Mund führen zum Schock oder bei begleitender Bewusstseinstrübung zur Aspiration.

Diese Blutungen werden oft unterschätzt, da ein Großteil der Blutmenge nach hinten läuft und verschluckt wird.

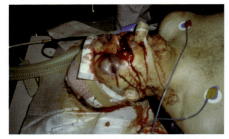

Abb. 12 - Mittelgesichtsfraktur mit Brillenhämatom

Bei der vorsichtigen Palpation und Bewegung der Zahnreihen im Ober- und Unterkiefer lassen sich Stufen oder eine abnorme Beweglichkeit tasten; bei ausgedehnter Zertrümmerung wackelt unter Umständen das gesamte Mittelgesicht. Frakturen des Jochbeins mit Bruch des Bodens der Augenhöhle führen zu einem Absinken des Augapfels und zu einer Einschränkung seiner Beweglichkeit. Der bewusstseinsklare Patient klagt dabei über Doppelbilder-Sehen. Bei Brüchen im Gesicht werden oft Zähne oder Knochenfragmente ausgeschlagen, die zu einer bedrohlichen Verlegung der Atemwege führen können. Mittelgesichtsfrakturen sind häufig mit Frakturen der Halswirbelsäule kombiniert.

Das Unterschätzen des Schädel-Hirn-Traumas ist einer der verhängnisvollsten Fehler, der besonders dann begangen wird, wenn fehlende äußere Verletzungszeichen und anscheinende Bewusstseinsklarheit ein falsches Sicherheitsgefühl provozieren. Aus diesem Grund ist eine ständige Überwachung vonnöten.

Eine Schädelprellung liegt definitionsgemäß vor, wenn nach einer Gewalteinwirkung auf den Kopf keinerlei Verletzungsspuren und Bewusstseinsstörungen zu finden sind. Mitunter lässt sich ein Bluterguss (Beule) tasten, der in oder unter der Kopfhaut liegt. Eine vermeintliche Schädelprellung, die eigentlich nicht behandlungsbedürftig ist, kann plötzlich zu einer akuten Symptomatik mit Bewusstseinsverlust führen, wenn ein sich entwickelndes epidurales Hämatom schließlich eine lokale Kompression und damit Funktionsstörung des Gehirns auslöst. Daher ist eine gezielte Befragung des Patienten oder von Passanten zum Unfallhergang oder zum Verhalten nach dem Unfall von wesentlicher Bedeutung (Patienten das Unfallereignis sowie das Davor und Danach erzählen lassen). Oftmals liegt dann doch eine, wenn auch oft nur kurze Erinnerungslücke vor, die erst nach genauer, teilweise mehrfacher Befragung zugegeben wird. Eventuell berichten Passanten von einem seltsamen Benehmen oder Verhalten, wobei der Verunfallte nicht richtig ansprechbar war. Extrem verdächtig ist eine kurze Bewusstlosigkeit mit anschließender völliger Bewusstseinsaufklarung (freies Intervall), gefolgt von erneuter Eintrübung bis zur Bewusstlosigkeit. Diese Reaktion ist typisch für ein epidurales Hämatom. Bei Kindern fehlt in der Regel das freie Intervall beim epiduralen Hämatom; sie sind von Anfang an bewusstlos.

> Niemals auffällige Verhaltensweisen nur einem Alkoholgenuss zuschreiben. Gerade Be- oder Angetrunkene spielen ein Trauma herunter und geben an, dass alles in Ordnung sei.

15.2.3 Maßnahmen

Elementarmaßnahmen: Bei stabilem Kreislauf erfolgt die Lagerung des Patienten mit ca. 30° erhöhtem Oberkörper, wenn möglich in leichter Linksseitenlagerung, da bei Schädel-Hirn-Trauma-Patienten mit Erbrechen gerechnet werden muss. Die Patienten erhalten über eine Sauerstoffmaske 6 bis 8 l Sauerstoff pro Minute. In der Regel ist bei einem Schädel-Hirn-Trauma (SHT) immer auch mit einer begleitenden Halswirbelsäulen-Verletzung zu rechnen, daher muss eine Halswirbelsäulen-Immobilisation durchgeführt werden; der Patient wird zum schonenden Transport auf der Vakuummatratze gelagert. Während des Transportes erfolgt die kontinuierliche Überwachung und Dokumentation des GCS, sowie eine regelmäßige Kontrolle der Pupillenmotorik.

Es ist erforderlich, regelmäßig die Pupillen zu kontrollieren und auf Sprachstörungen oder Halbseitenlähmungen (Hemiparesen) zu achten, die auf der gegenüberliegenden Seite des Blutergusses im Gehirn auftreten: beispielsweise führt eine Blutung in der linken Gehirnhälfte zur Lähmung der rechten Körperhälfte. Auch die wiederholte Blutdruck- und Pulsmessung zum rechtzeitigen Erkennen eines Schockzustands sind notwendig. Gelegentlich ist ein Blutdruckanstieg mit gleichzeitiger Pulsverlangsamung („Druckpuls") zu beobachten, die als Zeichen einer Hirndrucksteigerung zu werten sind. Eine Prüfung auf Nackensteifigkeit (Meningismus) durch Anheben des Kopfes ist strengstens verboten, wegen einer möglichen vorhandenen Halswirbelfraktur. Kopfschmerzen und Erbrechen sind unspezifische Zeichen, können aber im Rahmen eines Schädel-Hirn-Traumas auch Ausdruck einer beginnenden Hirnschwellung sein. Eine psychische Betreuung ist erforderlich.

Spezielle Maßnahmen: Durch den Notarzt werden im Schockzustand zunächst so genannte *Plasmaexpander* infundiert, die aufgrund ihrer chemischen Zusammensetzung Wasser und Salze aus dem Gewebe in die Gefäßbahn ziehen und deren Volumeneffekt daher größer ist, als es der infundierten Menge entspricht. Im Gegensatz dazu besitzen die so genannten kristallinen oder isotonen Lösungen (d.h. gleiche Elektrolytzusammensetzung wie das Blutplasma) diesen Expander-Effekt nicht. Ein weiterer Nachteil ist der, dass innerhalb kurzer Zeit ein Großteil dieser Flüssigkeit ins Gewebe abwandert und nur etwa ein Drittel der zugeführten Infusion im Gefäßsystem verbleibt. Daher hat ein Plasmaexpander den drei- bis vierfachen Volumeneffekt einer kristalloiden Lösung, das heißt auch, dass dadurch in der gleichen Zeiteinheit mehr Blutvolumen ersetzt wird. So genannte hypotone Infusionen, z.B. 5%ige Glukoselösung, sind beim Schädel-Hirn-Trauma absolut verboten, da sie zur Flüssigkeitseinlagerung in die Hirnzellen, zum Hirnödem führen.

Lässt sich der Kreislauf trotz massiver Volumengabe innerhalb kurzer Zeit nicht stabilisieren, müssen zur Anhebung des arteriellen Drucks sogar kreislaufaktive Substanzen (z.B. Dopamin) injiziert werden.

Da jede Schmerzempfindung zu einer Hirndrucksteigerung oder sogar zum Auslösen von Krämpfen führen kann, muss durch den Notarzt eine *Analgesie* erfolgen. Starke, unerträgliche Schmerzen, die ihrerseits einen Schock verstärken, lassen sich oft nur durch Morphinpräparate (z.B. Fentanyl) beherrschen. Diese Morphine bewirken jedoch eine Verminderung des Atemantriebs oder sogar einen Atemstillstand. Es ist also eine Intubation nötig, um ausreichend hohe (daher atemdepressive!) Dosen von diesen Schmerzmitteln (Analgetika) zuführen zu können. Neben Schmerzmitteln sind auch zusätzlich Beruhigungsmedikamente (Sedativa) zur Unterdrückung von Krämpfen erforderlich, die einen enorm hohen O_2-Verbrauch haben und eine Hypoxie zusätzlich verstärken. Gängige Sedativa sind Diazepam (Valium®) oder Midazolam (Dormicum®), die neben der krampf- auch eine angstlösende Wirkung aufweisen. Für Cortisonpräparate konnte kein hirndrucksenkender Effekt nachgewiesen werden.

Der zweite entscheidende Schädigungsfaktor, der erhöhte intrakranielle Druck, welcher ebenfalls die Hirndurchblutung reduziert, wird neben Hämatomen hauptsächlich durch Sauerstoffmangel (Hypoxie) hervorgerufen. Sollten trotz verabreichtem Sauerstoff eine anhaltende Luftnot oder blau-livid verfärbte Lippen erkennbar sein, oder zeigt ein Pulsoxymeter Sauerstoffsättigungswerte von unter 90%, muss eine Intubation eingeleitet werden. Diese ist auch bei Bewusstseinstrübung, unter anderem wegen der stark erhöhten Aspirationsgefahr, erforderlich. Bei schwer schockierten Patienten, vor allem mit Mehrfachverletzungen (Polytrauma), kann nur mit der *Intubation* die notwendige 100%-Sauerstoff-Beatmung durchgeführt werden. Eine „verstärkte" Beatmung, das heißt mit mehr Atemminutenvolumen als normalerweise erforderlich (Hyperventilation), führt zu einer vermehrten Abatmung von Kohlendioxid (CO_2) und damit zu einer Senkung des Kohlendioxidspiegels im Blut. Dadurch kommt es zu einer Gefäßverengung im Gehirn, die wiederum zur Verminderung eines Hirnödems führt. Eine unkontrollierbare, vermehrte Beatmung (Hyperventilation) außerhalb der Klinik ist trotzdem nicht gerechtfertigt, weil es zusätzlich auch zu einer Minderdurchblutung (Ischämie) von gesunden Hirnarealen kommt. Eine Hyperventilationsbehandlung bleibt der Intensivstation vorbehalten.

Nur bei unmittelbarer Lebensbedrohung für Unfallopfer und Helfer darf eine „Crash-Rettung", also eine Rettung unter Inkaufnahme von Zusatzschäden, erfolgen. Jedem Schädel-Hirn-Traumatisierten sollte so früh wie möglich ein HWS-Immobilisations-Kragen (z.B. Stifneck®) angelegt werden, vor allem bei der Rettung aus einem Unfallfahrzeug.

15.3 Wirbelsäulenverletzungen

Wirbelsäulenverletzungen spielen in der Notfallversorgung eine besondere Rolle. Gerade bei dieser Notfallsituation kann durch umsichtige und sachgerechte Rettung die Entstehung von Folgeschäden vermieden werden. Unvorsichtiges Handeln am Unfallort kann zu einer Querschnittslähmung führen, die unter Umständen nicht mehr reparabel ist.

15.3.1 Ursachen / Gefahren

Bei jedem Unfallgeschehen, bei dem starke Stauchungs- und Scherkräfte wirken, sind Verletzungen der Wirbelsäule möglich. Der Sturz aus großer Höhe, z.B. eines Dachdeckers bei der Arbeit, das Überschlagen mit dem Motorrad oder das eingeklemmte Polytrauma nach einem Frontalzusammenstoß sind diesbezüglich typische Unfallmechanismen. Ein klassischer Unfallhergang ist auch der Kopfsprung ins flache Wasser mit Zertrümmerung der Halswirbelsäule, meist in Kombination mit einer Rückenmarksschädigung. Schussverletzungen führen in Abhängigkeit vom Geschoskaliber und der Projektilgeschwindigkeit meist zu ausgedehnten Zerstörungen, auch von Nervenstrukturen, mit dadurch bedingten Lähmungen. Jedoch können auch banale Stürze zu einem Wirbelsäulenbruch führen, insbesondere bei bestimmten Risikogruppen, etwa beim alten Patienten mit einer Knochenentkalkung (Osteoporose).

Jeder Wirbelsäulentraumatisierte ist drei Gefahren ausgesetzt:

15 Traumatologie 15.3 Wirbelsäulenverletzungen

1. Lähmungen (Paresen), die sich je nach Lokalisation und Schwere der Schädigung (Läsion) unterschiedlich ausbilden,
2. Blutungen (aus dem Knochenmark),
3. Infektionen (bei offenen Brüchen).

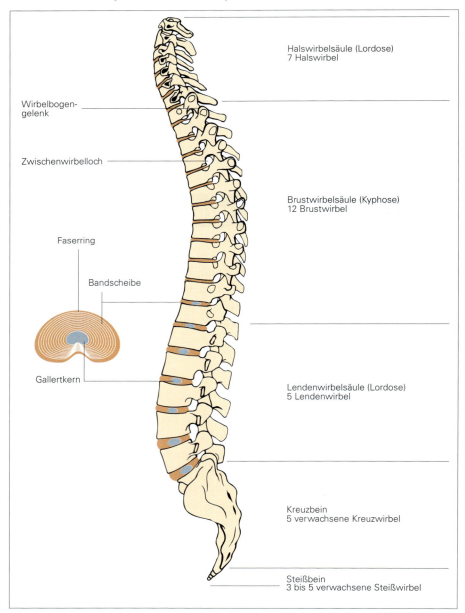

Abb. 13 - Aufbau der Wirbelsäule

15 Traumatologie

15.3 Wirbelsäulenverletzungen

Innerhalb des Wirbelkanals verläuft der mit Gehirnwasser (Liquor) gefüllte Spinalkanal. In diesem befindet sich das Rückenmark, welches vom Gehirn Nervenfasern an die Peripherie abgibt. Diese Fasern verlassen in unterschiedlicher Höhe das Rückenmark zwischen den einzelnen Wirbelkörpern (Nervenaustrittsstelle). Je nachdem, an welchem Nervenaustrittspunkt die Verletzung einsetzt, wird die von diesem Nerven versorgte Muskelgruppe lahmgelegt (Verlust der Motorik) und die Gefühlsstörung (Sensibilitätsstörung) in dem entsprechenden Körperareal ausgelöscht. Zum eispiel signalisiert ein Sensibilitätsverlust am Daumen eine Störung des 6. Halsnervs (C6). Verletzungen im Halsmark, und zwar im Bereich des 2. - 4. Halsnervs (C2 - C4), verursachen eine Lähmung des Zwerchfellnervs (N. phrenicus) mit

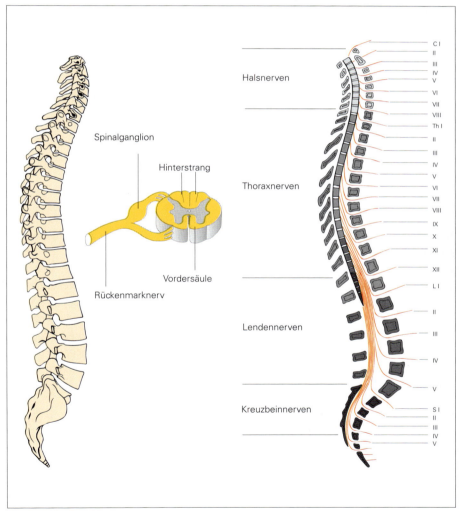

Abb. 14 - Nervensegmente

Funktionsausfall des Zwerchfells und bedingen dadurch eine Atemlähmung. Ohne sofortige Beatmung erstickt der Patient.

Eine Traumatisierung oder Durchtrennung des Rückenmarks innerhalb des Spinalkanals führt zur inkompletten oder kompletten Querschnittslähmung, bei der sowohl die Sensibilität als auch die Motorik aufgehoben sind. Bei der inkompletten Form ist entweder die Sensibilität oder die Motorik erhalten.

Bei einem Trauma kommt es zur Zellschädigung des Rückenmarks und von Blutgefäßen. Ein dadurch ausgelöster arterieller Gefäßkrampf (Gefäßspasmus) verursacht eine Durchblutungsstörung (Ischämie), die eine Gewebsschwellung (Ödem) provoziert. Das Ödem verstärkt nun seinerseits wieder die Durchblutungsstörung. Es fördert auch den weiteren Gewebsuntergang. In dieses zerstörte Gewebe (Nekrose) hinein kann es zu Einblutungen kommen, die unter Umständen zu einer Blutung ins Mark führen.

Bei einer plötzlichen spinalen Durchtrennung wird durch Wegfall aller zentral erregenden Impulse akut ein so genannter spinaler Schock ausgelöst, der unterhalb der Verletzung zu folgendem Erscheinungsbild führt:

1. komplette schlaffe Lähmung,
2. vollständige Lähmung der Blase,
3. komplette Lähmung des Darms,
4. Ausfall der Sensibilität,
5. vollständiger Verlust sämtlicher Reflexe,
6. Ausfall der Gefäß- und Wärmeregulation.

Der Verlust der Gefäßregulation führt zu einer Weitstellung (Dilatation) der Gefäße mit einem Versacken des Blutes weg vom Körperkern (nach peripher) und damit zum Blutdruckabfall.

Eine besondere Gefahr geht von Läsionen der oberen Halswirbelsäule, bestehend aus Atlas (1. Halswirbelkörper/HWK) und Axis (HWK 2), aus. Diese Verletzungsform ist besonders bei Unfällen mit hoher Beschleunigungsenergie zu beobachten, z.B. bei Anpralltraumen. Typisch ist der Unfallmechanismus, bei dem ein stehendes Fahrzeug von hinten mit großer Geschwindigkeit angefahren wird. Dabei wird der Kopf des Opfers im stehenden Fahrzeug nach hinten geschleudert (besonders ausgeprägt bei fehlender Kopfstütze) und ein Bruch des 2. Halswirbelkörpers (Axis) hervorgerufen. Bei Strangulationen (Selbstmord) zerreißt durch den Zug in Längsrichtung noch zusätzlich das Rückenmark.

Besonders heimtückisch sind die so genannten Densfrakturen, bei denen der zapfenförmige Teil des HWK 2 (Dens) abbricht, nach vorne ins Rückenmark eindringt und dadurch schwere Nervenschäden oder sogar den Tod verursacht. Eine Fraktur des 1. Halswirbels (Atlas) wird durch starke Gewalteinwirkungen auf den Kopf provoziert (zum Beispiel Sprung ins flache Gewässer mit Aufprall des Schädels am Grund).

Bei extremen Scherkräften auf die Gelenkfläche zwischen Atlas und Hinterhaupt (atlanto-okzipitales Gelenk), z.B. bei Motorradsturz mit hoher Geschwindigkeit, verschieben sich die Gelenkflächen, zerreißen das Rückenmark und führen durch Abtrennung des Atemzentrums (in der Medulla oblongata, dem verlängerten Mark) zum Tode.

15.3.2 Symptome

15.3.2.1 Allgemeine Symptome

Wie bei jedem Trauma sind die Befragung des Verunfallten, von Unfallzeugen, die Inspektion des Unfallortes und des Unfallfahrzeuges unerlässlich. Diese Informationen können den Verdacht auf eine Wirbelsäulenverletzung erhärten. Folgende Kriterien sind abzufragen:

- Art der Gewalteinwirkung (Verkehrsunfall etc.)?
- Ablauf des Unfalls?
- Schmerzcharakter (z.B. wie begann der Schmerz, Lokalisation, Hauptschmerzpunkt, Ausstrahlungspunkt, Provokation durch Husten, Pressen oder Niesen)?
- Kraftminderung oder Sensibilitätsstörungen in den Extremitäten?
- Harn- und/oder Stuhlabgang?

Ein bewusstseinsgetrübter Patient ist bei einem entsprechenden Verdacht bis zum Beweis des Gegenteils immer als wirbelsäulenverletzt einzustufen und entsprechend vorsichtig zu versorgen!

Der Patient wird erst nach einer orientierenden Untersuchung auf die Vakuummatratze umgelagert. Anschließend wird in folgender Reihenfolge verfahren:

- Zur Überprüfung der Motorik wird der Patient aufgefordert, Arme und Finger sowie Beine und Zehen zu bewegen.
- Es folgt die Sensibilitätsprüfung der Extremitäten (kann bis zur Empfindungslosigkeit gehen) sowie die
- Frage nach sog. »Ameisenkribbeln« oder »Pelzigkeitsgefühl« in Armen, Fingern, Beinen oder Zehen.

Jedes vorhandene neurologische Defizit – speziell vor Umlagerung des Patienten – ist sorgfältig zu dokumentieren.

Bei starken Gewalteinwirkungen, im Speziellen bei penetrierenden Schuss- und Stichverletzungen, können Gefäße direkt oder durch Knochensplitter mitverletzt werden, die nicht unbedingt nach außen bluten müssen. Einblutungen nach innen in die Halsweichteile können die Luftröhre (Trachea) komprimieren und somit zum Ersticken führen. Eine Veränderung der Halskontur (Dickwerden) muss an einen Gefäßeinriss denken lassen. Bewusstseinsklare Patienten klagen mitunter über Schluckstörungen (Bluterguss).

15.3.2.2 Symptome wichtiger Verletzungsmuster

Halswirbelsäulentrauma

Neben den schon besprochenen Verletzungen der oberen Halswirbelsäule kann es auch zu Verletzungen der unteren HWS kommen. Bei dem relativ harmlosen HWS-Schleudertrauma (Halswirbelsäulendistorsion) der unteren Halswirbelsäule (HWK 3 - 7) treten bei einer ruckartigen Beschleunigung (z.B. Auffahrunfall) Bänderzerrungen ohne Verletzung von knöchernen Strukturen auf. Die Patienten klagen oft erst einige Zeit nach dem Unfall über Kopf- und Nackenschmerzen sowie über Verspannungen im Schulter-Arm-Bereich. Natürlich müssen auch in diesem Falle alle Vorsichtsmaßnahmen getroffen werden, da vor Ort niemals eine Fraktur ausgeschlossen werden kann. Ähnliche oder gleiche Symptome können ebenfalls bei

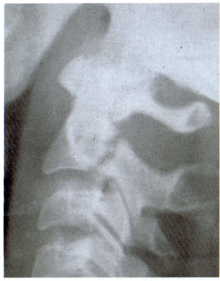

Abb. 15 - HWK-Luxationsfraktur

Verrenkungsbrüchen (Luxationsfraktur) mit Zerreißung des Bandapparats und Schädigung der Bandscheibe auftreten.

Manchmal sind solche schweren Verletzungen zunächst sogar symptomlos. Daher sollte beim geringsten Verdacht immer vom Schlimmsten ausgegangen werden. Viele Querschnittslähmungen wurden durch Unter- oder Fehleinschätzung und damit unsachgemäße Rettung verursacht.

Brustwirbelsäulentrauma

Verletzungen des aus zwölf Wirbelkörpern (Th1 - Th12) bestehenden Wirbelsäulenabschnitts sind oft mit anderen schweren Verletzungen kombiniert, im Besonderen mit Brustkorbverletzungen. Typische Unfallmechanismen sind Einklemmung oder Überroll- und Überschlagtrauma. Werden dabei Wirbelkörper zertrümmert, kann dies zu schweren Blutungen aus dem Knochenmark in den Brustkorb (Hämatothorax) führen und allein dadurch eine ausgeprägte Schocksymptomatik hervorrufen.

Befragung, Inspektion und Abtasten helfen eine Verdachtsdiagnose zu erhärten. Es werden starke Schmerzen entlang der Wirbelsäule angegeben, auch mit Ausstrahlung in den seitlichen Brustkorb oder in die Flanke. Häufiger als bei HWK-Frakturen lassen sich im Brustwirbelbereich Vorsprünge oder Stufen tasten, die hochverdächtig auf eine knöcherne Verletzung sind. Eine gestörte Atemmechanik ist unter Umständen auf starke Schmerzen zurückzuführen, kann aber auch ein möglicher Hinweis sein für eine Quetschung im oberen Bereich des Brustmarks, wobei die Atembeweglichkeit des Thorax sowie der Hustenstoß stark vermindert sind. Eine spastische Lähmung der Beine bei freier Beweglichkeit der Arme (Paraparese) ist faktisch beweisend für eine Verletzung des Brustmarks.

Lendenwirbelsäulentrauma
Die aus fünf Wirbelkörpern (L1 - L5) bestehende Lendenwirbelsäule wird am häufigsten durch Verletzungsursachen ähnlich wie bei Brustwirbeltraumen in Mitleidenschaft gezogen. Direkte Gewalteinwirkungen in diesem Bereich können nicht nur zu Brüchen der Querfortsätze der Wirbelkörper, sondern auch zu einer Nierenverletzung (z.B. Zerreißung) führen. Hinweisend sind ausgeprägte Spontan- und Klopfschmerzen in der Flanke und eventuell die Ausscheidung von blutigem Urin. Eine Querschnittssymptomatik zeigt sich an einer schlaffen Lähmung der Beine.

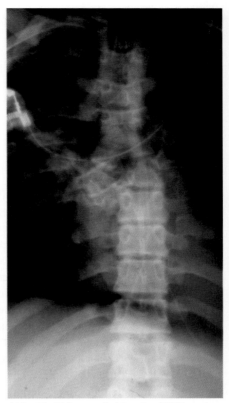
Abb. 16 - Trümmerfraktur der BWS

Ist eine Zehenbewegung möglich, liegt kein Querschnitt bis L5 vor!

Bei tief sitzenden Frakturen, an der „Grenze" zum Kreuzbein (Os sacrum) zwischen dem fünften Lenden- und dem ersten Kreuzbeinwirbel (L5/S1) führen Nervenschäden zu Funktionsstörungen der Mastdarm- und Blasenfunktion mit unkontrolliertem Harn- und Stuhlabgang.

15.3.3 Maßnahmen

Bei allen Wirbelsäulenverletzten ist auf eine strenge Immobilisierung zu achten. Schaufeltrage, Vakuummatratze sowie die Halskrause sind unverzichtbare Rettungsmittel. Trägt der Verunfallte einen Helm, so ist dieser zu entfernen. Wichtig ist dabei, dass ein Helfer die Halswirbelsäule stützt und in Neutralposition hält, während der andere den Helm in Längsrichtung ohne Achsenabweichung entfernt. Die wichtigste Maßnahme ist das Anlegen einer Halskrause (z.B. Stifneck®), die vorsich-

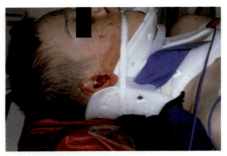

Abb. 17 - Halskrause

tig in achsengerechter Stellung (Neutralposition) angelegt wird. Dies muss vor jeder Manipulation (Beatmung, Intubation) durchgeführt werden. Falls keine Halskrause zur Verfügung steht, sollte der Kopf zumindest fixiert werden.

Dringend gewarnt werden muss vor dem Rautek-Griff, der keine Stabilisierung der Halswirbelsäule gewährleistet und nur dem absoluten Notfall (Alleinhelfer bei Lebensgefahr!) vorbehalten bleibt.

Elementarmaßnahmen: Bewusstlose Patienten werden in stabile Seitenlage gebracht, nachdem eine Halskrause angelegt wurde. Bei nicht ausreichender Atmung muss der Patient assistiert oder kontrolliert beatmet werden. Dabei sollte auch in diesem Fall vorher eine Halskrause angelegt werden; auch mit dieser ist die Intubation möglich. Nur wenn die Intubation technisch nicht durchführbar ist, sollte die Krause gelockert, dann aber der Kopf durch einen zweiten Helfer fixiert werden.

Bei jeder Störung der vitalen Funktionen ist der Notarzt nachzufordern.

Standardmaßnahmen: Bei einer Einklemmung im Fahrzeug muss die Feuerwehr zu Hilfe gerufen werden, und es kann ein KED-System zum Einsatz kommen. Bei Rettungsversuchen von der Seite besteht die Gefahr, dass die Wirbelsäule gegen die Achse verdreht wird. Nach Entfernung der Schaufeltrage, das KED verbleibt am Patienten, wird der Verletzte in der Vakuummatratze flach gelagert und diese fest anmodelliert. Eine alleinige Stabilisierung eines Halswirbelverletzten in der Vakuummatratze reicht nicht aus. Optimal ist nur die Anwendung der Halskrause zusammen mit der Vakuummatratze.

Bei ausreichender Atmung werden dem Patienten 6 bis 8 Liter Sauerstoff pro Minute über eine Nasensonde oder über eine Sauerstoffmaske appliziert. Neben der genauen Dokumentation und Kontrolle der Vitalparameter kommt bei diesem Notfallbild der psychischen Betreuung eine hohe Bedeutung zu.

Spezielle Maßnahmen: Bei auf dem Rücken liegenden Patienten kann durch „Einschieben" der flachen Hand zwischen Untergrund und Rücken eine grobe Untersuchung auf „Stufen" oder Schmerzpunkte erfolgen.

Zusätzlich muss für einen ausreichenden Wärmeerhalt z.B. mit einer Rettungsfolie gesorgt werden.

15.4 Thoraxverletzungen

Thoraxtraumen müssen präklinisch als besonders gefährlich eingestuft werden, da im Brustkorb (Thorax) lebenswichtige Organe wie beispielsweise das Herz, die Lunge und große Gefäße liegen. Die Versorgung macht häufig den Einsatz des Notarztes zwingend erforderlich, da nur dieser in der Lage ist, bei den schwierigen Notfallbildern wie zum Beispiel dem Spannungspneumothorax die richtigen Maßnahmen zu ergreifen.

15.4.1 Ursachen / Gefahren

Brustkorbverletzungen zählen zu den schwerwiegendsten Traumen, die nach einem Unfall häufig nicht erkannt oder aber unterschätzt werden und unter anderem deshalb zu einer deutlichen Verschlechterung der Gesamtprognose beitragen. Bei Mehrfachverletzten (Polytraumatisierten) verdoppelt ein zusätzliches Thoraxtrauma die Sterblichkeitsrate (Letalität). Besonders auf Schädel-Hirn-Verletzungen üben Brustkorbtraumen einen sehr negativen Einfluss aus. Verletzungsbedingte Funktionseinschränkungen der Lunge, z.B. durch Quetschungen (Kontusionen) führen zu einer Sauerstoffverarmung im Blut (Hypoxie). Ursache ist eine Vermischung von arteriellem Blut mit Blut, das in den geschädigten Lungenbezirken nicht mehr mit Sauerstoff angereichert werden kann (so genanntes Shunt-Volumen).

15.4.2 Symptome

15.4.2.1 Allgemeine Symptome

Bei allen Unfallmechanismen, die zu einer starken Kompression des Brustkorbs führen (Verschüttung, Einklemmung, Überrollen etc.), muss mit einer Schädigung auch der inneren Organe gerechnet werden. Auf folgende Symptome ist daher beim „ersten Blick" besonders zu achten:

- Schmerzen bei der Atmung,
- Luftnot (Dyspnoe),
- blau-livide Hautverfärbung (Zyanose),
- beschleunigte Atmung (Tachypnoe),
- gestaute, hervortretende Halsvenen,
- Luftansammlung unter der Haut (Emphysem).

15.4.2.2 Symptome wichtiger Verletzungsmuster

Verletzungen der Weichteile
Oberflächliche Wunden (Abschürfungen), Blutergüsse oder auch Risswunden der tieferen Muskulatur sind primär harmlos. Diese Prellmarken können jedoch auch ein Hinweis für tiefere Verletzungen sein, vor allem dann, wenn sie mit einem der oben genannten Symptome auftreten.

> Niemals aufgrund des äußeren Verletzungsgrades auf die Schwere des Traumas schließen. Häufig fehlen Verletzungsspuren trotz massiver Brustorganzerstörungen!

Rippenfraktur(en)
Rippenfrakturen signalisieren in der Regel große Krafteinwirkungen auf den Thorax und können durch Knochenabsprengungen zu schwerwiegenden Zusatzverletzungen, z.B. Lungeneinrissen, führen. Brüche im Bereich der 9. bis 11. Rippe lösen durch Einspießungen in Milz oder Leber unter Umständen massive Blutungen aus. Frakturen der 1. oder 2. Rippe treten praktisch nur bei extremen Gewalteinwirkungen auf und gehen fast immer mit ausgedehnten Organschädigungen (Lungenquetschung oder -blutung) einher. Diese Frakturen sind auch häufig mit Schlüsselbeinbrüchen (Klavikulafrakturen) kombiniert und signifikant oft für eine Zerreißung der Schlüsselbeinvene oder -arterie (V. oder A. subclavia) verantwortlich, die zu einer massiven Einblutung in die Brusthöhle (Hämatothorax) führt. Bei Kindern treten aufgrund der hohen Elastizität des Brustkorbs Rippenbrüche trotz ausgedehnter Verletzungen im Brustraum weniger häufig auf (intrathorakale Verletzung).

Patienten mit Rippenfrakturen klagen über teilweise heftige Schmerzen, die sich bei der Einatmung oder bei Bewegungen verstärken, so dass sie ängstlich tiefe Atemzüge und Lagerungsveränderungen vermeiden. Durch Halten der betroffenen Brustkorbseite oder sogar durch Legen auf die verletzte Thoraxhälfte versuchen sie, Schmerz auslösende Bewegungen zu reduzieren. Druckschmerzen, eine Schwellung oder ein Bluterguss in diesem Bereich erhärten die Verdachtsdiagnose.

Bei einer Fraktur von mehr als drei benachbarten Rippen, der so genannten *Rippenserienfraktur*, ist häufiger ein Hämatothorax durch Einriss des Brustfells (Pleura) oder durch Zerreißung der am Unterrand der Rippen verlaufenden Gefäße (Interkostalgefäße) zu finden.

Instabiler Thorax
Der Extremfall einer Rippenserienfraktur ist der instabile Thorax, bei dem durch Brüche mehrerer Rippen an verschiedenen Stellen oder durch Rippenzertrümmerungen Teile der Brustkorbwand herausgebrochen werden. Diese Teile werden bei der Einatmung (Inspiration) nach innen gezogen und bei der Ausatmung (Exspiration) nach außen gedrückt. Bei dieser paradoxen Atmung kommt es je nach Größe des instabilen Segments zu einer massiven Abnahme der Lungenfunktion und des Gas-

austausches, so dass sich rasch eine lebensbedrohliche Hypoxie entwickelt. Bei diesem dramatischen Krankheitsbild läuft der Patient blau an (Zyanose) und er atmet immer schneller, wobei die Luftnot (Dyspnoe) stetig bis zur Erstickung zunimmt und das Bewusstsein durch die Hypoxie allmählich eintrübt.

Sternumfraktur

Einen Sonderfall stellt der Brustbeinbruch (Sternumfraktur) dar, der in mehrfacher Hinsicht zu akuten Problemen führen kann. Ein klassischer Unfallhergang ist der Lenkradaufprall des nicht angeschnallten Fahrers. Eine Sternumfraktur ist in der Regel mit erheblichen Schmerzen verbunden, die sich beim Betasten verstärken. Bei Verschiebung von Knochenteilen (Fragmenten) lässt sich gelegentlich eine Delle oder Stufe tasten.

Spannungspneumothorax

Die am häufigsten auftretende akut lebensbedrohliche Komplikation von Thoraxverletzungen ist der Spannungspneumothorax. Er entsteht durch einen Ventilmechanismus, bei dem bei der Einatmung Luft entweder von außen (z.B. Einstich) oder von innen (z.B. eingerissener Lungenlappen) in die Brusthöhle eindringt. Bei der Ausatmung wird das Ventil, z.B. ein kleines Stück der Thoraxwand, wie eine Tür von innen zugedrückt, so dass die Luft nicht mehr entweichen und sich nur noch in der Brusthöhle verteilen kann. Mit Zunahme des Luftvolumens steigt der intrathorakale Druck auf der verletzten Seite an und verdrängt den Mittelfellraum (Mediastinum) zur Gegenseite. Auf diese Weise werden die gesunde Lunge und die Hohlvenen (Vv. cavae) komprimiert. Diese Venenkompression drosselt den venösen Rückstrom zum Herzen, wodurch das Schlagvolumen bedrohlich abnimmt. Es entstehen Rhythmusstörungen, die schließlich im Kammerflimmern enden. Es zeigt sich ein dramatisches Krankheitsbild mit einem sehr unruhigen, ängstlichen Patienten, der nach Luft schnappt (extreme Atemnot). Klassischerweise treten eine blau-livide Hautverfärbung (Zyanose) und hervortretende, gestaute Halsvenen - eine so genannte obere Einflussstauung - auf. Ein aufgehobenes Atemgeräusch auf der betroffenen Seite sowie ein Schock vervollständigen den Symptomenkomplex.

Geschlossener Pneumothorax

Beim einfachen geschlossenen Pneumothorax hebt in den Pleuraspalt eingedrungene Luft den dort herrschenden Unterdruck auf und die Lunge fällt teilweise oder völlig in sich zusammen (Lungenkollaps). In der Hauptsache sind stumpfe Gewalteinwirkungen für kleine Lungeneinrisse oder für das Platzen von Emphysemblasen (krankhafte, dünnwandige Ausstülpungen des Lungengewebes, vor allem beim Asthmatiker) verantwortlich. Sie führen zu einem Luftaustritt aus der Lunge, wobei sich der Defekt wieder verschließt bzw. „verklebt". Andernfalls würde sich durch konstanten Luftverlust allmählich ein Spannungspneumothorax entwickeln. Diese Gefahr ist immer gegeben, vor allem wenn sich nach Intubation und Beatmung der „verklebte" Lungendefekt wieder eröffnet und Luft in die Thoraxhöhle gepresst wird. Ein plötzlicher Anstieg des Beatmungsdrucks ist ein Alarmzeichen und signalisiert neben anderen Symptomen (z.B. gestaute Halsvenen) einen Spannungspneumothorax. In dieser Situation muss auch ein verstopfter Tubus, der ebenfalls zum Beatmungsdruckanstieg führt, durch rasches Absaugen ausgeschlossen werden! Oft wird ein „kleiner" (unvollständiger) Pneumothorax vor Ort nicht bemerkt und erst in der Klinik auf der Röntgenaufnahme erkannt. Ansonsten klagt der Patient über Atemnot. Ein vermindertes oder aufgehobenes Atemgeräusch ist der entscheidende Hinweis.

Offene Thoraxverletzungen
Offene Thoraxverletzungen zählen zu den selteneren Traumen. Besonders heimtückisch sind Schussverletzungen, die oft nur kleine Eintrittspforten aufweisen (Vorsicht vorm Unterschätzen!), aber im Körper großenteils ausgedehnte Zerstörungen bewirken.

Sie führen in der Regel nicht nur zu einem (Spannungs-)Pneumothorax und/oder Hämatothorax durch Zerreißung von Lunge oder großen Gefäßen, sondern durch Splitterbildung auch zu Schädigungen (Läsionen) in anderen Körperregionen, hauptsächlich im Bauchraum. Eine Verletzung in diesem Bereich ist ebenfalls zu vermuten, wenn der Einschuss unterhalb der Brustwarzen (Mamillen) liegt.

Neben zunehmender Atemnot und schnellen Atembewegungen (Tachypnoe) sowie einer Zyanose und Schmerzen (Verstärkung beim Atmen) kann der Austritt von blu-

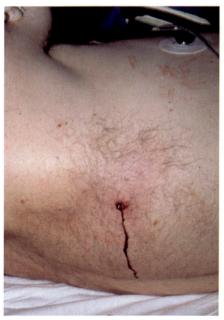

Abb. 18 - Schussverletzung

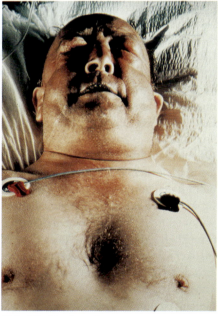

Abb. 19 - Hautemphysem

tig-schaumigem Sekret oder von Blut aus der Wunde beobachtet werden. In Abhängigkeit vom Grad der Hypoxie wird der Patient zunehmend bewusstseinsgetrübt.

Verletzungen von Luftröhre und Bronchien

Einen rasch lebensbedrohlichen Verlauf können Einrisse (Rupturen) der Luftröhre (Trachea) und der Bronchien nehmen. Komplette Abrisse werden kaum überlebt. Bei Teilabrissen entwickelt sich meist ein (Spannungs-)Pneumothorax. Bei den gedeckten Rupturen, bei denen die Rissstelle durch das Brustfell abgedeckt wird, entleert sich die austretende Luft nicht in die Brusthöhle, sondern nach „oben" entlang der Luftröhre in den Mittelfellraum und bildet dort ein so genanntes Mediastinalemphysem. Durch zunehmenden Druck wird die Luft regelrecht unter die Haut gepresst und erzeugt teilweise monströse „Luftkissen" im Gesichts-, Hals- und Brustbereich, so dass der Patient wie aufgeblasen aussieht.

Beim Betasten der Haut spürt man das charakteristische „Schneeballknirschen" durch den Lufteinschluss unter der Haut. Neben der obligaten Sauerstoffgabe ist dringend eine Drainage nötig.

Quetschverletzungen

Eine Quetschung von Lungengewebe (Lungenkontusion) findet sich praktisch bei allen schweren Thoraxtraumen, oft in Kombination mit Rippenserienfrakturen. Diese Lungenkontusion wird von Blutungen und einer Gewebeschwellung (Ödem) begleitet und verursacht später in vielen Fällen ein Lungenversagen (Schocklunge), das häufig tödlich endet.

Gelegentlich hustet der Patient Blut oder blutiges Sekret ab. Eine schlechte Sauerstoffsättigung (< 90%) sollte als Warnzeichen gelten! Eine Quetschverletzung des Herzens (Myokardkontusion) wird meist in Verbindung mit einer Sternumfraktur beobachtet. Der Kontusionsherd kann durch Sickerblutung zu einer Herzbeuteltamponade oder zu Rhythmusstörungen führen, die in ein Kammerflimmern münden können. Die Myokardkontusion bietet ein klinisches Krankheitsbild wie bei einem Herzinfarkt, mit Angst, kaltem Schweiß, Engegefühl in der Brust sowie Schmerzen, die hinter dem Brustbein lokalisiert werden.

Einen Sonderfall bildet die so genannte traumatische Asphyxie oder das Perthes-Syndrom, bei dem durch eine schwere Quetschung des Brustkorbs (z.B. bei Verschüttung) schlagartig venöses Blut aus dem Thorax in Kopf und Hals gepresst wird. Diese massive Druckerhöhung im Schädel kann zu Sehstörungen, schlimmstenfalls zur Erblindung führen; Einblutungen ins Gehirn oder ein Hirnödem sind ebenfalls möglich. Ein Perthes-Syndrom ist sehr oft mit schweren Thoraxverletzungen (Rippenserienfraktur, Pneumothorax etc.) und Blutungen in die Bauchhöhle (Milz- und Lebereinrisse) kombiniert.

Typische Symptome sind blau-rote Verfärbungen im Hals- und Kopfbereich, Einblutungen in die Bindehaut der Augen (das Weiße im Auge ist blutunterlaufen) sowie Einblutungen unter die Haut (petechiale Blutungen).

Verletzungen des Herzens und der großen Gefäße

In seltenen Fällen sind Verletzungen der Herzens und der großen Gefäße durch penetrierende Verletzungen, also durch Schuss oder Stich verursacht. Häufiger sind so genannte Dezelerationstraumen, wie etwa der Sturz aus großer Höhe oder der Frontalaufprall mit hoher Geschwindigkeit. Die Aorta reißt dabei in über 90% aller Fälle in ihrem absteigenden Teil (Aorta descendens), unmittelbar nach dem Abgang der linken Schlüsselbeinarterie (A. subclavia), ein. In diesem Bereich ist die Aorta durch Bindegewebe nicht fixiert, so dass beim Auftreten von starken Scherkräften (z.B. beim Frontalzusammenstoß) dieser Abschnitt bevorzugt einreißt. Bei einer isolierten Zerreißung (Ruptur) der Schlüsselbeinarterie, die in über 80% mit einem Bruch des Schlüsselbeins (Klavikulafraktur) kombiniert ist, fehlt der Puls am Handgelenk (A. radialis) der verletzten Seite im Vergleich zur Gegenseite.

Der Verdacht auf eine Verletzung großer Gefäße (Lungenarterie, Aorta etc.) liegt nahe, wenn ein schweres Thoraxtrauma von einem trotz Volumenzufuhr nicht beherrschbaren Schock begleitet wird. Diese Verletzungsform ist meistens mit Rippenserienfrakturen, einem Hämatothorax und Lungenkontusionen kombiniert.

Bei einem Einriss der Aorta in ihrem aufsteigenden Anteil (nach dem Austritt aus dem Herzen) kann als erstes Symptom eine Herzbeuteltamponade entstehen. Der Herzbeutel (Perikard) ist eine derbe, unelastische Hülle, die das Herz ummantelt. Bei einer Blutung z.B. aus dem Herzvorhof oder aus einer Herzkranzarterie (Koronararterie) füllt sich der kleine Raum zwischen Herz und Perikard rasch mit Blut an. Bereits 150 ml Blut reichen für eine Perikardtamponade aus. Der zunehmende Druck durch diese Blutmenge führt zu einer Kompression der Herzkammern (Ventrikel), so dass sich diese nicht mehr füllen können und das Blut in die Venen zurückgestaut wird. Das Herz wirft schließlich kaum noch oder gar kein Volumen mehr aus, so dass ein schwerster Schockzustand entsteht.

Im Gegensatz zu anglo-amerikanischen Ländern, wo meistens Schuss- und Stichverletzungen große Wundöffnungen in Herzvorhof und -kammer hervorrufen, die auch nur selten überlebt werden, überwiegen bei uns Sickerblutungen aus Quetschherden des Herzmuskels (Myokardkontusionen), die erst allmählich zu einer Tamponade führen. Daher sollte man bei einer Sternumfraktur mit Herzrhythmusstörungen darauf gefasst sein.

> Höchste Gefahr droht, wenn gestaute Halsvenen, kaum mehr wahrnehmbare Herztöne und ein zunehmender Schock das Pumpversagen des Herzens signalisieren.

Verletzungen des Zwerchfells

Eine große Gewalteinwirkung mit starker Druckerhöhung im Bauch (Abdomen), wie sie typischerweise bei einem Überrolltrauma auftritt, kann zu einer Zerreißung vornehmlich des linken Zwerchfells (Diaphragma) führen. Die rechte Seite ist durch die Leber besser geschützt. Kommt es zur Ruptur des rechten Zwerchfells, liegt meist eine zusätzliche Leberverletzung vor. Durch das eröffnete Zwerchfell können sich

Bauchorgane, z.B. Milz oder Dünndarm, in die Brusthöhle verlagern. Mitunter komprimieren sie sogar den Lungenflügel und provozieren einen Lungenkollaps. Gelegentlich lassen sich im Thorax plätschernde Geräusche (bedingt durch die Darmbewegung) wahrnehmen.

15.4.3 Maßnahmen

Elementarmaßnahmen: Bei Bewusstlosigkeit wird der Patient auf die verletzte Seite in die stabile Seitenlage gebracht. Dadurch sollen frakturierte Rippen geschient werden, um einem Pneumothorax vorzubeugen. Zum anderen kann sich die gesunde Lunge besser entfalten. Bei Atemnot und vorhandenem Bewusstsein wird der Patient mit erhöhtem Oberkörper nach Möglichkeit auf die verletzte Seite in möglichst schonender und schmerzarmer Position gelagert. Eine assistierte Beatmung soll möglichst lange hinausgezögert werden, weil sich sonst durch den Beatmungsdruck ein Spannungspneumothorax entwickeln kann. Liegt ein Atemstillstand vor, muss der Patient kontrolliert beatmet werden. Eingedrungene Fremdkörper (z.B. Messer) dürfen unter keinen Umständen entfernt werden, da sie Gefäße abdrücken. Beim Herausziehen können unstillbare Blutungen ausgelöst werden. Bei diesem Notfallbild muss ein Notarzt hinzugerufen werden.

Standardmaßnahmen: Bei einem weniger dramatischen Verlauf oder bei einfachen Rippenfrakturen sind die Verabreichung von O_2 über eine Maske und eine halb sitzende Position zur Atemerleichterung (außer bei Mehrfach- oder Wirbelsäulentrauma) angezeigt. Eine engmaschige Überwachung der Vitalparameter besonders mit EKG und Pulsoxymeter ist unerlässlich. Neben der Dokumentation der erhobenen Werte ist auch die psychische Betreuung für diese Patienten unausweichlich.

Spezielle Maßnahmen: Fremdkörper werden nur steril verbunden, abgepolstert und gegen unabsichtliches Herausrutschen gesichert. Kleinere Wunden werden mit einem sterilen und luftdurchlässigen Verband versorgt.

Beim symptomatischen Pneumothorax oder instabilen Thorax (anhaltende oder zunehmende Luftnot, O_2-Sättigungsabfall am Pulsoxymeter) bzw. bei geplanter Intubation muss vom Notarzt eine Drainage eingelegt werden. Ein spezielles Ventil (z.B. Heimlich-Ventil) ist mit einer Art Membran ausgestattet, welche die Luft nur von innen nach außen entweichen lässt. Beim intubierten Patienten ist zwar die Drainage, aber dieses Ventil nicht unbedingt notwendig, da der Beatmungsdruck die Luft nach außen presst. Strengstens verboten ist es, mit der Absaugpumpe an der Drainage zu ziehen,

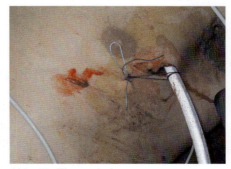

Abb. 20 - Thoraxdrainage

da der zu hohe Sog die Lunge sowie den Mittelfellraum (Mediastinum) verziehen und zur Abknickung der Hohlvenen führen würde.

Beim Spannungspneumothorax ist allein die sofortige Thoraxdrainage durch den Notarzt lebensrettend.

15.5 Bauchverletzungen

Bauchverletzungen (Abdominaltraumen) zählen zu den Verletzungen mit der höchsten Dringlichkeitsstufe. Massive Blutungen tragen wesentlich zum Kreislaufzusammenbruch bei.

15.5.1 Ursachen / Gefahren

Bauchtraumen entstehen durch spitze oder stumpfe Gewalt. Im Rahmen einer Mehrfachverletzung (Polytrauma) sind abdominelle Blutungen in über 30% der Fälle unmittelbar für den Tod verantwortlich. Offene oder penetrierende Verletzungen sind bei uns selten zu finden. Stumpfe Gewalten (z.B. Fußtritt) sind die Hauptursache für Organschäden innerhalb der Bauchhöhle.

Im Wesentlichen sind zwei Gefahrenpunkte mit Bauchtraumen verknüpft: frühzeitige und später einsetzende Komplikationen. Starke Blutungen aus großen Gefäßen oder aus so genannten parenchymatösen Organen (Milz, Leber) können rasch zum Teil in Minutenschnelle zum Volumenmangelschock (hämorrhagischer Schock) führen. Dagegen verursachen Zerreißungen in Hohlorganen (Darm, Magen) erst nach Stunden oder sogar erst nach Tagen durch Austritt von Gallenflüssigkeit, Stuhl oder Speiseresten eine Infektion der Bauchhöhle und des Bauchfells (Peritoneum) mit generalisierter Blutvergiftung (Sepsis) und münden schließlich in einen Vergiftungsschock (septischer Schock).

15.5.2 Symptome

15.5.2.1 Allgemeine Symptome

Im Gegensatz zum Beispiel zu einer Messerstichverletzung sind stumpfe Bauchtraumen häufig nur sehr schwer oder überhaupt nicht zu erkennen. Spontane Schmerzen oder Druckschmerzen beim vorsichtigen Betasten fehlen beim bewusstlosen Unfallopfer. Auch die so genannten Prellmarken (Blutergüsse, Abschürfungen) sind als Hinweis mit Zurückhaltung zu sehen, da zum einen eine unversehrte Bauchdecke nichts über den intraabdominellen Zustand aussagt und zum anderen nur etwa ein Fünftel der Bauchverletzten diese Prellmarken aufweisen. Besonders im Kindesalter zeigt sich die Unzuverlässigkeit klinischer Zeichen. Trotz einer später nachgewiesenen intraabdominellen Blutung konnten nur bei 20% der Kinder Bauchschmerzen, in nur 50% eine Abwehrspannung beobachtet werden.

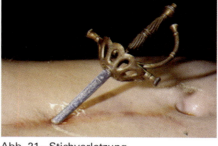

Abb. 21 - Stichverletzung

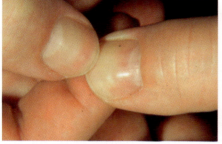
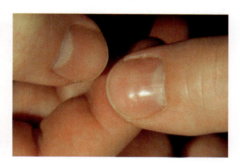

Abb. 22 / Abb. 23 - Verzögerter Kapillarpuls

Leitsymptom ist der *Volumenmangelschock*. Zur groben Orientierung über den Schockzustand, d.h. ob bereits eine Zentralisation vorliegt, dient der verzögerte Kapillarpuls und das Fehlen eines Leisten- oder Handgelenkspulses bei noch vorhandener Pulsation an der Halsschlagader (A. carotis). Der Kapillarpuls lässt sich durch einen kurzen und kräftigen Druck auf einen Finger- oder Zehennagel leicht bestimmen. Normalerweise färbt sich das Nagelbett nach Druckentlastung sofort wieder rosa. Bleibt das Nagelbett weiß oder färbt sich erst allmählich rosa (d.h. nach mehr als zwei Sekunden), so spricht dies bereits für einen ausgeprägten Schock.

Kinder können aufgrund einer besonderen Gefäßreaktion bis zu 30% Blutverlust ausgleichen, ohne dass sich eine Kreislaufreaktion (Blutdruckabfall) zeigt. Man darf nicht dem Irrtum verfallen, massive Blutungen würden immer einen aufgetriebenen Bauch verursachen. Die Bauchhöhle kann enorme Mengen von freiem Blut aufnehmen, ohne dass eine Umfangsvergrößerung des Abdomens auftritt.

15.5.2.2 Symptome wichtiger Verletzungsmuster

Leberverletzungen
Leberverletzungen zählen zu den gefürchtetsten Organverletzungen. Bereits kleinere Einrisse führen zu massivsten Blutungen, die rasch zum Ausbluten führen können.

Die relativ geschützte Lage der Leber unter dem rechten Rippenbogen kann ihr zum Verhängnis werden, wenn zerbrochene Rippen einspießen und das Lebergewebe aufreißen. Deshalb muss bei Frakturen der rechten unteren Rippen in Kombination mit einem schweren Schock an eine Leberruptur gedacht werden. Die verschiedenen Schweregrade eines Lebertraumas reichen von einer kleinen, oberflächlichen Risswunde bis zur Zertrümmerung, die mit einer Zerreißung der Hohlvene kombiniert sein kann und in vielen Fällen zum Tode führt.

Bei einem Einriss des Hauptgallengangs oder von Gallengängen innerhalb der Leber kann es durch Austritt von Gallenflüssigkeit zu einer Bauchfellentzündung (Peritonitis) kommen. Bewusstseinsklare Patienten klagen über Schmerzen im rechten Oberbauch, die sich auf Druck verstärken. Gelegentlich strahlen diese Oberbauchschmerzen durch eine Nervenreizung bis in die rechte Schulter aus.

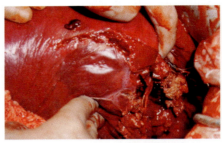

Abb. 24 - Zerreißung des rechten Leberlappens

Verletzungen der Milz

Bei stumpfen Bauchtraumen ist die Milz das am häufigsten verletzte Organ. Aufprallunfälle, vor allem bei schlecht oder nicht angelegtem Sicherheitsgurt, oder Einspießungen von gebrochenen unteren Rippen der linken Seite sind meistens dafür verantwortlich.

Die sehr gute Durchblutung der Milz führt bei einer Verletzung ebenfalls zu einer massiven Blutung, die rasch in einen schweren Schockzustand mündet. Bei einer großen Gewalteinwirkung wird gelegentlich die Bauchspeicheldrüse (Pankreas) mitverletzt, und zwar in ihrem hinteren Anteil, dem so genannten Pankreasschwanz. Manchmal blutet die Milz erst nach einer gewissen Zeitverzögerung (Stunden oder sogar Tage), wenn die Kapselhaut der Milz einen Bluterguss (Hämatom) abdeckt und eine offene Blutung zunächst verhindert. Wird das Hämatom und damit der Druck unter der Kapsel größer, reißt diese schließlich ein und bewirkt eine massive, unkontrollierte Blutung (zweizeitige Milzruptur). Die klassischen Beschwerden sind Schmerzen im Mittel- und linken Oberbauch, eventuell mit Ausstrahlung zur linken Schulter.

Verletzungen der Bauchspeicheldrüse

Im Rahmen einer Milzruptur wird die Bauchspeicheldrüse gelegentlich gequetscht (kontusioniert) oder reißt sogar teilweise ein. Stumpfe Gewalteinwirkungen in den Oberbauch (Faustschlag, Fußtritt) können das Pankreas gegen die Wirbelsäule drücken und (zer-)quetschen. Der typische Unfallmechanismus bei Kindern ist der Sturz auf den Fahrradlenker, der sich in den Oberbauch rammt und Quetschverletzungen oder sogar Organdurchtrennungen verursachen kann. Bei Schädigungen (Läsionen) im vorderen Anteil, dem Pankreaskopf, wird manchmal der Zwölffingerdarm (Duodenum) zusätzlich verletzt.

Pankreastraumen können zunächst beschwerdefrei sein oder nur durch einen dumpfen Oberbauchschmerz imponieren.

Die später auftretende Hauptgefahr liegt in der meist folgenden Entzündung der Drüse (Pankreatitis), die sogar einen Gewebszerfall des gesamten Organs verursachen kann. Dies ist vor allem dann der Fall, wenn durch einen durchtrennten Pankreasgang Verdauungsfermente austreten und die Bauchspeicheldrüse selbst und die Umgebung mit den Nachbarorganen (Magen, Dickdarm etc.) regelrecht andauen. Durch eine solche Andauung kann die Milzarterie platzen und eine schwere Blutung auslösen. Auf der anderen Seite setzt das zerfallene, angedaute Pankreasgewebe Giftstoffe (Toxine) frei, die zu einer generalisierten Blutvergiftung (Sepsis) und zum septischen Schock mit möglichem Kreislaufzusammenbruch führen.

Verletzungen des Darms

Eine sehr heimtückische Verletzung ist die Zerreißung des Zwölffingerdarms (Duodenalruptur), die isoliert oder begleitend zu einem Pankreastrauma auftreten kann. Duodenalzerreißungen werden meist durch Gewalteinwirkungen von vorne durch Quetschung gegen die Wirbelsäule verursacht. Es kann dazu auch wie bei den übrigen Dünndarmabschnitten durch Berstung einer mit Speisebrei gefüllten Darmschlinge bei schlagartiger Abbremsung des Körpers (z.B. Frontalzusammenstoß) kommen.

Die Heimtücke liegt darin begründet, dass im Speziellen die isolierte Duodenalruptur oft erst nach ein bis zwei Tagen durch hohes Fieber, bedingt durch eine Bauchfellinfektion und Abszessbildung, sowie durch einen septischen Schock auffällig wird. Eine ähnliche Problematik findet sich im gesamten Dünndarm, wenn nur ein Darmeinriss vorliegt und austretende Galle- und Dünndarmflüssigkeit erst relativ spät Infektionszeichen (Fieber, Blutdruckabfall, Pulsanstieg usw.) auslösen. Meistens liegen jedoch zusätzliche Verletzungen vor, die zu teilweise heftigen Blutungen und damit zum Volumenmangelschock führen. Diese können auch aus dem Mesenterium stammen, der Gewebeschicht mit den darmversorgenden Blutgefäßen.

Bei der operativen Versorgung der Blutung werden die Darmeinrisse dann „nebenbei" gefunden und versorgt. Einrisse des Dickdarms (Colon) bewirken durch Stuhlaustritt in die freie Bauchhöhle ebenfalls eine Peritonitis, die präklinisch nicht erkannt werden kann, außer in den seltenen Fällen, wo eine penetrierende (Stich- oder Schuss-) Verletzung eine Verbindung nach außen schafft und Stuhl aus den Bauchdecken austritt.

Verletzungen des Magens

Eine Magenverletzung stellt eine Rarität dar, die am ehesten durch Schuss- oder Stichverletzungen zu Stande kommt. Ein schweres Trauma des Oberbauches (zum Beispiel Lenkradaufprall bei nicht Angeschnallten) und vor allem bei vollem

Magen können zu einem Platzen des Hohlorgans führen. Heftige Oberbauchschmerzen, Übelkeit, eventuell blutiges Erbrechen sowie ein bretthharter Bauch signalisieren die Zerreißung und den Magensaftaustritt (Salzsäure) mit Reizung des Bauchfells.

Verletzung von Gefäßen

Gefäßrupturen wie Zerreißung der Bauchschlagader (Aorta) oder der unteren Hohlvene (V. cava inferior), die oft in Kombination mit einem Lebertrauma gefunden werden, gehören im Rahmen eines stumpfen Bauchtraumas zu den seltenen Läsionen und werden vor allem bei Stich- und hauptsächlich bei Schussverletzungen beobachtet.

Je nach Kaliber des durchtrennten Gefäßes können heftigste Blutungen einen vor Ort nicht zu beherrschenden, lebensbedrohlichen Schock auslösen. Neben einer Blutung kann ein durchtrenntes Gefäß in seinem Versorgungsgebiet noch als zusätzliche Schädigung eine Minderdurchblutung (Ischämie) im betroffenen Organ verursachen, etwa bei Abriss einer Leberarterie, der sogar zum Absterben einer Leberhälfte führen kann. Ein trotz Volumenzufuhr nicht zu stabilisierender Kreislauf (systolischer Blutdruck < 80 mmHg!) und Abfall der O_2-Sättigung lenken den Verdacht auf eine Gefäßruptur.

Verletzungen der Niere

Je nach Schweregrad der Verletzung kann diese zu einem ernsten Blutungsproblem in der präklinischen Phase führen. Blutergüsse unterhalb der Nierenkapsel sind ohne Bedeutung, dagegen kann eine Organzertrümmerung, unter Umständen mit Ausriss einer Nierenarterie, heftigste Blutungen auslösen. Schmerzen in der Flanke und manchmal Ausfluss von blutigem Urin aus der Harnröhre sind wegweisende Symptome. Ein Blutaustritt fehlt jedoch bei einem abgerissenen Harnleiter (Ureter). Fehlender Blutfluss aus der Harnröhre ist also kein Beweis für eine unversehrte Niere.

Verletzungen des Beckens

Ausgedehnte Brüche des Beckens weisen immer auf erhebliche Gewalteinwirkungen (Verschüttung, Überrolltrauma etc.) hin. Sie können eine Vielzahl von Verletzungsmustern verursachen und zählen zu den am schwersten zu beherrschenden Verletzungen. Aus dem blutreichen Knochenmark können bei einer Zertrümmerung bis zu fünf Liter Blut, praktisch das gesamte Blutvolumen, verloren gehen. Knochensplitter (Fragmente) sind in der Lage alle Organe im Becken zu verletzen. Die Harn ableitenden Organe, wie Harnleiter, Blase und Harnröhre, werden selten direkt, sondern meistens im Rahmen einer Beckenfraktur verletzt. Eine volle Blase kann durch eine schwere Gewalteinwirkung zerbersten. Der ausgetretene Urin führt schließlich zur Bauchfellvergiftung. Warnzeichen sind blutiger Urin (fehlt bei Harnleiterabriss), starker Harndrang ohne Urinaustritt sowie Hämatome am Hoden oder am Damm. Weiterhin können zusätzliche Blutungen durch Knochenverschiebungen oder -einspießungen in eine Beckenschlagader (A. iliaca) provoziert werden. Blutaustritt aus dem Mastdarm zeigt eine Dickdarmverletzung an. Mitunter wird bei schwersten Druckkräften (Überrollen) sogar der Schließmuskel am After zerrissen, aus dem es zusätzlich heftig bluten kann.

15.5.3 Maßnahmen

Elementarmaßnahmen: Neben der Sicherung von freien Atemwegen und einer ausreichenden Atmung ist die konsequente Schockbekämpfung durch Lagerung und v.a. die massive Volumenzufuhr über mehrere Venenverweilkanülen durch den Notarzt entscheidend. Zur Erhöhung der Flussrate kann als Hilfsmittel eine Blutdruckmanschette um die Infusionsflasche gewickelt und auf 100 mmHg aufgeblasen werden (Druckinfusion).

Standardtherapie: Die Lagerung in einer Vakuummatratze ist nicht nur bei Beckenfrakturen zur Stabilisierung wichtig, sondern bei allen Bauchtraumen zur Verminderung von Erschütterungen und damit zur Schmerzreduzierung. Bei isolierten Bauchverletzungen kann zur Bauchdeckenentspannung eine Knierolle untergelegt werden (nicht bei Gliedmaßen- oder Beckenbrüchen!).

Der Betroffene erhält über eine Sauerstoffmaske oder -nasensonde 6 bis 8 Liter Sauerstoff pro Minute. Ein venöser Zugang ist auch bei stabilen Kreislaufverhältnissen unabdingbar. Neben der Kontrolle und Dokumentation der Vitalparameter erfolgt die psychische Betreuung des Patienten.

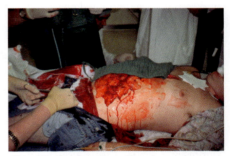
Abb. 25 - Große offene Bauchwunde

Spezielle Maßnahmen: Offene Wunden werden steril verbunden, freiliegende Darmschlingen mit feuchten Kompressen (Kochsalzlösung) vor Austrocknung geschützt. Ausgetretene Darmschlingen dürfen nicht in die Bauchhöhle zurückgedrückt (Verletzungsgefahr!), sondern nur leicht angehoben werden, damit das Eigengewicht des Darms nicht zu sehr zieht und eine Durchblutungsstörung hervorruft. Zur flächenhaften Abdeckung eignet sich ein Brandwundentuch oder auch ein sauberes Leinentuch.

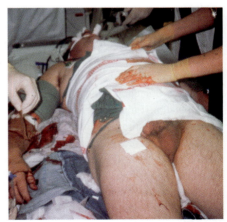
Abb. 26 - Präklinische Versorgung der Bauchwunde

In schweren Fällen ist die Intubation durch den Notarzt unverzichtbar. Schmerzen tragen erheblich zur Verstärkung eines Schockgeschehens bei, so dass starke Schmerzmittel (Opiate, z.B. Morphium) verabreicht oder besser eine Narkose durchgeführt werden muss.

15.6 Extremitätenverletzungen

Extremitätenverletzungen aller Schweregrade stellen einen häufigen Einsatzanlass für den Rettungsdienst dar. Der Erfolg der meisten Maßnahmen zur Versorgung von Extremitätenverletzungen im Rettungsdienst ist dabei eher unscheinbar, da die Auswirkungen sorgfältigen und sachgerechten Vorgehens meist nicht unmittelbar sichtbar werden. Vielmehr kommt den Maßnahmen eine vorbeugende Funktion zu, deren Auswirkungen Stunden später, Tage, Wochen oder gar ein ganzes Patientenleben lang wirksam werden und die daher von großer Wichtigkeit sind.

15.6.1 Ursachen / Gefahren

Extremitätenverletzungen unterschiedlicher Schweregrade gehören zum täglichen Brot im Rettungsdienst. Aber besonders bei einer Mehrfachtraumatisierung werden sie oft unzureichend behandelt, das heißt sie werden unter- oder fehleingeschätzt oder gar nicht erkannt. Ein Kapitalfehler ist dabei das Nichtentfernen der Kleidung. Häufig verbergen sich unter einer unversehrten Kleidung Knochenbrüche, die einen unklaren Schock verursachen. Eine Inspektion und ein Abtasten (Palpation) ist nur bei entkleideten Gliedmaßen sinnvoll und lässt verdächtige Abschürfungen, Schwellungen, Blutergüsse oder sichere Knochenbruchzeichen erkennen. Der zweite Kapitalfehler ist die Ablenkung durch andere, scheinbar schwere Verletzungen, z.B. eine blutende Kopfplatzwunde, die sofort ins Auge fällt und versorgt wird,

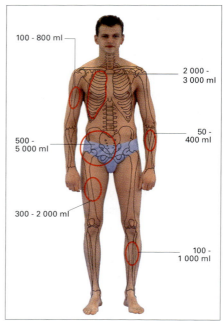

Abb. 27 - Mögliche Blutverluste bei verschiedenen Frakturen

während man an den versteckten Bruch (Fraktur) oft nicht denkt. Erschwerend kommt hinzu, dass die verlorene Blutmenge, insbesondere bei geschlossenen Frakturen, unterschätzt wird und zu unzureichenden Maßnahmen wie einem kleinen intravenösen Zugang und zu geringem Infusionsvolumen führt. Eine geschlossene Oberschenkelfraktur kann bis zu zwei Liter Blutverlust führen und allein bereits einen schweren Volumenmangelschock verursachen.

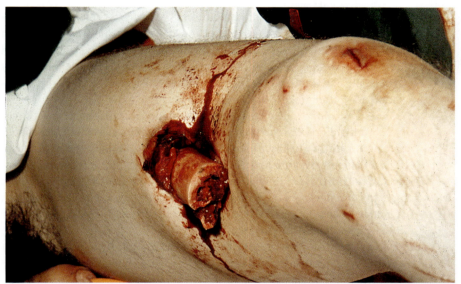

Abb. 28 - Offener Oberschenkelbruch

Hauptsächlich sind die vier folgenden Gefahrenpunkte zu beachten, die unbehandelt zum Verlust der Extremität oder sogar zum Tode führen.

- *Blutungen:* Offene Frakturen (Verbindung des Bruchs nach außen) können unbegrenzt bluten, sogar zum Verbluten führen. Dies ist auch bei Kombination von mehreren geschlossenen Frakturen möglich, z.B. einer beidseitigen Oberschenkelfraktur (2 l + 2 l = 4 l Blutverlust!). Diesen Blutungen liegen verschiedene Blutungsquellen zu Grunde:
  - aus dem Knochenmark,
  - aus zerrissener Muskulatur,
  - aus ein- oder abgerissenen Gefäßen.
- *Druckschäden:*
  - Abgesprengte oder verlagerte Knochenteile können eine Quetschung von Nerven verursachen, die bei zu später Entlastung zu einer dauernden Funktionsstörung führen. Dies ist zum Beispiel bei einem verschobenen (dislozierten) Oberarmschaftbruch der Fall, bei dem eine Druckschädigung des

N. radialis zu einer so genannten Fallhand führt, wobei die Hand herunterhängt und nicht mehr gestreckt werden kann.
- Gefäße (z.B. Kniekehlenarterie) können ebenfalls abgedrückt werden und schwere Durchblutungsstörungen, sogar einen Gliedmaßenverlust bewirken.
- Beim so genannten Kompartmentsyndrom kommt es zu einer massiven Druckerhöhung in der Muskulatur, bedingt durch eine schwere Muskelquetschung oder durch eine Einblutung. Die dadurch verursachte Weichteilschwellung wird durch die unelastische, den Muskel einhüllende Gewebeschicht (Faszie) an einer weiteren Ausdehnung gehindert. Aus diesem Grunde steigt der Druck in der betroffenen Muskulatur ständig an und verursacht so eine schwere Durchblutungsstörung (Ischämie). Ein nicht rechtzeitig entlastetes Kompartmentsyndrom führt unweigerlich zur Amputation der Extremität.

– *Systemische Schäden:* Die Sauerstoffverarmung im Gewebe (Gewebshypoxie), bedingt durch Durchblutungsstörungen (Gefäßriss, Muskelquetschung) kann zusätzlich zu Organschäden führen. Zerstörtes Zellgewebe wird in den Kreislauf eingeschwemmt und damit eine Erschöpfung der körpereigenen Immunabwehr provoziert. In ähnlicher Weise kann freigesetztes Knochenmark eingeschwemmt werden (sog. Fettembolie), welches über spezielle, krankhaft veränderte (pathologische) Mechanismen eine Lungenschädigung oder sogar ein Lungenversagen auslösen kann.

– *Infektion:* In der Hauptsache sind offene Frakturen betroffen, bei denen nicht nur eine Verschmutzung der Wunde an der Unfallstelle, sondern auch die Besiedelung mit Krankenhauskeimen (Kontamination) zu schwerwiegenden Infektionen führen kann. Diese enden unter Umständen tödlich oder zumindest mit einer Amputation. Des öfteren muss sogar wegen einer chronischen Knocheneiterung (Osteomyelitis), die langfristig nicht zu beherrschen ist, noch nach Wochen oder Monaten eine Amputation erfolgen. Nicht zuletzt wegen dieser Infektionen mit dadurch bedingt schweren Funktionsstörungen oder Gliedmaßenverlusten sind Frakturen die häufigste Ursache für lang andauernde Arbeitsunfähigkeit und dauernde Invalidität.

15.6.2 Symptome

Zunächst muss der Patient entkleidet werden. Dabei wird gegebenenfalls mithilfe einer Kleiderschere die Kleidung aufgeschnitten, damit der Verunfallte möglichst wenig bewegt wird. Die genaue Inspektion lässt geschlossene und offene Frakturen (beispielsweise durch ein sichtbares Knochenteil) erkennen. Die offenen Frakturen werden je nach Ausdehnung der Schädigung in vier Schweregrade eingeteilt.
Bei einem geschlossenen Bruch sind Schwellung und/oder Blutergüsse Hinweiszeichen. Der Patient versucht, Bewegungen möglichst zu vermeiden, um seine Schmer-

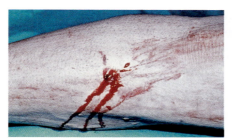

Abb. 29 - Offene Fraktur, Grad I

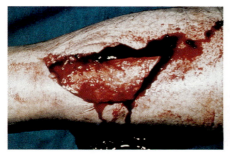

Abb. 30 - Offene Fraktur, Grad II

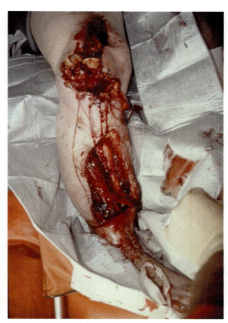

Abb. 31 - Offene Fraktur, Grad III

zen gering zu halten. Beim vorsichtigen Abtasten (Palpation) werden die Schmerzen vor allem auch beim passiven Bewegen verstärkt. Zusätzlich kann man eine abnorme Beweglichkeit und Knochenreiben (Krepitation) als sichere Frakturzeichen feststellen. Eine sichtbare Fehlstellung zählt ebenfalls zu den sicheren Frakturzeichen. Durch starken Zug der Muskulatur kann es zu einer auffälligen Verkürzung der Gliedmaße kommen. Zum Beispiel zeigt der Seitenvergleich bei einem Schenkelhalsbruch eine deutliche Verkürzung des betroffenen Beins.

Wegen einer möglichen Ischämie durch eine Gefäßverletzung muss auf besondere Warnzeichen geachtet werden. Blässe oder eine bläuliche Verfärbung, Pulsverlust oder ein Kapillarpuls mit einer Rekapillarisierungszeit von mehr als zwei Sekunden oder einer Nichtanfärbung des Nagelbetts muss als dringender Hinweis für eine

Tab. 3 - Sichere und unsichere Frakturzeichen

Sichere Frakturzeichen	Unsichere Frakturzeichen
– Krepitation – sichtbare Knochenfragmente – Fehlstellung – abnorme Beweglichkeit	– Schwellung – Schmerzen – Bewegungseinschränkung – Hämatome

Gefäßruptur gewertet werden. Bei einer verminderten oder aufgehobenen Gefühlsempfindung (Sensibilität) oder bei Unvermögen, die Finger oder Zehen zu bewegen, ist mit einer Nervenschädigung oder auch einer begleitenden Wirbelsäulenverletzung zu rechnen!

Alle Warnzeichen müssen immer im Seitenvergleich beobachtet werden. Ein beidseitig aufgehobener Kapillarpuls ist bei einem zentralisierten Schock zu finden. Beim einseitigen Ausfall ist der Gefäßabriss praktisch bewiesen.

15.6.3   Maßnahmen

15.6.3.1   Allgemeine Notfalltherapie

Elementarmaßnahmen: Die Elementarmaßnahmen betreffen alle Maßnahmen, die dazu geeignet sind die Störungen der vitalen Funktionen zu beheben. Deshalb steht bei diesen Störungen die Sicherung freier Atemwege, die Sicherung eines ausreichenden Atemminutenvolumens und die Stabilisierung der Kreislaufverhältnisse im Vordergrund.

Standardmaßnahmen: Neben den im Abschnitt spezielle Maßnahmen erwähnten Versorgungen sollte immer eine allgemeine Ruhigstellung in der Vakuummatratze erfolgen (vgl. Kap. 8) Jede Verminderung einer Erschütterung reduziert Schmerzen,

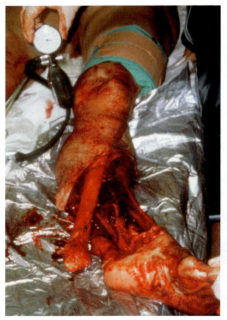 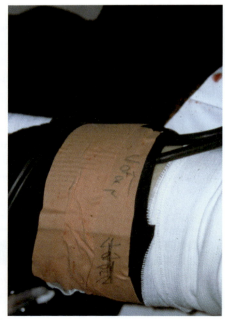

Abb. 32 / Abb. 33 - Blutstillung mit RR-Manschette

die ihrerseits zum Schockgeschehen beitragen. Zu den Standardmaßnahmen bei Extremitätenverletzungen durch den Sanitäter gehört das MDS-Schema; das bedeutet die Kontrolle von Motorik, Durchblutung und Sensibilität unterhalb der vermuteten oder offensichtlichen Bruchstelle. Fällt eine der drei Kontrollen negativ aus, ist umgehend ein Notarzt hinzuzuziehen.

Alle erhobenen Vitalwerte werden dokumentiert und laufend kontrolliert. Die Diagnose Durchblutungsstörung kann an den oberen Extremitäten relativ leicht durch das Fehlen des Pulses am Handgelenk, durch kalte, blasse Finger sowie durch eine zunehmende Gefühlsempfindungsstörung und Einschränkung der Fingerbeweglichkeit (bereits länger anhaltende Durchblutungsstörung!) erkannt werden. An der unteren Gliedmaße bzw. am Fuß ist der Kapillarpuls besser als der Puls (schwer zu tasten!) zum Nachweis der Ischämie geeignet. Der geringste Verdacht auf eine Ischämie muss dokumentiert und weitergegeben werden (Notarzt, Klinik). Bei einer später einsetzenden Bewusstseinstrübung oder einem Schock sind viele der genannten Symptome nicht mehr nachweisbar. Eine psychische Betreuung ist bei diesen Verletzungsbildern unverzichtbar.

Spezielle Maßnahmen: Bei starken Schmerzen, schweren Fehlstellungen (MDS) bzw. bei Pulslosigkeit der frakturierten Extremität muss der Notarzt nachgefordert werden. Schmerzmittel (Analgetika) sind vielfach unverzichtbar, besonders bei Zertrümmerungen oder auch bei notwendigen Repositionen.

Bei offenen und stark blutenden Trümmerfrakturen im Unterschenkelbereich, eignet sich eine Blutdruckmanschette zur Blutstillung. Wie bei allen Unterbrechungen der Blutzufuhr muss auch diese Maßnahme mit genauer Uhrzeit am Patienten vermerkt werden.

Wunden werden mit einem sterilen Verband versorgt. Bei den seltenen perforierenden Knochenverletzungen, im Speziellen den Schussbrüchen, sind praktisch immer alle anatomischen Strukturen (Nerven, Gefäße) mitbetroffen. Je nach Kaliber liegen große Weichteil- und Gefäßzerreißungen mit erheblicher Blutung vor. Durch die Einsprengung von Schmutz und Fremdkörpern (z.B. Schrot) und durch abgestorbenes (avitales) Gewebe ist diese Verletzungsart sehr infektionsgefährdet.

15.6.3.2 Maßnahmen bei einzelnen Verletzungen

Verletzungen der Hand
Bei Handverletzungen ist die Verhinderung oder Verminderung der Schwellung die primäre Maßnahme. Dazu werden die Hand und der Unterarm mit einer biegsamen Kunststoffschiene geschient und die Hand in Funktionsstellung ruhig gestellt, das heißt die Schiene wird bogenförmig geformt, so dass die Hohlhand die Schiene wie einen Tennisball umfasst. Dies ist die bequemste Stellung für die Hand. Auf keinen Fall sollte die Hand mit gestreckten Fingern geschient werden. Zur Abschwellung wird der Unterarm erhöht gelagert, z.B. auf einem Kissen oder einer zusammenge-

rollten Decke. Zusätzliche Wunden werden nur steril verbunden. Nach Möglichkeit werden vor einer Schienung des Arms oder der Hand Uhr und Ringe entfernt. Häufig kommt es vor, dass gerade Ringe infolge einer Schwellung nicht mehr vom Finger zu nehmen sind.

Verletzungen des Unterarms und des Ellenbogens

Der typische Unfallmechanismus ist der Sturz auf den gestreckten Arm und die flache Hand mit Bruch der Speiche (Radius) oder Elle (Ulna) oder beider Unterarmknochen, meist im Handgelenksbereich; erkennbar an einer Stufe im Frakturbereich. Zur Ruhigstellung wird der Oberarm oberhalb des Ellenbogens fixiert und an der Hand des Verletzten mäßig in Achsenrichtung gezogen. Unter Zug wird der Unterarm z.B. in einer Luftkammerschiene ruhig gestellt, wobei Handgelenk und Ellenbogengelenk mitfixiert werden müssen. Werden die Nachbargelenke ober- und unterhalb des Bruchs nicht mitfixiert, können sich die Bruchenden bei einer Gelenkbewegung durch den Muskelzug wieder verschieben.

Bei einer Verrenkung des Ellenbogens (Olekranonluxation) ist eine deutliche Stufe erkennbar. Der Unterarm kann aktiv nicht mehr gestreckt werden, jede Manipulation verursacht heftige Schmerzen. Eine Reposition unterbleibt. Die Gliedmaße wird in der schmerzfreiesten Lage abgepolstert (z.B. Kissen) und ruhig gestellt. Stets ist der Puls am Handgelenk zu fühlen (Gefäßverletzung?).

Verletzungen des Oberarms

Frakturen des Oberarms werden nach ausreichender Analgesie durch Längszug an der Hand eingerichtet und anschließend in einer Schiene ruhig gestellt. Zusätzlich sollte der Oberarm z.B. mit zusammengerollten Dreiecktüchern am Oberkörper fixiert werden.

Verletzungen des Schultergelenks

Am häufigsten finden sich Verrenkungen (Luxationen), bei denen der Kopf des Oberarms (Humeruskopf) aus der Gelenkpfanne springt. Dieser verlagert sich dann meistens nach vorne, so dass der Gelenkkopf unter der Haut getastet werden kann. Der Oberarm kann nicht mehr bewegt werden (fixiertes Gelenk). Es wird nicht reponiert, der Arm wird in der für den Patienten bequemsten Stellung ruhig gestellt.

Verletzungen des Schlüsselbeins

Bei einem Bruch des Schlüsselbeins (Klavikulafraktur) tastet man eine Stufe, die auf Druck Schmerzen verursacht. In diesem Fall wird auch der Oberarm am Körper mit einem Tragetuch und zusätzlichen Dreiecktüchern fixiert. Bei einer Schultergelenksverrenkung oder einem Schlüsselbeinbruch muss eine Pulskontrolle am Handgelenk (Seitenvergleich) erfolgen, um eine eventuelle Gefäßkompression und Durchblutungsstörung zu erkennen.

Verletzungen des Fußes und des Sprunggelenks

Brüche von Zehen (vor allem der Großzehe) und von Mittelfußknochen werden am einfachsten in einer Luftkammerschiene ruhig gestellt. Verrenkungen bzw. Verrenkungsbrüche (Luxationsfrakturen) des Sprunggelenks entstehen bei einer starken Drehbewegung bei fixiertem Fuß (z.B. Skiunfall) oder etwa bei einem Sprung aus größerer Höhe. Der Fuß ist nach innen oder außen rotiert, wobei häufig eine offene Fraktur vorliegt, die sehr starke Schmerzen verursacht. Eine so genannte dislozierte Sprunggelenksfraktur ist der klassische Verrenkungsbruch, welcher vor Ort immer in achsengerechte Stellung gebracht werden muss. Ansonsten bewirken die abgedrückten Arterien eine schwere Durchblutungsstörung, die schließlich zum Verlust des Fußes führt. Ein einseitig stark verlangsamter und aufgehobener Kapillarpuls am Großzehennagel beweist die Gefäßunterbrechung. Eine Schienung von Gliedmaßen darf nie in Fehlstellung erfolgen. Während ein Helfer das Schienungsmaterial vorbereitet, greift der andere Sanitäter den Fuß im so genannten „Stiefelgriff" und versucht ihn unter langsamer Verstärkung des Zuges in eine achsengerechte Position zu bringen. Ist dies nicht möglich oder für den Patienten zu schmerzhaft, ist der Notarzt hinzuzuziehen. Während der gesamten Maßnahmen bis zum Abschluss der Schienung wird das Bein im Stiefelgriff fixiert.

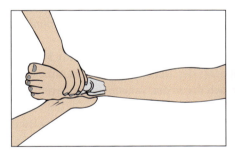 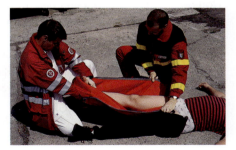

Abb. 34 / Abb 35 - Anwendung des Stiefelgriffs

Verletzungen des Unterschenkels und des Knies

Unterschenkelfrakturen, verursacht durch ein direktes Trauma, etwa durch den Fußtritt beim Fußballspiel oder bei Einklemmung im Pkw (Frontalzusammenstoß), werden ebenfalls unter stabilisierendem Längszug in einer Luftkammerschiene ruhig gestellt.

Knietraumen werden häufig im Rahmen von Sportverletzungen vorgefunden. Prellungen oder Bandzerrungen werden, für den Patienten am angenehmsten, in leichter Beugung des Knies (30 - 40°) gelagert (Knierolle oder anmodellierte Vakuummatratze). Luxationen oder sogar Luxationsfrakturen im Kniegelenk führen von allen Luxations- oder Frakturformen am häufigsten zu einer begleitenden Gefäßverletzung. Bei einer nicht oder zu spät erkannten Durchtrennung oder Kompression der Kniekehlenarterie (A. poplitea) kommt es unweigerlich zu einem Verlust des Unterschenkels. Daher muss besonders bei dieser Frakturlokalisation auf eine Durchblutungsstörung geachtet werden.

Bei Verrenkungen (Knieluxation) ist das Gelenk bzw. der Unterschenkel meist fixiert und muss dann in der vorgefundenen Stellung abgepolstert und in einer Vakuummatratze ruhig gestellt werden. Ist jedoch das Kniegelenk zertrümmert und der Bandapparat zerrissen, so dass das Knie wackelt, kann vom Notarzt unter vorsichtigem Längszug eine Reposition mit anschließender Schienenfixierung durchgeführt werden.

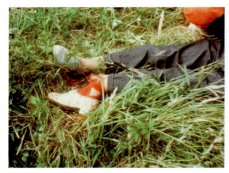

Abb. 36 - Offene Fraktur

Verletzungen des Oberschenkels und des Hüftgelenks

Brüche des Oberschenkelschaftes (Femurfrakturen) sind vor allem wegen ihrer erheblichen Blutverluste gefürchtet. Eine notwendige Einrenkung des Bruchs ist bei den erheblichen Muskelzügen ohne Narkose und muskelentspannende Medikamente (Relaxanzien) praktisch kaum durchführbar. Eine Ruhigstellung in der Vakuummatratze mit Anmodellierung des Beins an der Innen- und Außenseite ist die optimale Lagerung.

Ein so genannter Oberschenkelhalsbruch (pertrochantäre Fraktur), relativ leicht an der Beinverkürzung bei gleichzeitiger Kippung des Beins nach außen (Außenrotation) erkennbar, wird ohne Repositionsversuch nur in der Vakuummatratze ruhig gestellt.

Hüftgelenksluxationen werden ebenfalls nur in der vorgefundenen Lage gepolstert, abgestützt und zusätzlich in der Vakuummatratze fixiert.

Amputationen

Amputationen sind offene Frakturen, bei denen Muskulatur, Nerven und Gefäße durchtrennt sind. Je glattrandiger ein Gliedmaßenabschnitt durchtrennt ist, desto höher ist die Wahrscheinlichkeit eines erfolgreichen Wiederannähens (Replantation). Um dies zu ermöglichen, sind einige Regeln einzuhalten:

- Keine Reinigung der abgetrennten Gliedmaße (Amputat); dadurch werden Gefäße und Nerven geschädigt und eine Replantation ggf. unmöglich gemacht.
- Das Amputat wird mit Brandwundenverbandtüchern oder einer Kompresse trocken eingepackt und in einem Plastikbeutel wasserundurchlässig verschlossen. Vorrangig sind die im RTW vorhandenen Amputatbeutel oder alternativ auch nur Plastik- oder Gummihandschuhe zu verwenden.

- Das verpackte Amputat wird in einen zweiten Beutel gesteckt, der mit Eiswasser oder auch nur mit normal kaltem Leitungswasser gefüllt ist. Ideal ist eine Wassertemperatur von 4 °C. Durch diese Kühlung kann die Zeitspanne bis zur Replantation erheblich verlängert werden.
- Unbedingt muss ein Kontakt zwischen Amputat und Schmelzwasser vermieden werden, da sonst Gewebeerfrierungen und -ödeme eine Rekonstruktion unmöglich machen.

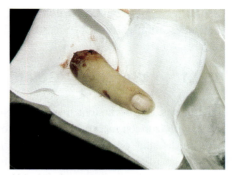

Abb. 37 - Amputationsverletzung

- Der Amputationsstumpf wird steril mit einem Verband versorgt. Dies reicht in aller Regel aus. Bei nicht stillbarer Blutung (Patient, der gerinnungshemmende Medikamente einnimmt) kann eine Blutdruckmanschette oberhalb der Amputationsstelle aufgeblasen werden, bis die Blutung steht. Andernfalls muss ein zweiter Druckverband angelegt oder - in seltenen Fällen - die zuführende Arterie (z.B. in der Leiste bei Unterschenkelamputation) manuell abgedrückt werden.
- Auf keinen Fall darf die Extremität mit Schnüren oder Ähnlichem abgebunden werden. Einerseits würden Nerven und Gefäße auf diese Weise gequetscht, so dass schwerste Funktionsstörungen eintreten, die selbst bei erfolgreicher Replantation die Gliedmaße unbrauchbar machen. Andererseits werden solche Abbindungen meistens unsachgemäß angelegt, so dass nur eine venöse Stauung und damit eine verstärkte Blutung entsteht.
- Auch offensichtlich zerstörtes Gewebe sollte konserviert und in die Klinik mitgegeben werden, da aus Muskel-, Knochen- oder Hautfetzen noch Teile für die Replantation oder für die Versorgung des Amputationsstumpfes benötigt werden könnten.

15.7 Polytrauma

Die Versorgung eines schwer verletzten Patienten stellt hohe Anforderungen an alle an der Versorgung Beteiligten. Dabei ist unter Berücksichtigung des Zeitdrucks die koordinierte Aufeinanderfolge und Abstimmung der erforderlichen Maßnahmen wie Lagebeurteilung, Rettung und Einleitung der Notfalltherapie notwendig. Die Polytraumaversorgung gehört zu den schwierigsten Aufgaben des rettungsdienstlichen Personals.

15.7.1 Ursachen / Gefahren

Definitionsgemäß versteht man unter einem Polytrauma die „gleichzeitig entstandene Verletzungen mehrerer Körperregionen oder Organsysteme, wobei wenigstens eine Verletzung oder die Kombination mehrerer lebensbedrohlich ist". Die Betonung liegt auf *Lebensbedrohung*, d.h. es müssen zunächst rasch diejenigen Umstände beseitigt werden, die in kurzer Zeit (oft in wenigen Minuten) unbehandelt zum Tode führen.

Dabei stehen zwei Hauptgefahren im Vordergrund, der Volumenmangelschock und die ungenügende Gasaustauschleistung der Lunge (Ateminsuffizienz), die häufig eine umgehende Behandlung benötigen, ohne dass eine genaue Diagnose erstellt werden kann. Der Volumenmangelschock (hämorrhagischer Schock), ausgelöst durch schwere Blutungen, schädigt in vielfältiger Weise den Organismus. Der Volumenverlust in der Gefäßbahn (intravaskuläres Volumen) führt zu einer Abnahme des venösen Blutstroms zum Herzen, so dass die Herzkammer (Ventrikel) weniger Blut auswerfen kann. Dies verursacht einen Blutdruckabfall. Um die Durchblutung der lebenswichtigen Organe (Gehirn, Lunge, Herz) noch aufrechterhalten zu können, versucht der Organismus durch eine Gefäßverengung (Vasokonstriktion) in der unteren Körperhälfte (Bauch, Becken, Beine) das Restblutvolumen nach oben in Gehirn, Herz und Lunge umzuleiten (Zentralisation). Dadurch werden aber unter anderem die Bauchorgane minderdurchblutet und bei länger anhaltendem Schock schwer geschädigt (z.B. Nierenversagen). Die durch Gefäßverengung und verminderte Herzauswurfleistung bedingte schlechtere Durchblutung der Peripherie führt zu einer Sauerstoffverarmung im Gewebe, so dass die Zellen ihren normalerweise sauerstoffabhängigen (aeroben) Stoffwechsel auf einen anaeroben, ohne Sauerstoff funktionierenden Stoffwechsel umstellen müssen. Dies führt zu einer Anhäufung von sauren Stoffwechselprodukten (z.B. Milchsäure), die bei Wiedereröffnung der Gefäßstrombahn - nach Aufhebung der Zentralisation durch Volumengabe - in den Kreislauf eingeschwemmt werden. Diese giftigen (toxischen) Stoffwechselprodukte schädigen vor allem Organe wie Leber, Niere oder Darm (sog. Reperfusionsschaden). Bei einer generalisierten Übersäuerung (Azidose) werden aber auch zentrale Organe in Mitleidenschaft gezogen, wie zum Beispiel das Herz, bei dem die Azidose zu einer Abnahme der Kontraktionskraft und zu Rhythmusstörungen führt. Diese Herzrhythmusstörungen werden allerdings indirekt durch die Azidose ausgelöst. Eine Übersäuerung des Blutes bewirkt einen Kaliumaustritt aus den Zellen und damit einen zu hohen Kaliumspiegel im Blut, der die Störung des Herzrhythmus verursacht.

Der ausgeprägte Volumenmangelschock bewirkt auch eine erhebliche Störung des Gerinnungssystems, so dass ein regelrechter Teufelskreis entsteht, indem der Schock zur Verminderung der Blutgerinnung führt, die ihrerseits dadurch Blutungen verstärkt (z.B. bei einer Leberzerreißung) und damit wieder das Schockgeschehen zusätzlich aktiviert.

Eine Unterkühlung (Hypothermie), die im schweren Schock bei allen Patienten vorgefunden wird, übt einen zusätzlichen negativen Einfluss auf das Gerinnungssystem aus. Die Gerinnungsreaktionen funktionieren nur bei normalen Körpertemperaturen regelrecht. Je tiefer die Körpertemperatur abfällt, desto mehr wird das Gerinnungssystem blockiert, bis es schließlich funktionsuntüchtig ist und unstillbare Blutungen provoziert.

Der Schockprozess wird weiterhin von Schmerz- und Stressreaktionen aktiviert bzw. verstärkt, wodurch unter anderem Entzündungsstoffe (so genannte Schockmediatoren) freigesetzt werden, welche Störungen der Blutzirkulation auch im zellulären Bereich (Mikrozirkulation) hervorrufen. Diese Blutzirkulationsstörungen können in Verbindung mit den freigesetzten Schockmediatoren zu schweren Organschäden, zum Beispiel zur Schocklunge mit tödlichem Lungenversagen führen.

Der zweite Hauptgefahrenpunkt, die Ateminsuffizienz oder der Atemstillstand, gefährden den Patienten erheblich. Durch eine mechanische Behinderung der Atmung (Aspiration, Schwellung der Atemwege) oder eine Reduzierung der Gasaustauschfläche (Lungenquetschung) kann es zu einer direkten Schädigung durch Sauerstoffmangel (Hypoxie) und Azidose durch Kohlendioxid kommen. Dadurch wird die durch den Schock bedingte Hypoxie verstärkt, somit können noch schneller Organschäden entstehen.

15.7.2 Symptome

Wegen der akuten Bedrohung muss man sich anhand einer groben Checkliste rasch einen Überblick verschaffen. Praktisch simultan müssen die ersten Maßnahmen zum Sichern der vitalen Funktionen eingeleitet werden.

Zunächst werden die Bewusstseinslage und die Atmung überprüft. Danach erfolgt das Tasten des Pulses am Handgelenk und an der Halsschlagader (A. carotis) und die Prüfung des Kapillarpulses. Diese geben Auskunft über die Kreislaufsituation. Die Inspektion der Hautfarbe (Blässe → Schock; Zyanose → Ateminsuffizienz) und der Atemmechanik (z.B. instabiler Thorax) geben weitere Auskunft.

Erst nach ersten stabilisierenden Maßnahmen werden alle Körperregionen auf die verschiedenen Verletzungsmuster untersucht, wobei ein besonderes Augenmerk auf Zeichen des Spannungspneumothorax (vgl. Kap. 15.4.2.2) zu legen ist, der unter Umständen noch vor einer Beatmung und Volumengabe entlastet werden muss. Bei der ersten Untersuchung des Unfallopfers soll man sich unbedingt vor einem Unterschätzen der Verletzungsschwere hüten, da bei zu später Reaktion eine Therapie oft nur sehr schwer oder gar nicht mehr möglich ist (z.B. nicht durchführbarer intravenöser Zugang bei kollabierten Venen). Kreislaufparameter, Blutdruck und Puls können in der Anfangsphase völlig normal sein. Besonders leicht wird man bei Kindern getäuscht, die Volumenverluste bis zu 30% ohne Kreislaufveränderung ausgleichen können, dann aber schlagartig abstürzen und in einen schweren Schockzustand verfallen. Der Unfallhergang (z.B. Frontalzusammenstoß mit hoher Geschwindigkeit) und der Verletzungsmechanismus (z.B. Überrolltrauma) sollten an ein Polytrauma denken lassen, der Patient muss bis zum Beweis des Gegenteils als Polytraumatisierter behandelt werden.

Zur Einschätzung der Verletzungsschwere kann neben dem Kapillarpuls auch ein Pulsoxymeter Verwendung finden, das bei schlechter O_2-Sättigung (< 90%) eine Hypoxie und damit auch einen fortgeschrittenen Schock signalisiert. Der Schockindex (besonders beim Kind) ist dafür unbrauchbar.

15.7.3 Maßnahmen

Polytraumen entstehen meist bei Verkehrsunfällen oder bei Sturz aus großer Höhe. Gerade an unübersichtlichen Unfallstellen muss zur Verhütung von Folgeunfällen eine Absicherung in Form von Warnzeichen (z.B. Warndreieck, Blinklichter) erfolgen; diese müssen in einem Abstand von mindestens 300 - 400 m vor der Unfallstelle gesetzt werden. Selbstverständlich ist der RTW durch Blaulicht, Warnblinkanlage und Scheinwerfer auffällig zu kennzeichnen. Bei mehreren Verletzten wird eine kurze Sichtung über die Verletzungsschwere (Triage) vorgenommen und nach Rücksprache mit der Leitstelle eine dementsprechende Nachalarmierung weiterer Rettungskräfte veranlasst; der Notfall „Polytrauma" ist in jedem Fall eine Notarztindikation.

Bei Unfällen, insbesondere bei eingeklemmten Personen, ist auf die Hilfe der Feuerwehr mit ihren technischen Geräten (Spreizer, Hydraulikstempel) nicht zu verzichten. Eingeklemmte Polytraumatisierte werden im Unfallfahrzeug zunächst stabilisiert und erst anschließend mit der Feuerwehr befreit.

Eine überstürzte Rettungsaktion verursacht zusätzliche körperliche Schäden. Sie ist nur zulässig, wenn eine Eigen- oder Fremdgefährdung vorliegt. Brand und Explosionsgefahr oder auch technisch nicht durchführbare Reanimation (z.B. Wrackteile am Gesicht) sind Gründe für eine „Crash-Rettung". Dabei sollte zumindest der Kopf mit beiden Händen fixiert werden (HWS-Stabilisierung).

In allen anderen Fällen wird nach Sicherung der Atemwege und Flüssigkeitszufuhr bzw. nach Abwehr der unmittelbar lebensbedrohlichen Situation eine vorsichtige Entfernung der Wrackteile vom Patienten vorgenommen. Dies muss unter ständiger Rücksprache mit dem Einsatzleiter der Feuerwehr erfolgen. Ein zu rasches Wegziehen lässt einen Großteil des Blutvolumens in die Peripherie versacken, so dass es zum Kreislaufzusammenbruch, unter Umständen sogar zum Tode kommen kann. Bei drohender Dekompensation (Pulsbeschleunigung) muss zusätzliches Volumen verabreicht und die Rettungsaktion gegebenenfalls kurz unterbrochen werden.

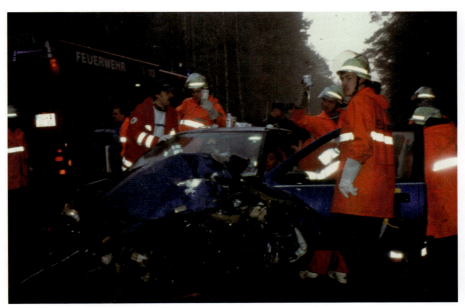

Abb. 38 - Versorgung im Unfallfahrzeug

Elementarmaßnahmen: Zu Beginn der Versorgung steht das Freimachen und Freihalten der Atemwege (manuell und Absaugung). Gegebenenfalls muss der eingeklemmte Patient noch im Unfallfahrzeug durch den Notarzt intubiert werden. Eine unzureichende Eigenatmung erfordert die assistierte Beatmung mit O_2-Anschluss an den Beatmungsbeutel. Eine Schnappatmung oder ein Atemstillstand zwingt zur kontrollierten Beatmung.

Das Tasten des Pulses am Handgelenk, an der Halsschlagader (A. carotis) und die Prüfung des Kapillarpulses geben Auskunft über die Kreislaufsituation und erfordern bei Zentralisation (Nagelbettfüllung > 2 sec und tastbarer Karotispuls bei nicht vorhandenem peripheren Puls) das sofortige Legen von mindestens zwei venösen Zugängen. Darüber werden initial mindestens 1 000 ml Ringer-Lösung im Schuss oder als Druckinfusion zur Sicherung des Kreislaufs appliziert. Starke Blutungen nach außen werden durch Druckverbände gestillt.

Ein Herzstillstand bei einem Polytrauma ist meist durch ein Ausbluten bedingt und daher praktisch immer tödlich. Nur in den wenigen Fällen, bei denen eine Brustkorbverletzung (z.B. Kammerflimmern durch Prellung oder Quetschung des Herzens) ursächlich für den Stillstand verantwortlich ist, besteht bei entsprechender und rechtzeitiger Behandlung eine minimale Überlebenschance. Daher muss zunächst reanimiert werden, vor allem bei gleichzeitiger starker Unterkühlung, bei der das Gehirn einen Sauerstoffmangel länger toleriert.

Bei extremen Blutungen mit nicht zu stabilisierendem Kreislauf (z.B. offene Beckentrümmerfraktur, Abriss eines großen Gefäßes etc.) darf mit der Versorgung vor Ort keine Zeit verloren werden. In diesem Ausnahmefall ist ein schneller Transport oberstes Gebot. Legen von Zugängen und massive Infusionszufuhr ist auch während der Fahrt möglich. Entscheidend ist die richtige Zielklinik. Es hat keinen Sinn, ein Krankenhaus anzufahren, das weder über ein sofort einsetzbares Operations- und Anästhesieteam noch über eine ausreichend große Blutbank verfügt. In diesen Fällen muss eine längere Wegstrecke zur nächsten geeigneten Klinik in Kauf genommen werden.

Standardmaßnahmen: Eine Immobilisierung mit Halskrause (Stifneck®) und Vakuummatratze ist unerlässlich. Zum einen kann der Patient mit mehreren Frakturen auf einmal rasch immobilisiert werden, zum anderen vermindert die Vakuummatratze Erschütterungen und reduziert somit die Schmerzempfindung. Bei ausreichender Atmung muss wenigstens eine Sauerstoffmaske mit 6 bis 8 Litern pro Minute angelegt werden. Ein möglichst großlumiger venöser Zugang wird eingelegt, da beim Polytrauma stets ein Volumenmangel vorliegt.

Der Patient wird während der weiteren Betreuung und Versorgung kontinuierlich überwacht (Monitoring mit Pulsoxymeter und EKG). Die festgestellten Werte werden zur weiteren Verlaufskontrolle dokumentiert.

Spezielle Maßnahmen: Bei sehr starken Blutverlusten fehlen die Zeichen des Spannungspneumothorax, so dass im Rahmen der sonstigen Polytraumaversorgung ein Spannungspneu unbemerkt auftreten und zum völligen Kreislaufzusammenbruch führen kann. Bei plötzlichem Anstieg des Beatmungsdrucks muss auch daran gedacht und entsprechende Maßnahmen müssen getroffen werden.

Wegen der erheblichen Blutungsverstärkung bei einer Unterkühlung durch Störung des Gerinnungssystems ist ein Wärmeschutz bzw. -erhalt von großer Bedeutung. Deshalb wird nasse Kleidung entfernt und der RTW aufgeheizt. Bei starker Unterkühlung und besonders bei zusätzlich Alkoholisierten ist ein starker Abfall des Blutzuckerspiegels (Hypoglykämie) zu beobachten, der hauptsächlich das Gehirn schädigen kann.

Jeder Polytraumatisierte sollte durch den Notarzt intubiert werden. Die Gründe sind zum einen der Aspirationsschutz (besonders beim Schädel-Hirn-Trauma), die Möglichkeit mit 100% Sauerstoff zu beatmen und eine Narkose für optimale Schmerzbekämpfung und Ruhigstellung durchzuführen.

Schmerzmittel (Analgetika) sind nicht nur aus humanitären Gründen unerlässlich. Unbehandelte Schmerzen schädigen den Organismus durch Freisetzung von Entzündungsstoffen (Mediatoren) oder erhöhen durch die schmerzbedingte Unruhe den Sauerstoffverbrauch und verstärken damit die besonders beim Schädel-Hirn-Trauma verhängnisvolle Hypoxie.

16 Thermische und chemische Schäden

Das menschliche Leben ist auf die Funktionsfähigkeit unterschiedlicher Systeme angewiesen. Das Überleben von Zellen, aber auch deren Funktionsfähigkeit ist unter anderem von einer entsprechenden Temperatur abhängig. Die mit 37 °C angegebene Körperkerntemperatur bietet die optimalen Bedingungen. Um diese konstant zu halten, stehen dem Körper unterschiedliche Methoden zur Verfügung. Sowohl Wärmeproduktion als auch Wärmeabgabe ermöglichen die geforderten, gleich bleibenden Bedingungen für die menschlichen Zellen, bei denen nur eine geringe Schwankungsbreite zugelassen ist. Kommt es aufgrund mangelnder Wärmeregulation des Menschen oder aber durch extreme Außenbedingungen zu Veränderungen der Sollwerttemperatur, dann ergeben sich unterschiedliche Krankheitsbilder. Diese Störungen betreffen den gesamten Körper und werden für den Bereich der Kälteschäden als Unterkühlung und für den Bereich der Hitzeschäden als Hitzeerschöpfung, Hitzeohnmacht, Hitzekrämpfe oder Hitzschlag bezeichnet.

Von diesen generalisierten Auswirkungen grenzt man lokale Schäden durch hohe oder niedrige Temperaturen ab. Diese werden als Verbrennung bzw. Verbrühung oder als Erfrierung bezeichnet. Eine Sonderstellung nimmt in diesem Zusammenhang der Sonnenstich ein, der zunächst ein lokales, durch den Ort seiner Schädigung aber rasch ein zentrales Problem für den Patienten darstellt.

16.1 Anatomie und Physiologie der Haut

Am menschlichen Körper findet man zwei Arten von Haut, zum einen die Kutis, die Begrenzung der äußeren Körperoberfläche, zum anderen die innere Auskleidung, die Schleimhäute. Im Bereich der Körperöffnungen geht die Kutis in die Schleimhaut über. Dies ist beispielsweise an den Lippen, der Nase, der Harnröhre, dem Scheideneingang oder dem After der Fall. Durch die äußere Haut wird der Körper vor mechanischen, thermischen und chemischen Einwirkungen geschützt. Neben der Schutzfunktion kommt der Haut ein wichtiger Anteil der Regulation von Körpertemperatur und Wasser-Elektrolyt-Haushalt zu. Die Haut macht 15% des Gesamtkörpergewichts aus und umfasst je nach Körpergröße und Körpergewicht eine Oberfläche von ungefähr zwei Quadratmetern.

Unterteilt wird die Haut im engeren Sinne, also die Kutis, in zwei Schichten: die Oberhaut (Epidermis) sowie die Lederhaut (Dermis oder Korium). Unter diesen Schichten befindet sich das Unterhautgewebe (Subkutis).

Die *Oberhaut (Epidermis)* besteht aus drei Schichten. Die oberste Schicht der Epidermis ist die Hornhaut, die mechanischen Schutz gewährleistet. Diese Schicht hat an exponierten Stellen wie Handtellern oder Fußsohlen eine Dicke von ca. 1 mm und besteht aus bis zu 100 Zellschichten. In den übrigen Bereichen ist sie etwa 0,2 µm bis 0,2 mm dick. Diese Schicht ist frei von Gefäßen oder Nervenzellen. Darunter unterteilt sich die Epidermis in die Verhornungsschicht und die Regenerationsschicht, in der im Zeitraum von etwa 30 Tagen eine Erneuerung von der Tiefe heraus zur Oberfläche abläuft. Im Bereich der Schleimhäute fehlt die verhornte Schicht weitgehend. Regenerationsvorgänge können in der Mundschleimhaut oder dem Magen-Darm-Trakt erheblich schneller ablaufen und benötigen zum Teil nur drei bis vier Tage.

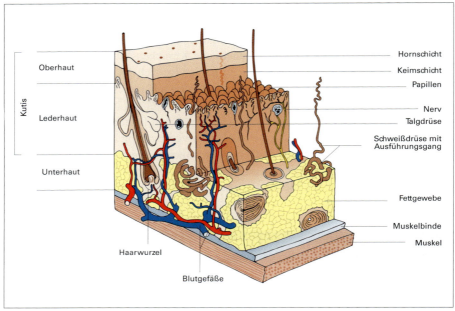

Abb. 1 - Anatomie der Haut

In der Regenerationsschicht finden sich Spezialzellen, z.B. für die Hautfärbung (Pigmentierung) und für die Infektabwehr. Zusätzlich befinden sich in dieser Schicht Druckrezeptoren.

Die sich unterhalb anschließende *Lederhaut (Dermis, Korium)* besteht aus zwei Schichten, die sich nach Dichte und Anordnung der Fasern unterscheiden lassen; die erste ist die Papillarschicht (Stratum papillare), die zweite die Geflechtschicht (Stratum reticulare). In diesen Schichten sind so genannte Mechanorezeptoren, Kapillargefäße sowie Drüsen und Haarwurzeln angesiedelt. In den Schichten des Koriums ist ein erhöhtes Wasserbindungsvermögen festzustellen, welches für die Aufrechterhaltung der Elastizität verantwortlich ist.

Zur Verbindung der beschriebenen Anteile mit den tiefer liegenden Strukturen dient die *Subkutis oder Unterhaut*, die aus lockerem Bindegewebe sowie Fett besteht. Die Haut ist durchsetzt mit unterschiedlichen Nervenzellendigungen für die Wahrnehmung von Temperatur, Berührung und Schmerz, die sich charakteristischerweise in den oben beschriebenen Abschnitten befinden.

Alle Schichten zusammen ergeben eine Struktur, die physiologisch unterschiedliche Aufgaben hat. Die unverletzte Haut stellt einen wirksamen Schutz gegen Krankheitserreger (biologische Einflüsse) dar. Im Hinblick auf Sonnen- oder andere Strahlung (physikalische Einflüsse) ist die Haut in gewissen Grenzen in der Lage, tiefer liegende Zellschichten und den Organismus vor Schäden zu schützen. Eher gering ist diese Schutzfunktion gegenüber Lösungsmittel oder anderen Chemikalien (chemische Einflüsse). Neben der Schutzfunktion spielt die Haut durch die Schweißproduktion und die unterschiedliche Stärke der Durchblutung eine entscheidende Rolle bei der Temperaturregulation des Menschen (vgl. Kap. 16.2).

16.2 Temperaturregulation

Durch Zellaktivität, Stoffwechselvorgänge und Bewegung produziert der Körper Wärme. Gleichzeitig führt der Kontakt zur Umwelt zu einem stetigen Wärmeverlust. Durch unterschiedliche Methoden kann der Mensch aus Wärmeproduktion und Wärmeverlust eine konstante Kerntemperatur von 37 °C aufrechterhalten.

Um die Körpertemperatur anzuheben, stehen dem menschlichen Körper drei verschiedene Methoden zur Verfügung. Die aktive Betätigung des willkürlich beeinflussbaren Bewegungsapparates sorgt für eine gesteigerte Zellleistung, die wiederum in Form von Wärmesteigerung beim Menschen feststellbar ist. Neben dieser Möglichkeit kann durch unwillkürliche, das heißt vom eigenen Willen nicht beeinflussbare, rhythmische Aktivität der Muskulatur in Form von Kältezittern eine Temperatursteigerung erreicht werden. Als dritte Möglichkeit steht die zitterfreie Wärmebildung zur Verfügung, die im zellreichen braunen Fettgewebe stattfindet. Diese Methode ist jedoch beim Menschen nur bei Neugeborenen zu finden.

Neben der ständigen Wärmeproduktion kommt es abhängig von der Außentemperatur zu mehr oder weniger starken Wärmeabgaben. Hierbei unterscheidet man eine Wärmeabgabe durch direkten Kontakt zu einer anderen Oberfläche (Konduktion), den Kontakt der Haut zur umgebenden, kälteren Luft (Konvektion) und die Wärmeabgabe durch Strahlung. Letztere stellt bei einer Außentemperatur von 33 °C (entspricht der mittleren Hauttemperatur) den günstigsten Weg dar. Bei Umgebungstemperaturen oberhalb von 33 °C muss der Körper durch Schweißproduktion und Verdunstungskälte Wärme abgeben. Die Temperatursteigerung bei maximaler Arbeit kann durch gesteigerte Schweißproduktion vermindert bzw. verhindert werden. Die Körperkerntemperatur bleibt konstant.

Unter Beachtung von Wärmeproduktion und Wärmeabgabe finden sich im menschlichen Körper unterschiedlich warme Regionen. Der Organismus versucht, wie oben beschrieben, die zentrale Körperkerntemperatur konstant zu halten. Sind zentral 37 °C messbar, kann bei lokaler Messung am Fuß beispielsweise eine

Temperatur von 25 °C und kälter gemessen werden. Hieraus ergeben sich zum einen unterschiedliche Temperaturverhältnisse an unterschiedlichen Körperstellen. Zum anderen bietet diese Situation eine weitere Möglichkeit der direkten Wärmeregulation.

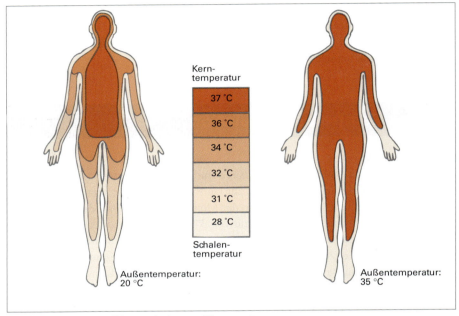

Abb. 2 - Körperkern/Körperschalen und Temperatur

Bei der Bestimmung der Körperkerntemperatur ist es daher entscheidend, an welcher Stelle die Messung vorgenommen wird. Messungen im Rektum (rektal), direkt in der Speiseröhre (ösophageal) oder im äußeren Gehörgang erbringen Ergebnisse, die am genauesten die Körperkerntemperatur bestimmen. Messungen unter der Zunge (sublingual) oder in der Achselhöhle (axillar) sind dagegen eher ungenau und von zu vielen Störeinflüssen abhängig.

Auch der Organismus bedient sich bestimmter Messfühler, die an verschiedenen Stellen des Körpers Informationen über die aktuelle Temperatur liefern. Hierbei werden zum einen zentrale Temperaturen (Körperkern), zum anderen periphere Temperaturen (Haut) bestimmt. Diese Messgrößen werden an das zentrale Nervensystem weitergeleitet und dort ausgewertet, woraufhin gegebenenfalls Korrekturen vorgenommen werden. Hierbei hat das Gehirn die Funktion eines Reglers, welcher über Impulse an unterschiedliche Körpersysteme die Wärmeproduktion, Wärmeabgabe und deren Verteilung beeinflussen kann.

Der menschliche Organismus versucht bei außergewöhnlichen Einflüssen (z.B. Trauma mit Volumenverlusten) durch die Zentralisation des Kreislaufs in erster Linie die Funktion der lebenswichtigen Organsysteme aufrechtzuerhalten. Hierbei wird neben der weiteren optimalen Durchblutung auch die optimale „Arbeitstemperatur" dieser Organe (Herz, Lunge, Gehirn, Niere) angestrebt.

Somit kann durch Wärmebildung, Isolation, Schweißsekretion und nicht zuletzt durch das Verhalten des Menschen (z.B. Bewegung) Einfluss auf die Kerntemperatur genommen werden.

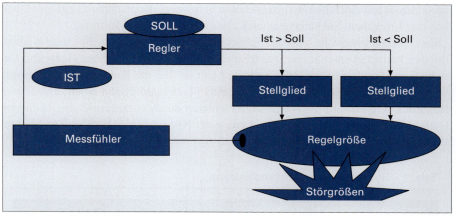

Abb. 3 - Regelkreis der Wärmeregulation

16.3 Zentrale Hitzeschäden

Unter zentralen Hitzeschäden versteht man Notfallbilder, die mit Störungen des Wärmehaushalts bzw. deren Regulation einhergehen, und zu akut lebensbedrohlichen Krankheitsbildern führen können.

16.3.1 Hitzeohnmacht

<u>Ursachen.</u> Bei der einfachsten Form der Hitzeschäden kommt es zu einem nur geringen Anstieg der Körperkerntemperatur. Daher sind die Gefahren für den Patienten als gering anzusehen. Ungewohnte Temperaturbedingungen, falsche Kleidung und mangelnde Bewegung führen häufig zur Hitzeohnmacht (Hitzesynkope). Gerade in großen Menschenmengen ist ein Verdunsten des Schweißes als „Kühlmittel" schlechter möglich. Durch mangelnde Bewegung kommt es zusätzlich zum Wärmestau. Bei weit gestellten Gefäßen versackt das Blut in die unteren Extremitäten und es kommt zu Durchblutungsstörungen im Gehirn.

Gefahren. Bedingt durch den kurzfristigen Blut- und somit Sauerstoffmangel im Gehirn kommt es zur Bewusstlosigkeit, die meist nur kurzfristig anhält. Zu bedenken sind hierbei auch Zusatzverletzungen, die durch den Sturz bedingt sein können. Des Weiteren können andere Ursachen durch dieses Notfallbild verdeckt werden, z.B. Herzrhythmusstörungen oder Blutzuckerschwankungen.

Symptome. Je nach den Kompensationsmöglichkeiten des Patienten beginnt die Hitzeohnmacht mit einfachen Symptomen wie Schwindel, Kopfschmerz, ggf. mit Übelkeit und Erbrechen. Sie kann aber auch ohne Warnsymptome auftreten.

Die Hitzeohnmacht ist gekennzeichnet durch eine kurzfristige Bewusstlosigkeit. Bei den Patienten erkennt man zunächst eine hochrote, später blasse Haut- und Gesichtsfarbe. Die Haut fühlt sich feucht und kalt an. Bei der Kontrolle der Vitalwerte findet man in der Regel einen schnellen Puls (Tachykardie) und einen erniedrigten Blutdruck (Hypotonie). Im Vergleich zu anderen durch Hitzeeinwirkung bedingten Notfallbildern kommt es nicht zum Anstieg der Körperkerntemperatur. Zur Abgrenzung ist daher eine Temperaturmessung erforderlich.

Tab. 1 - Symptome bei Hitzesynkope

Überprüfen	Erkennen
Bewusstsein	kurzzeitige Bewusstlosigkeit
Atmung	normal bis schnell, flach
Puls	schnell (Tachykardie)
Blutdruck	erniedrigt (Hypotonie)
Körperkerntemperatur	normal (37 °C)
Blutzucker	normal (70 - 120 mg/dl)

Maßnahmen. Der Synkope folgt rasch eine Umverteilung des Blutes zugunsten des Gehirns. Daraus ergibt sich, dass die meisten Patienten mit einer hitzebedingten Ohnmacht relativ schnell wieder ansprechbar sind und auch die Vitalparameter sich wieder rasch im Normwertbereich befinden.

Elementarmaßnahmen: Sollte der Patient noch bewusstlos sein, wird er in Seitenlage verbracht. Weitere Elementarmaßnahmen sind normalerweise nicht erforderlich.

Standardmaßnahmen: Der ansprechbare Patient wird in kühler Umgebung flach gelagert. Neben der Kontrolle und Dokumentation der Vitalparameter (Blutdruck, Puls, Atemfrequenz, Blutzucker, Temperatur) und der psychischen Betreuung sollte dem Patienten Sauerstoff gegeben werden. Ein periphervenöser Zugang ist in Erwägung zu ziehen.

Spezielle Maßnahmen: Beengende Kleidung des Patienten wird geöffnet, es werden feucht-kühle Tücher angereicht und kühle, alkoholfreie Getränke (ggf. Elektrolytlösung) angeboten. Bei Kreislaufinstabilität muss der Notarzt nachgefordert werden, der eventuell Akrinor® zur Blutdrucksteigerung applizieren kann.

16.3.2 Hitzeerschöpfung

Ursachen. Die Hitzeerschöpfung („Hitzeschock") ist im Gegensatz zur Hitzesynkope eine ernstere Gesundheitsstörung. Durch massive Volumenverluste infolge gesteigerter Schweißproduktion und durch das Versagen der körpereigenen Kreislaufregulation kommt es zur generalisierten Erschöpfung. Begünstigt wird die Entstehung der Hitzeerschöpfung durch hohes Alter oder aber durch eine schlechte Allgemeinverfassung des Patienten. Dieses Notfallbild entwickelt sich langsamer als die Synkope. Bei den Patienten steht eine immer deutlicher erkennbare Erschöpfung im Vordergrund. Kreislaufveränderungen und vegetative Symptome stellen sich ebenfalls ein.

Gefahren. Durch massiveren Wasserverlust kommt es zu Kreislaufstörungen, die vor allem eine Herzbelastung mit schnellem Puls und niedrigem Blutdruck als Zeichen des Volumenmangelschocks aufweisen. Die Beteiligung der Atmung verschärft die Gefahren, gerade auch für den häufig schon stark geschwächten Patienten. Durch diese Komponenten kann die Sauerstoffversorgung des Körpers und speziell des Gehirns unter Umständen nicht mehr gewährleistet sein. Steigt die Körperkerntemperatur im Rahmen eines generellen Versagens der Temperaturregulation weiter an, kann es zum bedrohlichsten Zustand, dem Hitzschlag kommen (vgl. Kap. 16.3.3).
Andere Ursachen für den Volumenmangelschock können durch das Notfallbild Hitzeerschöpfung verdeckt werden.

Symptome. Die Entwicklung der Symptome verläuft über einen längeren Zeitraum, den der Patient in warmer Umgebung verbracht hat. Der Volumenmangel bedingt die klassischen Zeichen des Volumenmangelschocks mit Tachykardie und Hypotonie. Hinzu kommt eine schnelle Atmung (Tachypnoe). Als Zeichen der Unterversorgung

Tab. 2 - Symptome bei Hitzeerschöpfung

Überprüfen	Erkennen
Bewusstsein	wach bis hin zu langsamer Eintrübung
Atmung	schnell, flach
Puls	schnell (Tachykardie)
Blutdruck	erniedrigt (Hypotonie)
Körperkerntemperatur	normal (37 °C) bis erhöht (> 38 °C)
Blutzucker	normal (70 - 120 mg/dl) bis erniedrigt

des Gehirns kann es zu Kopfschmerzen und Schwindel, im weiteren Verlauf auch zu Sehstörungen, Übelkeit und Erbrechen kommen. Im schlimmsten Fall kommt es zu einer durch Sauerstoffmangel bedingten Bewusstlosigkeit.

Im Vergleich zu anderen durch Hitzeeinwirkung entstandenen Notfallbildern kann es zum Anstieg der Körperkerntemperatur kommen. Eine Messung ist daher zur Einschätzung der Gefährdung erforderlich (z.B. rektal oder mittels Ohr-Thermometer).

Maßnahmen. Durch die potenzielle vitale Bedrohung des Patienten ist es erforderlich, neben einer umfassenden Diagnostik und Dokumentation der Werte eine weitere Verschlechterung der Lage des Patienten zu verhindern. Hierbei sind je nach Ausprägung des Notfallbildes unterschiedlich eingreifende Maßnahmen notwendig.

Elementarmaßnahmen: Bei Bewusstlosigkeit wird der Patient zur Sicherung freier Atemwege in die stabile Seitenlage verbracht. Sollte keine ausreichende Atmung vorhanden sein, wird der Patient assistiert oder kontrolliert beatmet. Bei instabilen Kreislaufverhältnissen wird, wenn es möglich ist, die Schocklage durchgeführt und ein venöser Zugang gelegt.

Standardmaßnahmen: Bei stabilen Kreislaufverhältnissen wird der Betroffene in kühler Umgebung flach gelagert. Neben der Sauerstoffgabe erfolgt auch das Legen eines venösen Zugangs mit einer Vollelektrolytlösung, falls dies im Rahmen der Elementarmaßnahmen noch nicht geschehen sein sollte. Die Vitalparameter (besonders Blutzucker und Temperatur) müssen wiederholt geprüft und dokumentiert werden. Die psychische Betreuung darf nicht vernachlässigt werden.

Spezielle Maßnahmen: Bei diesem Notfallbild ist eventuell die Nachforderung des Notarztes erforderlich. Neben dem Angebot von kühlen, alkoholfreien Getränken (gegebenenfalls Elektrolytlösung), dem Öffnen von beengender Kleidung und dem Anreichen von feuchten, kühlen Tüchern muss für die körperliche Ruhe des Patienten gesorgt werden.

16.3.3 Hitzschlag

Ursachen. Der Hitzschlag ist die schwerste Form der generalisierten Hitzeschäden. Ohne Therapie endet der Hitzschlag meist tödlich! Beim Hitzschlag ist der körpereigene Temperaturregulationsmechanismus gestört. Bei maximaler Anstrengung versagt zunächst die Möglichkeit durch Schweißproduktion eine Kühlung des Körpers zu erreichen. Ab 39 °C Körperkerntemperatur kann es zu einem Versagen der zentralen Regulationsmechanismen kommen, die Temperatur steigt kontinuierlich an.

Im Verlauf eines unbehandelten Hitzschlags sind mehrere Stadien abgrenzbar. Bei zunächst erhaltener Schweißproduktion kommt es zu einem Anstieg der Körperkerntemperatur bis auf 40 °C. Kommt es zu keiner Temperatursenkung, verliert der Patient oberhalb von 40 °C zunehmend sein Bewusstsein. Bei weiterer Steigerung, über

42 °C, kommt es zum Versagen körpereigener Zellmechanismen, die Zellen werden irreparabel (irreversibel) geschädigt.

Gefahren. Bei dieser Störung ist das zentrale Nervensystem früh beteiligt, was sich an den Symptomen erkennen lässt. Ein unbehandelter Hitzschlag endet für den Patienten tödlich, da bei Temperaturen oberhalb von 42 °C menschliche Zellen nicht überleben.

Symptome. Steigern sich die Körperkerntemperaturen auf 40 °C, versagt die Temperaturregulation. Es kommt zu hohem Blutdruck, schnellem Puls und flacher Atmung, die Patienten klagen häufig über Leistungsschwäche, Schwindelgefühl, Kopfschmerz, Übelkeit oder Erbrechen. Diese Phase wird auch als *Abwehrstadium* bezeichnet. Die Symptome der hochroten, heißen Haut geben diesem Stadium auch den Namen „rote Hyperpyrexie".

Mit einem weiteren Temperaturanstieg verliert der Körper die Möglichkeit zur Schweißproduktion, die Haut wird trocken. Die Körperkerntemperatur beträgt zwischen 40 und 41 °C, was bei den Patienten zu Bewusstseinsstörungen bis hin zur Bewusstlosigkeit führt. Dieses Stadium wird auch als *Übergangsstadium* bezeichnet.

Oberhalb von 41 °C kommt es zu kühler, blasser, grauer Haut. Diese Hautfarbe prägt den Namen des dritten Stadiums (*graue Hyperpyrexie*). In diesem Stadium, in dem der Patient bereits bewusstlos ist und eventuell krampft, besteht akute Lebensgefahr. Gerinnungsstörungen und Organversagen verschlechtern die Situation weiterhin.

Maßnahmen. Der Zeitpunkt des Beginns und die korrekte Durchführung der Maßnahmen entscheiden über das Überleben des Patienten.

Elementarmaßnahmen: Der bewusstlose Patient wird in die stabile Seitenlage verbracht. Bei nicht ausreichender (insuffizienter) Atmung wird dieser assistiert oder kontrolliert beatmet. Bei Schocksymptomatik (Hypotonie und Tachykardie) wird der Patient in die Schocklage gebracht und ein periphervenöser Zugang mit einer Vollelektrolytlösung angelegt.

Standardmaßnahmen: Sollte noch keine Lagerung im Rahmen der Elementarmaßnahmen durchgeführt worden sein, so wird der Patient mit Hitzschlag flach gelagert. Neben der Sauerstoffgabe ist, falls es noch nicht geschehen sein sollte, ein venöser Zugang mit einer Vollelektrolytlösung indiziert. Die ständige Kontrolle und Dokumentation der erhobenen Vitalwerte (Blutzucker und Temperatur, EKG, S_pO_2) ist ebenso wie die psychische Betreuung durchzuführen.

Spezielle Maßnahmen: Neben der Notarztnachforderung sollte die Kühlung des Betroffenen in Angriff genommen werden (Transport in kühlere Umgebung, Öffnen von enger Kleidung, Auflegen von kühlen Tüchern, Besprühen mit kaltem Wasser, Kühlakkus in Leiste und Achselhöhle legen). Vom Notarzt kann ein Beruhigungsmittel (Sedativum) gegeben werden. Je nach Schwere des Hitzschlags kann die Intubation mit anschließender kontrollierter Beatmung in Erwägung gezogen werden.

16.3.4 Sonnenstich

Ursachen. Eine Sonderstellung bei der Klassifikation der Hitzeschäden stellt der Sonnenstich (Insolation) dar. Streng genommen handelt es sich um eine lokale Problematik. Bedingt durch direkte Sonneneinstrahlung auf den ungeschützten Kopf kommt es zu einem isolierten Anstieg der Temperatur im Schädel und zur Reizung der Hirnhäute. Besonders gefährdet sind hierdurch Personen ohne ausreichendes Kopfhaar, wie z.B. Kleinkinder oder alte Menschen. Durch die Einwirkung der Hitze auf die Hirnhäute stellen sich rasch zentrale Symptome ein. Es kommt jedoch in der Regel nicht zu einem Anstieg der Körperkerntemperatur.

Gefahren. Bedingt durch die Hitzeeinwirkung kann es zur Einlagerung von Wasser in das Gehirn (Hirnödem) kommen. Ebenso sind Krampfanfälle und Bewusstseinsstörungen möglich.

Symptome. Der Kopf des Patienten ist hochrot und heiß, wobei der restliche Körper eher kühl und kaltschweißig ist. Es kommt zu Schwindel, Übelkeit oder Erbrechen. Ebenso sind Sehstörungen möglich. Des Weiteren schützt der Körper sich vor einer weiteren Beanspruchung der Hirnhäute durch eine Versteifung der Nackenmuskulatur, die eine Nickbewegung verhindert (Meningismuszeichen). Ohne ausreichende Therapie und vor allem ohne Beendigung der Sonneneinstrahlung auf den Kopf kann es zu Bewusstlosigkeit bis hin zum Herz-Kreislauf-Stillstand kommen. Typisch sind im schwereren Stadium des Sonnenstichs auch zerebrale Krampfanfälle.

Tab. 3 - Symptome bei Sonnenstich

Überprüfen	Erkennen
Bewusstsein	wach bis bewusstlos
Atmung	schnell, flach
Puls	schnell (Tachykardie) langsam (Bradykardie) möglich
Blutdruck	normal bis erhöht
Körperkerntemperatur	normal (37 °C), dabei kühle Haut
Blutzucker	normal (70 - 120 mg/dl)

Maßnahmen.
Elementarmaßnahmen: Bei Bewusstlosigkeit wird der Patient in die stabile Seitenlage verbracht. Bei insuffizienter Atmung wird der Betroffene assistiert oder kontrolliert beatmet. Bei instabilen Kreislaufverhältnissen werden alle erforderlichen Maßnahmen zur Sicherung der Kreislauffunktion durchgeführt.

Standardmaßnahmen: Der Patient wird bei stabilen Kreislaufverhältnissen an einem kühlen Ort mit leicht erhöhtem Oberkörper gelagert. Es erfolgt eine Sauerstoffgabe von 6 - 8 l/min über Nasensonde oder Sauerstoffmaske. Ein venöser Zugang mit einer Vollelektrolytlösung ist indiziert. Neben der psychischen Betreuung werden alle erhobenen Vitalparameter fortlaufend kontrolliert und entsprechend dokumentiert.

Spezielle Maßnahmen: Bei Bewusstlosigkeit oder neurologischen Symptomen muss der Notarzt nachgefordert werden. Sollte der Patient Krampfanfälle entwickeln, wird durch den Notarzt zum Beispiel Diazepam (Valium®) zur Krampfdurchbrechung (vgl. Kap. 14.9) appliziert.

16.4 Verbrennungen / Verbrühungen

Jährlich erleiden in Österreich ca. 2600 Patienten schwere Verbrennungsunfälle, von denen rund 36 tödlich enden. Häufigste Ursachen bei Verbrennungen sind mit 60 - 75% Haushalts- bzw. Freizeitunfälle und mit 20 - 30% Arbeitsunfälle. Der Erstversorgung dieser Patienten kommt für die weitere Behandlung und die Prognose der Heilung eine besondere Bedeutung zu.

Ursachen. Durch länger einwirkende Temperaturen oberhalb von 50 °C wird die Körperoberfläche teilweise oder vollständig zerstört. Neben den lokalen Problemen kommen je nach Fläche der verbrannten Areale und je nach zusätzlichen Verletzungen und Vergiftungen weitere Gefahren auf den Patienten zu. Auch Tage nach dem Ereignis kann sich noch eine lebensbedrohliche Situation einstellen, die unter dem Begriff *Verbrennungskrankheit* bekannt geworden ist. Ursachen für thermische Schäden können sein:

- Feuer, heiße Gegenstände,
- heiße oder siedende Flüssigkeiten (Verbrühungen),
- Strahlungsenergie,
- mechanische Reibung,
- elektrischer Strom.

Aufgrund dieser Ursachen kommt es zu unterschiedlichen Auswirkungen im menschlichen Körper. Entscheidend für die Einteilung ist hier die Temperatur, die in der Haut (intrakutan) erreicht wird. Kurzfristige intrakutane Temperaturen unter 100 °C entstehen bei Verbrühungen. Im Gegensatz dazu betragen die intrakutanen Temperaturen bei Verbrennungen über 100 °C.

Gefahren. Durch die hohen Temperaturen werden unterschiedliche pathophysiologische Mechanismen in Gang gesetzt, die eine Zerstörung der Haut mit Gewebe-,

Gefäß- und Nervenschäden und einen mehr oder weniger ausgeprägten Flüssigkeitsverlust bedingen. Zusätzlich können bei direkter Hitzeeinwirkung auf die Atmungsorgane Atemstörungen (Inhalationstrauma) auftreten.

Die Auswirkungen des Verbrennungstraumas auf den Organismus kann man im Wesentlichen in zwei Phasen untergliedern:

- Frühphase: Verbrennungsschock
- Spätphase: Verbrennungskrankheit.

Die Verbrennungskrankheit gilt heute im Sinne eines Sekundärschadens als Haupttodesursache bei Verbrennungen. Sie ist gekennzeichnet durch das gleichzeitige Versagen mehrerer Organe (Multiorganversagen) sowie Defekte der Immunabwehr (Sepsis).

Die gefürchtetste Komplikation ist die lokale und zentrale Ausschüttung von Gewebshormonen (Kinine, Prostaglandine und Histamin). Die zentrale Freisetzung dieser körpereigenen Stoffe erfolgt aufgrund der lokalen Gewebsschädigung. Hinzu kommt eine erhöhte Durchlässigkeit (Permeabilität) durch Kapillarschäden im Verbrennungsgebiet selbst. Beide Vorgänge führen zur Ausbildung eines Ödems. Eine Verminderung der im Körper zirkulierenden Blutmenge (Hypovolämie) wird dadurch verstärkt, dass erhebliche Mengen an körpereigenem Wasser über die Wundfläche verloren gehen können. Neben diesem Flüssigkeitsverlust kommt es, bedingt durch die Kombination von lokaler und zentraler Wirkung der Gewebshormone auf die Gefäße, zum Austritt von Elektrolyten und Eiweißen (Proteinen) in das die Gefäße umgebende Gewebe. Die ausgetretenen Proteine ziehen weitere Flüssigkeit aus dem Gefäßsystem ab. Auf diese Weise entwickelt sich eine Hypovolämie mit Hypotonie und Störungen der Blutzirkulation im Bereich der Kapillaren. Dabei wirken die Bereiche der körpereigenen (endogenen) Katecholaminausschüttung als neurogene Komponente und die Entwicklung einer metabolischen Azidose (Übersäuerung) aufgrund der Mikrozirkulationsstörungen als toxische Komponente auf die Verbrennungskrankheit hin. Eine frühzeitige Unterbrechung dieses für den Patienten häufig tödlich endenden Ablaufs ist eines der Ziele der Verbrennungstherapie.

Symptome. Das Ausmaß des Gewebeschadens ist abhängig von der Tiefe der Verbrennung und von ihrer Ausdehnung. Bei der Bestimmung des Verbrennungsgrades gibt es unterschiedliche Kriterien, die bei einer Untersuchung des Patienten bedacht werden sollten. Tabelle 4 gibt einen Überblick über einfache Erkennungsmerkmale der jeweiligen Verbrennungsgrade.

Bei Temperaturen im Bereich um 45 °C kommt es zu Hautrötungen (Grad I), im Bereich zwischen 45 °C und 55 °C zur Blasenbildung. Blasen entstehen durch das Auseinanderweichen der unterschiedlichen Schichten der Haut und durch die Verlagerung von Wasser (Grad II a/b). Oberhalb von 55 °C lösen sich die Strukturen des Eiweißes in der betreffenden Körperregion auf und es kommt zum Absterben von

Tab. 4 - Verbrennungsgrade

Stufe	Hautabschnitt	Erkennungsmerkmale
Grad I	epidermal	Rötung, Schmerz, Spannungsgefühl
Grad II a	oberflächlich dermal	Rötung, starke Schmerzen, Blasenbildung, gute Durchblutung der Wunde
Grad II b	tiefer gehend dermal	Blässe, geplatzte oder prall gefüllte Blasen, mäßige Schmerzen, schlecht durchblutete Wunde
Grad III	subdermal, alle Abschnitte betroffen	weiß, bräunliche Hautfarbe, keine Durchblutung der Wunde, keine Schmerzempfindung
Grad IV	zusätzliches Gewebe	Verkohlung von Haut und Gewebe (Muskeln, Sehnen, Gefäße), keine Schmerzen

Gewebe (Nekrose, Grad III / IV). Neben den genannten Temperaturen kommt auch der Kontaktzeit eine besondere Bedeutung zu. Hiermit ist die Zeit gemeint, die die Hitzequelle hat, Wärmeenergie an die Körperzellen abzugeben.

Neben der Verbrennungstiefe ist auch die Flächenausdehnung entscheidend für die Prognose des Patienten. Die Bestimmung der verbrannten Körperoberfläche erfolgt nach der Neunerregel.

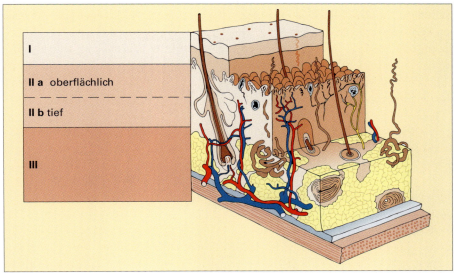

Abb. 4 - Verbrennungstiefen

16 Thermische und chemische Schäden   16.4 Verbrennungen / Verbrühungen

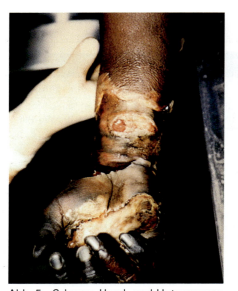

Abb. 5 - Schwere Hand- und Unterarmverbrennung

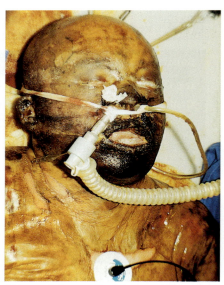

Abb. 6 - Schwere Gesichts- und Rumpfverbrennung mit Inhalationstrauma

Neben der Neunerregel nach *Wallace* zur Berechnung der Körperoberfläche findet auch die Handflächenregel ihre Anwendung. Hierbei entspricht die Patientenhandfläche ca. einem Prozent der Körperoberfläche.

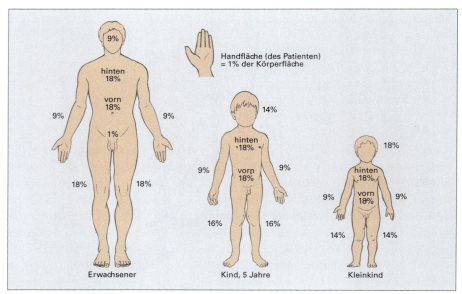

Abb. 7 - Neunerregel bei Verbrennungen

16 Thermische und chemische Schäden   16.4 Verbrennungen / Verbrühungen

Maßnahmen. Die Art der Versorgung von Brandverletzten hängt vom Ausmaß, dem Schweregrad und von eventuellen Begleitverletzungen und -vergiftungen, aber auch vom Alter sowie dem Allgemeinzustand des Patienten vor dem Verbrennungsunfall ab. Die Inhalation von heißen und toxischen Gasen stellt eine Haupttodesursache bei Feuerunfällen dar. Bei längerer Aussetzungszeit (Expositionszeit) und höheren Konzentrationen können Schädigungen der Bronchien oder gar der Lungenbläschen (Alveolen) auftreten. Besonders bei Bränden in geschlossenen Räumen und Ruß im Nasen-Rachen-Raum muss an ein Inhalationstrauma gedacht werden. Daher sollte vor Beginn einer Therapie ein umfassender Status des Patienten erhoben werden, der neben der Kontrolle und Dokumentation der Vitalfunktionen auch eine Ganzkörper-Untersuchung mit dem Ziel der Erkennung weiterer Verletzungen enthält.

Elementarmaßnahmen: Sollte der Patient ein Inhalationstrauma erlitten haben oder unter Atemnot leiden, so ist eine atemerleichternde Lagerung anzustreben. Bei unzureichendem Atemminutenvolumen wird der Patient assistiert oder kontrolliert beatmet. Sollte der Betroffene eine Schocksymptomatik entwickeln, wird die Schocklage durchgeführt und ein venöser Zugang mit Vollelektrolytlösung angelegt.

Standardmaßnahmen: Wichtig bei Verbrennungen, besonders bei Gesichtsverbrennungen und Rauchgas-Vergiftungen (Intoxikationen) ist die frühzeitige Gabe von Sauerstoff. Da gerade bei Rauchgas-Intoxikationen die Werte der Pulsoxymetrie aufgrund der möglichen Verfälschung durch Kohlenmonoxid (CO) nicht als Richtschnur herangezogen werden können, sollte der Patient über eine Inhalationsmaske 10 bis 15 Liter Sauerstoff pro Minute erhalten. Eine weitere Anpassung ist nach dem Beschwerdebild und dem Ausmaß des Verbrennungstraumas vorzunehmen. Eine Schädigung der Alveolen in Form eines sich entwickelnden Lungenödems ist auch Stunden nach dem Trauma möglich.

Wegen des Flüssigkeitsverlusts durch die Schädigung der Körperoberfläche benötigen Patienten ab einer verbrannten Körperoberfläche von 10% (Kinder > 5%) eine externe Volumenzufuhr. Grundsätzlich sollten bei jedem schwer Brandverletzten periphervenöse Zugänge zum Einsatz kommen. Neben der psychischen Betreuung müssen die Vitalparameter kontrolliert und dokumentiert werden, um so die Entwicklung des Patientenzustands genau verfolgen zu können.

Spezielle Maßnahmen: Da die menschliche Haut die aufgenommene Wärme nur verlangsamt wieder an die Umgebung abgeben kann, kommt es auch nach Beendigung der direkten Hitzeeinwirkung zu einer weiteren Vermehrung der geschädigten Strukturen. Daher kommt der Kühlung der verbrannten Körperoberfläche mit handwarmem Wasser nur in der akuten Phase eine entscheidende Bedeutung bei der Vermeidung des „Nachbrennens" zu. Zudem wird eine Kühlung zur Schmerzlinderung durchgeführt. Beachtet werden muss bei der Kaltwasser-Anwendung die Gefahr der Unterkühlung des Patienten, die besonders bei kleinen Kindern und bei narkotisierten Patienten schnell eintreten kann. Spätestens bei einsetzendem Kältezittern ist die Kühlbehandlung abzubrechen. Ein weiterer positiver Effekt der Kühlung ist die Verminderung der Freisetzung bestimmter hormonähnlicher Mittlerstoffe (Mediatoren), so dass auch die Ödembildung begrenzt wird.

Die Maßnahmen der Volumentherapie und Analgesie können parallel durchgeführt werden. Bei Verbrennungen der Grade II und III wird eine Wundabdeckung mit keimarmen, trockenen Tüchern oder Metalline-Folien durchgeführt. Beachtet werden sollte die Gefahr der Hitzestauung unter Metalline-Folien. Ebenso kommen spezielle Wundversorgungsmaterialien wie das Burnpac zum Einsatz. Dieses System verhindert ein Verkleben von Wundsekreten mit dem sterilen Verband.

Bei der Verwendung des Burnpac besteht eine Unterkühlungsgefahr für den Patienten, falls dieser in ein massiv gewässertes System gelagert und darin transportiert wird. Als aktuelle Empfehlung ist daher die Umlagerung des nach der Kühlung feuchten Patienten in ein trockenes Burnpac anzusehen. Dies gilt für Patienten mit großflächigen Verbrennungen. Kleinere, lokale Verbrennungen können mit einer kühlen, feuchten Burnpac-Auflage versorgt werden. Die lokale Therapie mit Salben und Pudern ist zu unterlassen, wie auch die direkte Anwendung von Eis oder Eiswasser.

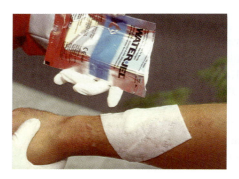
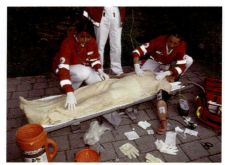

Abb. 8 - Einsatz von Water Jel® am Arm   Abb. 9 - Einsatz einer Water Jel® Decke

Im Vordergrund der medikamentösen Therapie steht neben der oben genannten Volumensubstitution eine ausreichende Schmerzbekämpfung (Analgesie) und Beruhigung (Sedierung) des Patienten.

Beim Inhalationstrauma kann eine Störung des pulmonalen Gasaustausches oder eine mechanische Atemwegsbehinderung auftreten; der Notarzt ist nachzufordern.

Das *Transportziel* wird durch das Verletzungsmuster des Patienten bestimmt. Die Therapie von Zusatzverletzungen wie Schädel-Hirn-Trauma oder Thoraxtrauma hat eine höhere Priorität als die Versorgung der Verbrennungen. Ein Transport muss bei solchen Notfällen in die nächste aufnahmebereite Klinik mit den entsprechenden Abteilungen erfolgen. Um Koordinationsprobleme und damit Zeitverlust zu vermeiden, besteht die Möglichkeit über die Rotkreuz-Leitstelle Mödling nationale Ressourcen für Verbrennungsbetten abzufragen. Als zusätzliche Ressourcen stehen in Deutschland spezielle Verbrennungszentren zur Verfügung. Freie Bettenkapazitäten sind unter folgenden Adressen zu erfragen.

Zentrale Auskunfts-/Anlaufstelle für die Vermittlung von schwer Brandverletzten
Mödling: Tel.: 0 22 36 / 4 44 99

16.5 Kälteschäden

Auch bei den Kälteschäden unterscheidet man lokale von zentralen Problemen. Die lokalen Schäden werden als Erfrierungen bezeichnet, die an unterschiedlichen Körperstellen auftreten können. Auch die Erfrierungen werden in unterschiedliche Schweregrade eingeteilt. Neben diesen lokalen Schäden kann es aufgrund von Kälteeinwirkung auch zu einer generalisierten Absenkung der Körperkerntemperatur kommen. Diesen Zustand nennt man Unterkühlung.

16.5.1 Unterkühlung

Ursachen. Als Unterkühlung werden Krankheitsbilder bezeichnet, bei denen es zum Absinken der Körperkerntemperatur unter 35 °C kommt. Hierbei steht die Temperaturabgabe in einem Missverhältnis zur Wärmebildung, wobei die Temperaturabgabe überwiegt. Als mögliche Ursachen kommen Stürze in kaltes Wasser, der Aufenthalt in windiger Umgebung ohne entsprechende Bekleidung oder unzweckmäßige Bekleidung bei tiefen Außentemperaturen in Frage. Ebenso sind Unterkühlungen trotz ausreichender und angemessener Kleidung bei Patienten, die in Skigebieten verunfallen und sich aufgrund einer Verletzung nicht mehr bewegen können, möglich. Verstärkt werden Unterkühlungsprozesse durch den Genuss von Alkohol. Der Patient nimmt die veränderten Temperaturen nicht wahr und kühlt aufgrund der durch den Alkohol gesteigerten Hautdurchblutung schneller aus. Unterkühlungen können zu allen Jahreszeiten auftreten.

Gefahren. Durch ein Absinken der Körperkerntemperatur wird der enge Sollwertbereich des menschlichen Körpers verlassen. Stehen zunächst nur Unwohlsein, Kältegefühl und Muskelzittern im Vordergrund, kann es bei Kerntemperaturen unterhalb von 28 °C zu Herzrhythmusstörungen bis zum Kammerflimmern kommen. Im Zusammenhang mit der Rettung und der Lagerung des Patienten sind daher alle Maßnahmen zu vermeiden, die eine weitere Senkung der Körperkerntemperatur hervorrufen würden. Abbildung 2 (vgl. Kap. 16.2) stellt die unterschiedliche Verteilung der Körpertemperaturen dar. Hierbei sind besonders die Unterschiede zwischen der relativ lange konstanten Kerntemperatur und der rasch absinkenden Schalentemperatur zu beachten.

Tab. 5 - Symptome bei Unterkühlung - Abwehrstadium

Überprüfen	Erkennen
Bewusstsein	wach
Atmung	schnell und tief
Puls	schnell (Tachykardie)
Blutdruck	erhöht (Hypertonie)
Körperkerntemperatur	34 - 35 °C
Blutzucker	normal (70 - 120 mg/dl) bis erhöht

Gefürchtet ist vor allem der so genannte Bergungstod, der vor allem bei Ski- und Wasserunfällen vorkommt. Bei der Rettung wird hier der Patient aus der horizontalen Position aufgerichtet, wodurch es zu einer raschen Umverteilung des kalten Schalenblutes in den Körperkern kommt. Auch die passive Bewegung und das Reiben der Extremitäten des Patienten kann in diesem Zusammenhang gefährlich werden, wenn die Unterkühlung bereits fortgeschritten ist.

Symptome. Bei der Einteilung der Symptome wird unterschieden zwischen

- Abwehrstadium   Körperkerntemperatur zwischen 34 und 25 °C
- Erschöpfungsstadium   Körperkerntemperatur zwischen 31 und 33 °C
- Lähmungsstadium   Körperkerntemperatur zwischen 27 und 30 °C
- Scheintod   Körperkerntemperatur unterhalb von 27 °C.

Nachdem der Körper die sinkende Kerntemperatur registriert hat, steuert er im *Abwehrstadium* durch eine gesteigerte Wärmebildung und eine verminderte Wärmeabgabe gegen. Die gesteigerte Wärmebildung wird durch vermehrte Bewegung und

Tab. 6 - Symptome bei Unterkühlung - Erschöpfungsstadium

Überprüfen	Erkennen
Bewusstsein	schläfrig, verwirrt, Halluzinationen
Atmung	langsam, flach
Puls	langsam (Bradykardie), Rhythmusstörungen möglich
Blutdruck	vermindert (Hypotonie)
Körperkerntemperatur	31 - 33 °C
Blutzucker	normal (70 - 120 mg/dl) bis vermindert

Kältezittern, die verminderte Wärmeabgabe durch eine Verengung der Hautgefäße erreicht. Dies wird durch eine Stimulation des sympathischen Anteils des vegetativen Nervensystems erreicht.

Bei weiter sinkender Körperkerntemperatur, im *Erschöpfungsstadium*, vermindert sich die Wirkung des Sympathikus. Wie der Name dieses Zustands bereits aussagt, sind körpereigene Reserven zu einem großen Teil aufgebraucht. Dieses Stadium stellt zusätzlich den Übergang in eine akut lebensbedrohliche Situation dar.

Tab. 7 - Symptome bei Unterkühlung - Lähmungsstadium

Überprüfen	Erkennen
Bewusstsein	komatös
Atmung	extrem verlangsamt (AF < 6)
Puls	sehr langsam (< 30 Schläge/min), Kammerflimmern und Asystolie möglich
Blutdruck	erniedrigt (Hypotonie)
Körperkerntemperatur	27 - 30 °C
Blutzucker	normal (70 - 120 mg/dl) bis erniedrigt

Bei weiterer Kälteeinwirkung oder aber durch unsachgemäße Rettung kann es zu einer weiteren Verschlechterung der Vitalparameter des Patienten kommen. Bei Temperaturen unterhalb von 30 °C, im *Lähmungsstadium*, kommt es zu extremer Bradykardie und eventuell zu Rhythmusstörungen (Kammerflimmern, Asystolie).

Bei Temperaturen unterhalb von 27 °C ist das menschliche Leben nur noch sehr eingeschränkt möglich (Vita minima, „*Scheintod*"). Die Vitalparameter sind kaum noch messbar. Es zeigt sich zunehmend das Bild eines Kreislaufstillstands.

Tab. 8 - Symptome bei Unterkühlung - Scheintod

Überprüfen	Erkennen
Bewusstsein	komatös, reflexlos
Atmung	extrem vermindert bis Apnoe
Puls	extrem langsam bis Asystolie
Blutdruck	extrem erniedrigt (Hypotonie) bis nicht mehr messbar
Körperkerntemperatur	unter 27 °C
Blutzucker	normal (70 - 120 mg/dl) bis erniedrigt

Aufgrund immer wieder beschriebener guter Reanimationsergebnisse gerade bei sehr schnell unterkühlten Patienten sind trotz vielleicht scheinbar geringer Aussichten die folgenden Maßnahmen für den Rettungssanitäter wichtig.

Maßnahmen. Je nach Stadium gelten unterschiedliche Maßnahmen. Grundsätzlich gilt bei allen Unterkühlungen der Satz:

> No one is dead until he is warm and dead. Niemand ist tot, bis er *warm* und tot ist.

Elementarmaßnahmen: Sollte ein Herz-Kreislauf-Stillstand bestehen, wird die Reanimation ggf. bis zum Erreichen der Zielklinik durchgeführt. Bei Atemstillstand oder nicht ausreichender Atmung wird der Patient kontrolliert bzw. assistiert beatmet. Ist der Patient bewusstlos, so wird er in die stabile Seitenlage verbracht.

Standardmaßnahmen: Sollte im Rahmen der Elementarmaßnahmen noch keine entsprechende Lagerung durchgeführt worden sein, so wird der Patient flach und ab Stadium zwei zusätzlich immobilisiert gelagert. Es werden 6 bis 8 Liter Sauerstoff pro Minute über Maske appliziert. Ein venöser Zugang mit einer Vollelektrolytlösung ist angezeigt. Des Weiteren werden die Vitalparameter, besonders Blutzucker und Temperatur, permanent kontrolliert und dokumentiert. Die psychische Betreuung des Patienten hat hier einen besonders hohen Stellenwert, um seine körperliche Ruhe zu unterstützen.

Spezielle Maßnahmen: Die Notarztnachforderung ist ab dem Erschöpfungsstadium zwingend erforderlich. Der Patient wird in eine wärmere Umgebung gebracht, von nasser Kleidung befreit und zum Wärmeerhalt in Woll- oder Rettungsdecken eingepackt. Ab diesem Stadium darf weder eine aktive noch eine passive Bewegung erfolgen.

16.5.2 Erfrierungen

Ursachen. Lokale Kälteschäden (Unterkühlungen) werden als Erfrierungen bezeichnet. Hierbei kommt es aufgrund der direkten Kälteeinwirkung zu lokalen Veränderungen, die vornehmlich die Haut betreffen, vor allem an exponierten Körperstellen wie Fingern und Zehen, aber auch Nase und Ohren. Der Körper versucht dem lokalen Temperaturabfall zunächst durch eine verstärkte Durchblutung entgegenzuwirken, wobei die Gefäße weit gestellt bleiben. Bei fortbestehender Kälteeinwirkung kommt es danach rasch zu einer Engstellung der Arterien, das betroffene Gewebe erhält kein warmes Blut mehr. Durch diesen Mechanismus schützt sich der Körper vor einem Temperaturabfall im Körperkern und somit vor einer Unterkühlung. Hierbei werden also quasi lokale Schäden zugunsten des Gesamtorganismus in Kauf genommen.

Gefahren. Lokale Abkühlungen der Haut und des darunter liegenden Gewebes führen zum Teil zu direkten Gewebeschäden mit bleibenden Funktionsausfällen. Häufiger beobachtet man jedoch eine Schädigung durch die mangelnde Sauerstoffversorgung. Durch den verlangsamten Blutfluss kommt es dabei zu thrombotischen Verschlüssen in den abführenden Gefäßen. Darunter versteht man einen Gefäßverschluss infolge von gerinnendem Blut. Ebenfalls durch die Kälteeinwirkung kommt es zu einer veränderten Durchlässigkeit der Gefäßwände mit der Möglichkeit von Flüssigkeitsverschiebungen.

Symptome. Wie die Verbrennungen werden auch Erfrierungen in unterschiedliche Grade eingeteilt. Diese sind in der folgenden Tabelle dargestellt.

Tab. 9 - Erfrierungsgrade

Grad	Beschreibung	Auftreten
I	*bei Kälteeinwirkung:* kalte, blasse Haut, Gefühlsstörungen *bei Erwärmung:* Rötung, Juckreiz, einsetzende Sensibilität	je nach Schutz und einwirkender Temperatur nach Minuten bis Stunden
II	dunkelrote, violette Haut, Blasenbildung, Schmerzen, Schwellung	nach 24 Stunden
III	eisige und gefühllose Blasen nach Wiedererwärmung, blauschwarze Haut	nach 24 - 28 Stunden
IV	Totalvereisung, Zerfall des Gewebes nach Wiederauftauen	direkt oder nach Wiedererwärmung

Maßnahmen.
Elementarmaßnahmen: Diese sind in den meisten Fällen nicht erforderlich, es sei denn, dass die Erfrierung mit einer Unterkühlung einhergeht.
Standardmaßnahmen: Der Patient wird je nach Allgemeinsymptomatik gelagert. Neben der Sauerstoffapplikation wird dem Patienten ein periphervenöser Zugang mit einer angewärmten Ringer-Lösung (500 ml) angelegt. Auch wenn scheinbar keine vitale Bedrohung zu erwarten ist, so müssen dennoch die erhobenen Werte kontrolliert und dokumentiert werden. Die Betreuung spielt bei diesem Notfallbild aufgrund der psychischen Belastung des Erkrankten eine wichtige Rolle.
Spezielle Maßnahmen: Neben dem Transport in eine wärmere Umgebung muss der Patient von nasser Kleidung befreit und die Körperwärme mit Woll- oder Rettungsdecken erhalten werden. Die Patienten werden vor erneuter Kälteexposition geschützt. Es darf keine aktive Wiedererwärmung des betroffenen Areals erfolgen. Das geschädigte Gewebe wird wie jede Wunde versorgt und abgepolstert. Je nach Schmerzbild sollte der Notarzt nachgefordert werden.

16.6 Verätzungen

16.6.1 Allgemeines

Ursachen. Verätzungen durch Säuren, Laugen oder ähnlich aggressive Stoffe geschehen meist versehentlich (akzidentiell). Kinder in der Altersgruppe bis fünf Jahre sind hier am häufigsten betroffen. Selbstmordversuche (Suizid) durch Trinken von Säuren oder Laugen sind eher selten.

Als Aufsehen erregende Sonderfälle wurden Verätzungen beschrieben, die durch „Reinigungseinläufe" mit aggressiven Substanzen (z.B. Desinfektionsmittel) hervorgerufen wurden. Auch werden hin und wieder Arbeitsunfälle beschrieben, bei denen Arbeiter durch Unachtsamkeit in ein Säurebad gefallen sind.

Gefahren. Die *Säure* entzieht dem betroffenen Gewebe Wasser, wodurch rasch Ätzschorf entsteht (Koagulationsnekrose), der kurzfristig ein Eindringen der Säure in tiefere Gewebeschichten verhindert und somit gleichzeitig einen Schutz für das darunter liegende Gewebe darstellt. Der Ätzschorf löst sich jedoch bei weiterer oder erneuter Einwirkung der Säure wieder auf.

Bei Verätzungen mit alkalischen Substanzen *(Laugen)* entsteht kein „schützender" Ätzschorf. Durch die nicht umkehrbare Zerstörung (Denaturierung) von Eiweißen entstehen gallertartige Aufweichungen des Gewebes (Kolliquationsnekrose), die es der Lauge ermöglichen schnell in tiefer gelegene Schichten vorzudringen und in kurzer Zeit erhebliche Schäden anzurichten. Daher ist beim Trinken von Laugen das Risiko eines Durchbruchs (Perforation) von Magen und Speiseröhre (Ösophagus) höher einzuschätzen als bei Säuren.

Neben der lokalen Schädigung des jeweils betroffenen Gewebes kommt es bei der Aufnahme von Säuren oder Laugen in den Körper meist auch zur Entwicklung einer giftigen (toxischen) Komponente, die Organe wie Lunge, Niere und Leber schädigen kann. Weitere Gefahren gehen, vor allem bei Säuren, von den stark ätzenden Dämpfen aus. Einige Säuren sind brennbar und leicht entzündlich!

Die häufigsten Frühkomplikationen bei Verätzungen treten außerhalb der Klinik durch die Beeinträchtigung lebenswichtiger Körperfunktionen (Atmung, Kreislauf, Bewusstsein) auf. Diese Beeinträchtigung ist wiederum begründet in einer Vielzahl pathophysiologischer Abläufe, wie sie auch bei anderen akuten Erkrankungs- und Verletzungsmustern vorkommen. So kann z.B. der unbehandelte starke Schmerz zum Schock führen (vgl. Kap. 2.5).

Schädigt die Säure oder Lauge nach oraler Aufnahme die Magenwand so stark, dass es zum Magendurchbruch kommt, äußert sich dies in der Symptomatik eines akuten Abdomens (vgl. Kap. 14.4.5). Auch hieraus kann schnell ein Schockzustand entstehen.

Erbricht der Patient, ist immer mit dem Eindringen des Erbrochenen in die Luftwege (Aspiration) zu rechnen. Dies ist vor allem dann der Fall, wenn das Bewusstsein des Patienten bereits getrübt und die Schutzreflexe herabgesetzt sind.

Die meisten Komplikationen treten jedoch erst im Laufe der stationären Behandlung auf. Dies spiegelt sich in der oft lang andauernden intensivmedizinischen und interdisziplinären Behandlung wider. Beispielhaft hierfür seien Organversagen, schlecht heilende Wunden, Wundinfektionen und ausgedehnte Narbenbildung mit Beeinträchtigung der Beweglichkeit von Gelenken, zum Teil auch mit Entstellung, genannt.

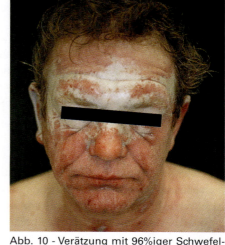
Abb. 10 - Verätzung mit 96%iger Schwefelsäure

Patienten mit größeren inneren oder äußeren Verätzungen müssen in der Akutphase meist mehrfach operiert werden. Aber auch später notwendige kosmetische Operationen wie zum Beispiel die Korrektur von Narben im Gesicht sind nicht selten. Selbst bei kleineren, lokalen Verätzungen treten teilweise erhebliche Folgeschäden auf. So kann eine geringfügige Verätzung der Mundhöhle und der Speiseröhre zu dauerhaften Schluckbeschwerden, eine Verätzung des Auges zum vollständigen Verlust des Sehvermögens auf diesem Auge führen.

<u>Symptome.</u> Die Diagnose Verätzung wird durch die Befragung des Patienten bzw. der anwesenden Personen gestellt (Eigen- bzw. Fremdanamnese). Aufgrund der oft eindrucksvollen Situation sind keine weiteren Maßnahmen zur Erhärtung der Diagnose notwendig - sie würden darüber hinaus einen wesentlichen Zeitverlust bei den möglichst rasch einzuleitenden therapeutischen Maßnahmen bedeuten. Das Ausmaß und die Intensität der Symptome sind abhängig von:

- dem Alter und der körperlichen Verfassung (Allgemeinzustand) des Patienten,
- der betroffenen Körperoberfläche (in %, analog zu Verbrennungen),
- der Lokalisation / Körperregion (z.B. Auge, Magen),
- der Art, Konzentration und Menge der ätzenden Substanz,
- der Einwirkzeit.

Die häufigsten Symptome, unabhängig davon, ob es sich um eine Säure oder Lauge gehandelt hat, sind brennender Schmerz und sichtbare Ätzspuren. In leichteren Fällen treten lediglich Hautrötungen (z.B. am Mund) auf.

Darüber hinaus können allgemeine Symptome wie Schock (Kaltschweißigkeit, Pulsanstieg, Blutdruckabfall, Bewusstseinsstörungen, Bewusstlosigkeit), Atemnot und Schluckbeschwerden auftreten.

> Bei fehlenden Symptomen (z.B. Ätzspuren im Mund), aber klarer Anamnese darf zunächst nicht an einer tatsächlichen Aufnahme von ätzenden Substanzen gezweifelt werden, da die Symptome bei weniger stark wirkenden Substanzen oder geringer Konzentration erst nach einer gewissen Zeit auftreten können. Abwarten hieße hier wertvolle Zeit zu verschwenden.

Maßnahmen.
Elementarmaßnahmen: Bewusstlose Patienten werden immer in stabiler Seitenlage gelagert. Eine frühzeitige Intubation durch den Notarzt ist angezeigt. Bei nicht ausreichendem Atemminutenvolumen muss der Patient mit dem Beatmungsbeutel assistiert oder kontrolliert beatmet werden. Je nach Ausmaß der Schädigung und dem Zustand des Patienten ist ein venöser Zugang und die Infusion kristalloider Lösungen zur Kreislaufstabilisierung angezeigt (indiziert).

Standardmaßnahmen: Für die Lagerung der Patienten mit innerlichen bzw. äußerlichen Verätzungen und erhaltenem Bewusstsein kann keine allgemein verbindliche Empfehlung ausgesprochen werden. Diese Patienten nehmen meist eine Position ein, die sie selbst als angenehm empfinden. Die kontinuierliche Überwachung der Lebensfunktionen (Vitalfunktionen = Atmung, Puls, Blutdruck, Bewusstsein) und die vollständige Dokumentation aller festgestellten Werte ist ebenso selbstverständlich wie die Verabreichung von Sauerstoff (6 - 8 l/min). Da bei Verätzungsunfällen sehr häufig Kinder betroffen sind und sowohl die Eltern als auch das Kind selbst erregt sind, sollte betont ruhig und sachlich, aber dennoch rasch vorgegangen werden. Sofern es die Umstände erlauben, sollte zumindest ein Elternteil das Kind in die Klinik begleiten. Dieses kann dem aufnehmenden Team in der Klinik unter Umständen weitere wichtige Hinweise zur allgemeinen und speziellen Krankengeschichte (Anamnese) des Kindes geben, die die weitere Therapie wesentlich beeinflussen können. Wurde im Rahmen der Elementarmaßnahmen kein venöser Zugang gelegt, sollte diese Maßnahme jetzt grundsätzlich durchgeführt werden.

Spezielle Maßnahmen: Ist der Patient bei Bewusstsein, so wird er aufgefordert, die Mundhöhle mit Wasser zu spülen. Auf keinen Fall darf Erbrechen ausgelöst werden, da es hierbei zu einem erneuten Kontakt und zu einer nochmaligen Schädigung des bereits vorgeschädigten Gewebes (Speiseröhre, Mund) kommt. Bei äußeren Verätzungen ist es empfehlenswert, dass die ätzende Substanz zunächst mit saugfähigen Tüchern oder Verbandmaterial abgetupft wird. Danach ist ebenfalls mit reichlich Flüssigkeit zu spülen. Hierbei ist besonders darauf zu achten, dass die Spülflüssigkeit frei ablaufen kann und nicht mit anderen Körperabschnitten in Berührung kommt. Danach ist die Wunde steril zu bedecken. Verunreinigte (kontaminierte) Kleidung ist zu entfernen.

Vom Notarzt sollte eine Schmerztherapie (Analgesie) eingeleitet werden. Häufig ist eine zusätzliche medikamentöse Ruhigstellung (Sedierung) des Patienten erforderlich. Gegebenenfalls sind weitere kreislaufstabilisierende Maßnahmen (z.B. Volumentherapie) durchzuführen. Die spezielle, auf die Substanz selbst abgestimmte Therapie muss stets vor Ort entschieden werden. Hilfreiche Hinweise können hierbei aus so genannten Betriebsanweisungen entnommen, oder es kann direkter Kontakt mit den einschlägigen Vergiftungszentralen aufgenommen werden.

16.6.2 Häufige Sonderformen von Verätzungen

16.6.2.1 Inhalation ätzender Substanzen

Neben dem Kontakt mit der Körperoberfläche und dem Trinken von ätzenden Substanzen können Verätzungen auch durch Einatmen (Inhalation) ausgelöst werden. Vor allem hochprozentige Säuren entwickeln stark ätzende Dämpfe und führen bei einer Einatmung zur Schädigung der oberen und unteren Luftwege. Auch hier können die Auswirkungen von einer lokal umschriebenen Reaktion über die Ausbildung einer Wasseransammlung in der Lunge (Lungenödem) bis zum Tode des Patienten reichen. Die in diesem Falle einzuleitenden Maßnahmen entsprechen denen beim Inhalationstrauma (vgl. Kap. 16.4).

16.6.2.2 Verätzungen mit ungelöschtem Kalk

Bei Verätzungen mit ungelöschtem Kalk darf nicht gespült werden, da dieser durch das Zuführen von Flüssigkeit erst aktiviert wird. Durch diesen Oxidationsprozess, bei dem Temperaturen bis zu 100 °C entstehen, können neben der Ätzwirkung zusätzliche Verbrennungen verursacht werden. Es empfiehlt sich eine mechanische Reinigung bzw. Entfernung der Substanz (Wattestäbchen, sauberes Taschentuch, Verbandstoff).

> Jede Einrichtung, in der mit gefährlichen Substanzen (zu denen auch Säuren und Laugen gehören) gearbeitet wird oder in der solche Substanzen gelagert werden, ist verpflichtet so genannte Betriebsanweisungen zugänglich bereitzuhalten. Aus diesen Betriebsanweisungen können sowohl Erste-Hilfe-Maßnahmen als auch konkrete Hinweise für die spezielle Behandlung entnommen werden. Es ist daher für das Rettungsteam hilfreich, bei Verätzungen oder sonstigen Unfällen mit gefährlichen Gütern immer nach diesen Betriebsanweisungen zu fragen und diese mit in die Zielklinik zu nehmen.

17   Geburtshilfe und Gynäkologie

17 Geburtshilfe und Gynäkologie   17.1 Die weiblichen Geschlechtsorgane

C. Rauen,
J. Klötsch
Pate:
B. Hüneke

Gynäkologische Notfälle und die Hilfestellung bei einer Geburt sind im Rettungsdienst seltene Ereignisse. Dennoch sollten die Mitarbeiter in solchen Situationen Kenntnisse über die Anatomie und Physiologie der weiblichen Geburtsorgane und den eigentlichen Geburtsvorgang besitzen. Ferner müssen Basismaßnahmen bei gynäkologischen Notfällen durchgeführt werden können. Dieses Kapitel soll einen Einblick geben, was in speziellen Situationen vom Rettungsdienst gefordert wird.

17.1 Anatomie und Physiologie der weiblichen Geschlechtsorgane

Die weiblichen Geschlechtsorgane bestehen aus:

— paarig angelegten Eierstöcken (Ovarien),
— ebenso paarig angelegten Eileitern (Tuben),
— der Gebärmutter (Uterus),
— der Scheide (Vagina),
— kleinen und großen Schamlippen (Vulva).

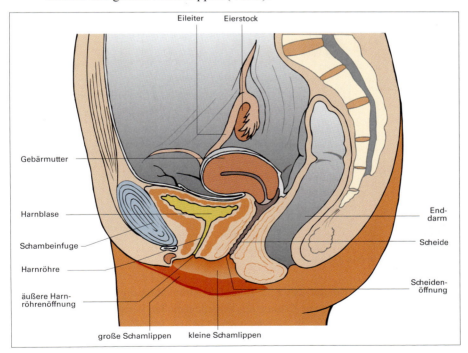

Abb. 1 - Die weiblichen Geschlechtsorgane, Seitenansicht

17 Geburtshilfe und Gynäkologie   17.1 Die weiblichen Geschlechtsorgane

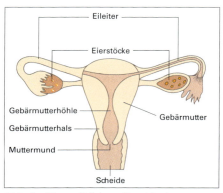

Abb. 2 - Die weiblichen Geschlechtsorgane, Aufsicht

Eierstöcke, Eileiter und die dazugehörigen Bänder fasst man unter dem Begriff *Adnexe* zusammen. Die Gebärmutter besteht aus einem Gebärmutterkörper (Corpus uteri) sowie dem Gebärmutterhals (Zervix), die jeweils mit einer Schleimhaut ausgestattet sind. Die genannten Organe sowie die Vagina werden zum *inneren Genitale* gezählt, die großen und kleinen Schamlippen fasst man unter dem Begriff *äußeres Genitale* zusammen. Die weiblichen Geschlechtsorgane werden durch ein gut ausgestattetes Gefäßsystem versorgt. Kommt es zu Gewebsschädigungen zum Beispiel durch Verletzungen, eine Schwangerschaft außerhalb der Gebärmutter (extrauterine Gravidität) oder durch spontane bzw. verletzungsbedingte Gewebs- bzw. Organzerreißungen (Rupturen), kann dies zu lebensbedrohlichen Blutungen innerhalb des Bauchraumes führen.

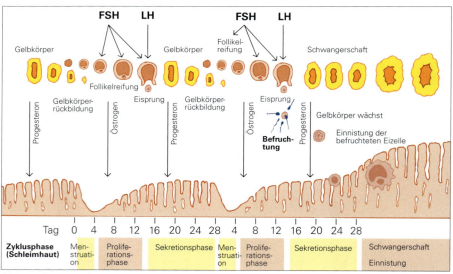

Abb. 3 - Der weibliche Zyklus

Der weibliche *Zyklus* dauert etwa 28 Tage. Die Monatsblutung (Menstruation) markiert den Beginn eines neuen Zyklus, der folgendermaßen verläuft:

In den ersten 10 bis 14 Tagen (der erste Tag des Zyklus ist der erste Tag der Menstruation) reift in einem der beiden Eierstöcke ein Ei heran. In dieser Zeit wird vermehrt ein weibliches Geschlechtshormon (Östrogen) gebildet. Aus dem vorerst ca.

0,1 mm kleinen Eifollikel (Ei mit Hülle) erwächst ein bis zu 2 cm großer Follikel, der sich etwa in der Mitte des Zyklus spontan öffnet und das Ei freisetzt. Man spricht hier vom so genannten Eisprung (Ovulation). Nach der Ovulation entwickelt sich aus diesem Follikel der so genannte Gelbkörper (Corpus luteum), der das Gelbkörperhormon (Progesteron) bildet. Dieses verändert die Gebärmutterschleimhaut dahingehend, die eventuelle Einnistung einer befruchteten Eizelle zu ermöglichen. Wird die Eizelle nicht befruchtet, versiegt die Progesteron-Produktion und es kommt zum Abstoßen der Gebärmutterschleimhaut in der Menstruation.

17.2 Die Schwangerschaft

Etwa in der Mitte des weiblichen Zyklus platzt der im Eierstock herangereifte Eifollikel und entlässt eine kleine Eizelle in das trichterförmige Ende des Eileiters, wo sie für ca. 8 bis 12 Stunden befruchtungsbereit ist. Nach der Befruchtung wandert die Eizelle im Verlauf von vier bis sechs Tagen in die Gebärmutterhöhle, um sich dort in der Gebärmutterschleimhaut einzunisten. Diese Einnistung (Nidation) kann an verschiedenen Stellen stattfinden.

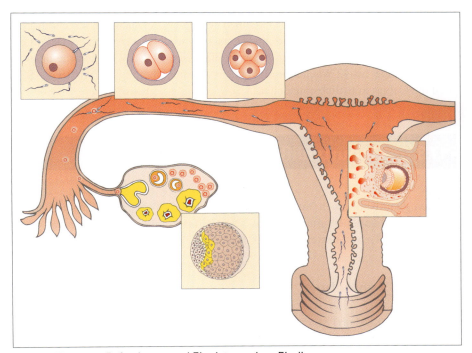

Abb. 4 - Eisprung, Befruchtung und Einnistung einer Eizelle

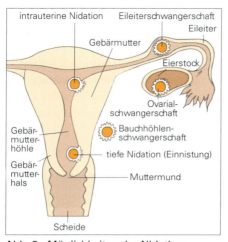

Abb. 5 - Möglichkeiten der Nidation

Nach diesem Vorgang gibt die sich entwickelnde Plazenta ein Hormon (HCG = Human Chorionic Gonadotropine) in die mütterliche Blutbahn ab. Dieses ist entweder im Urin oder im Blut nachweisbar. Die Frucht wird vom Tage der Befruchtung an bis zur 12. Schwangerschaftswoche als Embryo, danach als Fetus bezeichnet.

Mit dem Heranwachsen der Frucht lässt sich diese ab der 20. Schwangerschaftswoche (SSW) durch die Bauchdecke ertasten. Zwischen der 18. und 20. SSW sind erstmals Kindsbewegungen zu spüren. Die Untersuchung mittels Ultraschall ermöglicht eine frühe Bestimmung der Anzahl der Embryonen, deren Alter und Größe. Auch Fehlbildungen können frühestmöglich erkannt werden. Das Abhören (Auskultieren) der Herztöne des Embryos ist mit einem normalen Stethoskop kaum möglich. Hierzu verwendet man ein spezielles Hörrohr bzw. nimmt die Registrierung mit dem Ultraschallgerät vor.

Eine normale Schwangerschaft (Gravidität) dauert ca. 38 bis 42 Wochen. Als Beginn einer Schwangerschaft bezeichnet man den ersten Tag nach der Sekretionsphase (vgl. Abb. 3). Nach ca. 38 bis 42 Schwangerschaftswochen setzt dann die Geburt ein. Von einer Frühgeburt spricht man bis zur vollendeten 37. SSW. Dauert die Schwangerschaft länger als 42 Wochen, spricht man von einer Übertragung. Ab der 42. SSW wird die Geburt künstlich eingeleitet.

17.3 Geburtshilfliche Notfälle

Bei den geburtshilflichen Notfällen wird zwischen Schwangerschaftsnotfällen und Geburtskomplikationen unterschieden. Die Geburtskomplikationen werden im Anschluss an die Geburt besprochen (vgl. Kap. 17.4.3).

17.3.1 Fehlgeburt

Als Fehlgeburt (Abort) bezeichnet man die ungewollte Beendigung einer bestehenden Schwangerschaft. Hauptmerkmal einer Fehlgeburt ist die Blutung aus der Scheide, häufig von wehenartigen Schmerzen begleitet.

Ursachen. In den meisten Fällen kommt es zum Absterben der Frucht, welche dann nach einigen Tagen durch Zusammenziehbewegungen der Gebärmutter (Kontraktionen des Uterus), die den Muttermund öffnen, ausgestoßen wird.

Gefahren. Bei einer Fehlgeburt kann es zu einem erheblichen Blutverlust kommen, durch den die Patientin akut gefährdet ist.

Symptome.

- Wehenartige Schmerzen,
- Blutungen aus der Scheide,
- eventuell brettharte Bauchdecke durch Muskelkontraktionen.

Maßnahmen.
Elementarmaßnahmen: Es wird bei diesem Notfallbild selten zu lebensbedrohlichen Komplikationen kommen. Sollte dies doch der Fall sein, müssen die vitalen Funktionen der Patientin gesichert werden (vgl. Kap. 13).
   Standardmaßnahmen: Die Patientin sollte in die Fritsch-Lagerung (vgl. Abb. 10) gebracht werden, um eventuell austretendes Blut rechtzeitig erkennen zu können. Über Nasensonde oder Maske sollen 6-8 l/min Sauerstoff appliziert werden. Für die Volumensubstitution ist ein venöser Zugang zu legen. Wichtig sind Überwachung, Dokumentation und psychische Betreuung.
   Spezielle Maßnahmen: Gegebenenfalls sind eine Wärmeerhaltung und das Nachfordern des Notarztes erforderlich. Die Patientin wird in eine Klinik gebracht.

17.3.2   Eileiterschwangerschaft

Normalerweise nistet sich ein befruchtetes Ei in der Gebärmutterhöhle (intrauterin) ein. Kommt es zu einer Einnistung außerhalb des Uterus, so spricht man von einer extrauterinen Gravidität (EU). Meist kommt diese Einnistung im Eileiter vor, sie kann aber auch in der freien Bauchhöhle oder an einem der Eierstöcke stattfinden (vgl. Abb. 5). Die Symptome und Gefahren sind denen der EU im Eileiter gleich.

Ursachen. Das Ei wird auf dem Weg vom Eierstock zur Gebärmutter im Eileiter befruchtet. Ist jetzt der Weitertransport in die Gebärmutter durch Verwachsungen oder andere Umstände behindert, versucht die Eizelle sich in der Schleimhaut des Eileiters einzunisten. Die Frucht reift dann 2 bis 3 Wochen im Eileiter heran. Reißt der Eileiter unter dem Druck der wachsenden Frucht, kann es zu schweren Blutungen in die Bauchhöhle kommen. Es besteht die massive Gefahr eines Volumenmangelschocks.

Symptome. Eine extrauterine Gravidität zählt zum Formenkreis des akuten Abdomens (vgl. Kap. 14.4.2). Zu den Symptomen gehören:

- vaginale Schmierblutungen,
- Reizung des Bauchfells (Peritonitis) durch Eintritt des Blutes in die Bauchhöhle,
- Schocksymptomatik,
- durch Befragung nach der Vorgeschichte (anamnestisch) festgestellte Möglichkeit einer Schwangerschaft.

Gefahren. Die größte Gefahr besteht in der Ausbildung eines Volumenmangelschocks (hypovolämischer Schock) aufgrund der großen Blutverluste.

Maßnahmen.
Elementarmaßnahmen: Sollte eine Störung der vitalen Funktionen vorliegen, müssen diese gesichert werden (vgl. Kap. 13).
Standardmaßnahmen: Es ist eine Flachlagerung, eventuell mit angewinkelten Beinen, anzustreben. Alternativ kann die von der Patientin angenommene Schonhaltung unterstützt werden. Über Nasensonde oder Maske sollen 6-8 l/min Sauerstoff appliziert werden. Für die Volumensubstitution ist ein venöser Zugang zu legen, wobei eine vorherige Blutentnahme zur Kreuzblutbestimmung vorangegangen sein sollte. Wichtig sind Überwachung, Dokumentation und psychische Betreuung.
Spezielle Maßnahmen: Gegebenenfalls muss die Wärme erhalten und der Notarzt nachalarmiert werden. Dieser kann, sofern notwendig, eine Schmerzbekämpfung mit Medikamenten durchführen. Ein Krankenhaus mit geburtshilflicher Abteilung ist vorzuverständigen. Dort wird dann ein operativer Eingriff vorgenommen, wobei es notwendig werden kann, den betroffenen Eileiter oder Eierstock zu entfernen.

17.3.3 Fruchtwasserabgang

Der Fetus „schwimmt" in einer sterilen Flüssigkeit, dem Fruchtwasser, das sich in der Fruchtblase befindet. Die Fruchtblase bleibt bis zum Einsetzen der Geburt intakt und schützt die Flüssigkeit - und somit auch das Kind - vor einer Besiedelung mit krankheitserregenden (pathogenen) Keimen.

Ursachen. Häufig ist eine bakterielle Infektion (z.B. Harnwegsinfekt) Ursache für einen frühzeitigen Blasensprung. Meist kommt es aber ohne ersichtlichen Grund zum frühzeitigen Fruchtwasserabgang.

Gefahren. Durch die Eröffnung der Fruchthöhle kann es zu einer Keimbesiedelung kommen. Zudem besteht die Gefahr, dass sich die Nabelschnur vor den Fetus schiebt und so abgedrückt wird (Nabelschnurvorfall). Dies würde zu einer Sauerstoffminderversorgung des Ungeborenen führen.

Symptome. Die Patientin wird Hinweise auf einen Fruchtwasserabgang geben. Das Fruchtwasser ist eine helle Flüssigkeit mit weißen „Käseschmiere-Flöckchen".

Maßnahmen. Von einer vitalen Bedrohung der Patientin muss nicht ausgegangen werden. Das Vorgehen nach Standardmaßnahmen ist ausreichend.
Standardmaßnahmen: Lagerung: Die Patientin sollte in Linksseitenlage mit Beckenhochlagerung gebracht werden. Das Legen eines venösen Zugangs und die Sauerstoffgabe wird man vom Zustand der Patientin abhängig machen müssen. Es erfolgen Überwachung, Dokumentation und psychische Betreuung.
Spezielle Maßnahmen: Bei einem Fruchtwasserabgang kann davon ausgegangen werden, dass keine speziellen Maßnahmen außer der Wärmeerhaltung notwendig werden. Die Patientin wird in die Klinik verbracht.

17.3.4 Vorzeitige Plazentalösung

Eine besonders gefürchtete Notfallsituation ist die vorzeitige Plazentalösung. Hierbei löst sich der Mutterkuchen (Plazenta) von der Gebärmutterwand ab, bevor das Kind geboren wurde. Es bildet sich ein Bluterguss zwischen Mutterkuchen und Uteruswand, das so genannte retroplazentare Hämatom. Dieses löst eventuell den Mutterkuchen weiter ab und führt so zur Abstoßung der Plazenta.

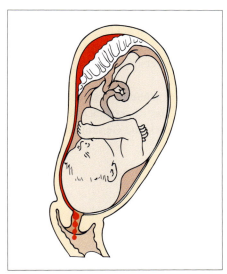

Abb. 6 - Vorzeitige Plazentalösung

Ursachen. Bei schwangeren Frauen kann eine frühzeitige Plazentalösung durch erhöhte Blutdruckwerte (RR_{sys} > 160 mmHg, RR_{dia} > 95 mmHg: Hypertonie während der Schwangerschaft), so genannte Gestosen (Schwangerschaftserkrankungen, zum Beispiel EPH-Gestose, vgl. Kap. 17.3.7) oder Bauchtraumen durch Stürze oder Verkehrsunfälle verursacht werden. Daher sollten alle schwangeren Frauen nach einem Unfallereignis von einem Gynäkologen untersucht werden. In vielen Fällen ist die Ursache für eine frühzeitige Plazentalösung jedoch nicht erkennbar.

Gefahren. Die große Gefahr für den Fetus besteht darin, dass durch die Ablösung der Plazenta die Versorgungsfläche des Fetus vermindert ist. Denn bei Fortschreiten der Ablösung kommt es zum Ausbleiben der Sauerstoffversorgung mit einem daraus resultierenden Absterben des Fetus. Die Gefahr für die Mutter kommt durch das bestehende retroplazentare Hämatom zu Stande. Es kommt zu einem Blutverlust, der bis zu einer gewissen Menge vom mütterlichen Kreislauf kompensiert werden kann. Mit fortschreitender Ablösung kommt es auch zum vermehrten Blutverlust und somit zur möglichen Ausbildung eines hypovolämischen Schocks.

Symptome.

- Lokalisierbare, starke Schmerzen im Bereich der Ablösungsstelle im Uterus,
- brettharte Bauchdecke durch Muskelkontraktionen (Bauchmuskulatur, Uterus),
- eventuell Blutungen aus der Scheide (die aber kein Maß für die Menge des tatsächlichen Blutverlustes darstellen!),
- eventuell keine Kindsbewegungen mehr spürbar.

Maßnahmen.
Elementarmaßnahmen: Bei diesem Notfallbild kann auch eine vitale Bedrohung bestehen. Ist dies der Fall, müssen die Vitalfunktionen gesichert werden (vgl. Kap. 13).
Standardmaßnahmen: Es ist eine Linksseitenlage anzustreben. Über Nasensonde oder Maske sollen 6-8 l/min Sauerstoff appliziert werden. Für die Volumensubstitution und für die Blutentnahme zur Kreuzblutbestimmung ist ein venöser Zugang zu legen. Wichtig sind Überwachung, Dokumentation und psychische Betreuung.
Spezielle Maßnahmen: Es muss eventuell eine Wärmeerhaltung erfolgen, bei Störungen der vitalen Funktionen wird der Notarzt gerufen. Dieser kann zur Wehenhemmung (Tokolyse) Fenoterol (Partusisten®) verabreichen. Da bei diesem Notfallereignis ein rasches Vorgehen von größter Bedeutung ist, sollte ein schnellstmöglicher Transport in eine Klinik mit geburtshilflicher Maximalversorgung durchgeführt werden.
Auch bei eventuellem Absterben des Fetus muss dieser schnellstmöglich operativ aus der Gebärmutter entfernt werden. Andernfalls besteht das Risiko einer massiven Blutung mit daraus resultierendem hypovolämischem Schock und Gerinnungsstörungen. Das Leben des Fetus ist nur in seltenen Fällen zu retten.

17.3.5 Placenta praevia

Ursachen. Normalerweise sitzt die Plazenta an der Vorder- oder Hinterwand der Gebärmutter, so dass sie bis nach der Geburt des Kindes in ihrer Funktion nicht gestört wird. Bei einer sehr tiefen Einnistung des befruchteten Eis im Uterus besteht jedoch die Gefahr, dass der Mutterkuchen den Geburtskanal versperrt.

Gefahren. Während der Eröffnungswehen löst sich die Plazenta am unteren Eipol, wodurch es zu einer massiven Blutung kommt. Diese Blutung verstärkt sich mit jeder nachfolgenden Wehe. Eine weitere Gefahr besteht darin, dass bei gynäkologischen Untersuchungen das weiche Plazentagewebe einreißt und es auf diese Weise zu einer zusätzlichen Verschlimmerung der Blutung mit daraus resultierendem hypovolämischem Schock kommen kann.

Symptome. Es kommt unter Wehentätigkeit zu starken Blutungen aus der Scheide.

Maßnahmen.
Elementarmaßnahmen: Eine vitale Bedrohung der Patientin ist wahrscheinlich. Bei vorliegenden Anzeichen hierfür muss eine Stabilisierung der Vitalparameter durchgeführt werden (vgl. Kap. 13).

Standardmaßnahmen: Die Patientin wird in die Fritsch-Lagerung (vgl. Abb. 10) gebracht, um eventuell austretendes Blut rechtzeitig erkennen zu können, eventuell ist diese Lagerung mit einer Schocklage zu kombinieren. Über Nasensonde oder Maske sollen 6-8 l/min Sauerstoff appliziert werden. Für die bedarfsorientierte Volumensubstitution und die präklinische Blutentnahme ist ein venöser Zugang zu legen. Wichtig sind Überwachung, Dokumentation und psychische Betreuung.

Spezielle Maßnahmen: Der nachzualarmierende Notarzt wird eine Tokolyse mit Partusisten® i.v. einleiten. Ein schnellstmöglicher Transport in ein Krankenhaus mit geburtshilflicher Abteilung ist notwendig.

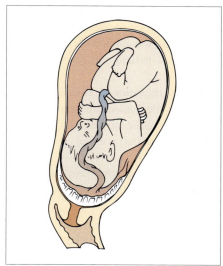

Abb. 7 - Placenta praevia

17.3.6   Vena-cava-Kompressionssyndrom

Ursachen. Während des letzten Schwangerschaftsdrittels kommt es durch den großen Uterus mit der herangewachsenen Frucht zur Kompression der unteren Hohlvene (Vena cava). Dies kann zum Abdrücken der Vena cava führen und tritt vorwiegend auf, wenn die Mutter sich in Rückenlage befindet. Die Bauchaorta (Aorta abdominalis) pumpt hingegen weiter Blut in die untere Körperregion. Dieses Blut wird aber nicht mehr zum rechten Herzen zurückgeführt.

Gefahren. Durch diesen Vorgang kommt es zu einer Abnahme des zirkulierenden Blutvolumens mit daraus resultierendem Kollaps der Mutter. Daraus wiederum entsteht ein lebensbedrohlicher Zustand für den Fetus: Da dieser nicht mehr ausreichend über die Nabelschnur mit Blut versorgt wird, kommt es zu einer Sauerstoffminderversorgung des Fetus.

Symptome. Die Symptome gleichen denen einer unklaren, relativ kurz andauernden Bewusstlosigkeit (Synkope) bzw. einer Kreislauffehlregulation beim plötzlichen Aufstehen aus dem Liegen heraus. Der Blutdruck der schwangeren Patientin sinkt. Es kommt zu Schwindelgefühl, Übelkeit und einer reflektorisch erhöhten Pulsfrequenz (Tachykardie).

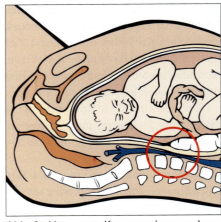

Abb. 8 - Vena-cava-Kompressionssyndrom

Maßnahmen. Beim Vena-cava-Kompressionssyndrom genügt es fast immer die Patientin in die Linksseitenlage zu bringen. Wenige Minuten später bilden sich die Symptome meist zurück. Die Frau sollte zur Sicherheit nun einer ärztlichen Untersuchung zugeführt werden.

> Schwangere im letzten Schwangerschaftsdrittel sollten möglichst in Linksseitenlage transportiert werden.

17.3.7 EPH-Gestose (Präeklampsie) und Eklampsie

Gestosen sind in der Schwangerschaft auftretende Krankheitsbilder, die ursächlich mit einer bestehenden Gravidität zusammenhängen. Die EPH-Gestose ist gekennzeichnet durch Ödembildung (E = Edema/Ödem), vermehrte Eiweißausscheidung über den Urin (P = Proteinurie) und erhöhte Blutdruckwerte (H = Hypertonie). Die Ödembildung, die sich im Unterschenkelbereich manifestiert, sowie die Hypertonie haben keine rettungsdienstliche Relevanz. Die vermehrte Eiweißausscheidung ist für den Rettungsdienst nicht nachweisbar. Ein Hinweis auf eine EPH-Gestose findet sich im Mutterpass.

Gefahren. Aus der EPH-Gestose kann sich sehr leicht ein Krampfanfall in der Schwangerschaft (Eklampsie) entwickeln.

Symptome. Symptome sind die oben beschriebenen Ödembildungen, vorwiegend im Unterschenkelbereich. Diese lassen sich nachweisen, indem man mit den Fingern eine „Delle" in den Unterschenkel drückt, die sich danach nicht sofort wieder zurückbildet. Ferner klagen die Patientinnen, verursacht durch den hohen Blutdruck, häufig über Kopfschmerzen und eventuell auch über Sehstörungen. Bei jeder schwangeren Patientin sollte Einblick in deren Mutterpass genommen werden, da dort außer einer eventuell bestehenden, bekannten EPH-Gestose auch alle weiteren wichtigen Angaben für das Rettungsdienstpersonal vermerkt sind (z.B. bestehende Infektionen).

Vorboten einer Eklampsie sind die Symptome der EPH-Gestose mit gleichzeitig auftretenden neurologischen Auffälligkeiten wie Flimmern vor den Augen, Gesichtsfeldausfälle, Missempfindungen an den Händen (Parästhesien), Übelkeit und Oberbauchschmerzen. Beim eigentlichen Anfall kommt es zu tonisch-klonischen Krämpfen, also einem Wechsel zwischen Verkrampfungen und raschen Kontraktionen der gesamten Muskulatur (vgl. Kap. 14.9.4). Ferner kommt es, wie beim epileptischen Anfall, zum Zungenbiss und eventuellem Abgang von Urin und Stuhl.

Gefahren. Die Gefahr ist, wie bei allen anderen Krampfgeschehen, die Sauerstoffminderversorgung des Gehirns. Zudem kommt es häufig zu Sekundärschäden wie Prellungen, Frakturen oder Hämatombildungen, die durch Sturzverletzungen ausgelöst wurden. Es handelt sich hier sowohl für die Mutter als auch für den Fetus um ein lebensbedrohliches Ereignis.

Maßnahmen.
Elementarmaßnahmen: Vorrang hat das Sichern der Vitalfunktionen. Bei allen Krampfanfällen kann es zur Bewusstlosigkeit und zum Atemstillstand kommen. Ist dies der Fall, muss für sichere freie Atemwege (stabile Seitenlage) und für ein ausreichendes Atemminutenvolumen gesorgt werden. Gegebenenfalls ist eine frühzeitige Krampfdurchbrechung erforderlich.
Standardmaßnahmen: Lagerung: Während des Krampfanfalls darf die Patientin nicht festgehalten werden, alle harten Gegenstände sind zu entfernen, um Verletzungen durch den Krampfanfall zu vermeiden. Die Krampfende soll vor allen akustischen und optischen Reizen abgeschirmt werden. Ist der Krampfanfall abgeklungen, wird die Frau nach Wunsch gelagert. Über Nasensonde oder Sauerstoffmaske sollten 6-8 l/min Sauerstoff appliziert werden. Der venöse Zugang muss gesichert werden. Wichtig sind Überwachung, Dokumentation und psychische Betreuung.
Spezielle Maßnahmen: Im Falle einer Eklampsie muss der Notarzt nachalarmiert werden. Dieser wird eine medikamentöse Therapie zum Durchbrechen des Krampfes einleiten. Ferner kann Magnesiumsulfat vom Notarzt injiziert und eine Blutdrucksenkung angestrebt werden. Sollte der Krampf mit oben genannten Medikamenten nicht durchbrochen werden können, muss eine Narkose eingeleitet und die Patientin intubiert werden.

Im Anschluss an die Versorgung sollte die Patientin in ein Krankenhaus mit geburtshilflicher Abteilung mit Frühgeborenenintensivstation (Perinatalzentrum) transportiert werden.

17.4 Die Geburt

Um bei einer Geburt die erforderlichen Maßnahmen durchführen können, sind zunächst Grundkenntnisse über den normalen Geburtsverlauf notwendig.

17.4.1 Der regelrechte Geburtsverlauf

Eine normale Geburt kann in drei Phasen unterteilt werden, die Eröffnungsphase, die Geburts- bzw. Austreibungsphase und die Nachgeburtsphase.

Mit dem Blasensprung (die Fruchtblase platzt und es kommt zum Abgang von Fruchtwasser) oder dem Beginn regelmäßiger, schmerzhafter Wehen beginnt die Geburt. Durch das Einsetzen der Wehentätigkeit öffnet sich der Muttermund - die *Eröffnungsphase* beginnt. Der kindliche Kopf tritt in das kleine Becken der Frau ein. Aufgrund der anatomischen Gegebenheiten des weiblichen Beckens kommt es während der Geburt zu einer Drehung des Kindes.

Die Eröffnungsphase dauert bei Erstgebärenden ca. zwölf Stunden, bei Mehrfachgebärenden ca. sieben Stunden. Abweichungen sind möglich. Die Eröffnungswehen während dieser Phase sind zwar sehr schmerzhaft, treiben das Kind aber nur langsam tiefer in den Geburtskanal.

Ist der Muttermund vollständig geöffnet (10 cm weit), beginnt die Geburtsphase (auch *Austreibungsphase* genannt). Während dieser Phase wird das Kind durch aktives Pressen sowie die starke, unwillkürliche Muskelkontraktion des Uterus „herausgepresst". Während dieser Presswehen tritt der kindliche Kopf immer tiefer in den Geburtskanal ein, bis er schließlich zwischen den Schamlippen sichtbar wird. Nachdem der Kopf geboren ist, kommt es zu einer Drehbewegung. Durch leichten Zug am Kopf und gleichzeitiges Herunterdrücken wird zunächst die vordere Schulter, durch

Tab. 1 - Geburtsphasen und Anzeichen

Eröffnungsphase	– Wehen im Abstand von 10 - 20 min – Absonderung von blutigem Sekret – Blasensprung mit Fruchtwasserabgang
Austreibungsphase	– Wehen im Abstand von ca. 2 - 3 min – Presswehen – Geburt des Kindes
Nachgeburtsphase	– nach ca. 10 - 20 min erneutes Einsetzen der Wehen – Geburt der Plazenta

anschließendes Anheben des Kopfes die hintere Schulter geboren. Die Austreibungsphase dauert ca. 30 Minuten.

In der *Nachgeburtsphase* schließlich kommt es zur erneuten Wehentätigkeit, die denen der Presswehen ähnlich ist. Der Mutterkuchen (Plazenta) wird ausgestoßen. Die Nachgeburtsphase ist für die Mutter gefährlicher als die eigentliche Geburt, da es hier zu starken Blutungen kommen kann (vgl. Kap. 17.4.3.3).

17.4.2   Die Geburt im Rettungsdienst

Befindet sich die Patientin noch in der Eröffnungsphase der Geburt, wird ein schnellstmöglicher Transport in ein Krankenhaus mit geburtshilflicher Abteilung angestrebt. Hierzu sollte man die schwangere Patientin in Linksseitenlage transportieren. Weitere Maßnahmen werden hier nicht notwendig sein. In jedem Fall ist der Mutter-Kind-Pass mitzunehmen. Diesem können mögliche Risikofaktoren für die Geburt, bzw. Komplikationen in der Schwangerschaft entnommen werden. Gelegentlich wird der Rettungsdienst zu Frauen gerufen, deren Entbindung schon sehr weit fortgeschritten ist. Der Transport in eine Klinik ist dann nicht mehr möglich.

In den meisten Fällen sind diese Frauen „Mehrfachgebärende", deren Geburtskanal entsprechend vorgeweitet ist und bei denen es zu einer sehr rasch verlaufenden Geburt kommen kann („Sturzgeburt"). Ein wichtiges Vorzeichen für eine solche Sturzgeburt ist der einsetzende Pressdrang. Liegt diese Situation vor, befindet sich die Patientin bereits im Be-

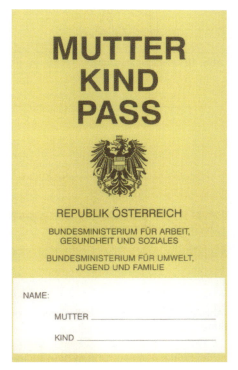

Abb. 9 - Mutter-Kind-Pass

ginn der Austreibungsphase. Vom Rettungsdienstpersonal muss kontrolliert werden, ob der kindliche Kopf schon zwischen den Schamlippen sichtbar ist. Ist dies trotz Abspreizen der Beine der schwangeren Patientin nicht der Fall, sollte auch hier schnellstmöglich der Transport in ein Krankenhaus mit geburtshilflicher Abteilung veranlasst werden. Währenddessen wird das Becken der Patientin hoch gelagert und ggf. die Fritsch-Position eingenommen. Sollten Symptome eines Vena-cava-Kompressions-

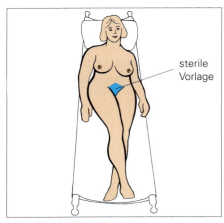

Abb. 10 - Fritsch-Lagerung

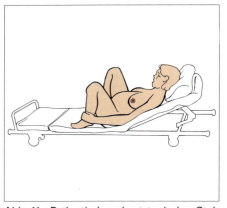

Abb. 11 - Patientin in geburtstypischer Stellung

syndroms auftreten, wird die Patientin in Linksseitenlage transportiert.

Während der Presswehen sollte die Schwangere aufgefordert werden zu hecheln, damit die Wehen das Kind nicht tiefer in den Geburtskanal treiben. Ist ein Notarzt vor Ort, kann dieser Wehen hemmende Mittel (Partusisten®) verabreichen.

Ferner wird der Notarzt einen intravenösen Zugang legen. Die Sauerstoffgabe über Maske oder Nasensonde verbessert die Sauerstoffversorgung des Kindes. Kommt es trotz aller Bemühungen zum Erscheinen des kindlichen Kopfes zwischen den Schamlippen, ist der weitere Transport zu unterlassen und das Rettungsdienstpersonal muss bei der Geburt Hilfestellung leisten. Nun sollte ein Arzt und möglichst eine Hebamme hinzugezogen werden. Die Schwangere wird dazu aufgefordert, eine „geburtstypische" Stellung einzunehmen. Dabei sollte sie mit den Händen in die Kniekehlen oder an die Fußgelenke fassen und dann während der Wehen kräftig, wie beim Stuhlgang, pressen.

Leider kommt es meist zu spontanen Einrissen im Dammbereich der Patientin.

> Bei Frühgeborenen kann es notwendig werden, einen Inkubator anzufordern. Der Inkubator ist eine Art Klimakammer und wird speziell zum Transport und zur Pflege Frühgeborener und kranker Neugeborener eingesetzt.

Mit der ersten Wehe wird der kindliche Kopf geboren. Die nächste Wehe wird zur Entwicklung der Schultern genutzt werden. Dazu wird der Kopf des Kindes in die Hände genommen und vorsichtig nach unten gedrückt, bis die vordere Schulter austritt. Danach wird der Kopf nach oben gedrückt, bis auch die hintere Schulter austritt. Sofortiges Säubern der Nase und des Mundes von Schleim und Fruchtwasser ist anzustreben. Dies kann man mit einer sterilen Kompresse durchführen, indem man den Mund- und Nasenbereich damit ab- und auswischt.

Nur bei abnormen Schleimansammlungen wird beim unauffälligen, spontan atmenden Kind erst oral, dann nasal abgesaugt. Dafür gibt es spezielle Absaugsysteme, so genannte Orosauger. Anschließend wird das Neugeborene mit einer sterilen Stoffwindel abgetrocknet. Dies dient zum einem dazu, eine schnelle Auskühlung des Kindes zu verhindern, zum anderen aber auch als zusätzlicher Atemreiz. Hierbei muss man beachten, dass das Kind durch Fruchtwasser und eventuell durch „Käseschmiere" sehr „glitschig" sein kann und die Gefahr besteht, dass es dem Helfer aus den Händen gleitet.

Nun wird es in einer Silberwindel, in Metalline-Folie oder in einer warmen Decke eingewickelt, um es vor weiterer Auskühlung zu schützen. Das Abklemmen der Nabelschnur muss spätestens dann vorgenommen werden, wenn die Nabelschnur nicht mehr pulsiert (siehe unten). Solange die Abnabelung noch nicht stattgefunden hat, darf das Neugeborene nicht über dem Körperniveau der Mutter gelagert werden, da sonst durch den Blutrückfluss in die Plazenta dem Kind ein Volumenmangel droht.

Aus psychologischen Gründen und zur Unterstützung der Wärmeerhaltung des Neugeborenen sollte das Kind nach der Geburt der Mutter in den Arm gelegt werden. Voraussetzung hierfür ist, dass das Kind sich in einem guten, stabilen Zustand befindet. Alle Neugeborenen werden nach dem unten beschriebenen APGAR-Schema beurteilt.

Tab. 2 - APGAR-Schema

Punkte	0	1	2
A - Atmung	keine	unregelmäßig	regelmäßig
P - Puls	kein	< 100	> 100
G - Grundtonus	schlaff	träge Bewegungen	viel aktive Bewegung
A - Aussehen	blau, blass-grau	Stamm rosig	alles rosig
R - Reflexe (beim Absaugen)	keine	Grimassieren	Husten, Niesen, Schreien

Zu den Aufgaben des Rettungsdienstpersonals in der *Nachgeburtsphase* gehört das Abklemmen und gegebenenfalls das Abnabeln des Neugeborenen. Wie beschrieben, muss das Abklemmen bis zur Beendigung der Pulsation der Nabelschnur erfolgt sein. Die Nabelschnur wird mindestens 10 cm vom Kind entfernt abgeklemmt, damit bei einem Einriss noch Platz genug für eine weitere Unterbindung bleibt. Hierzu werden zwei sterile Einmal-Klemmen in kurzem Abstand gesetzt und die Nabelschnur dazwischen mit einer sterilen Schere durchtrennt. Ein eigens hierfür vorgesehenes Besteck wird auf den Rettungsfahrzeugen vorgehalten.

Auch wenn die Nachgeburt noch nicht vorliegt, kann die Fahrt in ein Krankenhaus mit geburtshilflicher Abteilung jetzt begonnen oder fortgesetzt werden. Auf keinen Fall sollte das Austreiben der Plazenta durch Zug an der Nabelschnur provoziert werden. Ist die Nachgeburt ausgetrieben worden, muss sie auf Vollständigkeit untersucht und asserviert werden.

17.4.3 Geburtskomplikationen

17.4.3.1 Lageanomalien

Als Lageanomalien bezeichnet man alle Lagen des Kindes im Mutterleib, die dazu führen, dass nicht der Kopf, sondern andere kindliche Teile (z.B. Arm, Bein, Steiß) zuerst im Geburtskanal erscheinen.

Gefahren. Die Gefahr einer Lageanomalie, unabhängig welcher Art sie ist, besteht darin, dass der physiologische Geburtsvorgang nicht möglich ist. Bei der Steißgeburt liegt die Problematik darin, dass der nachfolgende Kopf meistens einen größeren Umfang hat als die Weichteile des kindlichen Beckens, das heißt der Kopf konnte

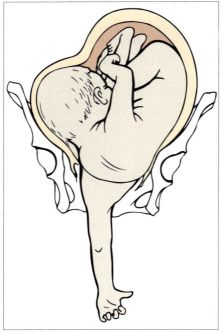

Abb. 12 - Querlage mit Armvorfall

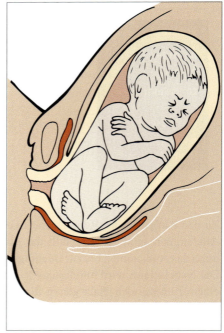

Abb. 13 - Beckenendlage

in dem Fall den Geburtskanal für alle folgenden kindlichen Teile nicht ausreichend weiten. Kommt das Kind mit dem Steiß zuerst, bedarf es spezieller Handgriffe, um den nachfolgenden Kopf zu entwickeln. Hierbei sollte man beachten, dass der Helfer bei Lageanomalien das Kind niemals berühren darf, bevor der untere Teil des Schulterblattes zu sehen ist. Andernfalls würde man den so genannten „Moro-Umklammerungsreflex" auslösen. Hierbei breitet das Kind bei plötzlicher Erschütterung einer Unterlage, oder abruptem Zurückfallenlassen des Kopfes bzw. bei Berührung des kindlichen Teils, welches zuerst im Geburtskanal erscheint, die Arme nach oben aus.

Die Hauptgefahr besteht für den Fetus. Der nachfolgende Kopf drückt die Nabelschnur im Becken ab. Es drohen eine Sauerstoffunterversorgung (Hypoxie) und daraus folgend schwerste Schädigungen des Neugeborenen bzw. im schlimmsten Fall der Tod des Fetus.

Symptome. Wehentätigkeit zusammen mit eventuell anderen zuerst sichtbaren Kindsteilen als dem Kopf.

Maßnahmen.
Elementarmaßnahmen: Sollte es im Rahmen dieses Notfallgeschehens zu einer vitalen Bedrohung der Patientin kommen, werden die Vitalfunktionen gesichert (vgl. Kap. 13).

Standardmaßnahmen: Die Patientin wird in die Linksseitenlage mit erhöhtem Becken gebracht. Über Nasensonde oder Maske sollen 6-8 l/min Sauerstoff appliziert werden. Ein venöser Zugang wird gelegt. Wichtig sind Überwachung, Dokumentation und psychische Betreuung.

Spezielle Maßnahmen: Die Geburt muss in jedem Fall, auch bei heftiger Wehentätigkeit, verhindert werden. Dies kann man unter Umständen erreichen, indem man die Patientin auffordert, während der Presswehen zu hecheln, um so das Tiefertreten des Kindes in den Geburtskanal zu verhindern. Solche Maßnahmen sind den Frauen meist aus der Schwangerschaftsgymnastik bekannt. Der Notarzt und eventuell eine Hebamme müssen nachgefordert werden. Der Notarzt wird auch in diesem Fall die Gabe von Partusisten® in Erwägung ziehen.

17.4.3.2 Nabelschnurvorfall

Ursachen. Durch frühzeitigen Fruchtwasserabgang kann es zu einem Nabelschnurvorfall kommen.

Gefahren. Die vorgefallene Nabelschnur kann durch kindliche Teile, insbesondere durch den Kopf des Fetus, abgequetscht werden. Das zirkulierende Blutvolumen sinkt deutlich ab und die Sauerstoffzufuhr wird unterbrochen. Es kommt zu einem erheblichen Sauerstoffmangel für das ungeborene Kind.

Symptome. Hat die Geburt eingesetzt und die Nabelschnur sich vor den kindlichen Kopf geschoben, sieht man diese kleinfingerdicke, weißlich-blaue Schnur im Geburtskanal. Gleichzeitig ist eine Wehentätigkeit zu verzeichnen.

Maßnahmen.
Elementarmaßnahmen: Sollte es im Rahmen dieses Notfallgeschehens zu einer vitalen Bedrohung der Patientin kommen, so wird diese entsprechend versorgt (vgl. Kap. 13).

Standardmaßnahmen: Die Patientin wird in die Linksseitenlage mit erhöhtem Becken gebracht. Über Nasensonde oder Maske sollen 6-8 l/min Sauerstoff appliziert werden. Ein venöser Zugang wird gelegt. Wichtig sind Überwachung, Dokumentation und psychische Betreuung.

Spezielle Maßnahmen: Um das Überleben des Kindes zu gewährleisten, muss man versuchen, das Tiefertreten des Kopfes zu verhindern. Dies kann man erreichen, indem man die Patientin anhält, während der Presswehen zu hecheln. Der nachalarmierte Notarzt wird, wie auch bei der Placenta praevia, Wehen hemmende Mittel (z.B. Partusisten®) einsetzen und gegebenenfalls versuchen, den Kopf durch die Scheide mit zwei Fingern hochzudrücken, so dass die Nabelschnur wieder pulsieren kann. Die Hand darf erst während des Kaiserschnitts (Sectio caesarea) wieder zurückgezogen werden.

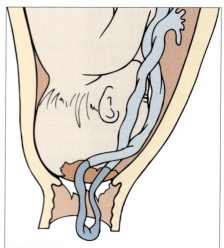

Abb. 14 - Nabelschnurvorfall

17.4.3.3 Atonie

Die Erschlaffung (Atonie) des Uterus ist eine der gefährlichsten Notfallsituationen in der Nachgeburtsphase.

Ursachen. Es kommt zu einer lebensbedrohlichen Blutung aus der Gebärmutter, die durch das fehlende Zusammenziehen (Kontraktion) der Gebärmutter nach der Lösung der Plazenta entsteht.

Gefahren. Wegen des lebensbedrohenden Blutverlustes ist das Risiko der Entwicklung eines hypovolämischen Schocks groß.

Maßnahmen.

Elementarmaßnahmen: Da hier eine massiv lebensbedrohliche Situation für die Patientin besteht, müssen mithilfe der Elementarmaßnahmen die Vitalfunktionen stabilisiert werden (vgl. Kap. 13). Besonders ist auf stabile Kreislaufverhältnisse zu achten.

Standardmaßnahmen: Die Patientin wird in die Fritsch-Lagerung (vgl. Abb. 10) gebracht, eventuell ist diese Lagerung mit einer Schocklage zu kombinieren. Über Nasensonde oder Maske sollen 6-8 l/min Sauerstoff appliziert werden. Für die bedarfsorientierte Volumensubstitution sind nach Möglichkeit mehrere venöse Zugänge zu legen, um einen ausreichenden Volumenersatz zu gewährleisten. Wichtig sind Überwachung, Dokumentation und psychische Betreuung.

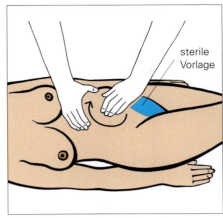

Abb. 15 - Reiben der Gebärmutter

Spezielle Maßnahmen: Wärmeerhaltung, Notarztruf und eventuell die Nachalarmierung der Hebamme sind erforderlich. Der Notarzt oder die Hebamme werden kontraktionsfördernde Medikamente (z.B. Methergin®, Oxytocin, Prostaglandine) verabreichen. Das Rettungsdienstpersonal kann versuchen, durch kräftiges, kreisendes Reiben des Unterbauchs im Bereich der Gebärmutter eine Kontraktion zu provozieren. Ferner kann man mit beiden Fäusten Druck oberhalb des Schambeins ausüben und dadurch versuchen, die Blutung zu stoppen.

18 Pädiatrie

18 Pädiatrie

Pädiatrische Notfälle (Pädiatrie = Kinderheilkunde) sind im Rettungsdienst relativ selten, demgegenüber gibt es aber eine Vielzahl von verschiedenen Erkrankungen. Nachfolgend werden die Grundlagen zur rettungsdienstlichen Versorgung von Säuglingen und Kindern beschrieben.

K. Enke,
B. Enke

18.1 Besonderheiten des Kindesalters

Aufgrund anatomischer und physiologischer Besonderheiten ist in der Kinderheilkunde eine Einteilung in folgende Altersgruppen sinnvoll:

Tab. 1 - Altersgruppen bei Kindern

Frühgeborenes	Tragzeit unter 37 Wochen
Neugeborenes	bis zum 28. Lebenstag
Säugling	bis zum Ende des 1. Lebensjahres
Kleinkind	1 - 5 Jahre
Schulkind	6 - 13 Jahre
Jugendlicher (Adoleszent)	14 - 18 Jahre

18.1.1 Umgang mit „kleinen" Patienten

Wenn es der Notfall ermöglicht, sollte der Rettungssanitäter das Kind zunächst beobachten, Blickkontakt aufnehmen und sich ihm erst dann langsam nähern. Ein kniender Untersucher kann schon einen Teil der Angst nehmen. Laut schreiende, laufende oder spielende Kinder sind meist nicht schwer krank bzw. verletzt. Gefährdet sind stille, „schlapp" auf dem Arm der Eltern hängende Kinder.

Bei Säuglingen und Kleinkindern kann eine Untersuchung auf dem Schoß der Mutter ergiebiger sein als auf der Trage. Nicht nur die Eltern, sondern auch die Kinder wollen über die Maßnahmen vorher kurz, aber ausreichend informiert sein. Zu beachten ist, dass falsche Versprechungen zu einem Vertrauensverlust führen. Im Zweifel ist eine unklare oder keine Aussage besser. Unangenehme Untersuchungen sollten immer zuletzt vorgenommen werden. Wichtig ist es auch, den Kindern zu versichern, dass sie weinen dürfen. Verletzungen sollten rasch steril abgedeckt („unsichtbar gemacht") werden.

Als Grundsatz gilt: Ein ruhiger, freundlich lächelnder Rettungssanitäter weckt nicht nur bei den Kindern, sondern auch bei den Eltern Vertrauen.

18.1.2 Umgang mit den Angehörigen

Um eine Vertrauensbasis zwischen Eltern und Rettungsdienstpersonal zu schaffen, gilt es Ruhe auszustrahlen, sich vorzustellen und durch Informationen über die Erkrankung und Maßnahmen Sachkompetenz zu vermitteln. Bei eigener Unsicherheit sollte man lieber „einmal zuviel" den Notarzt rufen. Bei lebensbedrohlichen Notfällen ist das *Kind* die Hauptperson. Ansonsten ist es hilfreich, die Eltern aktiv in die Betreuung mit einzubeziehen.

Eltern chronisch kranker Kinder sind im Management der Erkrankung sehr erfahren und daher kritisch im Umgang mit dem Rettungsdienstpersonal. Es ist grundsätzlich ratsam, die Einschätzung der Eltern bezüglich der Erkrankung und der Unverträglichkeit von Maßnahmen ernst zu nehmen. Lassen Sie sich ruhig schildern, wie die medizinische Betreuung bisher in solchen Situationen aussah.

18.1.3 Entwicklungsschritte im Kindesalter

Tab. 2 - Durchschnittlicher Gewichts- und Größenverlauf im Kindesalter

	NG	6 Mon.	1 Jahr	3 Jahre	5 Jahre	7 Jahre	10 Jahre
Gewicht (kg)	3,5	7,5	10	15	20	25	35
Größe (cm)	52	70	75	95	110	125	140

Tab. 3 - „Meilensteine" zur Abschätzung von Kindesentwicklung und Alter

Aktives, sicheres Greifen	älter als 5 Monate
Kann frei sitzen	8 - 9 Monate
Kann allein stehen	älter als 10 Monate
Erste Schritte	11 - 13 Monate
Vollständige Schneidezähne	12 - 15 Monate
Freies Laufen	älter als 18 Monate
Trägt Windeln	jünger als 2 - 3 Jahre
Kennt Vor- und Nachnamen	ab 3 Jahre
Kind mit Fahrradunfall	älter als 4 - 5 Jahre
Lücken im Milchgebiss	älter als 6 Jahre

18 Pädiatrie 18.1 Besonderheiten des Kindesalters

Kinder und Jugendliche zeigen im Verlauf ihres Lebens einen stetigen, manchmal auch sprunghaften Wandel von Körpergröße, Gestalt und Verhaltensweisen. Parallel dazu entwickeln sich Organfunktionen und Stoffwechselvorgänge. Die Tabellen 2 und 3 geben einige wichtige Anhaltspunkte hierzu wieder.

18.1.4 Anatomische und physiologische Besonderheiten

Nachfolgend werden die für die Vitalität wichtigsten anatomischen und physiologischen Besonderheiten im Kindesalter beschrieben und ihre Bedeutung für den Rettungsdienst aufgeführt.

18.1.4.1 Atmung

Der kindliche Kehlkopf liegt im Vergleich zum Erwachsenen höher und ist zusätzlich verkippt (Abb. 1). Eine maximale Überstreckung des Kopfes führt zur Verlegung der Atemwege. Folglich ist bei der Beatmung von Neugeborenen und Säuglingen die Neutral- oder „Schnüffel"position zu wählen. Eine weitere Besonderheit im Vergleich zu Erwachsenen ist, dass die engste Stelle des Luftweges nicht die Stimmbandebene, sondern der darunter liegende Raum ist (subglottisch). Dadurch kann sich auch unter Sicht die Intubation schwierig gestalten. Die Luftröhre (Trachea) ist kurz, so dass eine einseitige Intubation leichter möglich ist.

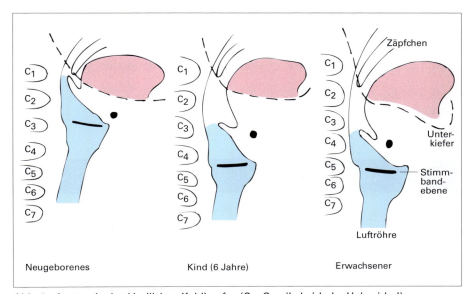

Abb. 1 - Anatomie des kindlichen Kehlkopfes (C = Cervikalwirbel = Halswirbel)

Da die kindliche Schleimhaut auf mechanische Reizung sehr empfindlich reagiert, schwillt sie auch schneller an. Aufgrund des geringen Durchmessers der Trachea besteht also eine Neigung zu pfeifender Atemnot (Stridor), wie z.B. beim Kruppsyndrom.

Neugeborene und Säuglinge sind obligate Nasen-Atmer. Dies bedeutet, dass zum Beispiel Gesichtsschädelverletzungen und Schnupfen bei ihnen zu einer Störung der Atemfunktion führen können.

Als weitere Besonderheit im Zusammenhang mit der Atmung ist die höhere Stoffwechselrate zu nennen, die einen höheren Sauerstoffverbrauch bedingt. Bei Notfällen ist also ausreichend Sauerstoff zuzuführen.

18.1.4.2 Kreislauf

Die Herzauswurfleistung bei Säuglingen ist frequenzabhängig. Eine langsame Herzfrequenz (Bradykardie) stellt also einen schwerwiegenden Befund dar (meist bei Sauerstoffmangel). Scheinbar kleine Blutverluste können zum lebensbedrohlichen Schock führen, wobei klassische Schockzeichen seltener zu finden sind. Auch die Blutdruckmessung ist technisch schwieriger. Deshalb sollte die Erstbeurteilung über die Kapillarfüllung des Nagelbetts, die Haut- und Schleimhautdurchblutung und die Pulsqualität der Oberarm- und Speichenschlagader erfolgen.

18.1.4.3 Wasserhaushalt und Wärmeregulation

Kinder besitzen eine größere Körperoberfläche bezogen auf das Körpergewicht, einen prozentual höheren Körperwasseranteil, weniger Energiereserven und labilere Temperaturregulationsmechanismen. Sowohl ein Austrocknen als auch ein Auskühlen sind schnell möglich, daher ist immer auf eine ausreichende Wärmezufuhr zu achten.

> Kinder können nach kurz dauernden oder nur geringen Symptomen dekompensieren. Dies erfordert engmaschige Kontrollen der Vitalfunktionen.

18.2 Atemstörungen

Infekte der oberen Luftwege sind die häufigsten akuten Erkrankungen im Kindesalter. Sie finden sich meist in Form eines Schnupfens mit Husten und/oder einer (Mittel-)Ohrentzündung, sind aber selten ein Grund zum Eingreifen des Rettungsdienstes. Der häufigste Grund eines Notrufs ist eine akute Luftnot, meist hervorgerufen durch ein Kruppsyndrom.

Tab. 4 - Normwerte der Atmung (vereinfachte Mittelwerte)

	Atemfrequenz/min	Atemzugvolumen (ml)
Neugeborene	40 - 60	20 - 40
Säuglinge	30	50 - 100
Kleinkinder	25	100 - 200
Schulkinder	20	200 - 400
Jugendliche	15	500

Im Folgenden werden Differenzialdiagnosen von Atemstörungen bei Kindern verschiedener Altersstufen genannt:

- *Neugeborene:* Atemnotsyndrom, angeborene Lungenentzündung (Pneumonie), Blutvergiftung (Sepsis), Anatmung von Fremdkörpern (Aspiration), Fehlbildungen von Atmungs- und Kreislaufsystem
- *Säuglinge und Kleinkinder:* Atemwegsinfekte, Kruppsyndrom, Fremdkörperaspiration, Herzschwäche (Herzinsuffizienz), Keuchhusten, Asthma bronchiale
- *Schulkinder:* Asthma bronchiale, Pneumonie, Herzinsuffizienz, Vergiftungen, Entzündung des Kehldeckels (Epiglottitis), im Brustraum gelegene Tumoren

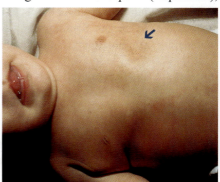

Abb. 2 - Einziehung bei Dyspnoe

Tab. 5 - Zeichen der Luftnot

Jüngere Kinder	– Einziehung (zwischen den Rippen, in der Drosselgrube, am Rippenbogen bzw. Zwerchfellansatz, vgl. Abb. 2) – Nasenflügeln, häufig von Schwitzen begleitet – pfeifendes Atemgeräusch (Stridor) – exspiratorisches Stöhnen oder Giemen – beschleunigte Atmung (Tachypnoe)
Ältere Kinder	– Tachypnoe, aufrechte Sitzhaltung – Einsatz der Atemhilfsmuskulatur – Stridor, exspiratorisches Stöhnen oder Giemen

Gefahren. Bei zunehmender Erschöpfung verlangsamt oder verflacht sich die Atmung, ein Stridor kann leiser werden und es zeigt sich eine Apathie bzw. Schläfrigkeit mit eventueller Bradykardie. Gerade bei jungen Säuglingen kann eine bläuliche Verfärbung der Haut (Zyanose) ausbleiben, die Hautfarbe ist stattdessen fahlgrau-blass.

18.2.1 Kruppsyndrom

Ursachen. Vom Kruppsyndrom (früher Pseudokrupp oder stenosierende Laryngotracheobronchitis/LTB genannt) sind am häufigsten Kinder im Alter von sechs Monaten bis zu drei Jahren betroffen. Vereinzelt erkranken auch noch Schulkinder. Meist ist die Schleimhautschwellung der Atemwege durch Viren verursacht, seltener allergisch bedingt. Wetter- und Umwelteinflüsse spielen besonders im Herbst und Winter eine begünstigende Rolle.

Gefahren. Ein ruhiges, „schlappes" oder bewusstseinsgetrübtes Kind mit Zyanose mit Kruppsyndrom ist schwer krank. Glücklicherweise ist dieser Schweregrad jedoch sehr selten. In diesem Stadium ist dann eine Überwachung auf der Intensivstation notwendig (Voranmeldung!), eine Intubation ist fast nie erforderlich.

Symptome. Die Symptome des Kruppsyndroms in Abgrenzung zur Epiglottitis sind in Tabelle 6 beschrieben.

Maßnahmen.
Standardtherapie: Eine Atemerleichterung ist schon durch die Beruhigung von Eltern und Kind zu erreichen. Das Kind wird in sitzender Position durch eine Bezugsperson gehalten. Deshalb dürfen auch Mutter und Kind nicht getrennt werden und es darf auch keine Hektik durch das Rettungsfachpersonal erzeugt werden. Dem Kind wird feuchte Luft zugeführt (Fenster öffnen oder Dusche im Badezimmer aufdrehen), der Transport erfolgt sitzend, möglichst auf dem Arm der Mutter.
  Eine Sauerstoff-Inhalation (Sauerstoff vorhalten) wird nur durchgeführt, wenn sie vom Kind toleriert wird. Ein venöser Zugang sollte nur in Ausnahmefällen gelegt werden. Eine ständige Überwachung mit laufender Dokumentation muss durchgeführt werden.
Spezielle Therapie: Die spezielle Therapie durch den Notarzt und in der Klinik umfasst die Gabe von Cortison-Zäpfchen (z.B. Rectodelt® 25 - 100 mg). Die Gabe von abschwellenden Nasentropfen ist sinnvoll (z.B. Otriven®). Die Inhalation von Adrenalin und verwandten Substanzen ist meist der Klinik vorbehalten.

18.2.2 Epiglottitis

Die Entzündung des Kehldeckels (Epiglottitis) ist eine sehr seltene, aber lebensbedrohliche Erkrankung, die bis in das Erwachsenenalter auftreten kann. Im Einzelfall ist die Abgrenzung zum Kruppsyndrom schwierig.

Ursachen, Symptome. Die Symptome und Ursachen der Epiglottitis in Abgrenzung zum Kruppsyndrom sind in Tabelle 6 beschrieben.

Tab. 6 - Differenzialdiagnose: Kruppsyndrom / Epiglottitis

	Kruppsyndrom	Epiglottitis
Alter	6 Monate - 3 Jahre	2 - 6 Jahre
Beginn	allmählich beginnender Infekt	akut
Ursache	Viren	Bakterien
Lokalisation	Stimmbandebene und darunter	Kehldeckel, oberhalb Stimmbandebene
Symptome		
Stimme	heiser	spricht kaum
Stridor	bei Ein- und Ausatmung	bei Einatmung
Gesicht	Mund geschlossen, Nasenflügeln	Mund offen, Speichelfluss, Schluckbeschwerden
Husten	typisch bellend	kaum
Körperhaltung	jede Position	sitzend
Fieber	fehlend bis mäßig hoch	hoch, > 39 - 40 °C
Allgemeinzustand	meist gering bis mäßig beeinträchtigt	schwer krank, still, ängstlich

Maßnahmen.
Elementarmaßnahmen: Es dürfen weder eine Racheninspektion noch andere Manipulationen erfolgen, da dies einen Herz- und Atemstillstand verursachen kann. Das Kind wird sitzend gelagert und transportiert, weil beim Hinlegen die völlige Verlegung der Atemwege durch den massiv geschwollenen Kehldeckel droht. Präklinisch ist bei unzureichender Atmung eine assistierte oder kontrollierte Maskenbeatmung Mittel der Wahl. Sie ist auch im Sitzen möglich und wird offenbar als Erleichterung empfunden.
Standardtherapie: Neben der sitzenden Lagerung ist eine Sauerstoff-Inhalation (Sauerstoffschlauch oder Inhalationsmaske vorhalten) angezeigt, wenn eine ausreichende Eigenatmung vorhanden ist. Alle Maßnahmen und Vitalparameter werden

dokumentiert. Die aufnehmende Klinik und die Intensivstation sollen vorab informiert werden.

Spezielle Therapie: Die Intubation wird möglichst erst in der Klinik durch einen erfahrenen Arzt in Reanimationsbereitschaft vorgenommen. Dennoch ist für den Transport der Notarzt beizuziehen. Alle invasiven Maßnahmen (intravenöser Zugang, Kehlkopfspiegelung, nasotracheale Intubation mit kleinem Tubus) erfolgen in Narkose.

18.2.3 Fremdkörperaspiration

Ursachen. Unter Aspiration versteht man das Eindringen flüssiger oder fester Fremdkörper in die tiefen Atemwege. Im Kindesalter kommen die meisten Aspirationen im zweiten und dritten Lebensjahr vor, bei Säuglingen nur, wenn sie z.B. von älteren Geschwistern mit Ungeeignetem gefüttert werden. Oft ereignen sich Aspirationen bei Schreckreaktionen oder wenn Kinder mit vollem Mund laufen und stürzen. An erster Stelle der „Fremdkörper" stehen Erdnüsse, dann kommen andere Nüsse, Bonbons, Spielzeugteile etc. Die Diagnose ist häufig schwierig.

Symptome. Symptome der Fremdkörperaspiration sind plötzlich einsetzender Husten, Würgereiz, aber auch starke Hustenanfälle aus dem Wohlbefinden heraus. Hörbar kann sowohl in- als auch exspiratorischer Stridor sein, wobei der inspiratorische Stridor seltener ist. Auch weitere Zeichen der Verengung der Atemwege (Obstruktion), wie z.B. Giemen oder verlängerte Ausatmung, können auftreten. Es besteht ggf. eine Atemnot bei beschleunigter Atmung, zum Teil mit einem abgeschwächten Atemgeräusch, Brustkorbbewegungen können fehlen. Häufig schließt sich ein so genanntes stilles Intervall an.

Maßnahmen.
Elementarmaßnahmen: Die Hustenattacken können durch eine Kopftieflagerung („über das Knie legen") und kräftige Schläge zwischen die Schulterblätter unterstützt werden und zum Herausbringen des Fremdkörpers führen. Bei Atemstillstand oder unzureichender Atmung wird eine Beutel-Masken-Beatmung durchgeführt.

Standardtherapie: Der Transport sollte schonend, in sitzender Position mit Notarztbegleitung erfolgen. Wenn sie das Kind toleriert, wird eine Sauerstoffinhalation durchgeführt, die Vitalparameter werden ständig kontrolliert und dokumentiert. Zur Überwachung sollten ein Pulsoxymeter und ein EKG angelegt werden.

Spezielle Therapie: Der Notarzt wird je nach Zustand des Kindes eine laryngoskopische Inspektion durchführen und versuchen, den Fremdkörper mit einer Magill-Zange zu entfernen. Sollten diese Maßnahmen keinen Erfolg haben, kann der Notarzt das Kind endotracheal intubieren und versuchen, den Fremdkörper dabei in eine Lungenseite vorzuschieben. Sollte schließlich auch diese Maßnahme erfolglos sein, wäre ein Luftröhrenschnitt, z.B. eine Koniotomie, notwendig. Dies ist aber nur bei Fremdkörpern sinnvoll, die oberhalb der Stimmbandebene liegen.

18.3 Plötzlicher Säuglingstod / SIDS

Ursachen. SIDS steht für „Sudden Infant Death Syndrome", aber auch die deutschen Bezeichnungen plötzlicher Säuglingstod oder Krippentod sind gebräuchlich. Der Tod tritt dabei unerwartet und ohne Vorerkrankungen ein, und eine Obduktion erbringt keine erklärende Todesursache. Es muss ein komplexes Geschehen mit zentraler Atemregulationsstörung angenommen werden.

Bis zu zwei von 1 000 Lebendgeborenen sind betroffen, davon 85% innerhalb des ersten Lebensjahres mit einer Häufung im 2. bis 4. Lebensmonat. Die Bauchlage steigert die Häufigkeit der SIDS-Fälle. Ein erhöhtes Risiko ist ebenfalls bei ehemaligen Frühgeborenen, Mehrlingen, SIDS bei Geschwistern, Drogenabhängigkeit der Mutter, Rauchen der Mutter während und nach der Schwangerschaft, niedrigem sozialen Status und anderen Faktoren bekannt.

Maßnahmen. Reanimationsmaßnahmen müssen sofort eingeleitet werden. Liegen jedoch sichere Todeszeichen vor, erfolgt keine Reanimation, weil dies nur die Schuldgefühle der Eltern verstärken würde. Auch sollte kein sinnloser Transport in die Klinik durchgeführt werden. Notwendig ist in jedem Fall die psychologische Betreuung der Angehörigen, am besten durch Familienangehörige, Pfarrer oder durch einen Mitarbeiter eines Notfallnachsorgeteams. Des Weiteren muss die Aufklärung über SIDS und Selbsthilfegruppen erfolgen. Auch müssen die Eltern über die Notwendigkeit polizeilicher Ermittlungen informiert werden, da die Abgrenzung zur Kindesmisshandlung unmöglich sein kann.

Bei unklaren Anfällen von Zyanose, plötzlicher Blässe, Muskelspannungsverlust, Bradykardie oder Atemstillstand wird das Kind immer mit dem Verdacht auf ein lebensbedrohliches Ereignis unter Monitoring in die Klinik gebracht. Weitere Informationen sind erhältlich bei:

SIDS Austria
Harrachgasse 21 / 5
A-8010 Graz

18.4 Krampfanfälle

Neben einer Vielzahl von zerebralen Anfallsarten sind die wichtigsten Krampfanfälle der so genannte Grand-mal-Krampfanfall, der Fieberkrampf und der Affektkrampf.

18.4.1 Grand-mal-Krampfanfall

Beim Grand-mal-Krampf handelt es sich um einen den ganzen Körper betreffenden (generalisierten) Krampfanfall mit Bewusstseinsverlust. Eine mögliche Komplikation ist der Status epilepticus. Zu Symptomen und Maßnahmen vgl. Kap. 14.9.4.

18.4.2 Fieberkrampf

Ursachen. Der Fieberkrampf ist das häufigste Anfallsereignis beim Kleinkind. Drei bis fünf Prozent aller Kinder vom sechsten Lebensmonat bis zum fünften Lebensjahr erleiden einen Fieberkrampf, meist zu Beginn eines Infekts mit raschem Fieberanstieg über 38,5 °C. Eine Wiederholung im Rahmen eines anderen fieberhaften Infekts ist möglich. Ein *komplizierter* Fieberkrampf beginnt entweder von einem bestimmten Herd ausgehend (fokal) und dauert länger als 15 Minuten, oder das Kind zeigt nach dem Anfall Lähmungserscheinungen (Paresen).

Symptome. Symptome des Fieberkrampfes sind Infektzeichen, erhöhte Körpertemperatur (> 38,5 °C rektal), Bewusstlosigkeit sowie generalisierte tonisch-klonische Anfälle. Der Fieberkrampf dauert in der Regel 2 bis 5 Minuten, selten länger als eine Stunde. Auffällig ist die blassgraue, eventuell zyanotische Hautfarbe.
 Die Eltern sehen selten die „zuckenden" (klonischen) Bewegungen. Sie schildern typischerweise, „das Kind habe sich steif gemacht" oder sei auffallend schlaff gewesen. Oft wird auch ein starrer Blick bzw. eine Blickabwendung oder Schmatzen beschrieben.

Maßnahmen.
Elementarmaßnahmen: Wegen des gestörten Bewusstseins muss das Kind durch Bauch- bzw. Seitenlagerung vor Aspiration und Verletzung geschützt werden. Liegt ein unzureichendes Atemminutenvolumen vor, so muss das Kind assistiert oder kontrolliert beatmet werden.
 Standardmaßnahmen: Sowohl rektal gemessene Temperatur als auch Anfallsdauer und -ablauf werden im Rettungsdienstprotokoll dokumentiert. Zur Beruhigung des Kindes sollte ein Elternteil das Kind begleiten.

Spezielle Therapie: Eine Fiebersenkung (Antipyrese) kann physikalisch durch kalte Umschläge bzw. Kühlkompressen oder medikamentös durch den Notarzt oder Hausarzt mit Paracetamol-Zäpfchen (z.B. ben-u-ron® - Säuglinge 125 mg, Kleinkinder 250 mg rektal) erreicht werden. Sollte der Anfall noch bestehen, kann der Krampf mit Diazepam Rektiolen (5 mg bei Kindern < 10 kg KG, 10 mg bei 10 kg KG) durch den Notarzt oder den Rettungsassistenten in Notfallkompetenz durchbrochen werden. Alternativ kann der Notarzt auch Midazolam (Dormicum®) i.v. oder Clonazepam (Rivotril®) i.v. verabreichen.

18.4.3 Affektkrampf

Ursachen. Beim Affektkrampf handelt es sich nicht um ein zerebrales Anfallsleiden. Hier führen Schmerz, Wut und andere Emotionen zu einem starken Schreien, bei dem das Kind in der Exspiration das „Atmen vergisst". Es kommt zur Zyanose und zu einer kurzzeitigen Bewusstlosigkeit, beim Eintreffen des Rettungsdienstes ist das Kind in der Regel wieder völlig unauffällig.

Maßnahmen. Außer einer Elternberatung ist keine Therapie erforderlich. Gegebenenfalls erfolgt der Transport in die Klinik zum Ausschluss anderer Ursachen.

18.5 Kindesmisshandlung

Die Kindesmisshandlung ist eine nicht zufällige psychische oder physische Gewaltanwendung, die zu kindlichen Verletzungen bis zum Tod und/oder zu Entwicklungsstörungen führen kann. Kindesmisshandlungen finden in allen sozialen Schichten statt. Schätzungen zufolge kommen 10% aller Verletzungen im Säuglings- und Kindesalter durch Misshandlung zu Stande.

Hinweise und Symptome. Als möglicher Hinweis auf eine Kindesmisshandlung ist zu sehen, wenn zwischen dem Verletzungszeitpunkt und dem Ruf des Rettungsdienstes ein langes Zeitintervall liegt, wenn der behandelnde Arzt oder das Krankenhaus häufig gewechselt wurde und wenn eine Diskrepanz zwischen angeblichem Verletzungsmechanismus und klinischem Befund besteht. Typische Symptome sind:

- Vorliegen mehrerer Verletzungen verschiedenen Alters und verschiedener Art,
- erkennbarer „formender" Gegenstand wie Bisswunden, Löffelabdruck, Doppelstriemen bei Einwirkung eines stabähnlichen Gegenstands,
- zerrissenes Oberlippenbändchen bei gewaltsamer Fütterung,

- nicht sichtbar: Schütteltrauma des Säuglings, bei dem durch Einreißen der Brückenvenen eine subdurale Blutung (vgl. 14.9.3) entsteht,
- auf Vernachlässigung weisen mangelnde Körperpflege wie verfilzte Haare, Kotspuren, Abmagerung, Gedeihstörungen hin,
- auf sexuellen Missbrauch können Juckreiz, Schmerzen oder Blutung in der Genitalregion, Bissverletzungen, Schmerzen beim Sitzen oder Laufen hinweisen,
- Ess-, Schlaf-, Sprach- und Verhaltensstörungen sind Verdachtsmomente für eine seelische Misshandlung.

Das Verhalten der Kinder ist typisch. Sie zeigen eine eigenartige Mischung aus misstrauischer Aufmerksamkeit und Apathie. Auch schmerzhafte Untersuchungen lassen die Kinder scheinbar klaglos über sich ergehen. Die Kontaktaufnahme ist entweder erschwert oder es fällt eine Distanzlosigkeit auf. Dem Misshandler gegenüber findet sich oft eine demonstrative Zuneigung, z.B. aus Furcht vor Bestrafung wegen „Ausplauderns".

<u>Maßnahmen.</u> Körperliche Folgen der Misshandlung werden, wenn erforderlich, behandelt. Wer Kinder schützen und Eltern helfen will, den führen Strafandrohungen nicht weiter - daher ist eine voreilige Konfrontation der Eltern mit dem Misshandlungsverdacht nicht sinnvoll.

Bei Unfällen, besonders bei Frakturen und Schädel-Hirn-Trauma, Ertrinken, Vergiftung, unklarer Bewusstlosigkeit, plötzlichem Kindstod, Verbrennung, Verbrühung, akutem Abdomen muss stets auch an eine Kindesmisshandlung gedacht werden. Es ist unbedingt eine stationäre Aufnahme anzustreben und der Klinik gegenüber der Verdacht zu begründen (ggf. Einschaltung der Polizei, wenn Eltern die Klinikeinweisung verweigern). Die Adressen bzw. Telefonnummern von Kinderschutzzentren und Familienfürsorge sollten in der Rettungsleitstelle ausliegen. Wichtig für das Rettungsfachpersonal ist, dass die strafrechtliche Verfolgung zu einer Mehrbelastung des Kindes führen kann. Auf der anderen Seite kann das Ignorieren eines Verdachts der Kindesmisshandlung bedeuten, dass das betroffene Kind verstirbt oder zum „Misshandler von morgen" wird.

18.6 Reanimation im Kindesalter

Im Kindesalter ist meist ein Atemstillstand Auslöser des Kreislaufstillstands. Bei Schulkindern sind meist Verletzungen Ursache des Kreislaufstillstands, während im Säuglingsalter plötzlicher Säuglingstod, Herzfehler, Atemwegserkrankungen und weitere Ursachen überwiegen.

18.6.1 Reanimation von Säuglingen

Die Überprüfung des Bewusstseins sollte durch Ansprache und durch einen Schmerzreiz erfolgen. Reagiert das Kind nicht, wird von einer Bewusstlosigkeit ausgegangen und der Notarzt alarmiert.

Anschließend wird der Kopf nicht maximal überstreckt, sondern in die „Schnüffelposition" gebracht (Abb. 3). Nun wird durch „Hören, Sehen und Fühlen" für die Dauer von maximal 10 Sekunden überprüft, ob eine ausreichende Spontanatmung vorliegt. Wenn das Kind atmet, wird es in die Bauchlage gebracht und der Kopf zur Seite gedreht. Die Eigenatmung ist fortlaufend zu kontrollieren.

Wenn das Kind nicht atmet, wird das Kind fünfmal Mund zu Mund und Nase beatmet, dabei soll sich der Brustkorb (Thorax) jedesmal heben und senken. Nun wird der Puls während max. 10 Sekunden an der Arteria brachialis an der Innenseite der Oberarme in der Muskellücke überprüft (Abb. 4).

Bei Pulslosigkeit und fehlenden Spontanbewegungen sowie einer Pulsfrequenz unter 60/min wird mit der Beatmung und Thoraxkompression begonnen. Der Druckpunkt liegt eine Fingerbreite unterhalb einer gedachten Verbindungslinie zwischen den Brustwarzen. Mit beiden Fingerspitzen oder mit beiden Daumen als Zangentechnik (Abb. 5) wird der Thorax fünfmal um ein Drittel des Durchmessers komprimiert.

Nach fünf Kompressionen wird einmal Mund zu Mund und Nase beatmet. Die Massagefrequenz beträgt ca. 100/min. Das Verhältnis Beatmung zu Herzkompression beträgt auch bei der Ein-Helfer-

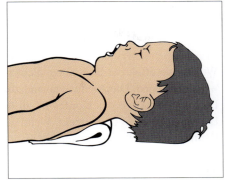

Abb. 3 - „Schnüffel"- bzw. Neutralposition

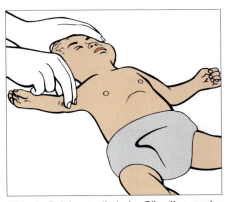

Abb. 4 - Pulskontrolle beim Säugling an der Arteria brachialis

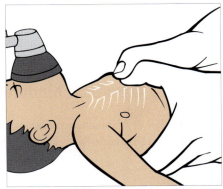

Abb. 5 - Grifftechnik bei der Säuglingsreanimation

Reanimation 1 : 5. Die Wiederbelebung wird fortgesetzt, bis das Kind Lebenszeichen zeigt oder qualifiziertere Hilfe eintrifft.

18.6.2 Maßnahmen bei Verlegung der Atemwege

Wenn eine effektive Beatmung nicht möglich ist, kann eine Verlegung der Atemwege vorliegen. Die Atemwege sind zu untersuchen und Fremdkörper zu entfernen. Die korrekte Lage des Kopfes ist zu überprüfen: Das Kinn ist angehoben und der Hals nicht zu weit überstreckt. Wenn eine effektive Beatmung nicht gelingt, ist eine Fremdkörperverlegung anzunehmen.

Das Kind wird in Bauchlage (Kopf tief) gehalten und fünfmal zwischen die Schulterblätter geschlagen. Wenn diese Schläge nicht helfen, wird wie bei der Thoraxkompression fünfmal auf das Brustbein gedrückt. Dies erfolgt jedoch ruckartiger und fester mit einer Frequenz von 20/min. Anschließend ist der Mund zu untersuchen und alle Fremdkörper zu entfernen. Die Effektivität der Maßnahmen wird überprüft und der Vorgang gegebenenfalls wiederholt. Ab dem Kleinkindalter werden die Brustkorbkompressionen durch Oberbauchkompressionen in Richtung Zwerchfell ersetzt. Dies wird für Säuglinge wegen der Verletzungsgefahr der Oberbauchorgane nicht empfohlen.

18.6.3 Reanimation von Klein- und Schulkindern

Bei Kindern, die älter als ein Jahr sind, wird die Pulskontrolle an der Halsschlagader (A. carotis) durchgeführt. Die Beatmung erfolgt als Mund-zu-Mund- oder Mund-zu-Nase-Beatmung. Der Druckpunkt liegt im unteren Brustbeindrittel. Der Thorax wird mit einer Frequenz von ca. 100/min um etwa ein Drittel des Thoraxdurchmessers komprimiert. Die Kompression erfolgt mit einer Hand, der Arm des Helfers ist dabei gestreckt. Das Verhältnis Beatmung zu Kompression beträgt bei der Ein-Helfer- wie auch bei der Zwei-Helfer-Methode 1 : 5. Bei Kindern ab etwa acht Jahren gelten die Richtlinien der Erwachsenenreanimation.

18.6.4 Erweiterte Kinderreanimation

Wie auch bei der Erwachsenenreanimation werden auch bei der erweiterten Kinderreanimation (Paediatric Advanced Life Support) spezielle Hilfsmittel und Techniken eingesetzt.

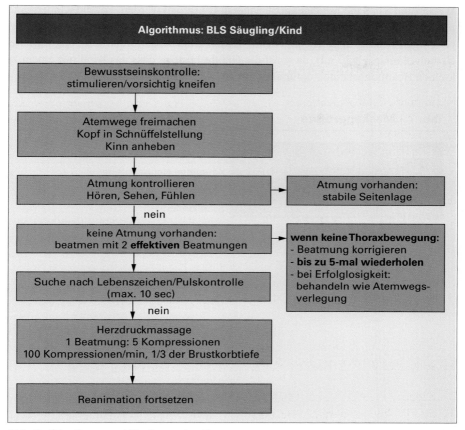

Abb. 6 - Säuglings- und Kinderreanimation

18.6.4.1 Beutel-Masken-Beatmung

Die Beatmung bei Neugeborenen und Säuglingen erfolgt in der Neutralstellung des Kopfes, allenfalls wird die Überstreckung des Kopfes leicht angedeutet („Schnüffelposition"). Wichtig ist das Vorziehen des Unterkiefers, damit der Zungengrund angehoben wird und sich die Atemwege entfalten. Dabei darf der Zungengrund jedoch nicht durch die den Unterkiefer hochhaltenden Finger eingedrückt werden, da sonst eine Atemwegsverlegung erzielt werden kann. Wichtig ist die richtige Größenauswahl der Beatmungsmaske (vgl. Tab. 7).

Die richtig ausgewählte Beatmungsmaske sitzt dicht, sie darf dabei nicht auf die Augen drücken. An den Beatmungsbeutel wird ein Sauerstoffreservoir in Form eines Faltenschlauchs oder Reservoirbeutels angeschlossen. Der Sauerstoff wird entsprechend dem geschätzten Atemminutenvolumen des Kindes eingeleitet. Auf diese

Weise kann das Kind mit fast 100% Sauerstoff beatmet werden. Für die Kinderreanimation stehen verschiedene Beutelgrößen zur Verfügung. Es sollte immer der der jeweiligen Altersgruppe entsprechende Beutel eingesetzt werden (ab Säuglingsalter Beutelvolumen > 450 ml), da sonst die Gefahr besteht, dass das Kind mit einem zu kleinen Beatmungsbeutel, dafür aber mit zu hohem Druck beatmet wird.

Tab. 7 - Maskengrößen

Größe 0	Frühgeborene/Neugeborene
Größe 1	Säuglinge/Neugeborene
Größe 1 - 2	Kleinkinder
Größe 3	Schulkinder

19 Sonstige Notfälle

Die hier erläuterten Notfälle stellen nicht den rettungsdienstlichen Alltag dar. Gerade deshalb muss sich das Rettungsdienstpersonal mit dieser Thematik vertraut machen und das Wissen ständig aktuell halten. Die Notfallbilder können nur schwer einer Fachdisziplin zugeordnet werden, weil sie oft ein medizinisch komplexes Geschehen darstellen.

W. Kalusa,
H.-P. Hündorf
Pate:
K.-G. Gerdts

19.1 Elektrounfälle

Durchfließt elektrischer Strom den menschlichen Körper und wird dieser somit Teil eines Stromkreises, muss mit einer Vielzahl von unterschiedlichen Schädigungen gerechnet werden. Aufgrund des eher seltenen Auftretens dieser Notfallsituation stellt sie eine besondere Herausforderung für das Rettungsdienstpersonal dar. Nicht selten enden Elektrounfälle mit dem Tod des Patienten. Auch die Bedrohung für Helfer, die sich nicht optimal mit den Selbstschutzmaßnahmen auskennen, ist groß.

19.1.1 Grundlagen

Seit 1980 ist die Zahl der tödlichen Stromunfälle gesunken. Im Jahr 2003 gab es in Österreich sieben Arbeitsunfälle mit Strom, von denen einer tödlich ausging. Während sich die Anzahl der Arbeitsunfälle in diesem Bereich deutlich verringerte, blieb die häuslicher Elektrounfälle annähernd gleich. Einen Sonderfall stellt der Blitzeinschlag dar, der die höchste Sterblichkeitsrate aufweist. Hier wirken nicht nur die hohe elektrische Energie, sondern ebenso Druckwellen im Schall-/Ultraschallbereich und fotoelektrische Wirkungen.

Der Übergang des elektrischen Stroms in den menschlichen Körper erfolgt durch Berührung unter Spannung stehender Teile (Gleich- oder Wechselstrom) oder bereits bei Annäherung an einen Hochspannungsleiter durch einen Lichtbogenüberschlag. Die Schädigungen durch elektrischen Strom ergeben sich aus folgenden Mechanismen:

- direkte Reizwirkungen auf Zellmembranen (besonders Herz- und Skelettmuskulatur sowie Nervengewebe),
- Wärmeentwicklung in durchströmten Geweben (Joule-Wärme),
- thermische Schäden durch Lichtbogenwirkung.

Die Stromspannung ist häufig am Einsatzort die einzige bekannte Größe. Sie reicht jedoch für eine genaue Bestimmung der Schädigung nicht aus und stellt nur eine vage Entscheidungshilfe für die rettungsdienstlichen Maßnahmen dar. Bereits 50 Volt können bei niedrigem Übergangswiderstand ernste Schäden hervorrufen, demgegenüber wurden Unfälle mit 50 000 Volt von Patienten überlebt. Der Grenzwert zwischen Nieder- und Hochspannung ist international unterschiedlich definiert und reicht von 350 bis 1 000 Volt. Grundsätzlich ist bei steigender Spannung - in Abhängigkeit von Widerstand und Stromstärke - mit zunehmenden Schäden am Patienten zu rechnen.

Tab. 1 - Typische Spannungsbereiche

Telefon	60 V	Gleichspannung
Haushaltsnetz	220 - 230 V	Wechselspannung
Straßenbahnoberleitungen	500 V	Wechselspannung
Eisenbahnoberleitungen	15 000 V	Wechselspannung
Hochspannungsleitungen	bis 380 000 V	Wechselspannung
Blitz / Gewitter	10 - 30 MV	

Nach Stromart unterscheidet man Gleich- und Wechselstrom. Das Schädigungspotenzial von Gleichstrom ist im Verhältnis zu Wechselstrom gleicher Stromstärke geringer. Der Frequenzbereich in Haushalts- und Industriewechselstromnetzen weist mit 50 Hz (Hertz) eine starke Wirkung auf Skelett- und Herzmuskulatur auf. Besonders das so genannte „Festkleben" an der Stromquelle sei hier genannt. Wechselstrom bewirkt an den Extremitäten eine unwillkürliche Verkrampfung, die sich besonders an der Beugemuskulatur manifestiert. Ein selbstständiges Loslassen der Stromquelle wird somit erschwert bis unmöglich - die Stromflussdauer verlängert sich. Der Übergangswiderstand im Körperkreislauf ist sehr variabel und wird in erster Linie durch die Beschaffenheit der Haut und der Kleidung bestimmt. An den Händen beträgt er ca. 40 000 Ω (Ohm), bei dicker, mit Schwielen versetzter Haut bis 1 Mio. Ω, bei dünner, feuchter, verschmutzter Haut nur ca. 300 Ω. Elektrolyt- und flüssigkeitsreiche Gewebe leiten gut, Muskeln, Sehnen, Fett und Knochen entsprechend schlechter. Der Stromfluss steigt zunächst bis zum Durchbrechen des Widerstands an und fällt dann, bedingt durch die zunehmende Gewebezerstörung (Flüssigkeitsentzug, Verbrennungen) mit Isolationseffekt, gegen Null ab. Kommt es jedoch über einer großen Körperfläche zum Stromfluss, z.B. bei einem Blitzeinschlag in Badegewässern oder bei Elektrogeräten, welche in einer wassergefüllten, geerdeten Badewanne benutzt werden, so entfällt dieser Effekt. Hautveränderungen (Strommarken) sind dann nicht zu beobachten.

Stromspannung und Widerstand bestimmen die Stromstärke. An wenig isolierenden Körperbereichen (z.B. Mund- oder Zungenschleimhaut) werden Ströme ab 0,05 mA (Milliampere), über die trockene Haut etwa ab 0,5 mA wahrgenommen. Bei 1 - 9 mA treten Muskelkontraktionen auf (bekannt vom Reizstrom in der Physiotherapie), ab 10 mA ist mit beginnenden Schädigungen und ab 50 - 80 mA mit Herzrhythmusstörungen, Bewusstlosigkeit und Atemstillstand zu rechnen.

19 Sonstige Notfälle · 19.1 Elektrounfälle

Tab. 2 - Beispiele für Auswirkungen verschiedener Stromstärkebereiche auf den menschlichen Körper

Bereich	Stromstärke	Auswirkungen
I	Gleichstrom bis 80 mA Wechselstrom bis 25 mA	Muskelkontraktionen in den Fingern (Loslassen des Kontakts noch möglich bis 15 mA), Atembeschwerden
II	Gleichstrom 80 - 300 mA Wechselstrom 25 - 80 mA	25 - 50 mA: noch tolerierbare Stromstärke, keine Bewusstlosigkeit 50 - 80 mA: Bewusstlosigkeit, Atemstillstand
III	Gleichstrom über 300 mA Wechselstrom über 80 mA	Kreislauf- und Atemstillstand, Tod bei länger als 1/3 sec anhaltendem Stromdurchfluss
IV	Gleich- und Wechselstrom über 3 A	Verbrennung, Verkochung, Verkohlung

Der Stromfluss durch den menschlichen Körper folgt nicht genau den anatomischen Strukturen zwischen Eintritts- und Austrittspunkt. Ströme, die entlang der Herzachse fließen, sind etwa doppelt so gefährlich wie quer verlaufende. Grundsätzlich gilt: Je länger der Stromfluss durch den Organismus andauert, desto gefährlicher, da die elektrisch verletzbare (vulnerable) Herzerregungsphase betroffen sein kann. Selbst Ströme mit einer Flussdauer von nur einer Zehntelsekunde können noch gefährliche Herzrhythmusstörungen auslösen.

Tab. 3 - Symptome durch Stromeinwirkung

Organ		Symptome / Auswirkung
Herz	Störungen des Erregungsbildungs- und Erregungsleitungssystems führen zu ...	– erhöhter Herzfrequenz (Tachykardie) – Zwischenschlägen (Extrasystolen) – Kammerflimmern bei Wechselstrom – Asystolie/Dauerkontraktion bei Gleichstrom – Zeichen eines Herzinfarkts
	thermische Schäden an Muskelzellen und Verkrampfung (Spasmus) der Herzkranzgefäße führen zu...	– Minderdurchblutung des Herzmuskels mit Zeichen eines Angina-pectoris-Anfalls
Gefäße	Verkrampfung der Gefäßmuskulatur führt zu ...	– starkem Blutdruckanstieg

Organ		Symptome / Auswirkung
Atmung	Verkrampfung von Zwerchfell und Brustkorbmuskulatur	– vorübergehende Atemunfähigkeit – Gefahr der länger andauernden Atemlähmung
ZNS	elektrische Leitungsveränderung thermische Schäden (selten) sekundäre Durchblutungsstörungen	– Bewusstseinsstörungen bis Krampfanfall – Zeichen eines Schlaganfalls/einer Querschnittslähmung – Hirnschwellung (Ödem)
Niere	Verstopfung der Nierenkörperchen	– Nierenversagen durch Abbauprodukte zerstörter Zellen
Haut und Muskeln	Verbrennung/Verkochung bei hoher Energiebündelung starke Muskelverkrampfung (Gleichstrom)	– Strommarken – nicht sichtbare tiefe Muskelverkochung – Sehnenabrisse, Frakturen, „Wegschleudern von der Stromquelle" mit Folgeschäden

19.1.2 Niederspannungsunfälle

Bei einer Durchströmung des menschlichen Körpers mit elektrischem Strom einer Spannung von weniger als 1 000 V (Volt) und einer Stromstärke von weniger als 5 A (Ampere) handelt es sich um einen Niederspannungsunfall.

Ursachen. Im Vordergrund stehen Unfälle im häuslichen oder gewerblichen Bereich. Niederspannungsunfälle machen mit über zwei Dritteln aller Elektrounfälle den weitaus größten Teil aus. Der unvorsichtige Umgang mit Strom, defekte Elektrogeräte und eigenständige Reparaturen sind nur einige Ursachen. Nicht selten sind unbeaufsichtigt spielende Kleinkinder (besonders im „Krabbelalter"!) betroffen.

Gefahren. Im Niederspannungsbereich ist der Hautwiderstand die bestimmende Größe. Es dominiert die Reizwirkung auf Muskeln und Nerven. Schwere Verbrennungen sind selten und entwickeln sich nur bei längerem Stromfluss. Typische Strommarken sind anzutreffen, lassen jedoch keinen Rückschluss auf das tatsächliche Ausmaß der Schädigung zu. Komplikationen treten sowohl während des Stromflusses als auch nach einem beschwerdefreien Intervall von mehreren Stunden auf.

Symptome. Die Auswirkungen eines Niederspannungsunfalls können sehr unterschiedlich sein. Die Symptomenpalette reicht von vollständiger Symptomfreiheit bis zum Herzstillstand.

Tab. 4 - Symptome bei Niederspannungsunfall

Bewusstsein / Nervensystem	– Verwirrtheit, Erregung, Erinnerungslücke (retrograde Amnesie) – Bewusstlosigkeit (meist nur während des Stromflusses oder sekundär durch Herzrhythmusstörungen) – Krampfanfälle, Lähmung peripherer Nerven
Atmung	– beschleunigte Atmung (Tachypnoe) – Atemnot (Dyspnoe) – Atemstillstand während des Stromflusses durch den Brustkorb (Thorax)
Herz-Kreislauf	– Tachykardie – Blutdruckanstieg (Hypertonie) – Herzrhythmusstörungen verschiedenster Art – Kreislaufstillstand: Kammerflimmern bei Wechselstrom, Blockade der gesamten elektrischen Aktivität (Asystolie) bei Gleichstrom
Subjektive Beschwerden (bei erhaltenem Bewusstsein)	– Angst, Panik, Übelkeit – Herzklopfen und Brustenge
Begleitverletzungen	– Strommarken – Muskelverkrampfungen/Lähmungen – ggf. Sehnenrisse, sichere/unsichere Frakturzeichen (hauptsächlich bei Gleichstromunfällen)

19.1.3 Hochspannungsunfälle

Bei Hochspannungsunfällen kommt es zur Durchströmung des menschlichen Körpers mit elektrischem Strom einer Spannung von mehr als 1 000 V und einer Stromstärke von mehr als 5 A.

<u>Ursachen.</u> Der Kontakt mit elektrischen Leitern, welche Hochspannung führen, ist im Verhältnis zu Niederspannungsunfällen seltener. Ein hoher Prozentsatz ist auf Arbeitsunfälle zurückzuführen, gefolgt von der Unterschätzung des Gefährdungspotenzials durch Lichtbogenwirkung ohne direkten Kontakt und von Suizidversuchen.

<u>Gefahren.</u> Im Hochspannungsbereich dominiert die thermische Schädigung. Die für sich schon dramatischen Schäden an der Ein- und Austrittsstelle stellen oft nur die „Spitze des Eisbergs" dar. Auf ihrem Weg hinterlässt Hochspannung Verkochungen, z.T. bis ins Knochenmark mit Aufsprengung der betroffenen Knochen. Die über dem Stromweg gelegenen Hautschichten sind mitunter kaum betroffen, so dass die Schwere der tatsächlichen Verbrennungsverletzung verschleiert ist.

Symptome. Auch beim Hochspannungsunfall bietet der Unfallhergang zunächst die wichtigsten Hinweise. Darüber hinaus können die in Tabelle 5 beschriebenen Symptome auftreten:

Tab. 5 - Symptome bei Hochspannungsunfall

Bewusstsein / Nervensystem	– Verwirrtheit, Erregung, Erinnerungslücke (retrograde Amnesie) – Bewusstlosigkeit (meist nur während des Stromflusses oder sekundär durch Herzrhythmusstörungen) – Lähmung peripherer Nerven, Zeichen eines Schlaganfalls, Hirnblutung, Krampfanfälle, Hirnödem
Atmung	– Tachypnoe – Dyspnoe – Atemstillstand während des Stromflusses durch den Thorax und anhaltend durch Atemlähmung
Herz-Kreislauf	– Tachykardie – Blutdruckanstieg, später Blutdruckabfall durch Flüssigkeitsverlust im Verbrennungsgebiet – Herzrhythmusstörungen verschiedenster Art – Kreislaufstillstand: Kammerflimmern bei Wechselstrom, Asystolie bei Gleichstrom
Subjektive Beschwerden (bei erhaltenem Bewusstsein)	– Angst, Panik, Übelkeit – Herzklopfen, Brustenge bis Herzinfarktzeichen
Begleitverletzungen	– ausgedehnte Strommarken und großflächige zweit- und drittgradige Verbrennungen – Muskelverkrampfungen – dauerhafte Nervenlähmungen im Schädigungsgebiet – ggf. Sehnenrisse, sichere/unsichere Frakturzeichen (hauptsächlich bei Gleichstromunfällen) – bei Gleichstromunfällen Schädel-Hirn-Trauma oder Wirbelsäulenverletzung durch „Wegschleudern" von der Stromquelle

19.1.4 Maßnahmen

Bei *allen* Stromunfällen steht der Eigenschutz *aller* Rettungskräfte an erster Stelle!

Da die primären Maßnahmen bei Hoch- und Niederspannungsunfällen im Wesentlichen gleich sind, werden sie wie folgt zusammengefasst:

Rettung aus dem Gefahrenbereich:

1. Achtung: erhöhte Eigengefährdung des Helfers, da Situation oft nicht sofort ersichtlich; grundsätzlich Sicherheitsabstand einhalten und „Schrittspannung" beachten (Abb. 1).
2. möglichst Spannungsart ermitteln (Warnschild für Niederspannung: gelber Hintergrund und schwarzer Spannungspfeil, für Hochspannung: roter Spannungspfeil)
3. Elektroanlagen freischalten lassen, gegen Wiedereinschalten sichern, erden und kurzschließen lassen; angrenzende, unter Spannung stehende Teile isolieren. Im Niederspannungsbereich: Netzstecker ziehen, Hauptsicherung abschalten; im Hochspannungsbereich: stets das Eintreffen bzw. die Meldung des zuständigen Fachmanns abwarten Bei Notfällen im Bereich der Österreichischen Bundesbahn kann die Stromabschaltung für einen bestimmten Bereich durch eine zentrale Stelle erfolgen. An den Masten sind entsprechende Hinweisschilder mit Telefon- und Mastnummer angebracht. Diese müssen an die Leitstelle gemeldet werden; das Ersuchen um Stromfreischaltung erfolgt durch die Leitstelle
4. Folgeverletzungen vermeiden (z.B. Schäden durch Absturz bzw. Umfallen des Patienten nach Unterbrechung des Stromkreises)!

Elementarmaßnahmen: Notwendigerweise muss für sichere, freie Atemwege gesorgt werden; dabei ist aber ein Überstrecken des Kopfes bei HWS-Schädigung zu vermei-

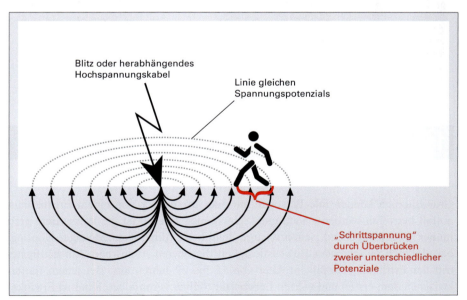

Abb. 1 - Schrittspannung

den. Bei unzureichender Atmung bzw. Atemstillstand wird eine assistierte oder kontrollierte Beatmung über Beatmungsbeutel mit Reservoir und maximaler Sauerstoffkonzentration durchgeführt.

Zur Stabilisierung des Kreislaufs wird ein peripherer Venenzugang vorbereitet. Die Infusionsmenge (Vollelektrolytlösung) richtet sich nach den Symptomen und den Verletzungen, z.B. werden bei ausgedehnter Verbrennung 500 bis 1 000 ml in der ersten Stunde verabreicht. Vorsicht ist bei Herzfunktionsstörungen geboten.

Standardmaßnahmen: Der Patient muss zumindest mit einer HWS-Schiene und der Vakuummatratze immobilisiert werden (körperliche Ruhigstellung). Bei ausreichender Spontanatmung erfolgt eine Sauerstoffgabe von mindestens 6 - 8 l/min über Nasensonde oder Inhalationsmaske. Ein venöser Zugang, sofern nicht schon als Elementarmaßnahme geboten, muss immer durch den Notarzt oder den Rettungsassistenten erfolgen. Auch bei scheinbar ungefährdeten Patienten können Vitalfunktionsstörungen, z.B. Herzrhythmusstörungen, noch Stunden nach dem Ereignis auftreten. Neben einer ständigen psychischen Betreuung muss eine fortlaufende Überwachung und Dokumentation der Vitalparameter (Bewusstseinslage/Glasgow Coma Scale, Blutdruck, Puls, Sauerstoffsättigung, EKG) erfolgen.

Spezielle Maßnahmen: Neben der Versorgung von Verbrennungswunden mit Brandwundentüchern, Burnpac, Augenverband usw. und dem Schutz vor Auskühlung (besonders bei Verbrennung) erfolgen durch den Notarzt Beruhigung (Sedierung, z.B. mit Diazepam® 5 - 10 mg i.v.) und Schmerzbehandlung (Analgesie, z.B. mit Morphin 5 - 10 mg i.v.). Herzrhythmusstörungen werden behandelt. Bei Stromfluss durch den Mund-Rachen-Raum mit Anschwellung der Schleimhaut ist eine frühzeitige Intubation erforderlich.

> Bei stromverletzten Patienten können noch nach 24 Stunden schwerste Herzrhythmusstörungen auftreten, weshalb auch bei anfänglich geringen Krankheitszeichen eine Klinikeinweisung angezeigt ist. Gegebenenfalls ist der Transport in ein Brandverletztenzentrum nötig.

19.2 Ertrinkungsunfälle / Beinahe-Ertrinken

Grundsätzlich können alle Personen am oder im Wasser von einem Ertrinkungsnotfall betroffen werden - auch gute Schwimmer. Ebenso ist die Wassertiefe nicht immer ausschlaggebend, schon wenige Zentimeter füllen in ungünstiger Kopflage bei plötzlich einsetzender Bewusstlosigkeit die oberen Atemwege. Am häufigsten tritt der Ertrinkungsnotfall im Alter von 15 bis 29 Jahren auf. Bei jedem fünften zwischen dem ersten und vierten Lebensjahr tödlich verunfallten Kind ist Ertrinken die Ursache.

Unter dem Begriff Ertrinken ist der Erstickungstod infolge Sauerstoffmangels durch Einströmen von Flüssigkeiten in die Atemwege bzw. die Lunge zu verstehen. Wiederbelebungsmaßnahmen bleiben erfolglos. Überlebt ein Patient das Unfallereignis um mindestens 24 Stunden, so wird der Notfall als Beinahe-Ertrinken definiert.

In beiden Fällen unterscheidet man den Unfallmechanismus in primäres *Versinken* und primäres *Ertrinken*. Das primäre Ertrinken läuft in verschiedenen Phasen ab. Der Betroffene taucht zu Beginn mehrfach auf bzw. unter und verschluckt dabei häufig große Flüssigkeitsmengen, welche auch in die Lunge angesaugt (aspiriert) werden können. Bei dem primären Versinken fehlen hingegen die Auftauchphasen. Wurde Flüssigkeit aspiriert, spricht man vom nassen Ertrinken (bis zu 80% aller Verunfallten), ist dies nicht der Fall, vom trockenen Ertrinken.

Ursachen. Das *primäre Versinken* resultiert aus der plötzlich einsetzenden absoluten Unfähigkeit zur Eigenrettung. Auslösende Momente sind: Kopfsprung in unbekannte Gewässer mit Verletzungen der Halswirbelsäule und/oder von Schädel und Gehirn, plötzlicher Bewusstseinsverlust unter Wasser, z.B. nach Überatmung (Hyperventilation) und Streckentauchen (so genanntes Schwimmbad-Black-out) oder akute Erkrankungen wie Schlaganfall (Apoplexie), Unterzuckerung (Hypoglykämie), massive Rhythmusstörungen, ein Infarkt oder ein hirnbedingter (zerebraler) Krampfanfall im Wasser. Selten ist der unwillkürliche (reflektorische) Kreislaufstillstand nach einem Sprung in kaltes Wasser (bedingt durch eine Überreizung des N. vagus).

Als Ursachen für das *primäre Ertrinken* kommen in Frage: Erschöpfung (oft Eigenüberschätzung!), Nichtschwimmer im tiefen Wasser, zunehmende Unterkühlung, Alkoholisierung oder Selbsttötungsversuche. Trotz unmittelbarer Rettung bleiben diese Patienten durch mögliche Folgekomplikationen noch Tage stark gefährdet.

Gefahren. Das *trockene Beinahe-Ertrinken* ist in erster Linie in einem reflektorischen Atem- und/oder Kreislaufstillstand begründet. Besonders der Kehlkopfeingang (Pharynx) mit seiner Vielzahl sensibler Nerven wird bei intensiver Reizung (z.B. Eiswasser) zum Auslöser für zwei kritische Reaktionen:

- dem Stimmritzenkrampf (Laryngospasmus) mit vollständigem Verschluss der Stimmritze und damit der oberen Luftwege (auch für Flüssigkeiten);
- der plötzlich abfallenden Herzschlagfrequenz bis hin zum Herz-Kreislauf-Stillstand durch Reiz des N. vagus.

In beiden Fällen entwickelt sich bei den Verunfallten sehr schnell ein Sauerstoffmangel des Zentralnervensystems (Hypoxie), welcher dann für die Bewusstlosigkeit und den Erstickungstod im Wasser verantwortlich ist. Es dringen keine Flüssigkeiten in die Atemwege ein.

Beim *nassen Beinahe-Ertrinken* tritt Wasser in die Lunge ein. Aufgrund der Hypoxie wird der Atemanreiz so groß, dass die Ertrinkenden nach Luft schnappen und dabei Wasser mit in die Lunge einziehen. Während des Ertrinkens wird auch sehr viel Wasser verschluckt, deshalb ist bei Ertrinkungsnotfällen die Gefahr, dass das Wasser aus dem Magen in den Mund zurückströmt (Regurgitation) und von dort in die Atemwege eindringt (Aspiration), sehr hoch.

Zusätzliche Gefahren bestehen in einer Lungenschädigung durch Krankheitserreger, Verunreinigungen mit Schlamm, Schwebstoffen und chemischen Inhaltsstoffen der Flüssigkeit. Der Chlorgehalt in Schwimmbädern zum Beispiel führt zu einem rasch einsetzenden toxischen Lungenödem.

Neben den spezifischen Ertrinkungsschäden entscheiden über die Schwere des Notfalls außerdem die folgenden Kriterien:

- auslösende Erkrankungszustände,
- Grad der Unterkühlung,
- Begleitverletzungen.

Besondere Beachtung verdient der Unterkühlungsgrad (Hypothermie) der Patienten. Einerseits ist er der Auslöser für die Bewusstseinsstörung und Bewusstlosigkeit, andererseits ermöglicht er - bedingt durch die Verlangsamung der Stoffwechselvorgänge - eine längere Toleranz des Organismus gegen den Sauerstoffmangel (besonders des zentralen Nervensystems). Da die Wärmeleitfähigkeit von Wasser vielfach höher ist als die von Luft und selbst übliche Badewassertemperaturen von 20 - 25 °C im Sommer deutlich niedriger sind als die Körperkerntemperatur, ist praktisch immer mit Wärmeabgabe und Unterkühlung zu rechnen. Eine kritische Situation während der Rettung eines unterkühlten Patienten ist der so genannte Bergungstod. Da die Körperschale schneller auskühlt als der Körperkern, besteht bei selbstständiger oder passiver Bewegung des Patienten die Gefahr, dass sehr kaltes Schalenblut in den Körperkern gelangt. Folge ist das plötzliche weitere Abkühlen lebenswichtiger Organe (besonders des Herzens) und damit der Tod des Patienten.

> Eine Unterkühlung verlängert die Überlebenszeit nach Kreislaufstillstand. Aus diesem Grund wird eine Wiederbelebung (Reanimation) auch bei Zeitverzögerung begonnen und bis zur Erwärmung des Patienten in der Klinik durchgeführt. Sie wird gegebenenfalls erst dort beendet.

Symptome. Die Symptomatik des Beinahe-Ertrunkenen ist vielfältig und kann von geringfügigen Störungen (z.B. leichte Unterkühlung, Hustenreiz, Magen-Darm-Beschwerden, Stresssyndrom) bis zum Kreislaufstillstand reichen. Üblicherweise gibt die Anamnese einen sicheren Hinweis auf das Notfallgeschehen. Die möglichen Symptome können der nachfolgenden Tabelle entnommen werden.

Maßnahmen. Bei unzureichender Ausbildung in entsprechenden Rettungstechniken existiert für Helfer eine erhöhte Eigengefährdung. Eine weitere Gefahr besteht für

Tab. 6 - Symptome des Beinahe-Ertrinkens (von leicht zu schwer)

Bewusstsein	– Verwirrtheit oder auffällige Teilnahmslosigkeit – Verlangsamung bis tiefe Schläfrigkeit (Sopor) – zentral ausgelöste Krampfanfälle mit starren (tonischen) und zuckenden (klonischen) Bewegungen und unwillkürlichem Stuhl- und Harnabgang – tiefe Bewusstlosigkeit (Koma) mit erloschenen Schutzreflexen
Atmung	– beschleunigte Atmung (Tachypnoe) – Hustenattacken – Atemnot (Dyspnoe) mit Kurzatmigkeit, Giemen, Brummen und Rasselgeräuschen – röchelndes Abatmen von Schaum (Lungenödem) – Schnappatmung/Atemstillstand
Herz-Kreislauf	– stark erhöhte Herzfrequenz (Tachykardie) – Blutdruckabfall (Hypotonie) – Herzrhythmusstörungen mit Abfall der Herzfrequenz (Bradykardie) und Zwischenschlägen (Extrasystolen) – Kreislaufstillstand (oft Kammerflimmern)
Aussehen	– feucht-blasse bis bläuliche Verfärbung der Haut – Kältezittern, „Gänsehaut" – geblähter Bauch (Abdomen) durch vollen Magen
Subjektive Beschwerden (bei erhaltenem Bewusstsein)	– Angst, Panik, Übelkeit – atemabhängige Schmerzen im Brustkorb
Ggf. Begleitverletzungen	– Querschnittssymptomatik durch Schädigung der Halswirbelsäule – Verletzungen mit sichtbarer Blutung – sichere/unsichere Zeichen eines Knochenbruchs (Fraktur)

den Helfer in der Überschätzung der eigenen Schwimmleistung. Eine unsachgemäße Rettung in ein Boot, über den Rand von Schwimmbädern oder steinige Küsten muss wegen der drohenden Folgeverletzungen vermieden werden! Des Weiteren sollte eine frühzeitige körperliche Ruhigstellung erfolgen, um bei Unterkühlung den Bergungstod zu verhindern.

Elementarmaßnahmen: Die Atemwege sind über Mund (oral) oder Nase (nasal) abzusaugen, bei Bewusstlosigkeit wird der Patient in die stabile Seitenlage verbracht. Bei unzureichender Atmung bzw. Atemstillstand erfolgt eine unterstützende (assistierte) oder vollständige (kontrollierte) Beatmung über Beatmungsbeutel mit Reservoir und maximaler Sauerstoffkonzentration. Bei Atemstillstand darf kein Zeitverlust durch unnötige Reinigungsversuche der Atemwege (wie Kopftieflage, Druck auf den Brustkorb usw.) riskiert werden. Nach der Absaugung erfolgt die sofortige Beatmung!

Muss der Patient reanimiert werden, ist dabei zu bedenken, dass eine Defibrillation bei Kammerflimmern nur bei einer Körperkerntemperatur von über 30 °C sinnvoll ist.

Standardmaßnahmen: Der Patient wird mit erhöhtem Oberkörper immobilisiert gelagert, wenn dies noch nicht im Rahmen der Elementarmaßnahmen erfolgt ist. Bei ausreichender Spontanatmung erfolgt über Nasensonde oder Inhalationsmaske eine Sauerstoffgabe von 6 - 8 l/min. Auch bei scheinbar stabilen Kreislaufverhältnissen wird ein periphervenöser Zugang gelegt und eine Vollelektrolytlösung angeschlossen. Wie bei jedem Notfallpatienten erfolgt eine fortlaufende Überwachung und Dokumentation der Vitalparameter, wobei besonderer Wert auf die Temperaturmessung gelegt werden sollte. Eine psychische Betreuung sollte während der gesamten Versorgung und während des Transports gewährleistet sein.

Spezielle Maßnahmen. Besonderer Wert muss auf den Schutz vor weiterer Auskühlung gelegt werden. Deshalb wird feuchte Kleidung entfernt und der Patient abgetrocknet. Anschließend muss der Wärmeerhalt durch übliche Patientenauflagen und Rettungsdecke erfolgen. Gegebenenfalls muss der Notarzt gerufen werden. Nach endotrachealer Intubation besteht die Möglichkeit der kontrollierten Beatmung mit 100% Sauerstoff.

> Grundsätzlich ist auch nach einem Beinahe-Ertrinken ohne auffällige Symptomatik (z.B. durch rechtzeitige Eigen- oder Fremdrettung) eine Klinikeinweisung angezeigt. Selbst nach 24 bis 48 Stunden ist noch mit schweren bis lebensbedrohlichen Komplikationen in Form von Lungenentzündung, Lungenödem (auch toxisch) oder Elektrlytverschiebungen mit Herzrhythmusstörungen zu rechnen.

P. Hansak

19.3 Gynäkologische und urologische Erkrankungen

19.3.1 Gynäkologische Notfälle

19.3.1.1 Unterleibsblutungen

Blutungen im Bereich der Schamlippen treten meist nach einem Trauma infolge eines Unfalls (z.B. Fahrradstange) oder als Folge einer Vergewaltigung auf. Bei Blutungen erfolgt eine Blutstillung durch eine Vorlage mit Verbandsmaterial und gekreuzten Beinen um eine Kompression zu erreichen.

Blutungen aus der Scheide außerhalb der normalen Regelblutung können:

– nach Geschlechtsverkehr,

- aufgrund von körperlichen Reaktionen (z.B. außerordentliche Monatsblutung bei Stress),
- infolge einer Fehlgeburt,
- bei einer Eileiterschwangerschaft,
- aufgrund einer Abbruchsblutung nach Absetzen der Pille oder
- aufgrund krankhafter Prozesse (z.B. Tumor, Zyste) im Unterleib auftreten.

Maßnahmen: Eine Überwachung der Vitalfunktionen durch Puls und Blutdruckkontrolle, beruhigender Zuspruch sowie nötigenfalls eine Schocklagerung sind die wesentlichen Maßnahmen.

19.3.1.2 Vergewaltigung

Liegen Verdachtsmomente für eine Vergewaltigung vor, hat das Sanitätspersonal mit besonderer Umsicht und Rücksichtnahme vorzugehen und insbesondere auf den Schutz der Privats- und Intimsphäre des Opfers zu achten. Die Betreuung des Opfers sollte nach Möglichkeit durch eine weibliche Bezugsperson oder eine Sanitäterin erfolgen. Die Patientin wird auf eine gynäkologische Station gebracht, es sei denn es sind Kombinationsverletzungen vorhanden, die eine dringende chirurgische Intervention erfordern. Die Patientin wird im Krankenhaus angekündigt und nach Möglichkeit sofort in einen Untersuchungsraum gebracht. In jedem Fall ist die Polizei zu verständigen.

19.3.2 Urologische Erkrankungen

19.3.2.1 Harnwegsinfekt

Eine Infektion der Harnwege ist bei Frauen die häufigste Infektionskrankheit überhaupt. Bei Männern sind Harnwegsinfekte seltener, gehen jedoch meist mit Komplikationen einher. Die Infektion wird durch Bakterien, Viren oder Pilze in den ableitenden Harnwegen hervorgerufen.
Als begünstigende Faktoren für eine Harnwegsinfektion kommen u.a. in Frage:

- Schwangerschaft,
- mangelnde Hygiene im Genitalbereich
- geschwächtes Immunsystem.

Symptome: Als Symptome eines Harnweginfekts treten Schmerzen im Becken auf, die in die Genitalien ausstrahlen. Die Patienten klagen über Schmerzen beim Wasserlassen; sie haben Fieber und Schüttelfrost. Mitunter kommt es zu Übelkeit und Erbrechen.

Maßnahmen: Transport in eine urologische oder gynäkologische Abteilung.

19.3.2.2 Akute Harnverhaltung

Unter dem Begriff Harnverhaltung versteht man eine Harnabflussbehinderung durch Verlegung der Hohlräume des Urogenitaltrakts. Ursachen können u.a. Tumore oder Entzündungen sowie die mechanische Kompression des Harnleiters von Außen sein.

Symptome: Wesentliches Symptom eines akuten Harnverhalts ist ein schmerzhaft gefüllte Harnblase, schmerzhafter Harndrang bei gleichzeitiger Unfähigkeit zu urinieren sowie meist sichtbare und druckschmerzhafte Schwellung im Blasenbereich.

Maßnahmen:

- Lagerung nach Wunsch des Patienten,
- Transport in eine Klinik mit urologischer Abteilung

19.3.2.3 Niereninsuffizienz

Unter einer Niereninsuffizienz versteht man die eingeschränkte Fähigkeit der Nieren, harnpflichtige Substanzen auszuscheiden. Die Niereninsuffizienz ist ein funktioneller Begriff, der keine Aussage über die Ursache selbst gibt. Unbehandelt kommt es zu einem irreversiblen Verlust von Nierengewebe, der zum Tod des Patienten führt.

Folgen einer Niereninsuffizienz:

- der Säure-Basen-Haushalt kann nicht konstant gehalten werden,
- es kommt zu einer Überwässerung des Körpers und zur Bluthochdruck (Hypertonie),
- der Salzhaushalt des Körpers ist gestört,
- die Ausscheidung von Stoffwechselprodukten ist gestört.

Durch die Störung der Ausscheidung von Stoffwechselprodukten kommt es zu einer Harnvergiftung (Urämie) die auch andere Organe schädigen kann. Diese Stufe der Niereninsuffizienz kann sich über Jahrzehnte hin entwickeln. Medikamente können die Funktionsbeeinträchtigung der Niere nur begrenzt unterstützen. Am Ende der Entwicklung benötigt der Patient eine regelmäßige Blutwäsche (Dialyse) oder eine Nierentransplantation.

Die Maßnahmen bei einer akuten Niereninsuffizienz erfolgen je nach auftretenden Symptomen.

20 Rettungswesen

Das Bundes-Verfassungsgesetz (B-VG) regelt die Zuständigkeit zwischen Bund und Ländern im Gesundheitswesen. Nach Artikel 10 B-VG ist das Gesundheitswesen bis auf die Bereiche Leichen- und Bestattungswesen, Gemeindesanitätsdienst und Rettungswesen in Gesetzgebung und Vollziehung Angelegenheit des Bundesgesetzgebers. Die Bundesländer haben daher Landesrettungsdienstgesetze erlassen, in denen je nach Bundesland die wesentlichen Aussagen zu den Aufgaben, zur Organisation und zur Finanzierung des Rettungsdienstes enthalten sind. Der Bund ist gesetzgeberisch nur für den Erlass eines Berufszulassungsgesetzes für das Rettungsfachpersonal (Sanitätergesetz) und für die Finanzierungsgrundlagen des gesamten Gesundheitswesens im Rahmen der Sozialgesetzgebung zuständig.

W. Geier,
P. Hansak

Gemäß dem Bundes-Verfassungsgesetz ist den Gemeinden die örtliche Gesundheitspolizei, insbesondere auch auf dem Gebiet des Hilfs- und Rettungswesens im eigenen Wirkungsbereich übertragen. Die Gemeinde handelt in ihrem Wirkungsbereich im Rahmen der Gesetze und Verordnungen des Bundes bzw. der Länder (d.h. des Landesrettungsgesetzes). Den Ländern obliegt die Gesetzgebung und der Vollzug im Bereich des Gemeindesanitätsdienstes und des Rettungswesens. Daher haben die einzelnen Bundesländer inhaltlich abweichende Rettungsgesetze.

20.1 Rettungsdienst zu Lande, in der Luft und auf See

Die Durchführung des *bodengebundenen Rettungsdienstes* wird entweder von den Gemeinden in eigener Regie (Gemeinderettung Wien) oder aber in Kooperation mit den freiwilligen Hilfsorganisationen Arbeiter-Samariter-Bund (ASB), Österreichisches Rotes Kreuz (ÖRK), Johanniter-Unfall-Hilfe (JUH), Malteser Hilfsdienst (MHD) oder privaten Unternehmen in Form von Verträgen geregelt.

Für die Organisation der *Luftrettung* ist der Bund zuständig, der mit den Ländern entsprechende Verträge geschlossen hat und sich für die Durchführung privater Anbieter bedienen kann (z.B. ÖAMTC).

Bergrettungsdienst, Wasserrettung, Höhlenrettung und *Rettungshundebrigade* ergänzen den Rettungsdienst in den Bergen, an Fließgewässern und den Seen.

20.2 Aufgaben des Rettungsdienstes

Der Begriff und die Aufgaben des Rettungsdienstes werden in den Landesrettungsdienstgesetzen definiert. In den meisten Bundesländern bilden Notfallrettung und qualifizierter Krankentransport eine medizinische und organisatorische Einheit. In einigen Großstädten werden die beiden rettungsdienstlichen Leistungsbereiche aufgrund der hohen Einsatzfrequenzen organisatorisch getrennt durchgeführt, arbeiten aber bei besonderen Einsatzlagen, bei denen ein hoher Material- und Personalbedarf besteht, eng zusammen.

20.3 Historische Entwicklung

Notfallrettung und qualifizierter Krankentransport sind auf dem heute bekannten, hohen organisatorischen und qualifizierten Niveau eine späte Errungenschaft aus der zweiten Hälfte des 20. Jahrhunderts. Die Erste Hilfe und der Aufbau eines Krankentransportwesens reichen zwar bis in das 19. Jahrhundert zurück. Qualifizierte und wirkungsvolle medizinische Hilfe am Notfallort konnte jedoch erst durch die Verfügbarkeit und den Einzug von motorisierter Fahrzeugtechnik, Funk- und Telekommunikationstechnik, mobiler Medizintechnik und durch die Einrichtung organisierter Strukturen für das Absetzen und Entgegennehmen von Notrufen sowie die sofortige Alarmierung einsatzfähiger Rettungskräfte geleistet werden. Die bereits in den 30er Jahren des 20. Jahrhunderts richtig getroffene Feststellung, dass Ärzte schnellstmöglich zum Notfallpatienten gebracht werden müssen, fand erst in den 60er und 70er Jahren das nötige Gehör und wurde von dieser Zeit an mit dem Aufbau eines nahezu flächendeckenden Notarztsystems umgesetzt.

20.4 Fakten und Zahlen über den Rettungsdienst

Heute ist der Rettungsdienst ein hochkomplexes medizinisches Akutversorgungssystem auf intensivmedizinischem Niveau und als fester Bestandteil des Gesundheitswesens unverzichtbar. 2002 hat der österreichische Rettungsdienst über 2,4 Millionen Einsätze bewältigt. Davon entfielen 0,4 Millionen Einsätze auf die Notfallrettung (Notarzt- und Rettungseinsätze), 1,5 Millionen Einsätze auf den qualifizierten Krankentransport und 0,5 Millionen Einsätze auf Ambulanztransporte. Diese Zahlen machen die Bedeutung des qualifizierten Krankentransports für das Gesamtsystem des Rettungsdienstes klar.

20.5 Notfallrettung und Krankentransport

Der Rettungsdienst wird als verlängerter Arm der klinischen Versorgung immer dann tätig, wenn sich Notfälle ereignen, die eine medizinische Akutversorgung von Patienten am Notfallort erfordern, und wenn die Patienten unter dauernder medizinischer Überwachung und fachlicher Begleitung in ein Krankenhaus eingeliefert werden müssen (Notfallrettung). Der qualifizierte Krankentransport als zweiter Bestandteil des Rettungsdienstes wird immer dann in Anspruch genommen, wenn Patienten, die keine Notfallpatienten sind, unter fachgerechter Betreuung und Begleitung mit einem medizinisch-technisch speziell ausgestatteten Fahrzeug zu medizinischen Behandlungseinrichtungen oder von dort nach Hause transportiert werden müssen. Der qualifizierte Krankentransport wird dabei wiederum in disponiblen (zeitunkritischen) und indisponiblen (zeitkritischen) Krankentransport unterteilt. Beim indisponiblen Krankentransport handelt es sich um Einweisungen von Nichtnotfallpatienten, die in einem eng bemessenen Zeitfenster einer ärztlichen Behandlung zugeführt werden müssen. Als Beispiel können hierfür die anstehende komplikationslose Geburt oder die akute Blinddarmentzündung angeführt werden. Disponible Krankentransporte sind zeitlich planbar, wie beispielsweise der bereits mehrere Tage vorher angemeldete Transport zu einem ärztlichen Kontrolltermin (Gips- oder Verbandkontrolle). Auch der zeitunkritische Krankentransport wird mehr und mehr als Dienstleistung für den Patienten, aber auch für die Praxen und behandelnden Einrichtungen verstanden. Terminbindung und Termintreue sind hierbei gefragt - das bedarf oft einer Vorhaltung, die unter den genannten Bedingungen nicht ausreichend gewährleistet ist.

20.6 Definition des Notfalls

Unter einem Notfall wird ein Ereignis verstanden, das unverzüglich Rettungsmaßnahmen erfordert. In der Notfall- bzw. Rettungsmedizin definiert man den Notfall durch lebensbedrohliche Störungen der Vitalfunktionen, also der Atmung und des Kreislaufs, oder aber durch schwerwiegende, die Vitalfunktionen beeinträchtigende Störungen sonstiger wichtiger Funktionskreise wie des Bewusstseins, des Wasser-Elektrolyt-Haushalts, des Wärmehaushalts, des Säure-Basen-Haushalts und des Stoffwechsels. Die den Notfall auslösende Ursache spielt dabei medizinisch betrachtet eine nachgeordnete Rolle. Relevant sind unter rettungstaktischen Gesichtspunkten hingegen die Umstände und die Notfallursachen. So sind bei Verkehrs- und/oder Gefahrgutunfällen Maßnahmen zum Schutz des Rettungsdienstpersonals sowie technische Vorbereitungen zur Rettung der Notfallpatienten zu treffen, die teilweise sehr umfangreich sein können.

20.7 Die Rettungskette

Erfolg und Misserfolg des rettungsdienstlichen Versorgungssystems hängen in Österreich maßgeblich vom Funktionieren der so genannten Rettungskette ab. Die gesamte notfallmedizinische Versorgung bildet dabei ein System aus fünf verschiedenen Kettengliedern, das unter dem Begriff Rettungskette internationale Beachtung erfahren hat. Bestandteile dieser Rettungskette sind die Sofortmaßnahmen durch den am Notfallort befindlichen Laienhelfer, die Absetzung des Notrufs durch den Laienhelfer an die Rettungsleitstelle samt Alarmierung des Rettungsdienstes, die weitere Erste-Hilfe-Leistung durch Laienhelfer bis zum Eintreffen des Rettungsdienstes sowie die Versorgungs- und Transportmaßnahmen durch den Rettungsdienst, die auch die ärztliche Behandlung durch den Notarzt vor Ort einschließt. Jedes dieser Kettenglieder besitzt für sich genommen die gleiche wichtige Bedeutung für das Überleben des Notfallpatienten. Die Qualität der gesamten Rettungskette hängt also davon ab, wie effektiv jedes einzelne Kettenglied ist und wie gut diese Glieder aufeinander abgestimmt sind.

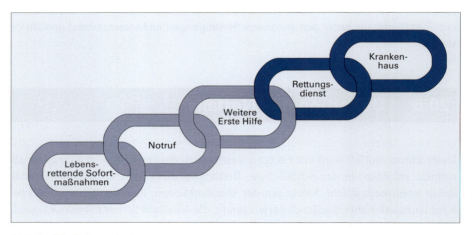

Abb. 1 - Die Rettungskette

20.8 Die Hilfsfristen

Medizinische Hilfe bei akuten Notfällen ist vor allem vom Faktor Zeit abhängig. Die präklinische Notfallmedizin hat umso größere Erfolgschancen, je schneller sie am Notfallpatienten angewandt werden kann. In den meisten Bundesländern wird die Zeit, die der Rettungsdienst nach Eingang einer Notfallmeldung in der Rettungsleitstelle bis zum Eintreffen am Notfallort benötigt, in Minuten festgelegt. Diese Zeitspanne wird *Hilfsfrist* genannt. Sie ist in Österreich nicht in den Rettungsdienstgesetzen verankert, wurde aber von einigen Einsatzorganisationen (z.B. ÖRK) als Vorgabe freiwillig in die internen Vorschriften übernommen. In der Regel liegt sie zwischen 10 und 15 Minuten. Diese Eintreffzeiten beziehen sich dabei auf Notfallorte, die an öffentlichen Straßen und Plätzen gelegen und für den Rettungsdienst ohne besonders schwierige Anfahrten erreichbar sind. Die Hilsfrist muss je nach Vorgabe in 90 - 95% der Fälle eingehalten werden.

20.9 Bausteine des Rettungsdienstes

Der Rettungsdienst besteht aus vielen Komponenten, die ineinander greifen müssen. Die wichtigsten, wie Personal, Rettungsleitstelle, Fahrzeuge, Rettungsdienststellen und andere werden nachstehend erläutert.

Alle diese Bausteine sind für die Funktion des Rettungsdienstes gleichermaßen bedeutungsvoll.

20.9.1 Das Personal im Rettungsdienst

Seit 1994 gibt es in Österreich die Diskussion um die Einführung eines anerkannten Berufsbildes für den Rettungsdienst. Aufgrund der dringenden Notwendigkeit der Schaffung einer eigenen Berufsausbildung für *Sanitäter* wurde über fünf Jahre an der Ausarbeitung eines entsprechenden Gesetzesentwurfes gearbeitet, dessen Ergebnis das Sanitätergesetz (SanG) darstellt. Dieses wird im Kapitel 21.6.7 ausführlich besprochen.

Neben dem Rettungsfachpersonal bilden die *Notärzte* eine eigenständige Personal- oder Mitarbeitergruppe im Rettungsdienst. Den Notärzten obliegt die Verantwortung für die notfallmedizinische Versorgung im Rettungsdienst. Als Notarzt kommen nur Ärzte zum Einsatz, die eine spezielle Zusatzqualifikation nach dem Ärztegesetz erworben haben und sich einer regelmäßigen Fortbildung unterziehen. Die Notärzte werden durch niedergelassene Ärzte oder aber durch öffentliche Krankenhäuser gestellt. Das Notarztsystem ist heute nahezu flächendeckend ausgebaut.

Die Rettungsdienste verfügen in den meisten Fällen über einen *ärztlichen Leiter*. Bei einigen Hilfsorganisationen wird er als Chefarzt bezeichnet. Diese „Ärztlichen Leiter Rettungsdienst" üben die Qualitätskontrolle über den Rettungs- und teilweise über den Notarztdienst aus und haben maßgeblichen Einfluss auf die Organisation des Rettungsdienstes.

Für größere Schadensereignisse, die eine größere Zahl von Rettungsmitteln und mehrere Notärzte benötigen, stellen die Rettungsdienste den *Einsatzleiter (für den organisatorischen Bereich)* und die Notarztsysteme den *Leitenden Notarzt (für den medizinischen Bereich)*. Der Leitende Notarzt ist seit 1998 fest im Ärztegesetz verankert. Er hat Weisungsrecht gegenüber dem Sanitätspersonal in allen medizinischen Belangen des Einsatzes. Beide zusammen bilden die *sanitätsdienstliche Einsatzleitung*.

20.9.2 Die Rettungsleitstelle

Eine Rettungsleitstelle ist „eine ständig besetzte Einrichtung zur Annahme von Notrufen und Meldungen sowie zum Alarmieren, Koordinieren und Lenken des Rettungsdienstes". Die Leitstellen haben eine besonders wichtige Funktion als Bindeglied zwischen Rettungsdienst und den Erst- und Laienhelfern, die einen Notfall melden. Der in einer Rettungsleitstelle tätige Disponent filtert durch eine Abfrage wichtige Informationen seitens des Anrufers aus, gibt Verhaltenshinweise für die Laienhelfer am Notfallort und alarmiert parallel hierzu die einsatztaktisch richtigen Rettungsmittel. Durch eine gute Abfrage kann der Disponent die ausrückenden Rettungskräfte möglichst umfassend über den Notfall informieren, so dass diese sich schon während der Anfahrt geistig und einsatztaktisch auf das Ereignis und die Erstmaßnahmen vorbereiten können.

Eine weitere wichtige Aufgabe der Leitstelle ist die Koordinierung und Lenkung des Einsatzes, soweit dies nicht durch Leitungskräfte vor Ort selbst geschieht. Gerade beim Einsatz von einem oder mehreren Notarzthubschraubern und dem Einsatz von zahlreichen bodengebundenen Rettungsmitteln, die auch aus anderen Bereichen kommen können, ist die Leitstelle wichtiger Ansprechpartner für so genannte „Fremdfahrzeuge", um ein einsatztaktisches Chaos zu verhindern und die Rettungsmittel effektiv an den Einsatzort zu bringen. Bereits nach Erhalt der ersten gesicherten Informationen über den Notfall und die Verletzungs- bzw. Erkrankungsmuster kann die Rettungsleitstelle aufnahmebereite Krankenhäuser oder - bei besonderem Bedarf - Behandlungskapazitäten in Spezialkliniken, wie sie beispielsweise für schwer Brandverletzte nötig sind, abfragen und ausfindig machen. Bei einem Großschadensereignis mit einer Vielzahl von Verletzten oder Erkrankten übernimmt die Rettungsleitstelle zusammen mit der sanitätsdienstlichen Einsatzleitung die Verteilung der Patienten auf die geeigneten Krankenhäuser und meldet die Patienten unter Angabe möglichst umfassender notärztlicher Diagnosen in den Aufnahmekliniken an.

Neben den Aufgaben im Bereich der Notfallrettung disponieren die Rettungsleitstellen auch den qualifizierten Krankentransport. Weitere Aufgaben der Leitstellen können die Führung des im Rettungsdienstbereich stationierten Notarzthubschraubers (NAH) oder Intensivtransporthubschraubers (ITH), die Koordinierung von Blut-, Organ- und Medikamententransporten und die Koordinierung von Verlegungsfahrten und Verlegungsflügen sein. Bei zahlreichen Leitstellen laufen auch die Anrufe für den kassenärztlichen Bereitschaftsdienst bzw. den kassenärztlichen Hausbesuchsdienst an Wochenenden und Feiertagen auf, die dann entgegengenommen und als Einsatz an die Dienst habenden Ärzte weitergeleitet werden müssen.

Die Aufgabenzusammenfassung zu so genannten integrierten Leitstellen für den Rettungsdienst, Brand- und Katastrophenschutz erscheint für die Zukunft sinnvoll, da bei vielen Einsatzindikationen – zum Beispiel Verkehrs- und Arbeitsunfällen sowie Bränden – der Rettungsdienst und die Feuerwehr eng zusammenarbeiten. Eine effektive Koordinierung dieser gemeinsamen Einsätze beginnt dann bereits in der Leitstelle durch die dort auf den Einsatz abgestimmte Alarmierung der nötigen Hilfeleistungssysteme.

20.9.3 Die Rettungsmittel

Als Rettungsmittel werden die Fahrzeuge, aber auch die Geräte und sonstigen Hilfsmittel des Rettungsdienstes mit Ausnahme der Ge- und Verbrauchsmaterialien bezeichnet. Alle Einsatzfahrzeuge des Rettungsdienstes sind durch österreichische und europäische Normen bezüglich ihrer Maße und ihrer Mindestausstattung genormt. Die notärztliche Versorgung wird bodengebunden durch zwei unterschiedliche Einsatz- und Fahrzeugsysteme sichergestellt. Im Rahmen des so genannten *„Stationssystems"* fährt ein Notarzt als ständiges Besatzungsmitglied auf einem Notarztwagen mit. Im so genannten *„Rendezvous-System"* wird der Notarzt mit einem Pkw-ähnlichen Zubringerfahrzeug, dem Notarzteinsatzfahrzeug, zu den einzelnen im Einsatz befindlichen Rettungstransportwagen gebracht. Der Notarzt ist so wesentlich flexibler.

20.9.3.1 Bodengebundener Rettungsdienst

Standardfahrzeuge des bodengebundenen Rettungsdienstes sind in Österreich die folgenden Typen:

Ein *Krankentransportwagen (KTW)* ist ein Spezialfahrzeug, das mit besonderer Technik ausgestattet und für den Transport von Nichtnotfallpatienten bestimmt ist. Da jedoch ein Krankentransport auch medizinische Risiken in sich birgt und im Einzelfall zum Notfall werden kann, müssen KTW für die Erstversorgung von Notfallpatienten ausgelegt sein. Darüber hinaus können KTW auch im besonderen Bedarfsfall als Vorausfahrzeug und bei größeren Schadensereignissen oder bei Nichtverfügbarkeit von Notfallrettungsmitteln auch zur Erstversorgung von Notfallpatienten eingesetzt werden. Sie sind aus diesem Grund mit Sondersignalanlagen und einer notfallmedizinischen Grundausstattung ausgerüstet. KTW sind im Einsatz in der Regel mit zwei Sanitätern besetzt. (Bezeichnung lt. ON 1789 Krankentransportwagen / Typ A)

Ein *Rettungstransportwagen (RTW)* ist ein Spezialfahrzeug, das den Raummaßen und der technisch-medizinischen Ausstattung nach für die Versorgung und den Transport von Notfallpatienten ausgelegt ist. Von besonderer Bedeutung sind dabei die rettungstechnische, medikamentöse und medizintechnische Ausstattung und Ausrüstung, die unter anderem EKG-Monitor, halbautomatischen Defibrillator und automatisches Beatmungsgerät beinhalten kann. RTW sind im Einsatz meist mit zwei Sanitätern besetzt. (Bezeichnung lt. ON 1789 Notfallkrankenwagen / Typ B)

Bei einem *Notarztwagen (NAW)* gehört ein Notarzt zur ständigen Stammbesatzung. NAW sind in der Regel an Krankenhäusern stationiert und rücken ausschließlich mit dem Notarzt zum Notfallort aus (Stationssystem). Das Rettungsfachpersonal wird durch mindestens einen Notfallsanitäter als Helfer und einen Sanitäter als Fahrer gestellt. (Bezeichnung lt. ON 1789 Rettungswagen / Typ C)

Das *Notarzteinsatzfahrzeug (NEF)* ist ein Pkw-ähnliches Spezialfahrzeug, das mit Rettungs- und Medizintechnik analog zu RTW/NAW ausgestattet ist und den Notarzt schnell an den Notfallort oder zu den im Notfalleinsatz befindlichen RTW bringt. Der Notarzt ist in diesem „Rendezvous-System" sehr flexibel und kann bei anderweitigem Bedarf nach der Erstversorgung und sofern er abkömmlich ist zu anderen Einsätzen umdisponiert werden. Das NEF wird von einem Notfallsanitäter gefahren, der die Besatzung des RTW bei der Patientenversorgung unterstützt oder koordinierende Funktionen an der Einsatzstelle übernimmt.

20.9.3.2 Luftrettung

In der österreichischen Luftrettung, die den bodengebundenen Rettungsdienst unterstützt, sind zur Zeit folgende Rettungsmittel standardisiert:

Der *Notarzthubschrauber (NAH)* ist ein technisch und räumlich besonders ausgestattetes Luftfahrzeug, das dem schnellen Transport eines Notarztes an die Einsatzstelle und dem schnellen und schonenden Transport von Notfallpatienten über weitere Distanzen in geeignete Krankenhäuser oder Spezialkliniken dient. Die medizinisch-technische Ausstattung entspricht dabei der Ausstattung eines NAW. Zur Besatzung gehören neben dem Piloten und ggf. dem Copiloten der Notarzt und ein Notfallsanitäter. NAH stehen in Österreich im Regelfall von Sonnenaufgang bis Sonnenuntergang und bei entsprechendem Flugwetter zur Verfügung.

Der *Intensivtransporthubschrauber (ITH)* wird für den schnellen und schonenden Transport von besonders schwer verletzten oder erkrankten sowie intensivüberwachungs- und -behandlungspflichtigen Patienten von Klinik zu Klinik eingesetzt. Ihre medizinisch-technische Ausstattung gleicht mindestens der Ausstattung des NAH, wird aber im Regelfall um klinische Medizintechnik wie mobile, klinische Intensivbeatmungsgeräte und Intensivüberwachungseinrichtungen ergänzt. Zur Besatzung gehören neben den Piloten/Copiloten ein Intensivmediziner mit Fachkundenachweis Rettungsdienst sowie ein intensivmedizinisch erfahrener Rettungsassistent. Der ITH hat in der Regel eine 24-stündige Einsatzbereitschaft.

Das *Intensivflächenflugzeug (ITF)* wird nicht für Primäreinsätze, sondern für die Verlegung von schwer kranken und schwer verletzten Patienten über weite Strecken eingesetzt. Das ITF ist daher häufig das geeignete Rettungstransportmittel für im Ausland erkrankte Patienten, die in ein geeignetes Krankenhaus des Heimatlandes gebracht werden müssen (Repatriierungsflug). Das ITF ist mit der notwendigen Medizintechnik ausgestattet und wird neben der Pilotencrew mit einem Intensivmediziner mit umfangreichen luftfahrtmedizinischen Kenntnissen und einem Sanitäter oder Krankenpflegepersonal besetzt.

20.9.3.3 Spezielle Rettungsmittel

Schnell- und Sonder-Einsatz-Gruppen (SEG´en) ergänzen den Rettungsdienst auf ehrenamtlicher Basis in zahlreichen Rettungsdienstbereichen. Sie kommen dann zum Einsatz, wenn die reguläre Vorhaltung von Rettungsmitteln an ihre Kapazitätsgrenzen stößt oder diese überschritten hat.

20.9.4 Die Rettungsdienststelle

So wie die Rettungsleitstelle eine offizielle und öffentliche Einrichtung des organisierten Rettungsdienstes ist, ist auch die Rettungsdienststelle eine solche Institution des Rettungsdienstes und elementarer Grundbestandteil der organisierten Rettung in Österreich. In der Rettungsdienststelle werden Einsatzkräfte, Rettungsmittel und sonstige Ausstattung einsatzbereit vorgehalten. Ihre Standorte werden nach einsatztaktischen Gesichtspunkten ausgewählt, um die Hilfsfristen bei einem Notfall einhalten zu können. Ist eine Dienststelle aufgrund eines laufenden Einsatzes nicht mehr besetzt, muss die Rettungsleitstelle bei einem weiteren Notfall im Einsatzbereich das nächstgelegene freie Rettungsmittel alarmieren und an den Notfallort entsenden. Rettungsdienststellen müssen neben der notwendigen Vorhaltung von Rettungsmitteln, Geräten und Materialien über die notwendigen Aufenthalts- und Sozialräume für das Rettungsfachpersonal verfügen und die Möglichkeit bieten, die Rettungsmittel nach dem Einsatz zu reinigen und neu zu bestücken.

20.9.5 Integriertes Hilfeleistungssystem

Der medizinische Rettungsdienst ist Bestandteil eines komplexen und integrierten Hilfeleistungssystems, das alle wesentlichen Elemente der Gefahrenabwehr umfasst. Zum unmittelbaren Umfeld des Rettungsdienstes gehören daher der Brandschutz und die Technische Hilfe sowie der Zivil- und Katastrophenschutz. Auch hier ist das Gesamtsystem nur so gut, wie die einzelnen Elemente es sind. Bei größeren Schadensereignissen oder Katastrophen kommt es darauf an, dass die Schnittstellen genau definiert sind und die Hilfeleistung aus der alltäglichen Gefahrenabwehr koordiniert und zielgerichtet erfolgen kann. Dafür ist es unerlässlich, dass sich die einzelnen Elemente untereinander unter einsatztaktischen Gesichtspunkten kennen und über ihr jeweiliges Leistungsvermögen und ihre jeweiligen Besonderheiten orientiert sind. Mitarbeiter und vor allem Leitungskräfte des Rettungsdienstes müssen daher die Strukturen und die Organisations- und Einsatzschemata der Technischen Hilfeleistung sowie des Zivil- und Katastrophenschutzes kennen und bei der Bewältigung von Großschadensereignissen sowie Katastrophen mit den Einheiten sowie den Leitungs- und Führungsorganen dieser Einrichtungen partnerschaftlich zusammenarbeiten.

20.10 Normen im Rettungsdienst

Durch die europäischen Normen (EN) ON 1789 „Rettungsdienstfahrzeuge und deren Ausrüstung - Krankenkraftwagen" und ON 1865 „Beschreibung von Krankentragen und anderen Krankentransportmitteln im Krankenwagen" wurden europaweit umfassende Normen im Rettungswesen eingeführt. Alle Mitgliedsländer der Europäischen Normungsinitiative sind verpflichtet, bei Annahme einer europäischen Norm diese in ihr nationales Normenwerk zu übernehmen bzw. bestehende, widersprechende Normen durch diese europäischen Normen zu ersetzen. Prinzipiell sind Normen qualifizierte Empfehlungen, deren Anwendung freiwillig erfolgt. Erst durch die Übernahme von Normen in Bundes- bzw. Landesgesetze oder in Verordnungen erhalten sie für alle Betroffenen rechtsgültigen Charakter. Im Rechtsstreit wird immer die bestehende Norm zur Entscheidungsfindung herangezogen, auch wenn sie in Gesetzen nicht erwähnt wird und damit unverbindlich ist. Für den Rettungsdienst bedeutet dies, dass sich die Ausrüstung von Fahrzeugen in Zukunft noch stärker angleichen wird.

Notarzteinsatzfahrzeuge (NEF) in Rendezvous-Systemen und Behelfs-Krankentransportwagen sind von der Änderung nicht betroffen, da Rettungsdienstfahrzeuge (und nur diese werden von der Norm berührt) für den Transport von mindestens einem Patienten auf einer Krankentrage ausgelegt sein müssen.

In der EN/Önorm 1789 wird neben den Anforderungen an die Fahrzeuge, den Prüfverfahren und den Vorschriften für Medizinprodukte im Anhang auch die empfohlene Mindestausrüstung zur Patientenversorgung für die einzelnen Fahrzeugkategorien angeführt. Für alle Mitarbeiter im Rettungsdienst wird in Tabelle 19 der Norm „Ausrüstung zum persönlichen Schutz" angeführt, z.B. Warnwesten und Schutzhelme entsprechend der Stärke der Fahrzeugbesatzung.

Seit dem Jahr 2003 gibt es in Österreich eine eigene Norm für BKTW, die ÖN V5105. Sie ist gleich der Norm 1789 aufgebaut. Da es BKTW aber nur in Österreich gibt, besteht an einer europäischen Normierung dieses Fahrzeugtyps kein Interesse.

21 Berufsspezifische und rechtliche Grundlagen

Das Rettungsdienstpersonal wird zunehmend mit rechtlichen Problemen, die ihr Arbeitsfeld betreffen, konfrontiert. Daher ist es unerlässlich, dass diese Thematik auch im Rahmen der Rettungssanitäterausbildung besprochen wird. In diesem Abschnitt sind relevante Themen aufgezeigt, die in Konfliktfällen aber eine Beratung durch einen Juristen nicht ersetzen können.

J. Becker,
P. Hansak
Pate:
R. Tries

21.1 Das Medizinproduktegesetz

Der immer weiter reichende Einsatz von Medizingeräten auch im Rettungsdienst steigert die Bedeutung des Medizinproduktegesetzes (MPG). Dessen Sinn und Zweck ist es, dafür zu sorgen, dass Patienten, Anwender und Dritte durch den Einsatz von Medizingeräten möglichst nicht gefährdet werden. Medizinprodukte müssen eine deutlich angebrachte CE-Kennzeichnung aufweisen. Eine Nichtbeachtung der Vorschriften des MPG kann mit einer Verwaltungsstrafe von 7267,- und im Wiederholungsfall von 14 534,- Euro geahndet werden.

Konkrete Vorgaben zum Betrieb und zur Anwendung von Medizingeräten gibt § 80 ff des Medizinproduktegesetzes, dort wird festgehalten, dass die Gerätschaften nur ihrer Zweckbestimmung entsprechend eingesetzt und von Personen errichtet, betrieben und angewendet werden dürfen, welche die dafür erforderliche Ausbildung oder Kenntnis und Erfahrung besitzen.

Weiterhin ist geregelt, dass der Anwender sich vor der Anwendung eines Medizinprodukts von dessen Funktionsfähigkeit und ordnungsgemäßem Zustand zu überzeugen und die Gebrauchsanweisung sowie alle weiteren sicherheitsrelevanten Hinweise zu beachten hat. Betreiber oder Anwender müssen gemäß §§ 70 - 72 MPG gravierende Mängel und Funktionsstörungen eines Medizinprodukts, die zum Tode oder einer Verschlechterung des Gesundheitszustands des Patienten geführt haben oder hätten führen können, unverzüglich dem Bundesministerium für Gesundheit melden.

Personen, die Medizinprodukte im täglichen Einsatz zur Anwendung bringen, müssen unter strenger Berücksichtigung der Gebrauchsanweisung in die sachgerechte Handhabung nachweislich eingewiesen werden. Die Durchführung der Funktionsprüfung und die Einweisung der Anwender sind zu dokumentieren. Für die Umsetzung des Medizinproduktegesetzes muss insbesondere für Geräte der Risikoklasse IIb und III ein Gerätebuch geführt werden.

Im Rettungsdienst kommen hier hauptsächlich folgende medizintechnischen Geräte in Betracht:

- Defibrillatoren und Schrittmachermodule,
- Beatmungsgeräte,
- Perfusoren.

Tab. 1 - Einteilung der Medizinprodukte in Risikoklassen

Klasse	Beispiel
I - kein oder geringes Anwendungsrisiko	Verbandmaterial, Bergetuch, Trage, Rollstühle, Fieberthermometer
II - Anwendungsrisiko ohne entsprechende Ausbildung bzw. Unterweisung	Absaugkatheter, EKG-Kabel, Trachealtuben, Zuckertest
IIb - erhöhtes Anwendungsrisiko ohne entsprechende Ausbildung bzw. Unterweisung	Beatmungsgeräte, Defibrillatoren
III - besonders hohes Anwendungsrisiko ohne entsprechende Ausbildung bzw. Unterweisung	Insulinpumpe, Medizinprodukte mit ArzneimittelkomponentenInkubatoren

Im Gerätebuch müssen dem jeweiligen Medizinprodukt entsprechend folgende Angaben enthalten sein:

- Bezeichnung/Identifikation,
- Funktionsprüfung/Einweisung,
- Name des Gerätebeauftragten,
- Name der eingewiesenen Person,
- vorgeschriebene Kontrollen,
- Anschriften der Wartungsfirmen,
- Funktionsstörungen,
- Meldungen von Vorkommnissen.

> Die Gebrauchsanweisung muss jederzeit zugänglich sein.

Die Anwenderpflichten treffen auch Organisationsfremde, z.B. Notärzte, wenn diese von dritter Seite gestellt werden.

Tab. 2 - Anwenderpflichten

Geräteeinsatz
- nur gemäß der Zweckbestimmung
- nur mit entsprechender Qualifikation
- nur nach Ersteinweisung
- nur, wenn die Prüffristen noch nicht abgelaufen sind
- nur, wenn die Betriebsbereitschaft geprüft und das gesamte Zubehör vorhanden ist
- nur, wenn bei der Prüfung der Betriebsbereitschaft und der Prüfung des Zubehörs keine Fehler oder Mängel festgestellt wurden

21.2 Strafrecht

Neben den spezialgesetzlichen Strafvorschriften beispielsweise des Medizinproduktegesetzes enthält das Strafgesetzbuch (StGB) eine Vielzahl von Straftatbeständen, deren Verwirklichung bei der Arbeit im Rettungsdienst droht und die deshalb für Verunsicherung sorgen. Bei der Patientenversorgung sind insbesondere die Körperverletzungs- und Tötungsdelikte, die sowohl vorsätzlich als auch fahrlässig begangen werden können, von Bedeutung. Zu denken ist aber auch an Freiheitsberaubungen bei Transporten gegen den Willen des Patienten, Sachbeschädigungen z.B. durch gewaltsames Öffnen einer Tür, Hausfriedensbruch beim Betreten fremder Wohnungen und Gefährdung des Straßenverkehrs beim grob verkehrswidrigen und rücksichtslosen Fahren eines Einsatzfahrzeugs.

21.2.1 Rechtfertigungsgründe

Die bloße Verwirklichung der Tatbestandsmerkmale einer Strafvorschrift reicht für eine Bestrafung nicht aus. Wichtig ist noch, ob das Vorgehen gerechtfertigt war. Im Rettungsdienst kommen vor allem die Rechtfertigungsgründe der Patienteneinwilligung und des rechtfertigenden Notstands in Betracht.

> *§ 90 StGB: Einwilligung des Verletzten*
> *Wer eine Körperverletzung mit Einwilligung der verletzten Person vornimmt, handelt nur dann rechtswidrig, wenn die Tat trotz der Einwilligung gegen die guten Sitten verstößt.*

Grundsätzlich bestimmt der Patient, ob und wer in seinen Körper eingreifen kann. Sein Wille geht vor sein Wohl. Ist der Patient nicht mehr in der Lage, seinen Willen zu äußern, ist dieser zu mutmaßen. Bei minderjährigen und unter Betreuung stehenden Patienten hängt die Einwilligungsfähigkeit davon ab, ob der Patient die Tragweite der Versorgungsmaßnahmen ermessen kann. Bei Kindern unter 14 Jahren (unmündigen Minderjährigen) kann aber von einer Einwilligungsberechtigung der Eltern ausgegangen werden. Für den Transport bzw. die notfallmedizinische Versorgung genügt in der Regel die Einwilligung eines Elternteils.

Für Notfallsanitäter mit Notfallkompetenz ist es in bestimmten Notfallsituationen gestattet, *„auch invasive Maßnahmen zu ergreifen, die ansonsten typischerweise vom Arzt durchgeführt werden"*. Das Sanitätergesetz setzt für die Anwendung der Notfallkompetenzen (der Applikation ausgewählter Medikamente, der Punktion peripherer Venen und Infusion kristalloider Lösungen, der Intubation und der endobronchialen Vasokonstriktorapplikation) voraus, dass

- der Notfallsanitäter die gültige Berechtigung zur Ausübung besitzt;
- der Notfallsanitäter auf Anweisung eines Arztes handelt;
- sofern ein Arzt nicht anwesend ist, ein solcher verständigt wurde;
- die Maßnahme zur unmittelbaren Abwehr von Gefahr für das Leben oder die Gesundheit des Patienten dringend erforderlich ist;
- das gleiche Ziel nicht durch andere Maßnahmen erreicht werden kann.

Der *rechtfertigende Notstand* wird im StGB nicht behandelt. Er lässt sich nur aus der Gesamtrechtsordnung ableiten, weshalb er auch *übergesetzlicher Notstand* genannt wird. Rechtfertigender Notstand liegt vor, wenn ein Rechtsgut von einem bedeutenden Nachteil bedroht ist, dieses Rechtsgut nur auf Kosten eines anderen gerettet werden kann und das gerettete Rechtsgut einen wesentlich höheren Wert als das geopferte hat. Der rechtfertigende Notstand schließt die Rechtswidrigkeit eines Handelns aus.

Im Rettungsdienst ist dieser Rechtfertigungsgrund vor allem von großer Bedeutung für alle Eingriffe in Rechte anderer Bürger, um dem Patienten zu helfen. Besonders muss in diesem Zusammenhang noch einmal auf die Pflicht der Abwägung der widerstreitenden Interessen und auf die Wahl der angemessenen Mittel hingewiesen werden.

Beispiel. Zwei Kollegen werden mit ihrem Rettungswagen zu einem internistischen Notfall gerufen. Dort eingetroffen, teilen ihnen die Nachbarn mit, dass sie noch vor wenigen Minuten Hilferufe aus der Mietwohnung vernommen hätten. Mittlerweile sind diese allerdings verstummt, so dass die Kollegen annehmen müssen, dass es sich hier um einen ernsten Notfall handelt. Da die Tür verschlossen ist, auch auf Klingeln und Klopfen hin nicht geöffnet wird und mit einem Eintreffen der verständigten Exekutive in kurzer Zeit nicht gerechnet werden kann, entschließen sie sich, die Tür gewaltsam zu öffnen, um in die Wohnung zu gelangen, wo sie die in Lebensgefahr befindliche Person vermuten. Zuvor haben sie sich vergewissert, dass nicht eventuell ein anwesender Nachbar einen Schlüssel zu dieser Wohnung besitzt oder ein offen stehendes Fenster vielleicht einen einfacheren Zugang zu den Räumlichkeiten ermöglicht. Wenn dies alles nicht zutrifft, können sie die Tür aufbrechen. Die hieraus resultierenden strafbaren Handlungen, wie z.B. Sachbeschädigung und Hausfriedensbruch, werden durch den rechtfertigenden Notstand gerechtfertigt. Die Gefahr, die dem Leben der betroffenen Person droht, ist als wesentlich höher einzuschätzen als die der verletzten Rechtsgüter.

Völlig anders wäre die Situation, wenn in einer Parterrewohnung ein Fenster offen stehen würde. Hier müssten die Kollegen über diesen Weg den Zugang in die Wohnung suchen, wodurch zumindest der Straftatbestand der Sachbeschädigung nicht verwirklicht wird.

21.2.2 Unterlassungsdelikte

Bei Unterlassungsdelikten ist der Straftatbestand der unterlassenen Hilfeleistung gemäß § 95 StGB hervorzuheben.

> *§ 95 StGB: Unterlassung der Hilfeleistung*
> *Wer es bei einem Unglücksfall oder einer Gemeingefahr (§ 176) unterlässt, die zur Rettung eines Menschen aus der Gefahr des Todes oder einer beträchtlichen Körperverletzung oder Gesundheitsschädigung offensichtlich erforderliche Hilfe zu leisten, ist mit Freiheitsstrafe bis zu sechs Monaten oder mit Geldstrafe bis zu 360 Tagessätzen, wenn die Unterlassung der Hilfeleistung jedoch den Tod eines Menschen zur Folge hat, mit Freiheitsstrafe bis zu einem Jahr oder mit Geldstrafe bis zu 360 Tagessätzen zu bestrafen, es sei denn, dass die Hilfeleistung dem Täter nicht zuzumuten ist.*

Verlangt wird, dass jeder in einer Notsituation Hilfe leistet. Im Unterschied zum § 94 StGB (Imstichlassen eines Verletzten) muss der Täter in diesem Fall den Unglücksfall nicht selbst verursacht haben. Das können z.B. Verkehrsteilnehmer sein, die an einer Unfallstelle vorbeikommen. Diese müssen dann entsprechend ihren Vorkenntnissen (Lehrgang „Sofortmaßnahmen am Unfallort", Erste-Hilfe-Lehrgang) bestmögliche Hilfe leisten. Dieses gilt beispielsweise auch für einen Rollstuhlfahrer. Diesem mutet man allerdings nicht zu, sein Fahrzeug zu verlassen, sondern von ihm wird erwartet, dass er zumindest einen Notruf abgibt oder anderweitig Hilfe herbeiholt.

Das Gesetz lässt sich wie folgt zusammenfassen: Jeder muss bestmögliche Hilfe nach Ausbildung, Material und Zumutbarkeit leisten. Hieraus ist für die Sanitäter abzuleiten, dass sie entsprechend ihrer Qualifikation (Ausbildung), der Zumutbarkeit (Berücksichtigung aller Gefahrenmomente und Risiken für Patient und Retter) und dem zur Verfügung stehenden Material (Ausrüstung KTW oder RTW) Hilfe leisten müssen.

Im Dienst kommt die beruflich bedingte und in den Rettungsdienstgesetzen verankerte *Garantenstellung* des Rettungsdienstpersonals gegenüber ihren Patienten hinzu. Daraus kann bei Schadensverursachung durch Unterlassen einer gebotenen Hilfsmaßnahme der einer Begehungstat gleichgestellte Vorwurf z.B. einer Körperverletzung oder Tötung folgen.

21.2.3 Schweigepflicht

Die Einhaltung der Vorgaben des § 121 StGB muss als besonders schwierig betrachtet werden, da hier bereits kleine unbedachte Äußerungen den Straftatbestand erfüllen können.

> *§ 121 StGB: Verletzung von Berufsgeheimnissen*
> *Wer ein Geheimnis offenbart oder verwertet, das den Gesundheitszustand einer Person betrifft und das ihm bei berufsmäßiger Ausübung der Heilkunde, der Krankenpflege, der Geburtshilfe, der Arzneimittelkunde oder Vornahme medizinisch-technischer Untersuchungen oder bei berufsmäßiger Beschäftigung mit Aufgaben der Verwaltung einer Krankenanstalt oder mit Aufgaben der Kranken-, der Unfall-, der Lebens- oder der Sozialversicherung ausschließlich kraft seines Berufes anvertraut worden oder zugänglich geworden ist und dessen Offenbarung oder Verwertung geeignet ist, ein berechtigtes Interesse der Person zu verletzen, die seine Tätigkeit in Anspruch genommen hat oder für die sie in Anspruch genommen worden ist, ist mit Freiheitsstrafe bis zu sechs Monaten oder mit Geldstrafe bis zu 360 Tagessätzen zu bestrafen.*

Der zitierte Täterkreis des § 121 Abs. 1 StGB wird durch den 4. Absatz der Strafvorschrift auch auf deren berufsmäßig tätige Gehilfen und in Ausbildung stehende Personen erweitert. Dies gilt schon während der Ausbildungszeit und ungeachtet dessen, ob ehren- oder hauptamtlich Dienst verrichtet wird. Die Verletzung des Berufsgeheimnisses ist nur auf Verlangen des Geschädigten zu verfolgen (Privatanklagedelikt).

Zusätzlich zu den Bestimmungen des StGB sind Sanitäter nach § 6 des SanG (vgl. Kap. 26.6) zur Verschwiegenheit über alle ihnen in Ausübung ihrer Tätigkeit anvertrauten oder bekannt gewordenen Geheimnisse verpflichtet. Die Schweigepflicht kann nur gebrochen werden, wenn:

- nach gesetzlichen Vorschriften eine Meldung über den Gesundheitszustand bestimmter Personen vorgeschrieben ist (z.B. nach dem Epidemiegesetz, Aidsgesetz etc.),
- Mitteilungen oder Befunde an die Sozialversicherungsträger und Krankenfürsorgeanstalten oder sonstige Kostenträger zur Wahrnehmung der diesen übertragenen Aufgaben erforderlich sind,
- der durch die Offenbarung des Geheimnisses Betroffene den Sanitäter von der Geheimhaltung entbunden hat oder
- die Offenbarung des Geheimnisses nach Art und Inhalt zum Schutz höherwertiger Interessen der öffentlichen Gesundheitspflege oder der Rechtspflege unbedingt erforderlich ist.

Demgegenüber besteht die Auskunftspflicht des Sanitäters bezüglich aller von ihm gesetzten Maßnahmen gegenüber

- den betroffenen Patienten oder den betreuten Personen,
- deren gesetzlichen Vertretern oder

- Personen, die von den betroffenen Patienten oder betreuten Personen als auskunftsberechtigt benannt wurden, weiters haben sie
- anderen Angehörigen der Gesundheitsberufe, die die betroffenen Personen betreuen, behandeln oder pflegen, die für die Betreuung, Behandlung oder Pflege erforderlichen Auskünfte zu erteilen.

21.3 Zivilrecht

Bei Fehlverhalten drohen dem Rettungsdienstpersonal neben strafrechtlichen auch zivilrechtliche Konsequenzen. Die Rechtsgrundlage hierfür stellt das Allgemeine Bürgerliche Gesetzbuch (ABGB) dar. Durch eine Zivilrechtsklage haben zum Beispiel die Patienten, deren Angehörige oder auch Versicherungen die Möglichkeit, z.B. Schmerzensgeld und Schadensersatz vom Schadensverursacher einzufordern.

21.3.1 Haftung

Aus dem Bereich des Zivilrechts ist für das Rettungsdienstpersonal die Thematik der persönlichen Haftung für Schäden von besonderer Bedeutung (vgl. Kap. 26.4.1.)

> *§ 1295 ABGB: Schadensersatzpflicht*
> *Jedermann ist berechtigt, von dem Beschädiger den Ersatz des Schadens, welchen dieser ihm aus Verschulden zugefügt hat, zu fordern; Schaden mag durch Übertretung einer Vertragsverpflichtung oder Beziehung auf einen Vertrag verursacht worden sein.*

> *§ 1325 ABGB: Schmerzensgeld*
> *Wer jemand an seinem Körper verletzt, bestreitet die Heilungskosten des Verletzten; ersetzt ihm den entgangenen oder, wenn der Beschäftigte zum Erwerb unfähig wird, auch die künftigen entgehenden Verdienste und bezahlt ihm auf Verlangen überdies ein den erhobenen Umständen angemessenes Schmerzensgeld.*

Zur Regulierung der hieraus entstehenden Ansprüche ist üblicherweise jede im Rettungsdienst tätige Person über den Arbeitgeber haftpflichtversichert, sofern der Schaden nicht vorsätzlich oder grob fahrlässig verursacht worden ist.

Beispiel. Ein Patient liegt auf einer Trage, er ist angeschnallt, die beiden Sanitäter tragen Berufsschuhe und gehen in angemessenem Tempo. Einer stolpert ohne besonderen Grund. Der Patient stürzt samt Trage zu Boden und verletzt sich. Dieser Schaden wäre mit an Sicherheit grenzender Wahrscheinlichkeit durch die Haftpflichtversicherung abgedeckt, da die Sanitäter entsprechend den Vorgaben (Patient war angeschnallt, sie trugen Berufsschuhe und gingen in angemessenem Tempo) handelten und ihnen allenfalls Fahrlässigkeit zur Last gelegt werden kann.

Anders sieht die Situation aus, wenn der Patient nicht angeschnallt gewesen wäre. In diesem Fall muss geprüft werden, inwieweit der Versicherungsschutz noch greift. Das Unterlassen des Anschnallens eines Patienten stellt nämlich einen besonders krassen Verstoß gegen die üblichen und erforderlichen Anforderungen zum Patiententransport dar. Die Versicherung könnte zunächst einmal die teilweise oder vollständige Regulierung des entstandenen Schadens verweigern oder bei Zahlung an den Patienten versuchen, die Sanitäter in Regress zu nehmen. Im Einzelfall müssen Streitigkeiten in einem Zivilprozess geklärt werden, der sich mit ungewissem Ausgang über einen sehr langen Zeitraum hinziehen kann.

Leistungen und Umfang des Versicherungsschutzes sind in den Verträgen genau geregelt. Nur solche Schäden werden reguliert, die in direkter Ausübung der rettungsdienstlichen Tätigkeit entstanden sind. Die Notwendigkeit, dass vom Arbeitgeber solche Haftpflichtversicherungen abgeschlossen werden, ergibt sich schon aus § 1313a ABGB.

> *§ 1313a ABGB: Haftung für Erfüllungsgehilfen*
> *Wer einem anderen zu einer Leistung verpflichtet ist, haftet ihm für das Verschulden seines gesetzlichen Vertreters sowie der Personen, deren er sich zur Erfüllung bedient, wie für sein eigenes.*

Der Geschädigte kann danach auch den Träger des Rettungsdienstes selbst in Anspruch nehmen, ohne dass dieser sich selbst für das Verschulden seiner Mitarbeiter entlasten kann. Dies gilt selbstverständlich aber nur bei Schäden, die der Mitarbeiter bei Erfüllung der vertraglichen Pflichten gegenüber dem Patienten verursacht hat (s. auch Dienstnehmerhaftpflichtgesetz Kap. 25.3.12).

21.3.2 Die zwangsweise Unterbringung

Der Geltungsbereich des Unterbringungsgesetzes erstreckt sich auf Anstalten und Abteilungen für Psychiatrie, in denen Personen in einem geschlossenen Bereich gehalten oder sonst Beschränkungen ihrer Bewegungsfreiheit unterworfen werden.

Die Voraussetzung zur Unterbringung in einer Anstalt für Geisteskranke ist, dass im Zuge einer psychischen Krankheit das eigene Leben oder die eigene Gesundheit bzw. das Leben und die Gesundheit Dritter gefährdet werden und der Betreffende nicht anders behandelt werden kann. Die Unterbringung kann zwangsweise (mittels

Parere) oder freiwillig (auf Verlangen) erfolgen. Bei der Unterbringung auf Verlangen des Patienten muss, wenn dieser ein mündiger Minderjähriger ist (vollendetes 14. Lebensjahr), neben dem gesetzlichen Vertreter auch der Minderjährige selbst zustimmen. Bei Gefahr in Verzug kann die „Unterbringung ohne Verlangen" (Zwangseinweisung) nicht nur durch Polizeiärzte und im öffentlichen Dienst stehende Ärzte, sondern auch durch Organe der öffentlichen Sicherheit veranlasst werden. In diesem Fall hat der Beamte den Transport zu begleiten und seine Entscheidung auch gegenüber dem aufnehmenden Arzt in der jeweiligen Anstalt auszusprechen. Der Transport dieser Personengruppe ist nicht vordringliche Aufgabe des Rettungsdienstes und schon gar nicht des Notarztdienstes. Nach dem UbG kann *„erforderlichenfalls der örtliche Rettungsdienst beigezogen werden".*

In beiden Fällen haben der Abteilungsleiter und ein weiterer Facharzt die betreffende Person zu untersuchen und bei unabhängig voneinander erstellten, übereinstimmenden ärztlichen Zeugnissen die Aufnahme vorzunehmen. Über die Zulässigkeit der Unterbringung ohne Verlangen hat das Gericht nach Prüfung zu entscheiden (persönlicher Eindruck vom Kranken, eine mündliche Verhandlung). Bei positivem Beschluss darf die Anhaltsfrist drei Monate nicht übersteigen, ein Rechtsmittel durch den Betroffenen ist jedoch gegen diesen Beschluss zulässig.

21.3.3 Transportverweigerung

In solchen Fällen wird das Rettungsdienstpersonal oftmals vor ganz erhebliche Probleme gestellt, da hier ohne die Anwesenheit eines Arztes entschieden werden muss, ob der Patient in die Klinik transportiert wird oder ob er am Ort des Geschehens verbleiben kann. Um eventuelle Vorwürfe der unterlassenen Hilfeleistung von vornherein auszuschließen, sollte in solchen Fällen nach Möglichkeit folgende Vorgehensweise gewählt werden:

1. Der Patient ist über seinen Zustand und die hieraus resultierenden Gefahren zu belehren. Hierbei sollte allerdings vermieden werden, eine Diagnose zu stellen.
   Beispiel. Das Rettungsdienstpersonal wird zu einem Patienten mit Herzproblemen gerufen. Dieser fragt die Rettungswagenbesatzung, ob er einen Herzinfarkt habe oder ob es sich nur um einen Angina-pectoris-Anfall handle. Die Helfer teilen ihm mit, dass wahrscheinlich nur ein Angina-pectoris-Anfall vorliege, so dass der Patient sich daraufhin spontan entschließt, die Mitfahrt ins Krankenhaus zu verweigern. Etwa eine halbe Stunde nachdem das Rettungsdienstpersonal ihn verlassen hat, bricht er zusammen und verstirbt kurze Zeit später. Die Obduktion ergibt, dass der Patient einen Herzinfarkt hatte, der bereits mehrere Stunden alt war. Hieraus können sich dann für das Rettungsdienstpersonal erhebliche Konsequenzen ergeben.

2. Der Patient muss darauf hingewiesen werden, dass er eigenverantwortlich handelt. Hier gilt es im Besonderen ihm klarzumachen, dass er später niemanden für eventuell entstehende Schäden verantwortlich machen kann.
3. Das Rettungsdienstpersonal muss gerade in solchen Situationen immer höflich und besonnen auftreten und den gesamten Vorgang dokumentieren. Als Dokumentation eignen sich die üblichen Rettungsdienstprotokolle für das Rettungsdienstpersonal und zusätzlich auch Formulare, auf denen man sich die Transportverweigerung bestätigen lässt (Revers). Die Unterschrift unter einer Transportverweigerung hat allerdings nur Bedeutung, wenn der Patient sich noch in einem Zustand befunden hat, in dem er überblicken konnte, welche Folgen die Mitfahrtverweigerung für ihn nach sich ziehen kann. Der Patient muss 14 Jahre alt, einsichtsfähig und klar orientiert sein. Die Verweigerung muss frei von Zwang, ernstlich und eindeutig erfolgen. Sinnvoll ist auch, anwesende Personen als Zeugen mit unterschreiben zu lassen. Denkbar ist auch, dass der Patient die Unterschrift verweigert. In diesem Fall erfolgt ebenfalls eine lückenlose Dokumentation möglichst mit den Unterschriften von Zeugen.
4. Der Patient muss darauf hingewiesen werden, dass er umgehend den Hausarzt aufsuchen soll. Hierbei gilt es besonders, das Vertrauensverhältnis Patient/Hausarzt zu nutzen, da von diesem oftmals behandlungsunwillige Patienten zu einer Therapie überredet werden können.

In Zweifelsfällen kann ein Arzt hinzugerufen werden, der dann mit seiner medizinischen Fachkompetenz den Patienten nochmals aufklärt. Selbstverständlich ist bei akuter Gefahr auch das Rettungsdienstpersonal sofort befugt, die Polizei hinzuzuziehen und somit für eine Klinikeinweisung zu sorgen.

21.4 Straßenverkehrsordnung

21.4.1 Bevorzugte Straßenbenutzer

Zu den Sonderrechten der Fahrzeuge des Rettungsdienstes führt § 26 und 26a StVO aus:

> *Die Lenker von Fahrzeugen, die nach den kraftfahrrechtlichen Vorschriften mit Leuchten mit blauem Licht oder blauem Drehlicht und mit Vorrichtungen zum Abgeben von Warnzeichen mit aufeinanderfolgenden verschieden hohen Tönen ausgestattet sind, dürfen diese Signale nur bei Gefahr im Verzuge, zum Beispiel bei Fahrten zum und vom Ort*

> der dringenden Hilfeleistung oder zum Ort des sonstigen dringenden Einsatzes verwenden. (...)
> Außer in den in Abs. 3 angeführten Fällen ist der Lenker eines Einsatzfahrzeuges bei seiner Fahrt an Verkehrsverbote oder an Verkehrsbeschränkungen nicht gebunden. Er darf jedoch hierbei nicht Personen gefährden oder Sachen beschädigen.

Die Befreiung von Straßenverkehrsregelungen mit der Folge z.B. der Weiterfahrt trotz roter Ampel oder der Überschreitung der zugelassenen Höchstgeschwindigkeit setzt ein besonders umsichtiges Fahrverhalten des Sanitätseinsatzfahrers voraus. Er muss die von ihm in Anspruch genommenen Sonderrechte den anderen Verkehrsteilnehmern durch eingeschaltetes Blaulicht und/oder Einsatzhorn signalisieren, damit diese sich möglichst frühzeitig auf die besondere Fahrweise einrichten können. Zudem werden die anderen Verkehrsteilnehmer dadurch verpflichtet, freie Bahn zu schaffen.

Die Fahrt mit Sondersignalen erlaubt nicht „blindlings" oder „auf gut Glück" zum Beispiel in eine Kreuzung bei rotem Ampellicht zu fahren. Der Fahrer muss sich vielmehr davon überzeugt haben, dass ihn alle anderen Verkehrsteilnehmer wahrgenommen und sich auf seine Absicht eingestellt haben. Für die Anfahrt zur Einsatzstelle bestimmt die Leitstelle, ob mit oder ohne Gebrauch von Sondersignalen zu fahren ist. Der Fahrer des Rettungsfahrzeugs muss dieser Weisung, sofern die mangelnde Angemessenheit der Anordnung nicht offensichtlich ist, nachkommen. Beim Patiententransport entscheidet der für den Patienten Hauptverantwortliche über die Dringlichkeit.

21.4.2 Anschnallpflicht

Zwar sind Personen in Einsatzfahrzeugen nach dem Kraftfahrgesetz von der Anschnallpflicht befreit, jedoch schränkt das Gesetz dies ein: *„... wenn der Gebrauch des Sicherheitsgurts mit dem Zweck der Fahrt unvereinbar ist".* Da dies nur in den wenigsten Fällen im Rettungsdienst der Fall ist - diese Bestimmung wurde eigentlich für Beamte der Exekutive aufgenommen -, sollten alle Sanitäter im Rettungstransportwagen zu jeder Zeit angeschnallt sein. Dies betrifft hier nicht nur das Rettungsdienstpersonal, sondern auch begleitende Angehörige und den Patienten, der entweder auf der Trage oder im Tragesessel transportiert wird.

21.4.3 Fahrerflucht

Bei einem Verkehrsunfall mit Eigenbeteiligung muss die Besatzung eines Krankenkraftwagens grundsätzlich anhalten, sich über die Unfallfolgen vergewissern, die Polizei verständigen und gegebenenfalls Hilfe leisten. Dies gilt auch bei dringenden Einsätzen. Hier kann allerdings bei Bagatellschäden die Fahrt fortgesetzt werden, sofern das eigene Fahrzeug noch einsatzbereit ist und keine Verletzten am Unfallort zurückbleiben. Über Funk ist in solchen Fällen unverzüglich die Rettungsleitstelle zu informieren, die wiederum die Polizei über den Vorfall verständigt. Für jeden Einzelfall ist zu prüfen, ob der Nutzen einer Weiterfahrt zur Einsatzstelle dem eines Verbleibs an der Unfallstelle überwiegt. Wichtige Abwägungskriterien sind dabei die Möglichkeiten der Beschaffung eines Ersatzfahrzeugs und das Vorliegen eines Personenschadens an der Unfallstelle.

21.4.4 Mitnahme von Dritten

Grundsätzlich können nur so viele Personen, wie Sitz- und Liegeplätze im Zulassungsschein ausgewiesen sind, mitgenommen werden.

21.4.5 Führerscheingesetz (FSG)

Die Lenkerberechtigung Klasse B berechtigt zum Führen von Fahrzeugen, deren zulässiges Gesamtgewicht 3 500 kg nicht überschreitet. Für Fahrzeuge mit einem zulässigen Gesamtgewicht zwischen 3 500 und 7 500 kg gilt die Lenkerberechtigung der Klasse C1. Fahrer auf Rettungsmitteln mit einem zulässigen Gesamtgewicht über 3 500 kg müssen somit mindestens im Besitz der Führerscheinklasse C1 sein.

21.5 Dienstvorschriften

Den Dienstvorschriften müssen je nach Zielgruppe sowohl alle hauptberuflichen, nebenberuflichen, Zivildienst leistenden und ehrenamtlichen Mitarbeiter Folge leisten. Ein Nichtbeachten solcher Vorschriften kann erhebliche arbeitsrechtliche und haftungsrechtliche Konsequenzen zur Folge haben. So haben zum Beispiel einige Organisationen in Österreich ihre Mitarbeiter angewiesen, nur dann mit einem Krankenwagen rückwärts zu fahren, wenn dieses durch einen Einweiser abgesichert wird. Bleiben nun Fahrer und Beifahrer beim Rückwärtssetzen im Fahrzeug und verursachen hierbei einen Schaden, so kann dies arbeitsrechtlich eine Abmahnung zur Folge haben. Zum Schutz der Mitarbeiter werden auch Kamerasysteme, Abstandsmelder oder akustische Signale in den Fahrzeugen installiert. Diese entbinden den Fahrer jedoch nicht davon, sich im Zweifelsfall einweisen zu lassen.

Viel gravierender wirkt sich hier allerdings die mögliche Regulierung des Schadens aus, da die Kfz-Haftpflichtversicherung möglicherweise an die Besatzung des Fahrzeugs herantritt, um diese für den ihr entstandenen Schaden in Regress zu nehmen. Dies ist dann der Fall, wenn der Arbeitgeber der Versicherung diese Dienstanweisung bekannt gemacht hat und daraufhin etwa eine Senkung des Beitrags oder der Eingruppierung der Fahrzeuge stattgefunden hat, weil normalerweise Schadensfälle beim Rückwärtsfahren mit Einweiser wesentlich seltener auftreten. Bei Zweifeln an der Rechtmäßigkeit von Dienstanweisungen besteht die Möglichkeit der Überprüfung durch die Arbeitnehmervertreter oder bei Zivildienstleistenden durch den Zivildienervertreter.

21.6 Allgemeine Rechtskunde

Es gibt diverse weitere Vorschriften und Verordnungen, mit denen das Rettungsdienstpersonal in seiner täglichen Arbeit konfrontiert wird. Um das Thema übersichtlich zu halten, wird an dieser Stelle nur auf wichtige Aspekte eingegangen.

21.6.1 Ärztliches Weisungsrecht

Zur Frage, inwieweit der Arzt an der Notfallstelle eine Weisungsbefugnis gegenüber dem Hilfspersonal besitzt, insbesondere wenn es sich nicht um den Dienst habenden Notarzt handelt, ist Folgendes anzumerken:

Im Rahmen der präklinischen Versorgung eines Notfallpatienten hat der behandelnde Arzt grundsätzlich gegenüber dem Rettungsdienstpersonal als ärztlichem Assistenzpersonal Weisungsrecht. Es ist dabei unerheblich, ob es sich um den Dienst habenden Notarzt, den Hausarzt oder den Arzt des kassenärztlichen Bereitschaftsdienstes handelt. Diese Weisungsbefugnis erstreckt sich über den gesamten Zeitraum der Behandlung durch den anwesenden Arzt. Eine Einschränkung erfährt diese Weisungskompetenz nur bei Weisungen zur Durchführung von offensichtlich den Patienten schädigenden Maßnahmen oder solchen, bei denen der Rettungssanitäter ein *Übernahmeverschulden* begehen würde. Ein solches kommt insbesondere bei Durchführung von fachlich oder dem Patientenzustand nach dem Rettungssanitäter nicht zumutbaren Maßnahmen in Betracht. Der Arzt trägt die Verantwortung für die medizinische Behandlung und muss somit entscheiden, ob ein Arzt mit größerer Fachkompetenz alarmiert werden soll. In diesem Zusammenhang kann dem Hilfspersonal nicht zugemutet werden, die Qualität der medizinischen Maßnahmen des behandelnden Arztes zu überprüfen. Es hat aber im Rahmen seiner ärztlichen Assistenz jederzeit die Möglichkeit und die Verpflichtung, Vorschläge zur Behandlung des Patienten zu machen oder eigene Vorbehalte gegenüber angeordneten Maßnahmen zu äußern. Erst wenn der Arzt den Patienten in die alleinige Obhut des Rettungsdienstpersonals übergibt, trägt dieses die weitere Verantwortung für den Patienten. Sieht sich das Hilfspersonal nicht in der Lage, diese Verantwortung zu übernehmen, so muss es den behandelnden Arzt bitten, den Transport zu begleiten. Lehnt der Arzt die Begleitung ab, so steht es dem Rettungsdienstpersonal frei, einen anderen Arzt für die Transportbegleitung zu rufen.

Die Transportbegleitung durch einen Arzt erscheint insbesondere bei kritischen Patienten nur im Rettungsfahrzeug und nicht in einem nachfolgenden Fahrzeug möglich.

21.6.2 Transportzielhierarchie

Bei der Wahl des Transportziels gibt es oft Unklarheiten, wer eigentlich bestimmt, welches Krankenhaus angefahren werden soll. Grundsätzlich ist der Wille des Patienten entscheidend. Ein anwesender Arzt sowie das anwesende Rettungsdienstpersonal können aber jederzeit dem Patienten Ratschläge bezüglich der Krankenhauswahl unterbreiten. Angehörige möchten oft das Transportziel auch entgegen dem Wunsch des Patienten bestimmen. Dies ist jedoch im Sinne einer freien Arzt- und Krankenhauswahl nur bei unter Betreuung stehenden Patienten und bei Kindern zulässig. Ansonsten können die Angehörigen allenfalls bei der Meinungsbildung behilflich sein.

Der Patient muss jedenfalls immer in das nächste zur Versorgung geeignete Krankenhaus gefahren werden. Möchte der Betroffene in eine weiter entfernte Klinik, müssen folgende Fragen bejaht werden können:

1. Ist es für die Leitstelle möglich, längere Zeit auf dieses Fahrzeug zu verzichten?
2. Ist der Transport medizinisch vertretbar?
3. Ist der Patient bereit, entstehende Mehrkosten, die ihm eventuell privat in Rechnung gestellt werden, zu tragen?

21.6.3 Behandlungs- und Aufnahmepflicht

Wird ein Patient in ein Krankenhaus verbracht, muss der Krankenhausarzt diesen untersuchen und die notwendige Erste Hilfe leisten, auch wenn seine Abteilung voll belegt ist. Generell gilt die Behandlungspflicht auch, wenn der Patient bereits notärztlich versorgt wurde oder noch von einem Arzt begleitet wird. Der Krankenhausarzt muss auch für den eventuellen Weitertransport und für die Aufnahme in einer anderen Klinik sorgen.

Sollten hier Probleme mit Krankenhausärzten auftreten, sind Streitigkeiten im Beisein des Patienten zu vermeiden, da darunter wiederum die Versorgung des Patienten und das Ansehen des Rettungsdienstes leiden könnten. Besser ist es, den Leiter Rettungsdienst über die Vorgänge zu informieren, so dass sich dieser dann mit dem Arzt direkt oder mit der Krankenhausverwaltung in Verbindung setzen kann.

21.6.4 Todesfeststellung / Leichentransport

Grundsätzlich darf der Tod nur von einem Arzt festgestellt werden. Das Rettungsdienstpersonal braucht aber trotzdem in bestimmten Situationen keine Maßnahmen mehr zu ergreifen. Dies ist zum Beispiel der Fall, wenn Totenflecken, eine Leichenstarre, eine einsetzende Verwesung oder eine Verletzung vorliegt, die mit dem Leben nicht mehr vereinbar ist. Beim Einschätzen solcher Situationen muss *sehr sorgfältig* vorgegangen werden. Leichen dürfen nur in den dafür vorgesehenen Fahrzeugen (Leichenwagen) befördert werden.

21.6.5 Betreuungspflicht

Das Rettungsdienstpersonal ist aus vertraglichen und medizinischen Gründen gehalten, die Patienten im Krankenraum zu begleiten. Dies gilt ungeachtet dessen, ob der Patient sitzend oder liegend, ob im Rettungs- oder Krankenwagen transportiert wird. Befindet sich das Rettungsdienstpersonal im Führerhaus und wird der Patient durch Angehörige im Krankenraum betreut, ist in einer akut auftretenden Notfallsituation ein schneller Zugriff auf den Betroffenen nicht möglich. Der Verstoß hiergegen wird vom Arbeitgeber sanktioniert und kann zu einer straf- und zivilrechtlichen Verfolgung führen.

21.6.6 Patientenverfügung und Stellvertretung

Im Rettungs- und Notarztdienst werden auch die Sanitäter in Zukunft häufiger auf „Stellvertreter in Gesundheitsangelegenheiten" und „Patientenverfügungen" treffen. Unabhängig von der juristischen Diskussion sollen hier kurze Begriffserklärungen und Verhaltensregeln für den Sanitäter gegeben werden.

Der *Stellvertreter in Gesundheitsangelegenheiten* ist „eine vom Patienten als Stellvertreter in Gesundheitsangelegenheiten eingesetzte Vertrauensperson, äußert im Namen des vertretenen Patienten dessen Wünsche und entscheidet in Zusammenarbeit mit den behandelnden Ärzten anstelle des hierzu nicht mehr fähigen Patienten."

Die Bevollmächtigung ist nach den Regeln des ABGB an keine Form gebunden, d.h. die Erteilung der Vollmacht könnte auch mündlich erfolgen. Bei der schriftlichen Form ist weder eine gerichtliche oder notarielle Beglaubigung noch die Beiziehung von Zeugen erforderlich. Praktisch könnte die Bevollmächtigung eines Stellvertreters

> Ich habe eine **Patientenverfügung** errichtet und einen Stellvertreter in **Gesundheitsangelegenheiten** eingesetzt. Bitte benachrichtigen Sie im Falle meiner Einsichts- oder Artikulationsunfähigkeit die umseitig angegebene(n) Person(en).
>
> **Mein Name/meine Adresse:**
> Name: _____
> geboren am: _____
> Straße/Hausnummer: _____
> PLZ/Wohnort: _____
> Telefon: _____

Abb. 1 - Karte für eine Patientenverfügung

bis zur Entscheidung zu einem Behandlungsabbruch gehen.

Mit Informationsbroschüren werden auch entsprechende Info-Kärtchen für Dritte aufgelegt (Abb. 1), ebenso wie Vorlagen für Patientenverfügungen.

In Zusammenhang mit der *Patientenverfügung* wird irreführenderweise auch oft von einem Patiententestament gesprochen. Die Verfügung verfolgt das Ziel dem Patienten in einer aussichtslosen Situation, in der er sich selbst auch nicht mehr artikulieren kann, ein Sterben in Würde zu ermöglichen. Auch bei der Patientenverfügung ist eine schriftliche Form nicht notwendig. In beiden Fällen ist die Gültigkeit einer Bestellung bzw. der Errichtung einer Patientenverfügung an keine zeitliche Frist vor dem Geschehen gebunden, d.h. sie verliert nicht aus zeitlichen Gründen an Gültigkeit. Unter anderem kann in einer Patientenverfügung die Ablehnung von Maßnahmen der Herz-Lungen-Wiederbelebung erfolgen.

Aus der Sicht des Rettungsdienstes (ohne Beisein eines Arztes oder Notarztes) ergeben sich aus dem Stellvertretungsrecht in Gesundheitsangelegenheiten einige Probleme für den Rettungsdienstmitarbeiter. In der Sanitätshilfe und generell in der allgemeinen Lehrmeinung sind Sanitäter nur im Rahmen von absoluten Todeszeichen berechtigt, Wiederbelebungsmaßnahmen zu unterlassen. Aus der Patientenverfügung ergeben sich jedoch verschiedene Möglichkeiten, aus welchen eine Aufforderung zur Unterlassung von Wiederbelebungsmaßnahmen entstehen könnte. Ein besonderes Problem stellt hierbei die mündliche Verfügung dar, z.B. wenn sich am Einsatzort ein Verfügungsberechtigter und ein weiterer Angehöriger mit unterschiedlicher Meinung aufhalten.

Nach der juristischen Lehre ist eine Patientenverfügung eine Anweisung an einen Arzt und kann sich daher nie an einen Sanitäter richten. Es ist dem Sanitäter außerdem unter dem Zeitdruck eines Notfalls unzumutbar medizinisch und/oder juristisch zu entscheiden, ob er der Patientenverfügung Folge zu leisten hat oder nicht, er würde sich bei der Unterlassung von lebensrettenden Sofortmaßnahmen sogar strafbar machen.

Problematischer wird die Situation für den Notarzt. Er ist als Arzt sehr wohl Adressat der Verfügung. Ein besonderes Problem für den Notarzt stellt hier die mündliche Verfügung bzw. mündliche Übertragung des Vertretungsrechtes dar. Dem Notarzt ist in diesem Fall ebenfalls nicht zumutbar den Patientenwillen bzw. die Rechtsgültigkeit der Bevollmächtigung zu überprüfen, sie kann jedoch in seine Entscheidung über den Abbruch bzw. die Unterlassung von Wiederbelebungsmaßnahmen mit einbezogen werden.

21.6.7 Das Sanitätergesetz - SanG

P. Hansak

Mit dem Bundesgesetz über Ausbildung, Tätigkeit und Beruf des Sanitäters (Sanitätergesetz - SanG) kam eine jahrelange Entwicklung zum Abschluss, mit der letztlich auch in Österreich der Beruf des Sanitäters im Österreichischen Rettungswesen eingeführt wird. Das Stufenmodell der einzelnen Ausbildungsschritte ist so angelegt, dass es auch freiwilligen Mitarbeitern der Einsatzorganisationen möglich ist, als Sanitäter im Rettungs- und Krankentransport mitzuwirken. Der Beruf bzw. die Tätigkeit des Sanitäters kann als Rettungssanitäter oder als Notfallsanitäter ausgeübt werden. Durch den Begriff der „Tätigkeit" werden auch freiwillige Mitarbeiter der Einsatzorganisationen vom SanG erfasst. Neben der detaillierten Voraussetzung für die Zulassung zur Ausbildung bzw. die einzelnen Ausbildungsschritte sind auch die Pflichten der Sanitäter durch das Gesetz eindeutig geregelt.

Als erste Pflicht des Sanitäters ist im Gesetz die Verpflichtung festgehalten, nötigenfalls einen Notarzt oder einen zur selbstständigen Berufsausübung berechtigten Arzt anzufordern. Die Dokumentationspflicht für die Ausübung der Tätigkeit gilt für jede sanitätsdienstlich gesetzte Maßnahme im Rahmen der Patientenbetreuung. Auf Verlangen ist sogar dem betroffenen Patienten oder dessen gesetzlichen Vertretern Einsicht in diese Dokumentation zu gewähren. Bisher war die Verschwiegenheitspflicht der Sanitäter nur durch das Strafgesetzbuch und interne Dienstvorschriften geregelt. Nun ist der Sanitäter zur Verschwiegenheit über alle ihm in Ausübung seiner Tätigkeit anvertrauten oder bekannt gewordenen Geheimnisse verpflichtet. Diese Verschwiegenheitsverpflichtung besteht nicht bei:

- meldepflichtigen Krankheiten,
- Weitergabe der notwendigen Informationen an Sozialversicherungsträger und Krankenanstalten,
- wenn der Betroffene den Sanitäter von der Geheimhaltungspflicht selbst entbunden hat,
- wenn höherwertige Interessen der öffentlichen Gesundheitspflege oder der Rechtspflege im Vordergrund stehen.

Der Tätigkeitsbereich des Rettungssanitäters umfasst:

- die selbstständige und eigenverantwortliche Versorgung und Betreuung Kranker, Verletzter oder sonstiger hilfsbedürftiger Personen einschließlich der fachgerechten Aufrechterhaltung und Beendigung liegender Infusionen;
- die Übernahme sowie Übergabe von Patienten im Rahmen eines Transports;
- Hilfestellungen bei auftretenden Akutsituationen einschließlich der Verabreichung von Sauerstoff;
- die Durchführung von lebensrettenden Sofortmaßnahmen;
- die sanitätsdienstliche Durchführung von Sondertransporten.

In die lebensrettenden Sofortmaßnahmen eingeschlossen ist die Defibrillation mit einem halbautomatischen Defibrillator. Mit Inkrafttreten des Sanitätergesetzes sind der Einsatz und die Anwendung von halbautomatischen Defibrillatoren fester Bestandteil der Ausbildung aller Sanitäter. Die Zertifizierung erfolgt bereits im Rahmen der Ausbildung, wodurch die bisherige gesetzliche Regelung über eine notwendige 15-stündige Ausbildung außer Kraft tritt.

Der Tätigkeitsbereich der Notfallsanitäter baut auf jenem der Rettungssanitäter auf. Zusätzlich kommen hinzu:

- die Unterstützung des Arztes bei notfallmedizinischen Maßnahmen einschließlich der Betreuung von Notfallpatienten beim Transport;
- die Verabreichung von den für die Tätigkeit des Notfallsanitäters erforderlichen Arzneimitteln;
- die eigenverantwortliche Betreuung der berufsspezifischen Geräte, Materialien und Arzneimittel;
- die Mitarbeit in der Forschung.

Durch den § 10 des Sanitätergesetzes wird der ärztliche Leiter der Rettungsorganisation (im Rahmen des Roten Kreuzes z.B. der Chefarzt des jeweiligen Landesverbandes) ermächtigt, eine eigene Arzneimittelliste mit Medikamenten, die auch von Notfallsanitätern ohne allgemeine oder besondere Notfallkompetenz verabreicht werden dürfen, freizugeben. Wie im Zuge der Notfallkompetenzen muss auch diese „Arzneimittelliste 1" schriftlich den betroffenen Mitarbeitern zu Kenntnis gebracht werden.

Als Zusatzqualifikation für Notfallsanitäter besteht die Möglichkeit zum Erwerb der allgemeinen und der besonderen Notfallkompetenzen. Im Rahmen der *allgemeinen Notfallkompetenzen* kann der Notfallsanitäter berechtigt werden, speziellere Arzneimittel (Arzneimittelliste 2) zur Anwendung zu bringen und periphere Venen zu punktieren sowie über diese kristalloide Lösungen zu infundieren. Mit der Ausbildung zu *besonderen Notfallkompetenzen* kann der Notfallsanitäter die Berechtigung zur endotrachealen Intubation ohne Prämedikation und zur endotrachealen Verabreichung von Vasokonstriktoren erwerben.

Als vorausschauend muss die Einführung der „Notfallkompetenzverordnung" durch den Gesetzgeber gesehen werden. Das zuständige Bundesministerium ist über diese Verordnungsermächtigung berechtigt, dem Stand der medizinischen Wissenschaft entsprechend weitere Notfallkompetenzen sowie Zusatzbezeichnungen festzulegen und zu bestimmen, welche Ausbildung für die jeweilige Anwendung erforderlich ist. Damit ist die Weiterentwicklung des Gesetzes auf eine relativ einfache Weise ohne eine Gesetzesänderung möglich.

Die Tätigkeiten eines Sanitäters (Rettungssanitäter, Notfallsanitäter) dürfen ehrenamtlich, als Soldat im Bundesheer, als Organ des öffentlichen Sicherheitsdienstes, Zollorgan, Strafvollzugbediensteter, Angehöriger eines Wachkörpers oder als Zivildienst Leistender ausgeübt werden. Personen, die den Beruf des Sanitäters ausüben möchten, müssen zusätzlich zur allgemeinen Ausbildung das so genannte Berufsmodul im Umfang von 40 Stunden absolvieren (Tab. 4). Erstmals ist mit dem vorliegenden Sanitätergesetz die Berufs- bzw. Tätigkeitsausübung einer Berufsgruppe im Gesundheitswesen befristet! Die Berechtigung ist jeweils auf zwei Jahre angesetzt und verlängert sich mit der Absolvierung der vorgegebenen Fortbildungsverpflichtung. Rettungssanitäter und Notfallsanitäter müssen innerhalb von zwei Jahren Fortbildungen in der Dauer von mindestens 16 Stunden nachweisen. Zusätzlich zu dieser Fortbildungsverpflichtung sind Sanitäter verpflichtet, binnen zwei Jahren ihre Fähigkeiten im Bereich der Herz-Lungen-Wiederbelebung und der Anwendung von halbautomatischen Defibrillatoren durch einen Arzt überprüfen zu lassen. Notfallsanitäter, die die Berechtigung zur „besonderen Notfallkompetenz Intubation" besitzen, müssen ebenfalls alle zwei Jahre ihre Eignung von einem hierzu qualifizierten Arzt überprüfen lassen.

Kommt ein Sanitäter der vorgeschriebenen Fortbildungs- und/oder Rezertifizierungsverpflichtung nicht nach, so ruht seine Berufs- bzw. Tätigkeitsberechtigung, bis die versäumten Fortbildungsstunden im fehlenden Ausmaß nachweislich nachgeholt und hierüber zusätzlich eine Erfolgskontrolle abgelegt wurde. Gleiches gilt für eine nicht erfolgte Rezertifizierung. Die Berechtigung zur Ausübung des Berufs bzw. der Tätigkeit des Sanitäters erlischt, wenn das Gesamtausmaß der nachzuholenden Fortbildungsstunden die Dauer von 100 Stunden übersteigt. In diesem Fall muss bei einer Wiederaufnahme der Tätigkeit die gesamte Ausbildung wiederholt werden.

> Voraussetzung für die Aufnahme zur Ausbildung als Sanitäter ist ein Lebensalter von mindestens 17 Jahren.

Kernpunkt der Verhandlungen des Gesetzgebers mit den Vertretern der Einsatzorganisationen war über alle Jahre hinweg das Ziel, durch die Schaffung des Berufs des Sanitäters nicht das Freiwilligenwesen in Österreich zu gefährden. Neben dem zweistufigen Ausbildungsmodell Rettungssanitäter bzw. Notfallsanitäter wurde diesem Aspekt auch durch die mögliche Ausbildungsdauer Rechnung getragen. So muss die Ausbildung zum Rettungssanitäter innerhalb von längstens 30 Monaten, jene zum Notfallsanitäter innerhalb von längstens 24 Monaten und die beiden Notfallkompetenzen innerhalb von sechs Monaten absolviert werden.

Dem Notfallsanitäter ist entsprechend der „Arzneimittelliste 1" und dem Notfallsanitäter mit allgemeiner Notfallkompetenz Arzneimittellehre zusätzlich gemäß „Arzneimittelliste 2" die Verabreichung bestimmter Arzneimittel gestattet. Ebenso wie die Durchführung der besonderen Notfallkompetenz „Intubation" sind diese Berechtigungen aber an bestimmte Voraussetzungen gebunden:

- Der für die ärztliche Versorgung zuständige Vertreter der jeweiligen Einrichtung muss die einzelnen Arzneimittel bzw. die Intubation schriftlich zur Anwendung freigegeben haben.

Tab. 4 - Ausbildungsschema der Sanitäter

Rettungssanitäter
- 140 Stunden Theorie (freiwillige Mitarbeiter 100 Stunden, d.h. ohne Berufsmodul von 40 Stunden)
- 160 Stunden Praxis im Rettungs- und Krankentransportdienst (= Teil der Ausbildung)

Notfallsanitäter
- *Voraussetzung zur Zulassung: weitere 160 Stunden Praxis im Rettungs- und Krankentransportdienst und Eingangstest*
- 160 Stunden Theorie
- 40 Stunden Praxis in einem Krankenhaus
- 280 Stunden Praxis in einem Notarztsystem, 120 Stunden können auch in einem Krankenhaus absolviert werden

Notfallsanitäter mit allgemeiner Notfallkompetenz „Arzneimittellehre"
- 40 Stunden Theorie

Notfallsanitäter mit allgemeiner Notfallkompetenz „Venenzugang und Infusion"
- 10 Stunden Theorie
- 40 Stunden Praxis in einem Krankenhaus

Notfallsanitäter mit besonderer Notfallkompetenz „Beatmung und Intubation"
- *Voraussetzung zur Zulassung: insgesamt 500 Stunden Praxis in einem Notarztsystem*
- 30 Stunden Theorie
- 80 Stunden Praxis in einem Krankenhaus

- Es muss ein Arzt anwesend oder zumindest verständigt worden sein.
- Die Maßnahmen dürfen nur ergriffen werden, wenn das gleiche Ziel durch weniger tief eingreifende Maßnahmen nicht erreicht werden kann und wenn Leben oder Gesundheit des Patienten in Gefahr sind (Verhältnismäßigkeit der Mittel).

Da die Arzneimittellisten durch die einzelnen anerkannten Rettungsdienstorganisationen erstellt werden müssen und die Intubation ebenfalls von jeder einzelnen gestattet werden muss, kann sich der Umfang der Kompetenz auch innerhalb eines Bundeslandes von Rettungsdienst zu Rettungsdienst unterscheiden. Für den Notfallsanitäter bedeutet dies im Falle eines Wechsels des Arbeitgebers, dass er an die Dienstanweisungen des jeweiligen Rettungsdienstbetreibers gebunden ist und sich nicht an seiner Ausbildung in der Notfallkompetenz bzw. an seinem ehemaligen Arbeitgeber orientieren darf.

Das Sanitätergesetz und im Detail die Durchführungsbestimmungen für das Gesetz regeln auch genau den Ablauf und die Zuständigkeit im Rahmen der einzelnen Lehrgänge. So muss jedes Modul über einen medizinisch-wissenschaftlichen Leiter und einen fachspezifisch-organisatorischen Leiter verfügen. Beide Funktionen müssen auch mit jeweils einem Stellvertreter versehen sein. Als Lehrkräfte kommen u.a. so genannte Lehrsanitäter in Frage, deren Ausbildung jedoch durch das Gesetz nur schwach geregelt ist. Als Lehrsanitäter kann tätig werden, wer über die abgeschlossene Ausbildung zum Sanitäter in der zu unterrichtenden Unterrichtsstufe verfügt, eine mindestens zweijährige Praxis im jeweiligen Tätigkeitsbereich nachweisen kann und innerhalb von fünf Jahren 40 Stunden einschlägige Fortbildung absolviert. Im Rahmen der praktischen Ausbildung in den einzelnen Modulen (RKT- bzw. Notarztsystempraktikum) können die Auszubildenden unter Anleitung und Aufsicht eines Notarztes oder von entsprechend ausgebildeten Sanitätern zur unselbstständigen Ausübung der zu erlernenden Tätigkeit herangezogen werden.

21.7 Gefahren an der Einsatzstelle

P. Wiese

Manche Unfälle erfordern rasche und qualifizierte medizinische und technische Hilfe. Die Überlebens-Chancen und die Sekundärschäden der Patienten entscheiden sich oftmals an der Notfallstelle. Trotz des Zeitdrucks hat die Sicherheit des Rettungsteams oberste Priorität. Die vielfältigen Gefahren an einer Einsatzstelle müssen rechtzeitig erkannt werden, um entsprechende Maßnahmen zu ergreifen.

Bei Einsätzen, bei denen die Gefahren bekannt sind, werden die Helfer schon bei der Anfahrt auf mögliche Risiken hingewiesen. Bei den Einsätzen, bei denen dies nicht der Fall ist, muss eine Gefährdung - z.B. durch Rauch, giftige (toxische) Gase, Flüssigkeiten, Ein- oder Absturzgefahren - ausgeschlossen werden. Die Rettung bei Gefahren für die Helfer aus dem Gefahrenbereich erfolgt durch die Feuerwehr. Es gilt der Grundsatz „Eigenschutz vor Rettung". Nach einer Lageerkundung ist es wichtig die bestehenden und möglichen Gefahren zu erkennen, zusätzliche Fachkräfte nachzualarmieren und die ersten abwehrenden Maßnahmen zu ergreifen.

Tab.1 - Gefahrenschema

A	Atemgifte
A	Angstreaktionen
A	Ausbreitung
A	Atomare Strahlung
C	Chemische Stoffe (gefährliche Stoffe)
E	Elektrizität
E	Explosion
E	Einsturz
E	Erkrankung / Verletzung

21.7.1 Das Gefahrenschema „4A - 1C - 4E"

Jede Einsatzstelle ist unterschiedlich und es kann keine einheitliche Regel für die jeweils auftretende Gefährdung aufgestellt werden. Jedoch kann ein Leitschema häufig auftretender Gefahrengruppen die Lagebeurteilung im Einsatz erleichtern (Gefahrenschema „4A - 1C - 4E", Tab. 1).

Das Erkennen und Bewerten von Gefahren ist für alle Einsatzkräfte von außerordentlich großer Bedeutung. Es ist eine entscheidende Grundlage für das richtige Verhalten und die eigene Sicherheit im Einsatz.

> Erkannte Gefahr ist halbe Gefahr.

21.7.1.1 Atemgifte

Unter einem Atemgift ist ein Stoff zu verstehen, der über die Atemwege in den Körper gelangt und dort eine schädigende Wirkung hervorruft. Man unterscheidet Atemgifte in drei Gruppen:

- *Atemgifte mit erstickender Wirkung* sind Stoffe, die den Sauerstoff verdrängen. Sie kommen zum Beispiel in Tanks, Gruben, Kellerräumen und in der Kanalisation vor. Zum Beispiel handelt es sich um Stickstoff (N_2) oder um Faulgase.
- *Atemgifte mit Reiz- und Ätzwirkung* reizen und verätzen die Schleimhäute und das Lungengewebe. Dies kann zu einer Bildung einer Wasseransammlung in

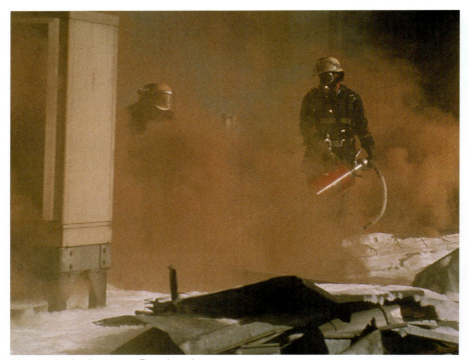

Abb. 2 - Ausbreitung von Brandrauch

der Lunge (toxisches Lungenödem) führen. Als Beispiele können Chlor (Cl_2), Ammoniak (NH_3) und Säuredämpfe (HCl, NO_2) angeführt werden.
- *Atemgifte mit Wirkung auf Blut, Nerven und Zellen* haben eine unterschiedliche Wirkung auf Organe und Stoffwechselvorgänge. Meist handelt es sich um Kohlenmonoxid (CO) und Blausäure (HCN). Auch Kohlendioxid (CO_2) schädigt schon vor seiner erstickenden Wirkung das Nervensystem.

Wenngleich sich Brandrauch aus einer Vielzahl von Komponenten zusammensetzt, ist das Kohlenmonoxid (CO) der bei Weitem gefährlichste Bestandteil. Der überwiegende Teil der Brandopfer stirbt aufgrund einer Rauchvergiftung. Brandrauch tötet leise und häufig im Schlaf. Darüber hinaus nimmt Rauch die Sicht und verleitet zu Angst- und Panikreaktionen. Besteht an einer Einsatzstelle der Verdacht auf Atemgifte, so können weitere Maßnahmen nur durch Einheiten mit geeigneten Atemschutzgeräten durchgeführt werden. Auch die Menschenrettung muss dann unter Atemschutz erfolgen. Der Rettungsdienst übernimmt die geretteten Patienten außerhalb des Gefahrenbereichs.

21.7.1.2 Angstreaktionen

Angst ist eine natürliche Reaktion auf ungewisse oder bedrohliche Situationen. Unter starken Angstgefühlen werden unverständlich erscheinende Handlungen begangen. Das Verhalten von verzweifelten oder sich bedroht fühlenden Menschen ist kaum vorhersehbar. Im Brandfall werden von Flüchtenden vorhandene Rettungsmöglichkeiten oft nicht mehr erkannt und es kommt zu unbedachtem Verhalten.

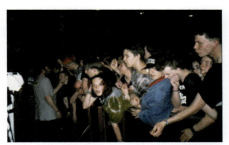

Abb. 3 - Bei Großveranstaltungen sind Angstreaktionen nie auszuschließen

Bei Großveranstaltungen sind Panikreaktionen nie auszuschließen. In kritischen Situationen ist ein sicheres Auftreten der Einsatzkräfte daher besonders notwendig. Sie müssen Ruhe ausstrahlen und klare Anweisungen erteilen. Neben beruhigenden Worten müssen gefährdete Personen auch konkrete Informationen erhalten.

21.7.1.3 Ausbreitung

Für die Feuerwehr ist die Gefahr einer Brandausbreitung von entscheidender Bedeutung. Sie ist von der Art und dem Zustand der brennbaren Stoffe, der baulichen Beschaffenheit sowie der Branddauer und Brandtemperatur abhängig. Durch das

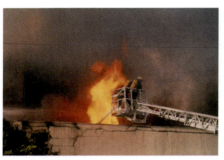

Abb. 4 - Die Brandausbreitung ist abhängig von den brennbaren Stoffen und der baulichen Beschaffenheit.

Schließen von Türen kann eine Brand- und Rauchausbreitung vorübergehend verhindert werden. Durch das explosionsartige Durchzünden von Schwelgasen kann sich aus einem Schwelbrand blitzartig ein Vollbrand entwickeln. Der gesamte Raum wird von den Flammen erfasst. Personen, die sich nicht mehr ins Freie retten können, sollen in den Räumen verbleiben und sich am Fenster bemerkbar machen. Die Fahrzeuge des Rettungsdienstes sind so aufzustellen, dass die Anfahrtswege für schwere Feuerwehrfahrzeuge freigehalten werden. Rettungswege müssen ebenfalls freigehalten werden. Durch Schlauchmaterial, Brandschutt und Löschwasser besteht eine zusätzliche Unfallgefahr.

Unabhängig von der Gefahr der Brandausbreitung ist die unkontrollierte Ausbreitung von Gasen, Dämpfen und Flüssigkeiten zu beachten. Als Beispiel kann auslaufender Kraftstoff in die Kanalisation, der sich entzündet, genannt werden.

21.7.1.4 Atomare Strahlung

Radioaktive Stoffe werden in Bereichen der Medizin, Industrie und Forschung verwendet. Bei Unfällen oder Bränden in Gebäuden, Kliniken oder Labors ist daher mit radioaktiven Stoffen zu rechnen. Radioaktive Stoffe können gasförmig, flüssig oder fest sein. Die Gefährlichkeit ist abhängig von der Stärke (Aktivität) und der ausgesandten Strahlenart. Eine weitere Gefährdung besteht durch die unterschiedliche Einwirkungsart auf den Körper:

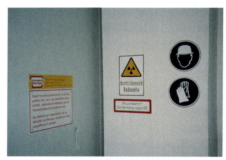

Abb. 5 - Radioaktive Stoffe werden in Medizin, Forschung und Industrie verwendet.

- äußere Bestrahlung
  (z.B. Röntgenstrahlung),
- Verunreinigung der Körperoberfläche (Kontamination),
- Aufnahme durch Verschlucken, Einatmen oder über Wunden (Inkorporation).

Um die aufgenommene Strahlenmenge möglichst gering zu halten, sollten die drei nachfolgenden „A-Regeln" beachtet werden:

- Abstand: möglichst großer Abstand zur Strahlenquelle
- Abschirmung: vorhandene Deckung ausnutzen (z.B. Wände, Erdwälle)
- Aufenthaltsdauer: kurze Einsatzzeit im gefährdeten Bereich.

Eine Gefahr geht von kontaminierten Patienten aus, da durch diese auch eine Kontaminations- und Inkorporationsgefahr für die Einsatzkräfte besteht. Die Patienten sind vollständig zu entkleiden und alles verwendete Material zu sammeln. Eine enge Zusammenarbeit mit der Feuerwehr und weiteren Fachdiensten ist erforderlich.

21.7.1.5 Chemische Stoffe

Unter chemischen und gefährlichen Stoffen oder gefährlichen Zubereitungen versteht man einen Stoff oder eine Zubereitung, von dem bei Unfällen oder unsachgemäßem Umgang besondere Gefahren für Menschen, Tiere, Umwelt oder Sachwerte ausgehen. Gefährliche Stoffe können unter anderem folgende Wirkungen haben:

- giftig,
- ätzend,
- reizend,
- brandfördernd,
- explosiv,
- gesundheitsschädlich,
- entzündlich,
- umweltgefährdend.

Die Auswirkung ist abhängig von der Art, den Eigenschaften und der Menge der beteiligten gefährlichen Stoffe. Das Ausbreitungsverhalten und das Gefährdungspotenzial ist stark abhängig davon, in welchem Aggregatzustand die Stoffe vorliegen. Gasförmige und leicht verdampfende Stoffe sind als sehr gefährlich einzustufen. Folglich ist ein entsprechender Sicherheitsabstand einzuhalten.

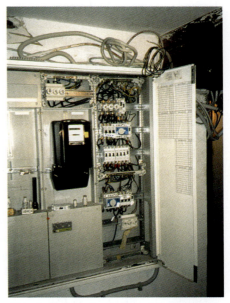

Abb. 6 - Elektrische Anlagen können unmittelbar auch das Leben der Einsatzkräfte bedrohen.

21.7.1.6 Elektrizität

Die von elektrischen Anlagen ausgehenden Gefahren können das Leben der Einsatzkräfte bedrohen. So ist bei Einsätzen in solchen Anlagen, wenn diese betreten werden dürfen, äußerste Vorsicht geboten. Die Grenze zwischen Hochspannungs- und Niederspannungsanlagen liegt bei 1 000 Volt. Die einfachste Schutzmaßnahme ist ein genügender Sicherheitsabstand.

Bevor die Einsatzkräfte bei Hochspannung tätig werden können, muss eine Fachkraft die betroffene Anlage abschalten und dies bestätigen. Hochspannungsanlagen dürfen nur in Begleitung von Fachkräften betreten werden. Abgerissene Oberleitungen bilden am Boden einen Spannungstrichter, das Betreten der Umgebung kann lebensgefährlich sein. Bei unklaren Situationen ist ein Sicherheitsabstand von mindestens zehn Metern zu herabhängenden Leitungen oder weiteren Metallteilen (Geländer, Schienen) einzuhalten. (Zu weiteren Maßnahmen zur Rettung und Versorgung bei Hoch- und Niederspannungsunfall vgl. Kap. 19.1.)

21.7.1.7 Explosion

Unter einer Explosion ist eine heftig ablaufende chemische Verbrennungsreaktion zu verstehen, die von festen, flüssigen und gasförmigen Stoffen ausgehen kann. Zum Zünden des Stoffs müssen ausreichend Sauerstoff bei guter Durchmischung und eine Zündquelle vorhanden sein. Die Auswirkungen von Explosionen können verheerend sein und ganze Häuser zerstören. Brennbare Flüssigkeiten bilden über ihrer Flüssigkeitsoberfläche ein zündfähiges Dampf-/Luftgemisch. Die Dämpfe von brennbaren Flüssigkeiten sind schwerer als Luft und stellen vor allem in tiefer liegenden Räumlichkeiten eine Gefahr dar. Erdgas, das leichter als Luft ist, lässt sich leicht an einem extra zugemischten, knoblauchartigen Geruchsstoff erkennen.

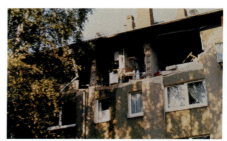

Abb. 7 - Die Wucht von Explosionen zerstört ganze Häuser.

Bei Explosionsgefahr ist der Gefahrenbereich großräumig abzusperren, betroffene Personen sind zu evakuieren und Zündquellen wie zum Beispiel brennende Zigaretten, das Betätigen der Wohnungsklingel und die Verwendung von Funkgeräten sind zu vermeiden.

Druckgasbehälter können beim Erwärmen explodieren; dabei können deren Teile mehrere hundert Meter weit weggeschleudert werden. Bei Druckgasflaschen kann aus der speziellen Farbkennzeichnung auf den Inhalt geschlossen werden. Seit 1998 gilt eine neue Farbkennzeichnung, die teilweise erheblich von der bisherigen Farbkennzeichnung abweicht. Aufgrund der Übergangsfrist bis 2006 können alte und neue Farbkennzeichnungen vorkommen. Campinggasflaschen und Druckgaspackungen (z.B. Einwegbehälter für Lötlampen) sind von dieser Farbkennzeichnung ausgenommen. Auf ihnen findet man gegebenenfalls ein Flammensymbol.

21.7.1.8 Einsturz

Durch Bauarbeiten, Materialversagen, Brandeinwirkungen, Explosionen oder Unfälle können Gefahren durch Einstürzen, Umstürzen, Abstürzen, Herunterfallen oder Verschütten entstehen. Auch nach einem Einsturz besteht immer noch die Gefahr von nachrutschendem Material. Rettungsarbeiten in einsturzgefährdeten Bereichen dürfen nur mit ausreichender Eigensicherung und nach Rücksprache mit der Einsatzleitung durchgeführt werden. Häufig ist eine Rettung erst nach erfolgter Abstützung möglich. Im Bereich des „Trümmerschattens" von einsturzgefährdeten Teilen (Abstand: das 1,5fache von der Höhe des gefährdeten Objekts) dürfen sich keine Personen und Fahrzeuge aufhalten.

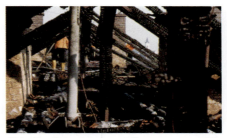

Abb. 8 - Fahrzeuge und Personen werden durch herabstürzende Teile gefährdet.

21.7.1.9 Erkrankung / Verletzung

Bei Einsätzen, bei denen Menschen verletzt oder erkrankt sind, müssen die Rettungsarbeiten so ausgeführt werden, dass eine weitere Schädigung sowohl der Patienten wie auch der Helfer vermieden wird. Die technische Rettung bedarf einer Absprache zwischen Feuerwehr und Rettungsdienst. Während der Rettungsarbeiten

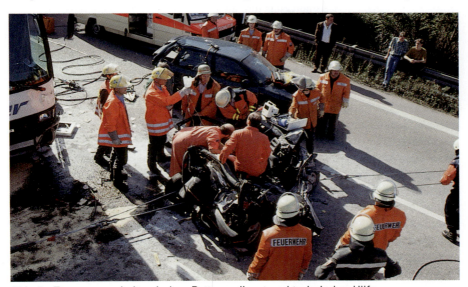

Abb. 9 - Zusammenarbeit zwischen Rettungsdienst und technischer Hilfe

können die Patienten durch Decken oder Plastikfolien gegen Splitter, scharfe Gegenstände, Nässe und Kälte geschützt werden. Zum Eigenschutz ist das Absichern der Einsatzstelle notwendig. Besonders im Straßenverkehr und auf Autobahnen sind diese Maßnahmen vor dem Tätigwerden durchzuführen. Durch scharfkantige, unter mechanischer Spannung stehende Teile besteht bei der technischen Rettung Verletzungsgefahr. Bei Dunkelheit und schlechten Lichtverhältnissen kann durch ein Ausleuchten der Einsatzstelle Unfallgefahren vorbeugt werden.

Der Eigenschutz vor Infektionen bei der Patientenversorgung ist von großer Bedeutung und das Tragen von Latex-Einmal-Handschuhen ist selbstverständlich (vgl. Kap. 11)

21.7.2 Sicherheitsregeln für das Rettungsdienstpersonal

An Unfallstellen kann immer von einer potenziellen Gefährdung der Rettungskräfte ausgegangen werden. Diese entsteht z.B. durch Glassplitter, Kraftstoff oder scharfe Kanten. So muss vor dem Einsatz das Tragen der persönlichen Schutzkleidung sichergestellt werden (vgl. Kap. 21.8). Folgende Regeln sind zu beachten:

- Anfahrt an die Einsatzstelle mit dem RTW:
  - Anfahrt nach Weisung der Leitstelle,
  - Fahrzeug abstellen ohne andere zu behindern (möglichst schräg parken),
  - auf freie Abfahrtswege achten,
  - falls es die Einsatzstelle zulässt, sollte der Motor weiter laufen um eine Beweglichkeit des Fahrzeugs und die Energieversorgung sicherzustellen,
- An der Einsatzstelle:
  - Tragen der persönlichen Schutzkleidung,
  - ggf. Meldung beim Einsatzleiter,
  - Lageerkundung und Einleiten erster Maßnahmen zur Patientenversorgung,
  - Rückmeldung an die Leitstelle,
  - ggf. Nachforderung zusätzlicher Fachkräfte,
  - Erreichbarkeit sicherstellen.

Vor dem Tätigwerden des Rettungsdienstpersonals sind die Gefahren an der Einsatzstelle und der Eigenschutz zu beachten. Je nach Einsatzlage ist das Tragen von zusätzlicher Schutzkleidung notwendig (Einmal-Overall mit Kapuze, Mundschutz, Atemschutz, Überschuhe, Gummistiefel).

Die Kennzeichnung der Einsatzleiter ist regional unterschiedlich. Einsatzleiter der Feuerwehr sind mit einem roten Streifen um den Helm gekennzeichnet. Der Organisatorische Leiter Rettungsdienst (OrgL/Org.Ltr./OrgEL) und der Leitende Notarzt (LNA) sind zum Beispiel durch gelbe Warnwesten erkennbar.

21.7.3 Spezielle Gefahrensituationen

Die nachfolgenden Notfallsituationen geben allgemeine Hinweise für den Einsatz. Sie können nicht alle Möglichkeiten von Situationen vollständig abdecken. Daher muss das Vorgehen immer aktuell an die jeweilige Gegebenheit angepasst werden.

21.7.3.1 Unfälle in großen Höhen und Tiefen

Rettungsarbeiten in großer Höhe erfordern eine Absturzsicherung durch weitere Einsatzkräfte. Gegebenenfalls muss das Rettungsdienstpersonal die Feuerwehr nachfordern. Bei einigen Feuerwehren stehen für Einsätze in Höhen und Tiefen Höhenrettungsgruppen zur Verfügung. Bei Einsätzen in Tanks, Silos, Schächten und bei Tiefbauarbeiten müssen Atemgifte (z.B. Kohlendioxid) und Explosionsgefahren (z.B. durch Methan) ausgeschlossen werden. Ist dies nicht sicher möglich, erfolgt die Rettung von Personen nur mit umluftunabhängigen Atemschutzgeräten (z.B. Pressluftatmer).

Bei verschütteten Personen muss ein Nachrutschen des Schüttmaterials verhindert werden. Gegen ein eigenes weiteres Abgleiten sind alle Personen sowie die Rettungskräfte mit einer Fangleine zu sichern.

21.7.3.2 Wasserunfälle

Bei Unfällen auf Gewässern, insbesondere bei Eisunfällen, sind zur Personenrettung sofort weitere Facheinheiten zu alarmieren (Feuerwehr, DRK-Wasserwacht, DLRG, DGzRS). Die Einsatzkräfte haben sich an und auf dem Gewässer mit Schwimmwesten und bei steilen Uferanlagen und großer Strömung auch mit Sicherungsleinen auszurüsten. Die Strömung in Fließgewässern darf nicht unterschätzt werden. In Rohrunterführungen und Kanalrohren besteht, besonders nach Regen oder bei Hochwasser, eine große Sogwirkung. Das Rettungsdienstpersonal darf die eigenen Fähigkeiten nicht überschätzen und muss gegebenenfalls auf das Eintreffen der oben genannten Helfer warten.

Das Prinzip der Eisrettung besteht darin, das Gewicht der Einsatzkräfte und des Verunglückten auf eine möglichst große Eisfläche zu verteilen. Als Rettungsmittel eignen sich z.B. Leitern, Bohlen, umgedrehte Tische oder Schlauchboote. Die Sicherung der Einsatzkräfte erfolgt über Fangleinen (Eigenschutz!).

> Die Gefahr der Unterkühlung ist bei allen Unfällen auf Gewässern für Einsatzkräfte und Verunglückte nicht zu unterschätzen.

21.7.3.3 Schienenunfälle

Bei Einsätzen in Bahnanlagen, besonders im Gleisbereich elektrisch betriebener Strecken, bestehen bahnspezifische Gefahren, deren Nichtbeachtung schwere Folgen für das Leben und die Gesundheit der Einsatzkräfte haben kann. Hinzu kommt, dass die Einsatzkräfte die Gefahrenquellen des Bahnbetriebs und der elektrotechnischen Anlagen für Bahnstrom nicht selbst beseitigen können. Bei einer Unfallmeldung im Bahnbereich benachrichtigt die Leitstelle die zuständige Notfallmeldestelle (Fahrdienstleiter) der Bahn, die dann das Abschalten der Oberleitung veranlasst. Bevor der Gleiskörper von Rettungskräften betreten werden darf, muss der Fahrbetrieb im Bereich der Einsatzstelle eingestellt sein. Da die Gefahr durch heranfahrende Züge nicht einzuschätzen ist, werden auch die Nachbargleise für vorbeifahrende Züge gesperrt. Auch nach dem Abschalten des Fahrstroms ist ein Sicherheitsabstand von mindestens 1,5 m im Bereich elektrischer Anlagen einzuhalten. Durch herabgefallene Oberleitungen besteht die Gefahr der Spannungsverschleppung auf metallische Teile des Zuges. Erst nachdem die Oberleitung vor und hinter der Einsatzstelle durch Fachkräfte geerdet wurde, können elektrische Anlagen betreten werden.

21.7.3.4 Unfälle mit gefährlichen Stoffen

Für gefährliche Stoffe hat der Gesetzgeber Gesetze, Verordnungen und Richtlinien erlassen, die den Umgang damit regeln sowie Menschen und Umwelt vor den schäd-

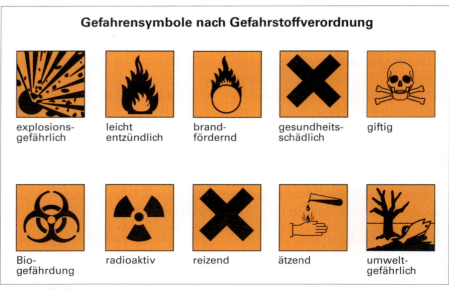

Abb. 10 - Gefahrensymbole

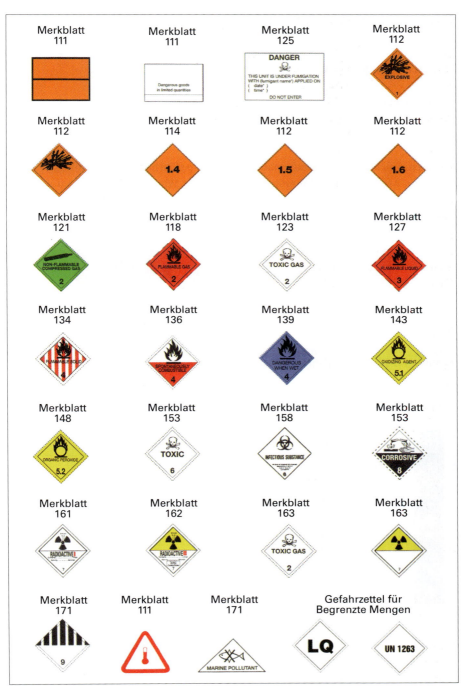

Abb. 11 - Gefahrenzettel

lichen Eigenschaften schützen sollen. Durch die vorgeschriebene Kennzeichnung von gefährlichen Stoffen sind außenstehende Personen in der Lage, Gefahren zu erkennen und Maßnahmen zum Eigenschutz zu ergreifen. Gefährliche Stoffe werden zum Beispiel folgendermaßen gekennzeichnet:

- Gefahrenzettel,
- Warntafel mit der Gefahrennummer und der UN-Nr./Stoffnummer,
- Gefahrensymbol.

Zur Kennzeichnung von Straßenfahrzeugen mit gefährlichen Gütern müssen ab bestimmten Mengen des Gefahrgutes orangefarbene Warntafeln angebracht sein. Die Gefahrennummer ist zwei- oder dreistellig. Die Nummern weisen auf die in der Tabelle 2 genannten Gefahren hin.

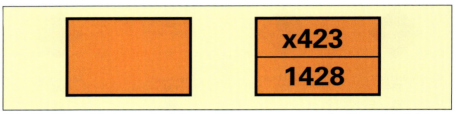

Abb. 12 - Warntafel ohne und mit Kennzeichnungsnummern – das X vor der Gefahrennummer weist auf die gefährliche Reaktion des Stoffes mit Wasser hin

Tab. 5 - Nummern zur Kennzeichnung der Gefahr

2	Entweichen von Gas durch Druck oder chemische Reaktion
3	Entzündbarkeit von flüssigen Stoffen (Dämpfen) und Gasen oder selbsterhitzungsfähiger flüssiger Stoff
4	Entzündbarkeit von festen Stoffen oder selbsterhitzungsfähiger fester Stoff
5	oxidierende (brandfördernde) Wirkung
6	Giftigkeit oder Ansteckungsgefahr
7	Radioaktivität
8	Ätzwirkung
9	Gefahr einer spontanen heftigen Reaktion

Erste Informationen über den gefährlichen Stoff sind an die Leitstelle zu übermitteln. Diese veranlasst die Alarmierung von weiteren Fachkräften und gibt z.B. aufgrund von Gefahrstoff-Informationssystemen, Unfallmerkblättern oder vorhandenen Sicherheitsdatenblättern weitere Informationen.

Für das Vorgehen bei Unfällen mit gefährlichen Stoffen hat sich die „GAS"-Regel als hilfreich erwiesen:

- **G**efahren erkennen,
- **A**bstand halten und absperren (Sicherheitsabstand mind. 60 m),
- **S**pezialkräfte nachfordern.

Nach der Rettung aus dem Gefahrenbereich steht die notfallmedizinische Versorgung des Patienten im Vordergrund. Bei Unfällen mit gefährlichen Stoffen ist darüber hinaus der Schutz der Bevölkerung zu beachten. Zur Menschenrettung zählt dabei auch die Warnung der Betroffenen und gegebenenfalls die Räumung des Gefahrenbereichs. Psychische Faktoren, nämlich das Gefühl des Vergiftetseins mit subjektiver Hilflosigkeit, spielen eine bedeutende Rolle bei Unfällen mit gefährlichen Stoffen. Angst- und Panikreaktionen können die Folge sein.

Bei Kontakt mit einem Gefahrstoff kann es zu Verbrennungen, Erfrierungen, Verätzungen, Vergiftungen sowie psychischen Reaktionen bei betroffenen Personen kommen. Gefährliche Stoffe müssen frühzeitig erkannt und der Eigenschutz berücksichtigt werden. Eine Verschleppung von gefährlichen Stoffen ist zu vermeiden.

Auch beim Umgang mit verunreinigten (kontaminierten) Patienten ist ein ausreichender Eigenschutz sicherzustellen. Neben der normalen persönlichen Schutzkleidung kann abhängig vom Gefahrstoff eine zusätzliche Schutzausrüstung für die Rettungskräfte notwendig sein (z.B. Atemschutz, Einmal-Overall). Dekontamination bedeutet vollständiges Entkleiden und Grobreinigung der verunreinigten Körperoberfläche. Kleidungsstücke und Schuhe sind in Kunststoffsäcke zu verpacken. Bei Verdacht auf Hautkontamination ist nach dem Entfernen der Kleidung das Abspülen der Haut mit großen Mengen Wasser immer zu empfehlen. Im Zweifelsfall muss der Betroffene auf eine andere, nicht kontaminierte Trage umgelagert werden und der Transport in einem ebenso nicht kontaminierten RTW erfolgen. Spezielle Maßnahmen sind über die Leitstelle zu erfragen. Bei Verdacht auf eine Einwirkung von gefährlichen Stoffen ist eine ärztliche Untersuchung notwendig.

Um eine schnellstmögliche qualifizierte Hilfeleistung zu gewährleisten, ist ein reibungsloses Zusammenarbeiten aller Einsatzkräfte gefordert. Dazu ist es notwendig, die eigenen Möglichkeiten und vor allem die eigenen Grenzen zu kennen. Unüberlegtes Handeln kann Patienten und Einsatzkräfte gefährden.

J. Zydziak

21.8 Einsatzkleidung und persönliche Schutzausrüstung

Einsatzkleidung ist eine Kleidung, die im Einsatz vom Rettungssanitäter getragen werden muss. Sie soll unter anderem einem einheitlichen optischen Bild des Rettungsdienstpersonals dienen und kennzeichnet die einzelnen Mitarbeiter. Die richtige Einsatzkleidung schützt gegen

1. Witterungseinflüsse,
2. direkte mechanische Einwirkungen,
3. direkten Kontakt mit Krankheitserregern.

Sie sorgt damit für die Gesunderhaltung der Mitarbeiter, aber auch dafür, dass sie gut gesehen werden, zum Beispiel bei nächtlichen Einsätzen auf der Straße. Gleichzeitig dient sie dem Schutz der zu befördernden Personen, indem sie diese vor eventuellen Krankheitserregern des Rettungsdienstmitarbeiters bewahrt.

21.8.1 Dienstbekleidung

Generell gilt: Die Kleidung sollte bequem, atmungsaktiv (z.B. Gore-Tex® o.ä.) und der Jahreszeit angemessen sein. Hier bieten sich *Jacken* an, die mit einem herausnehmbaren Innenfutter und abtrennbaren Ärmeln ausgestattet sind. Entsprechend der Außentemperatur kann auf das Futter oder sogar auf die Ärmel verzichtet werden. Eine Überwärmung ist somit ausgeschlossen. Wenn die Ärmel von der Jacke getrennt werden, muss aber darauf geachtet werden, dass die Arme ungeschützt sind und eine Funktion der Schutzjacke weggefallen ist!

Die *Oberbekleidung* soll aus Schweiß aufnehmendem Baumwollgewebe gefertigt sein. Baumwolle ist trotz des höheren Anschaffungspreises und der höheren laufenden Kosten (Reinigung und Reparatur) grundsätzlich der Vorzug vor Kunstfasergeweben zu geben. Kunstfasern haben die Eigenschaft, leicht entflammbar zu sein. Auch fördern sie die Schweißproduktion und somit eine eventuelle Geruchsbelästigung. Wer schnell schwitzt, kann sich auch schnell erkälten.

Für die *Hosen* gelten die gleichen Materialanforderungen wie für die Oberbekleidung. Alternativ werden von vielen Rettungsdienstmitarbeitern *Overalls* getragen. Ein Overall ist schneller anzuziehen als Hemd, Hose und Jacke. Seine Optik ist bei vielen Rettungsdienstbetreibern jedoch umstritten. Unbestrittener Vorteil ist aber, dass der Rückenbereich immer bedeckt ist. Aus Hosen herausrutschende Hemden, die den nackten Rücken der Zugluft preisgeben und so zu Erkrankungen führen können, sind nicht möglich.

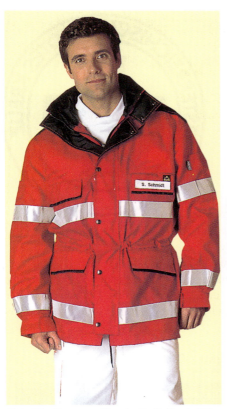
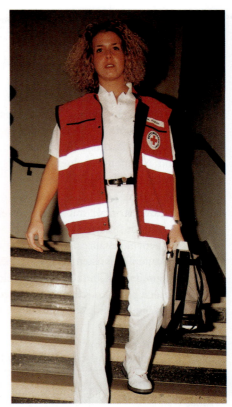

Abb. 13 - Rettungsdienstmitarbeiter in Winterkleidung

Abb. 14 - Rettungsdienstmitarbeiterin in Sommerkleidung

Beim *Schuhwerk* ist darauf zu achten, dass es mindestens knöchelhoch ist und eine rutschfeste und durchtrittsichere Sohle besitzt. Auf das Vorhandensein eines Fußbetts sollte dringend geachtet werden. Es erhöht nicht nur den Tragekomfort, sondern entlastet in besonderem Maß die im Rettungsdienst stark strapazierte Wirbelsäule.

Die *Warnwirkung* der Kleidung spielt eine große Rolle. Man soll mit dieser Kleidung gesehen werden, und zwar tagsüber genauso wie in der Nacht. Aus diesem Grund sind die Farben Rot, Orange und Gelb am häufigsten anzutreffen. Leuchtstreifen um die Ärmel, Hosenbeine und den Körper lassen den Rettungsdienstmitarbeiter gut sichtbar werden und wecken die Aufmerksamkeit der Autofahrer. Dies kann überlebenswichtig sein.

Das *Organisations- und Fachdienstabzeichen*, zum Beispiel von ASB, ÖRK, JUH oder MHD, zusätzlich zu einem deutlich sicht- und lesbaren *Namensschild* auf dem Hemd oder der Jacke zeigt dem Patienten, wer ihn kompetent und freundlich versorgt. Auf der Jacke kann ein reflektierendes *Rückenschild* angebracht sein, das deutlich macht, welche Qualifikation oder auch Funktion der Rettungsdienstmitarbeiter besitzt. Im Rahmen eines Einsatzes ist es für alle wichtig zu wissen, welche fachlichen Qualifikationen vertreten sind. Es empfiehlt sich, diese in einem Fachdienstabzeichen (meist in Kombination mit dem Organisationsabzeichen) auszuweisen.

Bei der *Anschaffung* von Bekleidung müssen selbstverständlich die geltenden Regeln und Normen beachtet werden. Diese werden zum Beispiel vom Österreichischen Normungsinstitut, den Unfallversicherungen, aber auch den einzelnen Fachorganisationen (ASB, ÖRK usw.) ausgegeben. Entsprechende Merkblätter sind zum Teil kostenfrei dort zu beziehen.

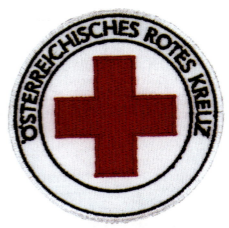

Abb. 15 - Organisationsabzeichen

Die *Reinigung* der Kleidung muss regelmäßig und spätestens nach Verschmutzung, separat von den privaten Kleidungsstücken, durchgeführt werden. Die Schuhe sollten nach regelmäßiger Reinigung mit Bürste und feuchtem Tuch mit geeigneten Pflege-

Tab. 6 - Persönliche Schutzausrüstung / Dienstbekleidung

Persönliche Schutzausrüstung (PSA)	Dienstbekleidung
Helm	Hose ohne Imprägnierung
Einmal-Schutzhandschuhe	Hemd
Rettungsdienstjacke	T-Shirt
Einmal-Overall	Weste
Warnweste	Pullover
ggf. zusätzliche PSA	Berufsschuhe
(Feuerwehrschutzhandschuhe)	Rettungsdienstjacke
(Hose mit geeigneter Imprägnierung)	
(Berufsschuhe)	

mitteln behandelt werden. Sie schützen das Leder gegenüber Feuchtigkeit und verlängern die Haltbarkeit des Schuhwerks erheblich. Außerhalb der Dienstzeit ist das Tragen von Einsatzkleidung grundsätzlich nicht erlaubt. Krank machende Keime sollen schließlich nicht in „gesunde" Bereiche eingeschleppt werden, zu denen der private Pkw ebenso gehört wie die heimische Umgebung und der Supermarkt an der Ecke.

21.8.2 Spezielle Schutzausrüstung

Zur speziellen Schutzausrüstung werden alle Kleidungsstücke gezählt, die nicht regelmäßig getragen werden müssen und zur persönlichen Schutzausrüstung nach dem ArbeitnehmerInnenschutzgesetz zählen.

Der *Kopfschutz* ist zum Schutz des Kopfes gegen Anstoßen, herabfallende, umfallende oder wegfliegende Gegenstände gedacht. Gemäß Önorm/EN 443 hat der „Feuerwehrhelm" einen Nacken- und Gesichtsschutz und muss eine entsprechende Warnfarbe haben (z.B. orange für den EL-Sanitätsdienst).

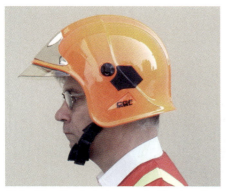

Abb. 16 - Kopfschutz - auch für den Rettungsdienst unentbehrlich

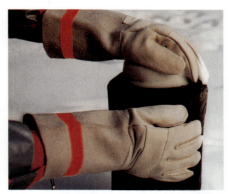

Abb. 17 - Handschutz zum Schutz gegen Schnitt- und Schürfverletzungen

Schutzhandschuhe kann man in zwei Gruppen aufteilen: *Gruppe A:* „Medizinische Handschuhe zum Einmalgebrauch" (Önorm/EN 455, Teil 1) sollen zum Eigenschutz beim Kontakt mit Blut, Ausscheidungen und sonstigen Körperflüssigkeiten des Patienten dienen. Vor Beginn von diagnostischen oder therapeutischen Maßnahmen sind die Handschuhe anzuziehen. Man schützt so nicht nur sich, sondern auch den Patienten vor ungewollter Ansteckung.

Gruppe B: „Feuerwehrschutzhandschuhe" (Önorm/EN 659) sind zum Schutz gegen mechanische Einwirkungen, Flammen und Hitze auf die Hände wichtig. Bei der Rettung von Patienten aus Fahrzeugen und anderen gefährlichen Bereichen sind sie ein Muss.

21.8.3 Zusammenfassung

Für Einsatzkleidung bzw. Schutzausrüstung ist es wichtig, dass sie passt. Sie sollte wie eine zweite Haut sitzen: nicht zu eng, nicht zu weit und nicht faltig. Sie muss sauber, unbeschädigt und widerstandsfähig sein. Zusammenfassend kann der Grundsatz für die Verabreichung von Medikamenten modifiziert auch auf die Schutzbekleidung und Schutzausrüstung angewendet werden:

Die richtige Einsatzkleidung/Schutzausrüstung
- beim richtigen Patienten,
- in der richtigen Menge und
- richtig angelegt

nützt dem Rettungssanitäter und dem Patienten.

22　**Angewandte Psychologie und Stressbewältigung**

22.1 Grundlagen

J. Zydziak

Die Arbeitsplatzbeschreibung eines Sanitäters sieht vor, dass dieser im Einsatz, z.B. auf einem Rettungswagen oder Notarztwagen, zusammen mit einem zweiten Sanitäter oder Notfallsanitäter eingesetzt wird. Der besser ausgebildete Mitarbeiter ist dabei für die Versorgung des Patienten verantwortlich.

> Die Einsatzgebiete der Mitarbeiter im Rettungsdienst werden durch die einzelnen Landesrettungsgesetze oder Dienstvorschriften geregelt.

Die Tätigkeit im Rettungsdienst erfordert eine hohe Belastbarkeit aller Beteiligten. So kann zum Beispiel nach einem Einsatz „Verkehrsunfall mit mehreren schwer verletzten Personen" der nächste Alarm für einen Patienten mit „akutem Abdomen" ausgelöst werden, und eine Stunde später fährt das gleiche Team zur „Reanimation eines jungen Mannes".

Entgegennahme des Auftrags, konzentrierte Überlegungen zur bevorstehenden Aufgabe, Einsatzfahrt zum Notfallort, unterschiedliche medizinische Situationen vor Ort erfordern individuell angemessenes Handeln während der gesamten Zeit. Die Arbeit dauert bis zur Patientenübergabe in der Klinik an.

Eine durch Arbeit und Fortbildung stetig steigende Qualifikation, zunehmende Einsatzerfahrung und das Erleben, als „Lebensretter" gerufen und gefordert zu werden, sind eine Bestätigung für jeden Rettungsdienstmitarbeiter und verstärken sein Selbstvertrauen. Das „Meistern" schwieriger Notfallsituationen ruft berechtigterweise positive Gefühle bei Mitarbeitern im Rettungsdienst hervor. All dieses sollte die Motivation stärken, immer mehr zu lernen, um noch besser helfen zu können.

Diese Reaktionen und Gefühle können manchmal jedoch auch in Selbstüberschätzung übergehen. Sie können Ansprüche auslösen, alles können und machen zu wollen, Desinteresse an nicht so spektakulären, nicht lebensbedrohlichen Krankheits- und Verletzungsbildern hervorrufen und die Sensibilität für das alltägliche Leiden vieler Patienten schwinden lassen. Oft wird dabei vergessen, dass ca. 70 Prozent der Arbeit im Rettungsdienst durch den Krankentransport gekennzeichnet sind. In diesem Aufgabenfeld sind vermehrt die folgenden Aspekte gefragt:

- menschliche Zuwendung,
- sorgfältiger Umgang mit Patienten,
- schonende Fahrweise.

Manchmal fällt es solchen „Rettern" schwer, gegenüber Patienten, Angehörigen und Zuschauern in Situationen, die nicht das Gefühl der *Rettung* vermitteln, ihre Enttäuschung zu verbergen. Leider wird mancher vermeintlich nicht erfolgreich „abgear-

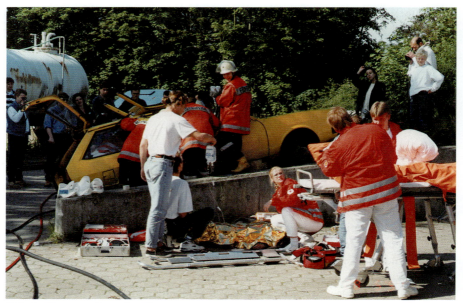

Abb. 1 - Rettungsdienst im Einsatz

beitete" Einsatz, z.B. die Reanimation mit negativem Ausgang, als Niederlage empfunden, teils aber auch (zumindest nach außen) emotionslos verdrängt.

22.2 Stressbelastungen im Rettungsdienst

Angst, privater und beruflicher Ärger und die täglichen Notfallsituationen im Dienst mit ihren teilweise grausamen Bildern wirken auf die Psyche des Rettungssanitäters ein. Unstrittig ist heute, dass das Rettungsdienstpersonal als besondere Berufsgruppe auch besonderen psychischen Belastungen ausgesetzt ist. Stress ist eine Erscheinung, die jeder Mensch individuell empfindet und bewältigt.

Stress - oft als „Zivilisationskrankheit" bezeichnet - ist die unspezifische Reaktion des Körpers auf jede Art von Beanspruchung. Ein Bündel von Nervenfasern, das vom Rückenmark zum Gehirn verläuft, ist am physiologischen Geschehen der Stressreaktion maßgeblich beteiligt: der Sympathikus. Er erhält Reizmeldungen aus allen Sinnesorganen und hat die Aufgabe, den Organismus anzuregen, ihn wach und für Veränderungen der inneren und äußeren Bedingungen sensibel zu erhalten.

Schreck und Angst führen zur Aktivierung des Sympathikus. Dadurch wird eine „Schrecksekunde" des bewegungslosen Verharrens ausgelöst, die Kräfte werden gesammelt. In der Frühzeit der Menschheit folgte darauf der Angriff oder die Flucht, heute folgt meist der innerlich schädigende Stress, da der Energieüberschuss nicht sofort durch körperliche Aktivität abgebaut werden kann. Stressfaktoren, auch Reize oder Stressoren genannt, gehören zu unserem Leben, und sie sind allgegenwärtig; im Beruf ebenso wie im Familienleben und in der Freizeit. Sogar das liebste Hobby kann in Stress ausarten. Fehlen diese Stressoren gänzlich, kommt es zu einem unerträglichen, ja lebensbedrohlichen Zustand. Ein mittleres Erregungsniveau gewährleistet dagegen eine optimale Leistung. Sowohl Lust- als auch Unlustgefühle werden durch Stressoren ausgelöst. Wenn wir zu einem Einsatz ausrücken, Anforderungen an uns gestellt werden, dann hilft uns der damit verbundene Stress, unsere Leistungsfähigkeit zu steigern. Diesen Stress nennt man Eustress (gr. eu = gut). Die mobilisierten Reserven werden in diesem Fall sinnvoll genutzt und abgebaut.

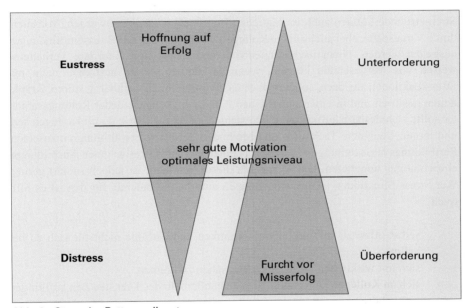

Abb. 2 - Stress im Rettungsdienst

Jeder kennt das Gefühl von Angst und Anspannung, aber auch aufgrund von Ärger kann man wie gelähmt sein. Wir fühlen uns von der Situation überfordert. Die mobilisierte Energie kann nicht umgesetzt werden, da unsere Leistungsfähigkeit durch negative Empfindungen und Gefühle gebremst wird. In diesem Fall spricht man vom Distress (lat. dis = schlecht). Ständiger Distress kann zu Gesundheitsproblemen beim Betroffenen, wie Kopf- und Magenschmerzen, Herzjagen, Bluthochdruck, oder infolge der Schwächung des Immunsystems zu Infekten führen. Andauernden Stress kann der Mensch meist nicht über einen langen Zeitraum ertragen. Er versucht ihn (teilweise unbewusst) abzubauen, in dem er sich „Pausen" gönnt. Deshalb muss sich besonders der Mitarbeiter im Rettungsdienst geeignete Pausen und Freiräume in seiner Lebenszeit einplanen, um den Belastungen des Dienstes gewachsen zu sein.

> Was jeder braucht, ist Zeit zum Abschalten.

Stressreaktionen müssen aber keinesfalls sofort nach dem Einsatz auftreten. Häufig stellen sie sich erst nach längerer Zeit ein. Ähnliches gilt, wenn Einsatzkräfte versuchen ihre Empfindungen nach besonderen Einsätzen lange zu unterdrücken. Hierbei sind die individuelle Persönlichkeit und die persönlichen Lebensumstände des Rettungsdienstmitarbeiters nicht zu verkennen. Was bei dem einen heute Distress verursacht, kann bei einem anderen morgen durchaus Eustress bedeuten.

Doch verlassen wir einmal die viel zitierten schwierigen Notfallsituationen. Stresszustände können auch im täglichen Berufsleben ausgelöst werden. Vor allem durch Vorgesetzte, aber auch andere Kollegen, können belastende Stressempfindungen ausgelöst werden. Nicht nachvollziehbare, ungerechte und autoritäre Verhaltensweisen von Vorgesetzten können, wenn sie immer wieder auftreten, nicht nur Stressreaktionen auslösen, sondern auch das Wohlbefinden nachhaltig stören, Krankheiten auslösen und in einer „innerlichen Kündigung" enden. Jeder Rettungssanitäter sollte sich deshalb aufmerksam beobachten, offen für Kritik durch Kollegen sein und lernen, geeignete Techniken und Methoden der Stressbewältigung einzusetzen. Fortbildungsveranstaltungen zu diesen Themen werden von allen guten Ausbildungseinrichtungen angeboten. Die Akzeptanz dieser Seminare ist jedoch (noch) gering. Wer Stress-Situationen im privaten Bereich aufarbeiten möchte, für den ist es hilfreich,

- selbst offen zu sein und seine Gedanken und Gefühle nicht für sich zu behalten,
- sich mit wirklichen Freunden austauschen zu können,
- sich an Kollegen zu wenden, die auch außerhalb des Dienstes Zeit aufbringen und zuhören können.

Dem Stress kann durch eine positive Einstellung zum Leben entgegengewirkt werden, aber zum Beispiel auch, indem die Rettungswache wohnlich gestaltet wird. Schließlich verbringt jeder Rettungsdienstmitarbeiter viel Zeit in diesen „vier Wänden". Auch das Fahrzeug sollte bei der häufig starken Beanspruchung zusammen mit dem Arbeitgeber in einem Zustand gehalten werden, dass es Freude bereitet, damit zu fahren.

> Mitarbeiter werden so genannt, weil man „mit ihnen arbeitet". Rettungsdienst ist Teamarbeit! Dieses Motto ist eine wichtiger Beitrag, die Qualität im Rettungsdienst auf einem hohen Niveau zu halten, denn Qualität beginnt bei der Wertschätzung der Menschen.

Wenn sich alle am Rettungsdienst beteiligten Personen daran halten, kann es Freude bereiten in diesem Berufsfeld zu arbeiten, und der Distress kann bei vielen Mitarbeitern reduziert werden.

22.3 Umgang mit Patienten

Arbeiten im Rettungsdienst bedeutet Umgang mit Menschen. Der Umgang mit Menschen kann nicht unabhängig von der Tätigkeit im Rettungsdienst, also der Behandlung von Erkrankungen und Verletzungen gesehen werden. Beide Aspekte stehen in einem direkten Zusammenhang. Eine alleinige Therapie von Erkrankungen und Verletzungen ohne den richtigen Umgang mit dem Patienten, seinen Angehörigen, Kollegen oder Dritten ist nicht denkbar. Im Folgenden sollen die psychologischen Aspekte im Umgang mit Patienten, mit Sterbenden und mit dritten Personen näher dargestellt werden.

Eine plötzliche Erkrankung oder Verletzung stellt für den betroffenen Patienten einen tiefen Einschnitt in sein bisheriges Leben dar. Jeder Mensch reagiert unterschiedlich auf diese veränderte Situation. Wie diese individuelle Reaktion auf eine akute Verletzung oder Erkrankung beim einzelnen Patienten ausfällt, hängt von verschiedenen Faktoren ab, beispielsweise von früheren Lebenserfahrungen, von seiner Kenntnis über die Erkrankung oder Verletzung und von seinen bewussten und unbewussten Befürchtungen, die durch dieses Ereignis entstanden sind.

Der Notfallpatient hat in der frühen Versorgungsphase verschieden Bedürfnisse:

- Bedürfnis nach *Sicherheit*: Der Patient möchte Sicherheit erlangen über das, was mit ihm geschieht und was auf ihn zukommt. Der Patient hat in dieser Situation ein erhöhtes Informationsbedürfnis („Muss ich jetzt ins Krankenhaus?").
- Bedürfnis nach *Zuwendung*: Hierbei handelt es sich um ein Grundbedürfnis, das bereits in der frühesten Kindheit vorhanden ist. Diese Urbedürfnisse sind fest in jedem Menschen verankert. Im Falle eines Unfalls oder einer plötzlichen Erkrankung tritt dieses Verlangen schlagartig wieder in den Vordergrund. Das Bedürfnis nach Zuwendung äußert sich darin, dass der Patient Kontakt behalten oder bekommen möchte und sehr häufig den Wunsch äußert, mit seinen nächsten Angehörigen in Kontakt treten und diese über den eingetretenen Unglücksfall informieren zu können.
- Bedürfnis nach *Achtung und Selbstachtung*: Auch der Notfallpatient hat den Wunsch als Individuum behandelt und beachtet zu werden. Dies umfasst auch den Schutz der Intimsphäre des Patienten.
- Bedürfnis nach *Selbstverwirklichung*: Besonders Patienten, die stark in ihrem religiösen Glauben verankert sind, haben in Notfallsituationen häufig ein sehr ausgeprägtes Begehren nach Ausübung ihres religiösen Glaubens.

– *Physiologische* Bedürfnisse: Hierzu gehören Schmerzbekämpfung bzw. -linderung, Wiederherstellung der körperlichen Harmonie und Funktionstüchtigkeit, Wärmeerhalt usw.

Die genannten sozialen und physiologischen Bedürfnisse, die der Notfallpatient auch in dieser Lage noch immer hat, stellen eine ganz besondere Anforderung an das Rettungsteam dar. Die Erfüllung oder Nichterfüllung dieser Bedürfnisse kann über Erfolg oder Misserfolg eines Einsatzes entscheiden.

Nach dem Eintreffen an der Einsatzstelle sollte das Rettungsteam sich zunächst dem Patienten zuwenden und sich beim betroffenen Patienten vorstellen. In einer Notfallsituation ist der betroffene Patient auf das Eintreffen der Helfer fixiert. Da beispielsweise bei einem Verkehrsunfall viele verschiedene Personen an der Einsatzstelle eintreffen (Rettungsdienst, Feuerwehr, Polizei, aber auch Medienvertreter), ist es für den Patienten oftmals nicht erkenntlich, welche Funktion eine bestimmte Person bekleidet. Deshalb sollte man sich dem Patienten vorstellen, indem man neben dem Namen auch die Funktion (Rettungssanitäter, Notfallsanitäter, Notarzt) nennt, die man innehat. Weiterhin sollte dem Patienten versichert werden, dass er nun Hilfe bekommt („Guten Tag, mein Name ist Hans Maier, ich bin Rettungssanitäter und werden Ihnen nun helfen.").

Danach sollte der Helfer versuchen, einen vorsichtigen körperlichen Kontakt mit dem betroffenen Opfer aufzunehmen. Notfallpatienten empfinden nicht jeden körperlichen Kontakt als angenehm. So hat sich herausgestellt, dass besonders ein körperlicher Kontakt an Schultern, Armen oder Händen als positiv erlebt wird. Eine besonders gute Möglichkeit zur Aufnahme eines körperlichen Kontakts besteht darin, den Puls des Patienten zu fühlen.

Eine weitere Aufgabe des Rettungsdienstes liegt darin, den Patienten vor neugierigen Blicken von Dritten zu schützen. Wenn möglich, sollte der Patient so früh, wie es medizinisch vertretbar ist, zur weiteren Behandlung in den Rettungswagen verbracht werden. Ist dies nicht durchführbar, so muss versucht werden, Neugierige und Schaulustige möglichst vom Patienten fern zu halten.

Während der Behandlung sollten Aussagen wie „Der schafft es nicht!" oder „Das wird nichts mehr!" vor Patienten oder Dritten vermieden werden. Da Unfallopfer einen erheblichen Bedarf an Informationen haben, nehmen sie solche Aussagen besonders genau wahr. Dabei ist es gleich, ob diese Aussage sich auf den betroffenen Patienten oder auf ein anderes Unfallopfer bezog. Der betroffene Patient wird eine solche Aussage immer auf sich selbst beziehen! Deshalb müssen solche Aussagen vermieden werden. Das Rettungsteam sollte versuchen, den Informationsbedarf des Patienten möglichst frühzeitig und in verständlicher Sprache zu befriedigen. So ist es beispielsweise sinnvoll, dem Patienten in klaren Worten zu sagen: „Ihr Bein ist gebrochen", als zu formulieren: „Hier liegt eine Fraktur vor." Die Befriedigung des Informationsbedürfnisses des Patienten mit verständlichen Aussagen führt auch medizinisch meist zu einer Verbesserung der Situation, da der Patient durch diese Angaben ruhiger und entspannter wird.

Eine Lüge über den Zustand wird von den Patienten recht schnell erkannt und kann das bisher aufgebaute Vertrauensverhältnis zerstören. Deshalb sollte dem Patienten so weit wie möglich die Wahrheit über seinen Zustand erklärt werden.

Wichtig im Umgang mit Notfallpatienten ist es auch, alle durchzuführenden medizinischen Maßnahmen (z.B. das Anlegen eines venösen Zugangs) vorher anzukündigen. Auch ist es von Vorteil dem Patienten einen Teil der Kontrolle, die er durch die plötzliche Erkrankung oder das Unfallereignis verloren hat, wiederzugeben, indem er im Rahmen seiner noch bestehenden Möglichkeiten in die medizinische Behandlung mit einbezogen wird.

Die psychische Erstversorgung im Rettungsdienst sollte gekennzeichnet sein durch eine gute Gesprächsführung des Rettungssanitäters. Hierunter ist ein aktives Zuhören zu verstehen. Dies bedeutet, dass der Patient ernst genommen wird und dass seine Äußerungen verbal („Ja", „Mmh") oder nonverbal (Kopfnicken) bekräftigt werden. Nicht das viele Sprechen steht für den Rettungsdienstmitarbeiter im Vordergrund, sondern das aktive Zuhören.

22.4 Umgang mit Sterbenden

Das Thema Sterben und Tod wird in der heutigen Gesellschaft stark verdrängt. Deshalb ist es auch sehr schwierig, den Umgang mit Sterben und Tod, der regelmäßig zu den Aufgaben des Rettungsdienstes gehört, in diesen zu integrieren. Die Helfer des Rettungsteams sind zunächst gefordert, alle Aufgaben und Maßnahmen zu ergreifen, die ein Überleben des Patienten ermöglichen. Ist dies nicht möglich, muss der Helfer seine eigenen Grenzen und Möglichkeiten erkennen und dies eingestehen können.

Jeder Patient sollte auch im Rettungsdienst ein Recht auf ein menschliches Sterben haben. Wenn möglich, sollte das Sterben in einer ruhigen Atmosphäre stattfinden, das heißt abgeschirmt von Neugierigen und Dritten. Die Betreuung eines sterbenden Patienten sollte mit sehr viel Einfühlungsvermögen, Sensibilität und Bedacht ausgeführt werden. Wichtig ist, dass der Sterbende das Gespräch bestimmt. Zuzuhören ist oft mehr als selbst zu reden. Der Rettungsdienstmitarbeiter sollte die Würde des Sterbenden beachten. Wenn der Patient es wünscht und es möglich ist, kann auch ein Seelsorger zur Einsatzstelle nachgefordert werden. Nach dem eingetretenen Tod ist ein respektvoller Umgang mit dem Toten erforderlich. Hierzu gehört, dass dem Verstorbenen die Augen geschlossen werden und der Leichnam bedeckt wird.

22.5 Umgang mit Dritten

Neben den Patienten trifft der Rettungsdienst an der Einsatzstelle oftmals auch auf eine Vielzahl von anderen Personen und Personengruppen. Der Umgang mit diesen erfordert oftmals besondere Aufmerksamkeit des Rettungsteams.

In besonderem Maße gilt dies für die *Angehörigen* der betroffenen Notfallpatienten. Diese sollten durch die Rettungsdienstmitarbeiter umfassend über die Situation und den weiteren Verlauf informiert werden. Bei manchen Situationen fühlen sich die Angehörigen allein gelassen, wenn der Rettungsdienst mit oder ohne Patienten die Wohnung oder die Einsatzstelle verlässt. Es kann versucht werden, ein soziales Netz für die Angehörigen an der Notfallstelle aufzubauen. Meistens reicht es aus, die Nachbarn zu bitten, sich weiter um die Angehörigen zu kümmern, oder ein Notfallnachsorgeteam zu alarmieren.

Ein weiterer häufig an Einsatzstelle anzutreffender Personenkreis sind *Schaulustige*. Es ist nicht Aufgabe des Rettungsdienstpersonals diese von der Einsatzstelle zu vertreiben oder dafür Sorge zu tragen, dass die Arbeit nicht behindert wird. Dies ist Aufgabe der Polizei. Die Mitarbeiter im Rettungsdienst dürfen sich nicht scheuen, zeitig die Polizei nachzualarmieren um einen ungestörten Ablauf des Einsatzes zu ermöglichen. Auf Anmerkungen und Aussagen von Schaulustigen, die aus der Masse heraus kommen, sollte nicht eingegangen werden.

> Die psychologischen Aspekte stellen einen wichtigen Anteil an der Arbeit des Rettungsdienstes dar. Es kann daher nur jedem angehenden Rettungssanitäter dringend geraten werden, sich weiter mit dieser Materie zu beschäftigen.

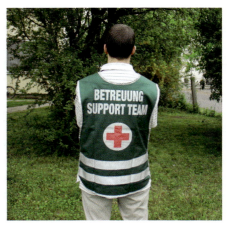

Abb. 3 - Mitarbeiter der psychosozialen Betreuung

Neben der psychischen Betreuung des Patienten oder der Angehörigen durch den Sanitäter selbst verfügen die meisten Rettungsdienste über eigene Kriseninterventionsteams (KIT-Teams), die von den Rettungssanitätern zu besonders belastenden Ereignissen beigezogen werden können und die seelische Betreuung von Betroffenen fachspezifisch übernehmen. Diese Mitarbeiter sind für ihre Tätigkeit nicht nur speziell ausgebildet, sondern können auch länger als ein Sanitäter vor Ort bleiben und Betroffene betreuen. Österreichweit sind KIT-Mitarbeiter durch eine grünen Warnweste gekennzeichnet.

22.6 Psychiatrie

F. König

Einsätze wegen psychiatrischer Erkrankungen stellen für das Personal im Rettungsdienst insofern häufig ein Problem dar, als sie nicht zur Alltagsroutine gehören. Sie erfordern Feingefühl und die Fähigkeit auf Menschen einzugehen. Bei manchen Einsätzen sind sogar Zwangsmaßnahmen erforderlich.

22.6.1 Angsterkrankungen

Ursachen. Angst ist eine primär psychologische Reaktion, die mit bestimmten Erregungszuständen des autonomen Nervensystems einhergeht. Angsterkrankungen entstehen einerseits durch psychoreaktive Belastungen entweder in der Lebensgeschichte des Patienten (z.B. Kindesmissbrauch) oder durch plötzliche psychische Traumatisierung (Opfer von Gewalt und schweren Unfällen), andererseits wird eine erbliche Empfindlichkeit des Patienten (so genannte genetische Disposition) angenommen.

Verschiedene Neurohormone sind pathophysiologisch an der Entstehung von Angsterkrankungen beteiligt (zum Beispiel Serotonin und Noradrenalin). In bestimmten Gehirnabschnitten, die das Aktivitätsniveau des Patienten bestimmen, besteht eine Übererregbarkeit.

Gefahren. Angsterkrankungen werden häufig nicht oder zu spät erkannt. Die Patienten werden durch ihre Umwelt und auch durch Ärzte als Simulanten verkannt, da sie über unspezifische Angstsymptome klagen und häufig für die Umwelt als Querulanten und als wenig belastbar gelten. Zahlreiche Patienten geraten durch Selbstheilungsversuche in die Abhängigkeit von Alkohol oder Medikamenten (Beruhigungsmittel). Später können sich schwere Depressionen und suizidale Krisen entwickeln. Für den Rettungsdienst ist vor allem die Panikstörung relevant.

Symptome. Plötzliche Unruhezustände in der Nacht (der Patient erwacht aus dem Schlaf) mit Brustschmerzen (vgl. Angina pectoris als internistisches Krankheitsbild), Luftnot und schneller Atmung (Hyperventilation). Die Patienten schildern Todesängste und Ängste vor Kontrollverlust. Bereits nach wenigen Minuten kann der Patient durch die schnelle Atmung in eine Bewusstseinstrübung geraten („Hyperventilationstetanie").

Maßnahmen.
Elementarmaßnahmen: Zunächst muss durch den eintreffenden Rettungsdienst die Beruhigung des Patienten und die Vermittlung einer ruhigen, geführten Atmung,

möglicherweise mit Rückatmungsversuch über Maske, versucht werden. Selten sind Störungen der vitalen Funktionen, so dass keine entsprechenden Maßnahmen erforderlich sind.

Standardmaßnahmen: Eine spezielle Lagerung ist nicht erforderlich. Der Schutz vor Publikum und das Verbringen in eine ruhige Umgebung, z.B. den Rettungswagen oder Ruheräume in Firmen, sind unabdingbar. Sauerstoff ist primär nicht erforderlich, jedoch ist das Anlegen eines venösen Zugangs im Hinblick auf die spezielle Therapie nötig. Außerdem bedarf der Patient einer kontinuierlichen Kreislaufüberwachung (Pulsoxymetrie, EKG, RR, Puls) mit der entsprechenden Dokumentation.

Spezielle Maßnahmen: Durch den Notarzt erfolgt die intravenöse Injektion von Diazepam (Valium® 5 - 10 mg), Kalziuminjektionen sind nicht indiziert. Eine Blutzuckerbestimmung zum Ausschluss einer Unterzuckerung (Hypoglykämie) und das Anlegen einer Infusion sind empfehlenswert. Der Patient ist in die nächste Notfallaufnahme zur kardiovaskulären Diagnostik zu begleiten. Nach einem psychiatrischen Konsil ist die Indikationsstellung für eine Psychotherapie und Therapie mit Antidepressiva zu empfehlen.

22.6.2   Depression / Manie

Ursachen. Der Begriff Depression beschreibt eine traurige Grundstimmung als Erkrankung, welche sich als Folge von lebensgeschichtlichen Ereignissen (z.B. Arbeitsplatzverlust oder Todesfall in der Familie) und einer bis heute wissenschaftlich nicht genau bekannten genetischen Disposition entwickeln kann. Die bekannteste Form dieser Gemütskrankheit wird als manisch-depressive Erkrankung bezeichnet. Sie zeigt einen periodischen Wechsel von depressiver Verstimmung und Phasen von Übererregbarkeit und Überaktivität (Schlaflosigkeit, Appetitverlust bei gleichzeitiger Leistungssteigerung und ziellosen Einkäufen, die den Patienten bis an die Existenzgrenze gefährden (Manie)). So genannte reaktive Depressionen entwickeln sich auf äußere psychische Belastungen hin (z.B. chronische Partnerschaftskonflikte, Probleme am Arbeitsplatz). Neurobiochemisch werden eine Fehlregulation und ein Mangel der Neurohormone Serotonin bzw. Noradrenalin im Gehirn angenommen.

Gefahren. Wenn Depressionen nicht rechtzeitig erkannt und behandelt werden, besteht ein erhebliches Risiko für Suizidversuche bzw. für den Suizid des Patienten. Ca. 18% der Patienten mit Depressionen sterben im Verlauf ihres Lebens durch Selbsttötung. Nach Malaria, Krebserkrankungen, kardiovaskulären Erkrankungen und AIDS stellt die Depression damit weltweit eine der häufigsten Todesursachen dar. Durch manische Übererregbarkeit kann sich der Patient selbst und seine soziale Umwelt (z.B. seine Familie) existenziell gefährden. Im Rahmen der manischen Erregung kann es zur Fremdgefährdung für die Umwelt kommen (psychomotorische Erregungszustände).

Symptome. Die Symptome der depressiven Verstimmung bestehen in Traurigkeit, Gefühllosigkeit, starken Schuldgefühlen und zahlreichen körperlichen Symptomen wie Schlaflosigkeit, Lustlosigkeit, fehlendem Antrieb und fehlendem Interesse für die Umwelt. Suizidgedanken sind häufig. Die Symptome der Manie bestehen in erhöhter psychomotorischer Erregbarkeit, rastloser Unruhe, gereiztem Verhalten und Überaktivität. Der Denkablauf ist gekennzeichnet durch eine Denkbeschleunigung bis hin zu Verwirrtheitszuständen durch so genanntes Gedankenjagen. Der Patient reagiert auf jeden Außenreiz mit heftigster, zunächst phantasievoller Erregbarkeitssteigerung, später evtl. mit Reizbarkeit oder nach Konfrontation im Gespräch mit aggressivem Verhalten.

Maßnahmen.
Elementarmaßnahmen: Störungen der vitalen Funktionen sind nicht zu erwarten, so dass Maßnahmen zum Wiederherstellen und Sichern dieser nicht erforderlich sind.
 Standardmaßnahmen: Solange kein Suizidversuch unternommen wurde, werden mit Ausnahme von Überwachung und Dokumentation keinerlei Maßnahmen erforderlich sein.
 Spezielle Maßnahmen: Wenn der Rettungsdienst mit Depressiven konfrontiert wird, handelt es sich meistens um Patienten, die einen Selbsttötungsversuch unternommen haben bzw. diesen ankündigen. Deshalb muss unbedingt im Gesprächsverlauf nach Lebensmüdigkeit gefragt werden (ärztliche Aufgabe). Nach abgebrochenen oder missglückten Suizidversuchen (z.B. Pulsaderprobierschnitten oder Bagatellintoxikationen) sind diese Suizidversuche nicht moralisierend negativ zu kommentieren, sondern dem Patienten ist weiterhin verständnisvoll zu begegnen.

> Suizidgefährdete Patienten sind Notfallpatienten und sind unbedingt durch den Rettungsdienst zu begleiten.

Zu Beginn muss der Versuch unternommen werden, den Patienten durch ein wertungsfreies Gespräch etwas zu beruhigen und nicht auf Reizbarkeit und Vorwürfe einzugehen. Durch ein Gespräch gelingt es nicht, den Patienten von seiner Krankheit zu überzeugen, da ein wesentliches Kennzeichen der Manie als Psychose in der fehlenden Krankheitseinsicht besteht. Schwer depressive Menschen benötigen einen mitfühlenden Zuspruch und ebenso ein wertungsfreies Akzeptieren ihrer Verzweiflung. Der Patient wird durch den Rettungsdienst in eine psychiatrische Fachklinik transportiert, eventuell werden durch den Notarzt sedierende Injektionen appliziert (z.B. Valium® 10 mg i.v./i.m. oder sedierende Neuroleptika, z.B. Truxal® 50 mg i.m./Atosil® 50 mg i.m./Zyprexa® 10 mg als VeloTab oder Injektion). Insbesondere bei manischer Erregung ist gegebenenfalls die Mithilfe der Polizei erforderlich. Sowohl manische Erregung als auch Depressionen sind heute durch Psychopharmaka (Neuroleptika bzw. Antidepressiva und Lithium) behandelbar. Die Erkrankungen erfordern eine jahrelange Rezidivprophylaxe (z.B. mit Lithium), um den Patienten vor

Rückfällen zu schützen. Ebenso benötigen die Patienten in Abhängigkeit vom Krankheitsstadium eine Psychotherapie und soziotherapeutische Angebote.

22.6.3 Psychosen

Ursachen. Der Begriff Psychose bezeichnet die schwerste Form von seelischer Erkrankung. Die bekannteste Form besteht im so genannten Spaltungsirresein (Schizophrenie). Ursächlich werden eine erbliche Disposition, schwere traumatisierende Erlebnisse des Patienten in seiner Lebensgeschichte (z.B. Vergewaltigung oder Kindesmissbrauch) sowie toxische Einflüsse (Drogenkonsum - insbesondere von so genannten Designerdrogen) angenommen. Neurobiochemisch wird im Gegensatz zur Depression eine vermehrte Ausschüttung von Neurotransmittern und damit ein Überschuss an erregungssteigernden Neurohormonen (z.B. Dopamin) diskutiert. Die aktuelle Forschung nimmt auch mögliche vorgeburtliche Schädigungen, beispielsweise Infektionskrankheiten im Mutterleib während der Schwangerschaft, an.

Gefahren. Durch diese schwerste Form von Geisteskrankheit kann sich der Patient selbst und andere Personen aufgrund der Realitätsverkennung erheblich gefährden (schwere Suizidversuche, sekundärer Drogen- und Alkoholmissbrauch). Die Erkrankungen verlaufen in Schüben, d.h. sie können durch Umwelteinflüsse oder spontan jederzeit wieder ausgelöst werden. Es drohen zum Teil Arbeitslosigkeit und soziale Ausgrenzung.

Symptome. Im Rahmen der Erkrankung löst sich der so genannte „seelische Filter" auf. Das bedeutet, dass der Patient nicht mehr Unwesentliches von Wesentlichem trennen kann. Jeglicher Sinnesreiz wird als wichtig wahrgenommen und kann den Patienten in große Angst versetzen. Denkprozesse zerfallen hochgradig. Deshalb wirkt die Sprache verworren und ohne Zusammenhang. Neben diesen Denkstörungen bestehen auch krankheitsbedingte Sinnestäuschungen (Beeinflussungserleben, Stimmenhören). Der Patient entwickelt teilweise eine sehr auffällige äußere Erscheinungsweise (bizarre Gesten und Haltungen). Durch Angst und Sinnestäuschungen kann es zu heftigen Erregungszuständen mit Selbstverletzung (teilweise bestialische Suizidversuche, z.B. Selbstkastration) oder zu schweren Erregungszuständen, eventuell mit Gewalthandlungen, häufig gegenüber Bezugspersonen in der Umgebung kommen.

Maßnahmen.
Elementarmaßnahmen: Beim Eintreffen am Notfallort sollte man zunächst bis zur Klärung der Situation Abstand vom Patienten halten (Vorsicht bei Bewaffnung). Störungen der vitalen Funktionen sind primär nicht zu erwarten, so dass Maßnahmen zu deren Wiederherstellung und Sicherung nicht erforderlich sind.

Standardmaßnahmen: Die Patienten sind in der Regel nicht krankheitseinsichtig und behandlungsbereit. Es werden mit Ausnahme von Überwachung und Dokumentation keine weiteren Maßnahmen aus der Standardtherapie erforderlich sein. Der Patient ist für alle Maßnahmen (auch für das Blutdruckmessen!) um Erlaubnis zu bitten und eine Ablehnung der diagnostischen Maßnahmen ist zunächst zu akzeptieren. Trotz aller Aufregung ist der Versuch zu empfehlen, eine ruhige Gesprächsführung herzustellen. Die Patienten registrieren im Sinne einer so genannten doppelten Buchführung Reaktionen und kränkende Bemerkungen der Umwelt sehr genau und neigen auf kleinste Außenreize hin zu heftigen Erregungszuständen (sog. Raptus, z.B. durch lautes Schließen einer Tür des Rettungswagens).

Tab. 1 - Hinweise für Erregungszustände

- laute, drohende Sprache
- motorische Unruhe mit Hin- und Herlaufen
- Werfen von Gegenständen
- Treten gegen Möbel oder Türen

Spezielle Maßnahmen: Zunächst ist bei erkennbarer drohender psychomotorischer Erregung der Notfallort zu verlassen, bis ausreichend Helfer und Polizeibeamte eintreffen (unbedingt Polizei um sofortige Mithilfe bitten, Anfahrt mit Blaulicht, jedoch wenn möglich ohne Sirene). Dem Patienten ist wiederholt mit ruhigen Worten die Notwendigkeit einer psychiatrischen Behandlung - notfalls auch einer Injektion - zu erläutern. Die Übermacht von Helfern schafft oft doch eine Behandlungsmotivation. Nach Eintreffen des Notarztes ist eventuell durch die Polizeibeamten eine mechanische Fixierung (Festhalten des Patienten) zu veranlassen. Es erfolgt dann die intravenöse bzw. intramuskuläre Injektion von 10 mg Valium® und so genannten Neuroleptika (z.B. 5 - 10 mg Haldol® i.v. oder i.m., zukünftig evtl. auch die Applikation von Zyprexa® 10 mg i.m.). Der Patient sollte bei Eigen- und Fremdgefährdung bis zum Eintritt der medikamentösen Sedierung festgehalten werden. Die medikamentöse Behandlung ist unbedingt vor Transportbeginn indiziert, da psychotische Symptome den Patienten sehr quälen.

22.6.4 Suizidalität

Ursachen. Lebensmüdigkeit (Suizidalität) meint die Summe aller Denk- und Verhaltensweisen eines Menschen, die in Gedanken, durch aktives Handeln oder Unterlassen, den eigenen Tod anstreben. Die begriffliche Erklärung eines Selbsttötungsversuchs (Suizidversuch) leitet sich nur aus dem Wunsch des Patienten zu sterben ab und nicht allein aus der Methode. Das bedeutet, dass scheinbar belanglose oberflächliche

Schnittverletzungen (Pulsaderschnitte oder leichte, nicht behandlungsbedürftige Vergiftungen mit pflanzlichen Medikamenten) als Suizidversuche zu werten sind.

Es existieren verschiedene Modellvorstellungen zur Erklärung von Suizidalität. Einerseits handelt es sich meistens um Menschen, die aufgrund ihrer lebensgeschichtlichen Entwicklung und seelischen Konstitution sehr empfindlich auf seelische Verletzungen und Kränkungen reagieren. Andererseits stellen alle psychiatrischen Erkrankungen Risikofaktoren für Suizidversuche dar. Neurobiochemisch wird unter anderem ein Mangel am Neurohormon Serotonin angenommen.

Tab. 2 - Risikofaktoren für suizidales Verhalten

- psychiatrische Erkrankungen (Depression, Sucht)
- Menschen mit Suizidversuch in der Vorgeschichte
- Alter, Einsamkeit
- Menschen in Krisen

Gefahren. Lebensmüdigkeit ist immer als Ausdruck von seelischer Not und Verzweiflung ernst zu nehmen. Vielfach werden diese Patienten auch von ihrer Umwelt als nicht gefährdet, vielleicht noch als erpresserisch oder appellierend wirkend verkannt und negativ moralisierend bewertet. Menschen in suizidalen Krisen sind unbedingt psychiatrisch behandlungsbedürftig und fällen den Entschluss zur Selbsttötung nicht etwa aus freiem Entschluss. Suizidalität ist Ausdruck eines missglückten Lösungsversuchs im Rahmen einer Einengung des Denkens und Fühlens - sie ist durch psychotherapeutische Angebote behandelbar, eventuell unterstützt durch Psychopharmaka.

Symptome. Zunächst werden Wünsche nach Ruhe, Abstand und Pause geäußert, später mit klarer Formulierung der Wunsch, tot sein zu wollen. Wenn diese Symptomatik nicht erkannt bzw. behandelt wird, entwickeln sich beim Patienten konkrete Suizidideen und -absichten (z.B. auf die Bahngleise zu gehen). Der Patient richtet in der Regel noch Hilfsappelle an die Umwelt (Telefonanrufe an den Freundeskreis u.Ä.).

Maßnahmen.
Elementarmaßnahmen: Je nach Schwere des Suizidversuchs können Maßnahmen bei Störungen der vitalen Funktionen erforderlich werden. Diese sind dann entsprechend Kap. 13.2 durchzuführen.

Standardmaßnahmen: Bei einem Suizidversuch ist die Standardtherapie mit richtiger Lagerung, Sauerstoffgabe, venösem Zugang und Kontrolle mit Dokumentation zur Anwendung zu bringen. Liegt kein Suizidversuch, sondern nur die Absicht vor, werden außer der kontinuierlichen Überwachung des Patienten und der Dokumentation keine speziellen Maßnahmen notwendig sein.

Spezielle Maßnahmen: Zunächst ist ein ruhiges und wertungsfreies Gesprächsangebot mit der Akzeptanz von Verzweiflung, Lebensmüdigkeit und mit dem Erfragen von Suizidideen bzw. -absichten ärztlich-therapeutische Aufgabe. In Krisensituationen am Einsatzort kann die Gesprächsführung dem jeweiligen Helfer mit der größten Gesprächskompetenz und nicht ausschließlich allein jenem mit der höchsten medizinischen Qualifikation überlassen werden. Die Entscheidung, einen Patienten als suizidgefährdet einzuschätzen und nachfolgende Interventionen einzuleiten, sollte von einem Arzt getroffen werden. Der Patient darf nicht mehr allein am Notfallort verbleiben! Auch beim Vorbereiten von Gepäckstücken für die psychiatrische Klinik oder Notfallaufnahme ist der Patient zu begleiten (Vorsicht Waffen-, Drogen- oder Medikamentenmitführung). Der Patient ist durch Rettungsdienstpersonal zum Rettungswagen zu begleiten und auch während der Fahrt gehört eine Begleitperson an die Seite des Patienten. Die Begleitung suizidgefährdeter Patienten ist nicht unbedingt notärztliche Aufgabe und kann durch den Rettungssanitäter bzw. Rettungsassistenten gewährleistet werden.

Die Patienten sind teilweise nicht behandlungsbereit. In diesen Situationen ist nach den Unterbringungsgesetzen der Länder jeweils gegebenenfalls mit Amtshilfe der Polizei eine Einweisung zu vollziehen. Der Patient bedarf einer sofortigen psychiatrischen Diagnostik (psychiatrisches Konsil in der internistischen oder chirurgischen Notfallaufnahme bzw. direkte Vorstellung in einer psychiatrischen Klinik). Nicht jeder suizidgefährdete Patient bedarf einer geschlossenen Unterbringung! Insbesondere für depressiv kranke Patienten bzw. Krisenpatienten existieren spezialisierte offene Behandlungsangebote wie zum Beispiel Depressionsstationen und Kriseninterventionsstationen, die jedoch nicht flächendeckend in Deutschland verfügbar sind. Der Patient bedarf einer intensiven Psychotherapie und eventuell einer unterstützenden Behandlung mit Psychopharmaka.

22.6.5 Suchterkrankungen

<u>Ursachen.</u> In der Regel entwickeln sich sowohl Alkoholabhängigkeit als auch Drogenabhängigkeit durch Gelegenheitskonsum und psychische Probleme. Jüngere Menschen geraten durch den Gruppendruck in Diskotheken oder auf Partys in die Zugriffsnähe von Modedrogen (Designerdrogen), die durchaus als Einstiegssubstanzen bezeichnet werden können. Je nach kultureller Umgebung kann sich Alkoholabhängigkeit durch Geselligkeits- bzw. so genanntes Wochenendtrinken entwickeln, wenn infolge von konflikthaften Lebenssituationen die angst- und spannungslösende Wirkung des Alkohols insbesondere zur Schlafförderung im Rahmen von Selbstheilungsversuchen bei entsprechend veranlagten Persönlichkeiten ausgenützt wird. Im zentralen Nervensystem werden bestimmte Rezeptoren verändert, die dann den so genannten Trinkdruck mitauslöst. Das heißt, die Wiedereinnahme des Suchtmittels ist zunächst psychisch motiviert (Craving). Später kommt die Vermeidung von kör-

perlichen Entzugssymptomen hinzu, wie z.B. Zittern und Unruhe als Zeichen körperlicher Abhängigkeit.

Gefahren. Die Hauptgefahr besteht in einer Chronifizierung und zunehmenden Abhängigkeit mit Verwendung mehrerer Suchtmittel (z.B. Drogen, Alkohol und Beruhigungsmittel, sog. Polytoxikomanie). Im Rahmen der körperlichen Abhängigkeit sinkt über lange Zeiträume zunehmend die Fähigkeit des Körpers, nach Einfluss des Suchtmittels gegenregulatorische Prozesse zu entwickeln: Mit immer weniger Suchtmittel kommt es zu Trunkenheitssymptomen bzw. zur Bewusstseinstrübung.

Als Komplikationen sind einerseits Vergiftungen durch versehentliche oder gewollte Überdosierung, andererseits die Entzugssymptomatik zu nennen.

Symptome. Symptome von Drogen- bzw. Alkoholüberdosierung sind Bewusstseinstrübung, Ateminsuffizienz, Kreislaufstörungen bis hin zum Atem- und Kreislaufstillstand. Insbesondere durch Alkoholeinfluss kann es zum pathologischen Rausch kommen. Dies bedeutet, dass relativ kleine Mengen Alkohol zu heftigen Erregungszuständen führen, in denen der Patient für sich und seine Umwelt durchaus zur Gefahr werden kann.

Symptome des Alkohol- und Medikamentenentzugs sind Schwitzen, ängstliche Unruhe und Zittern der Hände. Später kommt eine Bewusstseinstrübung mit illusionärer Verkennung der Umwelt und Sinnestäuschungen hinzu (Delir). Darüber hinaus drohen epileptische Anfälle.

Die Symptomatik des Drogenentzugs kann ähnlich sein, insbesondere zeigt sich ängstliche Unruhe, der Patient wirkt wenig behandlungsbereit, aggressiv und drängt auf Wiedereinnahme des Suchtmittels. Als Leitsymptom insbesondere bei Entzug von Morphin (Heroin) zeigt der Patient Bauchkrämpfe und starke Schmerzen.

Maßnahmen.
Elementarmaßnahmen: Bei einem Entzugssyndrom können durchaus Maßnahmen zum Schutz der vitalen Funktionen erforderlich werden. Diese sind dann entsprechend durchzuführen (vgl. Kap. 13.2).

Standardmaßnahmen: Bei einem deutlich ausgeprägten Entzugssyndrom ist die Standardtherapie mit Lagerung, Sauerstoffgabe, venösem Zugang und Kontrolle der Vitalfunktionen mit Dokumentation anzuwenden. Liegt kein solches Syndrom vor, werden außer der Kontrolle und der Dokumentation keine speziellen Maßnahmen notwendig sein.

Spezielle Maßnahmen: Dem Patienten ist mit einer ruhigen, akzeptierenden, nicht kritisierenden Gesprächsführung zu begegnen. Wenn immer möglich, ist eine Suchtanamnese zu erheben (bis wann wurde welches Suchtmittel in welcher Menge eingenommen). Der Patient sollte aufgrund der Gefahr eines Erregungszustands bzw. epileptischen Krampfanfalls im Rettungswagen notärztlich begleitet werden. Je nach Grad der Erregung und Entzugssymptomatik erfolgt die intravenöse Gabe von Benzodiazepinen (z.B. 2,5 - 5 mg Valium® i.v.) und bei Delir von Neuroleptika (z.B. 5 mg Haldol® i.v.). Der Patient ist auf eine internistische Intensivstation zur weiteren Therapie des Alkohol- bzw. Drogenentzugssyndroms zu verbringen. Eine primäre Einweisung in die Psychiatrie ist häufig nicht möglich. Eine Ausnahme besteht bei dem Vorhandensein einer spezialisierten intensivmedizinischen Behandlungseinheit.

Der Patient bedarf einer intensivmedizinischen Therapie und Überwachung. Im Rahmen dieser Therapie erfolgt die Fortführung der Pharmakotherapie in Form der Gabe von Antihypertensiva bzw. von Vitaminvorstufen, denen eine gehirnschützende Funktion zugeschrieben wird (z.B. Distraneurin®). Nach Behandlung des akuten Alkohol- bzw. Drogenentzugssyndroms ist der Patient zu einer Motivationsbehandlung in eine psychiatrische Klinik zu verlegen. Nach einer akuten Behandlungsphase von ca. sechs Wochen gibt es die Möglichkeit für Entwöhnungsbehandlungen im Rahmen spezialisierter Fachkliniken.

23 Rettungswesen - Funk

Die Funkkommunikation stellt in den Fahrzeugen des Rettungsdienstes ein wichtiges Hilfsmittel zur Einsatzlenkung durch die Leitstelle dar. Aber die Fahrzeugbesatzung ist auch auf die Funkverbindung angewiesen, z.B. zum Nachfordern des Notarztes oder zur Vorabinformation der Klinik. Auf die Gerätetechnik und auf die Bedienung der Geräte wird an dieser Stelle nicht eingegangen, da die Vielzahl der Funkgeräte den Rahmen dieses Lehrbuchs sprengen würden.

A. Becht
Pate:
H.-P. Adolph

23.1 Gesprächsabwicklung

Der Durchführung der Gesprächsabwicklung von Funksprüchen ist besondere Beachtung zu widmen. Die Sprechfunkabwicklung ist durch interne Dienstvorschriften und durch das Fernmeldegesetz geregelt. Alle Funkgespräche sind wegen der Vielzahl anderer Gespräche so kurz wie möglich zu halten. Bei der Durchführung des Sprechfunks ist auf dialektfreie, klare und unmissverständliche Sprache zu achten. Trotz der kurz zu haltenden Funksprüche müssen diese stets ein Maximum an Information erhalten. Es muss darauf geachtet werden, dass Funksprüche anderer Gesprächsteilnehmer nicht unterbrochen oder gestört werden. Dies erfordert ein besonderes Maß an Disziplin und Aufmerksamkeit. Daher ist es sinnvoll, dass neue Mitarbeiter oder auch erfahrene Kollegen (bei schwierigen Sachverhalten) sich wichtige Daten aus Funksprüchen oder Einsatzaufträgen schriftlich aufzeichnen. So können Zeit raubende und den Sprechfunk zusätzlich belastende Rückfragen ausgeschlossen bzw. auf ein Mindestmaß reduziert werden.

Der Funkspruch beginnt in der Regel mit dem Aufrufen des Funkrufnamens des Gesprächsteilnehmers sowie dem Nennen des eigenen Funkrufnamens. Beendet wird der Funkspruch mit dem Wort „kommen" durch den Anrufer (beispielsweise Leitstelle zum Fahrzeug oder umgekehrt). Der Hinweis „kommen" fordert den Angerufenen auf, zu antworten und trennt gleichzeitig den Funkspruch zwischen Anrufer und Angerufenem.

Das Wort „Ende" bedeutet immer, dass der Funkspruch eindeutig verstanden wurde und dass keine Rückfragen und kein weiterer Funkspruch erfolgen werden. Der Gesprächsteilnehmer, der erkennt, dass dem letzten Funkgespräch erst einmal kein weiteres folgen wird, beendet mit dem Wort „Ende" das Funkgespräch. Hierdurch wird sofort Raum geschaffen für die Abwicklung von Funkgesprächen zwischen anderen Gesprächsteilnehmern. Obwohl Funkgespräche kurz und knapp sein sollen, müssen sie dennoch verständlich übermittelt werden.

Dringende Funksprüche oder Notrufe sind mit dem Wort „dringend" einzuleiten. Alle anderen Funkteilnehmer müssen in solchen Fällen ihre Gespräche sofort beenden bzw. zurückstellen. Dies stellt sicher, dass bei Notfällen (auch eigenen!) eine sofortige Kommunikation möglich ist.

Tab. 1 - Beispiel für einen Funkspruch

Anruf	„Wagen 24 von Leitstelle Graz-Stadt kommen."
Der Angerufene meldet sich mit dem Funkspruch.	„Hier Wagen 24 kommen."
Die Leitstelle erteilt dem o.a. Fahrzeug z.B. einen Einsatz.	„Wagen 24, fahren Sie Elisabethstraße, Ecke Beethovenstraße, Verkehrsunfall mit leicht verletzter Person."
Das Fahrzeug (in diesem Fall ein RTW) bestätigt den Funkspruch, soweit keine weiteren Rückfragen notwendig sind.	„Hier Wagen 24, verstanden – Ende."

23.2 Allgemeine Gesprächsregeln

Tab. 2 - Buchstabieralphabet

A	=	Anton	Q	=	Quelle
Ä	=	Ärger	R	=	Richard
B	=	Berta	S	=	Siegfried
C	=	Cäsar	SCH	=	Schule
D	=	Dora	T	=	Toni
E	=	Emil	U	=	Ulrich
F	=	Friedrich	Ü	=	Übel
G	=	Gustav	V	=	Viktor
H	=	Heinrich	W	=	Wilhelm
I	=	Ida	X	=	Xanthippe
J	=	Julius	Y	=	Ypsilon
K	=	Konrad	Z	=	Zeppelin
L	=	Ludwig			
M	=	Martha			
N	=	Nordpol			
O	=	Oskar			
P	=	Paula			

Zahlen werden normal ausgesprochen. Eine Ausnahme stellt die Zahl 2 dar. Sie wird als zwo gesprochen, um Verwechslungen zu vermeiden.

Bei der Gesprächsabwicklung ist darauf zu achten, dass Höflichkeitsformen wie zum Beispiel „danke" oder „bitte" nicht zulässig sind. Ausnahmslos sprechen sich die Gesprächsteilnehmer über Funk mit „Sie" an. Es wird mit normaler Lautstärke gesprochen. Zu lautes Sprechen oder gar Schreien führt zur Verzerrung und kann eventuell vom Gesprächsteilnehmer falsch oder gar nicht verstanden werden. Zum Ausschließen von Übermittlungsfehlern sind schwer verständliche Worte zu buchstabieren. Der Funkspruch ist in diesem Fall mit dem Hinweis „ich buchstabiere" einzuleiten. Im BOS-Sprechfunkverkehr ist nur das so genannte deutsche Buchstabieralphabet zulässig.

23.3 Datenfunk

Die Übermittlung der Daten an das Einsatzmittel erfolgt über Datenendgeräte z.B. mit integriertem GSM-Modem, Chipkartenleser und einem TFT-Bildschirm. Moderne Farb-TFT- Displays bieten höchste Ablesequalität auch bei großen Sichtwinkeln und zeichnen sich gegenüber herkömmlichen Schwarz-Weiß-Displays durch einen sehr guten Kontrast aus. Der Benutzer wird intuitiv durch alle Funktionen geführt, eine kontext-sensitive Menügestaltung sowie eine maskenspezifische Tastenbelegung der Funktionstasten ermöglichen unter allen Bedingungen eine sichere und einfache Bedienung. Statusmeldungen am Display geben jederzeit den Betriebszustand des Terminals und der Peripheriegeräte wieder. Umfangreiche Programmiermöglichkeiten erlauben eine Kommunikation über Datenfunkgeräte (Racom-Modem) und/oder GSM/GPRS-Module. Schnittstellen (seriell, parallel, CAN) erlauben z.B. eine einfache Kopplung. Die Möglichkeit der dynamischen Umschaltung zwischen Datenfunk und GSM gewährleistet das Erreichen der Einsatzmittel auch außerhalb des eigenen Funkversorgungsgebietes.

Heutige Terminals sind bei der Eingabe von Meldungen oder Ziffern mit einer Hand umfassbar, daher sind Eingabefehler weitgehend ausgeschlossen, zur weiteren Hilfe sind alle Tasten hintergrundbeleuchtet. Die Einsatzinformationen, die der Leit-

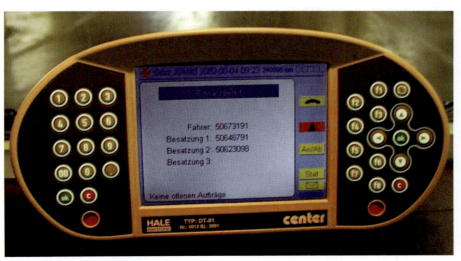

Abb. 1 - Datenterminal im Rettungswagen

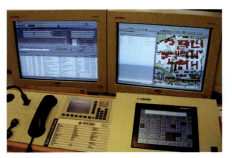

Abb. 2 - Bezirksleitstelle Graz-Stadt

stellendisponent in das Einsatzleitsystem eingetragen hat, werden eins zu eins an das Rettungsmittel übertragen. Werden die Einsatzinformationen aktualisiert oder verändert, werden diese automatisch an das Einsatzmittel übermittelt. Betätigt der Fahrer z.B. den Blaulichtschalter, so wird dies über eine Schnittstelle an das Einsatzleitsystem übermittelt und protokolliert.

23.4 Funkmeldesystem

Mit einer speziellen Funktechnik lassen sich - weitestgehend einheitlich - fest definierte Daten von den Fahrzeugen zur Leitstelle und umgekehrt übermitteln. Primär dient diese Technik der dringlich erforderlichen Entlastung des Funkverkehrs. Insbesondere können die beweglichen Funkstellen (Einsatzfahrzeuge) der Leitstelle - ohne Abwicklung von Sprechfunk - über Funk ihren jeweiligen Status anzeigen (z.B. Ausrücken, Eintreffen an Einsatzstelle usw.). Ohne Funkmeldesystem (FMS) müssten all diese Meldungen über Funk im Klartext gesprochen werden und würden insbesondere stark einsatzfrequentierte Leitstellenbereiche belasten. Die mit FMS-Technik übertragenen Daten werden bei vorhandenem Einsatzleitsystem gleichzeitig automatisch elektronisch in den jeweiligen Einsatzbericht „eingetragen" und können von niemandem nachträglich manipuliert werden.

Tab. 3 - Mögliche FMS-Daten vom Fahrzeug zur Leitstelle

S 1	einsatzklar
S 2	einsatzklar auf Wache
S 3	Ausrücken
S 4	Eintreffen an Einsatzstelle
S 5	Sprechwunsch
S 6	nicht einsatzklar
S 7	Patient aufgenommen
S 8	Eintreffen an Zielort
S 9	Funkspruchbestätigung („verstanden")
S 0	eigener Notruf

Hinweise zur Tabelle 3. *Status 5* ist dann zu tätigen, wenn der Leitstelle ein Sprechwunsch angezeigt wird, der zeitlich keine Dringlichkeit beinhaltet. Er ist somit *nicht* vor jedem Funkspruch zur Leitstelle zu tätigen! *Status 0* ist nur dann zu tätigen, wenn ein Notfall (z.B. Notlage für die Fahrzeugbesatzung) vorliegt, der sofortiger, dringlicher und somit unaufschiebbarer Bearbeitung durch die Leitstelle bedarf. Die Gerätetechnik ist ganz bewusst so konzipiert, dass diese Taste nicht mit einem einfachen Tastendruck (wie dies bei den anderen Statustasten der Fall ist) zu betätigen ist, sondern durch etwas längeres Festhalten aktiviert wird. Nach Betätigen wird an der Funkanlage automatisch die Sendertastung und je nach Ausführung zusätzlich der Mikrofonverstärker aktiviert. Die Fahrzeugbesatzung ist nunmehr in der Lage, ohne den Handapparat aus der Halterung zu nehmen, Sprechkontakt zur Leitstelle aufzunehmen. Je nach Programmierung der FMS-Funkanlage wird diese Möglichkeit bis zu dreimal für jeweils ca. 15 Sekunden wiederholt.

Ein weiterer Vorteil der FMS-Technik ist die automatische optische Übertragung des Funkrufnamens zur Leitstelle nach Betätigung der Sprechtaste oder einer Statustaste. Diese Technik lässt sich auch auf das Betätigen der Ruftontasten ausweiten. Ein ungewolltes oder absichtliches, anonym bleibendes Funkstören kann hierdurch ausgeschlossen werden.

Umgekehrt ist die Leitstelle mittels FMS in der Lage, den sich auf Funkempfang befindlichen Einsatzfahrzeugen fest definierte Informationen zu übermitteln.

Neben der herkömmlichen FMS-Technik ist die Funkübertragung von ganzen Datensätzen im Rahmen der Einsatzauftragserteilung möglich. Anstatt zum Beispiel von der Leitstelle einem Einsatzfahrzeug per Funk einen Einsatzauftrag im Klartext zu übermitteln, kann dies mittlerweile per Datenfunk bzw. Kurztextübertragung zu einem gesonderten, im Fahrzeug über der Funkanlage installierten Display geschehen. Dies geschieht blitzschnell im Zeitraum von Millisekunden. Neben der Erleichterung für die Einsatzbearbeiter der Leitstellen und für die Fahrzeugbesatzung stellt diese Technik eine zusätzliche Entlastung des Sprechfunkverkehrs dar. Weitere einsatztaktische Unterstützung leistet zum Beispiel die GPS-Technik via Satellit (Global Positioning System).

Tab. 4 - Mögliche FMS-Daten von der Leitstelle zum Fahrzeug

A =	Durchsage an alle
C =	melden für - nächsten - Einsatz
E =	Rücknahme des Einsatzes
H =	Dienststelle (Wache) anfahren
F =	kommen Sie über Draht
J =	Sprechwunsch erteilt (nach S 5 des Fahrzeugs)
L =	Lagemeldung bzw. Depesche zur Leitstelle
P =	Standort mitteilen
U =	Infektionstransport
o =	Funkabfrage der Leitstelle belegt (warten)
c =	Status korrigieren
d =	Transportziel melden
h =	Krankenhaus informieren
u =	Funkspruchbestätigung (verstanden)

24 Katastrophen und Großschadensereignisse

24.1 Rechtliche Grundlagen

P. Hansak

Gemäß dem Bundes-Verfassungsgesetz ist den Gemeinden unter anderem das Hilfs- und Rettungswesen im eigenen Wirkungsbereich übertragen. Die Gemeinde handelt in diesem Wirkungsbereich im Rahmen der gesetzlichen Vorgaben durch die Länder, so dass alle Bundesländer inhaltlich abweichende Rettungsdienst- und Katastrophenschutzgesetze haben. In Bezug auf den MANV (Massenanfall von Verletzten) bzw. für das Großunfallwesen bilden die *Rettungsdienstgesetze* die rechtliche Basis durch die Organisation des Rettungswesens; die „detaillierten" Bestimmungen, insbesondere in Bezug auf die behördliche Einsatzleitung, finden sich in den *Katastrophenschutzgesetzen*.

24.2 Behördliches Krisenmanagement

Die Verantwortung für den Katastrophenschutz obliegt dem Landeshauptmann auf Landesebene, dem Bezirkshauptmann für seinen politischen Bezirk und dem Bürgermeister in seiner Gemeinde. Die Hauptaufgabe des behördlichen Krisenmanagements liegt in koordinierenden Maßnahmen. Im Falle eines „behördlichen" Katastrophenfalls beraten daher eigene Ausschüsse, teilweise auch Stäbe, die verantwortlichen Behördenvertreter auf Bundes-, Landes- und Bezirksebene. Das Kernstück bildet der so genannte Koordinationsausschuss für nationales Krisenmanagement des Bundes. Zur fachlichen Beratung sind die verantwortlichen Kommandanten/Fachreferenten der Einsatzorganisationen ebenfalls in diesen Ausschüssen vertreten. Die meisten Organisationen unterhalten zusätzlich ihre eigenen Katastrophenstäbe und Führungsstrukturen. Jeder Ausschuss ist eine informelle Institution mit Informations- und Koordinationsaufgaben. Er ist nicht dazu bestimmt, rechtlich bindende Entscheidungen zu treffen, da alle Kompetenzen der zuständigen Behörden und Organisationen unverändert bestehen bleiben.

24.3 Definitionen

Gebräuchlicher als die Bezeichnung MANV ist in Österreich der Begriff des Großunfalls bzw. Großschadensfalls. Das behördliche Krisenmanagement arbeitet wiederum nur mit den Begriffen des Unfalls und der Katastrophe. Einsatztaktisch wird im Rettungswesen nach den Richtlinien der Einsatzorganisationen vorgegangen.

> *Großunfall:* „Ein Großunfall liegt vor, wenn anzunehmen ist, dass das Ereignis mit den örtlichen personellen und materiellen Kräften und Mitteln nicht bewältigt werden kann, aber keine erklärte Katastrophensituation vorliegt." (Rahmenvorschrift Großunfälle des Österreichischen Roten Kreuzes)
>
> *Katastrophe:* „Eine Katastrophe ist eine Ausnahmesituation, in der die täglichen Lebensgewohnheiten der Menschen plötzlich unterbrochen sind und die Betroffenen infolgedessen Schutz, Nahrung, Kleidung, Unterkunft, medizinische und soziale Fürsorge oder anderes Lebensnotwendiges benötigen." (Föderation der RK- und RH-Gesellschaften)

Die angeführte Definition des Großunfalls lässt wiederum Interpretationen zu und ist daher in den Durchführungsbestimmungen z.B. der ÖRK-Landesverbände unterschiedlich, meist über die Anzahl der zum Einsatz kommenden Fahrzeuge geregelt. Jeder Sanitäter ist dazu angehalten, sich in seinem Bundesland und innerhalb seiner Einsatzorganisation über die Organisation von Großschadensfällen zu informieren, da die einzelnen Konzepte in Details voneinander abweichen können.

24.4 Die Katastrophe

Neben der Einteilung von Katastrophen in Naturkatastrophen oder durch den Menschen verursachte, „künstliche" Katastrophen gibt es auch die Unterscheidung nach der Ursache (Verkehr, Natur, Epidemien usw.) bzw. der Wirkung (bedrohte Menschenleben, Wohnstätten, Arbeitsstätten). Die Grundlage der Katastrophenbewältigung ist eine umfassende Katastrophenvorsorge. Die Katastrophenbewältigung selbst beginnt mit der Soforthilfe zur Sicherung des Überlebens der Betroffenen, mündet in der organisierten Katastrophenhilfe und kann in weiterer Folge in die Entwicklungshilfe (Rehabilitation und Wiederaufbau) übergehen. Die *Soforthilfe* dauert Stunden bis Tage und umfasst vor allem die Selbsthilfe vor Ort und - soweit noch einsatzfähig - die Hilfe durch örtliche Rettungs- und andere Einsatzorganisationen. Die *organisierte Katastrophenhilfe* dauert Wochen bis Monate und schließt an die Selbsthilfe an. In dieser Phase werden vor allem die entsandten Hilfskräfte aus anderen Regionen oder Ländern das örtliche Personal unterstützen bzw. ablösen. Die *Wiederaufbauphase* kann je nach dem Ausmaß des Schadensereignisses Monate bis Jahre dauern.

Unter *Internationalen Hilfseinsätzen* (Auslandseinsätzen) versteht man alle Tätigkeiten von Einzelpersonen oder Einsatzkräften, die außerhalb des Bundesgebiets stattfinden. Sonderformen von internationalen Einsätzen sind der grenzüberschreitende Katastrophenschutz und bilaterale Katastrophenhilfseinsätze. Solche Staatsverträge bestehen z.B. zwischen der Republik Österreich und Slowenien, Ungarn, Deutschland und anderen Nachbarstaaten. Die Mitgliedsstaaten der EU sind untereinander zur gegenseitigen Katastrophenhilfe verpflichtet, allerdings gemäß dem Prinzip der Subsidiarität nur auf Anforderung des oder der betroffenen Staaten. Nach Feststellung eines Katastrophenfalls im Inland bzw. nach der Anforderung durch einen anderen Staat kann die zuständige Behörde einen Einsatz anordnen. Hilfslieferungen sind Sachspenden, die durch staatliche Unterstützung, durch Spenden der Bevölkerung oder durch Eigenleistungen von Hilfsorganisationen im Rahmen einer Katastrophe in ein Schadensgebiet gebracht werden. In jedem Fall sind die gesetzlichen Bestimmungen (Zoll, Transport, Finanz) sowohl des Inlands als auch des Empfängerstaates zu beachten.

Der *Zivilschutz* ist ein wesentlicher Teil der Katastrophenvorsorge in Österreich und betreibt umfassenden Bevölkerungsschutz, der sich in erster Linie die Verhütung und Bekämpfung ziviler Katastrophen zum Ziel gesetzt hat. Er stützt sich auf die Tätigkeit der Einsatzorganisationen, vor allem der Feuerwehr und der Rettungsdienste.

24.5 Der Großunfall

24.5.1 Einsatzführung

Mit der Übernahme von Führungsaufgaben im Rahmen einer Einsatzleitung ist auch eine rechtliche Verantwortung bzw. Haftung verbunden. Diese kann von einem Einsatzleiter nur wahrgenommen werden, wenn alle Sanitäter wissen:

- wie sie zu handeln haben,
- wo ihr Einsatzbereich ist,
- wer befugt ist, ihnen Anweisungen zu geben,
- dass sie diesen Anweisungen Folge zu leisten haben!

Der Bezirkshauptmann als Leiter der Sicherheitsbehörde hat Weisungsrecht gegenüber allen Einsatzorganisationen und der Exekutive. Ab welchem Schadensausmaß seine Zuständigkeit beginnt, ist in landesrechtlichen Vorschriften geregelt. Innerhalb des Schadensraums wird eine gemeinsame Einsatzleitung mit der Einsatzleitung Sanitätsdienst, den Einsatzleitern der anderen Einsatzorganisationen, der Exekutive, den Einsatzleitern von Sonderkräften und dem Behördenvertreter gebildet. Der Standort dieser Einsatzleitung wird durch ein rotes Drehlicht gekennzeichnet. Ist es den Einsatzleitern nicht möglich, den Einsatz zentral von einem Standort aus zu führen, sind in regelmäßigen Abständen Lagebesprechungen am Ort der gemeinsamen Einsatzleitung abzuhalten.

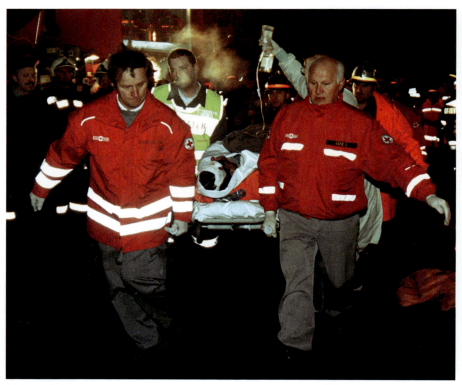

Abb. 1 - Busunglück

Der Leitende Notarzt (Ltd. Notarzt, LNA) und der Einsatzleiter des Sanitätsdienstes bilden zusammen die „Einsatzleitung Sanitätsdienst".

Häufig kommt es für eine kurze Zeitspanne zur Einrichtung einer provisorischen Einsatzleitung. Da es in der Regel einige Zeit dauern kann, bis der zuständige Kommandant bzw. Leitende Notarzt an der Unfallstelle eintrifft und das Kommando übernimmt, hat der ranghöchste Mitarbeiter des ersten eintreffenden Rettungsfahrzeugs als „Provisorischer Einsatzleiter" die vorläufige Einsatzführung im Sanitätsdienst zu übernehmen. Ist zu diesem Zeitpunkt noch kein Leitender Notarzt vor Ort, muss der erste eintreffende Arzt die Funktion des „provisorischen ärztlichen Leiters" bis zum Eintreffen des Leitenden Notarztes übernehmen.

Die Aufgaben der provisorischen Einsatzleitung umfassen die folgenden Tätigkeiten:

- Aufbau einer Einsatzleitung,
- Gewinnen des Überblicks (Erfassen der Lage und der Örtlichkeit, Wahl des Wagenhalteplatzes etc.),
- Rückmeldung,

- Koordinierung aller weiteren eintreffenden Kräfte des Sanitätsdienstes,
- Beginn der Versorgung.

Die Aufgaben des (Rotkreuz-)Einsatzleiters erstrecken sich auf alle organisatorischen Maßnahmen im Rahmen eines Einsatzes, da das Weisungsrecht gegenüber dem Sanitätspersonal in medizinischen Belangen dem Leitenden Notarzt zusteht. Der Einsatzleiter kann auch gleichzeitig als Leiter der Sanitätshilfsstelle (SanHiSt) fungieren. Ist es notwendig, mehrere SanHiSt einzurichten, ist dann für jede ein eigener Leiter zu bestellen. Die Aufgaben des Einsatzleiters sind:

- Koordination der Befehlsgabe an die Rotkreuz-Mannschaften,
- Organisation der räumlichen/taktischen Gliederung,
- Einsetzen von Abschnittsleitern (ausgenommen Ärzte, diese werden an den Leitenden Notarzt verwiesen),
- Einteilung der Sanitäter,
- Zuteilung der Notfallsanitäter an den Leitenden Notarzt,
- Funkkontakt mit der Leitstelle,
- Kontakt zu den anderen Einsatzleitern,
- Einsatzskizze und Einsatzprotokoll,
- Beendigung des Sanitätseinsatzes in Absprache mit dem Leitenden Notarzt,
- Übernahme der Funktion des Sprechers für seine Einsatzorganisation.

Benötigt der Ärztliche Leiter Informationen oder zusätzliche Materialien, fordert er diese über den Einsatzleiter an.

Der *Leitende Notarzt* des regional zuständigen Notarztsystems ist gemäß dem Ärztegesetz im Sanitätseinsatz der medizinische Einsatzleiter. Ist kein Notarzt am Unfallort verfügbar, soll der niedergelassene Arzt, welcher als erster am Unfallort eintrifft, die medizinische Einsatzleitung für die Dauer des Einsatzes behalten. Die medizinische Einsatzleitung umfasst folgende Aufgaben:

- Zusammenarbeit mit dem Einsatzleiter des Sanitätsdienstes,
- Einteilung der Ärzte,
- Einteilung der Notfallsanitäter,
- Anforderung von Medikamenten,
- Veranlassung der Erhebung von Sonderversorgungskapazitäten (z.B. Druckkammer),
- Leitung aller medizinischen Maßnahmen,
- Abklärung der Sicherheit der Einsatzkräfte aus medizinischer Sicht.

Der LNA ist für alle medizinischen Belange und den Einsatz der Ärzte verantwortlich. Laut Gesetz ist er in diesem Fall: „... *gegenüber den am Einsatz beteiligten Ärz-*

ten und Sanitätspersonen weisungsbefugt...". In der Umsetzung dieses Bundesgesetzes differieren die einzelnen Bundesländer.

Der Einsatzleiter und der LNA können die angeführten Aufgaben auch delegieren, was in vielen Fällen zweckmäßig ist.

24.5.2 Räumliche Gliederung im Großunfall

Die Einrichtung der angeführten Räume zur Gliederung eines Einsatzes wird nach Notwendigkeit durch den Einsatzleiter des Sanitätsdienstes angeordnet. Die räumliche Gliederung ist immer flexibel zu betreiben.

Unter *Bereitstellungsraum* versteht man einen Ort kurz vor dem Schadensraum, zu welchem die Einsatzkräfte maximal vorrücken dürfen und an dem sie auf weitere Befehle warten müssen.

Unter *Schadensraum* versteht man das Gebiet innerhalb der inneren Absperrung. Der Schadensraum umfasst:

– Schadensplatz/-plätze,
– Sanitätshilfsstelle/n,
– Einsatzleitung Sanitätsdienst (Einsatzleitung Schadensraum) mit der mobilen Leitstelle,
– Informationsstelle.

Der *Schadensplatz* ist die unmittelbar durch das Ereignis betroffene Fläche und kann durch einen Sicherheitsring abgegrenzt werden. Das Gebiet innerhalb des Sicherheitsrings kann vom Einsatzleiter der Feuerwehr zur Gefahrenzone erklärt werden, wenn z.B. durch einen Brand oder Chemikalien Gefahr für die Einsatzkräfte besteht. Der Schadensplatz darf durch das Personal des Sanitätsdienstes erst betreten werden, wenn dieser nach Rücksprache mit dem Einsatzleiter der Feuerwehr freigegeben wurde.

Ist das Betreten des Schadensplatzes für Sanitätskräfte nicht möglich, werden mit dem EL-Feuerwehr Verletztenablagen am Sicherheitsring festgelegt. An diesen Punkten werden die Verletzten von den Bergemannschaften der Feuerwehr abgelegt, von den Kräften des Sanitätsdienstes übernommen und nach Möglichkeit bereits hier durch einen Arzt triagiert.

Zur Einrichtung einer *Sanitätshilfsstelle* (SanHiSt) kann die am Unfallort vorhandene Infrastruktur (Gasthaus, Garagen etc.) genutzt, nötigenfalls können Zelte aufgestellt werden. Die Sanitätshilfsstelle umfasst:

1. Triageraum,
2. Behandlungsraum,
3. Transportraum
   (Kfz-Sammelplatz, Verladestelle, NAH-Landeplatz),

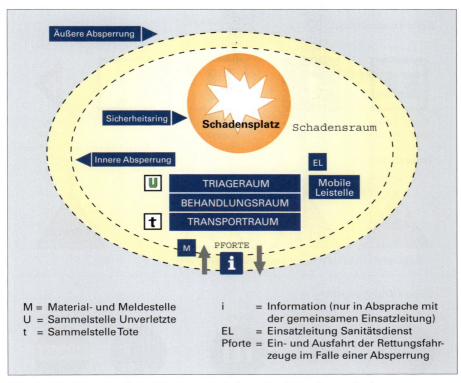

Abb. 2 - Mögliche räumliche Gliederung bei einem Großschadensereignis

4. Sammelstelle Unverletzte,
5. Sammelstelle Tote,
6. Material und Meldestelle.

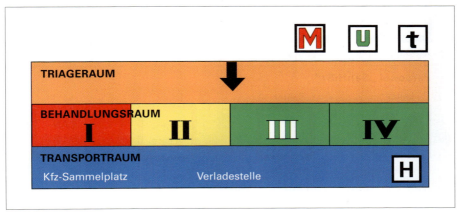

Abb. 3 - Sanitätshilfsstelle

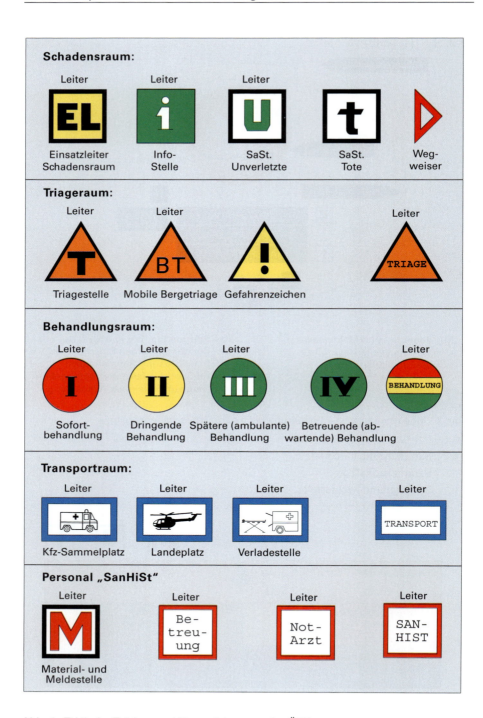

Abb. 4 - Taktische Zeichen und Kennzeichnungen im ÖRK

Je nach Notwendigkeit und der zur Verfügung stehenden Zahl an Ärzten können ein oder mehrere *Triageräume* eingerichtet werden. Diese liegen möglichst nahe am Schadensplatz, jedoch außerhalb der Gefahrenzone. Die Einteilung eines Patienten in eine Triagegruppe soll nicht länger als 60 Sekunden dauern. In weiterer Folge werden durch die Ärzte im Behandlungsraum zuerst alle Verletzten der Triagegruppe I behandelt.

Verletzte Personen, die in der Lage sind, selbst zu gehen, werden zusammen in Begleitung eines Sanitäters zum Behandlungsraum geschickt.

Der *Behandlungsraum* unterteilt sich in vier Bereiche, einen für jede Triagegruppe. Diese Unterteilung ist nach den lokalen Möglichkeiten zu gestalten, z.B. Zelte, Räume oder, wenn nicht anders möglich, einfach nur durch einen entsprechenden Abstand zwischen den Bereichen. Die Zuteilung der Ärzte zu den einzelnen Bereichen des Behandlungsraums erfolgt dynamisch nach dem Zustrom der Verletzten. Bevor Patienten der Triagegruppe II oder III im Behandlungsraum behandelt werden, müssen alle Verletzten der Gruppe I („Sofortbehandlung") medizinisch versorgt worden sein.

Nach erfolgter Behandlung und Nachtriage kommt der Patient in den *Transportraum* und kann dort bis zum Abtransport in einer Verletztensammelstelle betreut werden.

Die *Sammelstelle* für *Unverletzte* hat in einem entsprechenden Abstand zum Schadensplatz zu erfolgen.

Die Todesfeststellung erfolgt im Zuge der Bergetriage oder spätestens im Triageraum. Die *Sammelstelle für Tote* ist abseits der SanHiSt einzurichten. Alle Verstorbenen werden mit Decken bedeckt.

Alle eintreffenden Wagenbesatzungen haben sich bei der *Meldestelle* zu melden, werden dort registriert und erhalten weitere Anweisungen. Fahrzeuge, die Funkgeräte und angefordertes Material zum Einsatzort bringen, haben diese sofort an der Meldestelle abzugeben. Jede Mannschaft, die nach dem Abtransport eines Verletzten wieder an der Unfallstelle eintrifft, hat sich erneut bei der Meldestelle anzumelden.

Die *mobile Leitstelle* ist innerhalb des Schadensraums in unmittelbarer Nähe der gemeinsamen Einsatzleitung aufzustellen. Sie untersteht dem Einsatzleiter und ist für die gesamte Kommunikation während des laufenden Einsatzes zuständig.

Die Errichtung der *Sicherheitseinrichtungen* wird in Absprache mit allen Einsatzleitern festgelegt. Die Durchführung obliegt der Exekutive. Die *äußere Absperrung* dient der Umleitung des Verkehrs. Der Zweck der *inneren Absperrung* ist es, Schaulustige von der Unfallstelle fern zu halten. Die *Pforte* ist eine für die Rettungskräfte festgelegte Zu- und Abfahrtsmöglichkeit.

Der *Sicherheitsring* wird um den Schadensplatz gelegt, wenn die Unfallstelle durch den Einsatzleiter der Feuerwehr noch nicht freigegeben ist. Alle Mitarbeiter des Sanitätsdienstes dürfen sich der Unfallstelle nur bis zum Sicherheitsring nähern.

Zur Kennzeichnung tragen Mitarbeiter in Führungsfunktionen eine Warnweste mit dem entsprechenden Piktogramm (Abb. 1) oder dem Schriftzug mit der Funktionsbezeichnung auf dem Rücken und der linken Brustseite.

24.5.3 Ablauf

Sofort nach Eintreffen am Unfallort hat sich der provisorische Einsatzleiter einen Überblick über die Lage zu verschaffen. Nach Möglichkeit sollte er sich hierzu seines Helfers bedienen, welche die Funktion/en eines Schreibers bzw. Melders übernehmen kann. Wenn notwendig, wird eine entsprechende Anzahl an Sanitätern ausgeschickt, um die Lage im Schadensgebiet zu erkunden. Unverletzte Betroffene können zur Laienhilfe und Leichtverletzte zur Selbsthilfe angeregt werden. Sie werden vom Schadensplatz bzw. aus der Gefahrenzone in Richtung der SanHiSt gewiesen. Den besten Überblick kann sich der Rettungshubschrauber verschaffen. Diese Möglichkeit muss bereits im Anflug des NAH vom Notarzt genutzt werden.

Die erste Rückmeldung an die Bezirksleitstelle besteht aus zwei Teilen, der *Schadenslage* (was genau ist in welchem Umfang geschehen) und der *räumlichen Lage* (wie ist die räumliche Situation vor Ort: Zufahrt, Straßensperren, kein RTW-Sammelplatz etc.). Jede falsche Einschätzung der Lage in Bezug auf Personal- und Materialanforderungen verlängert für die ersten Einsatzkräfte die Überlastungsphase. Im Zweifelsfall ist die Zahl der benötigten Rettungsfahrzeuge immer höher anzusetzen. Mit der Schaffung der im Großschadensfall notwendigen Infrastruktur ist zum frühestmöglichen Zeitpunkt zu beginnen. Das erste am Unfallort eintreffende Fahrzeug bestimmt durch seine Position für alle nachrückenden Fahrzeuge die Stelle des Wagenhalteplatzes. Alle weiteren angeführten Elemente der Schadensraumorganisation werden nach Bedarf eingerichtet.

Im Anschluss an die Bergung der Verletzten zu Verletztenablagen oder in den Triageraum kommen die Patienten in den Behandlungsraum und von dort in den Transportraum.

Der Organisation des Abtransports der Patienten kommt im Zuge der Bewältigung eines größeren Schadensereignisses eine wesentliche Bedeutung zu. Werden die Patienten nicht optimal auf die umliegenden Krankenhäuser verteilt, kommt es in der Phase nach dem Einsatzende zu vermehrten Sekundärtransporten und einer weiteren Bindung von Rettungskräften bis hin zum NAH. Für die Transportreihung und die Bestimmung des Zielspitals kann dem „Leiter Transport" ein Arzt zur Seite gestellt werden, oder der Leitende Notarzt übernimmt diese Aufgabe selbst.

Jeder Großeinsatz endet erst mit der Aufarbeitung des Einsatzes in einer Nachbesprechung. Teamwork heißt auch, gemeinsam Kritik zu üben! Jedem größeren Einsatz hat daher so bald wie möglich eine Nachbesprechung zu folgen. Das Ergebnis dieser Besprechung ist Teil der Abschlussdokumentation. Im Rahmen der psychosozialen Betreuung haben die Einsatzleiter darauf zu achten, dass den am Einsatz beteiligten Mitarbeitern die Möglichkeit eines Debriefings angeboten wird.

24.6 Triage

Der Begriff Triage kommt aus dem Französischen und bedeutet Auswahl, Selektion oder Auslese. Im englischsprachigen Raum wird auch der Begriff „sorting" und im Deutschen „Sichtung" verwendet. Der Ursprung der Triage liegt in der Kriegsmedizin; in der Folge wurde sie für die Katastrophenmedizin übernommen. Für den Großschadensfall konnte die klassische Einteilung der Triagegruppen nie richtig zur Anwendung gebracht werden. Aufgrund der unterschiedlichen Interpretationsmodelle bei deren Anwendung im Großschadensfall kam es 2002 in der Bundesrepublik Deutschland zu einer Konsensuskonferenz, bei der sich Vertreter verschiedener Einsatzorganisationen aus mehreren europäischen Ländern auf einen Konsens für die Anwendung der Triagegruppen sowohl im Katastrophen- als auch im Großschadensfall geeinigt haben.

Unter Triage versteht man die Einteilung von Verletzten entsprechend ihrem Verletzungsgrad in Gruppen. Ziel dieses Sortierens ist es, den Behandlungsablauf am Schadensort unter Berücksichtigung aller zur Verfügung stehenden Ressourcen an Menschen und Materialien im Sinne aller Verletzten zu optimieren und die höchstmögliche Überlebensrate für die Opfer zu erreichen. Es braucht nicht immer ein Großschadensereignis vorzuliegen, damit das Rettungspersonal mit einer Triage konfrontiert wird. Eine Triage wird notwendig, sobald die Anzahl der Verletzten die Zahl der anwesenden Mitarbeiter des Sanitätsdienstes übersteigt und für einzelne Patienten aus organisatorischen Gründen ein behandlungsfreies Intervall entsteht. Kommt ein Arzt zu einem Unfall mit mehreren Schwerverletzten, muss er sich entscheiden, welches der Unfallopfer seine Hilfe zuerst benötigt. Hierbei kommen ihm die Kriterien für die Zuteilung zu den einzelnen Triagegruppen zu Hilfe. Gleiches gilt auch für Sanitäter solange keine Triageärzte eine Einteilung der Patienten vorgenommen haben oder noch keine oder zu wenig Ärzte an der Unfallstelle eingetroffen sind. Grundsätzlich muss jeder erfahrene Sanitäter in der Lage sein, eine Triage im weitesten Sinn durchführen zu können!

Die Triagegruppen werden immer mit römischen Ziffern und der Abkürzung (T) angegeben. Jeder Ziffer ist eine Farbe zugeordnet:

- T I   rot
- T II   gelb
- T III grün
- T IV   blau

24.6.1 Die Triagegruppen

Kategorie I (rot): „Akute vitale Bedrohung - Sofortbehandlung"

In diese Gruppe fallen alle Patienten, bei denen eine vitale Bedrohung mit Überlebenswahrscheinlichkeit vorliegt. Für Patienten dieser Gruppe besteht sofortiger Behandlungszwang am Unfallort. Für die adäquate Versorgung der Patienten ist ein Arzt notwendig.

Ausgewählte Verletzungen/Erkrankungen:

- Instabile Vitalfunktionen,
- Verlegung der Atemwege,
- schwere äußere Blutungen,
- offener/geschlossener Pneumothorax,
- schwere Schockzustände

Kategorie II (gelb): „Schwerverletzt / erkrankt – dringende Behandlung"
Für die Patienten dieser Gruppe besteht keine unmittelbare vitale Bedrohung. Für die Grundversorgung sind Sanitäter ausreichend. Ärzte können sich dieser Gruppe zuwenden, wenn es keine Patienten der Gruppe T I mehr zu versorgen gilt.

Kategorie III (grün): „Leicht verletzt / erkrankt – spätere (ambulante) Behandlung"
In diese Gruppe fallen alle bewusstseinsklaren Patienten, welche nicht in die Gruppen I, II oder IV fallen. Allgemein kann man bei diesem Personenkreis von Leichtverletzten sprechen.

Kategorie IV (blau): „Ohne Überlebenschance – betreuende (abwartende) Behandlung"
In diese Kategorie fallen Patienten mit geringer Überlebenswahrscheinlichkeit bzw. Patienten, die den Transport nicht überleben würden. Der „Sammelplatz" für die Patienten dieser Gruppe muss räumlich getrennt von den Räumen für die Triagegruppen I - III angelegt werden und sollte aus Gründen der Pietät nicht ohne weiteres einsehbar sein. Eine ärztliche Behandlung dieser Opfer erfolgt erst nach Versorgung der Gruppen I und II aber vor der Gruppe III.

Die Gruppe T IV kommt nur im Katastrophenfall zum Tragen. Der Grund hierfür liegt in dem Umstand, dass ein Großunfall Teil des organisierten Rettungswesens ist und die Einsatzkräfte nur eine relativ kurze Überlastungsphase durchlaufen bis ausreichend Helfer und Transportkapazitäten vor Ort sind. Im Gegensatz dazu steht der Katastrophenfall, bei dem die Überlastungsphase Stunden bis Tage dauern kann und auch die Ressourcen an Material und Personal sowie die Versorgungskapazitäten in den Krankenhäusern nicht nur ausgelastet, sondern völlig überlastet sind. Bei Beginn eines Großeinsatzes kann es manchmal nicht sofort möglich sein zu entscheiden, ob es sich um einen Großunfall oder eine Katastrophe handelt. Damit fällt auch die Entscheidung, ob die Triagegruppe IV notwendig ist oder nicht, erst im Laufe der Lageerfassung.

Im Zuge der Bewältigung eines Großunfalls wird kein Patient der Gruppe IV zugeordnet, sondern der Gruppe I, d.h. es werden alle erforderlichen Maßnahmen gesetzt, um die Vitalfunktionen des Patienten zu erhalten, gegebenenfalls wird ein sofortiger Transport z.B. mittels NAH veranlasst.

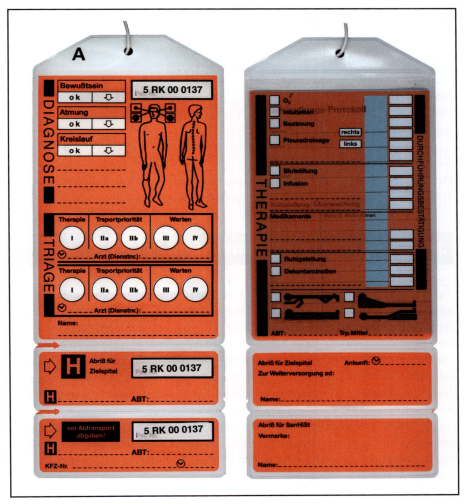

Abb. 5 - Patientenleitsystem

Die Patienten innerhalb einer Triagegruppe sind nie gleichwertig. Dies muss bei der Reihenfolge der Behandlung entsprechend berücksichtigt werden.

24.6.2 Transportpriorität

Die Entscheidung über die Transportpriorität bzw. Transportreihung der Patienten erfolgt in jedem Fall erst nach der Sichtung und der notwendigen Behandlung! Der Transportpriorität kann nur nachgekommen werden, wenn es keine Patienten der Kategorie I mehr zu versorgen gilt. Dies bedeutet, keine der Mannschaften, die durch einen Transport gebunden wäre, darf bei der Versorgung von Patienten, für die Behandlungszwang am Unfallort besteht, abgehen. Ein Abtransport während des Einsatzes darf nur erfolgen, wenn es die Gesamtsituation zulässt.

Hohe Transportpriorität (A):
Der rasche Transport zur frühzeitigen Fachbehandlung nach ärztlicher Notversorgung ist angesagt.

Niedrige Transportpriorität (B):
Der Transport zur Fachbehandlung kann verzögert, in jedem Fall erst nach dem Transport der Patienten mit hoher Transportpriorität, erfolgen.

24.7 Das Patientenleitsystem

Zur einheitlichen Kennzeichnung von Verletzten bei Großschadensereignissen und Katastrophen wurde 1991 das Patientenleitsystem (PLS) durch das österreichische Bundeskanzleramt eingeführt. Bis zu diesem Zeitpunkt standen bei den Einsatzkräften verschiedene, miteinander nicht kompatible Systeme in Verwendung. Bei dem Patientenleitsystem handelt es sich um für ganz Österreich einheitliche Verletztenanhängetaschen aus Kunststoff. Das PLS steht bei allen Einsatzorganisationen und dem Bundesheer in Verwendung. Ähnliche Systeme zur Patientenkennzeichnung werden in der Schweiz, Slowenien und in Deutschland verwendet.

1995 wurde eine überarbeitete Tasche herausgegeben, die sich von ihrem Vorgängermodell im Grunde nur durch die Farbe (hellorange gegenüber dunkelorange) und einige zusätzliche Zeilen im Bereich der Abrisse „Transport" und „Zielspital" unterscheidet. Wesentlich geändert wurde allerdings das Nummerierungssystem, das unten noch ausführlich erläutert wird.

Aufgrund der Vereinheitlichung der Triagerichtlinien im deutschsprachigen Raum und der Übernahme durch Einsatzorganisationen wie das ÖRK, ist eine Änderung des Patientenleitsystems in Diskussion, da die Unterteilung der Triagegruppe II in „a" und „b" gefallen ist (vgl. Abb. 4 u. 5). Angeregt wurde die Unterteilung der Transportpriorität mit den Buchstaben A für hohe Transportpriorität und B für niedrige Transportpriorität am Transportabriss.

24.7.1 Der Einsatz des Patientenleitsystems

Das Patientenleitsystem (11,5 x 27,0 cm) besteht aus einer orangefarbenen Kunststoffhülle mit durchlaufenden Identifikationsnummern. Jede Nummer kann nur einmal vergeben werden und ist somit nach Beendigung eines jeden Einsatzes immer eindeutig einem bestimmten Patienten und einer Organisation zuzuordnen. Im Inneren der Tasche befinden sich ein Behandlungs- und ein Identifizierungsprotokoll (blau bzw. rosa) sowie ein Blatt mit selbstklebenden Nummern, analog zur Nummerierung der Patiententasche. Anhand des PLS können folgende Daten festgehalten werden:

- die Grobdiagnose des Patienten,
- Triagezuteilungen,
- der Name des Patienten,
- medizinische Behandlungshinweise und deren Durchführung,
- die empfohlene Lagerung des Patienten,
- eine Empfehlung für das Zielkrankenhaus bzw. die Abteilung,
- das mit dem Transport beauftragte Rettungsfahrzeug,
- das Zielspital,
- die jeweilige Uhrzeit der einzelnen Handlungsschritte.

Im *Behandlungsprotokoll* (blau) können weitere medizinische Informationen, insbesondere über einen längeren Zeitraum, und im Identifikationsprotokoll Angaben zur Person des Opfers festgehalten werden. Diese beiden Protokolle kommen in erster Linie im Katastrophenfall zum Einsatz. Im Katastrophenfall besteht die Möglichkeit, dass die verunglückten Personen nicht sofort in Spitalsbehandlung überstellt werden können. In solchen Fällen muss der Patient alternativ untergebracht oder längere Zeit vor Ort versorgt werden. Alle medizinisch relevanten Informationen über den Krankheitsverlauf des Patienten werden dann im Behandlungsprotokoll festgehalten. Daher hat das PLS auch im Auslandseinsatz (out of area) seine Berechtigung.

Im *Identifizierungsprotokoll* (rosa) werden alle Informationen vermerkt, die die nachträgliche Identifizierung von Patienten bzw. die Zusammenführung von Familien erleichtern könnten. Die Informationen dieses Protokolls sind im Zusammenhang mit Kleinkindern ohne Begleitung von Verwandten, die im Schadensgebiet aufgefunden werden, besonders wichtig. Ebenso können sie zur Identifizierung von Toten beitragen. Besonders im Erdbebeneinsatz ist es von Bedeutung, dass bei allen Opfern der genaue Berge- bzw. Auffindungsort vermerkt wird, um eine spätere Identifizierung zu erleichtern.

Die selbstklebenden Nummern, insgesamt 30 Stück, dienen unter anderem der Kennzeichnung der persönlichen Gegenstände des Patienten. U.a. in der SanHiSt (Behandlungsraum) werden diese Gegenstände mit den Klebenummern versehen oder in kleine Plastiksäcke (z.B. „Müllsäcke") - ein Sack pro Nummer - gesteckt und, wenn nicht anders möglich, im Anschluss an den Einsatz den Patienten in das Krankenhaus nachgeliefert.

Das PLS wird dem Patienten mit einem Gummiband um den Hals gehängt, so ist es immer leicht zugänglich und einsehbar. Das Material der Hülle lässt sich sowohl

Tab. 1 - Zuordnung der Nummern und Buchstaben des PLS

0	Bund	AS	Arbeiter-Samariter-Bund
1	Burgenland	BH	Bundesheer
2	Wien	CH	RTH „Christophorus" (ÖAMTC)
3	Niederösterreich	FW	Feuerwehr
4	Oberösterreich	JU	Johanniter-Unfall-Hilfe
5	Steiermark	KH	Krankenhaus
6	Tirol	MA	Malteser
7	Kärnten	ÖB	Österreichische Bundesbahnen
8	Salzburg	RK	Österreichisches Rotes Kreuz
9	Vorarlberg	WR	Wiener Rettung

Beispiel:

5	RK	14	1234
Bundesland	Organisation	organisationsintern	laufende Nummer

mit Kugelschreiber als auch mit einem Filzschreiber beschriften. Als bestes Schreibmittel haben sich feine, wasserfeste Filzstifte erwiesen, da diese schnell trocknen und sich nicht mehr verwischen lassen.

Wird eine Bergetriage durchgeführt, werden zunächst nur die Patienten der Triagegruppe I „Sofortbehandlung" durch das orange Patientenleitsystem gekennzeichnet, um ihre Bergungspriorität zu signalisieren. Alle anderen Patienten werden erst im Triageraum mit den Taschen versehen.

24.7.2 Nummerierung der Patientenleittaschen

Weitere Buchstabenkombinationen können erst nach Genehmigung beziehungsweise Vergabe durch die Gruppe „Koordination der Sicherheitspolitik und des Krisenmanagements" im Bundeskanzleramt verwendet werden. Muster sind wie folgt zu nummerieren: 0 MU 00 XXXX. Um sicherzustellen, dass die gleiche Nummer nicht zweimal vorkommt, sind die fortlaufenden Nummern von den verwendenden Organisationen zu verwalten und zu vergeben.

24.7.3 Kennzeichnung kontaminierter Patienten

Sind Patienten mit radioaktiven, biologischen oder chemischen Substanzen kontaminiert worden und ist eine Warnung des Personals der Rettungskräfte notwendig, kann auf Vorder- und Rückseite der Patientenleittasche ein gelbes, reflektierendes Dreieck-Symbol mit schwarzem Rand aufgeklebt und kontaminierte Gegenstände mit den übrigen vorhandenen Dreiecken markiert werden. Die insgesamt fünf Dreieck-Symbole befinden sich bei den Identifikationsnummern im Inneren der Tasche.

24.7.4 Das PLS im Rettungsdienst

Die Patientenleittasche kann auch im Alltag bei Unfällen (Verkehrsunfälle, Arbeitsunfälle usw.) mit mehreren Verletzten verwendet werden. Damit erhalten Notärzte und das übrige Rettungspersonal Routine im Umgang mit diesem System und die Krankenhäuser werden ebenfalls regelmäßig damit vertraut gemacht. Die Praxis hat gezeigt, dass die normalen Notarztprotokolle bei der Verwendung mit mehreren Verletzten ohne Schreibunterlage nur schwer zu beschreiben sind und auch, da am Patienten nicht zu befestigen, vertauscht werden bzw. verloren gehen können.

24.7.5 Das PLS im Krankenhaus

Werden Patienten mit Patientenleittaschen in ein Krankenhaus eingeliefert, sind ihnen diese zu belassen, bis sie aufgenommen worden sind und ein Patientenstammblatt angelegt wurde. Die in den Taschen vorhandenen Etiketten können auch im Spital zur Kennzeichnung verschiedener dem Patienten zugehöriger Gegenstände, Befunde oder z.B. Blutröhrchen eingesetzt werden. Nach der Aufnahme des Patienten wird die Tasche der Krankengeschichte beigelegt. Die Abrisse des Patientenleitsystems für das Zielspital werden in der Aufnahme gesammelt. Im Anschluss an den Einsatz kann so der Weg eines jeden Patienten nachvollzogen, weitere notwendige Daten oder seine Identität können erhoben und persönliche Gegenstände nachgeliefert werden. Insbesondere bewusstlose Opfer können anhand der Identifizierungsnummer bis zur Feststellung ihrer Identität leichter im Spitalsbereich geführt werden. Dem PLS kann der behandelnde Arzt alle bisher gesetzten medizinischen Maßnahmen und eventuell den Krankheitsverlauf des Patienten - ähnlich einem Notarztprotokoll - entnehmen.

25 Berufsmodul

25.1 Strukturen des österreichischen Gesundheitswesens

U. Hiebl

Auf Grundlagen von Vereinbarungen (Staatsverträgen) verpflichten sich Bund und Länder wechselseitig zur Sicherstellung der gesundheitlichen Versorgung im Rahmen ihrer Zuständigkeiten. In der Bundesverfassung ist geregelt, dass mit einigen Ausnahmen fast alle Bereiche des Gesundheitswesens in die Zuständigkeit des Bundes fallen. In Österreich wird die Versorgung der Bevölkerung mit Gesundheits-leistungen und die Steuerung des Gesundheitswesen als eine überwiegend öffentliche Aufgabe betrachtet. Das Gesundheitswesen wird daher zu mehr als zwei Drittel aus Beiträgen und aus dem Steueraufkommen finanziert. Etwa ein Drittel wird direkt von den privaten Haushalten aufgebracht. Die Gesundheitsleistungen selbst werden von staatlichen, privat - gemeinnützigen und privaten Organisationen bzw. von Einzelpersonen erbracht.

Folgende Akteure lassen sich im Gesundheitswesen unterscheiden:

Öffentliche Ebene:

- Bundesministerien:
  1. Bundesministerium für soziale Sicherheit und Generationen,
  2. Bundesministerium für Bildung, Wissenschaft und Kultur,
  3. Bundesministerium für Landesverteidigung und Bundesministerium für Justiz;
- Länder und Gemeinden,
- Sozialversicherungsträger als selbstverwaltete Körperschaften,
- Berufsvertretungen (Ärztekammer, Apothekenkammer),
- Gesetzliche Vertretungen (z.B. Hebammen),
- Öffentliche Krankenhäuser.

Private Ebene:

- Private Krankenversicherung,
- Private Krankenanstalten,
- Wohlfahrtsorganisationen,
- Selbsthilfegruppen.

25.1.1 Bundesministerium für soziale Sicherheit und Generationen (BMSG)

Die Gesundheitsverwaltung des Bundes liegt beim BMSG als oberste Bundesbehörde in Gesundheitsangelegenheiten. Zu den Kompetenzen gehören unter anderem:

- die allgemeine Gesundheitspolitik,
- der Schutz vor Gefahren für den allgemeinen Gesundheitszustand der Bevölkerung,
- die Angelegenheiten der Ausbildung der medizinisch tätigen Berufsgruppen,
- Gesundheitspflege, Gesundheitserziehung und Gesundheitsberatung,
- die Angelegenheiten der Gesundheitsvorsorge und der Arbeitsmedizin,
- das Hygiene- und Impfwesen,
- die Bekämpfung von Infektionskrankheiten,
- der medizinische Strahlenschutz,
- die Suchtgiftbekämpfung,
- das Apotheken- und Arzneimittelwesen,
- Angelegenheiten des Sanitätspersonals.

Als beratendes und begutachtendes Organ für die Gesundheitsminister fungiert der Oberste Sanitätsrat, der aus 30 Mitgliedern besteht. Allerdings haben alle medizinisch-wissenschaftlichen Empfehlungen nur Vorschlagscharakter und sind für gesundheitspolitische Entscheidungen nicht bindend. Die Gesundheitsverwaltung erfolgt weitgehend in mittelbarer Bundesverwaltung. Darüber hinaus fungiert das BMSG als Aufsichtsbehörde für die soziale Krankenversicherung und für die Standesvertretungen der Ärzte. Außerdem ist das BMSG für die Ausbildungsvorschriften der Gesundheitsberufe zuständig.

Auch das Apothekerwesen liegt in der Kompetenz des Bundes. Arzneimittel dürfen in Österreich grundsätzlich nur in Apotheken verkauft werden. Lediglich einige einfache Arzneimittel wie Vitaminpräparate oder Tees dürfen in Drogerien abgegeben werden. Alle Arzneimittel unterliegen einer staatlichen Preisregelung. Es gibt in Österreich zirka 1.100 konzessionspflichtige öffentliche Apotheken. Des Weiteren führen etwa 1.000 praktizierende Ärzte Hausapotheken, die der Bewilligungspflicht unterliegen. In den Kliniken bestehen dazu noch mehr als 50 Krankenhausapotheken, die die ausgewogene Versorgung mit Arzneimitteln sicherstellen. Apotheken dürfen nur durch das BMSG zugelassene Medikamente nach den Vorschriften des Arzneimittelgesetzes an die Bevölkerung abgeben. Österreich hat seine Vorschriften an die strengen EU-Richtlinien angepasst.

25.1.2 Bundesministerium für Bildung, Wissenschaft und Kultur

Dem Bundesministerium für Bildung, Wissenschaft und Kultur obliegt die Zuständigkeit der universitären Ausbildung der Ärzte für Allgemeinmedizin und der Fachärzte. Außerdem untersteht diesem Ministerium die Bestellung der Ordinarii an den medizinischen Fakultäten der Universitätskliniken Wien, Graz und Innsbruck sowie die Kostenbeteiligung des Bundes an der Errichtung, Ausgestaltung und den Betrieb von Universitätskliniken.

25.1.3 Bundesministerium für Landesverteidigung und Bundesministerium für Justiz

Dieses Bundesministerium ist Betreiber von speziellen Krankenabteilungen bzw. Krankenanstalten (z.B. Heeresspitälern).

25.1.4 Länder und Gemeinden

In jeder Landesregierung gibt es eine eigene Abteilung für Gesundheit, an deren Spitze ein verbeamteter Arzt als Landessanitätsdirektor steht. Als beratendes Organ steht jedem Amt der Landesregierung ein Landessanitätsrat zur Seite. Jede Bezirksverwaltungsbehörde verfügt zusätzlich über eine Gesundheitsabteilung (Gesundheitsamt), die von einem Amtsarzt geleitet wird. Einige Angelegenheiten, wie etwa die der örtlichen Gesundheitspolizei, fallen in den Wirkungsbereichen der Gemeinden. Zum Teil bestehen auch Gemeindeverbände (Sanitätsdistrikte). In den Gemeinden sind die Gemeinde- bzw. Sprengelärzte als Fachorgane vorgesehen. Aufsichtsbehörden sind in diesem Bereich die Behörden der allgemeinen staatlichen Verwaltung.

Das Krankenanstaltengesetz (ÖKAP) des Bundes legt seit 1997 fest, dass jedes Land verpflichtet ist, die Krankenanstaltenpflege für anstaltsbedürftige Personen im eigenen Land sicherzustellen. Die Länder legen nach den Vorgaben des Krankenanstaltenplanes die Struktur der stationären Akutversorgung in quantitativer und qualitativer Hinsicht fest, dazu gehört seit 1997 auch der Großgeräteplan. Des Weiteren nehmen die Länder durch die Budgeterstellung bzw. durch die Genehmigung der Budgets Einfluss auf die Leistungsstruktur jedes einzelnen Krankenhauses.

Die Sozialhilfe (Fürsorge) obliegt den Ländern bzw. Gemeinden. Ein Rechtsanspruch auf Sozialhilfe besteht für Einzelpersonen, wenn weder eine Erwerbstätigkeit noch die Leistungen der Sozialversicherungen bzw. anderer Einrichtungen oder familiäres Vermögen hinreichend die materielle und soziale Sicherheit ermöglichen. Die Sozialhilfeleistungen umfassen Geldleistungen, Krankenhilfe, Pflegeleistungen und die Heim- bzw. Anstaltsunterbringung. In den einzelnen Bundesländern gibt es unterschiedliche Richtsätze für Geldleistungen. Zusätzlich haben die Länderverwaltungen einen großen Spielraum hinsichtlich der Anerkennung der Erfüllung der Anspruchsvoraussetzungen.

Auch der Bereich der Pflege obliegt den Ländern. Um bundeseinheitliche Bestimmungen für den Bereich der Pflegevorsorge zu gewährleisten, schlossen Bund und Länder eine Vereinbarung in Form eines Staatsvertrages ab. Unter anderem verpflichten sich die Länder, für einen dezentralen und flächendeckenden Ausbau der ambulanten, teilstationären (Tageszentren) und stationären Dienste unter Beachtung gewisser Mindeststandards zu sorgen.

25.1.5 Sozialversicherung

Das Sozialversicherungswesen stellt eine eigenständige Kompetenzmaterie dar, die in Gesetzgebung und Vollziehung Bundessache ist. Der Bund hat hier die Vollziehung den Sozialversicherungsträgern übertragen, die als Selbstverwaltungskörper geführt werden. Die Sozialversicherung besteht aus den Bereichen *Krankenversicherung, Pensionsversicherung und Unfallversicherung*. Die soziale Krankenversicherung ist als Pflichtversicherung organisiert. Die Sozialversicherungsträger erfassen mit Ausnahme kleiner Gruppen fast alle Erwerbstätigen und Pensionisten. Da sie sich auch auf Familienangehörige von Erwerbstätigen und freiwillig Versicherte erstreckt, sind 99% der Bevölkerung erfasst. Der Rest sind Personen in freiberuflicher Tätigkeit (z.B. Notare, Zivilingenieure).

Insgesamt existieren 20 Sozialversicherungsträger. Diese sind im Hauptverband der österreichischen Sozialversicherungsträger (Dachorganisation) zusammenge-schlossen. Die allgemeinen Interessen der Sozialversicherungsträger werden vom Hauptverband wahrgenommen und in gemeinsamen Angelegenheiten vertreten. Er ist zur Erstellung von verbindlichen Richtlinien, rechtspolitischen Vorschlägen, Gutachten und Stellungsnahmen berufen und schließt Gesamtverträge mit den Interessenvertretungen ab. Des Weiteren übernimmt der Hauptverband die Verwaltung der Versicherungsdaten, sowie das Erstellen von Statistiken.

Die Sozialversicherungsträger sind nach Berufsgruppen (Bergleute, Selbstständige der gewerblichen Wirtschaft, Bauern, Eisenbahnern, Beamten), Personengruppen (Arbeiter, Angestellte, Bauern, Beamte usw.) und/oder regional gegliedert.

Die soziale Krankenversicherung hat im Hinblick auf die Sicherstellung der primären Versorgung der Bevölkerung mir ärztlichen Leistungen einen Versorgungsauftrag. Innerhalb dieses Versorgungsauftrages nimmt sie auch Planungs- und Regulierungskompetenzen wahr. Mit den regionalen Standesvertretungen der Ärzteschaft werden jährlich über neue Vertragsstellen für niedergelassene Ärzte Leistungen und Tarife verhandelt.

Hauptsächlich erfolgt die primäre ärztliche Behandlung im Rahmen der Sozialversicherung durch so genannte „Vertragsärzte". Die Organisationsstruktur in den

Krankenversicherungen sieht in der Kontrollfunktion einen Chefarzt vor, um das Leistungsgeschehen in der primären Versorgung zu überwachen. Alle Leistungen deren Inanspruchnahme vertraglich nicht oder noch nicht festgelegt sind, unterliegen der Bewilligungspflicht der Chefärzte.

Des Weiteren greifen die Krankenkassen durch die Aufnahme von Arzneimitteln, Verbandstoffen, Heilnahrung usw. in das Heilmittelverzeichnis planend und regulierend in das Gesundheitswesen ein.

Seit 1998 dürfen auch die Zahnambulatorien der Krankenkassen unter gewissen Auflagen festsitzenden Zahnersatz (Zahnkronen) anfertigen und wirken dadurch preisregulierend für die freipraktizierenden Zahnärzte.

25.1.6 Berufsvertretungen

Die Österreichische Ärztekammer ist die Standesvertretung der Ärzte, die ihrer Organisationsstruktur nach eine Holding ist, deren Mitglieder die neun Länderkammern sind. Die Hauptaufgabe der regional organisierten Ärztekammern bestehen vor allem in der Mitsprache bei der Ärzteausbildung, bei der Vergabe von Kassenverträgen und in der Führung der „Ärztelisten", in der jene Ärzte gelistet sind, die zur selbstständigen Ausübung des Berufes berechtigt sind. Für jeden Arzt besteht die Pflichtmitgliedschaft. Die Landesärztekammern verhandeln mit den Krankenkassen über die Anzahl der Kassenverträge (Stellenplan) sowie über Leistungen und Honorare für eine bestimmte Periode. Ebenso gibt es eine Apothekerkammer, welche die Standesvertretung der Apotheker darstellt.

25.1.7 Gesetzliche Vertretungen

Hebammen sind in einer gesetzlichen Vertretung zusammengeschlossen (Österreichisches Hebammengremium). Die übrigen Gesundheitsberufe (Psychotherapeuten, Psychologen, medizinisch-technische Dienste, Physiotherapeuten, freiberufliche Krankenpfleger usw.) sind in freiwilligen Verbänden organisiert. Die Bedeutung der gesetzlichen Vertretungen liegt darin, Leistungsmengen und Honorierungen mit Hilfe von Gesamtverträgen mit den Krankenkassen bzw. mit dem Hauptverband der Sozialversicherungsträger festzulegen und auszuhandeln. Alle Beträge, die über diesen Sätzen liegen, müssen von den Patienten selbst aufgebracht werden.

25.1.8 Öffentliche Krankenanstalten

Die stationäre medizinische Versorgung der österreichischen Bevölkerung wird (Stand: Dezember 2000) von 321 Kliniken sichergestellt; davon sind 141 öffentliche

Krankenanstalten, mit insgesamt rund 70.300 Betten. Zusätzlich gibt es weitere 38 Kliniken, die ebenfalls gemeinnützig – d.h. nicht gewinnorientiert – arbeiten. 147 Krankenhäuser sind so genannte „Fondskrankenanstalten", die im wesentlichen den Bereich der öffentlichen und gemeinnützigen Akutkrankenanstalten (ohne Unfallkrankenhäuser) umfassen. Allgemein ist die österreichische Spitalslandschaft durch eine Vielzahl kleiner Krankenhäuser geprägt. Rund 68% der Spitäler hatten Ende 2000 weniger als 200 Betten und boten damit zusammen nur rund 29% aller Betten an. Seit 2001 erfolgt die stationäre Leistungserbringung nicht allein in Fachabteilungen, sondern auch in Departments, Fachschwerpunkten und ausgegliederten Tageskliniken. Damit soll die Versorgung in nur schwer erreichbaren Regionen mit geringer Besiedelungsdichte sichergestellt werden.

25.1.9. Private Krankenanstalten

In Österreich werden 33 Krankenanstalten von Privatpersonen bzw. Gesellschaften betrieben, die über etwa 4% des Gesamtbettenstandes verfügen. Hier handelt es sich vorwiegend um Sanatorien. Für diese gewinnorientierten Krankenanstalten gibt es kein Aufnahmegebot. Die Aufnahme richtet sich nach der Zahlungsbereitschaft bzw. nach dem Umfang des privaten Krankenversicherungsschutzes einzelner Patienten. Zwischen den Rechtsträgern von privaten Krankenanstalten und den Sozialversicherungsträgern besteht völlige Vertragsfreiheit. Die Bedeutung der privaten Krankenanstalten liegt darin, dass Patienten die Möglichkeit haben, von einem Arzt ihrer Wahl behandelt zu werden. Ärzte, die ihre Privatpatienten in Privatkrankenanstalten behandeln, gelten der Privatanstalt mit einem Teil des Honorars ab.

25.1.10 Private Krankenversicherung

Fast die gesamte Bevölkerung Österreichs ist durch die soziale Krankenversicherung erfasst. Die privaten Krankenversicherungsträger treten vor allem zur Abdeckung eines erhöhten Komforts in den Krankenanstalten (Sonderklasse) oder zur Finanzierung der Inanspruchnahme von Ärzten, die in keinem Vertragsverhältnis zum zuständigen Versicherungsträger stehen, auf. Darüber hinaus erhält der Versicherte, je nach Produkt, die Zahlung von Tagegeldern im Krankheitsfall oder die Übernahme von Kosten für komplementärmedizinische Behandlungsverfahren.

25.1.11 Wohlfahrtsorganisationen / Soziale Dienste / Selbsthilfegruppen

Der Bereich der Wohlfahrtsorganisationen, Sozialen Dienst und Selbsthilfegruppen ist durch eine große Heterogenität gekennzeichnet: eine Vielzahl von unterschiedlichsten Organisationen bietet Dienste für sozial benachteiligte Gesellschafts- bzw.

Randgruppen an. Neben öffentlichen Trägern wie Land und Gemeinde, bieten derzeit rund 2.300 kleinere Organisationen und 20 – teilweise bundesweit agierende – größere Organisationen soziale Dienste an (inkl. Hauskrankenpflege). Von der zuständigen Landesbehörde erfolgt eine Delegation der Aufgaben im Bereich der Notfallversorgung und der Versorgung mit sozialen Diensten an Wohlfahrtsverbände. Finanzierungsbasis der Wohlfahrtsverbände sind die Honorare für Transportleistungen, die von den Krankenversicherungsträgern aufgebracht werden, das allgemeine Steueraufkommen, Spenden und Kostenbeteiligung.

Das Österreichische Rote Kreuz (ÖRK) ist für die not- und rettungsärztliche Versorgung die wichtigste Organisation, da sie im Bereich der Rettungsdienste den höchsten Marktanteil hat. Des Weiteren ist das ÖRK der wichtigste Anbieter von Blutprodukten. Weitere Geschäftsfelder sind Soziale Dienste und Hauskrankenpflege.

Zirka 600 Selbsthilfegruppen bieten vor allem bei speziellen Gesundheitsproblemen Hilfestellungen an. Der Fonds „Gesundes Österreich" unterstützt mit seinem Projekt SIGS (Selbsthilfegruppen im Gesundheitsbereich) die Vernetzung der Selbsthilfegruppen und -organisationen in Österreich mit einer jährlichen Neuauflage des Verzeichnisses „Österreichische Selbsthilfegruppen im Gesundheitsbereich".

25.1.12 Finanzierung des Gesundheitssystems

In Österreich wird etwa die Hälfte der Gesundheitsaufgaben über Krankenversicherungsbeiträge finanziert. Ein Fünftel wird durch Steuereinnahmen aufgebracht. Darüber hinaus finanzieren die privaten Haushalte mehr als ein Viertel des Gesundheitssystems. Die Hälfte der privaten Gesundheitsausgaben wird für den Konsum von frei verkäuflichen pharmazeutischen Erzeugnissen (Vitamine, Fieberthermometer usw.) und für therapeutische Produkte, z.B. Brillen, verwendet. Etwas weniger wird für ärztliche und zahnärztlicher Dienste und für Dienstleistungen nicht-ärztlicher Gesundheitsberufe ausgegeben sowie für die freiwillige private Krankenversicherung.

Im primären Sektor sind *Selbstbehalte* (pro Krankenschein, mit bestimmten Ausnahmen wie z.B. bei Kindern), *Zuzahlungen* (für ärztliche Hilfe bei der Krankenversicherung der Beamten, der selbstständig Erwerbstätigen und der Eisenbahner 20%) und *Kostenbeteiligungen* (bei diversen zahnärztlichen und zahntechnischen Leistungen sowie bei Leistungen im Rahmen „Wahlarzt" und Leistungen von Wahl-Therapeuten aller Sparten) die wichtigsten Formen von privaten Ausgaben. Für jede auf Kosten der Krankenversicherung verschriebene Medikamentenpackung entsteht eine Rezeptgebühr, und seit 2001 ist auch eine Kostenbeteiligung pro Transportstrecke eines Krankentransportes in der Höhe von 2 Rezeptgebühren zu entrichten. Ausnahmen sind unter anderem schutzbedürftige Personen und solche, deren Einkommen eine festgelegte Untergrenze nicht überschreitet. Bei Heilbehelfen ist – je nach Versicherungsträger eine Selbstbeteiligung zwischen 10% und 20% zu entrichten.

Im stationären Sektor ist von aufgenommenen Patienten der allgemeinen Gebührenklasse ein *Kostenbeitrag* pro Tag, jedoch für höchstens 28 Tage im Jahr zu bezahlen (Ausnahmen sind z.B. schutzbedürftige Personen). Darüber hinaus wird ein allgemeiner *Kostenbeitrag* für Kur- und Rehabilitationsaufenthalte eingehoben.

25.1.13 Krankenversicherungsschutz

Die Zugehörigkeit zu einem sozialen Krankenversicherungsträger kann nicht frei gewählt werden. Somit ist jeder Bezieher einer Leistung aus der Arbeitslosenversicherung automatisch auch krankenversichert und hat vollen Anspruch auf Sach- und Geldleistungen und freiwillige Leistungen (z.B. Kuraufenthalte). Der Versicherungsschutz wird entweder infolge von einer Krankheit oder von krankheitsbedingter Arbeitsunfähigkeit sowie bei Mutterschaft und Gesundheitsvorsorgeleistungen wirksam.

Gesundheitsleistungen der sozialen Krankenversicherung umfassen:

- die ärztliche Versorgung im primären Sektor, einschließlich physiotherapeutische, ergotherapeutische und logopädische Behandlung sowie psychotherapeutische Behandlung,
- Heilmittel, Heilbehelfe und Hilfsmittel,
- Zahnbehandlung und Zahnersatz,
- Krankenhausversorgung,
- medizinische Hauskrankenpflege,
- Krankengeld,
- Mutterschaftsleistungen,
- medizinische Rehabilitation,
- Gesundheitsfestigung und Krankheitsverhütung (Kuren),
- Früherkennung von Krankheiten und Gesundheitsförderung (Mutter-Kind-Programm, Schulärztliche Versorgung, Jugendlichenuntersuchung bis zur Gesundenuntersuchung),
- Fahrtspesen und Transportkosten.

25.1.14 Pflegevorsorge

Mit dem Bundespflegegesetz sowie den neun weitgehend gleichartigen Landespflegegeldgesetzen gibt es ein abgestuftes, bedarfsorientiertes Pflegegeld, das unabhängig von Einkommen und Vermögen sowie der Ursache der Pflegebedürftigkeit ist. Das Pflegegeld muss bei Versicherungsträgern oder amtlichen Stellen beantragt werden. Es soll den Betroffenen ermöglichen, sich die notwendige Betreuung und Hilfe zu verschaffen und dadurch ein nach den persönlichen Bedürfnissen orientiertes Leben zu führen. Dieses Pflegegeld ist bei den ordentlichen Gerichten ein durchsetzbarer Rechtsanspruch und wird aus dem allgemeinen Steueraufkommen aufgebracht.

Für ambulante Dienstleistungen stehen Pflege- und Betreuungspersonen zur Verfügung, die überwiegend von Heimhelfern erbracht werden. Die zweitgrößte Berufsgruppe sind die gehobenen Gesundheits- und Krankenpflegedienste. Der Rest entfällt auf die Alten- und Pflegehelfer. Daneben gibt es teilstationäre Betreuungen in geriatrischen Tageszentren und natürlich die Heimplätze, von denen zur Zeit mehr Pflegeplätze als Wohnplätze geführt werden.

25.1.15 Finanzierungsströme im Gesundheitswesen

Zwischen *Bund, Ländern* und *Gemeinden* werden regelmäßig Finanzausgleichszahlungen geleistet. Aufgrund geltender Vereinbarungen mit dem Bund gibt es des Weiteren Mittel in Form eines Struktur- und Landesfonds. Der Sozialfond des Bundes bezahlt das Pflegegeld an die *Patienten*. Die Patienten zahlen an den Bund die Steuern

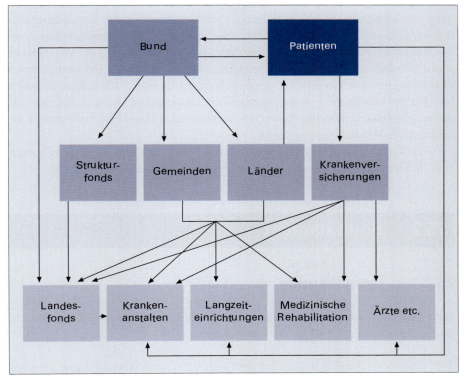

Abb. 1 - Finanzierungsströme

und an die *Krankenversicherungen* die Sozialversicherungsbeiträge. Zusätzlich müssen die Patienten an die Krankenanstalten Kostenbeiträge in Form von Tagesgeldern erstatten. Darüber hinaus müssen die Patienten bei *Arztbesuchen* und bei Aufenthalten in *Langzeiteinrichtungen* einen Selbstbehalt leisten, bzw. für die Zusatzzahlungen der *privaten Krankenversicherungen* aufkommen. Die Abgabe vom Strukturfonds an die *Landesfonds* erfolgt jährlich nach gesetzlichen Vorgaben.

Von den Gemeinden fließen indirekte Mittel an die *Landesfonds*, die vom Umsatzsteueraufkommen im betreffenden Jahr abhängen. Es gibt auch direkte Mittel der Gemeinden an die *Krankenanstalten*, wenn die Gemeinden selbst als *Träger von Krankenanstalten* auftreten. Außerdem zahlen die Gemeinden Zuschüsse an die und *medizinischen* und *Langzeitrehabilitationseinrichtungen*.

Die Länder zahlen an die *Patienten* das Pflegegeld. Zusätzlich stehen indirekte Mittel von den Ländern, abhängig vom Umsatzaufkommen im betreffenden Jahr, für die *Landesfonds* zur Verfügung. Es gibt auch direkte Mittel der Länder an die *Krankenanstalten*, wenn die Länder selbst als Träger von *Krankenanstalten* auftreten. Wie die Gemeinden zahlen die Länder Zuschüsse an die *medizinischen* und *Langzeitrehabilitationseinrichtungen*.

Die Sozialversicherungsträger selbst zahlen indirekte Mittel aufgrund der geltenden Vereinbarungen an die *Landesfonds*. Daneben gibt es Mittel der Sozialversicherung, die aufgrund von privatrechtlichen Verträgen direkt an die *Krankenanstalten* fließen. Schließlich erfolgt eine direkte Abrechnung bei *bestimmten Leistungen der Fondskrankenanstalten* mit den Sozialversicherungsträgern, wie z.B. Mutter-Kind-pass-Untersuchungen. Die Sozialversicherungsträger müssen an die *medizinischen Rehabilitationseinrichtungen* Zahlungen erbringen, die *eigene Einrichtungen* betreiben. Für die Leistungen von *Vertragspartnern des extramuralen Bereiches*, wie z.B. den niedergelassenen Ärzten, Apotheken, medizinischer Hauskrankenpflege usw. bezahlen die Sozialversicherungsträger.

Durch die Landesfonds erfolgt eine *leistungorientierte Krankenanstaltenfinanzierung*, bei Bedarf *Investitionsförderungen* und *Ausgleichsmittel*.

J. Pressl
C. Brandl

25.2 Sanitätsrecht

25.2.1 Grundbegriffe

Die verfassungsrechtlichen Grundlagen für die österreichischen Sanitätsvorschriften sind in den Kompetenzartikeln der Österreichischen Bundesverfassung zu finden.

– Bundessache ist grundsätzlich die Gesetzgebung und Vollziehung in allen Angelegenheiten des Gesundheitswesens (mit Ausnahme des Leichen- und Be-

stattungswesens, Gemeindesanitätsdienst- und Rettungswesens). Hinsichtlich der Heil- und Pflegeanstalten, des Kurortewesens und der natürlichen Heilvorkommen ist lediglich die sanitäre Aufsicht Bundessache.
– Grundsatzgesetzgebung ist Bundessache, Ausführungsgesetzgebung und Vollziehung ist Ländersache in Angelegenheiten der Heil- und Pflegeanstalten, des Kurortewesens und der natürlichen Heilvorkommen.
– Ländersache ist die Gesetzgebung und Vollziehung in Angelegenheiten des Leichen- und Bestattungswesens, des Gemeindesanitätsdienstes und des Rettungswesens (selbstständiger Wirkungsbereich der Länder).

Oberste Gesundheitsbehörde ist der zuständige Minister. Zur Erfüllung seiner Aufgaben steht ihm ein Ministerium zur Seite. Der Oberste Sanitätsrat fungiert als beratendes und begutachtendes Organ für Sanitätsangelegenheiten des Bundes, ist aber keine Behörde. Der Landeshauptmann als Sanitätsbehörde des Bundes in den Ländern gehört zur mittelbaren Bundesverwaltung. Der Landessanitätsrat ist beratendes und begutachtendes Organ des Landeshauptmanns für die ihm obliegenden Sanitätsangelegenheiten des Bundes in den Ländern und für die Landesregierung. Neben der mittelbaren Bundesverwaltung bestehen in den Ländern auch unmittelbare Bundesbehörden, wie z.B. die Landesinvalidenämter. Die Sanitätsbehörden des Landes sind für die dem Lande zur Vollziehung übertragenen Sanitätsaufgaben zuständig. Die Bezirksverwaltungsbehörden (Bezirkshauptmannschaften bzw. Magistrate) sind dazu berufen, Sanitätsangelegenheiten des Bundes und der Länder je nach gesetzlicher Regelung in erster Instanz zu besorgen. In fachlicher Hinsicht sind für diese Angelegenheiten eigene Gesundheitsämter unter der Leitung von Amtsärzten eingerichtet. Im Bereich der Gemeinde ist der Bürgermeister in gewissen Sanitätsangelegenheiten Behörde erster Instanz. Der Distriktsarzt ist das beratende Fachorgan des Bürgermeisters und des Gemeinderats.

25.2.2 Gesundheitsberufe

Zu den Gesundheitsberufen (Sanitätspersonen) gehören:

– Ärzte (Ärztegesetz),
– Pharmazeuten (Apothekengesetz),
– Dentisten (Dentistengesetz),
– Hebammen (Hebammengesetz),
– Krankenpflegefachdienste, medizinisch-technische Dienste und Sanitätshilfsdienste (Krankenpflegegesetz und MTD-Gesetz), unterteilt in
  - gehobenen Dienst für Gesundheits- und Krankenpflege,
  - Kinder- und Jugendkrankenpflege,
  - psychiatrische Gesundheits- und Krankenpflege,

- Psychologen (Psychologengesetz),
- Psychotherapeuten (Psychotherapeutengesetz),
- Sanitäter (Sanitätergesetz, vgl. Kap. 26.6).

Die Sanitätshilfsdienste bestehen aus folgenden Fachrichtungen, die jede für sich einen eigenen Sanitätshilfsdienstberuf darstellen:

- Sanitäter (bis 30.6.2002 Sanitätsgehilfen),
- Pflegehelfer (bis 31.12.1995 Stationsgehilfen),
- Operationsgehilfen,
- Laborgehilfen,
- Prosekturgehilfen,
- Ordinationsgehilfen,
- Heilbadegehilfen,
- Heilbademeister und Heilmasseur,
- Ergotherapiegehilfen,
- Desinfektionsgehilfen.

Der gehobene medizinisch-technische Dienst (MTD-Gesetz) gliedert sich in sieben verschiedene Dienste:

- physiotherapeutischer Dienst,
- medizinisch-technischer Laboratoriumsdienst,
- radiologisch-technischer Dienst,
- Diätdienst und ernährungsmedizinischer Beratungsdienst,
- ergotherapeutischer Dienst,
- logopädisch-phoniatrisch-audiologischer Dienst,
- orthoptischer Dienst.

25.2.3 Krankenanstalten

Unter Krankenanstalten (Heil- und Pflegeanstalten) versteht man Einrichtungen, die:

- zur Feststellung des Gesundheitszustands durch Untersuchung,
- zur Vornahme operativer Eingriffe,
- zur Vorbeugung, Besserung und Heilung von Krankheiten durch Behandlung,
- zur Entbindung sowie
- zur ärztlichen Betreuung und besonderen Pflege von chronisch Kranken

bestimmt sind. Anstalten zur Unterbringung von geisteskranken, süchtigen und unzurechnungsfähigen Rechtsbrechern, Einrichtungen des betriebsärztlichen Dienstes nach dem ArbeitnehmerInnenschutzgesetz, Erste-Hilfe-Einrichtungen in Betrieben sowie Kuranstalten nach dem Heilvorkommen- und Kurortegesetz gelten nicht als Krankenanstalten.

Je nach dem Zweck, den eine Krankenanstalt zu erfüllen hat, gibt es verschiedene Typen von Krankenanstalten:

- *Allgemeine Krankenanstalten* sind Krankenanstalten für Personen ohne Unterschied des Geschlechts, des Alters oder der Art der ärztlichen Betreuung (z.B. Landeskrankenhäuser).
- *Sonderkrankenanstalten* sind Krankenanstalten für die Untersuchung und Behandlung bestimmter Krankheiten (oder von Personen bestimmter Altersstufen oder für bestimmte Zwecke).
- *Heime für Genesende* sind Krankenanstalten für Genesende, die ärztlicher Behandlung und besonderer Pflege bedürfen.
- *Pflegeanstalten für chronisch Kranke* sind Krankenanstalten für chronisch Kranke, die ärztlicher Betreuung und besonderer Pflege bedürfen.
- *Gebäranstalten und Entbindungsheime.*
- *Sanatorien* sind Krankenanstalten, die durch eine besondere Ausstattung höheren Ansprüchen hinsichtlich Verpflegung und Unterbringung entsprechen. Die ärztliche Behandlung kann von Ärzten nach eigener Wahl vorgenommen werden.
- *Selbstständige Ambulatorien* sind organisatorisch selbstständige Einrichtungen, die der Untersuchung oder Behandlung von Personen dienen, die keine stationäre Aufnahme erfordern.

Der ärztliche Dienst darf in einer Krankenanstalt nur durch Ärzte ausgeübt werden, die nach dem Ärztegesetz zur Berufsausübung berechtigt sind. Für jede Krankenanstalt muss ein fachlich geeigneter Arzt als verantwortlicher Leiter des ärztlichen Dienstes bestellt werden, dieser ist ebenfalls verantwortlich für die Behandlung und Pflege der in der Anstalt befindlichen Patienten.

Nach ihren Rechten und Pflichten werden die Krankenanstalten eingeteilt in Krankenanstalten mit Öffentlichkeitsrecht (von der Landesregierung verliehen) und private Krankenanstalten (gemeinnützige oder nicht gemeinnützige). In öffentlichen Krankenanstalten kann neben der allgemeinen Gebührenklasse mit Bewilligung der Landesregierung eine Sonderklasse errichtet werden, wenn die Einrichtungen der Krankenanstalt die Errichtung einer solchen Sonderklasse ermöglichen und eine ausreichende Zahl der Betten der allgemeinen Gebührenklasse für anstaltsbedürftige Personen, insbesondere für unabweisbare Kranke, vorhanden ist. In der ärztlichen Behandlung und in der Pflege darf jedoch kein Unterschied gemacht werden. Ist die Aufnahme einer unabweisbaren Person in die allgemeine Gebührenklasse wegen Platzmangels nicht möglich, hat sie die Krankenanstalt ohne Verrechnung von Mehrkosten so lange in einem Krankenzimmer der Sonderklasse unterzubringen, bis der Platzmangel in der allgemeinen Gebührenklasse behoben ist und der Zustand des Patienten die Verlegung zulässt.

25.2.4 Organentnahme

Die Entnahme von Organen oder Organteilen ist grundsätzlich zulässig, um durch Transplantationen anderes Leben zu retten bzw. Gesundheit wiederherzustellen. Unzulässig ist eine Entnahme nur dann, wenn eine Erklärung vorliegt, mit der der Verstorbene oder vor dessen Tod sein gesetzlicher Vertreter (z.B. bei Kindern) eine Organspende ausdrücklich abgelehnt hat. Die Organentnahme darf erst durchgeführt werden, wenn ein befugter Arzt den Tod festgestellt hat. Dieser Arzt darf weder die Organentnahme noch die Transplantation durchführen. Die Entnahme darf nur an öffentlichen bzw. gemeinnützigen Krankenanstalten durchgeführt werden. Voraussetzung ist der eingetretene irreversible Gehirntod. Organe bzw. Organteile dürfen nicht Gegenstand von auf Gewinn ausgerichteten Rechtsgeschäften sein. Die Organentnahme darf zu keiner die Pietät verletzenden Verunstaltung der Leiche führen.

25.2.5 Übertragbare Krankheiten

Eine Anzeigepflicht nach dem Epidemiegesetz kann aufgrund von verschiedenen Voraussetzungen bestehen (die meldepflichtigen Krankheiten sind im Kapitel 11.14 aufgezählt):

- bei Erkrankungen und Tod auf alle im Epidemiegesetz angeführten Krankheiten (nach Feststellung der Krankheit)
- bei Verdacht einer solchen Krankheit nur auf einen Teil der genannten Krankheiten
- bei Bazillenausscheidern (bakteriologische Lebensmittelvergiftung, Paratyphus, übertragbare Ruhr oder Typhus)
- bei Mumps, Röteln und Schafblattern nur bei Gefahr der Verbreitung (relative Anzeigepflicht).

Die Anzeige hat binnen 24 Stunden an die Bezirksverwaltungsbehörde (Amtsarzt) zu erfolgen. Durch den jeweiligen Amtsarzt bzw. Distriktsarzt sind Erhebungen über das Auftreten einer anzeigepflichtigen Krankheit durchzuführen. Sanitätsbehördliche Verfügungen werden durch Bescheid der jeweiligen Bezirksverwaltungsbehörde erlassen.

Im *Tuberkulosegesetz* werden Bekämpfungsmaßnahmen bzw. vorbeugende Maßnahmen gegen Tuberkulose geregelt. Es besteht absolute Anzeigepflicht innerhalb von drei Tagen an die Bezirksverwaltungsbehörde.

Nach dem *Geschlechtskrankheitengesetz* gelten als Geschlechtskrankheiten Tripper, Syphilis, weicher Schanker und Lymphogranuloma inguinale, es besteht die relative Anzeigepflicht.

Nach dem *AIDS-Gesetz* sind alle Erkrankungen an AIDS und jeder Todesfall meldepflichtig, sofern zum Todeszeitpunkt eine Erkrankung an AIDS bestanden hat. Zur

Meldung sind der ärztliche Leiter der Krankenanstalt, der Totenbeschauer oder Prosektor verpflichtet. Jeder Amtsarzt ist verpflichtet, anlässlich der Untersuchung von Prostituierten nach dem Geschlechtskrankheitengesetz mindestens in Abständen von drei Monaten eine Untersuchung auf einen Kontakt mit dem AIDS-Virus vorzunehmen und diese Personen über Verhaltensregeln zu belehren.

Das *Bazillenausscheidergesetz* betrifft alle jene Beschäftigten, die mit der Erzeugung, Herstellung und Abgabe von Lebensmitteln befasst sind. Ausgenommen ist nur der familiäre Bereich. Das Gesetz bezieht sich auf Typhus, Paratyphus, übertragbare Ruhr und bakterielle Lebensmittelvergiftungen. Eine Beschäftigung von Personen in den betroffenen Berufszweigen ist nur dann zulässig, wenn diese bei Antritt der Tätigkeit ein amtsärztliches Zeugnis vorlegen (Bazillenausscheiderzeugnis).

25.2.6 Besondere Bestimmungen über den Giftverkehr

Gifte sind Stoffe, die sehr giftig, giftig oder mindergiftig sind, und Zubereitungen, die einen oder mehrerer solcher Stoffe enthalten. Sie unterstehen einer besonderen Regelung. Gifte sind durch Verordnung des Gesundheitsministers in einer Giftliste zu bezeichnen, wobei diese Liste nach Stoffen zu führen ist und bei jedem Stoff zumindest seine Gefährlichkeitsmerkmale anzugeben sind. Ein Giftbezugsschein berechtigt zu einem einmaligen Bezug einer bestimmten Menge eines oder mehrerer Gifte. Die Giftbezugslizenz erlaubt den mehrmaligen Bezug einer unbestimmten Menge eines oder mehrerer Gifte während eines bestimmten Zeitraums. Giftbezugsbewilligungen sind von der Bezirksverwaltungsbehörde auszustellen.

25.2.7 Suchtmittelgesetz

Suchtmittel sind Suchtgifte, psychotrope Stoffe und Vorläuferstoffe. Die Substanzen selbst werden durch internationale Abkommen und Konventionen benannt bzw. über den Verordnungsweg bestimmt. Suchtmittel dürfen nur für medizinische, veterinärmedizinische oder wissenschaftliche Zwecke erzeugt, verarbeitet, erworben oder weitergegeben werden. Die Abgabe von Suchtgiften und psychotropen Substanzen darf nur erfolgen:

- durch Apotheken an andere Apotheken
- gegen Verschreibung an Krankenanstalten, Ärzte, Tierärzte und Dentisten für den Berufsbedarf
- an Personen, denen solche Arzneien verschrieben wurden.

C. Brandl

25.3 Arbeitsrecht

25.3.1 Allgemeines

Das Arbeitsrecht bildet die Gesamtheit der Normen, die die Vertragsbeziehungen zwischen Arbeitnehmer und Arbeitgeber regeln. Das Arbeitsverhältnis (Dienstverhältnis) ist ein Rechtsverhältnis (Schuldverhältnis), das die Leistung abhängiger, fremdbestimmter Arbeit zum Inhalt hat und durch Arbeitsvertrag begründet wird. Das Arbeitsverhältnis hat im Gegensatz zu anderen Schuldverhältnissen einen stärkeren personalen Einschlag, der es in besonderer Weise prägt und den Vertragsparteien besondere Pflichten auferlegt. Treuepflicht des Arbeitnehmers und Fürsorgepflicht des Arbeitgebers bringen dies zum Ausdruck. Wesentliches Merkmal des Arbeitsverhältnisses bilden die persönliche und wirtschaftliche Abhängigkeit des Dienstnehmers.

Grundsätzlich besteht für den Arbeitnehmer persönliche Arbeitspflicht. Das Wesen des Arbeitsverhältnisses ist von der zweiseitigen persönlichen Arbeitnehmer-Arbeitgeber-Beziehung geprägt, so dass eine Vertretung durch einen Dritten nur in Ausnahmefällen in Betracht kommen wird. So beziehen sich Weisungen des Bestellers im Rahmen eines Werkvertrages auf die Sache, die Weisungen des Arbeitgebers im Rahmen eines Arbeitsvertrages (Arbeitverhältnis) unmittelbar auf die Person. Keine entscheidenden Merkmale des Arbeitsverhältnisses sind die Entgeltlichkeit der Arbeitsleistung (in heutiger Zeit echte Rarität), die Bezeichnung des Vertrages als Dienstvertrag (wesentlich ist allein der Vertragsinhalt!) und die Anmeldung zur Sozialversicherung (nur als Indiz zu werten).

In diesem Sinn sind folgende für ein Arbeitsverhältnis charakteristischen Merkmale anzuführen:

– Persönliche Arbeitspflicht unter Leitung und Führung des Dienstgebers mit dessen Arbeitsmitteln/Betriebsmittel;
– Fremdbestimmung der Arbeit; der wirtschaftliche Erfolg kommt dem Arbeitgeber zugute;
– Zeitliches Verpflichtungsverhältnis zwischen Arbeitnehmer und Arbeitgeber;
– Persönliche Fürsorge- und Treuepflicht;
– Einordnung des Arbeitnehmers in das Organisationsgefüge des Betriebs.

Keineswegs kann erst dann von einem Arbeitsverhältnis gesprochen werden, wenn sämtliche Merkmale vorhanden sind. Es kommt vielmehr auf das Überwiegen der wesentlichen Merkmale unter Berücksichtigung der konkreten Ausgestaltung an.

Tritt der Arbeitsvertrag in das Erfüllungsstadium, muss der Arbeitnehmer seiner Arbeitspflicht nachkommen. Er hat die Arbeit grundsätzlich persönlich, überdies vertragsgemäß bzw. ortsüblich oder angemessen und den Weisungen des Arbeitgebers entsprechend zu verrichten.

25.3.2 Rechtliche Grundlagen

Das Arbeitsrecht wurzelt im Zivilrecht und zählt zu den Sonderprivatrechten. Daher finden neben den speziellen Normen des Arbeitsrechts auch Bestimmungen des allgemeinen Zivilrechts Anwendung. Wesentlich ist hierbei jedoch, dass die speziellere Norm, die für das Arbeitsrecht zurecht gelegt ist, der allgemeinen Norm als der Regelung des allgemeinen Zivilrecht vorgeht.

An dieser Stelle sei auch auf die vermehrt auftretenden und immer wichtiger werdenden Regelungen und Normen (Verordnungen und Richtlinien) des Gemeinschaftsrechtes hingewiesen, die Anwendungsvorrang gegenüber nationalen Normen genießen.

25.3.3 Arten von Arbeitnehmern

Entsprechend der Einteilung der Rechtsordnung unterscheidet man zwischen Arbeitnehmern im Bereich des öffentlichen und des privaten Rechts. Der öffentlichrechtliche Arbeitsrechtsbereich ist das Dienstrecht der Beamten, welche eigenen Bestimmungen unterliegen. Beamte werden grundsätzlich durch einen Hoheitsakt ernannt (Bescheid). Dienstgeber kann nur eine (territoriale) Gebietskörperschaft (Bund, Land, Gemeinde) oder eine Körperschaft öffentlichen Rechts sein, welche einer dieser Gebietskörperschaften nachgeordnet ist. Beamte unterliegen den Weisungen ihrer Vorgesetzten und für sie gelten eigene, speziell für zugeschnittene Bestimmungen.

Im Bereich des Privatrechts ist der Arbeitnehmerbegriff kein einheitlicher. Eine Kategorisierung der Arbeitnehmer ist primär durch die gesetzlichen Bestimmungen vorgegeben.

- Unter Angestellten sind jene Arbeitnehmer zu verstehen, die im Geschäftsbetrieb eines Kaufmanns vorwiegend zur Leistung kaufmännischer oder höherer nicht kaufmännischer Dienste oder zu Kanzleiarbeit angestellt sind oder in anderen Unternehmungen unter gleichen Voraussetzungen tätig sind.
- Die Gewerbeordnung (GewO) verwendet die Begriffe „Hilfsarbeiter/Gewerbearbeiter" für all jenen Personen, die bei Gewerbeunternehmungen in regelmäßiger Beschäftigung stehen, und unterteilt diesen Personenkreis in Gehilfen, Arbeiter sowie Lehrlinge. Innerhalb der gewerblichen Arbeiter gibt es spezielle Arbeitnehmergruppen, die sich durch die Sondergesetzgebung in ihrer Rechtsstellung unterscheiden.

- Das Berufsausbildungsgesetz bezeichnet Lehrlinge als Personen, die auf Grund eines Lehrvertrages zur Erlernung eines in der Lehrberufsliste angeführten Lehrberufs bei einem Lehrberechtigten fachlich ausgebildet und im Rahmen dieser Ausbildung verwendet werden. Ausbildung und Verwendung werden durch den Lehrvertrag begründet und geregelt, der schriftlich von den Erziehungsberechtigten abzuschließen ist.
- Eine besondere Rechtsstellung kommt den Mitgliedern der betrieblichen Belegschaftsorgane zu. Das ArbVG (Arbeitsverfassungsgesetz) trifft in den §§ 115 bis 122 die entsprechenden Regelungen.

25.3.4 Arbeitsvertrag und Werkvertrag

Im Arbeitsvertrag verpflichtet sich jemand einem anderen gegenüber auf bestimmte oder unbestimmte Zeit zur Arbeitsleistung. Der Dienstnehmer schuldet Arbeit, aber keinen Erfolg! Der Dienstgeber bestimmt das Verhalten des Leistenden, der regelmäßig in das Unternehmen des Leistungsempfängers eingegliedert wird. In der Regel werden Arbeitsverhältnisse auf unbestimmte Zeit abgeschlossen. Wird jedoch bei Abschluss des Arbeitsvertrages eine zeitliche Befristung festgelegt, so spricht man von einem befristeten Arbeitsverhältnis. Was die zeitliche Dauer der Befristung betrifft, so kann diese kalendermäßig fixiert sein oder an ein bestimmtes Ereignis anknüpfen, dessen Eintritt zum Zeitpunkt der Vereinbarung feststeht (in jedem Fall muss der Endzeitpunkt objektiv feststellbar sein). Entscheidendes Charakteristikum der befristeten Arbeitsverhältnisse ist die Tatsache, dass sie automatisch mit Ablauf der Befristung enden, ohne dass es einer Kündigung bedarf. Da in der Praxis befristete Arbeitsverhältnisse eher für kurze Zeit abgeschlossen werden, können sich für den Arbeitnehmer vereinzelte weitere Nachteile bei jenen Ansprüchen ergeben, die sich an der Dauer des Arbeitsverhältnisses orientieren und bei denen eine Anrechnung von Vordienstzeiten nicht vorgesehen ist (z.B. Entgeltfortzahlung bei Krankheit).

Für den Abschluss von Dienstverträgen ist keine Form vorgeschrieben; es gilt der Grundsatz der Formfreiheit. Hingegen ist die Gestaltungsfreiheit der Vertragspartner eingeschränkt, da zum Schutz des Arbeitnehmers gesetzliche Vorschriften bestehen, die zu seinem Nachteil nicht abgeändert werden können. Außerdem sehen die zwischen Arbeitgeber- und Arbeitnehmerverbänden ausgehandelten und vereinbarten Kollektivverträge zwingende Minimalerfordernisse vor.

Eine Unterscheidung zwischen Arbeits- und Werkvertrag wird bereits durch § 1151 ABGB (Allgemeines Bürgerliches Gesetzbuch) getroffen, wonach ein Dienstvertrag dann entsteht, wenn jemand auf gewisse Zeit zur Dienstleistung für einen anderen verpflichtet wird; ein Werkvertrag hingegen, wenn jemand die Herstellung eines Werkes gegen Entgelt übernimmt. Im Rahmen des Arbeitsvertrages wird die Dienstleistung an sich entlohnt, während im Rahmen des Werkvertrages das Ergebnis der Tätigkeit bezahlt wird. Im Gegensatz zum Dienstvertrag kommt es beim Werkvertrag auf das Ergebnis der Dienstleistung an. Geschuldet wird das Werk oder ein bestimmter Erfolg! Hierbei geht hervor, dass der Werkvertrag den Zielschuldverhältnissen zuzuordnen ist und kein Arbeitsvertrag ist. Die Fertigstellung des vereinbarten Werkes oder der Eintritt des Erfolges bewirkt automatisch die Beendigung des Rechtsverhältnisses. Dienstverträge hingegen werden den Dauerschuldverhältnissen zugeordnet, die nicht mit der Erfüllung erlöschen, sondern für die – während der vertraglichen Dauer – die Leistungspflicht ständig neu entsteht bis das Rechtsverhältnis als solches beendet wird.

Das Unternehmerrisiko träg im Falle des Werkvertrages der die Arbeit Leistende, während es beim Dienstverhältnis keinesfalls dem Dienstnehmer auferlegt werden darf. Die Tätigkeit der aus dem Werkvertrag verpflichteten Person unterscheidet sich von jener eines Arbeitnehmers eben dadurch, dass es sich weitgehendem Maße um eine selbstständige Arbeit handelt, die unter eigener Verantwortung durchzuführen ist. Beim Werkvertrag gelten somit nicht die arbeitsrechtlichen Schutzbestimmungen!

25.3.5 Der Dienstzettel

Beim so genannten Dienstzettel handelt sich um eine schriftliche Aufzeichnung über die wesentlichsten Rechte und Pflichten (Beginn des Dienstverhältnisses, Dauer, Gehalt, Urlaub, Dienstort, Kündigungsbestimmungen) aus dem Arbeitsvertrag, der dem Arbeitnehmer unverzüglich nach Beginn des Arbeitsverhältnisses bzw. bei Abschluss des Arbeitsvertrages auszuhändigen ist. Auch jede Änderung der im Dienstzettel aufzuzeichnenden Rechte und Pflichten sind den Dienstnehmer unverzüglich schriftlich mitzuteilen. Der Dienstzettel ist jedoch kein Vertrag.

25.3.6 Arbeitsverhältnis auf Probe

Will sich ein Arbeitgeber von der Eignung eines Arbeitnehmers für die ihm zugedachte Position überzeugen, so wird er in der Regel eine Probezeit vereinbaren. Ein Probezeitarbeitsverhältnis kann von jedem Vertragsteil ohne Einhaltung von Fristen und Terminen und ohne Vorliegen von Gründen gelöst werden. Der Probezeitraum kann nicht beliebig lang festgelegt werden, sondern ist im Allgemeinem mit einem Monat limitiert. Die Probezeit kann grundsätzlich nur am Beginn eines Arbeitsverhältnisses vereinbart werden.

25.3.7 Der Kollektivvertrag

Kollektivverträge sind schriftliche Vereinbarungen zwischen kollektiv vertragsfähigen Körperschaften der Arbeitnehmer und Arbeitgeber im Bereich einer bestimmten

Branche. Der Kollektivvertrag kann zu den typischen Merkmalen der sozialen Marktwirtschaft gezählt werden. Gesamtwirtschaftlich gesehen schafft der Kollektivvertrag durch die Festlegung von Mindestbedingungen einen genügend großen Spielraum, um konjunkturelle Anpassungen durchzuführen. Der Kollektivvertrag bildet somit einen überbetrieblichen Interessensausgleich zwischen Arbeitnehmer und Arbeitgeber. Nach überwiegender Auffassung kommt der Kollektivvertrag als privatrechtlicher Vertrag zustande und wird üblicherweise in einen schuldrechtlichen und in einen normativen Teil getrennt. Kollektivverträge müssen nach ihrem Abschluss durch das Bundesministerium für Arbeit und Wirtschaft innerhalb einer Woche im Amtsblatt der Wiener Zeitung kundgemacht werden. Fehlt es an der ordnungsgemäßen Kundmachung, so kann der Kollektivvertrag seine unmittelbare Rechtsverbindlichkeit nicht entfalten. Um den Arbeitnehmern einen leichteren Zugang zu den Kollektivvertrag zu ermöglichen, ist die Auslegung des Kollektivvertrags im Betrieb in einem für alle Arbeitnehmer zugänglichen Raum vorgeschrieben.

Die Inhalte von Kollektivverträgen wirken wie eine Gesetzesnorm direkt auf den individuellen Arbeitsvertrag bezogen auf die Branche. Sie werden dadurch Bestandteil des Arbeitsvertrages und sind unabdingbar. Gem. § 2 Abs 2 ArbVG (Arbeitsverfassungsgesetz) können folgende Angelegenheiten Regelungsinhalte eines Kollektivvertrag sein:

- Rechtsbeziehungen zwischen den Kollektivvertragsparteien,
- gegenseitige aus dem Arbeitsverhältnis entspringende Rechte und Pflichten der Arbeitgeber und Arbeitnehmer,
- Änderungen kollektivvertraglicher Rechtsansprüche der aus dem Arbeitsverhältnis ausgeschiedenen Arbeitnehmern, so genannte Sozialpläne,
- gemeinsame Einrichtungen der Kollektivvertragsparteien,
- Angelegenheiten, die durch Gesetz dem Kollektivvertrag übertragen werden.

Bestimmungen aus Kollektivverträgen, die nicht die Rechtsbeziehungen zwischen den Kollektivvertragsparteien regeln, sind für die durch den räumlichen, fachlichen und persönlichen Geltungsbereich erfassten Arbeitsverhältnisse unmittelbar rechtsverbindlich.

25.3.8 Entgelt

Die Arten des Entgeltes sind von verschiedenen Aspekten, wie Zeit, der Intensität der Leistung, dem besonderem Zweck oder dem unmittelbaren Konsum, bestimmt. Das Entgelt ist dem Gesetz, dem Kollektivvertrag oder der Vereinbarung gemäß zu entrichten. Die Fälligkeit des Entgelts ist in der Regel den Dispositionen der Parteien überlassen. Irrtümlich geleistete Zahlungen müssen nicht zurückerstattet werden, wenn der Arbeitnehmer diese im guten Glauben empfangen und verbraucht hat.

25.3.9 Arbeitszeit

Die Vorschriften über die Arbeitszeit finden sich in erster Linie im Arbeitszeitgesetz (AZG) und im Arbeitsruhegesetz. Beide Gesetze sehen Sonderbestimmungen für gewisse Arbeitnehmergruppen von. Neben den gesetzlichen Bestimmungen kommt vor allem dem Kollektivvertrag und der Betriebsvereinbarung erhebliche Bedeutung bei der Regelung der Arbeitszeit zu.

Arbeitszeit ist jene Zeit vom Beginn bis zum Ende der Arbeit ohne die Ruhepausen. Wegzeiten, die der Arbeitnehmer für den Weg von der Wohnstätte zur Arbeitsstätte und zurück benötigt, zählen nicht zur Arbeitszeit. Unter Tagesarbeitszeit ist die Arbeitszeit innerhalb eines ununterbrochenen Zeitraums von 24 Stunden zu verstehen, wobei dieser nicht mit dem Kalendertag übereinstimmen muss, sondern mit Beginn der Arbeit zu laufen beginnt. Unter Wochenarbeitszeit versteht man die Arbeitszeit innerhalb des Zeitraums von Montag bis einschließlich Sonntag. Die Normalarbeitszeit setzt sich aus zwei Komponenten zusammen, nämlich dem Ausmaß der täglichen (grundsätzlich acht Stunden) und dem Ausmaß der wöchentlichen (grundsätzlich 40 Stunden) Arbeitszeit.

Das AZG (Arbeitszeitgesetz) geht bei der Verteilung der Normalarbeitszeit von einer 40 Stunden-Woche und einem Achtstundentag aus, zugleich sieht es aber eine Reihe von Möglichkeiten einer anderen Verteilung der Normalarbeitszeit vor. Jedoch sind die vorgesehenen Höchstgrenzen der Arbeitszeit zu beachten, wonach die Tagesarbeitszeit grundsätzlich zehn Stunden und die Wochenarbeitszeit grundsätzlich 50 Stunden nicht überschreiten darf. Eine Überschreitung dieser Höchstgrenzen ist nur nach Maßgabe besonderer Bestimmungen zulässig.

25.3.9.1 Überstunden

Überstundenarbeit liegt vor, wenn entweder die Grenzen der zulässigen wöchentlichen Normalarbeitszeit oder die tägliche Normalarbeitszeit überschritten wird. Eine Arbeit an Feiertagen muss nicht unbedingt Überstundenarbeit sein. Auch die Arbeit an Feiertagen ist erst dann als Überstundenarbeit zu beurteilen, wenn sie hinsichtlich ihrer Dauer über das Maß der täglichen und wöchentlichen Normalarbeitszeit hinausgeht. Das AZG (Arbeitszeitgesetz) erlaubt Überstunden in erster Linie bei Vorliegen eines erhöhten Arbeitsbedarfs.

25.3.10 Urlaub

Der Urlaub sollte periodisch konsumiert werden, damit der Erholungszweck verwirklicht werden kann. Der Urlaub verjährt nach Ablauf von zwei Jahren nach dem Ende des Urlaubsjahres, in dem er entstanden ist. Auf den Urlaub als unabdingbaren

Anspruch kann während des aufrechten Dienstverhältnisses nicht verzichtet werden. Eine Ablöse des Erholungsurlaubs in Geld ist kein Urlaub im Rechtssinn; diesbezügliche Vereinbarungen sind rechtsunwirksam. Wohl kennt das Gesetz selbst Geldansprüche, die zu leisten sind, wenn eine Naturalkonsumation nicht möglich oder unzumutbar ist – nämlich die Urlaubsersatzleistung – doch kommt diese nur bei Beendigung des Arbeitsverhältnisses in Betracht.

25.3.10.1 Urlaubsverbrauch

Der konkrete Urlaubstermin ist Gegenstand einer Einzelvereinbarung, die auch schlüssig zustande kommen kann. Hierbei sind die Erfordernisse des Betriebs einerseits und die Erholungsmöglichkeiten des Arbeitnehmers andererseits abzuwägen. Wurde der Urlaub einmal vereinbart, kann grundsätzlich weder der Arbeitnehmer noch der Arbeitgeber diese Vereinbarung einseitig widerrufen. Weder Kollektivverträge noch Betriebsvereinbarungen sind ermächtigt, so genannte Betriebsurlaube oder Urlaubssperren festzulegen, jedoch können diese allgemeine Grundsätze über den Verbrauch des Urlaubs beinhalten.

25.3.10.2 Urlaub und Dienstverhinderung

Urlaub und Dienstverhinderung sind zwei verschiedene entgeltbegründende Tatbestände. Für Zeiten, während denen ein Arbeiter durch Krankheit oder Unglücksfall, durch Kur- und Erholungsaufenthalte, Aufenthalte in Heil- und Pflegeanstalten und Rehabilitationszentren, die vom zuständigen Sozialversicherungsträger gewilligt und bezahlt werden, an der Arbeitsleistung verhindert ist, darf ein Urlaub nicht vereinbart werden. Das gleiche gilt für Zeiten, in denen der Arbeitnehmer Anspruch auf Pflegefreistellung hat oder aus anderen wichtigen, seine Person betreffenden Gründen an der Dienstleistung verhindert ist.

25.3.11 Beendigung von Arbeitsverhältnissen

In der überwiegenden Anzahl der Fälle wird ein Arbeitsverhältnis auf unbestimmte Zeit abgeschlossen. Das Dienstverhältnis dauert so lange an, bis es durch eine einseitige Willenserklärung eines Vertragspartners oder durch einvernehmliche Auflösung beider Vertragspartner beendet wird. Der Tod des Dienstgebers, der Übergang des Unternehmens oder die Stilllegung des Betriebs des Arbeitgebers beendet das Arbeitsverhältnis regelmäßig nicht. Der Tod des Dienstnehmers beendet das Arbeitsverhältnis.

Die typische Beendigung im Falle des Dienstverhältnisses auf unbestimmte Zeit ist die Kündigung, die vom Arbeitgeber oder vom Arbeitnehmer ausgesprochen werden kann. Erfolgt die vorzeitige Lösung aus wichtigem Grund durch den Arbeitgeber, wird sie als Entlassung bezeichnet, erfolgt sie durch den Arbeitnehmer, handelt es sich um einen vorzeitigen Austritt.

Im Gegensatz zu den Dienstverhältnissen auf unbestimmte Zeit wird im Falle eines befristeten Arbeitsverhältnisses bereits bei Abschluss des Arbeitsvertrages eine zeitliche Begrenzung festgelegt. Eine besonders leichte Auflösungsmöglichkeit sieht das Arbeitsrecht im Rahmen der Arbeitsverhältnisse auf Probe und der Arbeitsverhältnisse für vorübergehenden Bedarf vor. Die Auflösung derartiger Arbeitsverhältnisse, die ausdrücklich vereinbart werden müssen, wird insofern erleichtert, als dass weder Kündigungstermine noch Kündigungsfristen eingehalten werden müssen. Ein Dienstverhältnis auf Probe kann im Allgemeinen nur für die Höchstdauer eines Monats vereinbart und während dieser Zeit von jedem Vertragspartner jederzeit gelöst werden.

25.3.11.1 Kündigungsfrist

Zwischen dem Ausspruch der Kündigung und der tatsächlichen Beendigung des Arbeitsverhältnisses liegt üblicherweise ein Zeitraum, der als Kündigungsfrist bezeichnet wird. Für Angestellte nimmt § 20 AngG. (Angestelltengesetz) eine Staffelung der Kündigungsfristen in Abhängigkeit von Dienstjahren vor. Kündigt hingegen ein Arbeitnehmer so, hat er nur eine Kündigungsfrist von einem Monat einzuhalten. Arbeiter im Sinne der GewO (Gewerbeordnung) können unter Einhaltung einer Frist von 14 Tagen kündigen und gekündigt werden.

Der Ausspruch der Kündigung setzt die Kündigungsfrist in Gang, ohne dass zunächst der aufrechte Bestand des Arbeitsverhältnisses berührt wird. Eine Beendigung des Arbeitsverhältnisses tritt erst mit Ablauf der Kündigungsfrist ein. Während deren Dauer bleiben die aus dem Dienstverhältnis entspringenden Rechte und Pflichten sowohl für den Dienstnehmer als auch für den Dienstgeber. Für die Dauer der Kündigungsfrist kann sowohl ein Erholungsurlaub als auch Zeitausgleich vereinbart werden. Wurde die gesetzliche (vertragliche) Kündigungsfrist oder der gesetzliche (vertragliche) Kündigungstermin nicht eingehalten, so gebührt dem verletzten Teil Schadenersatz.

25.3.12   Schaden und Haftung im Arbeitsverhältnis

Nach dem Prinzip des allgemeinen Schadenersatzrechts hat der Schädiger für jede rechtswidrige und schuldhafte Schädigung einzustehen. Der Grad der Verschuldung findet bei der Bestimmung des Umfangs der Ersatzpflicht Berücksichtigung. So hat der zur Dienstleistung verpflichtete Arbeitnehmer für schuldhafte Verletzung seiner Sorgfaltspflicht aus dem Dienstvertrag sowie allgemeiner deliktischer Pflichten einzustehen und dabei Vorsatz und Fahrlässigkeit zu vertreten. Der Arbeitnehmer ist jedoch gerade durch die Arbeitsverrichtung einer kontinuierlichen Gefährdung ausgesetzt. Eine geringfügige Fehlleistung kann Schäden in enormer Höhe verursachen, die im krassen Missverhältnis zu seinem Einkommen und zu seiner wirtschaftlichen Lage stehen. Den Arbeitnehmer für jedes Verschulden haften zu lassen, erscheint unbillig. Diese Überlegung führte zur Schaffung des Dienstnehmerhaftpflichtgesetzes (DHG).

Die Begünstigungen des DHG kommen nur in den Fällen zur Anwendung, in denen der Dienstnehmer den Dienstgeber oder einen Dritten bei der Erbringung der Dienstleistung geschädigt hat. Der Dienstnehmer soll nach der so genannten ratio legis von jenen Risiken entlasten werden, die zur Sphäre des Dienstgebers gehören. Die wesentlichste Abweichung vom Schadenersatz des ABGB (Allgemeines Bürgerliches Gesetzbuch) beinhaltet die Bestimmung des DHG (Dienstnehmerhaftpflicht), wonach der Arbeitnehmer für einen Schaden, den er dem Dienstgeber durch eine entschuldbare Fehlleistung bei Erbringen der Dienstleistung zugefügt hat, nicht haftet. Für andere Formen der Fahrlässigkeit hat der Arbeitnehmer einzustehen. Bei Vorliegen von grober Fahrlässigkeit kann das Gericht den Ersatz mäßigen, bei einem minderen Grad des Versehens besteht gleichfalls das Mäßigungsrecht, das bis zur gänzlichen Befreiung von Ersatzleistungen führen kann. Bei Vorsatz besteht allerdings keine Haftungserleichterung. Schädigt ein Arbeitnehmer bei Erfüllung der Dienstleistung einen Dritten deliktisch, so kann dieser grundsätzlich den Arbeitnehmer unmittelbar – nur in bestimmten Fällen den Arbeitgeber – zur Ersatzleistung heranziehen. Für die direkte Haftung des Arbeitgebers sind insbesondere die Regelungen der §§ 1313a und 1315 ABGB (Allgemeines Bürgerliches Gesetzbuch) wesentlich. Hat der Dienstgeber auf Grund eines Urteils oder im Einverständnis mit dem Dienstnehmer den Schaden ersetzt, so hat er diesbezüglich einen Rückgriffsanspruch gegen den Arbeitnehmer. Der Regressanspruch des Dienstgebers richtet sich wiederum nach den Kriterien des DHG.

25.4 Sozialversicherungsrecht

Die Sozialversicherung ist eine Risikengemeinschaft, die durch einen Akt des Gesetzgebers als organisierte Versicherungsgemeinschaft zusammengeführt ist. Unter bestimmten gesetzlichen Voraussetzungen besteht Versicherungspflicht. Die Beitragspflicht des Versicherten besteht in der Erbringung eines gesetzlich festgelegten Beitrags (Prämie), wobei dem gegenüber der Anspruch auf Gegenleistung durch den Versicherungsträger steht. Bei Eintritt eines Versicherungsfalls besteht die Leistungspflicht durch die Sozialversicherung (Versorgungsprinzip). Im Sinne des Solidaritätsprinzips leisten alle Versicherten Beiträge, damit die Versicherungsleistung im Einzelfall erbracht werden kann. Die Allgemeine Sozialversicherung umfasst:

- die Krankenversicherung,
- die Unfallversicherung,
- die Pensionsversicherung.

Zum Sozialleistungssystem des Staates gehören neben den Maßnahmen der Sozialversicherung außerdem noch die Maßnahmen der Arbeitslosenversicherung und der Sozialhilfe.

Sozialversicherungsträger sind Körperschaften des öffentlichen Rechts (juristische Personen) und als solche Träger von Rechten und Pflichten im Bereich des öffentlichen und privaten Rechts. Sie besorgen Aufgaben der öffentlichen Verwaltung und unterliegen der Kontrolle durch den Bundesrechnungshof. Die Selbstverwaltung erfolgt durch die Verwaltungskörper der Sozialversicherungsträger, die sich aus Vertretern der Versicherten bzw. deren Dienstgeber zusammensetzen (Hauptversammlung, Vorstand, Ausschüsse). Im Gegensatz ist die Arbeitslosenversicherung kein Selbstverwaltungskörper.

Für den Eintritt der Sozialversicherungspflicht ist in der Regel die Ausübung einer Beschäftigung bzw. Tätigkeit (freiberuflich) im Inland maßgebend. Unter Vollversicherung versteht man die gesetzliche Versicherungspflicht in der Kranken-, Unfall- und Pensionsversicherung. Hingegen besteht Teilversicherungspflicht bei Pensionisten, selbstständig Erwerbstätigen und Arbeitslosen. Neben der gesetzlichen Pflichtversicherung gibt es verschiedene Arten der freiwilligen Versicherung: die Selbstversicherung in der Kranken- und Unfallversicherung und für Leistungen nach dem Mutterschutzgesetz, die Weiterversicherung in der Pensionsversicherung und die Höherversicherung in der Unfall- und Pensionsversicherung.

Die Leistungen der *Krankenversicherung* (Pflichtversicherung bei Eintritt der Versicherungsfälle) umfassen:

- Krankheiten und Unglücksfälle (z.B. Freizeitunfall),
- Arbeitsunfähigkeit infolge Krankheit,
- Mutterschaft (50% des Aufwands zahlt der Bund).

Die *Unfallversicherung* trifft Vorsorge für die Verhütung von Arbeitsunfällen und Berufskrankheiten, für die Erste-Hilfe-Leistungen bei Arbeitsunfällen sowie für die Unfallheilbehandlungen, Rehabilitation von Versehrten und Entschädigung nach Arbeitsunfällen. Die Rehabilitationsmaßnahmen sollen im Rahmen der Unfallheilbehandlung den Zweck haben, Versehrte bis zu einem solchen Grad ihrer Leistungsfähigkeit wiederherzustellen, dass sie wieder in das berufliche und wirtschaftliche Leben eingegliedert werden können (Berufsfürsorge). Neben der Unfallverhütung erbringt die Unfallversicherung insbesondere Leistungen bei Versicherungsfällen aufgrund von Arbeitsunfällen oder Berufskrankheiten.

Die *Pensionsversicherung* trifft Vorsorge für die Versicherungsfälle des Alters, der geminderten Arbeitsfähigkeit und des Todes. Für die Rehabilitation und für

Maßnahmen der Gesundheitsvorsorge werden mit den Trägern der Krankenversicherung gemeinsame Leistungen erbracht. Versicherungsfälle der Pensionsversicherung sind:

- Alter,
- Invalidität (nicht wegen Arbeitsunfall oder Berufskrankheit),
- Tod (nicht wegen Arbeitsunfall oder Berufskrankheit).

Die *Arbeitslosenversicherung* trifft die Vorsorge für die Versicherungsfälle der Arbeitslosigkeit und des Karenzurlaubs bzw. in der weiteren Vorsorge gegen Arbeitslosigkeit durch Maßnahmen im Rahmen der Arbeitsmarktförderung. Arbeitslosigkeit liegt dann vor, wenn der Versicherte arbeitsfähig und arbeitswillig, aber arbeitslos ist. Aus dem Versicherungsfall der Arbeitslosigkeit entsteht ein Anspruch auf Arbeitslosengeld, Notstandshilfe sowie Krankenversicherung. Die Notstandshilfe wird nach Erschöpfung des Arbeitslosengeldes bzw. Karenzurlaubsgeldes gewährt. Aus dem Versicherungsfall des Karenzurlaubs leistet die Arbeitslosenversicherung das Karenzurlaubsgeld.

P. Hansak

25.5 Dokumentation und Datenschutz

Der Datenschutz stellt im Rettungsdienst einen besonders sensiblen Bereich dar und trägt wesentlich zur Vertrauensbeziehung zwischen Sanitätern und Patienten bei. Auch dem Gesetzgeber ist der Schutz der Privatsphäre der Patienten ein Anliegen, so dass alle Personen, die in Gesundheitsberufen tätig sind, einem sog. „Geheimnisschutz" unterworfen sind. Dieser Schutz betrifft alle personenbezogenen Daten und Informationen, die z.B. dem Sanitäter im Rahmen seiner Tätigkeit gewahr oder anvertraut werden. Damit soll die Verwendung solcher Informationen zum Nachteil des Patienten verhindern werden. Unter einem Geheimnis werden in der Regel Informationen verstanden, die nur dem Betroffenen selbst oder einem kleinen Personenkreis bekannt sind und deren Offenbarung nicht im Interesse des Patienten liegt.

Der Geheimnisschutz wird in folgenden Normen geregelt:

- § 16 ABGB (Allgemeines bürgerliches Gesetzbuch),
- DSG (Datenschutzgesetz),
- § 4-7 SanG (Sanitätergesetz),
- § 54 ÄrzteG (Ärztegesetz),
- § 59 KrankenpflG (Krankenpflegegesetz),
- § 9 KAG (Krankenanstaltengesetz),
- § 121 StGB (Strafgesetzbuch),
- Dienstvorschriften.

25.5.1 Das ABGB (Allgemeine Bürgerliche Gesetzbuch) und das Datenschutzgesetz

Das Allgemeine bürgerliche Gesetzbuch (ABGB) nimmt auf die „Geheimsphäre" im Zuge der Personenrechte in § 16 Bezug, indem jedem Menschen angeborene durch die Vernunft einleuchtende Rechte zugesprochen werden.

Im Gegensatz zu anderen meist berufsspezifischen Bestimmungen setzen das Datenschutzgesetz und das ABGB nicht die Berufsausübung zu ihrer Anwendung voraus. Nach dem DSG (Datenschutzgesetz) hat jedermann – insbesondere auch im Hinblick auf die Achtung seines Privat- und Familienlebens – Anspruch auf Geheimhaltung der ihn betreffenden personenbezogenen Daten, soweit ein schutzwürdiges Interesse daran besteht. Das Bestehen eines solchen Interesses ist ausgeschlossen, wenn Daten infolge ihrer allgemeinen Verfügbarkeit oder wegen ihrer mangelnden Rückführbarkeit auf den Betroffenen einem Geheimhaltungsanspruch nicht zugänglich sind.

Jedermann hat, soweit ihn betreffende personenbezogene Daten zur automatischen Verarbeitung oder zur Verarbeitung in manuell geführten Dateien bestimmt sind, nach Maßgabe gesetzlicher Bestimmungen das Recht auf Auskunft darüber, wer welche Daten über ihn verarbeitet, woher die Daten stammen, und wozu sie verwendet werden, insbesondere auch, an wen sie übermittelt werden. Weiterhin besteht das Recht auf Richtigstellung falscher Daten sowie das Recht auf Löschung unzulässigerweise verarbeiteter Daten.

25.5.2 Das Sanitätergesetz

Das SanG (Sanitätergesetz) regelt im 2. Abschnitt im Rahmen der Aufzählung der Pflichten des Sanitäters den Umgang und die Weitergabe von Daten. Alle Sanitäter sind verpflichtet, die von ihnen gesetzten Maßnahmen zu dokumentieren. Jedoch ist nur der betroffene Patient selbst, sein gesetzlicher Vertreter (z.B. die Eltern) oder eine von ihm hierzu ermächtigte Person berechtigt, in diese Dokumentation Einblick zu nehmen. Selbstverständlich muss die Ermächtigung schriftlich beziehungsweise die gesetzliche Vertretungsbefugnis nachweislich erfolgen. Gegenüber dem angeführten Personenkreis besteht eine ausdrückliche Auskunftspflicht, die auch gegenüber dem Krankenhauspersonal im Rahmen der Patientenübergabe gegeben ist, da dieses Personal sonst nicht adäquat seiner Behandlungs- bzw. Betreuungspflicht nachkommen kann.

In § 6 des SanG wird dem Sanitäter ausdrücklich eine Verschwiegenheitspflicht über alle ihm in der Ausübung seiner Tätigkeit anvertrauten oder bekannt gewordenen Geheimnisse auferlegt. Die Verschwiegenheitspflicht wird nur in folgenden Situationen durchbrochen:

- wenn gesetzliche Vorschriften anderes verlangen, z.B. meldepflichtige Krankheiten,
- die Weitergabe von Daten für Kostenträger zur Wahrnehmung ihrer Aufgabe notwendig sind, z.B. Krankenanstalten, Versicherungsträger,
- wenn der Sanitäter vom Patienten von der Geheimhaltung entbunden wurde oder
- wenn höherwertige Interessen als jene des Patienten im Rahmen der öffentlichen Gesundheits- oder der Rechtspflege es erforderlich machen.

25.5.3 Das Ärztegesetz und das Krankenanstaltengesetz

§ 54 des ÄrzteG (Ärztegesetz) verpflichtet den Arzt und seine Hilfspersonen zur Verschwiegenheit über alle ihnen in Ausübung ihres Berufes anvertrauten oder bekannt gewordenen Geheimnisse. Die Entbindung des Arztes von dieser Verpflichtung ähnelt jener des Sanitäters. Aufgrund seiner umfassenderen Tätigkeit am Patienten und seiner Verantwortung sind für spezielle Fälle wie z.B. Kindesmisshandlung spezielle Regelungen angeführt.

Das Krankenanstaltengesetz betrifft in Bezug auf die Geheimhaltungspflicht Personal das für die Krankenanstalten tätig ist. Im Rettungsdienst also insbesondere Notärzte.

25.5.4 Das Strafgesetzbuch

Das Strafgesetzbuch (StGB) sieht ebenfalls einen Tatbestand in Zusammenhang mit dem Themenkreis Datenschutz im weiteren Sinne vor. § 121 StGB stellt die Verletzung des Berufsgeheimnisses unter Strafe.

> *§ 121. (1) Wer ein Geheimnis offenbart oder verwertet, das den Gesundheitszustand einer Person betrifft und das ihm bei berufsmäßiger Ausübung der Heilkunde, der Krankenpflege, der Geburtshilfe, der Arzneimittelkunde oder Vornahme medizinisch-technischer Untersuchungen [...] ausschließlich kraft seines Berufes anvertraut worden oder zugänglich geworden ist und dessen Offenbarung oder Verwertung geeignet ist, ein berechtigtes Interesse der Person zu verletzen, die seine Tätigkeit in Anspruch genommen hat oder für die sie in Anspruch genommen worden ist, ist mit Freiheitsstrafe bis zu sechs Monaten oder mit Geldstrafe bis zu 360 Tagessätzen zu bestrafen.*
>
> *(4) Den Personen, die eine der in den Abs. 1 [...] bezeichneten Tätigkeiten ausüben, stehen ihre Hilfskräfte, auch wenn sie nicht berufsmä-*

> *ßig tätig sind, sowie die Personen gleich, die an der Tätigkeit zu Ausbildungszwecken teilnehmen.*
> *(5) Der Täter ist nicht zu bestrafen, wenn die Offenbarung oder Verwertung nach Inhalt und Form durch ein öffentliches oder ein berechtigtes privates Interesse gerechtfertigt ist.*
> *(6) Der Täter ist nur auf Verlangen des in seinem Interesse an der Geheimhaltung Verletzten [...] zu verfolgen.*

Als geheim im Sinne des Absatz 1 sind Tatsachen zu verstehen, die nur einer beschränkten Anzahl an Personen bekannt, für andere schwer zugänglich oder diesen völlig unbekannt sind. Bei einem Geheimnis ist davon auszugehen, dass es nicht im Interesse des Betroffenen liegt, wenn dieses über einen eingeschränkten Personenkreis hinausgeht. Der Betroffene selbst kann das Personal des Rettungsdienstes von der Schweigepflicht entbinden. Der Schutz des Patienten erlischt nicht nach dessen Tod, sondern besteht weiter.

Strafbarkeit liegt bei der Verletzung des Berufsgeheimnisses nur dann vor, wenn die Interessen des Be-troffenen vorsätzlich verletzt wurden. Ein Geheimnis offenbart, wer es mindestens einer Person weitererzählt oder sonst der Allgemeinheit zugänglich macht. Der Tatbestand nach § 121 ist ein Privatanklagedelikt und kann vom Staatsanwalt nur auf Verlangen des Betroffenen verfolgt werden. Der Antrag auf Strafverfolgung muss innerhalb von sechs Wochen nach dem Bekanntwerden der Tat erfolgen.

25.5.5 Dienstvorschriften

Von der Schweigepflicht nach dem StGB und den anderen angeführten Normen ist jene der Dienstvorschriften nach dem Dienstrecht zu unterscheiden. Sie bezieht sich nur auf innerbetriebliche Angelegenheiten, deren Veröffentlichung z.B. dem Arbeitgeber bzw. der Organisation zum Nachteil gereichen kann. Verstöße gegen diese dienstliche Schweigepflicht können für den freiwilligen Sanitäter zum Ausschluss aus der Organisation, für den angestellten Mitarbeiter arbeitsrechtliche Konsequenzen bis zur Kündigung nach sich ziehen. Selbstverständlich kann auch der Verstoß gegen eine der oben angeführten Normen zusätzlich zu einer Verurteilung einen Kündigungsgrund darstellen. Wie in solchen Fällen mit Mitarbeitern verfahren wird, hängt von der Bewertung des Vorfalles durch den Dienstherren und von den für ihn resultierenden Folgen ab.

25.5.6 Strafbestimmungen

Der Geheimnisbruch kann vorsätzlich und fahrlässig begangen werden. Fahrlässigkeit ist bereits gegeben, wenn ein Sanitäter ohne Absicht, aus Sorglosigkeit entsprechende Informationen weitergibt. Hierzu zählen auch Gespräche unter Kollegen, die in den „Fall" nicht miteinbezogen waren. Die Weitergabe solcher Geheimnisse an Kollegen ist ebenfalls untersagt und strafbar. Werden die Informationen z.B. im Rahmen einer Fortbildung verwendet, müssen sie so aufbereitet sein, dass eine Identifizierung der betroffenen Person nicht möglich ist, da es sich ansonsten um einen rechtswidrigen Geheimnisbruch handeln würde. Zu personenbezogen Daten im Zusammenhang mit dem Rettungsdienst zählen insbesondere:

- Name, Geburtsdatum, Geschlecht und Sozialversicherungsnummer,
- Adresse,
- Gesundheitszustand,
- Vermögensverhältnisse,
- Lebensgewohnheiten.

Das Sanitätergesetz sieht für den Geheimnisbruch Strafen bis zu 3.600 Euro vor. Diese Strafe hat der betreffende Sanitäter selbst zu tragen, sie fällt nicht in den Verantwortungsbereich der Organisation. Das StGB sieht Freiheitsstrafe bis zu sechs Monaten oder eine Geldstrafe bis zu 360 Tagessätzen vor. Neben den angeführten Strafen könnte es, sollte aus der Offenbarung eines Geheimnisses ein Schaden für den Betroffenen entstanden sein, zusätzlich zu zivilrechtlichen Schadensersatzklagen kommen.

Im Zweifelsfalle sollten Sanitäter zu ihrem eigenen Schutz vor der Weitergabe von Daten mit ihrem zuständigen Vorgesetzten Rücksprache halten.

26   Anatomie und Physiologie des Menschen in der Übersicht

26 Anatomie und Physiologie / Übersicht   26.1 Grundlagen

In den nachfolgenden Abbildungen und Tabellen sind die für Sanitäter und Notfallsanitäter wesentlichen Aspekte aus Anatomie und Physiologie bildlich dargestellt. Die Abbildungen stellen keinen Anspruch auf Vollständigkeit und sind vorrangig nach didaktischen, weniger nach streng wissenschaftlichen Kriterien strukturiert.

26.1 Grundlagen

I. Pfingst,
H.-P. Hündorf

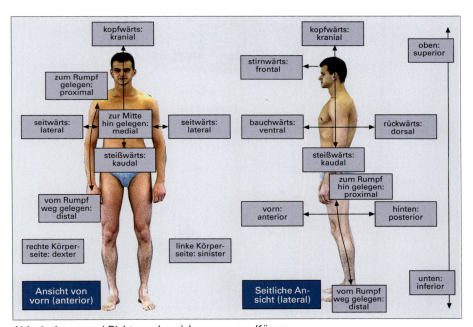

Abb. 1 - Lage- und Richtungsbezeichnungen am Körper

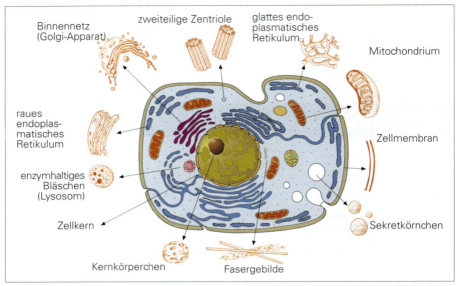

Abb. 2a - Schematische Darstellung einer Gewebezelle

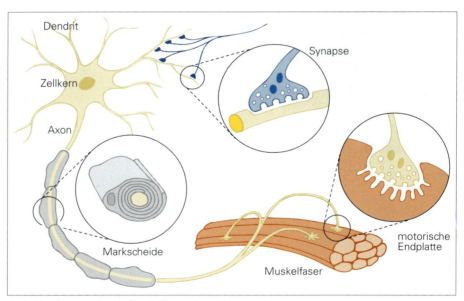

Abb. 2b - Schematische Darstellung einer Nervenzelle

Tab. 1: Übersicht über die wichtigsten Normalwerte

	Neugeborene	Säuglinge	Kleinkinder
Alter	bis 28 Tage	bis 1 Jahr	1 bis 5 Jahre
Herzfrequenz	125 - 160	115 - 140	95 - 120
Blutdruck (RR)	60/40 - 70/50	80/60 - 90/70	90/60 - 105/70
Atemzugvolumen (AZV) ml	20 - 40	50 - 100	100 - 200
Atemfrequenz (AF)/min	40	30	25
Blutzucker (BZ) mg/dl	60 - 90	60 - 90	80 - 110
Blutvolumen ml/kg KG	80	80	70
pH-Wert	7,35 - 7,45	7,35 - 7,45	7,35 - 7,45
Flüssigkeits-/Wasserbedarf/ Tag (ml/kg KG)	80 - 100	120 - 140	90 - 110

	Schulkinder	Jugendliche	Erwachsene
Alter	6 bis 13 Jahre	14 bis 18 Jahre	über 18 Jahre
Herzfrequenz	85 - 100	65 - 80	60 - 80
Blutdruck (RR)	95/60 - 120/75	120/70 - 130/85	120/70 - 140/90
Atemzugvolumen (AZV) ml	200 - 400	300 - 500	500 - 800
Atemfrequenz (AF)/min	20	15	12
Blutzucker (BZ) mg/dl	80 - 110	90 - 110	90 - 110
Blutvolumen ml/kg KG	70	70	70
pH-Wert	7,35 - 7,45	7,35 - 7,45	7,35 - 7,45
Flüssigkeits-/Wasserbedarf/ Tag (ml/kg KG)	60 - 90	40 - 60	20 - 40

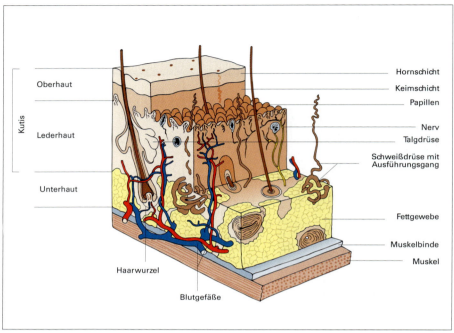

Abb. 3 - Aufbau der Haut

26.2 Atmung

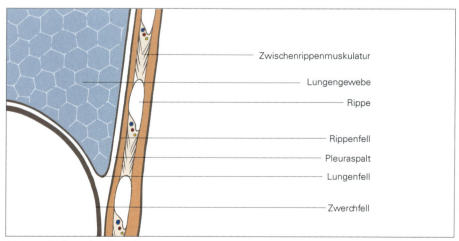

Abb. 4 - Aufbau des Brustkorbes

26 Anatomie und Physiologie / Übersicht 26.2 Atmung

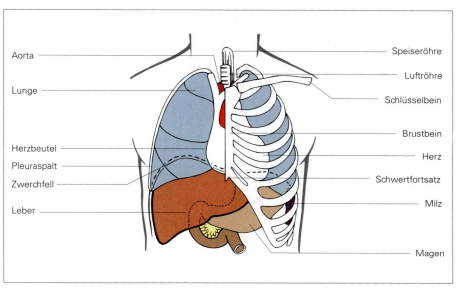

Abb. 5 - Lagebeziehungen der Organe des Brustraums und des Oberbauches

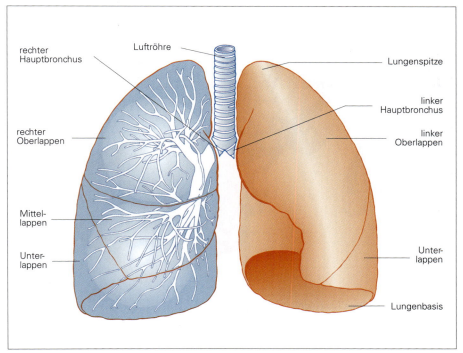

Abb. 6 - Aufbau der Lunge

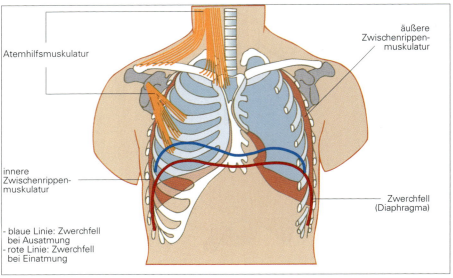

Abb. 7 - Atemmuskulatur

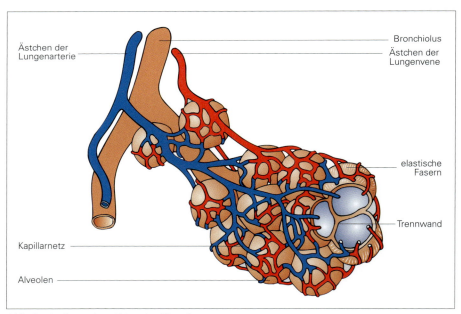

Abb. 8 - Aufbau eines Alveolenläppchens

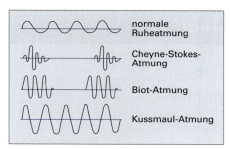

Abb. 9 - Atemtypen

Tab. 2 - Zusammensetzung der Atemluft

Gas	Einatemluft (Vol %)	Ausatemluft (Vol %)
Stickstoff	79	79
Sauerstoff	21	16
Edelgase	1	1
Kohlendioxid	0,03	4

26.3 Herz-Kreislauf-System

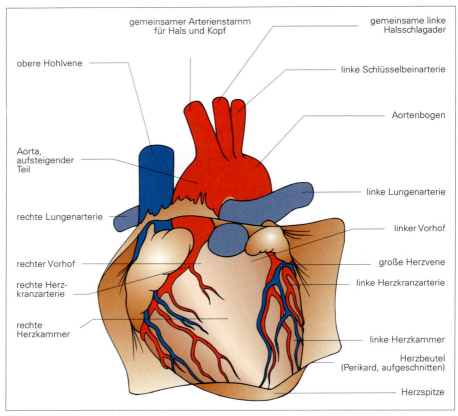

Abb. 10 - Aufbau des Herzens (mit Herzkranzgefäßen)

26 Anatomie und Physiologie / Übersicht 26.3 Herz-Kreislauf

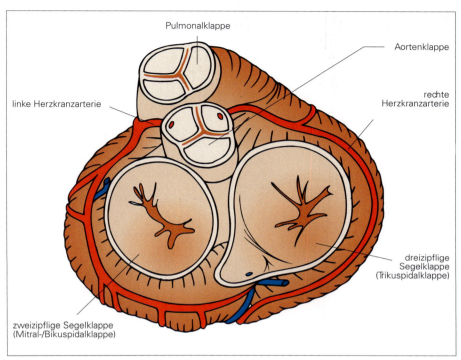

Abb. 11 - Ventilebene des Herzens

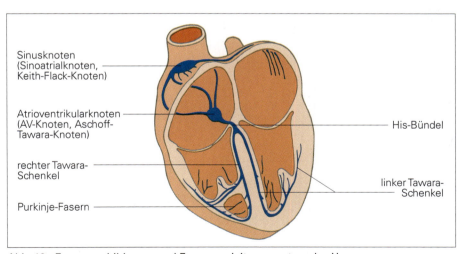

Abb. 12 - Erregungsbildungs- und Erregungsleitungssystem des Herzens

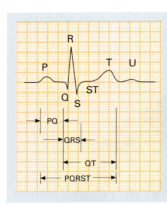

P-Welle
Ausbreitung der elektrischen Erregung vom Sinusknoten über Vorhofbündel und Vorhofmuskulatur (Erregung der Vorhöfe)

QRS-Komplex
Weiterleitung der elektrischen Information bis zu den beiden Herzhauptkammern (Erregung der Kammer)

T-Welle
Repolarisation (Kammerrückerregung)

U-Welle
(seltene) elektrische Nachschwankung des Kammermyokards

Abb. 13 - EKG-Normalbild

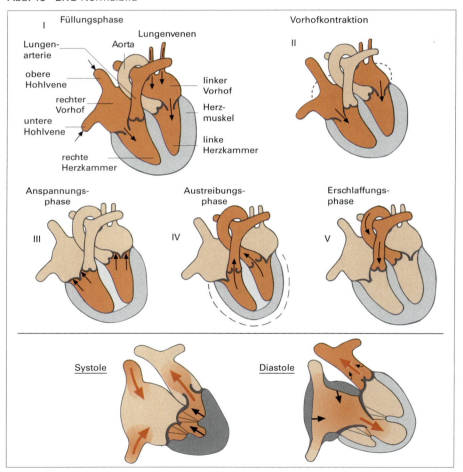

Abb. 14 - Die Phasen der Herztätigkeit

26 Anatomie und Physiologie / Übersicht   26.3 Herz-Kreislauf

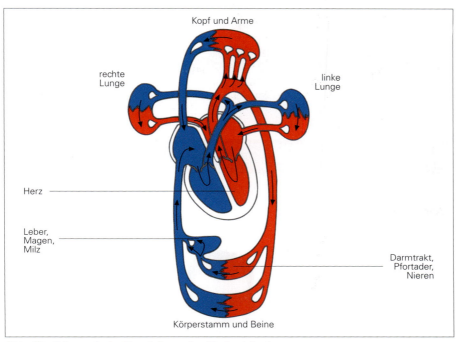

Abb. 15 - Schematische Darstellung des Blutkreislaufs

Tab. 3 - Wassergehalt des Körpers (bezogen auf das Körpergewicht)

	Gesamtmenge	Intrazelluläre	Interstitium	Intravasalraum
Säugling	75%	35%	35%	5%
Erwachsener	60%	40%	15%	5%

Tab. 4 - Flüssigkeitsbilanz

Zufuhr durch:			Abgabe über:		
Getränke	=	1 300 ml/Tag	Nieren	=	1 500 ml/Tag
Nahrungsmittel	=	1 000 ml/Tag	Atemwege	=	550 ml/Tag
Oxidation	=	350 ml/Tag	Haut	=	450 ml/Tag
			Darm	=	150 ml/Tag
Summe	=	2 650 ml/Tag	Summe	=	2 650 ml/Tag

Tab. 5 - Einblutungskapazität des Gewebes (beim Erwachsenen)

Oberarm	Unterarm	Abdomen	Oberschenkel	Unterschenkel
100 - 800 ml	50 - 400 ml	5 000 ml	300 - 2 000 ml	100 - 1 000 ml

26.4 Bauchraum

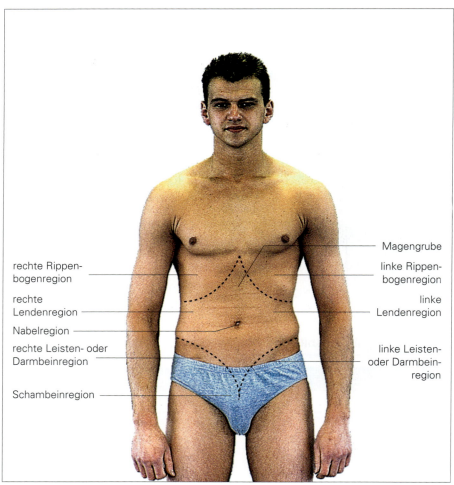

Abb. 16 - Einteilung des Bauchraumes in Regionen

26 Anatomie und Physiologie / Übersicht   26.4 Bauchraum

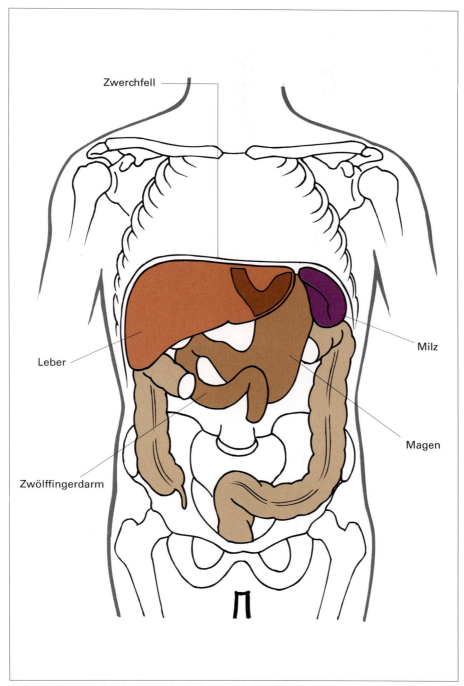

Abb. 17 - Topographisch-anatomische Lage wichtiger Bauchorgane

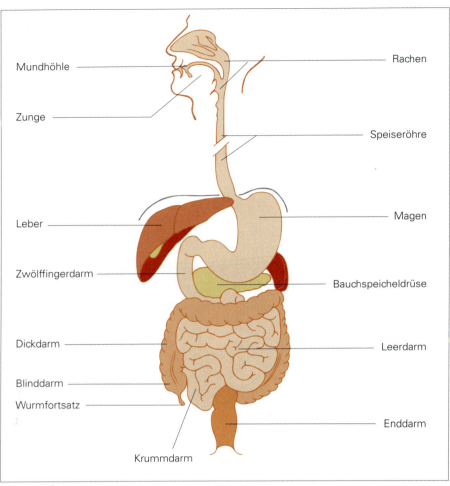

Abb. 18 - Übersicht über den Verdauungstrakt

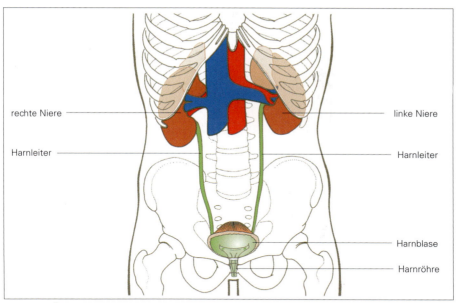

Abb. 19 - Übersicht über die Harnorgane

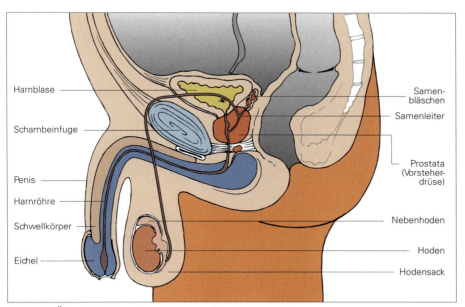

Abb. 20 - Übersicht über die männlichen Geschlechtsorgane

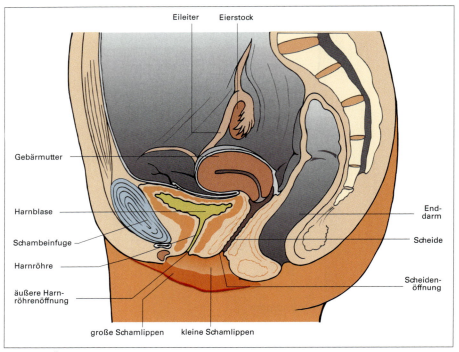

Abb. 21 - Übersicht über die weiblichen Geschlechtsorgane

26.5 Skelett

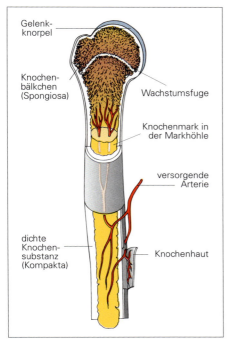

Abb. 22 - Aufbau eines Röhrenknochens

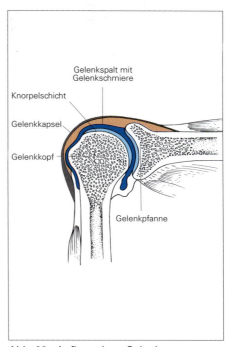

Abb. 23 - Aufbau eines Gelenks

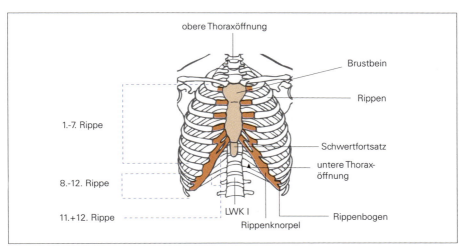

Abb. 24 - Aufbau des knöchernen Brustkorbes

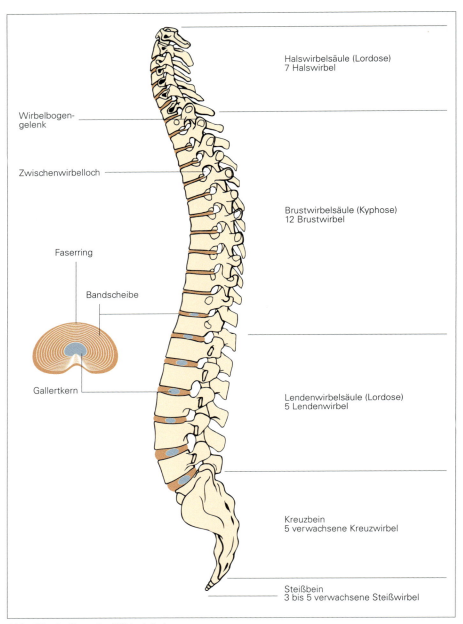

Abb. 25 - Aufbau der Wirbelsäule

26 Anatomie und Physiologie / Übersicht 26.5 Skelett

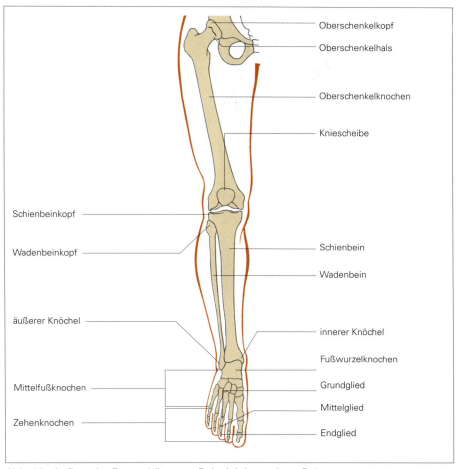

Abb. 26 - Aufbau der Extremitäten am Beispiel des rechten Beins

26.5 Skelett

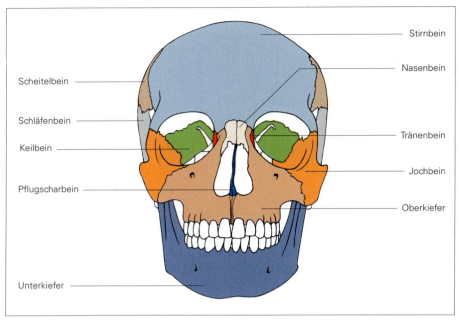

Abb. 27 - Aufbau des knöchernen Schädels (Vorderansicht)

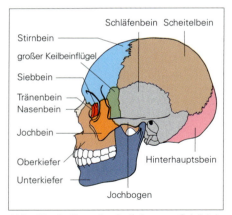

Abb. 28 - Aufbau des knöchernen Schädels (Seitenansicht)

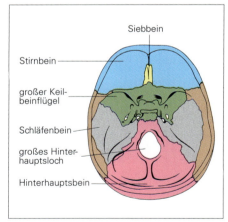

Abb. 29 - Schädelbasis

26.6 Kopfregion

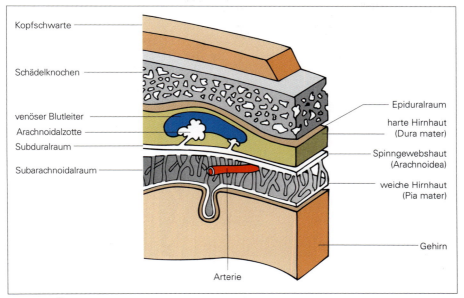

Abb. 30 - Übersicht über die hirnumhüllenden Schichten

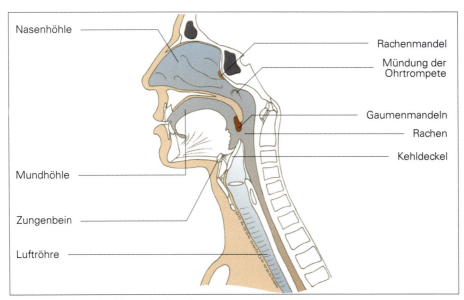

Abb. 31 - Aufbau des Nasen-Rachen-Raums

26 Anatomie und Physiologie / Übersicht 26.6 Kopfregion

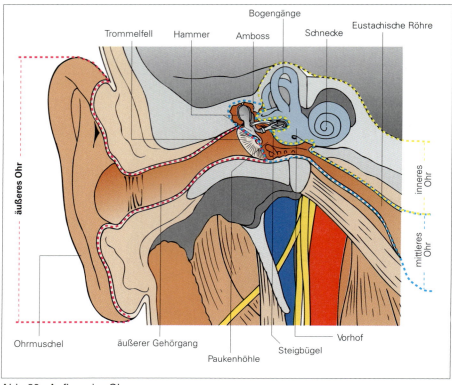

Abb. 32 - Aufbau des Ohrs

26 Anatomie und Physiologie / Übersicht   26.6 Kopfregion

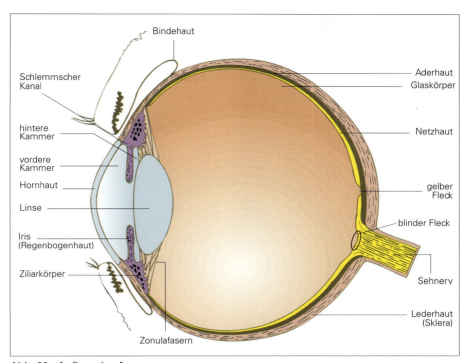

Abb. 33 - Aufbau des Auges

27 Fachbegriffe

27 Fachbegriffe

A. Keiner

A

Abdomen	Bauch, Bauchhöhle
Abort	vorzeitige Beendigung einer Schwangerschaft
Absence	kurze Bewusstseinseinschränkung
Abszess	Eiterhöhle
Abusus	Missbrauch
Adhäsion	Haftungskraft
Adipositas	Fettleibigkeit, Übergewicht
adsorbieren	an die Oberfläche binden
aerob	sauerstoffabhängig
Agglutination	Verklumpung
Agglutinine	Antikörper im Blut, die eine Verklumpungsreaktion mit den Antigenen anderer Blutgruppen eingehen können
Akren	die vom Körperstamm entfernten Teile wie Finger, Zehen, Nase u.a.
Aktin	speziell angeordnete Eiweißbestandteile in der Muskelfaser
akzidentiell	versehentlich
Albumine	(in der Leber hergestellte) Bluteiweiße
Alveolen	Lungenbläschen
Amnesie	Erinnerungslücke
Ampulle	bauchige Ausstülpung eines Hohlorgans; aber auch kleines, bauchiges Behältnis für Medikamente
Amputat	abgetrenntes Körperteil
Amputation	Abtrennung einer Gliedmaße
anabol	aufbauend
anaerob	ohne Sauerstoff auskommend
Analgesie	Schmerzbekämpfung, Schmerztherapie
Analgetikum	Schmerzmittel
Anamnese	Krankheitsvorgeschichte
anaphylaktisch	auf einer Unverträglichkeitserscheinung beruhend
Anaphylaxie	Unverträglichkeitsreaktion
Aneurysma	Gefäßaussackung
Angina pectoris	Brustenge
Angiopathie	Gefäßerkrankung; krankhafte Gefäßveränderung
Antiarrhythmikum	Medikament gegen Herzrhythmusstörungen
Antidepressivum	stimmungsaufhellendes und antriebssteigerndes Medikament

Antidot	Gegenmittel, Gegengift
Antihistaminikum	Antiallergiemittel
Antihypertensivum	Medikament zur Behandlung von Bluthochdruck
antikonvulsiv	krampflösend
Antipyrese	Fiebersenkung
Antisepsis	Abtötung/Inaktivierung krank machender Mikroorganismen durch Maßnahmen der Desinfektion
Anus	Darmausgang; After
Anus praeter	Künstlicher Darmausgang
Aorta abdominalis	Bauchschlagader
Aorta ascendens	aufsteigender Teil der Aorta
Aorta descendens	absteigender Teil der Aorta
Aorta	Bauchschlagader, Hauptschlagader
Aortenaneurysma	Aussackung der Bauchaorta
Apex (cordis/pulmonis)	Spitze des Herzens/der Lunge
Apnoe	Atemstillstand
apoplektischer Insult	Schlaganfall
Apoplex	Schlaganfall
Appendix vermiformis	Wurmfortsatz des Blinddarms
Appendizitis	Entzündung des Wurmfortsatzes des Blinddarmes
Applikation	Verabreichung
Arachnoidea	Spinnwebenhaut
Arcus aortae	Aortenbogen
Arrhythmie	Rhythmusstörung, Unregelmäßigkeit der Herzaktionen
Arteria brachialis	Oberarmschlagader
Arteria carotis	Halsschlagader
Arteria coronaria dextra	rechte Herzkranzarterie
Arteria coronaria sinister	linke Herzkranzarterie
Arteria dorsalis pedis	Fußrückenarterie
Arteria iliaca	Beckenschlagader/Leistenschlagader
Arteria meningea media	mittlere Hirnhautarterie
Arteria poplitea	Kniekehlenarterie
Arteria pulmonalis	Lungenarterie
Arteria radialis	Speichenschlagader
Arteria subclavia	Schlüsselbeinarterie
Arteria tibialis posterior	hintere Schienbeinschlagader
Arterie	Schlagader
Arteriosklerose	„Arterienverkalkung", Arterienverhärtung
Asepsis	alle Maßnahmen zur Verhütung einer Infektion durch Mikroorganismen (sterile Arbeitsweise)
Aspiration	Anatmung von Fremdkörpern
Asservierung	Sicherstellung

27 Fachbegriffe A – B

assistiert	unterstützend
Asystolie	Herzstillstand ohne elektrische Aktivität des Herzens
Atelektase	nicht belüfteter Lungenteil infolge zusammengefallener Lungenbläschen
Ateriolen	Schlagäderchen
Atherosklerose	„Arterienverkalkung", Arterienverhärtung
atlanto-okzipitales Gelenk	die Gelenkfläche zwischen Atlas und Hinterhaupt
Atlas	1. Halswirbelkörper
Atonie	Erschlaffung, Schlaffheit aufgrund fehlender Gewebsspannung
Atrioventrikularknoten	sekundärer Schrittmacher, Erregungszentrum des Herzens zwischen rechtem Vorhof und rechter Kammer
Atrium	Vorhof
Auskultation	Abhören mit dem Stethoskop
autonom	eigengesetzlich
avital	abgestorbenes
AV-Knoten	sekundärer Schrittmacher, Erregungszentrum des Herzens zwischen rechtem Vorhof und rechter Kammer (Atrio-Ventrikularknoten)
axillar	in der Achselhöhle
Axis	2. Halswirbelkörper
Axon	der längste und mächtigste der Fortsätze einer Nervenzelle
Azidose	Übersäuerung des Gewebes bzw. des Blutes

B

bakterizid	Bakterien abtötend
Barbiturat	Schlafmittel
Belastungsdyspnoe	Atemnot mit bläulicher Verfärbung der Haut unter körperlicher Belastung
Bifurkation	Luftröhrengabelung)
Bikuspidalklappe	zweizipfelige Segelklappe im linken Herzen
Bilirubin	Gallenfarbstoff
Bradykardie	erniedrigte Herzfrequenz unter 60/min
Bradypnoe	verlangsamte Atmung
Bronchien	Luftröhrenäste
Bronchiolen	Luftröhrenzweige

Bronchospasmolytikum	bronchienerweiterndes und krampflösendes Medikament
Bronchospasmus	Verkrampfung der glatten Muskulatur der Bronchien
Butterfly	Stahlkanüle mit Fixierungsflügeln und kurzem Infusionsschlauch

C

Caecum	Blinddarm
Caput medusae	Hervortreten von venösen Gefäßen im Bereich des Nabels; Medusenhaupt
Carriermoleküle	Trägermolekülen
Cavum medullare	im Innern des Knochens gelegene Markhöhle
Cavum pelvis	Beckenhöhle
Chemorezeptor	chemischer Messfühler
Chlorophyll	grüner Farbstoff in Pflanzen
Chymus	Verdauungsbrei
Clipping	die Ausschaltung eines Aneurysmas nach einer Subarachnoidalblutung
Colon	Dickdarm
Coma hepaticum	Leberkoma
Compliance, pulmonale	Dehnbarkeit der Lunge
Cor pulmonale	Reaktion des Herzens auf eine Drucksteigerung im Lungenkreislauf
Cor	Herz
Corpus luteum	Gelbkörper
Corpus uteri	Gebärmutterkörper
Cortex	Rinde

D

Dehydratation	Wasser- und Elektrolytverlust/-mangel
Dekompensation	nicht mehr ausreichender Ausgleich einer Leistung oder Funktion mit entsprechenden Folgezuständen
Delir	Bewusstseinstrübung mit illusionärer Verkennung der Umwelt und Sinnestäuschungen

Denaturierung	nicht umkehrbare Zerstörung, z.B. von Eiweißen
Dendrit	kurzer Ausläufer der Nervenzellen
Dens axis	der zapfenförmige Teil des 2. Halswirbelkörpers
Dermatophyten	Hautpilze
Dermis	Lederhaut
Desinfektion	Versetzung von lebendem oder totem Material in einen Zustand, in dem es nicht mehr infizieren kann
Diabetes mellitus	Zuckerkrankheit
Diaphragma	Zwerchfell
diaplazentar	über die Gebärmutter
Diarrhoe	Durchfall
Diastole	Entspannungs- und Füllungsphase des Herzens
Diffusion	Ausbreitung eines Stoffes bei einem Konzentrationsgefälle
Dilatation	Erweiterung, Erschlaffung
Disaccharide	Zweifachzucker, z.B. Rüben-, Malz-, Milchzucker
Diskonnektion	Lösung einer Verbindung, z.B. am Infusionsgerät
disloziert	verschoben
disponibel	zeitunkritisch
Disposition	Krankheitsbereitschaft
Dissektion	Spaltung, Zerschneidung
Dissoziation	Aufspaltung
distal	körperfern
Distorsion	Verstauchung, Zerrung
Distress	„negativer Stress"
dorsal	hinten, hinter
Ductus choledochus	Gallengang
Ductus hepaticus	Vereinigung des rechten und linken Lebergallengangs
Ductus pancreaticus	Hauptausführungsgang der Bauchspeicheldrüse
Duodenum	Zwölffingerdarm
Dura mater	harte Hirnhaut
Dyskrinie	Produktion von zähem Schleim
Dyspnoe	Luftnot; Atemnot

E

Eifollikel	Eibläschen
Eklampsie	Krampfanfall in der Schwangerschaft

Ektoparasiten	Parasiten, die ständig oder zeitweilig auf einer anderen Spezies leben
Elimination	Ausscheidung
Embolie	Arterienverschluss durch ein losgelöstes Blutgerinnsel
Embolus	Blutgerinnsel, losgelöster Thrombus
Emphysem	Luftansammlung unter der Haut
Emphysemblasen	krankhafte, dünnwandige Ausstülpungen des Lungengewebes
endobronchial	über das Bronchialgewebe
endogen	körpereigen
Endokard	Herzinnenhaut
Endokarditis	Entzündung der Herzinnenhaut
Endoparasiten	Parasiten, die innerhalb des Wirtes leben
Endotoxine	Abfallprodukte z.B. von Bakterien
Enzephalitis	Entzündung des Gehirns
Epidermis	Oberhaut
epidural	zwischen harter Hirnhaut und Schädelknochen gelegen
Epiglottis	Kehldeckel
Epiglottitis	Entzündung des Kehldeckels
Epikard	Herzaußenhaut
Epithelgewebe	Deckgewebe
Erythrozyt	rotes Blutkörperchen
Eustress	„positiver Stress"
Exanthem	Hautausschlag
Expositionszeit	Zeit, in der man einem Einfluss, z.B. einer Strahlung, ausgesetzt ist
Exsikkose	Austrocknung
Exspiration	Ausatmung
exspiratorischer Stridor	pfeifendes Geräusch bei der Ausatmung
Extension	Längszug
Extrasystole	Zwischenschlag des Herzens
extrauterine Gravidität	Schwangerschaft außerhalb der Gebärmutter
Extrazellulärraum	Raum außerhalb der Zellen
Extremitäten	Gliedmaßen: Arme, Beine
Extrinsic asthma	allergisches Asthma

F

Faszie	unelastische, den Muskel einhüllende Gewebeschicht
Fäzes	Stuhl, Kot
Femur	Oberschenkelknochen
Fibrillieren, Fibrillation	unkontrolliertes, unkoordiniertes Zucken einzelner Fasern des Muskelgewebes
Fibula	Wadenbein
Fissur	Rissbruch
Foetor	Geruch
fokal	von einem bestimmten Herd ausgehend
Foramen magnum	großes Hinterhauptsloch
fraktioniert	in einzelnen Teilabschnitten
Fraktur	Bruch
fungizid	Pilze abtötend

G

Gangrän	Absterben von Gewebe durch Minderdurchblutung
Gastrointestinaltrakt	Verdauungstrakt, Magen-Darm-Trakt
Gefäßendothel	Zellen, die an der Oberfläche der inneren Schicht der Gefäße liegen
generalisiert	allgemein, den ganzen Körper betreffenden
genetisch	erblich
Gestose	Schwangerschaftserkrankung
Glomerulus	Nierenkörperchen
Glomus aorticum	Nervengeflecht an der großen Körperschlagader, der Aorta, direkt hinter dem linken Herzen
Glomus caroticum	Nervengeflecht an der Gabelung der Halsschlagader
Glukoneogenese	Neuentstehung von Zucker
Glukose	Zucker
Glukosurie	vermehrten Ausscheidung von Glukose über die Nieren in den Harn
Glykogen	Speicherzucker
Granulozyten	kleine Fresszellen

Gravidität	Schwangerschaft
Gynäkomastie	Vergrößerung der männlichen Brust

H

Hämatom	Bluterguss
Hämatothorax	massive Einblutung in die Brusthöhle
Hämodynamik	Blutfluss innerhalb der Gefäße
Hämoglobin	roter Blutfarbstoff
Hämolyse	Abbau bzw. Auflösung von roten Blutkörperchen
hämorrhagischer Schock	Volumenmangelschock, Entblutungsschock
Hauptbronchus	Hauptluftröhrenast
Hautturgor	Haut- und Gewebespannung
Hemiparese	Halbseitenlähmung
Hepar	Leber
Herzinsuffizienz	Herzschwäche, ungenügende Leistung des Herzens
Histamin	Mittlersubstanz, Gewebshormon
Hitzesynkope	Hitzeohnmacht
Homöostase	Aufrechterhaltung des inneren Gleichgewichts des Körpers
Humerus	Oberarmknochen
Hydrozephalus	„Wasserkopf"
Hyperglykämie	Anstieg des Blutzuckerspiegels
Hyperkapnie	Ansteigen des Kohlendioxidgehaltes im Blut
Hyperkrinie	verstärkte Tätigkeit der Schleimhautdrüsen
Hypernatriämie	erhöhte Natriumkonzentration im Blut
Hyperpyrexie (graue, rote)	Stadien des Hitzschlags
Hypertonie	Bluthochdruck
Hyperventilation	vertiefte, beschleunigte Atmung
Hyperventilationstetanie	Krämpfe durch eine vermehrte Abatmung von Kohlendioxid
Hypoglykämie	Unterzuckerung
Hyponatriämie	Zustand mit erniedrigter Natriumkonzentration
Hypothermie	Unterkühlung
Hypotonie	erniedrigter Blutdruck
Hypovolämie	Verminderung der im Körper zirkulierenden Blutmenge
hypovolämischer Schock	Volumenmangelschock

27 Fachbegriffe H – I

Hypoxämie	Absinken des Sauerstoffgehalts im Blut
Hypoxie	Sauerstoffmangel, Sauerstoffunterversorgung
Hypoxietoleranz	Fähigkeit, einen verminderten Sauerstoffgehalt im Körper zu ertragen

I

iatrogen	durch ärztliche und pflegerische Maßnahmen verursacht
Ikterus	Gelbsucht; Gelbfärbung der Haut und v.a. der Lederhaut des Auges
Ileum	Krummdarm
Iliosakralgelenk	Gelenk zwischen Darm- und Kreuzbein
Immobilisation	körperliche Ruhigstellung
Immunsuppressivum	Medikament, um z.B. immunologische Abwehrreaktionen eines Organempfängers auf das Spenderorgan zu unterdrücken
Immunsystem	körpereigenes Abwehrsystem
Indikation	Anwendungsgebiet
indisponibel	zeitkritisch
Infektion	Ansteckung
Inhalation	Einatmung
inhalativ	über die Atmung
Inkorporation	Aufnahme durch Verschlucken, Einatmen oder über Wunden
Insolation	Sonnenstich
Inspiration	Einatmung
inspiratorischer Stridor	pfeifendes Geräusch bei der Einatmung
inspiratorisches Reservevolumen	siehe Reservevolumen
insuffizient	ungenügend, nicht ausreichend
Interkostalgefäße	am Unterrand der Rippen verlaufende Gefäße
Interkostalraum	Zwischenrippenraum
Interstitium	Zwischenzellraum
Interzellularsubstanz	Zwischenzellsubstanz
Intoxikation	Vergiftung
intraabdominell	in die/in der Bauchhöhle
intraarteriell	in eine/in einer Arterie
intrakraniell	in das/im Schädelinnere/n

intrakutan	in die/in der Haut
intramuskulär	in die/in den Muskeln
intraossär	in den/im Knochen
intrathorakal	in den/im Brustraum
intrauterin	in die/in der Gebärmutterhöhle
intravasal	in einem Gefäß
intravaskulär	in der Gefäßbahn
intravenös	in eine/in einer Vene
Intrazellularraum	Raum innerhalb der Zellen
intrazerebral	in das/im Hirn
Intrinsic Asthma	nichtallergische Form des Asthmas
invasiv	eingreifend
Ion	elektrisch geladenes Molekül bzw. Atom
irreversibel	nicht wieder korrigierbar
Ischämie	Mangeldurchblutung
isoton	mit gleicher Elektrolytzusammensetzung wie das Blutplasma

J

Jejunum	Leerdarm

K

Kallus	Knochennarbe
Kalotte	Schädeldach
Kapillaren	Haargefäßnetz
kardial	das Herz betreffend
Kardinalsymptom	Hauptsymptom
Karotissinussyndrom	durch Druck auf den Druckrezeptor an der Halsschlagader ausgelöste verlangsamte Herzfrequenz bis hin zum Herzstillstand
katabol	abbauend
Katecholamine	„Stresshormone" Adrenalin und Noradrenalin
Ketosäuren	Abbauprodukte des Fettstoffwechsels
Kinine	Gewebshormone

Klavikula	Schlüsselbein
klonisch	„zuckend"
Koagel	Blutgerinnsel
Koagulationsnekrose	Absterben von Gewebe durch Kontakt mit Säure oder Salzen; „Gerinnungsnekrose"
Koitus	Geschlechtsverkehr
kollabieren	zusammenbrechen
Kollateralen	Umgehungskreisläufe
Kolliquationsnekrose	Absterben von Gewebe u.a. durch Kontakt mit Basen; „Erweichungsnekrose"
kolloidal	„fein verteilt"
Kolon	Grimmdarm
Kolorit	Hautfarbe
Koma	tiefe Bewusstlosigkeit
Konduktion	Wärmeabgabe durch direkten Kontakt zu einer anderen Oberfläche
Koniotomie	Luftröhrenschnitt
Konjunktiva	Augenbindehaut
Konjunktivitis	Reizung/Entzündung der Augenbindehäute
Konstriktion	Verengung
kontagiös	ansteckend
Kontamination	Verunreinigung, Verschmutzung
Kontraindikation	Gegenanzeige
Kontraktion	Zusammenziehung
kontrollierte Beatmung	künstliche Belüftung der Lunge mit Übernahme der Atemarbeit
Kontusion	Quetschung
Konvektion	Wärmeabgabe durch den Kontakt der Haut zur umgebenden, kälteren Luft
Korium	Lederhaut
Koronararterie	Herzkranzarterie
Kortikalis	feste äußere Schicht des Knochens
Krepitation	Knochenreiben
kristalloid	mit gelösten Elektrolyten versehen

L

Laktat	Milchsäure
Laryngoskop	Kehlkopfspiegel

Laryngospasmus	Stimmbänderkrampf
Larynx	Kehlkopf
Läsion	Schädigung
Letalität	Sterblichkeitsrate
Leukozyt	weißes Blutkörperchen
Lipid	Fett
Lipolyse	Fettabbau zu Fettsäuren
Liquor	Gehirnwasser
Lumen	Innendurchmesser
Luxation	Verrenkung
Luxationsfraktur	Verrenkungsbruch
Lyse	medikamentöse Auflösung von Blutgerinnseln

M

Makromolekül	Großmolekül
Makrophagen	große Fresszellen
Mamille	Brustwarze
Manometer	Druckmesser
Mediastinum	Mittelfellraum
Mediator	Mittler-, Überträger- bzw. Botenstoff
Medulla oblongata	verlängertes Mark
Medulla	Mark
Medusenhaupt	Hervortreten von venösen Gefäßen im Bereich des Nabels; Caput medusae
Meningismus	Nackensteifigkeit
Meningitis	Entzündung der Hirnhäute
Meningoenzephalomyelitis	Entzündung von Hirn, Rückenmark und umhüllenden Häuten
Menstruation	Monatsblutung
Mesenterium	Darmgekröse
metabolisch	stoffwechselbedingt
Metabolisierung	Umwandlung
Metastase	Tochtergeschwulst
Mikrozirkulation	Blutzirkulation im zellulären Bereich
Mitose	Zellteilung
Mitralklappe	zweizipflige Segelklappe im linken Herzen
Monosaccharid	Einfachzucker, z.B. Traubenzucker/Glukose
Multiorganversagen	gleichzeitiges Versagen mehrerer Organe

Myelinscheide	Markscheide des längsten Ausläufers einer Nervenzelle
Myokard	Herzmuskelgewebe
Myokardinfarkt	Herzinfarkt
Myosin	speziell angeordnete Eiweißbestandteile in der Muskelfaser

N

nasal	über die Nase
Nasus	Nase
Nekrose	Absterben von Gewebe
Nervus vagus	Hauptnerv des Parasympathikus
Neuroglia	Nervenhüllgewebe
Neuroleptikum	beruhigendes, antipsychotisches und psychomotorisch dämpfendes Medikament
Neuron	Nervenzelle
Neuropathie	Gefühlsstörung
Neurotoxisch	die Hirnzellen schädigend
Neurotransmitter	Überträgerstoff
Nidation	Einnistung einer Eizelle in die Gebärmutterschleimhaut
Niereninsuffizienz	verminderte Nierenausscheidung
nonverbal	ohne Worte, durch Körpersprache vermittelt
normofrequent	mit normaler Frequenz
Normotonie	normaler Blutdruck
Normovolämie	normaler Kreislaufinhalt
nosokomiale Infektion	in medizinischen Einrichtungen erworbene Infektion
Nukleus	Zellkern

O

obligat	unbedingt notwendig
Obstruktion	Verengung
Ödem	vermehrte Wasseransammlung im Gewebe, Gewebeschwellung

Olekranonluxation	Verrenkung des Ellenbogens
Oligurie	verminderte Harnausscheidung
oral	über den Mund
Os frontale	Stirnbein
Os occipitale	Hinterhauptsbein
Os sacrum	Kreuzbein
Os	Mund, Knochen
ösophageal	in die/in der Speiseröhre
Ösophagus	Speiseröhre
Ösophagusvarizen	Krampfadern innerhalb der Speiseröhre
Ossa longa	Röhrenknochen
Ossa plana	platte Knochen
Osteomyelitis	Knochenmarksentzündung
Osteoporose	Knochenentkalkung
Östrogen	weibliches Geschlechtshormon
Ovarien	Eierstöcke
Ovulation	Eisprung

P

Pädiatrie	Kinderheilkunde
Palpation	Abtasten
Pankreas	Bauchspeicheldrüse
Pankreatitis	Entzündung der Bauchspeicheldrüse
Paraparese	spastische Lähmung der Beine bei freier Beweglichkeit der Arme
Parasiten	Schmarotzer, Mitesser
Parästhesie	Missempfindung
Parasympathikus	Teil des vegetativen Nervensystems
paravenös	neben die Vene
Parenchym	Funktionsgewebe
parenteral	unter Umgehung des Verdauungsweges
Parese	Lähmungserscheinung
Partialdruck	Teildruck
pathogen	krank machend, krankheitserregend
pathologisch	krankhaft verändert
Penumbra	Randzone um den Kern eines Hirninfarkts
Perforation	Durchbruch, Durchdringung
Perfusion	Durchblutung

Perfusor	Spritzenpumpe
Perikard	Herzbeutel
Perinatalzentrum	geburtshilfliche Klinik mit Frühgeborenenintensivstation
Periost	Knochenhaut
periostale Ossifikation	Dickenwachstum des Knochens
peripher	körperfern
Peritoneum	Bauchfell
Peritonitis	Bauchfellentzündung
perkutan	über die Haut
permanent	ständig
Permeabilität	Durchlässigkeit
peroral	über den Mund
pertrochantäre Fraktur	spezielle Form des Oberschenkelhalsbruch
petechiale Blutung	Einblutung unter die Haut
Phagozyten	Fresszellen
Pharynx	Kehlkopfeingang, unterer Rachenraum
Phlebothrombose	schnell auftretende Unterbrechung des venösen Blutrückstroms durch ein Blutgerinnsel beim akuten Verschluss einer tiefen Vene
physiologisch	die Lebensvorgänge im Organismus betreffend
Pia mater	weiche Hirnhaut
Plasma	flüssige Bestandteile des Blutes
Plasmalemm	Zellmembran
Plazenta	Mutterkuchen
Pleura parietalis	Rippenfell
Pleura visceralis	Lungenfell
Pleura	Brustfell
Pleuraspalt	Spaltraum zwischen Brust- und Lungenfell
Pneumonie	Lungenentzündung
Pneumothorax	Eindringen von Luft in den Pleuraspalt
Poliomyelitis	Kinderlähmung
Polydipsie	massives Durstgefühl
Polysaccharide	Mehrfachzucker, z.B. Stärke
Polytrauma	Mehrfachverletzung, wobei eine Verletzung oder die Summe aller Verletzungen lebensgefährlich ist
Polyurie	vermehrter Harndrang, vermehrte Flüssigkeitsausscheidung
portocavaler Shunt	Kurzschluss zwischen Pfortader und unterer Hohlvene
präfinal	kurz vor dem Tod
Pressorezeptor	Druckrezeptor

primär	direkt
Progesteron	Gelbkörperhormon
Prokinetikum	Medikament, das die Darmpassage beschleunigt
Prophylaxe	Vorbeugung
Prostaglandine	Gruppe von Gewebshormonen bzw. Mittlerstoffen
Prostata	Vorsteherdrüse
Protein	Eiweiß
Protozoen	Einzeller (teilweise Krankheitserreger)
proximal	körpernah
Pulmo	Lunge
pulmonal	die Lunge betreffend
Pulmonalvenen	Lungenvenen
Pulsoxymetrie	Messung der arteriellen Sauerstoffsättigung
Purkinje-Fasern	tertiärer Schrittmacher des Herzens/Teil des Erregungsbildungs- und Leitungssystems des Herzens
Pylorus	Magenpförtner
Pyrogene	Fieber erzeugende Gifte

R

Radius	Speiche
Ramus circumflexus	einer der beiden Äste der linken Herzkranzarterie
Ramus interventricularis anterior	einer der beiden Äste der linken Herzkranzarterie
Reanimation	Wiederbelebung
reflektorisch	reflexartig, unwillkürliche
Refraktärphase	Phase der Nicht-Erregbarkeit des Herzens
Regurgitation	Zurückfließen von Mageninhalt in den Mund-Rachen-Raum
Reklination	Zurückbeugen
rektal	im Mastdarm/Enddarm
Rektum	Mastdarm/Enddarm
Relaxanzien	muskelentspannende Medikamente
relaxierend	entspannend, erschlaffend
Ren	Niere
Reperfusion	Wiederdurchblutung
Repetition	Wiederholung, Wiederholungsgabe von Medikamenten
Reposition	Wiedereinrichtung z.B. einer Fraktur

Residualvolumen	Restmenge Luft, die auch nach stärkster Abatmung in den Lungen verbleibt
Resistenz	Widerstandsfähigkeit
Resorption	Aufnahme
Respiration	Atmung
respiratorisch	atmungsbedingt
retikuläres Bindegewebe	netzartiges Bindegewebe
Retinopathie	Netzhauterkrankung
retrograde Amnesie	Erinnerungslücke vor dem Unfallereignis
retroperitoneal	hinter dem Bauchfell
retrosternal	hinter dem Brustbein
reversibel	wieder umkehrbar
Rhinitis allergica	Heuschnupfen
Ruhetonus	Restanspannung der Muskulatur im Ruhezustand
Ruptur	Zerreißung, Einriss

S

Sanitation	Keimreduktion durch Reinigung unter Einsatz von keimhemmenden Stoffen
Schizophrenie	„Spaltungsirresein"
Sectio caesarea	Kaiserschnitt
Sedativum	Beruhigungsmedikament
Sedierung	Beruhigung
sekretorisch	die Ausscheidung betreffend
semipermeabel	halbdurchlässig
Sensibilität	Gefühlsempfindung
Sepsis	generalisierte Blutvergiftung
septischer Schock	entzündlicher Vergiftungsschock
Septum cardiale	Herzscheidewand
Shunt	künstliche Verbindung zwischen Vene und Arterie
Sinusknoten	primärer Schrittmacher des Herzens
Sinusthrombose	eine Thrombose in einer Vene des Gehirns
Somnolenz	Schläfrigkeit
Sopor	tiefe Schläfrigkeit
Spasmus	Verkrampfung, Krampf
Spider naevi	spinnenartige Hautmale
Spongiosa	Knochenbälkchen
sporozid	Sporen abtötend

Sputum	Auswurf
Stenose	Verengung
Sterilisation	Abtötung aller Mikroorganismen, einschließlich der Dauerformen (Sporen)
Sternum	Brustbein
Stoma	operativ hergestellte Öffnung an einem Hohlorgan
Stratum papillare	Papillarschicht der Lederhaut
Stratum reticulare	Geflechtschicht der Lederhaut
Stridor	pfeifendes Atemgeräusch
Stroke Unit	Schlaganfallstation
subarachnoidal	zwischen Spinnwebenhaut und weicher Hirnhaut gelegen
subdural	zwischen Spinnwebenhaut und harter Hirnhaut gelegen
subgaleal	unter der Kopfschwarte gelegen
subglottisch	unterhalb der Stimmbandebene gelegen
Subkutis	Unterhautgewebe
sublingual	unter die/der Zunge
subtotale Amputation	nicht ganz vollständige Abtrennung von Gliedmaßen
Suction Booster	Absaugverstärker
suffizient	ausreichend
Suizid	Selbsttötung
Suizidalität	„Lebensmüdigkeit"
Suppositorium	Zäpfchen
supraventrikulär	elektrischer Erregungsursprung in den Vorhöfen des Herzens
Sympathikus	Teil des vegetativen Nervensystems
Symphyse	vordere Schambeinverbindung
Synapse	Kontaktstelle zwischen Nervenzellen bzw. zwischen Nervenzellen und Muskulatur
Synkope	Bradykardie mit unklarer, relativ kurz andauernder Bewusstseinsverlust
Synthese	Neubildung
Systole	Kontraktions- und Auswurfphase des Herzens

T

Tachyarrhythmie	beschleunigte, unregelmäßige Herztätigkeit
Tachykardie	erhöhte Herzfrequenz

Tachypnoe	beschleunigte Atmung
Tamponade	Ausstopfen von Hohlräumen zur Blutstillung
temporär	zeitweilig
Tensid	oberflächenaktiver Stoff
Tetraparese	hohe Querschnittslähmung mit Funktionsverlust der oberen und unteren Gliedmaßen
Thorakotomie	operative Brustkorberöffnung
Thorax	Brustkorb
Thrombophlebitis	Krampfadern der Beine, meist mit örtlichen Entzündungen der Venen
Thrombose	Venenverschluss
Thrombozyten	Blutplättchen
Thrombozytenaggregationshemmer	Medikament, das die Verklumpung der Blutplättchen verhindert
Thrombozytenthrombus	Pfropf aus Blutplättchen
Thrombus	Blutgerinnsel
Tibia	Schienbein
Tokolyse	Wehenhemmung
tonisch	starr verkrampft
totale Amputation	komplette Abtrennung von Gliedmaßen
Toxin	Giftstoff
toxisch	giftig
Trachea	Luftröhre
Tractus iliotibialis	seitlich am Oberschenkel gelegene Sehne
Transmitter	chemischer Botenstoff, Überträgerstoffe
Transplantation	Organverpflanzung
Trauma	Verletzung
Triage	kurze Sichtung über die Verletzungsschwere beim Massenanfall von Verletzten
Trikuspidalklappe	dreizipfelige Segelklappe im rechten Herzen
Truncus pulmonalis	Stamm der Lungenarterien
tuberkulozid	Tuberkelbakterien abtötend
Tubulus	Nierenkanälchen
Tunica interna	innere Schicht der Blutgefäße
Tunica media	mittlere Muskelschicht der Blutgefäße

U

Ulcus	Geschwür
Ulna	Elle
Ureter	Harnleiter
Urtikaria	Wasserbläschen, „Quaddeln"
Uterus	Gebärmutter

V

vagal	durch den Hauptnerv des Parasympathikus bedingt
Vagina	Scheide
Varizen	Krampfadern
Vas	Gefäß
Vasodilatation	Gefäßerweiterung
Vasokonstriktion	Gefäßverengung
Vasospasmus	krampfhafte Gefäßverengung
Vena basilica	Unterarmvene/Handrückenvene
Vena cava inferior	untere Hohlvene
Vena cava superior	obere Hohlvene
Vena cava	Hohlvene
Vena femoralis	Oberschenkelvene
Vena jugularis externa	äußere Drosselvene
Vena jugularis interna	innere Drosselvene
Vena saphena	tiefe Beinvene
Vena subclavia	Schlüsselbeinvene
Vene	Blutgefäß, welches zum Herzen führt
Venole	kleines Blutgefäß, welches zum Herzen führt
Ventilation	Belüftung der Lungen
Ventrikel	Kammer; Herzkammer, Hirnkammer
ventrikulär, ventrikular	die Kammer betreffend
ventrikuläre Tachykardie	beschleunigter Herzschlag mit Erregungsursprung in den Herzkammern
Viren	kleinste infektiöse Einheiten
viruzid	Viren inaktivierend
Vita minima	Scheintod
Vitalfunktionen	Atmung, Kreislauf, Bewusstsein

vulnerable Phase	die elektrisch verletzbare Herzerregungsphase
Vulva	Schamlippe

Z

Zellorganellen	„Organe" der Zelle
zerebral	hirnbedingt
Zervix uteri	Gebärmutterhals
Zyanose	Blaufärbung von Haut und Schleimhäuten
Zytoplasma	von einer Zellmembran umschlossene Grundsubstanz der Zelle

**28 SanG
Programm mit Querverweisen**

28.1 Modul I – Theoretische Ausbildung lt. Verordnung zum SanG (BGBL. 420/II, 12.09.2003)

Unterrichtsfach	LPN-San	Stundenanzahl	Lehrinhalte u. Seite LPN (kursiv = Verweise auf Themenbereiche, die über den Ausbildungsstoff hinaus gehen)
Hygiene (Bestandteil des Sachgebiets „Sanitätshilfe")	Kapitel 13, Hygiene im Rettungsdienst	2	• Allgemeine Infektionslehre 191 • Grundbegriffe der Desinfektion 194 • Persönliche Hygiene 197 • Entsorgung von infektiösem Abfall 197 • Vorgehen bei Verletzungen des Personals 198 • Hygienemaßnahmenplan 200 • Infektionstransport 205 • Grundbegriffe der Sterilisation 209
Berufsspezifische rechtliche Grundlagen	Kapitel 1, Diagnostik Kapitel 21, Berufsspezifische rechtliche Grundlagen	3	• Dokumentation im Rettungswesen (Einsatzprotokoll, Leitstellendokumentation, Transportnachweis) 16 • Hilfs- und Rettungswesen (s. UF Rettungswesen, 477) • *MPG 491* • *Rechtfertigungsgründe 493* • *Unterlassungsdelikte 495* • *Schweigepflicht 495* • Grundlagen des Haftungsrechtes 497 • Unterbringungsgesetz 498 • Reversfähigkeiten und Effekten 499 • Straßenverkehrsordnung 500 • Mitnahme von Begleitpersonen 502 • Patientenrechte 505 • *Patientenverfügung 505* • Aufgaben und Kompetenzen des Rettungssanitäters 507

28 SanG Programm mit Querverweisen 28.1 Modul 1

Unterrichtsfach	LPN-San	Stundenanzahl	Lehrinhalte u. Seite LPN (kursiv = Verweise auf Themenbereiche, die über den Ausbildungsstoff hinaus gehen)
Anatomie und Physiologie (Bestandteil des Sachgebiets „Sanitätshilfe")	Kapitel 14, Innere Medizin Kapitel 15, Traumatologie Kapitel 16, Thermische und chemische Schäden	4	• Blutkreislauf – Grundzüge 224 • Brustkorb (Atmung) – Grundzüge 247 • Bauchraum – Grundzüge 267 • *Nervensystem 309* • Schädel und Rumpf – Grundzüge Skelett 337 • *Gelenke, Muskeln 337* • Gliedmaßen – Grundzüge 342 • Haut – Grundzüge 393
Störungen der Vitalfunktionen und Regelkreise und zu setzende Maßnahmen (Bestandteil des Sachgebiets „Sanitätshilfe")	Kapitel 3, Störung vitaler Funktionen und Regelkreise Kapitel 8, Wunden, Blutstillung, Amputatversorgung Kapitel 14, Innere Medizin	8	• Definition Vitalfunktion 29 • Bewusstsein (Bewusstseinsstörungen, Bewusstlosigkeit) 29 • NACA-Schema 33 • GCS – *Schema 33* • Atmung (Atemstörungen, Atemstillstand) 37 • Akute Störung der Atmung (Atembehinderung, Verlegung der Atemwege durch Fremdkörper, Verlegung durch Schwellung) 46 • *Absaugung 47* • *Assistenz zur Intubation 50* • Sauerstoff (Inhalationsrichtlinien, Dosierungsvorschriften, Umgang mit Sauerstoff) 55 • Assistierte Beatmung (Indikationen, Durchführung) 57 • Kreislauf (Kreislaufstörungen, Kreislaufstillstand) 59 • Schock (Ursachen, Wirkung, Schockformen, Verlauf, Schockzeichen) 65 • Starke Blutung (123, oder mit UF Spezielle Notfälle) • Regelkreise (Wärmehaushalt 417, Wasser- und Elektrolythaushalt 297, Säure-Basen-Haushalt 303, Stoffwechsel 285 oder mit den jeweiligen Notfällen) • Feststellung des Todes (UF Berufsspezifische rechtliche Grundlagen, 505)

## 28 SanG Programm mit Querverweisen	28.1 Modul 1

Unterrichtsfach	LPN-San	Stundenanzahl	Lehrinhalte u. Seite LPN (kursiv = Verweise auf Themenbereiche, die über den Ausbildungsstoff hinaus gehen)
Notfälle bei verschiedenen Krankheitsbildern und zu setzende Maßnahmen (Bestandteil des Sachgebiets „Sanitätshilfe")	Kapitel 14, Innere Medizin Kapitel 19, Sonstige Notfälle	6	• Cardiale Notfälle (Hochdruckkrise, Angina pectoris, Herzinfarkt, Herz-Rhythmus-Störungen, Linksherzschwäche, Rechtsherzschwäche) 234 • Akuter Gefäßverschluss an den Gliedmaßen (Venenthrombose, Arterielle Embolie) 244 • Pulmonale Notfälle (Asthma bronchiale, Lungenemphysem, Lungenembolie, Lungenödem, Lungenentzündung) 248 • Allgemeinchirurgische Notfälle (Akutes Abdomen, Pankreatitis, Hepatitis, gastrointestinale Blutung, Ileus, Appendizitis, Koliken, Gallenkolik, Gastritis, Ulcus, Gastroenteritis, Mesenterialinfarkt, Lebensmittelvergiftung) 276 • *Imunsystem und allergische Reaktionen 292* • *Dehydratation und Exsikose 301* • Koma aus vorerst unbekannter Ursache (Schlaganfall 323, Meningitis 322, Diabetes 287, Vergiftung 342) • Krampfanfall (Tetanie 308, Epilepsie 319) • *Elektrounfälle 461* • *Ertrinkungsunfälle 468* • Gynäkologische und urologische Erkrankungen [Unterleibsblutungen, Ovarialtumore, Vergewaltigung (typische Verletzungen, psychische Betreuung) Nierenbeckenentzündung, Harnwegsinfekt, akute Harnverhaltung, chronische Niereninsuffienz und Hämodialyse] 472

28 SanG Programm mit Querverweisen 28.1 Modul 1

Unterrichtsfach	LPN-San	Stundenanzahl	Lehrinhalte u. Seite LPN (kursiv = Verweise auf Themenbereiche, die über den Ausbildungsstoff hinaus gehen)
Spezielle Notfälle und zu setzende Maßnahmen (Bestandteil des Sachgebiets „Sanitätshilfe")	Kapitel 8, Wunden, Blutstillung, Amputatversorgung Kapitel 14, Innere Medizin Kapitel 15, Traumatologie Kapitel 16, Thermische und chemische Schäden Kapitel 17, Geburtshilfe und Gynäkologie Kapitel 18, Pädiatrie Kapitel 22, Angewandte Psychologie und Stressbewältigung	15	• Wunden (mechanische, chemische, thermische, oder mit dem jeweiligen UF) 123 • Verbandlehre 125 • Dekubitus Prophylaxe und Lagerung bei Dekubitus 173 • Vergiftung (Ursachen und Verdacht, Aufnahmearten) 343 • Traumatologische Notfälle (Hirnblutung und Hirndruck 317, Schädel-Hirn-Trauma 348, • Wirbelsäulentrauma 355 (Halswirbelsäulenschienung 141, Vakuummatratze 145, Sandwich-Technik 145, Sturzhelmabnahme 153, Umgang mit Schaufeltrage 154, Motorik-, Durchblutungs- und Sensibilitätskontrolle 381) • Thoraxtrauma 363 (Serienrippenbruch 364, Spannungspneumothorax 365, offene, geschlossene Brustkorbverletzung 365) • *Verletzungen der Luftröhre und der Bronchien 367* • *Verletzungen des Herzens 368* • Bauchtrauma 370 • Beckentrauma 374 • Extremitätentrauma 376 (Motorik-Durchblutungs-Sensibilitätskontrolle 381, Prinzip der Schienung und Ruhigstellung des Armes oder des Beines 381, Stiefelgriff 383, Pneumatische Schiene 126, Vakuumschiene 138, Extensionsschiene 139) • Polytrauma 385 (Definition, Prioritäten, Management) • *Verletzungen des Schultergelenks, Schlüsselbeines, Sprunggelenkes, Hüft und Kniegelenkes 382* • Schwangerschaft und Geburt 421 (Notfälle in der Schwangerschaft u.a. Abortus, extrauterine Gravidität, Geburt, Geburtskomplikationen, Versorgung des Neugeborenen) • Notfälle im Säuglings- und Kleinkindalter 443 (anatomische und physiologische Besonderheiten 445, Pseudokrupp 448, Epiglottitis 449, Keuchhusten, plötzlicher Kindstod 451, Krampfanfälle 452, Kindesmisshandlung 453, Kontrolle der Lebensfunktionen und lebensrettende Sofortmaßnahmen 454) • Psychiatrische Notfälle (Depression, Manie, Psychose, Suizid, Suchterkrankungen und Entzugssyndrom) 539

28 SanG Programm mit Querverweisen 28.1 Modul 1

Unterrichtsfach	LPN-San	Stundenanzahl	Lehrinhalte u. Seite LPN (kursiv = Verweise auf Themenbereiche, die über den Ausbildungsstoff hinaus gehen)
Defibrillation mit halbautomatischen Geräten (Bestandteil des Sachgebiets „Sanitätshilfe")	Kapitel 4, Defibrillation mit halbautomatischen Geräten (ab S. 75)	8	• Der halbautomatische Defibrillator • Handhabung eines halbautomatischen Defibrillators • Gerätemanagement während der Reanimation • Erfolgskontrolle
Gerätelehre und Sanitätstechnik	Kapitel 1, Diagnostik Kapitel 5, Infusionen, praktische Infusionslehre Kapitel 6, Der venöse Zugang Kapitel 7, Die Injektion Kapitel 8, Ruhigstellungstechniken Kapitel 10, Rettungs- und Transporttechniken	12	• Blutdruckmessung 9 • *Pulsoxymetrie 12* • *EKG 13* • *Temperaturmessung 15* • Absauggeräte 47 • Sauerstoff 55 • Beatmungsbeutel 57 • Infusionen und Infusionsgeräte 93 • Spritzenpumpen 98 • Assistenz beim Venenzugang 103 • Assistenzleistung bei der Injektion 113 • Stabilisierungs- und Schienungstechniken (Stabilisierung der Halswirbelsäule, Schaufeltrage, Vakuummatratze) 141 • *Rettungskorsett 142* • Rettungs- und Lagerungstechniken (Bergetuch, Einheitskrankentrage, Tragsessel, Fahrtrage, Rollstuhl) 149 • Medizinproduktegesetz - Information 491 • Einsatzfahrzeug (Demonstration) • Materialien für eine Geburt (Demonstration) • Transportinkubator (Demonstration)

28 SanG Programm mit Querverweisen

28.1 Modul 1

Unterrichtsfach	LPN-San	Stundenanzahl	Lehrinhalte u. Seite LPN (kursiv = Verweise auf Themenbereiche, die über den Ausbildungsstoff hinaus gehen)
Rettungswesen	Kapitel 20 u. 23, Rettungswesen Kapitel 21, Berufsspezifische und rechtliche Grundlagen	4	• Rechtliche Grundlagen 477 • Fahrzeugarten (Land, Wasser, Luft) 477 • Zusammenarbeit mit anderen Organisationen 477 • Einsatzarten 479 • Rettungskette, Hilfsfrist 480 • Personal im Rettungsdienst 481 • Leitstelle, Kommunikationsarten 482 • Transportmittel 483 • Notarztsysteme 484 • Dienststellennetz 485 • Fahrzeugausstattung und Normen im Rettungsdienst 486 • Gefahren an der Einsatzstelle 511 • Gefahrguteinsätze, Sondertransporte 520 • Persönliche Schutzausrüstung 524 • *Funkwesen 551*
Katastrophen, Großschadensereignisse, Gefahrgutunfälle		4	• Gefahrgutunfälle 520 (Arten von Gefahrgutunfällen, Gefahrzettel, Gefahrsymbole, Warntafel, Verhalten am Unfallort, Koordination mit anderen Einsatzorganisationen, Absperrmaßnahmen, Sofortmaßnahmen) • Katastrophen 559 (Rechtliche Grundlagen, Geltungsbereiche, Arten der Katastrophen, Phasen der Katastrophenbewältigung, Katastrophenhilfseinheiten, Führungsorganisation, personelle, materielle und finanzielle Vorsorge, Einsatzgrundsätze, generelle Einsatzrichtlinien) • Großschadensereignisse 561 (Rechtliche Grundlagen, Einstufung, Alarmierung, Schadensraum, Schadensplatz, Sicherheitseinrichtungen, Organisation beim Großunfall, österreichisches Patientenleitsystem, Material und Ausrüstung, Kommunikation) • *Triage 569*

Unterrichtsfach	LPN-San	Stundenanzahl	Lehrinhalte u. Seite LPN (kursiv = Verweise auf Themenbereiche, die über den Ausbildungsstoff hinaus gehen)
Angewandte Psychologie und Stressbewältigung	Kapitel 22, Angewandte Psychologie und Stressbewältigung (ab S. 531)	4	• Belastung, Anforderung, Beanspruchung, work flow • Überforderung, Unterforderung • Beanspruchungsfolgen • Stressursachen, -entstehung und -faktoren • Stressauswirkung • Früherkennung • Grundsätze der Stressvermeidung • Maßnahmen zur Verhütung und Verminderung von Beanspruchungsfolgen • Psychische Betreuung von Kranken/Verletzten (Gesprächsführung, Vertrauensaufbau und Patienteninformation, psychische Belastungssyndrome, verwirrte Patienten, Begleitung und Betreuung Sterbender, Supervision)

28 SanG Programm mit Querverweisen — 28.1 Modul 1

Unterrichtsfach	LPN-San	Stundenanzahl	Lehrinhalte u. Seite LPN (kursiv = Verweise auf Themenbereiche, die über den Ausbildungsstoff hinaus gehen)
Praktische Übungen ohne Patientenkontakt	Kapitel 1, Diagnostik Kapitel 8, Wunden, Blutstillung, Amputatversorgung Kapitel 9, Ruhigstellungstechniken Kapitel 10, Rettungs- und Transporttechniken Kapitel 11, Pflegerische Betreuung im Rettungsdienst Kapitel 18, Pädiatrie	16	• Blutdruckmessung 9 • Regloser Notfallpatient 34, Kontrolle der Lebensfunktionen (erwachsener Notfallpatient) • Notfalldiagnose Bewusstlosigkeit (stabile Seitenlage) 35 • Notfalldiagnose Atemstillstand (Beatmung) 57 • Notfalldiagnose Kreislaufstillstand (Beatmung und Herzmassage) 59 • Verbandlehre 125 • Blutstillung (Fingerdruck, Abdrückstellen, Druckverband, Abbindung, Amputatsversorgung) 127 • Ergonomische und schonende Arbeitsweise (Richtiges Heben und Tragen) 149 • An- und Auskleiden, Körperpflege und Hygiene, Nahrungs- und Flüssigkeitsaufnahme, Harn- und Stuhlentleerung, Erbrechen 169 • Notfälle im Säuglings- und Kleinkindalter (Kontrolle der Lebensfunktionen und lebensrettende Sofortmaßnahmen) 454 • Wirbelsäulentrauma 355 (Halswirbelsäulenschienung 141, Vakuummatratze 145, Sandwich-Technik 145, Sturzhelmabnahme 153, Umgang mit Schaufeltrage 154, Motorik-, Durchblutungs- und Sensibilitätskontrolle 381 • Extremitätentrauma 381 (Motorik-Durchblutung-Sensibilitätskontrolle 401, Stiefelgriff 383, Prinzip der Schienung und Ruhigstellung des Armes oder des Beines 381, Pneumatische Schiene 136, Vakuumschiene 138, Extensionsschiene 139) • Schockbekämpfung (Lagerungsarten) im Text • Handhabung der in Einsatzfahrzeugen zu verwendenden Geräte (insbesondere Krankentrage, Tragsessel, Sauerstoffgeräte, Kommunikationseinrichtungen) sowie die Handhabung von Rollstühlen und Gehhilfen s.o. (im Text)

28.2 Berufsmodul

Unterrichtsfach	LPN-San	Stundenanzahl	Lehrinhalte
Sanitäts-, Arbeits- und Sozialversicherungsrecht	Kapitel 25, Berufsmodul	25	• Reversfähigkeiten und Effekten 499 • Grundzüge des ArbeitnehmerInnenschutzes 524 • Grundzüge des Sanitätsrechts 588 • Grundzüge des Arbeits- und Sozialversicherungsrechts 594 • Grundzüge des Haftungsrechts 601
Strukturen und Einrichtungen des Gesundheitswesens	Kapitel 25, Berufsmodul (ab S. 579)	10	• Strukturen und Einrichtungen des österreichischen Gesundheitswesens, Finanzierung • Allgemeine Grundlagen der Betriebsführung (nicht enthalten) • Organisationslehre und Betriebsführung im intra- und extramuralen Bereich
Dokumentation	Kapitel 25, Berufsmodul	5	• Verschiedene Dokumentationssysteme, Transportnachweis (nach den gebräuchlichen Vorlagen der ausbildenden Stelle) Praxis • Wesentliche Inhalte der Dokumentation (Dokumentation von Ereignissen, Zwischenfällen und Komplikationen, der Versorgung und Betreuung sowie des Transports sowie Verweigerung derselben bzw. desselben, Revers) (nach den gebräuchlichen Vorlagen der ausbildenden Stelle) 16, 499 • Patientenleitsystem 572 • Datenschutz 604

Anhang

Literatur

1 Diagnostik
Bates B (1995) Klinische Untersuchung des Patienten. Schattauer, Stuttgart
Engelhardt GH, Mennigen R (Hrsg.) (1998) Kompendium der präklinischen Notfallmedizin. Stumpf und Kossendey, Edewecht, Wien
Kösters W (2000) Rhythmusstörungen. Kompaktwissen für den Rettungsdienst, 2. Aufl. Stumpf und Kossendey, Edewecht, Wien
Trübenbach T, Enke K, Lipp R (Hrsg.) (2000) LPN 1 - Lehrbuch für präklinische Notfallmedizin, 2. Aufl. Stumpf und Kossendey, Edewecht, Wien
Ziegenfuß T (2000) Checkliste Notfallmedizin, 2. Aufl. Thieme, Stuttgart

2 Standardmaßnahmen in der Patientenversorgung
Otto S, Hennes HJ, Lehranstalt für Rettungsdienst des DRK-Landesverbandes Rheinland-Pfalz (1996) Qualitätssicherung im Rettungsdienst – Illusion oder Realität. Reba Verlag, Darmstadt
Trübenbach T, Enke K, Lipp R (Hrsg.) (2000) LPN 1 - Lehrbuch für präklinische Notfallmedizin, 2. Aufl. Stumpf und Kossendey, Edewecht, Wien

3 Störungen vitaler Funktionen
Böhmer R u.a. (Hrsg.) (2000) Taschenatlas Rettungsdienst, 4. Aufl. Böhmer und März, Mainz
Engelhardt GH, Mennigen R (Hrsg.) (1998) Kompendium der präklinischen Notfallmedizin. Stumpf und Kossendey, Edewecht, Wien
European Resuscitation Council (Ed.) (2000) Guidelines 2000 for CPR and ECC. International Consensus on Science. In: Resuscitation 46:1-3
Hintzenstern U v (Hrsg.) (2001) Notarztleitfaden. Diagnostik, Therapie, Organisation, Abrechnung, 3. Aufl. Gustav Fischer Verlag, Stuttgart
Rossi R, Dobler G (2000) Notfall-Taschenbuch für den Rettungsdienst, 9. Aufl. Stumpf und Kossendey, Edewecht, Wien
Taeger K, Rödig G, Finsterer U (1994) Grundlagen der Anästhesiologie und Intensivmedizin für Fachpflegepersonal. Band II: Allgemeine und spezielle Anästhesie, Intensivmedizin, 3. Aufl. Wissenschaftliche Verlagsabteilung Abbott GmbH, Wiesbaden
Trübenbach T, Enke K, Lipp R (Hrsg.) (2000) LPN 1 - Lehrbuch für präklinische Notfallmedizin, 2. Aufl. Stumpf und Kossendey, Edewecht, Wien

4 Defibrillation mit halbautomatischen Geräten
Cansell A (2000) Wirksamkeit und Sicherheit neuer Impulskurvenformen bei transthorakaler Defibrillation. Biphasische Impulskurvenformen. In: Notfall & Rettungsdienst 3:458-474
Hansak P, Petutschnigg B (1999) Sanitätshilfe. Halbautomatischer Defibrillator. Zentraleinkauf des Österr. Roten Kreuzes, Wien

5 Infusionen / Praktische Infusionslehre
Böhmer R u.a. (Hrsg.) (2000) Taschenatlas Rettungsdienst, 4. Aufl. Böhmer und März, Mainz
Domres u.a. (Hrsg.) (2000) LPN Lehrbuch für präklinische Notfallmedizin, 2. Aufl. Stumpf und Kossendey, Edewecht, Wien
Hintzenstern U v (Hrsg.) (2001) Notarztleitfaden. Diagnostik, Therapie, Organisation, Abrechnung, 3. Aufl. Gustav Fischer Verlag, Stuttgart
Kreimeier U, Peter K, Meßmer K (2001) Small volume – large benefit. Anästhesist 50:442-449
Kreimeier U, Prückner S (1998) Volumentherapie bei Hypovolämie und Schock. Notfall & Rettungsmedizin 1:119-129
Lutomsky B, Flake F (Hrsg.) (2000) Leitfaden Rettungsdienst, 2. Aufl. Gustav Fischer Verlag, Stuttgart

6 Der venöse Zugang
Böhmer R u.a. (Hrsg.) (2000) Taschenatlas Rettungsdienst, 4. Aufl. Böhmer und März, Mainz
Domres u.a. (Hrsg.) (2000) LPN Lehrbuch für präklinische Notfallmedizin, 2. Aufl. Stumpf und Kossendey, Edewecht, Wien
Hintzenstern U v (Hrsg.) (2001) Notarztleitfaden. Diagnostik, Therapie, Organisation, Abrechnung, 3. Aufl. Gustav Fischer Verlag, Stuttgart
Lutomsky B, Flake F (Hrsg.) (2000) Leitfaden Rettungsdienst, 2. Aufl. Gustav Fischer Verlag, Stuttgart

7 Die Injektion
Böhmer R u.a. (Hrsg.) (2000) Taschenatlas Rettungsdienst, 4. Aufl. Böhmer und März, Mainz
Dick W (2001) Notfall- und Intensivmedizin, 2. Aufl. De Gruyter, Berlin, New York
Domres u.a. (Hrsg.) (2000) LPN Lehrbuch für präklinische Notfallmedizin, 2. Aufl. Stumpf und Kossendey, Edewecht, Wien
Gabka J (1988) Injektions- und Infusionstechnik, 4. Aufl. De Gruyter, Berlin, New York
Hintzenstern U v (Hrsg.) (2001) Notarztleitfaden. Diagnostik, Therapie, Organisation, Abrechnung, 3. Aufl. Gustav Fischer Verlag, Stuttgart
Lutomsky B, Flake F (Hrsg.) (2000) Leitfaden Rettungsdienst, 2. Aufl. Gustav Fischer Verlag, Stuttgart
Madler C, Jauch KW, Werdan K (1999), Das NAW-Buch. Praktische Notfallmedizin, 2. Aufl. Urban & Fischer, München, Wien, Baltimore
Vander Salm TJ, Cutler BC, Brownell Wheeler H (Hrsg.) (1991) Invasive Techniken am Krankenbett. VCH Edition Medizin, Mainz

8 Wunden, Blutstillung, Amputatversorgung
Böhmer R u.a. (Hrsg.) (2000) Taschenatlas Rettungsdienst, 4. Aufl. Böhmer und März, Mainz
Domres u.a. (Hrsg.) (2000) LPN Lehrbuch für präklinische Notfallmedizin, 2. Aufl. Stumpf und Kossendey, Edewecht, Wien
Engelhardt GH, Mennigen R (Hrsg.) (1998) Kompendium der präklinischen Notfallmedizin. Stumpf und Kossendey, Edewecht, Wien
Hintzenstern U v (Hrsg.) (2001) Notarztleitfaden. Diagnostik, Therapie, Organisation, Abrechnung, 3. Aufl. Gustav Fischer Verlag, Stuttgart
Koslowski L u.a. (Hrsg.) (1988) Lehrbuch der Chirurgie, 3. Aufl. Schattauer, Stuttgart
Lackner CK u.a. (1999) Präklinische Akutversorgung von Amputationsverletzungen. Notfall & Rettungsmedizin 3:188-192
Lutomsky B, Flake F (Hrsg.) (2000) Leitfaden Rettungsdienst, 2. Aufl. Gustav Fischer Verlag, Stuttgart
Silbernagl S, Lang F (1998) Taschenatlas der Pathophysiologie. Thieme, Stuttgart

9 Ruhigstellungstechniken
Gorgaß B, Ahnefeld FW (2001) Rettungsassistent und Rettungssanitäter, 6. Aufl. Springer, Berlin, Heidelberg, New York
Trübenbach T, Enke K, Lipp R (Hrsg.) (2000) LPN 1 – Lehrbuch für präklinische Notfallmedizin, 2. Aufl. Stumpf und Kossendey, Edewecht, Wien

10 Rettungs- und Transporttechniken
Arnold N, Prokoph K (1998) Verkehrsunfall - eingeklemmte Person. Prinzipien patientengerechter Rettung. Stumpf und Kossendey, Edewecht, Wien
Gorgaß B, Ahnefeld FW (2001) Rettungsassistent und Rettungssanitäter, 6. Aufl. Springer, Berlin, Heidelberg, New York
Trübenbach T, Enke K, Lipp R (Hrsg.) (2000) LPN 1 - Lehrbuch für präklinische Notfallmedizin, 2. Aufl. Stumpf und Kossendey, Edewecht, Wien

11 Pflegerische Betreuung im Rettungsdienst
Kellnhauser E, Sitzmann F, Schewior-Popp S (2001) Thiemes Pflege, 9. Aufl. Thieme, Stuttgart
Trübenbach T, Enke K, Lipp R (Hrsg.) (2000) LPN 1 - Lehrbuch für präklinische Notfallmedizin, 2. Aufl. Stumpf und Kossendey, Edewecht, Wien

12 Grundlagen der Pharmakologie
Bastigkeit M (2003) Medikamente in der Notfallmedizin, 6. Aufl. Stumpf und Kossendey, Edewecht, Wien
Engelhardt GH, Mennigen R (Hrsg.) (1998) Kompendium der präklinischen Notfallmedizin. Stumpf und Kossendey, Edewecht, Wien
Epidemiegesetz (EpidemieG), BGBl. Nr. 1950/186 (WV)
Forth W u.a. (2001) Allgemeine und spezielle Pharmakologie und Toxikologie, 8. Aufl. Urban & Fischer, München, Wien, Baltimore
Hennes H-J, Lehranstalt für Rettungsdienst (Hrsg.) (1994) Die Notkompetenz der Rettungsassistentin und des Rettungsassistenten. Reba Verlag, Darmstadt
Kretschmer R (2000) Notfallmedikamente von A - Z, 3. Aufl. Blackwell, Berlin
Mutschler E (2001) Arzneimittelwirkungen, 8. Aufl. Wissenschaftliche Verlagsgesellschaft, Stuttgart
Trübenbach T, Enke K, Lipp R (Hrsg.) (2000) LPN 1 - Lehrbuch für präklinische Notfallmedizin, 2. Aufl. Stumpf und Kossendey, Edewecht, Wien

13 Hygiene im Rettungsdienst
Neumann M, Schuh T (1997) Kompendium Krankenhaushygiene, 4. Aufl. Krankenhaus der Barmherzigen Brüder, Trier
Neumann M, Schuh T (o.J.) Hygienekompendium Rettungsdienst, Krankentransport und Sanitätswesen, 2. Aufl. Krankenhaus der Barmherzigen Brüder, Trier
Trübenbach T, Enke K, Lipp R (Hrsg.) (2000) LPN 1 - Lehrbuch für präklinische Notfallmedizin, 2. Aufl. Stumpf und Kossendey, Edewecht, Wien
Verordnung anzeigepflichtiger übertragbarer Krankheiten, BGBl. II Nr. 456/2001
Wolf A (2000) Hygieneleitfaden für den Rettungsdienst, 2. Aufl. Stumpf und Kossendey, Edewecht, Wien

14 Innere Medizin
14.1 Anatomie und Physiologie von Zelle und Gewebe
Bartels H, Bartels R (1998) – Physiologie. Lehrbuch und Atlas, 6. Aufl. Urban & Schwarzenberg, München, Wien, Baltimore
Golenhofen K (1997) GK1 – Physiologie. Urban & Schwarzenberg, München, Wien, Baltimore
Hündorf HP, Rupp P (Hrsg.) (2000) LPN 2 - Lehrbuch für präklinische Notfallmedizin, 2. Aufl. Stumpf und Kossendey, Edewecht, Wien
Schäffler A, Schmidt S (1999) Mensch, Körper, Krankheit, 3. Aufl. Urban & Fischer, München, Wien, Baltimore
Schnelle R, Meister W (1999) Praxiswissen Anatomie: Das Herz. Rettungsdienst 22:316-319
Trübenbach T, Enke K, Lipp R (Hrsg.) (2000) LPN 1 - Lehrbuch für präklinische Notfallmedizin, 2. Aufl. Stumpf und Kossendey, Edewecht, Wien

14.2 Herz-Kreislauf
Bartels H, Bartels R (1998) – Physiologie. Lehrbuch und Atlas, 6. Aufl. Urban & Schwarzenberg, München, Wien, Baltimore
Berthold H (1999) Klinikleitfaden Arzneimitteltherapie. Urban & Fischer, München, Wien, Baltimore
Engelhardt GH, Mennigen R (Hrsg.) (1998) Kompendium der präklinischen Notfallmedizin. Stumpf und Kossendey, Edewecht, Wien
Fünfstück R u.a. (1999) Diagnostik der Hypertonie. Ärzteblatt Thüringen 10:259-263
Golenhofen K (1997) GK1 – Physiologie. Urban & Schwarzenberg, München, Wien, Baltimore
Hahn JM (2000) Checkliste Innere Medizin, 3. Aufl. Thieme, Stuttgart
Härtel D u.a. (1997) Prähospitale Herzinfarkttherapie. Notfallmedizin 23:48-53
Hintzenstern U v (Hrsg.) (2001) Notarztleitfaden. Diagnostik, Therapie, Organisation, Abrechnung, 3. Aufl. Gustav Fischer Verlag, Stuttgart
Hündorf HP, Rupp P (Hrsg.) (2000) LPN 2 - Lehrbuch für präklinische Notfallmedizin, 2. Aufl. Stumpf und Kossendey, Edewecht, Wien
Kolloch R, Kraft K (1996) Die Therapie von hypertensiver Krise und hypertensivem Notfall. Nieren- und Hochdruckkrankheiten 25:513-518

Rossi R, Dobler G (2000) Notfall-Taschenbuch für den Rettungsdienst, 9. Aufl. Stumpf und Kossendey, Edewecht, Wien

Schäffler A, Schmidt S (1999) Mensch, Körper, Krankheit, 3. Aufl. Urban & Fischer, München, Wien, Baltimore

Schiele R., Senges J (1997) Notfalltherapie bei akutem Herzinfarkt. Notfallmedizin 23:14-18

Schnelle R, Meister W (1999) Praxiswissen Anatomie: Das Herz und seine Funktion. Rettungsdienst 22:316-319

Sefrin P (1998) Notärzte einigen sich auf Erstbehandlung des Myokardinfarktes. Der Notarzt 14:A1-A2

Trübenbach T, Enke K, Lipp R (Hrsg.) (2000) LPN 1 - Lehrbuch für präklinische Notfallmedizin, 2. Aufl. Stumpf und Kossendey, Edewecht, Wien

14.3 Atmung

Bartels H, Bartels R (1998) – Physiologie. Lehrbuch und Atlas, 6. Aufl. Urban & Schwarzenberg, München, Wien, Baltimore

Eder M, Gedigk P (1990) Lehrbuch der Allgemeinen Pathologie und Pathologischen Anatomie, 33. Aufl. Springer, Berlin, Heidelberg, New York

Engelhardt GH, Mennigen R (Hrsg.) (1998) Kompendium der präklinischen Notfallmedizin. Stumpf und Kossendey, Edewecht, Wien

Golenhofen K (1997) GK1 – Physiologie. Urban & Schwarzenberg, München, Wien, Baltimore

Hess T (Hrsg.) (2000) Therapie-Handbuch / Hadorn, 9. Aufl. Huber, Bern, Stuttgart, Wien

Hornbostel H, Kaufmann W, Siegenthaler R (1992) Innere Medizin in Praxis und Klinik; Band I, 4. Aufl. Thieme, Stuttgart

Hündorf HP, Rupp P (Hrsg.) (2000) LPN 2 - Lehrbuch für präklinische Notfallmedizin, 2. Aufl. Stumpf und Kossendey, Edewecht, Wien

Münch G, Reitz J (1996) Grundlagen der Krankheitslehre. Nikol Verlagsgesellschaft, Hamburg

Rossi R, Dobler G (2000) Notfall-Taschenbuch für den Rettungsdienst, 9. Aufl. Stumpf und Kossendey, Edewecht, Wien

Schäffler A (1998) Pflege heute, 4. Aufl. Gustav Fischer Verlag, Stuttgart

Schäffler A, Schmidt S (1999) Mensch, Körper, Krankheit, 3. Aufl. Urban & Fischer, München, Wien, Baltimore

Schnelle R, Meister W (1999) Praxiswissen Anatomie: Das Herz und seine Funktion. Rettungsdienst 22:316-319

Trübenbach T, Enke K, Lipp R (Hrsg.) (2000) LPN 1 - Lehrbuch für präklinische Notfallmedizin, 2. Aufl. Stumpf und Kossendey, Edewecht, Wien

Zollinger HU (1981) Pathologische Anatomie Band II, 5. Aufl. Thieme, Stuttgart

14.4 Abdomen

Engelhardt GH, Mennigen R (Hrsg.) (1998) Kompendium der präklinischen Notfallmedizin. Stumpf und Kossendey, Edewecht, Wien

Enke K, Schmidt U, Domres B (Hrsg.) (2000) LPN 3 - Lehrbuch für präklinische Notfallmedizin, 2. Aufl. Stumpf und Kossendey, Edewecht, Wien

Faller A (1999) Der Körper des Menschen, 13. Aufl. Thieme, Stuttgart

Gross, R u.a. (1990) Der internistische Notfall. Schattauer, Stuttgart

Gyr NE, Schoenenberger RA, Haefeli WE (Hrsg.) (1998) Internistische Notfälle, 6. Aufl. Thieme, Stuttgart

Hennes HJ, Lehranstalt für Rettungsdienst des DRK-Landesverbandes Rheinland-Pfalz (1994) Die Notkompetenz der Rettungsassistentin und des Rettungsassistenten. Reba Verlag, Darmstadt

Hündorf HP, Rupp P (Hrsg.) (2000) LPN 2 - Lehrbuch für präklinische Notfallmedizin, 2. Aufl. Stumpf und Kossendey, Edewecht, Wien

Kaufmann W, Löhr GW (1992) Pathophysiologie, 4. Aufl. Thieme, Stuttgart

Klinke R, Silbernagl S (1996) Lehrbuch der Physiologie. Thieme, Stuttgart

Rossi R, Dobler G (2000) Notfall-Taschenbuch für den Rettungsdienst, 9. Aufl. Stumpf und Kossendey, Edewecht, Wien

Thews G, Mutschler E, Vaupel P (1999) Anatomie, Physiologie und Pathophysiologie des Menschen, 5. Aufl. Wissenschaftliche Verlagsgesellschaft, Stuttgart

14.5 Stoffwechsel
Dick W, Schuster H (Hrsg.) (2001) Notfall- und Intensivmedizin, 2. Aufl. De Gruyter, Berlin, New York
Engelhardt GH, Mennigen R (Hrsg.) (1998) Kompendium der präklinischen Notfallmedizin. Stumpf und Kossendey, Edewecht, Wien
Hündorf HP, Rupp P (Hrsg.) (2000) LPN 2 - Lehrbuch für präklinische Notfallmedizin, 2. Aufl. Stumpf und Kossendey, Edewecht, Wien
Madler C, Jauch KW, Werdan K (1999), Das NAW-Buch. Praktische Notfallmedizin, 2. Aufl. Urban & Fischer, München, Wien, Baltimore
Trebsdorf M, Gebhardt P (1998) Biologie, Anatomie, Physiologie. Lau-Verlag, Reinbek

14.6 Immunsystem
Hündorf HP, Rupp P (2000) LPN 2 - Lehrbuch für präklinische Notfallmedizin, 2. Aufl. Stumpf und Kossendey, Edewecht, Wien
Robert Koch Institut (1998) Deutsch-Österreichische Empfehlungen zur HIV-Therpaie in der Schwangerschaft
Schäffler A, Schmidt S (1999) Mensch, Körper, Krankheit, 3. Aufl. Urban & Fischer, München, Wien, Baltimore

14.7 Wasser-Elektrolyt-Haushalt
Dick W, Schuster H (Hrsg.) (2001) Notfall- und Intensivmedizin, 2. Aufl. De Gruyter, Berlin, New York
Hündorf HP, Rupp P (Hrsg.) (2000) LPN 2 - Lehrbuch für präklinische Notfallmedizin, 2. Aufl. Stumpf und Kossendey, Edewecht, Wien
Schmidt RF, Thewes G (1997) Physiologie des Menschen. Springer, Berlin, Heidelberg, New York
Trebsdorf M, Gebhardt P (2000) Biologie, Anatomie, Physiologie. Lau-Verlag, Reinbek

14.8 Säure-Basen-Haushalt
Dick W, Schuster H (Hrsg.) (2001) Notfall- und Intensivmedizin, 2. Aufl. De Gruyter, Berlin, New York
Hündorf HP, Rupp P (Hrsg.) (2000) LPN 2 - Lehrbuch für präklinische Notfallmedizin, 2. Aufl. Stumpf und Kossendey, Edewecht, Wien
Schmidt RF, Thewes G (1997) Physiologie des Menschen. Springer, Berlin, Heidelberg, New York
Trebsdorf M, Gebhardt P (2000) Biologie, Anatomie, Physiologie. Lau-Verlag, Reinbek

14.9 Neurologie
Engelhardt GH, Mennigen R (Hrsg.) (1998) Kompendium der präklinischen Notfallmedizin. Stumpf und Kossendey, Edewecht, Wien
Erdmann O, Brodhun R, Volles E (1999) Der Schlaganfall – das "unbekannte" Notfallereignis. Rettungsdienst 22:410-413
Gerlach L, Eckardt M, Welter FL (1996) Der Schlaganfall: Diagnose, Pathogenese und Therapie. Rettungsdienst 19:1110-1116
Hündorf HP, Rupp P (Hrsg.) (2000) LPN 2 - Lehrbuch für präklinische Notfallmedizin, 2. Aufl. Stumpf und Kossendey, Edewecht, Wien
König F u.a. (1996) Verwirrtheitszustand und Hemiparese bei chronischem Subduralhämatom. Rettungsdienst 19:1130-1133
Lamm S, Emmler O (1999) Der Schlaganfall – Wichtiges in Kürze. Rettungsdienst 22:431-433
Meister W, Schnelle R (1999) Praxiswissen Anatomie: Das Nervensystem. Rettungsdienst 22:424-430
Rohrberg M, Brodhun R (2001) "Time is Brain": Klinische Sofortbehandlung des akuten Schlaganfalls. Rettungsdienst 24:776-781
Steinhoff BJ (1996) Der neurologische Notfall: Epilepsien und epileptische Anfälle. Rettungsdienst 19:1086-1091
Volles E (1996) Die Subarachnoidalblutung – ein akuter Notfall. Rettungsdienst 19:1102-1109

14.10 Intoxikationen
Dreyer K-H, Peusch-Dreyer D (1996) Die Kohlenmonoxidvergiftung. Notfallmedizin 22:335–340
Engelhardt GH, Mennigen R (Hrsg.) (1998) Kompendium der präklinischen Notfallmedizin. Stumpf und Kossendey, Edewecht, Wien
Forth W, Henschler D, Rummel W (2001) Allgemeine und spezielle Pharmakologie und Toxikologie, 8. Aufl. Urban & Fischer, München, Wien, Baltimore
Gorgaß B, Ahnefeld FW (2001) Rettungsassistent und Rettungssanitäter, 6. Aufl. Springer, Berlin, Heidelberg, New York
Harloff FP (1998) Neubewertung primärer Gifteliminationsmethoden. Notfallmedizin 24:394-397
Hündorf HP, Rupp P (Hrsg.) (2000) LPN 2 - Lehrbuch für präklinische Notfallmedizin, 2. Aufl. Stumpf und Kossendey, Edewecht, Wien
Kühn D, Luxem J, Runggaldier K (Hrsg.) (2001) Rettungsdienst, 2. Aufl. Urban & Fischer, München, Wien, Baltimore
Mutschler E (2001) Arzneimittelwirkungen, 7. Aufl. Wissenschaftliche Verlagsgesellschaft, Stuttgart
Rossi R, Dobler G (2000) Notfall-Taschenbuch für den Rettungsdienst, 9. Aufl. Stumpf und Kossendey, Edewecht, Wien

15 Traumatologie
Dinkel M, Hennes HJ (1998) Innerklinische Akutversorgung des Patienten mit Schädel-Hirn-Trauma. Anästh. Intensivmed. 7/8 (39):399-412
Engelhardt GH, Mennigen R (Hrsg.) (1998) Kompendium der präklinischen Notfallmedizin. Stumpf und Kossendey, Edewecht, Wien
Enke K, Schmidt U, Domres B (Hrsg.) (2000) LPN 3 - Lehrbuch für präklinische Notfallmedizin, 2. Aufl. Stumpf und Kossendey, Edewecht, Wien
Hoffmann A, Rupprecht H, Schweiger H (1993) Verletzungen der Halsschlagadern. Rettungsdienst 16:424-427
Rohen JW (2000) Topographische Anatomie, 10. Aufl. Schattauer, Stuttgart
Rossi R, Dobler G (2000) Notfall-Taschenbuch für den Rettungsdienst, 9. Aufl. Stumpf und Kossendey, Edewecht, Wien
Rupprecht H (1998) Präklinisches Management des Polytraumas, 2. Aufl. Stumpf und Kossendey, Edewecht, Wien
Rupprecht H u.a. (1993) Gefäßverletzungen im Rahmen des Polytraumas. In: Kozuschek W, Reith HB (Hrsg.) Das Polytrauma. Diagnostik – Therapie. Karger-Verlag, Freiburg, S. 248-263

16 Thermische und chemische Schäden
Engelhardt GH, Mennigen R (Hrsg.) (1998) Kompendium der präklinischen Notfallmedizin. Stumpf und Kossendey, Edewecht, Wien
Enke K, Schmidt U, Domres B (Hrsg.) (2000) LPN 3 - Lehrbuch für präklinische Notfallmedizin, 2. Aufl. Stumpf und Kossendey, Edewecht, Wien
Gliwitzky B, Veith J (2000) Präklinische Therapie von thermisch Verletzten. Rettungsdienst 23:1190-1193
Rossi R, Dobler G (2000) Notfall-Taschenbuch für den Rettungsdienst, 9. Aufl. Stumpf und Kossendey, Edewecht, Wien
Steen M (1993) Präklinische Diagnostik und Erstversorgung bei Notfallpatienten mit Verbrennungen. Notfallmedizin 19:17-23
Steen M (2000) Verbrennungen / Verbrühungen. In: Enke K, Schmidt U, Domres B (Hrsg.) LPN 3 - Lehrbuch für präklinische Notfallmedizin, 2. Aufl. Stumpf und Kossendey, Edewecht, Wien, S.208-223

17 Geburtshilfe und Gynäkologie
Engelhardt GH, Mennigen R (Hrsg.) (1998) Kompendium der präklinischen Notfallmedizin. Stumpf und Kossendey, Edewecht, Wien
Enke K, Schmidt U, Domres B (Hrsg.) (2000) LPN 3 - Lehrbuch für präklinische Notfallmedizin, 2. Aufl. Stumpf und Kossendey, Edewecht, Wien

Rossi R, Dobler G (2000) Notfall-Taschenbuch für den Rettungsdienst, 9. Aufl. Stumpf und Kossendey, Edewecht, Wien

Schäffler A, Schmidt S (1999) Mensch, Körper, Krankheit, 3. Aufl. Urban & Fischer, München, Wien, Baltimore

Schneider Th u.a. (2000) Taschenatlas Notfall & Rettungsdienst. Kompendium für den Notarzt. Springer, Berlin, Heidelberg, New York

18 Pädiatrie

Dorsch A (1991) Pädiatrische Notfallsituationen. MMV Medizinverlag, München

Engelhardt GH, Mennigen R (Hrsg.) (1998) Kompendium der präklinischen Notfallmedizin. Stumpf und Kossendey, Edewecht, Wien

European Resuscitation Council (1998) Lebensrettende Sofortmaßnahmen bei Kindern - Leitlinien des European Resuscitation Council 1998. In: Notfall & Rettungsmedizin 1:261-267

Hündorf HP, Rupp P (Hrsg.) (2000) LPN 2 - Lehrbuch für präklinische Notfallmedizin, 2. Aufl. Stumpf und Kossendey, Edewecht, Wien

Trübenbach T, Lipp R, Enke K (Hrsg.) (2000) LPN 1 - Lehrbuch für präklinische Notfallmedizin, 2. Aufl. Stumpf und Kossendey, Edewecht, Wien

19 Sonstige Notfälle

Buchardi H (1993) Akute Notfälle, 4. Aufl. Thieme, Stuttgart

Daunderer M (1992) Akute Intoxikationen, MMV Medizinverlag München

Ellinger K, Frobenius H, Osswald PM (1991) Fachkundenachweis Rettungsdienst. Springer, Berlin, Heidelberg, New York

Engelhardt GH, Mennigen R (Hrsg.) (1998) Kompendium der präklinischen Notfallmedizin. Stumpf und Kossendey, Edewecht, Wien

Franke E u.a. (Hrsg.) (1999) Notfallmedizinische Grundlagen im Rettungsdienst, Verlag Mainz, Aachen

Hündorf HP, Rupp P (Hrsg.) (2000) LPN 2 - Lehrbuch für präklinische Notfallmedizin, 2. Aufl. Stumpf und Kossendey, Edewecht, Wien

Madler C, Jauch KW, Werdan K (1999), Das NAW-Buch. Praktische Notfallmedizin, 2. Aufl. Urban & Fischer, München, Wien, Baltimore

Rossi R, Dobler G (2000) Notfall-Taschenbuch für den Rettungsdienst, 9. Aufl. Stumpf und Kossendey, Edewecht, Wien

Sefrin P, Schua R (2000) Hexal-Notfall-Manual, 4. Aufl. Urban & Fischer, München, Wien, Baltimore

20 Rettungswesen

Engelhardt GH, Mennigen R (Hrsg.) (1998) Kompendium der präklinischen Notfallmedizin. Stumpf und Kossendey, Edewecht, Wien

Gerdelmann W, Korbmann SE, Kutter SE (Hrsg.) (2000) Krankentransport und Rettungswesen. Ergänzbares Handbuch der Rechtsvorschriften. Loseblattsammlung. Erich Schmidt Verlag, Berlin

Gorgaß B, Ahnefeld FW (2001) Rettungsassistent und Rettungssanitäter, 6. Aufl. Springer, Berlin, Heidelberg, New York

Lipp R, Domres B (Hrsg.) (2000) LPN 4 - Lehrbuch für präklinische Notfallmedizin, 2. Aufl. Stumpf und Kossendey, Edewecht, Wien

ON/EN 1789 „Rettungsdienstfahrzeuge und deren Ausrüstung - Krankenkraftwagen"

ON/EN 1865 „Festlegungen für Krankentragen und andere Krankentransportmittel im Krankenkraftwagen"

21 Berufsspezifische und rechtliche Grundlagen

Ahnefeld FW, Institut für Rettungsdienst des Deutschen Roten Kreuzes (Hrsg.) (1994) Ethische, psychologische und theologische Probleme im Rettungsdienst. Verlags- und Vertriebsgesellschaft des DRK-LV Westfalen-Lippe e.V., Nottuln

Bengel J, Bordel G, Carl C, Institut für Rettungsdienst des Deutschen Roten Kreuzes (1994) Psychische und physische Arbeitsbelastungen im Rettungsdienst. Verlags- und Vertriebsgesellschaft des DRK-LV Westfalen-Lippe e.V., Nottuln

Bundesgesetz betreffend Medizinprodukte (Medizinproduktegesetz - MPG), BGBl. Nr. 657/1996

Bundesgesetz über den Führerschein (Führerscheingesetz - FSG), BGBl. I Nr. 120/1997
Bundesgesetz über die Unterbringung psychisch Kranker in Krankenanstalten, BGBl. Nr. 65/1990
Erlass des BMfS Zl. 51.133/1-39/1-69
Fehn K, Selen S (2000) Rechtshandbuch für Feuerwehr- und Rettungsdienst. Stumpf und Kossendey, Edewecht, Wien
Foregger E (1995) StGB, 12. Auflage. Manz, Wien
Knorr KH (1997) Die Gefahren an der Einsatzstelle, 6. Aufl. Kohlhammer, Stuttgart
Kopetzki C (Hrsg.) (2000) Antizipierte Patientenverfügung. Manz, Wien
Lechleuthner A, Funk P (1996) Notkompetenzsystem - Struktur, Konzept, Qualitätssicherung. Stumpf und Kossendey, Edewecht, Wien
Lipp R, Domres B (Hrsg.) (2000) LPN 4 - Lehrbuch für präklinische Notfallmedizin, 2. Aufl. Stumpf und Kossendey, Edewecht, Wien
List W (1995) Zivilrecht. Von ABGB bis WucherG, 4. Auflage. Manz, Wien
Missliwetz J, Ellinger A (1995) Recht für Ärzte und Medizinstudenten, 2. Aufl. Manz, Wien
N.N. (1995) Einführung in das Privatrecht. Orac Rechtsskripten, Wien
Pinzinger E (1997) Der Rettungsdienst in Österreich. Eine rechtliche Betrachtung des österreichischen Rettungsdienstes. Universitätsverlag Rudolf Trauner, Linz
Rebmann R, Werner A, Schuster W (Hrsg.) (1999) Rechtssammlung für den Rettungsdienst. Loseblattsammlung. Stumpf und Kossendey, Edewecht, Wien
Rechtsmeinung des Österreichischen Roten Kreuzes, Generalsekretariat, auf eine Anfrage des Steirischen Roten Kreuzes, RR/327/ak vom 13.10.2000
Rodewald G, Heuschen R (1999) Gefährliche Stoffe und Güter, 2. Aufl. Kohlhammer, Stuttgart
Schott L, Ritter M (1997) Feuerwehr-Grundlehrgang FwDV 2/2, 10. Aufl. Wenzel-Verlag, Marburg
Tries R (2000) Strafrechtliche Probleme im Rettungsdienst, 2. Aufl. Stumpf und Kossendey, Edewecht, Wien
Walter B, Meyer P (1994) Praxis des Rettungsdienstes. Schattauer, Stuttgart

22 Angewandte Psychologie und Stressbewältigung
Daschner C-H (2001) KIT – Krisenintervention im Rettungsdienst. Stumpf und Kossendey, Edewecht, Wien
Jatzko H, Jatzko S, Seidlitz H (2001) Katastrophen-Nachsorge am Beispiel der Aufarbeitung der Flugtagkatastrophe von Ramstein 1988, 2. Aufl. Stumpf und Kossendey, Edewecht, Wien
König F (1998) Einsatzgrund: Suizidgefahr - Notarzt und psychiatrischer Notfall. Rettungsdienst 21:232-233
König F (2000) Spezielle Krankheitsbilder der Psychiatrie. In: Hündorf HP, Rupp P (Hrsg.) LPN 2 - Lehrbuch für präklinische Notfallmedizin, 2. Aufl. Stumpf und Kossendey, Edewecht, Wien, S. 383-396
König F u.a. (1999) Zur Erstversorgung psychiatrischer Notfallpatienten. Anästhesist 48:542-548
König F, Faust V, Dirks B (1999) Interdisziplinäre Probleme der psychiatrischen Notfallversorgung. Notfall & Rettungsmedizin 2:504-511
König F, König E, Wolfersdorf M (1996) Zur Häufigkeit des psychiatrischen Notfalls im Notarztdienst. Notarzt 12:12-17
König F, Wolfersdorf M (1996) Zur Beurteilung von Suizidalität im Notarztdienst. Anästhesiol. Intensivmed. Notfallmed. Schmerzther. 31:615 - 620
Lassoga F, Gasch B (2000) Psychische Erste Hilfe bei Unfällen, 2. Aufl. Stumpf und Kossendey, Edewecht, Wien
Lipp R, Domres B (Hrsg.) (2000) LPN 4 - Lehrbuch für präklinische Notfallmedizin, 2. Aufl. Stumpf und Kossendey, Edewecht, Wien
Mitchell JT, Everly GS (1998) Streßbearbeitung nach belastenden Ereignissen. Dt. von A Igl, J Müller-Lange. Stumpf und Kossendey, Edewecht, Wien
Müller-Lange J (Hrsg.) (2001) Handbuch Notfallseelsorge. Stumpf und Kossendey, Edewecht, Wien
Steinert T (1995) Therapie bei akuter Gewalttätigkeit. In: Steinert T (Hrsg.) Aggression bei psychisch Kranken. F. Enke, Stuttgart, S. 97-105
Stepan T (Hrsg.) (2001) Zwischen Blaulicht, Leib und Seele. Psychologie in der Notfallmedizin, 2. Aufl. Stumpf und Kossendey, Edewecht, Wien

23 Rettungswesen - Funk

Barthelmes D, Becht A (1996) Handbuch BOS, 3. Aufl. Eigenverlag

Lipp R, Domres B (Hrsg.) (2000) LPN 4 - Lehrbuch für präklinische Notfallmedizin, 2. Aufl. Stumpf und Kossendey, Edewecht, Wien

Marten M (1998/2001) BOS-Funk. Handbuch für den Funkdienst bei den Behörden und Organisationen mit Sicherheitsaufgaben (BOS) in Deutschland. Siebel-Verlag, Meckenheim

24 Katastrophen und Großschadensereignisse

BMLV / ABC-Abwehrschule (Hrsg.) (1996) Exercise '96 - Viribus unitis. Das Bundeskanzleramt / Melzer Druck, Wien, S. 40-43

Habers J (1998) Neuformulierung der Sichtungskategorien. In: Engelhardt GH (Hrsg.) Der Rettungsdienst vor neuen Herausforderungen (Referateband 18. Bundeskongreß Rettungsdienst, Bremen 1998). Stumpf und Kossendey, Edewecht, Wien, S. 181-186

Hersche B, Langer CH, Reiter A (1995) Das österreichische Patientenleitsystem (PLS). Bundesministerium für Landesverteidigung, Wien

Hunold R, Bartsch A, Stratmann D (1997) Modifikation der katastrophenmedizinischen Sichtungskategorie. In: Leben Retten 3:111f

Lick RF, Schläfer H (1985) Unfallrettung. Medizin und Technik. Schattauer, Stuttgart, New York, S. 563-578

Lüttgen R, Mendel F (Hrsg.) (o.J.) Handbuch des Rettungswesens. Erste Hilfe, Rettungsdienst und Krankentransport, Loseblattsammlung, 6 Ordner. Mendel, Aachen

Maurer K, Peter H (1997) Der Verbandplatz (= SEGmente Bd. 2). Stumpf und Kossendey, Edewecht, Wien, 1997, S. 48-51

Misslivetz J, Ellinger A (1995) Recht für Ärzte und Medizinstudenten, 2. Aufl., Manz, Wien

Österreichisches Rotes Kreuz (Hrsg.) (1996) Vorschrift für den Katastrophenhilfsdienst. Wien

Österreichisches Rotes Kreuz (Hrsg.) (1997) Sanitätshilfe. Lehr- und Lernbehelf für die Ausbildung von Sanitäter/innen. Zentraleinkauf des österr. Roten Kreuzes, Wien

Österreichisches Rotes Kreuz (Hrsg.) (2000) Rahmenvorschrift für den Großunfall. Kopien durch das Generalsekretariat des ÖRK, Wien

Rebentisch E (1991) Handbuch der medizinischen Katastrophenhilfe, 2. Aufl. Verlag Edmund Banaschewski, München

Sefrin P (Hrsg.) (1991, 1995) Handbuch für den Leitenden Notarzt, 2 Bände. ecomed, Landsberg

Ungeheuer E (Hrsg.) (1986) Katastrophenmedizin. Probleme des Massenanfalls Kranker und Verletzter. Deutscher Ärzteverlag, Köln

25 Berufsmodule

Bundesgesetz über den Hebammenberuf (Hebammengesetz - HebG), BGBl. Nr. 310/1994, zuletzt geändert durch BGBl. I Nr. 116/1999

Bundesgesetz über die Ausbildung der Sanitäter

Bundesgesetz über die Ausübung des ärztlichen Berufes und die Standesvertretung der Ärzte (ÄrzteG 1998), BGBl. I Nr. 169/1998

Bundesgesetz über die Regelung des medizinisch-technischen Fachdienstes und der Sanitätshilfsdienste (MTF-SHD-G), BGBl. Nr. 102/1961, BGBl. I Nr. 98/2001

Bundesgesetz über Gesundheits- und Krankenpflegeberufe (Gesundheits- und Krankenpflegegesetz - GuKG), BGBl. I Nr. 108/1997

Bundesgesetz über Krankenanstalten (Krankenanstaltengesetz - KAG), BGBl. Nr. 1/1957

Bundesgesetz über Suchtgifte, psychotrope Stoffe und Vorläuferstoffe (Suchtmittelgesetz - SMG), BGBl. I Nr. 112/1997

Bundesgesetz vom 11. Dezember 1969 über die Regelung der Arbeitszeit (Arbeitszeitgesetz), BGBl. Nr. 461/1969

Bundesgesetz vom 14. Dezember 1973 betreffend die Arbeitsverfassung (Arbeitsverfassungsgesetz - ArbVG), BGBl. Nr. 22/1974

Bundesgesetz vom 14. März 1968 zur Bekämpfung der Tuberkulose (Tuberkulosegesetz), BGBl. Nr. 127/1968

Bundesgesetz vom 31. März 1965 über die Beschränkung der Schadensersatzpflicht der Dienstnehmer (Dienstnehmerhaftpflichtgesetz), BGBl. Nr. 80/1965

Bundesgesetz vom 7. März 1985 über die Arbeits- und Sozialgerichtsbarkeit (Arbeits- und Sozialgerichtsgesetz - ASGG), BGBl. Nr. 104/1985

Bundesgesetz vom 9. September 1955 über die Allgemeine Sozialversicherung (Allgemeines Sozialversicherungsgesetz - ASVG), BGBl. Nr. 189/1955

Epidemiegesetz 1950, BGBl. Nr. 186/1950 (WV)

Landesgesetz über die Bestattung von Leichen, Stmk LGBl. Nr. 10/1992

Radner A (Hrsg.) (1994) Das Recht der Krankenpflege, Sanitätsdienste und medizinisch-technischen Dienste. Universitätsverlag Rudolf Trauner, Linz

Verordnung des Bundesministers für soziale Verwaltung vom 11. März 1983 über allgemeine Vorschriften zum Schutz des Lebens, der Gesundheit und der Sittlichkeit der Arbeitnehmer (Allgemeine Arbeitnehmerschutzverordnung - AAV), BGBl. Nr. 218/1983

Verordnung des Bundesministers für soziale Verwaltung vom 29. März 1980 über die Einbeziehung der Mitglieder Freiwilliger Feuerwehren (Feuerwehrverbände) in die Zusatzversicherung in der Unfallversicherung für die Länder Burgenland, Kärnten, Niederösterreich, Oberösterreich, Steiermark, Tirol und Wien, BGBl. Nr. 153/1980

26 Anatomie und Physiologie des Menschen in der Übersicht

Domres u.a. (Hrsg.) (2000) LPN – Lehrbuch für präklinische Notfallmedizin, 2. Aufl. Stumpf und Kossendey, Edewecht, Wien

Schäffler A, Schmidt S (Hrsg.) (1996) Biologie Anatomie Physiologie, 2. Aufl. Gustav Fischer Verlag, Stuttgart

Trebsdorf M, Gebhardt P (1998) Biologie Anatomie Physiologie, 4. Aufl. Lau-Verlag, Reinbek

27 Fachbegriffe

Pschyrembel (2001) Klinisches Wörterbuch, 259. Aufl. De Gruyter, Berlin, New York

Reuter P, Reuter C (1997) Medical Dictionary English – German. Thieme, Stuttgart

Schulze P (1993) Anatomisches Wörterbuch, 6. Aufl. Thieme, Stuttgart

Trübenbach T, Enke K, Lipp R (Hrsg.) (2000) LPN 1 - Lehrbuch für präklinische Notfallmedizin, 2. Aufl. Stumpf und Kossendey, Edewecht, Wien

28 SanG Programm mit Querverweisen

Verordnung der Bundesministerin für Gesundheit und Frauen über die Ausbildung zum Sanitäter – Sanitäter-Ausbildungsverordnung (San-AV), BGBL 420 Teil II / 2003

Abbildungsnachweis

Alle hier nicht aufgeführten Abbildungen und Grafiken wurden vom Verlag nach Vorlagen der jeweiligen Autoren erstellt. Quellenangaben zu den Tabellen finden sich direkt bei den Tabellen bzw. im Literaturverzeichnis.

Ambu (Deutschland) GmbH
Strassheimer Straße 1
D-61169 Friedberg
Kap. 3 Abb. 14/2, 17

BASF Aktiengesellschaft
DOA - Arbeitsmedizin und Gesundheitsschutz
D-67056 Ludwigshafen
Kap. 16 Abb. 2

Berufsfeuerwehr Frankfurt am Main, Branddirektion
Hanauer Landstraße 77
D-60314 Frankfurt am Main
Kap. 21 Abb. 2, 4, 7

B. Braun-Melsungen AG
Carl-Braun-Straße 1
D-34212 Melsungen
Kap. 5 Abb. 5

Dräger Medizintechnik GmbH
Moislinger Allee 53 - 55
D-23542 Lübeck
Kap. 3 Abb. 29

EHCO-KLM Kleidung GmbH
Kurfürstenstraße 94
D-48599 Gronau
Kap. 21 Abb. 13

Max Eichner
Haselsberger Str. 7
D-85764 Oberschleißheim
Kap. 21 Abb. 9

Matthias Geddert
Kastensrehre 2b
D-31515 Wunstorf
Umschlagfoto

Bernt Senarclens de Grancy
Österreichisches Rotes Kreuz
Landesverband Steiermark
Ausbildungszentrum Steiermark
Exerzierplatzstraße 47
8054 Graz
Kap. 3 Abb. 4, 35; Kap. 10 Abb. 5a-c

Mag. Dr. Peter Hansak
Landesrettungskommandant und
Leiter der Abteilung Ausbildung RKT
und Katastrophenhilfsdienst
ÖRK, Landesverband Steiermark
Exerzierplatzstraße 47
8054 Graz
Kap. 1 Abb. 4, 15, 16; Kap. 16 Abb. 8, 9;
Kap. 21 Abb. 1; Kap. 24 Abb. 2, 3, 5

Johanniter-Unfall-Hilfe e.V.
Medizinische Hochschule Hannover
RTH Christoph 4
Carl-Neuberg-Straße 1
D-30625 Hannover
Kap. 10 Abb. 8; Kap. 15 Abb. 31

Laerdal Medical GmbH & Co.
Am Loferfeld 56
D-81249 München
Kap. 3 Abb. 14/3

Lehranstalt für Rettungsdienst des
DRK-Landesverbandes Rheinland-Pfalz
Bauerngasse 7
D-55116 Mainz
Kap. 4 Tab. 1 (Mitte); Kap. 10 Abb. 1; Kap. 13
Abb. 1, 2; Kap. 21 Abb. 14, 17;

Medifan® GmbH
Herrmann-Mitsch-Straße 17
D-79108 Freiburg i. Br.
Kap. 9 Abb. 9 - 11

Medizinische Hochschule Hannover
Unfallchirurgie
Carl-Neuberg-Straße 1
D-30625 Hannover
Kap. 15 Abb. 29, 30

Österreichisches Rotes Kreuz
Landesverband Steiermark
Ausbildungszentrum Steiermark
Exerzierplatzstraße 47
8054 Graz
Kap. 3 Abb. 13, 27; Kap. 4 Abb. 5;
Kap. 21 Abb. 15, 16; Kap. 24 Abb. 1

Anhang Abbildungsnachweis

Österreichisches Rotes Kreuz
Generalsekretariat
Wiedner Hauptstr. 32
1040 Wien
Kap. 24 Abb. 4

Dr. Berthold Petutschnigg
Kap. 15 Abb. 20

Prof. Dr. med. C. Poets
Institut für Rechtsmedizin der Universität Hamburg
Butenfeld 34
D-22529 Hamburg
Kap. 18 Abb. 2

Armin Rettl
Österreichisches Rotes Kreuz
Landesverband Steiermark
Bezirksstelle Graz-Stadt
Münzgrabenstr. 151
8010 Graz
Kap. 23 Abb. 1, 2

Dr. med. Peter Rupp
Notfallzentrum Hirslanden
Klinikum Bern
CH-3000 Bern 25
Kap. 3 Abb. 31 - 34; Kap. 4 Tab. 1 (oben, unten);
Kap. 14 Abb. 12 - 17;

Prof. Dr. med. Holger Rupprecht
Klinikum Fürth
Chefarzt Chirurg. Klinik I
90766 Fürth
Kap. 15 Abb. 10 - 12, 15 - 19, 21 - 26, 28,
32 - 33, 36 - 38

Fotoagentur Gerrit Schneider
Rettungsdienst - Brandschutz - Umweltschutz -
Notfallmedizin - Katastrophenschutz
Pasteurallee 14
D-30655 Hannover
Kap. 1 Abb. 1 - 3, 5 - 11; Kap. 2 Abb. 5 - 6, 11 -
12, 15 - 16, 20, 22 - 23, 25 - 26, 28; Kap. 4 Abb. 6,
7, 8; Kap. 5 Abb. 1 - 3; Kap. 6 Abb. 2, 4 - 7; Kap.
7 Abb. 3; Kap. 8 Abb. 2, 3; Kap. 9 Abb. 1 - 8, 13,
14; Kap. 10 Abb. 1 - 4, 6, 7, 9 - 17; Kap. 11 Abb. 3;
Fotografischer Hintergrund für: Kap. 15 Abb. 6, 7,
27; Kap. 26 Abb. 1, 16;

Fa. Schiller
Kap. 4 Abb. 3, 4

Dr. med. Ralf Schnelle
Marsweg 6
D-70565 Stuttgart
Kap. 1 Abb. 12 - 13; Kap. 14 Abb. 5, 7

W. Söhngen GmbH
Platterstraße 84
D-65223 Taunusstein
Kap. 4 Abb. 1

Priv.-Doz. Dr. med. Michael Steen
Klinik für plastische und Handchirurgie/
Brandverletztenzentrum
BG Kliniken Bergmannstrost
Merseburger Straße 165
D-06112 Halle
Kap. 16 Abb. 5, 6

Dr. med. Tamino Trübenbach
Anästhesie- und Intensivabteilung
Kreiskrankenhaus
D-77815 Bühl/Baden
Kap. 6 Abb. 3; Kap. 11 Abb. 2

Gottlieb Weinmann
Geräte für Medizin und Arbeitsschutz GmbH + Co.
Kronsaalsweg 40
D-22525 Hamburg
Kap. 3 Abb. 14/1, 27, 30

Peter Wiese
Am Weingarten 6
D-35641 Schöffengrund
Kap. 22 Abb. 3, 5, 6, 8

Mathias Wosczyna
Grafik-Designer
Postfach 32 24
D-53619 Rheinbreitbach
Kap. 3 Abb. 3, 8, 10, 18, 19, 21, 24; Kap. 7 Abb. 2;
Kap. 8 Abb. 1, 4 - 7; Kap. 9 Abb. 12; Kap. 12 Abb.
1, 2, 4; Kap. 14 Abb. 1 - 4, 6, 8 - 10, 18 - 22, 24 - 33,
39, 40 - 42; Kap. 15 Abb. 1 - 9, 13, 14, 27; Kap. 16
Abb. 1, 2, 4, 7; Kap. 17 Abb. 1 - 8, 10 - 15; Kap. 18
Abb. 1, 3 - 5; Kap. 19 Abb. 1; Kap. 27 Abb. 2a - 8,
10 - 12, 14, 15, 16 - 33

Jörg Zydziak
Großer Sand 115
D-25436 Uetersen
Kap. 22 Abb. 1

Weitere Quellen / Vorlagen

Ahnefeld FW, Dölp R (1996) Störungen im Wasser- und Elektrolythaushalt. J. Pfrimmer Gedächtnisstiftung *(Kap. 14 Abb. 35)*

Bartels H, Bartels R (1996) Physiologie. Lehrbuch und Atlas, 5. Aufl. Urban & Schwarzenberg, München, Wien, Baltimore, S. 200 *(Kap. 14 Abb. 22)*

Beipackzettel zu Diazepam desitin® rectal tube, Fa. Desitin Arzneimittel GmbH, D-22335 Hamburg *(Kap. 12 Abb. 4)*

Cummins RO (Hrsg.) (1987) Textbook of Advanced Cardiac Life Support, 2nd ed., AHA, Dallas/ Texas *(Kap. 4 Abb. 2)*

European Resuscitation Council (Ed.) (2000) Guidelines 2000 for CPR and ECC. International Consensus on Science. In: Resuscitation 46:1-3 *(Reanimations-Algorithmen)*

Fachinformation Auxiloson®, Firma Boehringer Ingelheim Pharma KG, Binger Straße 173, D-55216 Ingelheim *(Kap. 12 Abb. 1)*

Fertig B (Hrsg.) (1997) Strategien gegen den plötzlichen Herztod. Stumpf & Kossendey, Edewecht, Wien, S. 130 *(Kap. 7 Abb. 1)*

Nüßler H-D (1995) Gefahrgut-Ersteinsatz, 4. Aufl. Storck, Hamburg *(Kap. 21 Abb. 11)*

Schäffler A, Schmidt S (1995) Mensch, Körper, Krankheit. Jungjohann, Neckarsulm,
(Kap. 14 Abb. 10), (Kap. 14 Abb. 19), (Kap. 14 Abb. 21), (Kap. 14 Abb. 24), (Kap. 17 Abb. 3)

Herausgeber, Autoren und Paten

Herausgeber

Mag. Dr. Peter Hansak
Landesrettungskommandant und
Leiter der Abteilung Ausbildung, RKT
und Katastrophenhilfsdienst
ÖRK, Landesverband Steiermark
Exerzierplatzstraße 47
8054 Graz

AProf. Dr. Berthold Petutschnigg
Facharzt für Chirurgie und Intensivmedizin
Leiter der Zentralstelle für Notfall- und
Kat.-Medizin des Landes Steiermark
Auenbruggerplatz 29
8036 Graz

Dr. med. Markus Böbel
Am Frohnhof 20
D-53773 Hennef

Hans-Peter Hündorf
Schulleiter des Bildungszentrums Marburg
Willy-Mock-Str. 13
D-35037 Marburg

Roland Lipp
Abteilungsleiter Rettungsgemeinschaften
DRK-Landesverband Rheinland-Pfalz
Mitternachtsgasse 4
D-55116 Mainz

Johannes Veith
Lehranstalt für Rettungsdienst
des DRK-Landesverbandes Rheinland-Pfalz
Bauerngasse 7
D-55116 Mainz

Autoren

Alexander Becht
DRK-Landesverband Rheinland-Pfalz
Mitternachtsgasse 4
D-55116 Mainz
Kap. 23

Johannes Becker
Lehranstalt für Rettungsdienst
des DRK-Landesverbandes Rheinland-Pfalz
Bauerngasse 7
D-55116 Mainz
Kap. 21

Dirk Biersbach
Lehranstalt für Rettungsdienst
des DRK-Landesverbandes Rheinland-Pfalz
Bauerngasse 7
D-55116 Mainz
Kap. 3

Dr. med. Markus Böbel
Am Frohnhof 20
D-53773 Hennef
Kap. 1

Christoph Brandl
Institut für Arbeits- und Sozialrecht
Karl-Franzens-Universität
Universitätsplatz 5
8010 Graz
Kap. 25.2 - 25.4

Dr. med. Barbara Enke
Kinderklinik
Medizinische Hochschule Hannover
Carl-Neuberg-Straße 1
D-30625 Hannover
Kap. 18

Dipl.-Gesundheitsleiter Kersten Enke
Johanniter-Akademie
Johanniter-Schule Hannover/Ronnenberg
Hagacker 5B
D-30952 Ronnenberg
Kap. 9.4 - 9.8 und Kap. 18

Wolfram Geier
ASB-Landesverband Schleswig-Holstein e.V.
Postfach 61 63
D-24122 Kiel
Kap. 20

Bernhard Gliwitzky
Dozent und Trainer, Lehrrettungsassistent
Holunderweg 41
D-55128 Mainz
Kap. 3

Jan Thorsten Gräsner
Anästhesieabteilung der
Städtischen Kliniken Dortmund
Beurhausstraße 40
D-44137 Dortmund
Kap. 16

Berthold Groß
Kirchstraße 14
D-76857 Wernersburg
Kap. 14.4

Mike Hallanzy
Rettungsschule des
DRK-Landesverbandes Westfalen-Lippe e.V.
Sperlichstraße 27
D-48151 Münster
Kap. 14.1, 14.2.1 und 14.3.1

Mag. Dr. Peter Hansak
Landesrettungskommandant und
Leiter der Abteilung Ausbildung, RKT
und Katastrophenhilfsdienst
ÖRK, Landesverband Steiermark
Exerzierplatzstr. 47
8054 Graz
Kap. 4, 19.3, 20, 21, 24, 25.5

Ulrike Hiebl
DGKS Akad. Lehrerin für Gesundheits- und
Krankenpflege
Ausbildungszentrum
ÖRK, Landesverband Steiermark
Exerzierplatzstraße 47
8054 Graz
Kap. 11.3.2.1 - 11.3.3.4 und 25.1

Mathias Hirsch
Lehranstalt für Rettungsdienst
des DRK-Landesverbandes Rheinland-Pfalz
Bauerngasse 7
D-55116 Mainz
Kap. 5, 6, 7 und 8

Hans-Peter Hündorf
Schulleiter des Bildungszentrums Marburg
Willy-Mock-Str. 13
D-35037 Marburg
Kap. 14.5, 19 und 26

Olaf Jorzyk
Provinzialstraße 7a
D-66787 Wadgassen
Kap. 14.3.2

Wolfgang Kalusa
Bildungszentrum Jena
Dammstraße 32
D-07749 Jena
Kap. 14.5 und 19

Andreas Keiner
Lehranstalt für Rettungsdienst
des DRK-Landesverbandes Rheinland-Pfalz
Bauerngasse 7
D-55116 Mainz
Kap. 27

Dr. med. Josefa Klötsch
Winkelstraße 6 - 8
D-56766 Ulmen
Kap. 17

Dr. med. Frank König
Sanitas-Klinik Ludwigsbad
Seidlpark 10
D-82418 Murnau am Staffelsee
Kap. 14.10 und 22.6

Dr. med. Alexander Lieb
Schmelzhüttenstraße 4
D-07545 Gera
Kap. 14.2.2

Matthias Neumann
Krankenhaus der Barmherzigen Brüder Trier
Nordallee 1
D-54292 Trier
Kap. 13

Elke Otto
Lehranstalt für Rettungsdienst
des DRK-Landesverbandes Rheinland-Pfalz
Bauerngasse 7
D-55116 Mainz
Kap. 11

Jens Peters
DRK-Landesverband Westfalen-Lippe
Rettungsschule
Sperlichstr. 27
D-48151 Münster
Kap. 14.1, 14.2.1 und 14.3.1

AProf. Dr. Berthold Petutschnigg
Facharzt für Chirurgie und Intensivmedizin
Leiter der Zentralstelle für Notfall- und
Kat.-Medizin des Landes Steiermark
Auenbruggerplatz 29
8036 Graz
Kap. 4

Dipl. med.-päd. Ilse Pfingst
Magdelstieg 112
D-07745 Jena
Kap. 26

Dr. Josef Prassl
Ausbildungszentrum
ÖRK, Landesverband Steiermark
Exerzierplatzstraße 47
8054 Graz
Kap. 25.2

Christiane Rauen
Lehranstalt für Rettungsdienst
des DRK-Landesverbandes Rheinland-Pfalz
Bauerngasse 7
D-55116 Mainz
Kap. 17

Dr. med. Martin Rexer
Klinikum Hof
Lehrkrankenhaus der Universität
Erlangen-Nürnberg
Eppenreuther Straße 9
D-95032 Hof
Kap. 15.1

Dr. med. Matthias Rohrberg
Asklepios-Kliniken Schildautal
Karl-Herold-Straße 1
D-38723 Seesen/Harz
Kap. 14.9

Prof. Dr. med. Holger Rupprecht
Klinikum Fürth
Chefarzt Chirurgische Klinik I
D-90766 Fürth
Kap. 15

Achim Schmidtko
Merianstraße 40
D-60316 Frankfurt am Main
Kap. 12 und 14.11

Johannes Siglen
Lehranstalt für Rettungsdienst
des DRK-Landesverbandes Rheinland-Pfalz
Bauerngasse 7
D-55116 Mainz
Kap. 9.1 - 9.3 und 10

Dr. med. Frank Tappert
DRK-Landesschule / Rettungsschule
An der Aue 2
D-02681 Wilthen
Kap. 14.7 und 14.8

Günter Trugenberger
Gasteiner Straße 11
D-70372 Stuttgart
Kap. 14.6

Johannes Veith
Lehranstalt für Rettungsdienst
des DRK-Landesverbandes Rheinland-Pfalz
Bauerngasse 7
D-55116 Mainz
Kap. 2

Prof. Dr. Erwin Volles
Asklepios-Kliniken Schildautal
Karl-Herold-Straße 1
D-38723 Seesen/Harz
Kap. 14.9

Peter Wiese
Branddirektion Frankfurt
Feuer- und Rettungswache 7
Tituskorso 9
D-60439 Frankfurt am Main
Kap. 21.7

Jörg Zydziak
Großer Sand 115
D-25436 Uetersen
Kap. 21.8, 22

Paten

Dipl.-Ing. Hans-Peter Adolph
DRK-Landesverband Rheinland-Pfalz
Mitternachtsgasse 4
D-55116 Mainz
Kap. 23

Johannes Becker
Lehranstalt für Rettungsdienst
des DRK-Landesverbandes Rheinland-Pfalz
Bauerngasse 7
D-55116 Mainz
Kap. 13

Dr. med. Ralf Blank
Holunderweg 47
D-55128 Mainz
Kap. 14.5, 14.6

Dr. med. Matthias Dörmann
Heinrichstraße 71
D-44805 Bochum
Kap. 7

Prof. Dr. med. Gustav Heinz Engelhardt
Vonkeln 63
D-42349 Wuppertal
Kap. 14.1, 14.2.1 und 14.3.1

Dr. med. Klaus Fichtner
Lehranstalt für Rettungsdienst
des DRK-Landesverbandes Rheinland-Pfalz
Bauerngasse 7
D-55116 Mainz
Kap. 3

Dr. med. Klaus-Gerrit Gerdts
Am Bürgerpark 2
D-21785 Neuhaus/Oste
Kap. 6 und 19

Dr. med. Matthias Helm
Bundeswehrkrankenhaus Ulm
Abteilung X
Oberer Eselsberg 40
D-89081 Ulm
Kap. 9.1 - 9.3

Prof. Dr. med. Bernd Hüneke
Frauenklinik des
Universitätskrankenhauses Eppendorf
Martinistraße 52
D-20246 Hamburg
Kap. 17

Roland Lipp
Abteilungsleiter Rettungsgemeinschaften
DRK-Landesverband Rheinland-Pfalz
Mitternachtsgasse 4
D-55116 Mainz
Kap. 2

Peer Gunnar Knacke
Ostholstein-Kliniken GmbH
Janusstraße 22
D-23701 Eutin
Kap. 16

Dr. med. André Michalsen, M.P.H.
Divisie Peri-operatieve Zorg,
Anesthesiologie en Pijnbestrijding
Universitair Medisch Centrum Utrecht
Postbus 85500
NL-3508 GA Utrecht
Kap. 5

Dr. med. Peter Schaller
Kliniken Dr. Erler GmbH
Abt. für Handchirurgie und
Plastische Chirurgie
Kontumazgarten 4 - 18
D-90429 Nürnberg
Kap. 8

Dr. med. Jörg Schmidt
Michelstraße 9
D-66459 Kirkel - Bayr. Kohlhof
Kap. 14.3.2

Ralf Tries
Sonnenweg 11
D-56204 Hillscheid
Kap. 21

Register

A

AB0-System, 233
Abbinden, 129
Abdomen, 267, 276
Abdrücken, 125, 127
Abhängigkeit, 539, 546
Abhören, 424
Ablauf des Schockgeschehens, 69
Ableitungsarten, 13
Absaugen, 47
Absencen, 320-321
absoluten, 66
Abwehrfunktion, 232
Abwehrstadium, 401, 410
Abwehrstoffe, 292
Acetongeruch, 6
Adams-Stokes-Anfälle, 240
Adenosintriphosphat (ATP) 287
Adnexe, 422
Adrenalin, 69, 86, 274
Advanced, 82, 456
aerober Stoffwechsel, 287
Ärztekammer, 583
Ätzschorf, 414
Ätzspuren, 415
äußere Atmung, 228, 247
Affektkrampf, 453
AIDS-Gesetz, 592
Aktin, 215, 346
Aktivkohle, 328
Akutes Abdomen, 276
Alkalose, 304-305, 308
Alkohol, 546
Alkohol-, 546
Alkoholabhängigkeit, 545
Alkylphosphate, 331
Allergische Reaktion, 293
allergischen Asthma, 260
Altersgruppen, 443
Alveole, 39, 263
Alveolen, 253, 262, 407
Aminosäuren, 286
ampullen, 114, 186
Ampullen mit Trockensubstanz, 114
Amputation, 130
Amputationen, 384
Amputationsverletzung, 130

Amputatversorgung, 131
anaerober Stoffwechsel, 287
Anamnese, 3
anaphylaktischen Schock, 67, 71
anaphylaktischer Schock, 67
Aneurysma, 317
Anfallsformen, 319
Angina pectoris, 236
Angsterkrankung, 539
Angstreaktionen, 511, 513
Angstsymptome, 539
Anionen, 300
Anschnallpflicht, 501
Antidepressiva, 540
Antidot, 327-328
Antigen-Antikörper-Reaktion, 67
Antigene, 293
Antikörper, 293
Antisepsis, 195
Anwenderpflichten, 492
Aorta, 226, 429
Aorta abdominalis, 429
Aortenbogen, 228
Aortenklappe, 220
Apathie, 454
Apex, 217
APGAR-Schema, 435
Apoplexie, 312
Applikation, 117, 181-182, 184-185
Applikationsarten, 182
Applikationsformen, 117
Applikationstechnik, 104
Arachnoidea, 310
Arbeitsvertrag, 596
Arbeitsweise, 149
Arm, 346
Armtragetuch, 135
Arrhythmien, 325
Arteria brachialis 226
Arteria carotis, 226
Arteria dorsalis, 226
Arteria iliaca, 226
Arteria radialis 226
Arteria tibialis 226
Arterielle Blutungen, 126
Arterielle Verschlusskrankheit, 244

Arterien, 226
Arterienverkalkung, 234
Arteriosklerose, 234
Arzneimittel, 324
Arzneimittelunverträglichkeit, 116
Asepsis, 195
Aspiration, 32, 350
Asservierung, 327-328
Asthma, 243, 256, 259-260
Asthma bronchiale, 259
Asthma cardiale, 243
Asystolie, 62
Atem, 358
Atemfrequenz, 40, 256
Atemgase, 255
Atemgeräusche, 43
Atemgifte, 511-512
Atemhilfsmuskulatur, 252
Ateminsuffizienz, 386
Atemminutenvolumen, 257
Atemmuskulatur, 252
Atemnebengeräusche, 261
Atemregulation, 254
Atemrhythmus, 41, 256
Atemstillstand, 387, 451, 454, 462
Atemstörung, 308
Atemstörungen, 31, 446
Atemtypen, 256
Atemvolumina, 257
Atemwege, 31, 39, 45, 50, 70, 194, 295, 456
Atemwege verlegen, 31
Atemwegserkrankung, 256
Atemzentrum, 254, 256
Atemzentrums, 359
Atemzugvolumen, 40, 256-257
Atherosklerose, 234
Atlas, 358
Atmung, 37, 42, 228-229, 247, 252, 341, 363, 445, 447
Atmungssystem, 248
Atomare Strahlung, 511, 514
Atonie, 438
atonische Anfälle, 320-321
Atrien, 218
Atrioventrikularknoten, 221
Atropin, 86
Aufgaben des Blutes, 232

Register

Aufnahmepflicht, 504
Augenbindehaut, 194
Augenhöhle, 341-352
Ausatmung 42-58
Ausbreitung, 511, 513
aushalt, 275
Auskultieren, 424
Ausscheidungen, 203
Austreibungsphase, 432
Auswurf, 203
Autoklavierung, 209
autonome, 309
Autorhythmie, 220
AV-Block, 240-241
AV-Knoten, 221-222
Axis, 358
Axon, 216, 311
Azidose, 66, 304-307, 404

B

Bakterien, 192
Bandapparat, 339
Bandscheiben, 341
Basic Life Support, 63
Basisreanimation, 87
Bauch, 337
Bauch-, 337
Bauchaorta, 228, 429
Bauchfellentzündung, 278
Bauchmuskeln, 347
Bauchorgane, 267
Bauchraum, 267
Bauchschlagader, 226, 374
Bauchspeicheldrüse, 272, 372
Bauchverletzung, 370
beatmet, 455
Beatmung, 57-58, 456
Beatmung mit Notfallrespiratoren, 58
Beatmungsgerät, 59
Beatmungsbeutel, 57, 457
Becken, 337, 344
Beckenendlage 436
Beckenhöhle, 341
Beckenschlagader, 374
Bedürfnisse, 535
Befragung des Patienten, 4
Behandlungs, 504
Bein, 347
Beinahe-Ertrinken, 468
Bergungstod, 410
Beruhigungsmittel, 546
beschleunigte Atmung, 363

Betreuungspflicht, 505
Beutel-Masken-Beatmung, 457
Bewegungsapparat, 337
Bewusstlosigkeit, 462
Bewusstsein, 29-30
Bewusstseinslage, 8, 29
Bikarbonat, 254, 300
Bikuspidalklappe, 219
Bindegewebe 214
Bindegewebe, 215, 394
Binden, 125
Biot-Atmung, 41, 256
Biphase, 81
Blasenbildung, 404
Blasenkatheter, 175
Blasensprung, 432
Blinddarm, 270
Blitzeinschlag, 461
Blut, 231
Blutbestandteile, 231
Blutbildung, 337
Blutdruck, 231
Blutdruckmanschette, 128
Blutdruckmessung, 446
Blutdruckmessverfahren, 9
Blutdruckregulation, 230
Blutdruckwerte, 230
Bluterbrechen, 284
Bluterguss, 104, 427
Blutergüsse, 378
Blutgerinnsel, 246, 264
Blutgerinnseln, 108
Blutgruppen, 233
Blutkreislauf 181-185
Blutmenge, 377
Blutplasma, 254
Blutplasmas, 275
Blutreinigung, 274
Blutsperre, 125
Blutstillung, 123, 126, 131, 380-381
Blutung, 30, 66, 283, 314, 350, 352, 356, 374, 377, 424
Blutung aus dem Ohr 351
Blutung aus der Scheide, 424
Blutungen, 126-127, 278
Blutverlust, 123, 371, 376, 446
Blutversorgung des Herzens, 220
Blutzuckermessung, 11
Blutzuckertest, 37
Bradykarde Rhythmusstörungen, 240
Bradykardie, 446

Brandschutz, 486
Bronchialbaum, 250
Bronchien, 249, 367
Bronchiolen, 249
Bronchospasmus, 260
Brustbein, 251, 341
Brustfell, 250
Brustkorb, 251, 341, 363
Brustwirbelsäulentrauma, 360
buch, 492
Buchstabieralphabet, 553
Buchstabieralphabet, 552
Burnpac, 408
Butterflies, 105

C

Caecum, 270
Chemische Stoffe, 511, 515
Chemorezeptoren, 255
Cheyne-Stokes-Atmung, 41, 257, 319
Chlor, 300
Schlussdesinfektion, 208
chronischen Lungenerkrankungen, 256
Coma diabeticum, 290
Computertomographie, 316
Cortison, 274
Cortison-Zäpfchen, 448
Crash-Rettung, 355, 388

D

Darm, 292, 386
Darm-, 292, 386
Darmbein, 344
Darmgekröse, 270
Darmkolik, 280
Darmverschluss, 278
Dauerkatheter, 176
Defibrillation, 82
Dehnungsrezeptoren, 255
Dehydratation, 301
Dekubitus, 173
Dendrit, 216
Dens, 358
Depression, 540
Dermis, 393-394
Desinfektion, 195
Desinfektionslösung, 207
Desinfektionsmaßnahmen, 192, 194
Desinfektionsmittel, 196

691

Desinfektionsmitteln, 196
Diabetes mellitus, 289
Diagnose, 3
Diaphragma, 251
Diaphyse, 338
Diastole, 223
Diazepam, 453
Dickdarm, 270
Dienstbekleidung, 524
Dienstleistung, 479
Dienstvorschriften, 502
Diffusion, 39
Diffusionsstörung, 259
Diffusionsstörungen, 258
Disponent, 482
Dokumentation, 16, 23-24, 36
Dosier-Aerosol, 183-184, 187
Drainage, 367, 369
Drainagen, 176
Drehgelenk, 340
Drei-Wege-Hahn, 95-96
Dreiecktücher, 125
Drogen, 546
Drogenabhängigkeit, 545
Drogenentzugssyndrom547
Druckgasflaschen, 516
Druckinfusion, 93-94, 98
Druckinfusionsmanschette, 95
(Druck-)Polster 125
Druckrezeptoren, 394
Druckschäden, 377
Druckverband, 128
Drüsen, 215
Duodenal, 373
Duodenum, 268, 373
Dura mater, 310
Durchblutungsstörung, 358
Dyspnoe, 363
Dämmerschlaf, 321
Dünndarm, 269

E

Eierstöcke, 421
Eigenanamnese, 3
Eigenschutz, 523
Eileiter, 421
Eileiterschwangerschaft, 425
Ein- und Ausatmung, 252
Ein-Helfer-Methode, 63
Einklemmung, 318
Einsatzkleidung, 524
Einsatzleiter, 518
Einsturz, 511, 517

Eintauchdesinfektion, 199
Eintrittspforten, 194
Einwilligung, 493
Eisprung, 423
Eisunfällen, 519
Eiweiß, 430
Eiweiße, 231, 285-286, 293, 404, 414
Eiweißstoffwechsel, 290
EKG, 13-14
EKG-Monitoring, 82
Eklampsie, 430-431
Elektrizität, 511, 515
Elektrokardiogramm, 13
Elektrolyte, 300, 404
Elektrolythaushalt, 300
Elektrolytverteilung, 301
Elektromechanische Dissoziation, 62
Elektrounfälle, 461
Elementarmaßnahmen, 21
Elimination, 181
Ellenbogens, 382
Embolie, 245
Embryo, 424
Emphysem, 363
Enddarm, 270
Enddarm, 271
Endobronchiale, 117, 184
Endobronchiale Applikation, 117, 184
Endokard, 218
Endoplasmatische, 214
endotrachealen Intubation, 35
Endotrachealtubus, 52
Entwicklung, 478
Entwöhnungsbehandlung, 547
Entzugskrämpfe, 320
Entzugssymptomatik, 546
Entzündliche Prozesse, 31
entzündung, 279
Enzephalitis, 322
EPH-Gestose, 430
Epidemiegesetz, 592
Epidermis, 393-394
Epiduralblutung, 317-318
epidurales Hämatom, 353
Epiduralhämatom, 348
Epiglottitis, 449
Epikard, 218
Epilepsie, 319
epileptischen Krampfanfalls, 546
Epiphyse, 337-338

Epithelgewebe, 215
Erfrierung, 393, 409, 412, 523
Erfrierungsgrade, 413
Erkrankung, 511, 517, 540
Erregbarkeit, 541
Erregungsbildungs- und Erregungsleitungssystem, 218, 220, 223
Erregungszustände, 543
Erschöpfungsstadium, 410-411
Ertrinkungsunfälle, 468
Erweiterte Kinderreanimation, 456
Erweiterte Reanimation, 89
Erythrozyten, 231
Eröffnungsphase, 432
Esmarch-Handgriff, 45
Explosion, 511, 516
Exsikkose, 301
exspiratorisches Reservevolumen, 258
extrauterine Gravidität, 422
Extrazellulärraum, 298
Extremitäten, 337, 340, 342, 344
Extremitätenmuskulatur, 347
Extremitätenverletzungen, 376

F

Fehlgeburt, 424
Femurfraktur, 384
Fersenbein, 345
Fette, 285
Fettembolie, 378
Fettgewebe, 215
Fettstoffwechsel, 290
Fetus, 424
Feuerwehr, 326, 388
Fibula, 338
Fieberkrampf, 452
Fiebersenkung, 453
Filtration, 275
Finger, 344
First-Pass-Effekt, 181
Fixiermaterial, 106
Fixierung, 125
flucht, 501
Flüssigkeitsaufnahme, 169
fokale Anfälle, 319, 321
Foetor, 6
Foramen magnum, 318
Fraktur, 135, 338
Frakturzeichen, 379

Freihalten der Atemwege, 50, 70
Freihalten der Atemwege, 50, 70
Freimachen, 45, 70
Freimachen der Atemwege, 45
Fremdanamnese, 3
Fremdgefährdung, 543
Fremdkörperaspiration, 450
Fremdkörpern in Wunden, 125
Fritsch-Lagerung, 425
Fruchtwasserabgang, 426
Frühdefibrillation, 88
Früherkennung, 327
Frühgeborenes, 443
Frühsommer-Meningoenzephalitis, 323
FSME, 323
Fuß, 345
Fußrückenarterie, 226
Funk, 549
Funkmeldesystem, 554
Funkspruch, 551-552
Funkteilnehmer, 551
Funktionseinschränkungen der Lunge, 363
Funktionsgewebe, 217
Führen von Patienten, 158

G

Galle, 274
Gallenblase, 274
Gallengängen, 372
Gallenkolik, 279
Gallensteine, 279
Garantenstellung, 495
Gasaustausch, 250, 253
Gastritis, 280
Gastrointestinale Blutung, 283
Gastrointestinaltrakt, 194
Gebrauchsanweisung, 492
Geburt, 432
Geburtshilfe, 419
Geburtshilfliche Notfälle, 424
Geburtsverlauf, 432
Gebärmutter, 194, 421-422
Gebärmutterhals, 422
Gefahrennummer, 522
Gefahrenschema, 511
Gefahrensituationen, 519
Gefahrensymbole, 521-522
Gefahrenzettel, 522

Gefahrstoff-Informationssystem, 522
Gefäßaussackung, 317
Gefäße, 358, 368, 377-378
Gefäßendothel, 234
Gefäßruptur, 380
Gefäßverengung, 68, 386
Gefäßweitstellung, 68
Gefäßwände, 215
gefährliche Stoffe, 511
Gehirn, 216, 310, 312-313, 396, 402, 431
Gehirnschädel, 340
Gehirnwasser, 351, 357
Gehörgang, 396
Gelbkörperhormon, 423
Gelenke, 338
Gelenkflüssigkeit, 338
Gelenkkapsel, 338
generalisierte Anfälle, 321
Gerinnung, 233
Gerinnungssystem, 233
Geruch, 6, 325
Gerätedesinfektion, 199
Gerätemanagement, 83
Gesellschaft für Hygiene, 196
Gesichtsschädel, 340
Gesichtsschädelfraktur, 352
Gesprächsabwicklung, 551
Gesprächsführung, 543
Gesprächsregeln, 552
Gesäß, 347
Gewebe, 214
Gewebedurchblutung, 65
Gewebshormone, 404
GHM, 195
Giemen, 43, 447
Giftentfernung, 327
Glanzstreifen, 216
Glas- oder Plastikampulle, 114
Glasgow Coma Scale, 32-33
glatte Muskeln, 346
Glatte Muskulatur, 215
Gleichstrom, 462
Gliedmaßen, 337
Globalinsuffizienz, 244
Glomerulus, 275
Glukagon, 272, 274
Golgi-Apparat, 214
Grand-mal-Anfall, 319, 321
Grand-mal-Anfällen, 320
Grand-mal-Krampfanfall, 452
Granulozyten, 232
Grimmdarm, 270

Großschadensereignis, 482, 486
Großveranstaltungen, 513
Gynäkologie, 419

H

Haargefäß, 227
Haftpflichtversicherung, 503
Haftung, 497
halbdurchlässige (semipermeable) Membran, 299
Halbseitenlähmung, 318
Hals, 341
Halskrause, 361
Halsmuskulatur, 347
Halsschlagader, 226, 313, 456
Halsschlagadern, 255
Halsvenen, 363
Halswirbelsäule, 355, 358
Halswirbelsäulentrauma, 360
Haltbarkeit von Arzneimitteln, 186
Hand, 344, 346, 381
Handflächenregel, 406
Handrückenvene, 227
Handwurzel, 344
Harnblase, 275
Harnleiter, 275, 374
Harnröhre, 275
Harnverhaltung, 474
Harnwege, 275
harte Hirnhaut, 310
harten Hirnhaut, 318
Hauptbronchien, 249
Hauptschlagader, 226
Haut, 44, 194, 393
Hautemphysem, 366
Hautfarbe, 5
Hautkolorit, 43
Heißluftsterilisation, 209
Heimlich-Handgriff, 49
Helmabnahme, 153
Hemiparese, 318
Hepatitis, 276
Hering-Breuer, 255
Herz, 461
Herz-Kreislauf-Erkrankungen, 234
Herz-Kreislauf-Störungen, 31
Herz-Kreislauf-System, 213
Herzaktion, 222-223
Herzaußenhaut, 218
Herzbeutel, 218
Herzbeuteltamponade, 367-368

Herzfrequenz, 223, 230
Herzinfarkt, 313
Herzinnenhaut, 218
Herzinsuffizienz, 243
Herzklappen, 219
Herzkranzarterie, 220
Herzminutenvolumen, 223
Herzmuskelgewebe, 218, 220
Herzmuskelzellen, 218, 222
Herzmuskulatur, 216
Herzrhythmusstörungen, 462
Herzrhythmusstörungen, 239, 468
Herzscheidewand, 218
Herzschlagvolumen, 223
Herzschrittmacher, 85
Herzstillstand, 389
Herzzeitvolumen, 223
Hilfestellung beim Erbrechen, 171
Hilfsappelle, 544
Hilfsfrist, 481
Hirnarterie, 312
Hirnblutung, 314-315, 318
Hirndrucksteigerung, 354
Hirnfunktionsstörungen, 350
Hirnhäute, 310
Hirninfarkt, 314
Hirnischämie, 312
Hirnischämie, 315
Hirnkammern, 310
Hirnnerven, 311
Hirnnervenausfälle, 352
Hirnödem, 402
His-Bündel, 221-222
Histamin, 404
Hitzeerschöpfung, 393, 399
Hitzekrämpfe, 393
Hitzeohnmacht, 393, 397
Hitzeschäden, 397
Hitzschlag, 393, 400-401
Hochdrucksystem, 230
Hochlagern, 127
Hochspannung, 467, 516
Hochspannungsunfälle, 465
Homöostase, 303
Hormon, 309, 422
Hormone, 215, 297, 300
hubschrauber, 484
hubschraubern, 482
Hustenanfälle, 450
HWS-Stützkragen, 141
Hygiene, 189, 196, 204-205
Hyperpyrexie, 401

Hypertensive Krise, 235
hyperton, 299, 302
Hypertonie, 234, 430
Hyperventilation, 308
Hyperventilationssyndrom, 308
Hypoglykämie, 29, 287
Hypothermie, 387, 470
hypoton, 299, 302
hypovolämischen Schock, 71
Hämatom, 104, 349, 353, 428
Hämatothorax, 364
Hämoglobin, 254
hämorrhagischer Schock, 66
Händedesinfektion, 198-199
Höhen, 519
Hüftgelenks, 384
Hüftgelenksluxation, 384

I

Ikterus, 6
Ileum, 270
Immobilisierung, 361
Immunabwehr, 404
Immundefekterkrankung, 293
Immunität, 292
Immunssystem, 274
Immunsuppression, 293
Immunsystem, 292
Impedanz, 81
Impressionsfraktur, 350
Individualhygiene, 197
Infektion, 194, 356, 378, 426
Infektionsgefahr, 349
Infektionsketten, 193
Infektionskrankheit, 191
Infektionsrisiko, 124
Infektionstranspo, 205
Infusion, 91, 300
Infusions, 186
Infusionsarmschiene, 94
Infusionsbehälter, 94
Infusionslösung, 94, 97
Infusionssystem, 95
Inhalation, 23, 183, 417
Inhalation ätzender Substanzen, 417
Inhalationstrauma, 404, 408
Injektion, 113, 116, 118
Injektionslösung, 186
Inkorporation, 514
Inkubator, 434
Innere, 211, 227, 229, 247
innere Atmung, 229, 247

Innere Medizin, 211
inneren Blutungen, 126
inneren Milieus, 298
innerer Blutung, 66
Inspektion, 5
inspiratorisches Reservevolumen, 258
Instabiler Thorax, 364
Insulin, 272
Insulinmangel, 290
Intensivflächenflugzeug, 485
Intensivtransporthubschrauber, 484
Interstitium, 217
Interzellularsubstanz, 217
Intoxikation, 323
Intrakranielle Raumforderung, 317
intramuskuläre Injektion, 113
intramuskulären, 116
Intraossäre Injektion, 118
Intravasalraum, 298
intravenös, 110
Intravenöse Applikation, 182
intravenöse Injektion, 113
Intrazellulärraum, 298
intrazerebralen Hämatom, 349
Intubation, 35, 50, 53, 85
isoton, 299, 302

J

Jackson-Position, 52
Jejunum, 270
Jugendlicher, 443

K

Kalium, 300
Kalk, 417
Kaltwasser-Anwendung, 407
Kalzium, 300
Kammerflimmern, 61, 411
Kammern, 218
Kanülen, 113
Kapillaren, 227
Kapillarpuls, 371
Kapilläre Blutungen, 127
Kapsel, 185
Kardiales Lungenödem, 244
kardiogene Schock, 68
Kardioversion, 85
Katastrophe, 486
Katastrophenschutz, 486

Katecholamine Adrenalin, 69
Katheter, 48
Kationen, 300
Kaumuskulatur, 347
KED-System, 142
Kehldeckel, 248
Kehlkopf, 248, 445
Keimbesiedelung, 426
Kerntemperatur, 397
Kind, 468
Kinder, 416
Kindesentwicklung, 444
Kindesmisshandlung, 453
Kinine, 404
Klinische Untersuchung, 4
Kleinkind, 443
klonische Anfälle, 321
klonische Bewegungen, 452
klonischer Anfall, 319
Knie, 344-345
Knies, 383
Knochen, 337
Knochenbruchzeichen, 376
Knochenbälkchen, 337
Knochenhaut, 338
Knochenmark, 292, 337, 374, 377-378
Knochenreiben, 379
Knorpel, 338
Koagulationsnekrose, 414
Kohlendioxid, 250, 254-255, 304, 330
Kohlendioxidgehalt, 255
Kohlenhydrate, 285
Kohlenmonoxid, 329, 513
koliken, 279
Kollateralen, 314
Kollektivvertrag, 597
Kolliquationsnekrose, 414
kolloidale Infusionslösung, 97
Kolon, 270
Kolorit, 5
Koma, 318
Kompartmentsyndrom, 378
Kompensationsphase, 69
kompetenz, 22
Komplexgelenk, 340, 345
Komplikationen, 116
kompression, 455
Konduktion, 395
Kontaktinfektion, 193
Kontamination, 514
Kontusion, 348
Konvektion, 395

Konzentrationsunterschiede, 254
Kopf, 311, 340
Kopfreklination, 45
Kopfschmerzen, 315
Kopfschutz, 527
Kopfschwartenbluterguss, 351
Korium, 393-394
koronare Herzkrankheit, 235
Koronarspasmus, 237
Koronarvenen, 220
Kortikalis, 337
Krampfanfälle, 320, 350, 452
Krankentransport, 478-479
Krankentransportfahrzeug, 191
Krankentransportwagen, 483
krankheitserregenden, 426
Krankheitserreger, 192, 395, 470
Krankheitsgeschichte, 3
Kreislauf, 228
Kreislaufstillstand, 59
Krepitation, 379
Kreuzbein, 338
Kreuzbänder, 345
Kreuzgriff, 52
Kreuzprobe, 233
Krummdarm, 270
Kruppsyndrom, 446, 448-449
Kugelgelenk, 340, 344
Kussmaul-Atmung, 41, 256
Kälteschäden, 409, 412
Kältezittern, 395
Körperkerntemperatur, 393, 395, 402, 409
Körperkreislauf, 229
Körperverletzung, 493

L

Lage des Tubus, 54
Lageanomalien, 436
Lagerung, 7, 22-23
lahmgelegt, 357
Laienhelfer, 480
Laryngoskopie, 53
Laryngospasmus, 469
Lauge, 414-415
Laugen, 414
Leber, 272-273, 374, 386
Leberarterie, 272
Leberruptur, 372
Leberverletzung, 371
Lederhaut, 393-394

Leerdarm, 270
Leichentransport, 505
Leistenschlagader, 226
Leitende Notarzt, 518
Leitstelle, 555
Lendenwirbelsäulentrauma, 361
Leukozyten, 231-232, 292
Lichtbogen, 461, 465
Lidocain, 86
Life Support, 63, 82, 456
Linksherzinsuffizienz, 265
Linksherzinsuffizienz, 243, 265
Linksseitenlage, 430
Lipide, 285
Liquor, 351, 357
Lochpflaster, 106
Luftkammerschiene, 136
Luftnot, 363, 447
Luftrettung, 484
Luftröhre, 249, 367, 445
Lunge, 250-252, 363
Lungenarterie, 368
Lungenarterien, 219
Lungenbläschen, 250
Lungendehnungsreflex, 255
Lungenembolie, 246, 264
Lungenemphysem, 262
Lungenentzündung, 267
Lungenfell, 250
Lungenkapillaren, 228
Lungenkollaps, 365
Lungenkontusion, 367
Lungenkreislauf, 229
Lungenvenen, 228
Lungenvolumina, 257
Lungenödem, 244, 265
Luxationen, 382
Luxationsfraktur, 383
Lymphknoten, 292
Lymphozyten, 232
Lähmung, 356, 358, 452
Lähmungsstadium, 410-411

M

Maßnahmen, 21, 63
Magen, 268, 283
Magen-Darm-Trakt, 194, 215, 325, 394
Magengeschwür, 281
Magenmuskulatur, 268
Magenpförtner, 268
Magensonde, 175
Magenspülung, 328

Magill-Zange, 22
Magnesium, 300
Mandrin, 109
Manie, 540
manifeste Schockphase, 69
manisch-depressive Erkrankung, 540
manische Erregung, 541
Manuelle Beatmung, 57
Markhöhle, 337
Markscheide, 311
Maskengrößen, 458
Mastdarm, 270
MDS-Schema, 381
Mediastinalemphysem, 367
Mediastinum, 217, 251
Mediatoren, 408
Medikamente, 86, 293
Medikamenten, 114
Medizin, 492
Medizinproduktegesetz, 491
Medulla oblongata, 230, 359
Mehrfachtraumatisierung, 376
Meningen, 310
Meningismus, 318, 354, 402
Meningitis, 322
Menstruation, 422-423
Mesenterialinfarkt, 282
Mesenterium, 270
metabolische Alkalose, 308
Metabolische Azidose, 307
Metabolisierung, 181
Metalline-Folie, 435
Metalline-Folien, 408
MG, 187
Mikrofilamente, 214
Mikroklistier, 185
Mikrotubuli, 214
Milz, 274, 292, 372
Misshandlung, 454
Mitnahme von Dritten, 502
Mitochondrien, 214
Mitralklappe, 219
Mittelfell, 217, 251
mittelgesetzt, 187
Mittlerstoffe, 408
Monozyten, 232
Multiorganversagen, 69, 404
Mund, 248
Mundhöhle, 267
Mundschleimhaut, 394
Muskulatur, 337
Muskelfaser, 346
Muskelgewebe, 215

Muskelgruppen, 346
Muskelhülle, 346
Muskelpumpe, 226
Muskelzellen, 215
Muskelzittern, 409
Muskulatur, 215, 220, 345, 377, 395
Mutterkuchen, 427-428, 433
Myelinscheide, 311
Myofibrillen, 346
Myokard, 218
Myokardgewebe, 220
Myokardinfarkt, 236
Myokardkontusion, 367-368
myoklonische Anfälle, 321
Myosin, 215, 346

N

N. vagus, 223
Nabelschnurvorfall, 437
Nachbrennen, 407
Nachgeburtsphase, 432-433, 435
Nackensteife, 318
Nahrungs, 169
Nase, 248
Nasenhöhle, 341
Nasen-Atmer, 446
Nasenraum, 248
Nasensonde, 23
Natrium, 300
Nebennieren, 274
Nephron, 275
Nervengewebe, 216, 461
Nervenhüllgewebe, 216
Nervensegmente, 357
Nervensystem, 309-311, 396
Nervenwasser, 310
Nervenzell, 320
Nervenzelle, 216, 312
Nervenzellen, 311
Neugeborenes, 443
Neunerregel, 406
neurogene Schock, 68
neurogenen Schock, 68
neurogenen Schocks, 71
Neuroglia, 216
Neurologie, 309
neurologische Untersuchung, 8
Neuron, 216, 311
Niederdrucksystem, 230
Niederspannung, 467, 516
Niederspannungsunfälle, 464

niedrigen, 240
Niere, 300, 305, 374, 386
Nieren, 275
Nierenarterien, 275
Nierenbecken, 275
Niereninsuffizienz, 474
Nierenkanälchen, 275
Nierenkolik, 279
Nierenkörperchen, 275
Noradrenalin, 223
Noradrenalin, 69, 274
normale EKG, 14
Normovolämie, 68
Normwerte der Atmung, 447
Not, 22
Notamputation, 131
Notarzteinsatzfahrzeug, 483-484
Notarztsystem, 478
Notarztwagen, 483-484
Notdurft, 170
Notfall, 479
Notfallmedikamenten, 182
Notfallmeldung, 481
Notfallpatienten, 480
Notfallrettung, 478-479
Notruf, 480
Nukleus, 214
Nährstoffe, 285

O

O$_2$-Befeuchter, 204
Oberarm, 344
Oberarm-, 344
Obere Hohlvene, 227
Oberflächliche Wunden, 123
Oberhaut, 393
Oberschenkel, 344, 347
Oberschenkelhalsbruch, 384
Ödeme, 244, 404, 430
Offene Thoraxverletzungen, 366
Orale Applikation, 185
Organdurchblutung, 230
Organe, 317
Organentnahme, 592
Organisatorische Leiter, 518
Organische Lösungsmittel, 332
Organophosphate, 331
orotracheale Intubation, 53
Osmolalität, 299
osmotisch, 299
Ösophagusvarizen, 284

Ovarien, 421
Ovulation, 423

P

Paddleposition, 84
Paediatric Advanced Life Support, 456
Palpation, 6
Pankreas, 372
Pankreastrauma, 373
Pankreatitis, 276
Papillarmuskeln, 219
Paradoxe Atmung, 42
paradoxen Atmung, 42
Parasiten, 192
Parasympathikus, 223
Parenchym, 217
parenteral, 113
Parese, 356, 452
Partialdruck, 254
partielle Anfälle, 321
penetrierenden Wunden, 124
Penumbra, 314-315
Perfusionsstörung, 259
Perfusionsstörungen, 258
Perfusor, 93
Perikard, 218
Perikardtamponade, 368
Periost, 338
peripherer (körperferner) Zugang, 103
periphere Nervensystem, 310
peripheres Nerven, 311
peripheres Nervensystem, 311
periphervenösen Zugang, 23
Personal, 481
Perthes-Syndrom, 367
Petit-mal-Anfälle, 321
Pflanzenschutzmittel, 324
Pflegerische Betreuung, 167
Pfortader, 229, 270, 272
pH-Wert, 255, 303, 305
Pharmakologie, 179
Physiologie der Atmung, 252
Pia mater, 310
Pigmentierung, 394
Pilze, 192
Placenta praevia, 428
Plasma, 231
Plazenta, 427, 433
Pleura parietalis, 251
Pleura visceralis, 250
Pneumonie, 267

Pneumothorax, 250-251, 365, 367, 369
Polytoxikomanie, 546
Polytrauma, 370, 385
Prellung, 124
Presswehen, 434, 437
primärer Schrittmacher, 222
Progesteron, 423
Prostaglandine, 404
Proteine, 231, 285, 404
Protozoen, 192
Psychiatrie, 539
psychische Betreuung, 23-24, 36
psychomotorischer Anfall, 321
Psychosen, 542
Psychotherapie, 540, 542
Pufferfunktion, 233
Puffersysteme, 304
Pulmonalklappe, 220
Pulmonalvenen, 228
Pulsoxymeter, 388
Pulskontrolle, 44, 455
Pulsoxymetrie, 12, 24, 44, 407
Pulstastung, 7
Punktion von Venen, 104
Punktionsbereich, 104
Punktionsstelle, 107, 109
Punktionsversuch, 105
Pylorus, 268
Pädiatrie, 441

Q

Quer gestreift, 216
quer gestreiften Muskeln, 348
quer gestreifter Muskel, 346
Querlage, 436
Querschnittslähmung, 358
Quetschung, 124, 348
Quetschverletzungen, 367
Quetschwunde, 124

R

Rachen, 248, 267, 292
Rachenmandeln, 292
Racheninspektion, 22
rage, 163
Rasselgeräusche, 43
Rauchgas-Vergiftung, 407
Raumdesinfektion, 208
Rautek-Griff, 362
Rautek-Rettungsgriff, 151

Reanimation, 89, 451, 454-456
Reanimation von Klein- und Schulkindern, 456
Reanimation von Säuglingen, 455
Rechtfertigungsgründe, 493
Rechtsherzinsuffizienz, 244, 264
Rectodelt®, 448
Regeln, 384
Regulationsmechanismen, 304
Reinigung, 526
Reize, 309
Reizgase, 324
Rektale Applikation, 185
Rektum, 270, 396
relativen Volumenmangel, 67
Rendezvous-System, 483
Replantation, 130
Residualvolumen, 258
Resistenz, 292
Resorption, 181
respiratorische Alkalose, 308
Respiratorische Azidose, 306
Respiratorische Notfälle, 258
Rettungs, 204-205, 485
Rettungsdienstpersonal, 500, 518
Rettungsdienstprotokoll, 16, 24
Rettungskette, 480
Rettungsleitstelle, 482
Rettungsmittel, 204, 483
Rettungstechniken, 151
Rettungstransportwagen, 484
Rettungstuch, 162
Rettungswesen, 475
reversibles ischämisches neurologisches Defizit (RIND), 315
Rhesus-System, 233
Rhythmusstörungen, 239-241, 313
Rippen, 251-252, 341, 372
Rippenfell, 251
Rippenfraktur, 364
Rippenserienfraktur, 364, 367
Risswunde, 124
Riva-Rocci, 10
Rollenpflaster, 125
rosige Haut, 44
rotokoll, 25
Rötung, 6
Ruhigstellung, 345
Ruhigstellungstechniken, 133

Rumpf, 340-341, 344
ruptur, 373
Röhrenknochen, 337-338
Rückatmung, 308
Rückenbeschwerden, 149
Rückenmark, 216, 310, 357-358
Rückenmarksnerven, 311
Rückenmuskulatur, 347
Rückenschleiftrick, 153
rückenschonenden, 149
Rückläufigkeitsprobe, 104, 110
Rückwärtsversagen, 237

S

Samsplint, 140
Sanitation, 195
Sauerstoff, 250, 446, 512
Sauerstoffgabe, 22-23, 36, 56
Sauerstoffmangel, 65, 398
Sauerstoffmasken, 23, 56
Saugdrainage, 177
Schambein, 344
Schamlippen, 421
Scharniergelenk, 340, 344
Schaufeltrage, 154
Schaulustigen, 538
Schaumbildner, 332
Scheide, 421, 424
Scheintod, 410-411
Schienbeinschlagader, 226
Schienbein, 338
Schienenunfälle, 520
Schizophrenie, 542
Schlaganfall, 25, 30
Schlaganfallstation, 316
Schleudertrauma, 360
Schlitzpflaster, 106
Schlundmuskulatur, 347
Schlussdesinfektion, 206
Schlüsselbeinarterie, 368
Schlüsselbeinvene, 227
Schmerz, 279, 354
Schmerzpunkt, 7
Schmuck, 198
Schnappatmung, 43, 257
Schnittwunde, 124
Schnüffel, 445, 455
Schnüffel position, 445
Schnüffelposition, 457
Schock, 65-68, 71, 126, 307, 370, 414
Schockformen, 66

Schocklage, 227
Schocklunge, 69
Schockmediatoren, 387
Schockniere, 69
Schockstadien, 70
Schrittspannung, 467
Schuh, 525
Schuhe, 197
Schulkind, 443
Schulterblatt, 344
Schulterblatt-Stimulation, 49
Schultertragegriff, 152
Schuss- oder Stichverletzungen, 373
Schussverletzung, 366
Schutzausrüstung, 524
Schutzausrüstung, 527
Schutzhandschuhe, 527
Schutzkleidung, 518
Schutzreflexe, 32
Schwangerschaft, 423
Schweißproduktion, 395, 401
Schweigepflicht, 495
Schädel, 337, 340-341
Schädel-Hirn-Trauma, 30, 38, 348
Schädelbasis, 341
Schädelbasisbruch, 351
Schädelbasisfraktur, 351
Schädelinnendruck, 318, 348
Schädelknochen, 317
Schädelprellung, 353
Schädels, 348
Schäden, 391
Schütteltrauma, 454
Segelklappe, 219
Sehne, 346
sekundärer Schrittmacher, 222
Sekundärschäden, 511
Selbsttötungsversuch, 541, 543
Selbstverletzung, 542
semipermeable Membran, 228
septische Schock, 68
septischer Schock, 370
Sexualhormone, 274
Sicherstellung, 327
Sinnestäuschung, 542
Sinusknoten, 221-222
Sinustachykardie, 242
Sitzbein, 344
Skalpierungsverletzung, 350
Skelett, 337, 340
Skelettmuskel, 216
Skelettmuskulatur, 461

Sonden, 174
Sonder-Einsatz-Gruppen, 485
Sonnenstich, 393, 402
Sozialversicherung, 582
Spannungsbereiche, 462
Spannungspneumothorax, 365, 367, 370, 387
Spastik, 43
Speichenschlagader, 226
Speiseröhre, 268, 396
speziellen Maßnahmen, 21
Spinalkanal, 357
Spinalnerven, 311
Spineboard, 157
Spongiosa, 337
Spontanpneumothorax, 263
Sportverletzung, 383
Sprechfunk, 551
Spritzen, 113, 187
Spritzenpumpe, 93, 98
Sprunggelenk, 345
Sprunggelenks, 383
Sputum, 203
Stabile Seitenlage, 35
Stadien, 400
Standardisierte Patientenversorgung, 21
Standardmaßnahmen, 21-22
Stationssys, 483
Status epilepticus, 320, 322, 452
Stauung, 105, 125
Stechampulle, 115
Stechampullen, 114
Steckbecken, 170
Steißgeburt, 436
Sterben, 537
Sterilisation, 195, 209
Sternum, 251, 341
Sternumfraktur, 365, 367
Stichverletzung, 198, 371
Stichwunde, 124
Stiefelgriff, 383
Stifneck®, 141, 361
stoffwechsel, 272, 285, 287, 297, 303, 395, 446
Stoffwechselentgleisung, 289
Störungen, 15
Störungen des Herz-Kreislauf-Systems, 59
Störungen des Säure-Basen-Haushalts, 305
Störungen vitaler Funktionen, 27

Straßenverkehrs, 500
Strafgesetzbuch, 493
Strafrecht, 493
Strahlung, 395, 511, 514
Streckschienen, 139
Stressbelastung, 532
Stridor, 43, 446-447, 449
Stroke Units, 316
Strom, 461
Strommarken, 462
Stromspannung, 461
Strukturstoffwechsel, 286
Stützgewebe 215
Stuhl, 203
Sturzgeburt, 433
Subarachnoidalblutung, 317-318
Subarachnoidalraum, 310
Subduralblutung, 317-318
Subduralhämatom, 348
subkutane Injektion, 113
subkutanen Injektion, 116
Subkutis, 393-394
Sublinguale Applikation, 184
Suchterkrankung, 545
Suchtmittel, 593
Suizid, 540
Suizidalität, 543
Suizidversuch, 541-543
Surfactant, 250
Sympathikus, 69, 223, 411
Symphyse, 338
Synapsen, 311
Synkope, 72, 240
Systole, 223
Säugling, 443
Säuglings- und Kinderreanimation, 457
Säuglingstod, 451
Säure, 414-415
Säure-Basen-Gleichgewicht, 275
Säure-Basen-Haushalt, 303

T

Tablette, 185
tachykarde, 241
Tachykarde Rhythmusstörungen, 241
Tachykardie, 61, 242
Tachypnoe, 363
Tamponade, 127
Taschenklappen, 226

Tawara-Schenkel, 221
Technik, 95, 107, 116
Technik der Injektion, 116
Technik der peripheren Venenpunktion, 107
Technische Hilfe, 486
Teerstuhl, 284
tem, 483
Temperatur, 393
Temperaturmessung, 15
Temperaturregulation, 395, 400, 446
tertiärer Schrittmacher, 223
Thermische, 391
Thorax, 341, 364, 455
Thoraxkompression, 65, 456
Thoraxverletzung, 363
Thromben, 108
Thrombose, 312, 345
thrombotischen, 413
Thrombozyten, 231, 233
Thrombozytenaggregationshemmer, 239
Thrombus, 234, 245
Thymusdrüse, 292
Tibia, 338
Tiefen, 123, 519
tiefen Wunden, 123
Tod, 61, 505, 537
Todesfeststellung, 505
Tokolyse, 428-429
tonisch-klonische Anfälle (Grand mal), 321
tonische Anfälle, 321
tonischer Anfall, 319
Totraum, 43, 249
Toxische Ursachen, 31
Trachea, 445-446
Tragegriff, 161
Tragen von Patienten, 160
Tragering, 161
Tragestuhl, 164
transitorisch-ischämische Attakke (TIA), 315
Transmitter, 311
Transport, 232
Transportbegleitung, 504
Transporttechniken, 158
Transportverweigerung, 499
Transportziel, 504
Traumatologie, 335
Traumen, 30
Trikuspidalklappe, 219
Trockenpulver, 182

Trockensubstanz, 114-115
Tropfinfusion, 93
Tröpfcheninfektion, 193
Tuben, 421
Tubulus, 275
Tubusgröße, 53
Tumor, 317
Tumoren, 31

U

Ulcus, 281
Ulcus duodeni, 281
Ulcus ventricul, 281
Überdosierung, 546
Übergangsstadium, 401
Überheben von Patienten, 159
Übertragungswege, 193
Überträgerstoffe, 67, 311
Überwachung, 23-24, 36, 352
Umgang mit Arzneimitteln, 186
Umgang mit den Angehörigen, 444
Umgang mit Dritten, 538
Umgang mit kleinen Patienten, 443
Umgang mit Patienten, 535
Umgang mit Sterbenden, 537
Umgehungskreisläufe, 314
Umlagern von Patienten, 165
und, 196, 283, 368
Unfälle mit gefährlichen Stoffen, 520
Unruhezustände, 539
Unterarm, 344, 346
Unterbringung, 498
Unterbringungsgesetz, 545
Untere Hohlvene, 227
unteren Hohlvene, 374
Unterhaut, 393-394
Unterkühlung, 387, 393, 409, 412, 470
unterlassenen Hilfeleistung, 499
Unterlassungsdelikte, 495
Unterschenkel, 345, 347
Unterschenkelmuskeln, 347
Untersuchungsgang, 3, 5
Untersuchungstechnik, 3
Unverträglichkeiten, 182
unwillkürlichen Nervensystem, 309
Ureter, 374
Urin, 203, 374, 424

699

Urinflasche, 170
Urinproduktion, 275
Urlaub, 599
Urogenitaltrakt, 215
Uterus, 421, 429, 438

V

Vagina, 421
Vakuummatratze, 145
Vakuumschiene, 138
Vasodilatation, 225, 230
Vasokonstriktion, 68, 230, 233
Vasovagale Synkope, 72
vegetative Nervensystem, 309
Vena basilica, 227
Vena cava, 221, 227
Vena cava superior, 221
Vena jugularis, 227
Vena subclavia, 227
Vena-cava-Kompressionssyndrom, 429
Venen, 104, 227, 229, 345
Venenpunktion, 105, 107
Venenthrombose, 265
Venenverweilkanüle, 103
Venenverweilkanülen, 105
Venolen, 229
Ventilationsstörung, 259
Ventilationsstörungen, 258
Ventilebene des Herzens, 220
Ventrikel, 218
Ventrikeln, 310
ventrikuläre, 61, 242
Ventrikuläre Tachykardie, 61, 242
Venöse Blutungen, 127
Venöse Gefäßverschlüsse, 246
venöser Zugang, 101
Venöser Zugang, 24, 36, 86
Verbrennung, 66, 393, 403, 465, 523
Verbrennungskrankheit, 403-404
Verbrennungsschock, 404
Verbrennungstiefen, 405
Verbrühung, 393, 403
Verdauungssystem, 269
Verfallsdatum, 186-187
Vergewaltigung, 472
Vergiftung, 351, 523
Verkochung, 465
Verlegung der Atemwege, 295, 456

Verlegung der oberen Atemwege, 39
Verlegungstransporte, 191
Verletzung, 30, 374, 422, 511, 517
Verletzung von Gefäßen, 374
Verletzungen der Bauchspeicheldrüse, 372
Verletzungen der Hand, 381
Verletzungen der Milz, 372
Verletzungen der Niere, 374
Verletzungen der Weichteile, 364
Verletzungen des Beckens, 374
Verletzungen des Darms, 373
Verletzungen des Fußes, 383
Verletzungen des Herzens und der großen Gefäße, 368
Verletzungen des Magens, 373
Verletzungen des Oberarms, 382
Verletzungen des Oberschenkels, 384
Verletzungen des Schlüsselbeins, 382
Verletzungen des Schultergelenks, 382
Verletzungen des Unterarms, 382
Verletzungen des Unterschenkels, 383
Verletzungen des Zwerchfells, 368
verlängerten Mark, 230
Verrenkungen, 382
Verschlusses, 264
verschütteten Personen, 519
Versicherungsschutz, 498
Verätzung, 414, 523
Viren, 192
Vitalfunktionen, 29
Vitamine, 286
Vollelektrolytlösung, 24, 97
Volumenmangel, 66, 98
Volumenmangelschock, 66, 350, 370-371, 377, 386
Volumenmangelschocks, 284
Volumensubstitution, 24
Vorhaltung, 479
Vorhofflattern, 242
Vorhöfe, 218
Vorwärtsversagen, 237
Vorzeitige Plazentalösung, 427
Vulva, 421

W

Wadenbein, 338
Warntafel, 522
Wasser im Rettungsmittel, 204
Wasser-Elektrolyt, 275
Wasser-Elektrolyt-Haushalt, 297
Wasserabgabe, 298
Wasseraufnahme, 298
Wasserhaushalt, 446
Wasserstoffionen, 303
Wasserunfälle, 519
Wasserverteilung, 298-299
Wechselstrom, 462
Wehenhemmung, 428
weiblichen Geschlechtsorgane, 421
weiche Hirnhaut, 310
Weisungsrecht, 503
Weitstellung (Dilatation) der Gefäße, 358
Werkvertrag, 596
willkürlichen Nervensystem, 309
Windkesselfunktion, 230
Wirbelkörper, 341
Wirbelsäule, 341, 356
Wirbelsäulenverletzung, 355
Wundarten, 124
Wundauflage, 125
Wundverbände, 125
Wundversorgung, 123
Wärmeabgabe, 396
Wärmebildung, 345
Wärmeerhaltung, 37
Wärmeproduktion, 395-396
Wärmeregulation, 232, 446
Wärmeschutz, 390
Wärmeverlust, 395
Wäschedesinfektion, 202

Z

Zehe, 345
Zehen, 244
Zelle, 213, 298
Zellkern, 214
Zellmembran, 214, 299-300
Zellorganellen, 214
zentrale, 310, 327-328, 396
zentrale Nervensystem, 310, 396

zentraler Venenkatheter (ZVK), 103
zentralvenösen (körpernahen) Zugang, 103
Zervix, 422
Zivilrecht, 497
Zucker, 285
Zusammenbruch des Herz-Kreislauf-Systems, 295
Zwei-Helfer-Methode, 65
Zwerchfell, 251-252, 347, 358
Zwischenrippenmuskulatur, 252, 346
Zwischenzellraum, 217
Zwischenzellräumen, 298
Zwischenzellsubstanz, 217
Zwölffingerdarm, 268, 270, 373
Zwölffingerdarmgeschwür, 281
Zyanose, 6, 44, 256, 261, 363, 448, 451
Zyklus, 422
Zytoplasma, 213
Zäpfchen, 185, 187

Liebe Leserin, lieber Leser!

Über Ihre Meinung und Ihre Anregungen zu diesem Titel freuen wir uns! Schreiben Sie uns einfach an die Verlagsadresse oder schicken uns eine E-Mail - alle Kontaktmöglichkeiten mit dem Verlag finden Sie auf der folgenden Seite. Besonders interessieren uns Ihre Erfahrungen zu folgenden Fragen:

- Haben Sie alle Themen gefunden, die Sie erwartet bzw. benötigt haben?
- Sind die Texte für Sie angemessen aufbereitet, oder empfanden Sie den einen oder anderen Abschnitt als zu schwierig / zu „einfach" formuliert?
- Wie nützlich sind für Sie die Abbildungen?
- Was vermissen Sie am LPN-San?
- Wie praktisch ist für Sie die Themensuche über Inhaltsverzeichnis und Register - haben Sie alles gefunden, was Sie gesucht haben?

Kurzum: Wie zufrieden sind Sie mit Ihrem LPN-San?

Wir versprechen Ihnen: Alle Anregungen, Wünsche und Kritiken werden sorgfältig bearbeitet und finden für die 2. Auflage des Buches Berücksichtigung. Ihre Antwort ist Ihre Möglichkeit, am Buchprogramm des S+K-Verlages aktiv mitzuwirken!

Vielen Dank!

So erreichen Sie den S+K-Verlag

Zentrale und Bestellannahme
S+K-Verlag
Postfach 13 61
D-26183 Edewecht
Tel.: 0 44 05 / 91 81-0
Fax: 0 44 05 / 91 81-33
E-Mail: service@skverlag.de

Ihre Ansprechpartner im Buchlektorat
Dr. Till Meinert und Christine Lerche
Tel.: 0 44 05 / 91 81-20
Fax: 0 44 05 / 91 81-32
E-Mail: buecher@skverlag.de

Redaktion RETTUNGSDIENST
Detlef Dahlstrom
Tel.: 0 44 05 / 91 81-15
Fax: 0 44 05 / 91 81-30
E-Mail: rettungsdienst@skverlag.de

Redaktion IM EINSATZ
Klaus Smit
Tel.: 0 44 05 / 91 81-21
Fax: 0 44 05 / 91 81-23
E-Mail: einsatz@skverlag.de

Homepage
www.skverlag.de

Unser komplettes Verlagsprogramm - auch genaue Angaben zum „großen LPN" für Rettungsassistenten und zu den zugehörigen Unterrichtsmaterialien - finden Sie aktuell in unserem Online-S+K-Shop. Gern schicken wir Ihnen auch kostenlos unseren Verlagsprospekt zu.

Ihr S+K-Verlag